护士执业资格考试辅导用书

护士执业资格考试
应试指南

HUSHI ZHIYE ZIGE KAOSHI YINGSHI ZHINAN

娄　伟　杨丽宏　关持循　主编

中国科学技术出版社
·北京·

贵州科技出版社
·贵阳·

图书在版编目(CIP)数据

护士执业资格考试应试指南 / 娄伟,杨丽宏,关持循主编. --贵阳:贵州科技出版社; 北京:中国科学技术出版社,2018.12(2019.11 重印)

ISBN 978-7-5532-0712-4

Ⅰ.①护… Ⅱ.①娄… ②杨… ③关… Ⅲ.①护士—资格考试—自学参考资料 Ⅳ.①R192.6

中国版本图书馆 CIP 数据核字(2018)第 286012 号

策划编辑 张 晶
责任编辑 李 青 张 晶
装帧设计 石 猴
责任印制 马宇晨

出　　版 中国科学技术出版社 贵州科技出版社
发　　行 中国科学技术出版社有限公司发行部
地　　址 北京市海淀区中关村南大街 16 号
邮　　编 100081
发行电话 010-62173865
传　　真 010-62173081
网　　址 http://www.cspbooks.com.cn

开　　本 787mm×1092mm 1/16
字　　数 931 千字
印　　张 36.5
版　　次 2018 年 12 月第 1 版
印　　次 2019 年 11 月第 2 次印刷
印　　刷 三河市荣展印务有限公司
书　　号 ISBN 978-7-5532-0712-4
定　　价 119.00 元

编者名单

主　编　娄　伟　杨丽宏　关持循

副主编　邸金娜　王秀丽　王林林

编　者　（以姓氏笔画为序）

王秀丽　王林林　牛彤旭　冯静亚

曲丽莹　朱金金　关持循　李　伟

李　帏　李　娜　李红玉　李黎辉

杨丽宏　邸金娜　沈苗苗　宋小娜

张　迪　张姝华　张绣梅　陈林莉

周秀秀　赵　婷　赵巧玉　娄　伟

崔天亮

内容提要

本书是护士执业资格考试的辅导用书,依据考试大纲,在分析历年考试情况,并深入总结考试命题规律后精心编写而成。全书分为复习指南和正文两部分,复习指南简明扼要地强化了重要的考点。正文部分知识点全面,重点突出,对常考或可能考的内容详细叙述,对需要重点记忆的知识点用波浪线的形式加以突出,重要的关键词以黑体字表示,以强化考生对考点的认识。有些知识点配有图,可帮助考生巧记、速记,高效复习。本书内容精练,重点突出,便于考生在有限的时间内抓住重点和考点,是复习应考的必备辅导用书。

序

以2000年原人事部和原卫生部下发《关于加强卫生专业技术职务评聘工作的通知》为标志，我国正式建立了政府宏观管理、个人自主申请、社会合理评价、单位自主聘任的卫生技术专业人员管理体制，并全面推行全国卫生专业技术资格考试制度，卫生系列医、药、护、技各专业的中、初级专业技术资格逐步实行了以考代评和与执业准入制度并轨的考试制度。随后，有关政府部门相继颁布了一系列配套政策，进一步明确了卫生专业技术资格考试的相关政策。从那时起，卫生专业技术资格考试就实行全国统一组织、统一考试时间、统一考试大纲、统一考试命题、统一合格标准的考试制度。广大考生通过考试取得专业技术资格，表明自己已具备担任卫生系列医、药、护、技相应级别专业技术职务的水平和能力，医院根据工作需要，从获得资格证书的人员中择优聘任。这一考试制度实施近二十年来，为推动我国卫生技术专业人员管理的规范化以及医疗人才的选拔发挥了巨大作用，有力地保证了我国医疗卫生事业的健康发展。

一年一度的全国卫生专业技术资格考试，已经成为我国医药卫生领域各专业、各门类考生检验自己学习成果和专业水平的重要平台。如何取得满意的成绩，顺利通过考试，成为成千上万考生最为关心的事情。

中国科学技术出版社医学考试辅导书策划团队，多年来一直秉承"一切以考生为中心"的理念，充分利用自身在医学教育领域的优势，凭借自己十几年的医学考试辅导书出版经验，继承他们在策划出版原"军医版护考书"时的优良传统，不断钻研考试规律，组织经验丰富的专家教授，精心策划编写了"中科小红砖"系列全国卫生专业技术资格考试（中初级）辅导书。自2017年推出以来，受到考生朋友的赞许和信赖，在市场上也获得了较好的口碑，已经帮助无数的卫生工作者顺利实现了自己的梦想。

尤其值得一提的是，"中科小红砖"系列辅导书的编著者都是全国各大医疗教学单位具有丰富临床和教学经验的一线专家教授，为了帮助广大考生提高复习应考效率，他们以最新考试大纲为根本依据，根据自己多年经验的积累，透彻分析历年真题命题规律和高频考点，针对卫生专业资格考试知识点繁多、覆盖面广泛的特点，参考国内外权威教科书和相关文献，将考试大纲要求的各知识点与学科的系统性紧紧结合起来，在切合考试实情、题型全面、解析详细的基础上，突出重点和难点，非常有利于考生从整体上把握和巩固知识点，不但便于考生的理解和记忆，而且非常有助于考生强化模拟，提高答题技巧，灵活应对考试，从而达到举一反三、触类旁通的良好学习效果，这无疑对广大考生突破考试堡垒，快速过关取胜具有很大帮助。

强大的编者队伍和优秀的编辑出版团队，保证了“中科小红砖”系列辅导书的优良品质。因此，我愿意向广大考生推荐这套书。希望中国科学技术出版社医学考试编辑团队认真总结历年的经验，广泛地听取考生的反映，不断创新，推出更加适应考生需求的辅导用书。

愿广大考生快速突破，都能顺利通过考试。

原卫生部副部长

出版说明

由中国科学技术出版社策划出版的"全国卫生专业技术资格(中初级)考试系列辅导用书"(即大家熟知的"中科小红砖")若干年前一经推出,即受到广大考生的一致好评,市场反应热烈。为精益求精、再接再厉,更好地为广大考生服务,我们再一次组织专家对近几年的考试特点进行了全面分析、总结,并结合各专业最新考试大纲,在上一版的基础上进行了系统全面的修订。

本版主要修订了以下几方面的内容:

(1)紧密结合考试实际,增加了一些新知识点、重点、难点的内容及其试题比例,同时也增加了新题型比例,如部分专业增加了图题的比例及案例分析题的比例,弃除了一些陈旧的、过时的试题。

(2)对前一版试题进行了进一步核对和审定,提高了试题的质量及准确性。

(3)加强了解析部分的内容,除个别专业外,基本达到了100%全解析,并使解析更加清晰明了、贴近题意。

(4)根据考生反映和要求,对需求量较大的专业增加了新品种辅导书。

本套丛书涵盖了临床、护理、口腔、药学、检验等学科的100多个专业,分为8个系列:《应试指南》系列、《模拟试卷(纸质版)》系列、《模拟试卷(网络版)》系列、《考前冲刺》系列、《同步练习》系列、《单科一次过(纸质版)》系列、《单科一次过(网络版)》系列、《充电包》系列。

▲《应试指南》系列 涵盖了临床、护理、药学、检验的近40个考试专业。内容根据相应专业考试大纲的要求编写,将本专业基础知识内容进行浓缩精编,并针对应试需求,对重要的知识点及考点予以重点讲述并加以强调,内容全面、精练,重点突出,适合考生全面复习时使用。

▲《模拟试卷(纸质版)》系列 是针对考生人数较多的专业出版的。这个系列的突出特点是编写贴近真实考试的出题思路及出题方向,试题质量高,题型全面,题量丰富。题后附有答案及全面解析,可使考生通过做题强化对重要知识点的理解及记忆。

▲《模拟试卷(网络版)》系列 特点是专业全面,除包含考生数量较多的专业外,还满足了考生数量较少专业考生的需求。同时,针对有些专业采用人机对话考试形式的情况,采用了

真实考试的人机对话界面，高度仿真，考生可提前感受与适应考试的真实环境，从而有助于提高考试通过率。

▲《考前冲刺》系列 在全面分析了历年考题的基础上，精选了部分经典试题编写而成，可作为考生考前冲刺时练习使用。

▲《同步练习》系列 与《应试指南》系列相对应，精选了部分经典试题，供考生进行针对性的巩固训练，目的是使考生在复习理论知识的同时，通过做同步练习题，加深对易考知识点的理解。

▲《单科一次过(纸质版)》系列 是专为单科知识薄弱的考生及上一年度单科未通过的考生准备的，分为知识点串讲、试题精选和模拟试卷三部分。

▲《单科一次过(网络版)》系列 是新增加的一个系列，为单科的模拟试卷，主要是为适应广大考生的实际需求，供上一年度单科未通过的考生练习使用。

▲《充电包》系列 是专为参加护理学专业初级资格考试的考生准备的，紧紧围绕应试需求，准确把握考试精髓，覆盖面广，重点突出，精选试题的考点选择均紧扣最新考试的特点，针对性强。附赠的网络学习卡内包含视频及模拟试卷，采用真实考试的人机对话界面，使考生复习更加便捷。

“中科小红砖”系列考试辅导用书是我社教考编辑团队在从事医学考试用书出版近十年的基础上策划出版的，编者均为具有丰富考试辅导经验并从事一线教学的专家、教授，对考点的把握准确，试题的仿真度非常高，针对性非常强。在编写过程中，专家们不辞辛苦，进行了大量的研究、总结工作，并广泛查阅相关文献和资料，付出了大量心血，感谢全体专家们的创造性工作！

由于编写及出版的时间紧、任务重，书中的不足之处，敬请读者不吝指出，以便下一版改正。

中国科学技术出版社

目　录

第一章　基础护理知识和技能

一、护士素质和行为规范

【复习指南】本部分内容有一定难度，历年必考，应作为重点复习。护士素质包括的内容及护士行为规范应掌握。

（一）护士的素质

素质原本是心理学上一个专门术语，是指人的一种较稳定的心理特征，素质广义分先天与后天两方面，先天的自然性的一面，是指人在某些方面的与生俱来的特点和原有基础，即天生的感知器官、神经系统，特别是大脑结构和功能上的一系列特点；素质的后天的社会性的一面是主要的，是指通过不断地培养、教育、自我修养、自我磨炼而获得的一系列知识技能、行为习惯、文化涵养、品质特点的综合。护士的素质包括思想品德素质和知识、技能、态度素质。

1. 思想品德素质　护士应具有热爱祖国、热爱人民、热爱护理事业，为人类健康服务的奉献精神；具有追求崇高的思想，救死扶伤、忠于职守、廉洁奉公、实行人道主义的牺牲精神；具有诚实的品质、较高的慎独修养和高尚的思想情操。

2. 专业素质（知识、技能、态度）　护士应具有一定的文化素养和必要的人文科学知识；具有必要的护理理论知识和较强的实践技能；具有敏锐的观察能力和分析能力，能用护理程序的工作方法解决病人存在或潜在的健康问题；具有开展护理教育与护理科研的基本知识，用于钻研业务技术，不断创新；具有健康的心理，乐观、开朗、稳定的情绪，宽容豁达的胸怀和较强的自控能力；具有自尊、自爱、自信、自强的进取精神，要有健壮的体魄和规范的言行举止；具有严谨细微、主动勤快、果断敏捷、实事求是的工作作风，要严格遵守组织纪律；具有高度的责任心、同情心和爱心，要尊重病人人格，做到慎言守密；具有良好的人际关系，同仁间相互尊重、友爱、团结、协作。

（二）护士行为规范

1. 护士的语言行为　护患之间有效的沟通主要是建立在护士对病人真诚相助的态度和彼此能懂的言语上，护士应估计病人的教育程度及理解力，以便选择合适的语言表达。护理用语的要求如下。

（1）日常工作使用“请”“请稍候”“请别急”“谢谢”“再见”“对不起”“谢谢您的协助”等礼貌用语，增强患者的自信和心理舒适。对病人的称谓要有区别、有分寸，可视年龄、职业而称呼“同志”“小朋友”等。不可用床号称呼病人。

（2）介绍用语应使用“您好，我是负责您病房的责任护士，我叫××，有事请找我”；打电话应做到有称呼，如“请您找张医生听电话”。接电话必须响3声之内接起，并且应自报受话部门。

（3）使用安慰用语，要使病人听后获得依靠感和希望感，而且感到合情合理；新病人入院，护士要起立迎接，并护送病人到床边，向病人做各项介绍。

2. 护士的非语言行为　人与人之间的交往，约有65%是运用非语言沟通技巧的，如倾听、皮肤接触、面部表情和沉默等。

3. 护士的仪表与举止　护士端庄稳重的仪容，和蔼可亲的态度，高雅大方、训练有素的举止，不仅构成护士的外表美，而且在一定的程度上，反映其内心的境界与情趣。一个人的容貌、服饰、姿态，涉及风度的雅俗，给人不同的印象，产生不同的效果。

二、护理程序

【复习指南】本部分内容有一定难度，历年必考，应作为重点复习。护理评估、资料的类型、资料的来源、资料的内容、收集资料的方法、护理计划应熟练掌握，护理程序的概念、收集资料的目的、护理病案的书写应掌握。

护理程序有助于引导护士在工作中做出判断，体现了专业护理实践的实质，通过系统而科学地安排护理活动的工作方法，全面评估及分析患者生理、心理、社会、文化等方面的需要，根据需要制订并实施相应的护理计划、评价其护理效果，从而帮助护理人员确认患者对健康和疾病状态的反应，使患者得到完整的、适应个体需要的护理服务，提高护理服务质量。

（一）护理程序的概念

护理程序是一种有计划、系统而科学的护理工作方法，目的是确认和解决患者对现存或潜在健康问题的反应。护理程序是一个综合、动态、决策和反馈性的思维及实践过程，是以增进和恢复人类健康为目标所进行的一系列护理活动，包括评估患者的健康状况，列出护理诊断，制订护理计划，实施计划和对护理效果进行评价。

（二）护理程序的步骤

护理程序是由护理评估、诊断、计划、实施和评价 5 个相互联系、相互影响的步骤组成。

1. **护理评估**　护理评估是指有组织地、系统地收集资料，并对资料进行分析及判断的过程。评估的主要目的是明确护理对象所要解决的护理问题或护理需要。评估是一个动态的、循环的过程，贯穿于护理程序的各个步骤，是确立护理诊断和提供有效护理措施的基础，也是评价护理效果的参考。

护理评估分为收集、核实、整理、分析和记录资料 5 个步骤。

（1）收集资料的目的：①为护理人员进行护理诊断提供依据；②为制订护理计划提供依据；③为护理效果评价提供依据；④为护理科研提供参考。

（2）资料的类型

①按照资料的来源划分：**主观资料**是指患者对自己健康问题的体验和认识。包括患者的知觉、情感、价值、信念、态度、对个人健康状态和生活状况的感知。主观资料的来源可以是**患者本人**，也可以是**患者家属或对患者健康有重要影响的人**。**客观资料**是指检查者通过观察、会谈、体格检查和实验等方法得到或被检测出的有关患者健康状态的资料。客观资料是由**护士**观察得来，记录时应使用**专业术语**。

②按照资料的时间划分：既往资料是指与患者过去健康状况有关的资料，包括既往病史、治疗史、过敏史等。现时资料是指与患者现在发生疾病有关的状况，如现在的体温、脉搏、呼吸、血压、睡眠状况等。

（3）资料的来源

①患者本人提供的资料：**患者**是资料的主要来源，属于**直接资料**。只要患者意识清楚，精神稳定，又非婴幼儿，就应通过观察、会谈、体格检查的方法来向其获取资料。除了由患者本人提供的资料外，其他均属于间接资料。

②患者的亲属及有关人员提供的资料：在患者语言障碍、意识不清、智力不全、精神障碍等情况下，需从患者的亲属及有关人员处获得资料。

③其他医务人员提供的资料：患者的医师、营养师、放射医师、化验师、药剂师及其他护理人员等，都可提供重要资料。

④患者的病历和记录：病历记录有患者既往疾病史和现有疾病的情况，如症状、病程及治疗等，同时也有许多辅助检查的客观资料，如X线检查、实验室检查、病理检查等。记录包括社区的卫生记录和儿童的预防接种记录等。病历和记录上已有的资料不需要重复询问患者，只有存在疑问时，才需要澄清。

⑤医疗护理文献：护理学及其他相关学科的文献可为患者的病情判断、治疗和护理等提供理论依据。

（4）资料的内容

①一般资料，包括：a. 患者姓名、性别、年龄、职业、民族、婚姻、文化程度、住址等；b. 此次住院的情况，如主诉、现病史、入院方式、医疗诊断及目前用药情况；c. 既往史、家族史、有无过敏史。

②生活及自理程度，包括：饮食；睡眠休息；排泄。健康感知与健康管理：患者保持健康的能力及寻求健康的行为、生活方式、保健知识及遵守医嘱的情况；活动与运动型态。

③健康检查，包括：生命体征、身高、体重、各系统的生理功能及认知感受型态。

④心理社会资料，包括：a. 自我感知与自我概念型态，患者是否有焦虑、恐惧、沮丧、愤怒等情绪反应；是否有负罪、无用、无能为力、孤独无助、自我否定等心理感受；b. 角色与关系型态,包括就业状态、角色问题和社交状况；c. 应对与应激耐受型态，患者近期有无重大生活事件，应对能力，应对方式，应对效果及支持系统等；d. 价值信念型态，患者的人生观、价值观及宗教信仰等。

（5）收集资料的方法

①**交谈**：是通过与患者和家属的交谈来了解患者的健康状况，一般可分为：a. **正式交谈**，是指提前通知患者，进行有目的、有计划的交谈，如病史采集等；b. **非正式交谈**，是指护理人员在日常护理工作中与患者的交谈，及时了解到患者的真实想法和心理反应。

②**观察**：是收集有关患者护理资料的重要方法之一。护理人员与患者的初次见面就意味着观察的开始，一般观察可与交谈同时进行。观察时应注意患者的外貌、体位、步态、个人卫生、精神状况和反应等。

③**体格检查**：是护理人员对患者进行身体评估并了解病情变化和发现患者的护理问题的方法。

④**阅读**：包括患者的病历、各种护理记录及有关文献等。

除以上收集资料的方法外，还可以采用心理测量及量表评定等方法对患者进行其他因素评估，如心理社会因素等。

2. 护理诊断

（1）护理诊断的概念：**护理诊断**是关于个人、家庭、社区对现存或潜在的健康问题及生命过程反应的一种临床判断，是护理人员为达到预期的结果选择护理措施的基础，这些预期结果应能通过护理职能达到。护理诊断的类型分为现存的、潜在的、健康的和综合的几种。

①**现存的护理诊断**：是指患者评估时正感到的不适或存在的反应。如“清理呼吸道无

效”和“焦虑”即为现存的护理诊断。

②**潜在的护理诊断：**是指患者目前尚未发生问题，但因为有危险因素存在，若不进行预防处理就一定会发生的问题。用“有……的危险”进行描述，如“有感染的危险”即为潜在的护理诊断。

③**健康的护理诊断：**描述的是个人、家庭或社区人群具有的能进一步提高健康水平的临床判断。如“母乳喂养有效”。

④**综合的护理诊断：**是指一组由某种特定的情境或事件所引起的现存的或潜在的护理诊断。如“强暴创伤综合征”等。

（2）护理诊断的组成：护理诊断有4个组成部分，即名称、定义、诊断依据和相关因素。

①**名称：**是对患者健康状况的概括性的描述。常用改变、受损、缺陷、无效或低效等特定描述语。

②**定义：**是对名称的一种清晰的、正确的表达，并以此与其他诊断相区别。一个诊断的成立必须符合其定义特征。

③**诊断依据：**是做出护理诊断的临床判断标准。诊断依据常常是患者所具有的一组症状、体征及有关病史，也可以是危险因素。对于潜在的护理诊断，其诊断依据则是危险因素本身。诊断依据依其在特定诊断中的重要程度分为主要依据和次要依据。**主要依据**是指形成某一特定诊断所应具有的一组症状和体征及有关病史，是诊断成立的必要条件。**次要依据**是指在形成诊断时，多数情况下会出现的症状、体征及病史，对诊断的形成起支持作用，是诊断成立的辅助条件。

④**相关因素：**是指造成患者健康状况改变或引起问题产生的因素。常见的相关因素包括以下几方面：病理生理方面的因素、心理方面的因素、治疗方面的因素、情景方面的因素、年龄因素。

（3）护理诊断的陈述结构与方式：护理诊断的陈述应包括3个要素。①**健康问题（P）：**是指护理对象现存的和潜在的健康问题；②**原因（E）：**是指影响患者健康状况的直接因素、促发因素或危险因素；③**症状或体征（S）：**是指与健康问题有关的症状或体征。

护理诊断的陈述方式主要有以下3种。

①**三部分陈述：即PES公式，**多用于现存的护理诊断，如体液丢失过多（P）：腹泻（S）：与进食有害食物有关（E）。

②**二部分陈述：即PE，**只有护理诊断名称和相关因素，没有临床表现，如营养不良（P）：与高热有关（E）。

③**一部分陈述：即P，**多用于健康的护理诊断，如母乳喂养有效（P）。

（4）护理诊断与合作性问题及医疗诊断的区别

①**合作性问题即潜在并发症（PC）：**需要医疗和护理人员共同完成，护理人员承担监测职责，及时发现患者身体并发症的发生和情况的变化，即只有护理人员不能预防和独立处理的并发症才是合作性问题。合作性问题的陈述方式，如“潜在并发症：出血”。

②护理诊断与医疗诊断的区别

a. 研究的对象不同：前者是对个体、家庭或社区的健康问题或生命过程反应的判断；后者是对个体病理生理变化的临床判断。

b. 描述的内容不同：前者的描述随病人的反应变化而变化；后者在病程中保持不变。

c. 决策者不同：前者是护理人员，后者是医疗人员。

d. 职责范围不同：前者属于护理职责范围内，后者属于医疗职责范围内。

（5）书写护理诊断的注意事项：①护理诊断所列名称应明确、简单易懂；②护理诊断应是护理措施能够解决的问题；③一个护理诊断针对一个健康问题，并且应规范化；④护理诊断应指出护理的方向，列出原因，潜在的护理诊断列出危险因素；⑤一个患者可有多个护理诊断，并随病情发展而变化；⑥**避免**使用可能引起法律纠纷的语句；⑦**避免**做出带有价值判断的护理诊断。

3. 护理计划　是护理程序的第3个步骤，是护理人员在护理评估及护理诊断的基础上，对患者的健康问题、护理目标及护理人员所要采取的护理措施的一种书面说明，通过护理计划，可以使护理活动有组织、有系统地满足患者的具体需要。

（1）护理计划制订的目的：护理计划是指导护理活动、实现个体化护理、利于护理人员之间的沟通、提供护理评价的标准、增进护患关系、提高护理人员的业务水平和能力。

（2）护理计划的种类：护理计划从与患者接触即可开始，直到因患者离开医疗机构终止护患关系而结束。计划的类型可分为**入院护理计划、住院护理计划和出院护理计划**。

（3）护理计划的过程：护理计划包括4方面的内容，即排列护理诊断的顺序；确定预期目标；制订护理措施；护理计划成文。

①排列护理诊断的顺序：就是将所列出的护理诊断按重要性和紧迫性排出主次，可分为**首优、中优和次优问题**。

首优问题：是指那些对生命威胁最大，需要立即采取行动予以解决的问题。如心排血量减少等问题。

中优问题：是指那些虽然不直接威胁生命，但对患者的身心造成痛苦，严重影响患者健康的问题。如皮肤完整性受损等。

次优问题：是指那些个人在应对发展和生活变化时所遇到的问题。如家庭作用改变等。

②排列护理诊断顺序应遵循的原则：按照马斯洛的人类基本需要层次论进行排列；注重患者的主观需求；现存问题应优先解决，不忽视潜在的和需协同处理的问题；优先解决危及患者生命的问题。

③确定预期目标：预期目标也称预期结果，是指患者通过接受护理照顾之后，期望能够达到的健康状态或行为的改变，也是护理效果评价的标准。根据实现目标所需的时间可将目标分为**短期目标和长期目标**。

确定预期目标时应注意：目标应以患者为中心；目标应有明确的针对性；目标应切实可行；目标应具体；目标应有时间限制；目标必须有据可依；潜在并发症的目标的书写方式为“并发症被及时发现并得到及时处理”。

④制订护理措施：护理措施是有助于实现预期目标的护理活动及其具体实施方法。护理措施的制订必须针对护理诊断提出的原因，结合患者的具体情况，运用护理知识和经验做出决策。护理措施可分为如下。

独立性护理措施：是指护理人员运用护理知识和技能可独立完成的护理活动，即护嘱。

合作性护理措施：是指护理人员与其他医务人员共同合作完成的护理活动。如与康复师一起制订符合患者病情的康复计划。

依赖性护理措施：是指护理人员执行医嘱的护理活动，如给药。然而护理人员不是盲目地执行医嘱，应能够判别医嘱的正确与否。

4. 护理计划的实施　护理计划的实施是护理程序的第 4 个步骤，是将护理计划付诸实施的过程。通过实施，可以解决护理问题，并可以验证护理措施是否切实可行。实施阶段，不仅需要护理人员具备丰富的专业知识，还需要护理人员具有熟练的操作技能、良好的人际沟通能力，才能保证护理计划顺利执行。

（1）实施的过程：包括实施前思考、实施前准备、实施过程 3 个方面。

（2）护理计划实施的动态记录：护理记录是护理实施阶段的重要内容，是交流护理活动的重要形式。做好护理记录可以保存重要资料，为下一步治疗护理提供可靠依据。护理记录要求及时、准确、可靠地反映患者的健康问题及其进展状况；描述确切客观、简明扼要、重点突出；体现动态性和连续性。护理记录是**以问题为中心的记录（POR）**，即按照主观资料（S）、客观资料（O）、评估（A）、计划（P）、干预（I）、评价（E）的格式进行记录。

5. 护理评价　护理计划的评价是护理程序的最后一个步骤，是一种有计划、有目的和不断进行的活动。护理评价按预期目标所规定的时间，将护理后服务对象的健康状况与预期目标进行比较并做出评定和修改。

附：马斯洛的人类基本需要层次理论

马斯洛需要层次论共包括 5 个层次，各层次需要的基本含义如下。

1. 生理上的需要　这是人类维持自身生存的最基本需要，包括阳光、水、食物等方面的要求。如果这些需要得不到满足，人类的生存就成了问题。

2. 安全上的需要　这是人类要求保障自身安全、摆脱社会因素威胁、避免各种有害因素侵袭等方面的需要。马斯洛认为，整个有机体是一个追求安全的机制，人的感受器官、效应器官、智力和其他能量主要是寻求安全的工具，甚至可以把科学和人生观都看成满足安全需要的一部分。

3. 爱与归属的需要　这一层次的需要包括两个方面的内容。一是情感方面对友情、亲情、爱情的需要，即人人都需要伙伴之间、同事之间的关系融洽或保持友谊和忠诚；人人都希望得到爱情，希望爱别人，也渴望接受别人的爱。二是归属的需要，即人都有一种归属于一个群体的感情，希望成为群体中的一员，并相互关心和照顾。感情上的需要比生理上的需要来的细致，它和一个人的生理特性、经历、教育、宗教信仰都有关系。

4. 尊重的需要　尊重的需要又可分为内部尊重和外部尊重。内部尊重是指一个人希望在各种不同情境中有实力、能胜任、充满信心、能独立自主。总之，内部尊重就是人的自尊。外部尊重是指一个人希望有地位、有威信，受到别人的尊重、信赖和高度评价。

5. 自我实现的需要　这是最高层次的需要，它是指实现个人理想、抱负，发挥个人能力到最大限度，完成与自己的能力相称的一切事情的需要。也就是说，人必须干称职的工作，这样才会使他们得到最大的快乐。马斯洛提出，为满足自我实现需要所采取的途径是因人而异的。自我实现的需要是在努力实现自己的潜力，使自己成为自己所期望的人物。

各层次之间相互依赖，低层次需求满足以后，高层次需求才出现。但是出现也不一定按顺序出现。

三、医院和住院环境

【复习指南】本部分内容难度不大，但历年常考，应作为重点复习。门诊工作、急诊工作、病区的物理环境应熟练掌握。

（一）医院的概念、任务和种类

医院是对群众或特定人群进行防病治病的场所，具备一定数量的病床设施、相应的医务人员和必要的设备，通过医务人员的集体协作，达到对住院或门诊、急诊患者实施科学和正确的诊疗护理目的的卫生事业机构。

1. 医院的任务　医院的任务是："以医疗工作为中心，在提高医疗质量的基础上，保证教学和科研任务的完成，并不断提高教学质量和科研水平。同时做好扩大预防、健康教育、指导基层计划生育的技术工作。"

2. 医院的分类　根据不同的划分方法，可将医院划分为不同的类型。

（1）按收治范围可以分为综合医院、专科医院、康复医院、职业医院等。

（2）按特定任务可以分为军队医院、企业医院、医学院校附属医院等。

（3）按地区可以分为城市医院、农村医院。

（4）按产权归属可以分为公立医院、私立医院、合资医院等。

（5）按医院分级制度可以分为一级医院、二级医院、三级医院。

（二）门诊和急诊的护理工作

1. 门诊的护理工作　门诊是医院直接为人民群众提供诊断、治疗和预防保健服务的场所。具有人员多、流动性大、病种复杂、季节性强、就诊时间短等特点，护理人员应提供优质的服务，使患者能得到及时的诊断和治疗。

（1）门诊的设置和布局

①门诊设有和医院各科室相对应的诊室，并设有挂号室、收费室、化验室、药房、候诊室等。诊室内配备诊察床 1～2 张，床前设有遮隔设备，室内设有洗手池和诊断桌 2 张，其上放置各种体检用具、各种化验、检查申请单、处方等。门诊设有治疗室并备有必要的急救物品和设备，如供氧装置、吸引装置、急救药品等。

②门诊的候诊、就诊环境以方便患者为目的，以注重公共卫生为原则，做到美化、绿化、安静、整洁、布局合理，指示路牌、标志醒目。设立总服务台、导医处，配备有多媒体查询触摸屏和电子显示屏，使各种服务项目清晰、透明，使就诊程序简便、快捷，使患者产生亲切感、安全感，从而对医院产生信任感，愿意配合医院工作。

（2）门诊护理工作：门诊工作是在常规工作时间里进行的。是对一般常见病、多发病进行检查、诊断、治疗的场所。其工作内容如下。

①预检分诊：即先预检分诊，后挂号。需由临床经验丰富的护理人员承担。工作中应热情、主动接待来院就诊的患者，在简明扼要询问病史、观察病情的基础上，做出初步判断，给予正确的分诊，并指导患者挂号。**年老体弱、病情危重的患者**就诊时，门诊应提前安排就诊。

②安排候诊与就诊：患者挂号后，分别到各科候诊室等候就诊。

③健康教育：可采用口头、图片、电视录像或健康教育宣传资料等不同方式进行卫生知识的宣传教育。对患者提出的询问应耐心、热情给予解答。

④治疗工作：及时完成各项治疗工作，如注射、输液、换药、导尿、灌肠、穿刺等，严格执行操作规程，确保治疗安全、有效。

⑤消毒隔离：门诊人员流量大，患者集中，极易发生交叉感染，要认真做好消毒隔离工作。门诊环境及设备，应定期进行清洁、消毒处理。遇传染病或疑似传染病患者，应分诊到隔离门诊就诊，并做好疫情报告。

2. 急诊的护理工作　急诊是医院诊治急、危重症患者的场所，是抢救患者生命的第一线。对危及生命的患者及意外灾害事件，能提供快速、高效的服务。急诊科护理人员应有良好的素质，具备一定的抢救知识和经验，技术熟练、动作敏捷。急诊的管理工作，应达到标准化、程序化、制度化。

（1）急诊科（室）的设置和布局

①急诊科（室）的设置：设有预检处、诊室、抢救室、治疗室、监护室、观察室、清创室、药房、化验室、X射线室、心电图室、挂号室及收费室等，形成一个相对独立的单元，以保证急救工作的顺利完成。

②急诊环境：设有专用电话、急救车、平车、轮椅等运送、通信工具，设有专用路线和宽敞的通道通往医院各临床科室，标志清晰，路标指向明确，夜间有明显的灯光，以保证患者尽快得到救治。

（2）急诊护理工作

①预检分诊：预检护理人员负责接待前来就诊的患者，通过简要评估确定患者就诊的科室，并护送患者到相应的诊室或抢救室。护理人员必须掌握急诊就诊的标准，做到一问、二看、三检查、四分诊。遇有急、危重症患者，立即通知值班医生及抢救室护理人员进行抢救；遇到意外灾害事件，立即通知相关部门并救治伤员；遇有法律纠纷、刑事伤害、交通事故等事件，尽快通知医院保卫部门或直接与公安部门取得联系，并请家属或陪送者留下。

②抢救工作：包括抢救物品准备和配合抢救，因抢救急（危）患者而未能及时书写病历时，可以在抢救结束后**6小时**内据实补记并加以注明。

③病情观察：通常急诊观察室设有一定数量的床位，以收治暂时未确诊的患者，或已明确诊断但因各种原因暂时不能住院的患者，或只需短时间观察即可返家的患者。观察时间一般为**3～7天**。

（三）病区的环境管理

1. 急诊病区的设置和布局　①每个病区设有病室、危重病房、抢救室、治疗室、护理人员医生办公室、配膳室、盥洗室、浴室、库房、厕所、医护休息室、示教室等；②每个病区设**30～40张床**为宜，两张床之间的距离**不少于1m**。

2. 病区的社会环境　病区是一个特殊的社会组织，既是患者休养、生活、治疗的场所，又是特定的交往与沟通的社会区域。为了保证患者能获得安全、舒适的治疗性环境，得到适当的健康照顾，必须为患者创造一个良好的医院社会环境。

（1）建立良好的护患关系：患者来到医院这样一个陌生的环境，首先要让他们感到受欢迎与被关心，护理人员要维护他们的自尊，并根据患者的具体情况，给予恰当的身心护理。护理人员端庄的仪表、得体的言谈、和蔼的态度、娴熟的技术、丰富的专业知识、良好的医德医风都会给患者带来心理上的安慰，从而使患者产生安全感和信赖感。建立良好的护患关系，有助于增强患者战胜疾病的信心。

（2）建立良好的群体关系：同一病室的患者构成了一个特殊的群体，护理人员是这个群体的协调者，有责任引导患者相互关心、帮助、鼓励，共同遵守医院各项规章制度，积极配合治疗和护理。良好的群体关系，可使病友间呈现愉快、和谐的气氛，有利于身心健康。

（3）协调与患者家属的关系：家属是患者重要的支持系统，家属的关心和支持，可增强患者战胜疾病的信心和勇气，解除患者的后顾之忧。因此，护理人员应加强与患者家属的沟通，相互配合，共同做好患者的身心护理。

3. 病区的物理环境

（1）安静：病室内应避免噪声，保持安静。安静的病室环境可使患者减轻焦虑，得到充分的休息和睡眠，促进其早日康复。凡是不悦耳、不想听的声音，或足以引起人们心理上或生理上不愉快的声音都称为噪声。根据**WHO**规定的噪声标准，白天病区的噪声强度应控制在**35～40dB**，长时间暴露在**90dB**以上环境中，可使人疲倦、烦躁、易怒、头痛、头晕、失眠及血压升高，声音高达**120dB**时，可使人永久性失聪。为保持病区环境安静，具体的措施如下。

①病区的桌椅脚应钉上橡胶垫，推车、治疗车的轮轴、门窗合页应定期注油润滑。

②医护人员应做到“四轻”，即**走路轻、说话轻、操作轻、关门轻**。

③加强对患者及家属的宣传工作，共同保持病室安静。

（2）温度：适宜的温度有利于患者的休息、治疗及护理工作的进行。一般病室适宜的温度为**18～22℃**，婴儿、手术室、产房**22～24℃**为宜。温度过高，可能使患者中暑或体液散失过多；温度过低，可能使患者出现受寒等情况。

（3）湿度：病室的相对湿度以**50%～60%**为宜。湿度会影响皮肤蒸发散热的速度，从而影响患者的舒适感。湿度过高，蒸发作用减慢，可抑制出汗，患者感到闷热不适；湿度过低，空气干燥，人体蒸发大量水分，患者感到呼吸道黏膜干燥、口干、咽痛，对气管切开或呼吸道感染患者尤为不利。因此，病室应备有湿度计，以便对湿度观察和调节，可根据季节和条件采用开窗通风、地面洒水、暖气上放置湿毛巾、使用加湿器，或利用空调设备等措施调节室内湿度。

（4）整洁：保持病区护理单元、患者及工作人员身体清洁和衣物的整洁。

（5）通风：通风换气不仅可以调节室内温度和湿度，而且可以增加空气中的含氧量，降低二氧化碳浓度和微生物的密度，使患者感到舒适，有利于患者康复。一般每次通风时间为30分钟左右。冬季时应注意保暖。

（6）光线和装饰

①病室光线包括自然光源和人工光源，以促进患者舒适为主。

②装饰色彩会影响人的情绪、行为和健康。粉红色给人温暖亲切的感觉，绿色给人安静舒适的感觉，浅蓝色使人心胸开阔，黄色有兴奋刺激的作用，白色刺眼，单调，反光强，容易使人产生疲劳感。病室墙壁上方选涂白色，下方选涂浅绿色或浅蓝色，不宜全部涂白色。病床、桌、椅、窗帘、被套、床单等也趋向家居化，以满足患者的需要。

③装饰植物及鲜花可使人赏心悦目，并增添生机。可在病室内外及走廊上摆设鲜花和绿色盆景植物，在病室周围建设花坛、草坪，种植树木等，优化住院环境。过敏性疾病病室除外。

（7）安全：是人的基本需要，疾病可以影响人的日常生活的活动能力，容易发生意外，护理人员在对患者进行护理的时候，应该首先注重保障患者的安全。

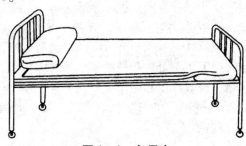

（四）铺床法

1. 备用床 见图1－1。

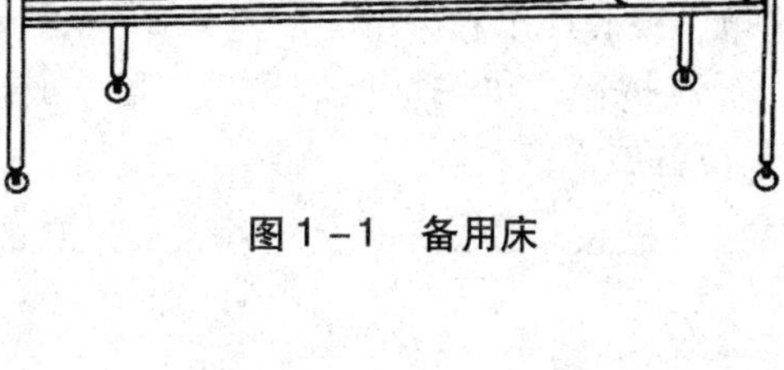

图1－1 备用床

（1）目的：保持病室整洁、舒适和美观；准备迎接新患者。

（2）实施

①备齐用物，按取用顺序放于治疗车上，推车至床旁；移开床旁桌，距床约**20cm**，移床旁椅至床尾正中，距床约**15cm**。

②取大单放于床褥上，大单纵、横中线与床纵、横中线对齐，分别向床头、床尾、近侧、对侧展开；先铺近侧床头，面向床角，右手将床头床垫托起，左手伸过床头中线，将大单包塞于床垫下，在距床头约**30cm**处，向上提起大单边缘，使其同床边垂直，呈一等边三角形，以床沿为界，将三角形分为两半，将上半三角覆盖于床上，下半三角平整地塞于床垫下，再将上半三角翻下塞于床垫下，至床尾拉紧大单，同法铺近侧。

③被套正面向上，被套头端齐床头放置，被套纵中线与床纵中线对齐，分别向床尾、近侧、对侧展开，将被套开口端的上层约**1/3**部分打开，将折好的棉胎置于被套开口处，将棉胎上缘中部拉至被套封口处，棉胎上端与被套封口紧贴，将竖折的棉胎向两边展开，先展近侧，后展对侧，与被套边平齐，对好两上角，盖被的上缘平齐床头，至床尾，逐层拉平盖被，系带。将盖被的两侧向内折与床沿平齐，折成被筒，将盖被尾端向内折叠齐床尾或塞于床垫下。

（3）注意事项

①患者进餐或做治疗时应暂停铺床。

②应用省时、节力原则。铺床时节力原则体现为操作前备齐用物并按使用顺序放置，操作中使用肘部力量，操作中身体尽量靠近床边，上身保持直立，双膝稍弯曲，双足根据活动情况左右或前后分开。

2. 暂空床　见图1－2。

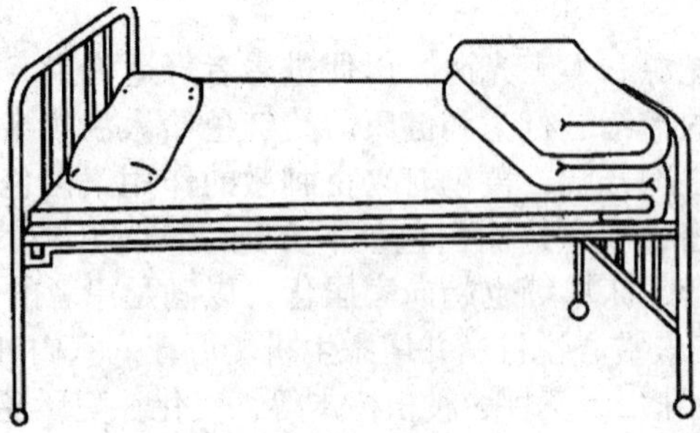

图1－2　暂空床

（1）目的：供新入院患者使用和供暂离床活动的患者使用并维持病室的整洁、美观。

（2）实施

①备齐用物，按取用顺序放于治疗车上，推车至床旁。

②按备用床法展开大单，铺近侧大单（床头、床尾、中部）。根据病情需要铺橡胶中单和中单：放橡胶中单于床上，上缘距床头**45～55cm**，中线与床中线对齐，展开；取中单以同法铺在橡胶中单上，两单边缘下垂部分一起拉紧平整地塞入床垫下。

③转至对侧，同法铺大单、橡胶中单和中单。

④按备用床法套被套，折成被筒，将盖被尾端向内折叠齐床尾，将盖被头端向内折叠1/4，再扇形三折于床尾，并使各层平齐。

（3）注意事项：①同铺备用床法各项注意事项；②橡胶中单及中单按患者需要放置。

3. 麻醉床　见图1－3。

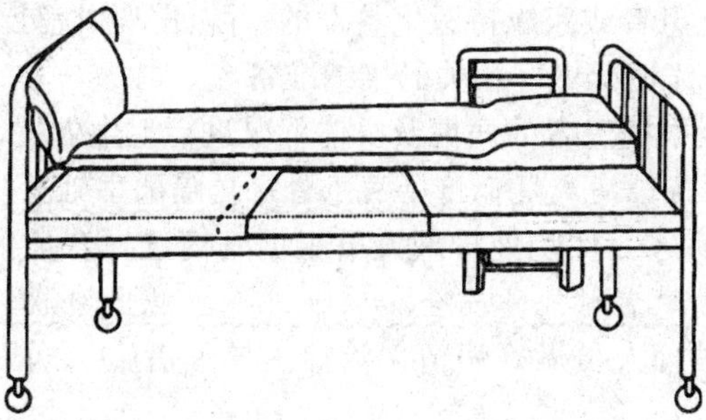

图1－3　麻醉床

（1）目的：便于接受和护理麻醉手术术后患者；使患者安全、舒适，预防并发症；保护被褥不被伤口渗液、呕吐物、排泄物等污染，保持床铺整洁。

（2）实施

①拆除原有枕套、被套、大单等，放于污物袋内。洗手或手消毒；备齐用物，按取用顺序放于治疗车上，推车至床旁；铺一侧大单和中部橡胶中单、中单铺法同备用床。

②根据手术情况的需要，铺另一橡胶中单、中单于床头或床尾。

③套枕套同备用床法，将枕横立于床头，开口背门；移回床旁桌，椅子置于盖被折叠侧。

④将麻醉护理盘置于床旁桌上，其他用物妥善放置，洗手或手消毒。

（3）注意事项。

①同备用床法各项注意事项；

②应换上清洁被单，橡胶中单及中单按患者需要放置，保证术后患者舒适；

③实施抢救和护理所需用物应齐全。

4. 卧有患者床的整理

（1）目的：保持床单位平整，预防压疮的发生，保持病室美观。

（2）注意事项：①保证患者安全舒适；②避免交叉感染，一床一人一巾；③操作中注意节力原则；④注意观察患者病情变化，当发现患者出现不舒适，应立即停止操作。

5. 卧有患者床更换床单法

（1）目的：保持床单位整洁、舒适，预防压疮的发生，保持病室美观。

（2）注意事项：①操作注意轻、稳，尽量减少患者的翻动和暴露；②保证患者的舒适、安全，必要时加床档保护患者不坠床；③操作中注意节力原则；④注意观察患者病情变化，当发现患者出现不舒适，应立即停止操作。

四、入院和出院患者的护理

【复习指南】本部分内容有一定难度，历年必考，应作为重点复习。患者入院及出院的护理、患者的转运应熟练掌握。

（一）患者入院的护理

1. 入院患者护理的目的　①协助患者尽快熟悉环境、适应医院生活，缓解紧张、恐惧等情绪；②满足患者需求，以提高患者的配合积极性；③做好健康指导，满足患者对疾病知识的需求。

2. 住院处入院程序

（1）办理入院手续：患者或家属持医生签发的入院证到住院处办理入院手续，病区值班护士需根据患者病情及身体情况做好相关的接纳准备。

（2）实施卫生处置：根据患者的病情及身体状况进行卫生处置，急危重症患者、即将分娩的患者可以**酌情免浴**。传染病或疑似传染病患者应送**隔离室处置**。

（3）护送患者进入病区：住院处护理人员根据病情选择合适的体位及运送方式携病历护送患者进入病区，护送患者时注意安全和保暖，不能停止输液、吸氧等必要的治疗。将患者送入病室后与病区护理人员做好病情、治疗、护理措施、病人卫生情况及所携物品的交接。

3. 患者进入病区后的护理

（1）**门诊患者的入院护理**

①迎接新患者：护理人员应以热情的态度迎接患者至指定的床位，妥善安置患者；向患者作自我介绍，介绍护士工作职责及提供的服务，介绍相关工作人员；为患者介绍邻床病友让患者尽快熟悉，减少陌生感；接触患者的过程中通过自己的行动和语言消除患者的不安，增强患者的安全感。

②通知并协助医生为患者诊查。

③协助患者戴腕带并进行入院评估：为患者测量生命体征、身高、体重。对患者的健康状况进行评估，询问疾病史、家族史及过敏史，了解患者的身体情况、心理需要及健康问题，为患者制订合理的护理计划。

④通知营养室根据病情为患者准备膳食。

⑤填写住院病历和护理表格：用蓝黑墨水笔填写住院病历眉栏及各种表格，包括护理评估单、入院登记本、诊断卡和床位卡等；用红墨水笔在体温单 40～42℃横线之间相应入院时间栏内纵行填写入院时间。

⑥整理入院病历：按顺序排列体温单、医嘱单、入院记录、病史和体格检查单、病程记录、各种检验检查报告单、护理记录单、长期医嘱执行单、住院病历首页、门诊或急诊病历。

⑦介绍与指导：向患者及家属介绍医院病区环境及规章制度，教会患者及家属相关设备的使用；指导常规标本的留取方法、时间及注意事项。

⑧正确执行各项医嘱，给予紧急护理措施。

（2）**急诊患者的入院护理**

①通知医生：立即通知医生做好抢救准备。

②准备急救药物和急救设备。

③安置患者：将患者安置在已经准备好床单位的抢救室，给患者佩戴腕带。

④入院评估。

⑤配合抢救，并做好护理记录。

（3）患者分级护理：见表 1－1。

（二）出院患者的护理

1. 出院护理的目的

（1）对患者进行出院指导，使患者能继续按时接受治疗或定期复检，协助患者尽快适应原生活和工作。

（2）指导患者如何正确办理出院手续。

（3）整理床单位，保持病室整洁。

表1-1 分级护理的适用范围及内容

<table>
<tr><th>护理级别</th><th>特级</th><th>一级</th><th>二级</th><th>三级</th></tr>
<tr><td rowspan="5">适用范围</td><td>病情危重，随时可发生病情变化需要抢救的患者及重症监护患者</td><td>病情趋于稳定的危重患者</td><td rowspan="5">病情稳定，仍需卧床休息的患者；生活部分自理的患者</td><td rowspan="2">生活完全自理且病情稳定的患者</td></tr>
<tr><td>各种复杂或大手术术后的患者及器官移植、大面积烧伤的患者</td><td>术后或治疗期间需严格卧床的患者</td></tr>
<tr><td>使用呼吸机辅助呼吸并需严密监测病情的患者</td><td>生活完全不能自理且病情不稳定的患者</td><td rowspan="3">生活完全自理且处于康复期的患者</td></tr>
<tr><td>实施连续性肾代替治疗并需与严密监测生命体征的患者</td><td rowspan="2">生活部分自理，病情随时可能发生变化的患者</td></tr>
<tr><td>其他有生命危险并需要严密监测的患者</td></tr>
<tr><td rowspan="4">主要内容</td><td>①严密观察患者的病情变化，并安排专人24小时护理，监测生命体征</td><td>①每小时巡视患者1次，观察患者的生命体征及病情变化</td><td>①每2小时巡视患者1次，观察患者病情变化</td><td>①每3小时巡视患者1次，观察患者病情变化</td></tr>
<tr><td>②根据医嘱严格执行各项治疗及护理措施，准确测量出入量，并制订护理计划</td><td>②根据医嘱严格执行各项治疗及护理措施，并制订护理计划</td><td>②根据病情测量生命体征</td><td>②根据患者病情测量生命体征</td></tr>
<tr><td>③根据患者病情做好基础护理及专科护理，严防并发症，确保患者安全</td><td rowspan="2">③根据患者病情，正确做好基础护理，保证患者安全，满足患者身心需求</td><td>③根据医嘱正确治疗和给药及实施护理措施及安全护理</td><td rowspan="2">③根据医嘱正确实施治疗措施</td></tr>
<tr><td>④备齐急救药品及物品，以便急用</td><td>④提供相关健康指导</td></tr>
</table>

注：根据患者病情的轻、重、缓、急及自理能力，通常将护理级别分为特级护理、一级护理、二级护理和三级护理，特级和一级护理采用红色标志，二级护理采用黄色标志，三级护理采用绿色标志

2. 患者出院前的护理

（1）通知患者及家属：根据出院医嘱告知患者将出院的时间，并协助患者做好出院准备。

（2）做好健康教育：护理人员针对患者的现状进行合适的健康教育，告知患者出院后的饮食、休息、用药、功能锻炼、定期检查等。

(3) 注意患者的情绪变化：对于病情无好转、转院、自动离院的患者应做好相关护理，注意患者情绪变化，给予适当心理疏导，增强患者康复的信心，减轻患者离开医院时的焦虑和恐惧。自动出院的患者应在出院医嘱上注明“自动出院”，并要求患者或家属签字。

(4) 征求意见。

(5) 护送患者出院：根据病情护送患者出院。

3. 患者出院医疗护理文件的处理

(1) 停止一切医嘱，用红笔在治疗卡、服药卡等或相关表格上填写“出院”字样，注明日期并签名。

(2) 撤去一览表上的诊断卡及床位卡。

(3) 填写出院登记本。

(4) 如患者出院后需继续用药则根据医嘱到药房领取药物，并交患者或家属带回同时进行用药指导。

(5) 填写出院时间。在体温单 40～42℃横线之间，相应出院日期和时间栏内用红笔纵行填写出院时间。

(6) 填写出院护理记录单。

(7) 整理出院病历。出院病历排序：住院病历首页、出院记录、入院记录、病史和体格检查单、病程记录、各种检查检验报告单、护理记录单、医嘱单、长期医嘱执行单、体温单。

4. 患者的护理

(1) 协助患者解除腕带标识。

(2) 协助患者清理用物：归还患者寄存物品，收回患者所借物品并消毒。

(3) 协助患者办理出院手续：收到出院通知单后，进行健康教育并根据患者病情送患者出院。

5. 病室及床单位的处理

(1) 病室开窗通风。

(2) 整理床单位。患者离开后撤下床上的污被服，放入污衣袋，送洗衣房处理。

(3) 床垫、床褥、棉胎、枕芯于紫外线下照射。

(4) 床旁桌椅用消毒液擦拭，非一次性脸盆、痰杯等用消毒液浸泡。

(5) 铺好暂空床。

(三) 运送患者法

在患者入院、接受检查或治疗、出院时，凡不能自行移动的患者均需根据病情选用不同的运送工具。患者转运方法包括轮椅运送法、平车运送法。

1. 轮椅运送法　①护送不能行走但能坐起的患者入院、出院、检查、治疗、活动等；②帮助患者下床活动，促进血液循环和体力恢复。

(1) **操作前准备**

①评估患者的体重、意识状态、病情、损伤部位、活动能力及配合能力。

②向患者解释轮椅运送的目的及注意事项，以取得患者配合。

③准备好轮椅并检查轮椅保证性能良好，天气凉时准备好毛毯、别针。

④保证环境宽敞。

（2）**操作方法**

①检查与核对。检查轮椅车轮、椅座、制动闸等各部件性能，保证安全；核对病人姓名、床号、手腕带。

②放置轮椅，使椅背与床尾平齐椅面朝向床头，便于患者坐入轮椅；扳制动闸使轮椅制动，防止轮椅滑动，翻起脚踏板。

③患者上轮椅前的准备：需要毛毯的患者先将毛毯铺于轮椅，毛毯上端高过患者颈部15cm左右；撤掉盖被，扶患者坐起，注意患者有无不适的症状；协助患者穿衣裤袜子等以保暖；嘱患者手掌撑在床面上，双足垂于床缘，维持坐姿；协助患者穿鞋。

④协助患者坐于轮椅上注意观察患者病情变化，嘱病人抓稳轮椅把手，翻下脚踏板，将患者双足置于脚踏板上，若用毛毯则将上端固定在患者颈部，用别针固定；两侧围裹患者双臂，用别针固定；再用余下的部分围裹患者上身、下肢和双足。

⑤整理床单位，松开轮椅制动闸，送患者至目的地，嘱患者下坡时抓紧扶手。

⑥协助患者下轮椅。将轮椅推至床尾，使椅背与床尾平齐，患者面向床头，固定车闸，翻起脚踏板，解除患者身上固定的毛毯及别针，防止病人摔倒，协助患者下轮椅。

（3）**注意事项**

①使用前检查好轮椅性能，保证正常使用，使患者安全、舒适。

②推轮椅时，嘱患者手扶好轮椅扶手，身体尽量向后靠，勿向前倾或自行下车；下坡时速度要慢，以免发生意外。

2. 平车运送法　运送不能起床的患者入院，做各种检查、治疗、手术或转运。

（1）**操作前准备**

①评估患者病情、体重、意识状态，身体活动能力，患者损伤的部位及配合程度。

②向患者及家属解释搬运的步骤及配合方法。

③用物准备：性能良好且已铺好的平车，若为骨折患者应在平车上备一木板并将骨折部位固定稳妥；颈椎、腰椎骨折患者应备布中单。

（2）**操作方法**

①检查平车车轮、车面、制动闸等各部件性能，将平车推至患者床旁核对患者姓名、床号、手腕带；安置好患者身上的导管，防止脱出、反折、受压、逆流。

②根据患者病情、体重选择搬运方法。

挪动法：适用于病情允许并能床上配合的患者。将平车推至患者床旁，移开床旁桌、床旁椅，松开盖被；将平车与床平行，大轮靠近床头，将平车制动；协助患者移动到平车车上，按上肢、臀部、下肢的顺序移动，头部卧于大轮端，回床时移动顺序相反，先移下肢再移上肢。

一人搬运法：适用于上肢活动自如，体重较轻的患者。将平车推至患者床旁，大轮端靠近床尾，使平车与床成钝角，固定好车闸；搬运者双下肢分开站立、屈膝，一臂自患者近侧腋下伸入至对侧肩部，另一臂伸入患者臀下，患者双臂过搬运者肩部，双手交叉于搬运者颈后，搬运者抱起患者放于平车中央盖好盖被。

二人搬运法：适用于不能活动，体重较重的患者。同一人搬运法将平车推至患者床旁准备好，两人站在患者同侧床旁，协助患者将上肢交叉于胸前；搬运者甲一手臂托住患者头、颈、肩，另一手托住患者腰部，并使患者头部处于较高位置，搬运者乙一手托住患者臀部另一手托住患者膝部，两人同时抬起患者放于平车中央。

三人搬运法：适用于不能活动，体重超重的患者。同一人搬运法将平车移至患者床旁；三人站在患者同侧床旁，协助患者将上肢交叉于胸前；搬运者甲双手托住患者的头、颈、肩及胸部，乙双手托住患者背、腰、臀部，丙托住患者膝部及双足，三人同时将患者放于平车中央。三人搬运时应保持平稳移动，减少意外伤害。

四人搬运法：适用于颈椎、腰椎骨折和病情较重患者。同一人搬运法将平车推至患者床旁；搬运者甲乙分别站于床头和床尾，丙丁分别站于病床和平车一侧；将布中单放于患者腰、臀部下方；搬运者甲抬患者头颈肩，乙抬患者的双足，丙丁分别抓住布中单的四角，四人协调一致同时抬起患者放于平车中央。

③运送患者：松开制动，将患者推至目的地。推送患者时护理人员应位于患者头部，随时观察患者病情；推车过程中小轮在前，速度不可过快，上下坡时患者头部应位于高处，并嘱患者抓紧扶手；进、出门时避免碰撞门框；保持输液管道、引流管道通畅；颅脑损伤、颌面部外伤及昏迷患者，应将头偏向一侧，搬运颈椎损伤的患者时，头部应保持中立位。

（3）**注意事项**

①搬运前仔细检查平车，动作轻稳、准确，保证患者安全、舒适。

②搬运过程注意观察患者病情变化，避免造成损伤等并发症。

③保证患者的持续性治疗不受影响。

五、卧位和安全的护理

【复习指南】本部分内容有一定难度，历年必考，应作为重点复习。卧位的分类和常用卧位应熟练掌握，患者的安全应掌握。

1. 患者的卧位

（1）概念：即患者休息和适应医疗护理需要时所采取的卧床姿势。

（2）舒适卧位的基本要求

①卧床姿势：应尽量使体重平均分布于身体的负重部位关节维持于正常功能位。

②体位变换：应至少每**2小时**变换一次体位。

③身体活动：在无禁忌证的情况下，身体的各个部位每天均应活动，关节活动保证功能。

④受压部位：做好皮肤护理，勤翻身、勤观察，预防压疮的发生。

⑤保护隐私：护理人员对患者进行各项护理操作时应拉好围帘，遮挡患者保护患者隐私，保证患者身心舒适。

（3）卧位的分类：卧位可分为**主动卧位、被动卧位和被迫卧位3种**。

①主动卧位：患者身体活动自如，能根据自己的习惯改变体位，促进舒适，称为主动卧位。见于症状较轻的患者或恢复期的患者。

②被动卧位：患者无力自己变换体位，只能卧于他人安置的体位，见于极度衰弱、瘫痪、昏迷等患者。

③被迫卧位：患者意识清醒，也有能力变换体位，但由于疾病影响及病情需要或为了配合治疗，而被迫采取的卧位。如急性左心衰竭患者被迫取端坐位，缓解呼吸困难。

（4）常用卧位的比较

①**去枕仰卧位**

卧位的摆放：去枕仰卧，头偏向一侧，两臂放于身体两侧，两腿伸直，自然放平，枕头横立于床头（图1-4）。

适用范围： a. 昏迷或全身麻醉术后未清醒的患者，可避免呕吐物误吸入气管引起**窒息或肺部并发症**；b. 椎管内麻醉或脊髓腔穿刺后的患者，可**预防颅内压降低而引起的头痛**。

②中凹卧位（休克卧位）

卧位的摆放： 用垫枕抬高患者的头胸部10°～20°，抬高下肢20°～30°（图1-5）。

适用范围： 休克患者。抬高头胸部利于保持呼吸道通畅，改善通气功能，从而改善缺氧症状；抬高下肢有利于静脉血回流，增加心排血量而使休克症状得到缓解。

③屈膝仰卧位

卧位的摆放： 患者仰卧，头下垫一软枕，两臂放于身体两侧，屈起双膝，并稍微向外分开（图1-6）。

适用范围： 腹部检查或导尿、会阴冲洗等的操作时，该卧位可以使腹部肌肉放松，便于检查或显露操作部位。

④侧卧位

卧位的摆放： 患者侧卧，臀部稍后移，两臂曲肘，一手放在枕旁，一手放在胸前，下腿稍伸直，上腿弯曲。两膝之间、胸腹部、后背部放置软枕以扩大支撑面，增加稳定性，使患者感到舒适与安全（图1-7）。

适用范围： a. 用于灌肠、肛门检查，配合胃镜、肠镜检查等；b. 预防压疮，侧卧位于平卧位交替，可避免局部组织长期受压，预防压疮的发生；c. 臀部肌内注射时，下腿弯曲，上腿伸直，可使注射部位肌肉放松；d. 单侧肺部病变者，视病情采取患侧或健侧卧位。

⑤半坐卧位

卧位的摆放： a. 摇床法。患者仰卧，先摇起床头支架使上半身抬高，与床成**30°～50°**，再摇起膝下支架，以防患者下滑。床尾至一软枕，垫于患者的足底，防止足底触及床尾栏杆，增加患者舒适感。放平时，先摇平膝下支架，再摇平床头支架。b. 靠背架法。将患者上半身抬高，在床头垫褥下放一靠背架；患者下肢屈膝，用大单包裹膝枕垫于膝下，大单两端固定于床沿，以防患者下滑，床尾足底垫一软枕促进患者舒适。放平时，先放平下肢再放平床头（图1-8）。

适用范围：a. 面部及颈部手术后的患者，取半坐卧位可减少局部出血。b. 胸腔疾病、胸部创伤或心脏疾病引起呼吸困难的患者，采取半坐卧位，使部分血液滞留于下肢和盆腔，回心血量减少，从而减轻肺淤血的心脏负担；也可使膈肌位置下降，胸腔容积扩大，减轻腹腔内脏器对心肺的压力，肺活量增加，有利于气体交换，改善呼吸困难的症状。c. 腹腔、盆腔手术后或有炎症的患者，取半坐卧位，可使腹腔渗出液流入盆腔，促使感染局限，便于引流。由于盆腔腹膜抗感染性强而吸收弱，因此可以防止炎症扩散和毒素吸收，减轻中毒反应。同时采取半坐卧位还可防止感染向上蔓延引起膈下脓肿。此外，腹部手术后患者采取半坐卧位可松弛腹肌，减轻腹部切口缝合处的张力，缓解疼痛，促进舒适，有利于切口愈合。d. 疾病恢复期体疲虚弱的患者，取半坐卧位，有利于患者向站立过渡，使其逐渐适应体位改变。

⑥端坐位

卧位的摆放： 扶患者坐起，身体稍向前倾，床上放一跨床小桌，桌上放软枕，患者可伏桌休息。并用床头支架或靠背架将床头抬高**70°～80°**，背部放置一软枕，使患者同时能向后椅靠；膝下支架抬高**15°～20°**。必要时加床档，以保证患者安全（图1－9）。

适用范围：左心衰竭、心包积液、支气管哮喘发作的患者。由于极度呼吸困难，患者被迫日夜端坐。

⑦俯卧位

卧位的摆放：患者俯卧，两臂屈肘放于头的两侧，两腿伸直，胸下、髋部及踝部各放一软枕，头偏向一侧（图1－10）。

适用范围：a. 腰、背部检查或配合胰、胆管造影检查时；b. 脊椎手术后或腰、背、臀部有伤口，不能平卧或侧卧的患者；c. 胃肠胀气所致腹痛的患者。俯卧位可使腹腔容积增大，缓解胃肠胀气所致的腹痛。

⑧头低足高位

卧位的摆放：患者仰卧，枕横立于床头，以防碰伤头部，床尾抬高 15～30cm。此卧位长期使用易使患者感到不适，颅内压高者禁用（图1－11）。

适用范围：a. 肺部分泌物引流，使痰易于咳出；b. 十二指肠引流术，有利于胆汁引流；c. 妊娠时胎膜早破的患者，防止脐带脱垂；d. 跟骨或胫骨结节牵引时，利用人体重力作为反牵引力，防止下滑。

⑨头高足低位

卧位的摆放：患者仰卧，床头抬高 15～30cm 或根据病情而定抬高的高度，床尾横立一枕，以防足部触及床尾栏杆，保证安全（图1－12）。

适用范围：a. 颈椎骨折患者作为颅骨牵引时，用作反牵引力；b. 减轻颅内压，预防脑水肿；c. 颅脑手术后的患者。

⑩膝胸卧位

卧位的摆放：患者跪卧，两小腿平放于床上，稍分开；大腿和床面垂直，胸贴床面，腹部悬空，臀部抬起，头转向一侧，两臂曲肘，放于头的两侧。孕妇取此卧位矫正胎位时，应注意保暖，每次不应超过**15 分钟**（图1－13）。

适用范围：a. 肛门、直肠、乙状结肠镜检查及治疗；b. 矫正胎位不正或子宫后倾；c. 促进产后子宫复原。

⑪截石位

卧位的摆放：患者仰卧于检查台上，两腿分开，放在支腿架上，支腿架上放软垫，臀部齐台边，两手放在身体两侧或胸前（图1－14）。

适用范围：a. 会阴、肛门部位的检查、治疗或手术，如膀胱镜、妇产科检查、阴道灌洗等；b. 产妇分娩。

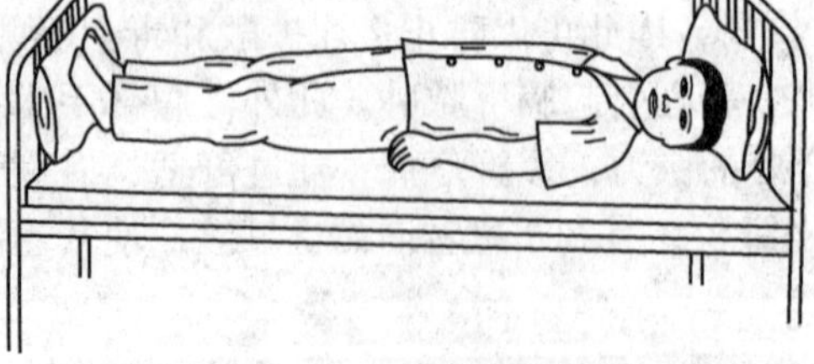

图1－4　去枕仰卧位

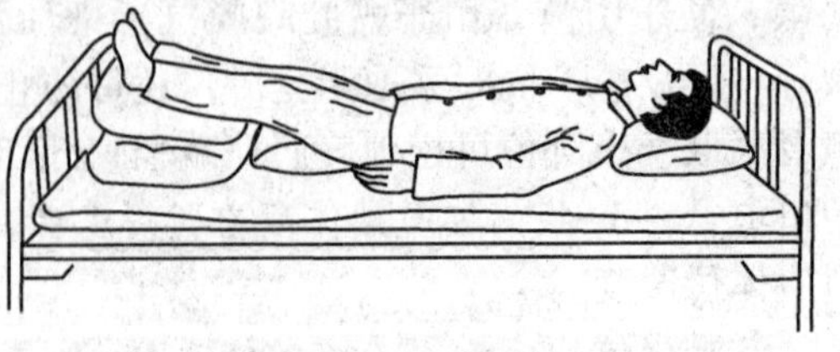

图1－5　中凹卧位

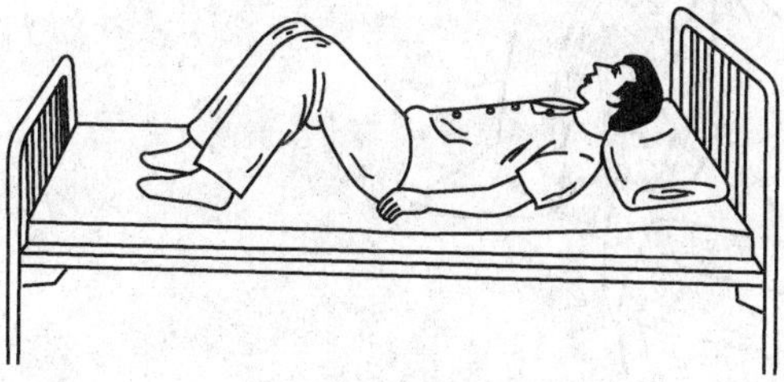

图1－6　屈膝仰卧位

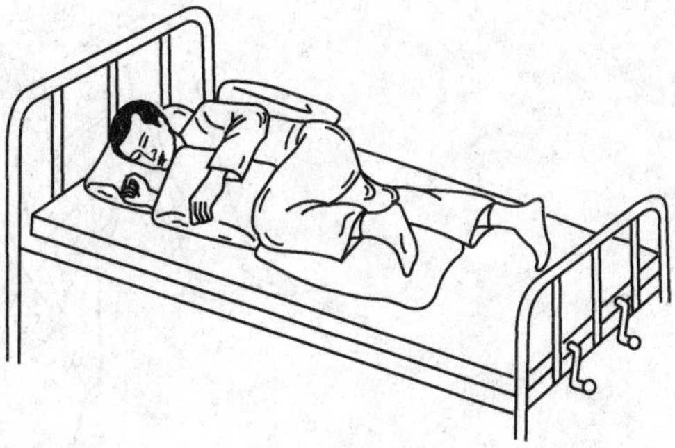

图1－7　侧卧位

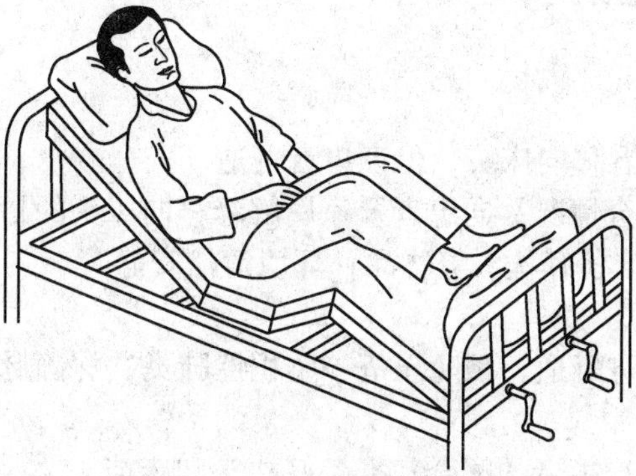

图1－8　半坐卧位

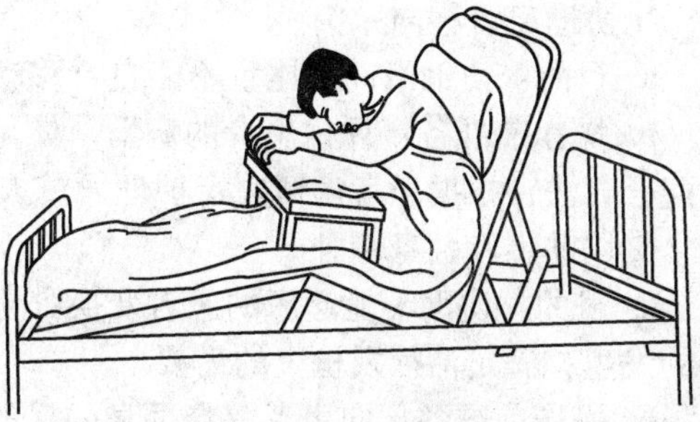

图1－9　端坐位

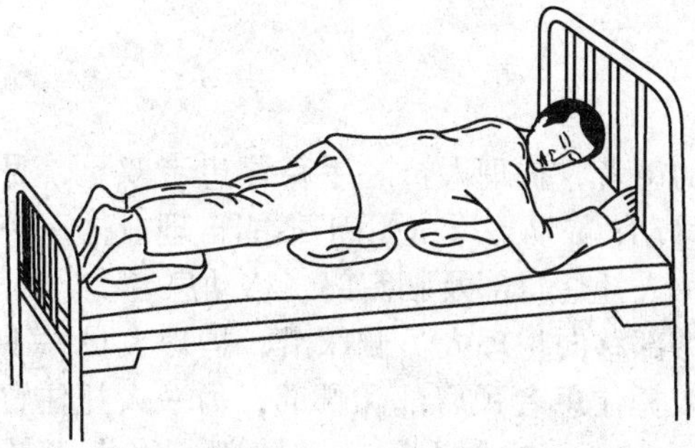

图1－10　俯卧位

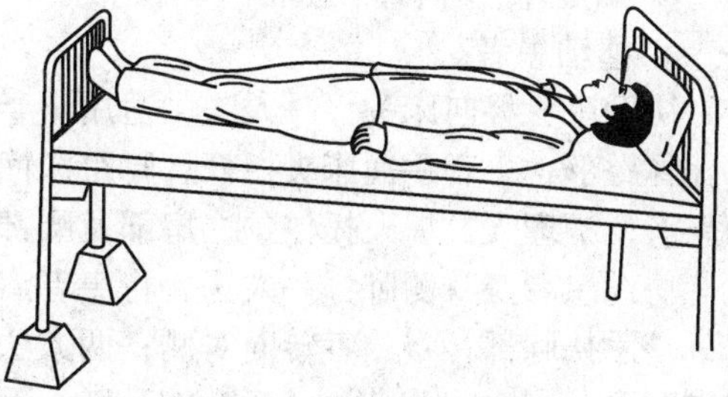

图1－11　头低足高位

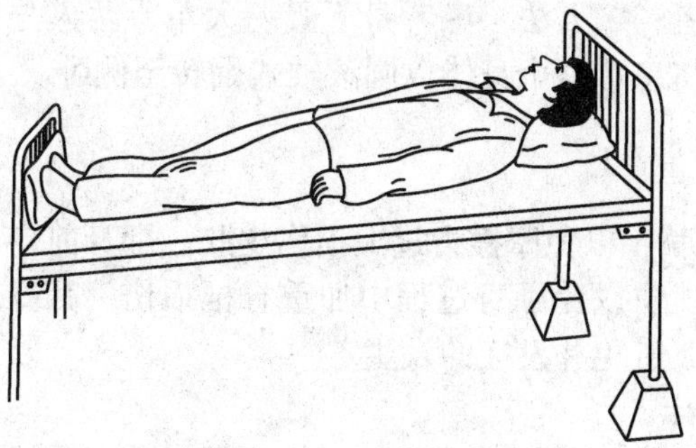

图1－12　头高足低位

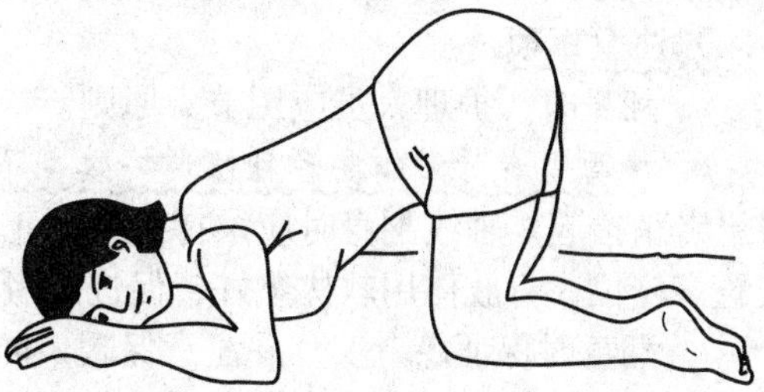

图1－13　膝胸卧位

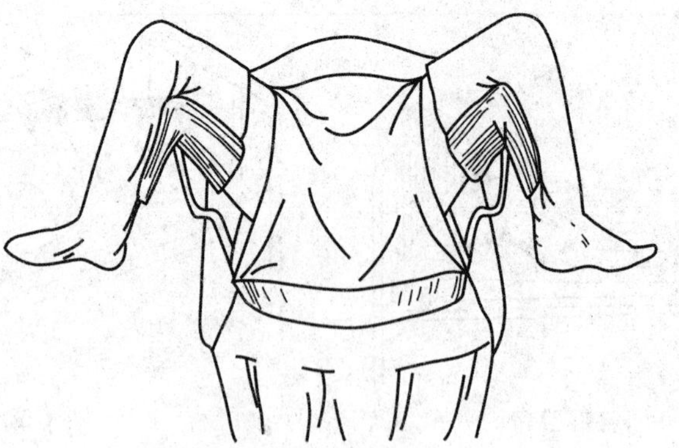

图1-14　截石位

（5）变换卧位的方法

①协助患者移向床头

a. 目的：协助滑向床尾且不能自行移动的患者移向床头，保证患者舒适、安全。

b. 操作前准备：评估患者的病情、体重、配合情况；向患者及家属解释移向床头的目的及配合方法；根据患者病情决定护理人员人数；准备好枕头等物品；环境清洁安静。

②协助患者翻身侧卧

a. 目的：协助不能起床的患者变换卧位，促进舒适，预防压疮、坠积性肺炎、深静脉血栓的发生；满足治疗及检查的需要。

b. 操作前准备：向患者解释翻身的目的，取得患者的配合；准备好枕头和床档。

③变换卧位操作步骤

a. 核对；解释、取得配合。

b. 固定床；妥善固定管路。

c. 移动患者。

协助患者移向床头：一人法，适用于半自理的患者，护理人员一手稳住患者双足，另一手托住臀部，患者手握床头栏杆、脚蹬床面配合移动；二人法，适用于不能自理或体重较重的患者，护理人员一人托住颈、肩部及腰部，另一人托住臀部及腘窝部，移动患者。

协助患者翻身侧卧：一人法，将患者肩部、臀部移向护理人员侧床沿，护理人员一手托肩，一手扶膝部，将患者转向对侧；两人法，一人托住患者颈肩部和腰部，另一人托住臀部和腘窝部，同时将患者抬起移向近侧，托住患者肩部、腰部、臀部和膝部，将患者转向对侧。

轴线翻身法：适用于脊椎受损或脊椎术后患者；二人法，患者身下置一大单，两人分别抓紧患者肩、腰背、髋部、大腿等处远侧大单，将患者整个身体以圆滚轴式翻转至侧卧。

④注意事项

a. 翻身时，护理人员应用节力原则。

b. 移动患者时动作要轻且协调一致，不可拖拉，以免摩擦力过大损伤皮肤。翻身前应先将患者稍抬起。轴线翻身时应维持躯干的正常功能位以免翻身过程中加重脊椎损伤。翻身后安置好体位，将肢体用软枕垫好，促进患者舒适，避免并发症的发生。

c. 翻身时保证患者安全并注意保暖，防止坠床。

d. 翻身间隔时间由患者皮肤受压情况决定。如发现皮肤出现发红破损应及时处理，增加翻身次数，并做好记录和交班。

e. 如患者身上有引流管、尿管等各种管路，翻身前应先将管路安置好，翻身后应仔细检查管路是否有脱出、是否通畅。

f. 为术后患者翻身前先检查伤口敷料有无潮湿脱落等，如敷料脱落或潮湿要先更换敷料再翻身，翻身时注意避免伤口受压；有颈椎或颅骨牵引者翻身时不可放松牵引，并使头、颈、躯干保持在同一水平位，翻身后检查牵引力方向和位置有无改变；颅脑手术患者应健侧卧位或平卧，避免出现并发症导致病情加重；石膏固定者翻身后注意患处防止受压并观察血供情况。

2. 患者的安全　医院中可能存在对患者的安全有影响的物理性、生物性、化学性和心理性损伤。医务人员应及时评估医院中是否有现存的或潜在的影响患者安全的因素，同时要评估患者的自我保护能力及其影响因素，确保患者处于安全状态。根据评估患者的安全的内容，应根据不同患者、不同病情制订相应计划并采取措施，保证患者安全、舒适。

（1）**保护具的应用**

①目的：对认知及自我保护能力未发育完整的儿童，防止发生坠床、撞伤、抓伤等意外；对麻醉后未清醒者、意识不清、躁动不安、失明、痉挛或年老体弱者预防其坠床的发生；对精神病患者如躁狂症，自我伤害的患者的保护；对长期卧床、极度消瘦、虚弱者预防压疮的发生。

②使用原则

a. 知情同意原则：使用保护具前向家属及患者解释使用的原因、目的、种类、时间，取得患者及家属的同意与配合。

b. 短期使用原则：如非必须使用，尽可能不用；保护具只宜短期使用，确保患者安全。

c. 随时评价原则：使用保护具时要随时评价患者保护具的使用情况，确保患者安全、舒适、无血液循环障碍、皮肤无破损，无撞伤等意外发生，患者及家属能够理解并积极配合，不影响治疗、检查及护理的进行。

③常用保护具的使用

a. 床档：保护患者，预防患者发生坠床。

b. 约束带：用于躁动或精神科的患者限制身体及肢体活动能防止患者坠床。宽绷带：用于固定手腕和踝部；肩部约束带：用于固定肩部，限制患者坐起；膝部约束带：用于固定膝部，限制患者下肢活动；尼龙搭扣约束带：用于固定腕、上臂、踝部及膝部。

c. 支被架：用于肢体瘫痪或极度衰弱的患者、灼伤患者暴露疗法需要保暖时。

④注意事项：严格掌握保护具的适用范围，向患者及家属解释清楚，取得理解和配合；制动性保护具只能短期使用，约束带需定时松解，一般**每 2 小时松解 1 次**；使用约束带时，局部必须垫棉垫，松紧适宜，并每 **15 分钟**观察 1 次末梢循环情况及皮肤颜色变化；使用保护具时，应保持肢体功能位，协助患者经常更换体位，确保患者能随时与医务人员取得联系，保证患者安全；记录好使用保护具的原因、观察结果、相应的护理措施、开始时间和结束时间。

（2）辅助器的应用

①目的：辅助老年人、身体残障或因疾病而行动不便者进行活动，以保证患者安全。

②常用辅助器：腋杖是提供给短期或长期残障者离床时使用的一种支持性辅助用具；手杖常用于不能完全负重的残障者或老年人，选择手杖时应保证肘部在负重时能稍微弯曲、弯曲部与髋部同高、手柄抓握舒适；助行器是一种金属的四边形框架，自身轻，可将患者保护

其中。支撑面积大，适用于上肢健康下肢功能较差的患者。

③辅助器使用的注意事项：使用者意识清楚，身体状态良好、稳定；根据病情及身体情况选择适合的辅助器；使用者的上肢及肩背部应活动不受限且无伤痛；使用辅助器时要穿宽松的衣服，患者的鞋要防滑且合脚；将手杖或腋杖的全部螺丝拧紧，橡皮垫紧贴腋杖与手杖的底端，并经常检查橡皮垫，保证患者的安全；选择宽敞的练习场地，避免拥挤，保持地面干燥。

六、医院感染的预防和控制

【复习指南】本部分内容难度不大，但历年必考，应作为重点复习。清洁、消毒、灭菌、手卫生、无菌技术应熟练掌握；医院感染、隔离技术应掌握。

（一）医院感染

1. 概念　又称医院获得性感染、医院内感染，广义地讲，任何人在医院活动期间由于遭受病原体侵袭而引起的诊断明确的感染或疾病均称为医院感染。包括**住院期间感染和在医院内获得在院外发生的感染**。

2. 医院感染的诊断标准　无明确潜伏期的感染，入院后48小时内的感染；有明确潜伏期的感染，住院日超过平均潜伏期后发生的感染；本次感染直接与上次住院有关；在原有感染基础上出现新的病原体或其他部位又出现新的感染（慢性感染的迁徙病灶除外），或在已知病原体基础上又分离出新的病原体（排除污染和原来的混合感染）的感染；在诊疗过程中激活的潜在的感染；医务工作者在医院工作期间获得的感染。

3. 医院感染的分类　根据病原体的来源分为内源性感染和外源性感染；根据病原体的种类可分为细菌感染、真菌感染、病毒感染、支原体感染、衣原体感染及原虫感染等；根据感染的发生部位可分为全身各系统、各器官、各组织的感染。

（1）内源性感染：又称自身感染，是指各种原因引起的患者在医院内遭受自身固有病原体的侵袭而发生的医院感染。病原体来自患者自身，正常情况下不致病，在患者免疫低下、抵抗力下降、健康状况不佳时成为致病菌导致患者感染。

（2）外源性感染：又称交叉感染，患者在医院内因各种原因遭受的非自身固有的病原体的侵袭而发生的医院感染。病原体来自患者体外，通过直接或间接途径，导致机体发生感染。

4. 医院感染发生的原因　包括生理因素、病理因素、心理因素；这些因素可使个体抵抗力下降、免疫功能受损。诊疗活动、医院环境和医院管理体制等。

（1）生理因素：包括年龄、性别等。婴幼儿和老年人发病率较高，多见于自身免疫系统发育不完善、防御功能低下者，如低体重儿、早产儿；老年人脏器功能衰退、抵抗力下降。女性特殊生理时期如月经期、妊娠期、哺乳期时抵抗力下降，敏感性增加，是发生医院感染的高危时期。

（2）病理因素：由于患者本身患有恶性肿瘤、血液病、糖尿病、肝疾病等疾病，使患者对病原微生物抵抗力降低；皮肤或黏膜有破损，局部缺血，伤口内有坏死组织、血肿、渗出液等产生有利于病原微生物的生长繁殖，诱发感染。长期卧床或昏迷的患者易引起误吸发生吸入性肺炎。

（3）心理因素：个体的情绪、主观能动性、心情等可在一定程度上影响免疫功能和抵抗力。乐观的情绪可以提高机体免疫力，减少医院感染的机会。

（4）侵入性诊疗机会增加：现代医疗技术的发展尤其是各种侵入性诊疗的应用，增加了医院感染的危险性，因其破坏了皮肤和黏膜的屏障功能，使机体的防御系统被破坏为病原微生物侵入机体创造了有利的条件，而导致医院感染的发生。

（5）抗菌药物的不合理使用：如预防性用药、用药过早、停药过晚、用药剂量过大或联合用药过多等，容易造成菌群失调，耐药菌增加，而引起医院感染。

（6）医院环境：医院内患者较多，病情多样，因此该环境易受各种病原微生物的污染，增加医院感染的机会。

（7）医院管理机制：医院感染管理制度不健全；医院领导及医务人员对医院感染的严重性认识不足、对医院感染的重视度不够等都会引起医院感染的发生。

5. 医院感染发生的条件　医院感染发生包括3个环节即感染源、传播途径、易感宿主，三者同时存在时就构成了感染链，即可发生医院感染。

（1）感染源：又称病原微生物贮源，是指病原体自然生存、繁殖、自然排出的场所。如寄居在患者皮肤、泌尿生殖道、胃肠道、呼吸道等部位的正常菌群，在一定条件下抵抗力下降或菌群易位时，可能引起感染。

（2）传播途径：是指病原体从感染源传播到易感宿主的途径。包括接触传播、空气传播、飞沫传播。

（3）易感宿主：是指对某种疾病或传染病缺乏免疫力的人。病原体是否引起宿主感染主要取决于病原体的种类、数量、定植部位和宿主的防御能力和病原体的定植部位。

①影响宿主防御能力的主要因素：有年龄、性别、种族及遗传、正常的防御机制（良好的心理、生理状态）、营养状况、持续压力等。

②常见的易感人群：主要有婴幼儿及老年人；营养不良者；机体免疫力功能严重受损者；住院时间长者；接受各种侵入性诊疗操作者；手术时间长者；接受各种免疫抑制药治疗者；不合理使用抗生素者；精神状态差，缺乏主观能动性者。

（4）医院感染的预防与控制：①建立医院感染管理机构，加强三级监控；②健全各项规章制度，依法管理感染；③落实医院感染管理措施，阻断感染链；④加强医院感染知识的教育与更新，督促各级人员自觉预防与控制医院感染。

落实医院感染管理措施必须严格执行消毒技术规范、隔离技术规范，切实做到控制感染源、切断传播途径、保护易感人群，加强对重点部门、重点环节、高危人群及主要感染部位的感染管理。

（二）清洁、消毒和灭菌的概念

1. 清洁　是指通过除去尘埃和一切污垢以去除和减少微生物数量的过程。

2. 消毒　是指用物理、化学或生物的方法清除或杀灭环境中和媒介物上除芽孢外的所有病原微生物的过程。

3. 灭菌　是指用物理或化学方法杀灭或者消除传播媒介上的一切微生物，包括致病微生物和非致病微生物，也包括细菌芽孢和真菌孢子。

（三）消毒和灭菌的种类及方法

1. 物理消毒灭菌方法

（1）热力消毒灭菌方法

①燃烧法：简单、迅速、彻底的灭菌方法，适用于不需要保存的物品，微生物实验室接种环、试管口的灭菌等。

②干烤法：利用专用密闭烤箱进行灭菌，适用于耐热、不耐湿、蒸汽或气体不能穿透物品的灭菌。干烤所需的灭菌时间及温度一般为：160℃，2 小时；170℃，1 小时；180℃，0.5 小时。

③压力蒸汽灭菌：是热力消毒灭菌法中效果最好的一种方法。临床应用广泛。

④煮沸消毒法。

（2）辐射消毒法

①紫外线灯管消毒法：用于常规物品消毒。使用紫外灯管时应注意：每 2 周一次用无水乙醇擦去灰尘；空气适宜温度为 20～40℃、相对湿度为 40%～60%；紫外线消毒时间从灯亮 5～7 分钟后开始计时；定期检测灭菌效果。

②日光暴晒法：常用于床垫、被服、书籍等的物品消毒。将物品放在直射阳光下暴晒 6 小时，定时翻动，使日光照射均匀。

③臭氧灭菌消毒法：臭氧是一种光谱杀菌剂，可杀灭细菌繁殖体、病毒、芽孢、真菌，主要用于空气、医院污水、诊疗用水及物品表面的消毒。臭氧对人有毒，空气消毒时人员必须离开，20～30 分钟后方可进入。

④电离辐射灭菌法：直接作用是射线的能量直接破坏微生物的核酸、蛋白质等，间接作用是射线的能量使水分子电离后产生的自由基再作用于核酸、蛋白质等。适用于不耐热的物品如一次性医用塑料制品、食品、药品和生物制品等。

⑤微波消毒灭菌法：可杀灭各种微生物，也包括细菌芽孢和真菌孢子。常用于食物和餐具的消毒、耐热非金属器材的消毒。

2. 化学消毒灭菌法

（1）化学消毒剂的使用原则

①合理使用，能不用时则不用，必须用时则尽量少用，能采用物理方法消毒灭菌的，尽量不使用化学消毒灭菌法。

②根据物品的性能和各种微生物的特性选择合适的消毒剂。

③严格掌握消毒剂的有效浓度、消毒时间及使用方法。

④消毒剂应定期更换，易挥发的要加盖，并定期检测，调整浓度。

⑤待消毒的物品必须先洗净、擦干。

⑥消毒剂中不能放置纱布、棉花等物，以防降低消毒效力。

⑦消毒后的物品在使用前需用无菌生理盐水冲净，以避免消毒剂刺激人体组织。

⑧熟悉消毒剂的不良反应，做好工作人员的防护。

（2）化学消毒的方法特点及适用范围：见表 1－2。

表 1－2　化学消毒的方法特点及适用范围

消毒方法	特点	适用范围
浸泡法	耗时、消毒液浓度要求严格	大多数物品、器械，如手术器械、餐具等
擦拭法	穿透力强、易溶于水、无显著刺激	被污染物品的表面或皮肤、黏膜
喷雾法	消毒均匀	适用于空间或物品表面消毒
熏蒸法	可在规定的时间内消毒	手术室、换药室、病室的空气消毒及精密贵重仪器，不能蒸煮、浸泡物品的消毒

(3) 化学消毒剂的种类：见表1－3。

表1－3　化学消毒剂的种类

名称	概念	消毒范围	例子
灭菌剂	是指可杀灭一切微生物，使物品达到灭菌要求的制剂	包括细菌芽孢	戊二醛、环氧乙烷
高效消毒剂	是指可杀灭一切细菌繁殖体，并对细菌芽孢有显著杀灭作用的制剂	分枝杆菌、病毒、真菌及其孢子	过氧乙酸、过氧化氢、部分含氯消毒剂
中效消毒剂	是指仅可杀灭分枝杆菌、细菌繁殖体、真菌、病毒等微生物，达到消毒要求的制剂	分枝杆菌、细菌繁殖体、真菌、病毒	醇类、碘类、部分含氯消毒剂
低效消毒剂	是指仅可杀灭细菌繁殖体和亲脂病毒，达到消毒要求的制剂	细菌繁殖体和亲脂病毒	酚类、胍类、季铵盐类消毒剂

(4) 化学消毒剂及其使用注意事项

①戊二醛：为灭菌剂，避光、密封保存，阴凉、干燥、通风；盛装消毒剂的容器应洁净、加盖，灭菌后用蒸馏水冲净，再用无菌纱布擦干；操作时防止溅入眼内及吸入体内。

②过氧乙酸：为灭菌剂，性能不稳定，需加盖保存并现用现配；溶液具有腐蚀性，消毒后应冲洗干净；通风、阴凉、避光保存，防高温引起爆炸。

③37%～40%甲醛：为灭菌剂，严格控制温度和湿度，以免影响消毒效果；甲醛消毒物品时也不能用自然挥发，应用无菌蒸馏水冲洗；甲醛有致癌作用，消毒后应去除残留甲醛气体，不宜用于空气消毒。

④含氯消毒剂：溶液不稳定，应现用现配，定期更换；消毒液应保存在密闭容器中，放置阴凉干燥处；不适用于金属、有色织物及油漆家具的消毒。

(5) 化学消毒剂的作用水平：根据消毒因子的浓度、强度、作用时间和对微生物的杀灭能力，可将消毒灭菌分为4个作用水平：灭菌法；高水平消毒法；中水平消毒法；低水平消毒法。

(6) 医院日常的清洁、消毒、灭菌：清洁、灭菌、消毒工作贯穿于医院日常的诊疗护理活动和卫生工作中，主要包括医院环境的清洁消毒、患者日常用品的消毒、皮肤黏膜的消毒、器械物品的清洁消毒灭菌及医院污物污水的处理等。

①根据有无明确感染源，医院消毒分为预防性消毒和疫源性消毒。

②医疗垃圾废物均有被病原微生物污染的可能，所以应分类收集，通常设置黑色、黄色、红色3种颜色的污物袋，要求黑色袋装生活垃圾，黄色袋装医用垃圾，红色袋装放射垃圾，损伤性废物置于医疗废物专用的黄色锐气盒内。垃圾袋需坚韧耐用，不漏水，并建立严格的污物入袋制度。可燃性污物应密闭运送，及时焚烧；非可燃性污物应按要求分别处理以防止污染扩散。

③医院污水的处理。医院污水经预处理和消毒后，最终排入城市下水道，供作农田肥料，如不加强管理，可能会含有各种病原微生物和有害物质，将造成环境和社会公害。因此，污水排放应符合《污水综合排放标准》。

(四) 手卫生

1. 概念　是医务人员洗手、卫生手消毒和外科手消毒的总称。手卫生的管理：卫生手消毒后，监测的细菌菌落数≤10cfu/cm²，外科手消毒后，监测的细菌菌落数≤5cfu/cm²。

2. 洗手

（1）有效的洗手可清除手上99%以上的各种暂住菌，是防止医院感染传播的重要措施之一。7步洗手法：第1步，掌心相对，手指并拢相互揉搓；第2步，掌心对手背沿指缝相互揉搓，交换进行；第3步，掌心相对，双手交叉指缝相互揉搓；第4步，弯曲手指使关节在另一掌心旋转揉搓，交换进行；第5步，一手握另一手大拇指旋转揉搓，交换进行；第6步，5个手指尖并拢在另一掌心中旋转揉搓，交换进行；第7步，握住手腕回旋摩擦，交换进行。

（2）按照7步洗手法认真揉搓，至少15秒，然后打开水龙头在流动水下冲净双手，然后关闭水龙头，用干毛巾擦干双手。注意洗手时水温要适当，要求握住手腕回旋揉搓手腕部及腕上10cm，交换进行。

3. 外科手消毒　为保证手术效果，减少医院感染，外科手术前医务人员必须在洗手后再进行外科手消毒。

（1）目的：是清除指甲、手部、前臂的污物和暂居菌，将常居菌减少到最低限度，抑制微生物的快速再生。

（2）方法：洗手时调好水流，湿润双手，取适量清洁剂揉搓并刷洗双手、前臂和上臂下1/3，然后用流动水冲净，始终保持双手位于胸前并高于肘部。然后用干手物品擦干双手、前臂和上臂下1/3。无菌巾擦干顺序：手部、前臂、上臂下1/3。

（3）注意事项：外科手消毒应遵循的原则为先洗手，后消毒；不同患者手术之间、手套破损或手被污染时，应重新进行外科手消毒。

在整个手消毒过程中始终保持双手位于胸前并高于肘部；涂抹消毒剂并揉搓、流水冲洗、无菌巾擦干等都应从手部开始，然后再向前臂、上臂下1/3进行。

揉搓用品应每人使用后消毒或者一次性使用。术后摘除外科手套后，应用肥皂清洁双手。

（五）无菌技术

1. 概念　是指在医疗、护理操作过程中，防止一切微生物侵入人体和防止无菌物品、无菌区域被污染的技术。无菌区是指经过灭菌处理且未被污染的区域；无菌物品是指经过灭菌处于无菌状态的物品；非无菌物品是指未灭菌或虽然灭菌后又被污染的物品。

2. 无菌技术操作原则

（1）操作环境清洁且宽敞：操作室内定期消毒，宽敞、清洁，操作前半小时停止清扫减少走动，避免产生尘埃；操作台保持干净、清洁，物品合理布局。

（2）工作人员仪表符合要求：工作人员着装整洁、修剪指甲、洗手、戴口罩，必要时穿无菌衣、戴无菌手套。

（3）无菌物品管理有序规范：无菌物品存放环境，温度应低于24℃，相对湿度＜70%；无菌物品放于无菌包内，并将无菌包置于无菌架上，无菌架内的无菌物品应高于地面20cm、距离天花板超过50cm、距离墙面远于5cm，以保证通风良好防止受潮也减少来自地面、屋顶和墙壁的污染；无菌包外面应注明物品名称、灭菌时间；无菌物品摆放时按有效期的先后顺序，必须在有效期内使用，如有过期、污染或可疑污染的无菌包时应重新灭菌；无菌物品在未被污染的情况下有效期为7天；一套无菌物品仅供一位患者使用，以免交叉感染。

(4) 操作过程中加强无菌观念：明确无菌区、非无菌区、无菌物品、非无菌物品，非无菌物品应远离无菌区；取无菌物品时应使用无菌持物钳；手臂保持在治疗台面以上，不可跨越无菌区域，手不可接触无菌物品；无菌物品一经取出不可重新放回无菌容器内；操作者身体与无菌物品保持一定距离。

3. 无菌技术基本操作方法

(1) 使用无菌持物钳：是为了取放和传递无菌物品，达到保持无菌物品的无菌状态的目的。

①步骤

a. 查对：检查、核对无菌包名称、有效期。

b. 取钳：打开容器，手持持物钳的上1/3处，闭合钳端，将持物钳移至容器中央，垂直取出，不可触及容器口边缘，关闭容器盖。

c. 使用：保持钳端向下，腰部以上视线范围内使用，不可倒转向上。

d. 放钳：用后闭合钳端，打开容器盖，快速垂直放入容器，关闭容器盖，防止无菌持物钳暴露在空气中过久而污染。第一次使用时应记录打开时间，4小时内有效。

②注意事项

a. 严格遵循无菌操作原则。

b. 取、放钳子时闭合钳端，勿触容器边缘。

c. 使用时钳端向下，不可触及非无菌区；就地使用，到距离较远处取物时，应将持物钳和容器一起移至操作处。

d. 不可用无菌持物钳夹取油纱；不可用无菌持物钳换药或消毒皮肤，以免污染。

e. 无菌持物钳被污染或疑是污染应重新灭菌。

f. 干燥法保存的无菌持物钳4小时内有效。

g. 湿式法保存无菌持物钳还需注意，消毒液应浸泡持物钳轴节以上2～3cm或镊子长度1/2；取放无菌持物钳时不可触及无菌溶液以上部分的容器内壁；放入无菌持物钳时应松开轴节。

(2) 使用无菌容器法：盛放无菌物品并保持无菌状态。

①步骤

a. 查对无菌容器名称、灭菌日期、失效期、灭菌标识。

b. 打开容器盖，内面向上置于稳妥处或拿在手中，手不可触及容器边缘及内面。

c. 物品取出后立刻关盖。

d. 手持无菌容器时应托住底部，第1次使用应记录开启日期、时间并签名，有效期为24小时。

②注意事项

a. 严格执行无菌操作。

b. 取出的物品不可再放回无菌容器中。

c. 拖住底部移动无菌容器，手指不可触及无菌容器的内面及边缘。

d. 无菌容器应定期消毒灭菌；打开后，使用时间不超过24小时。

(3) 使用无菌包法：用无菌包布包裹无菌物品使保持物品的无菌状态，供操作使用。

①步骤

a. 查对无菌包名称、灭菌日期、失效期、灭菌标识，有无潮湿或破损。

b. 无菌包平放在清洁、干燥、平坦处。

c. 使用无菌持物钳夹取所需物品放在备好的无菌区，操作时不可跨越无菌区。

d. 按原折痕包盖，注明开包日期及时间并签名，有效期为24小时。

②注意事项

a. 严格遵循无菌操作原则。

b. 打无菌包时只可触及包布四角外面，不可触及包布内面，不可跨越无菌区。

c. 无菌包应定期消毒、灭菌，未开启的包7～14天有效。

d. 包内物品未用完，应按原折痕包好，注明开包日期及时间，打开的包24小时内有效。

（4）铺无菌盘法：无菌治疗巾铺在洁净、干燥的治疗盘内，形成无菌区域，供操作使用。

①步骤

a. 检查、核对无菌包的名称、灭菌日期、失效期、灭菌标识。

b. 打开无菌包，用无菌持物钳取一块治疗巾置于治疗盘内。

c. 铺盘，分为单层和双层；注明铺盘日期及时间并签名，铺好的无菌盘有效期为4小时。

②注意事项

a. 严格遵循无菌操作原则。

b. 铺无菌盘区域需清洁干燥，无菌巾避免潮湿、污染。

c. 铺盘时非无菌物品和身体应与无菌盘保持适当距离，手不可触及无菌巾内面，不可跨越无菌区。

d. 铺好的无菌盘有效期不超过4小时。

（5）倒取无菌溶液：保持无菌溶液的无菌状态，供治疗护理使用。

①步骤

a. 取盛有无菌溶液的密封瓶，擦净瓶外尘土。

b. 检查并核对药名、剂量、浓度和有效期，瓶盖有无松动；瓶身有无裂缝；溶液有无沉淀、浑浊或变色。

c. 撬开瓶盖，消毒瓶塞，待干后打开瓶塞。

d. 手持溶液瓶，瓶签朝向手心，倒出少量溶液旋转冲洗瓶口，再由原处倒出溶液至无菌容器中。

e. 倒好溶液后塞好瓶塞。

f. 在瓶签上注明开瓶时间及日期并签名。

②注意事项

a. 严格执行无菌操作。

b. 倒液时不可直接接触无菌溶液瓶口，倒出的液体不可再倒回瓶内，不可将物品伸进无菌溶液瓶内蘸取溶液。

c. 已开启的溶液24小时内有效。

（6）戴、脱无菌手套：预防病原微生物通过医务人员的手导致疾病传播和环境污染，用于医务人员进行严格的无菌操作。

①步骤

a. 检查并核对无菌手套袋外的号码、灭菌日期。

b. 将手套袋平放于清洁、干燥的桌面上打开。

c. 取、戴手套。两手同时打开手套袋口处取出手套；将两手套五指对准，先戴一只手，再将戴好手套的手指插入另一只手套的反折内面戴好；将手套的反折面套在工作服衣袖外面，检查是否漏气。

d. 脱手套，勿使手套外面接触到皮肤。

②注意事项

a. 严格遵循无菌操作原则。戴手套时手套外面不可触及任何无菌物品；已戴手套的手不可触及未戴手套的手及另一只手套的内面；未戴手套的手不可触及手套的外面。

b. 脱手套时避免强拉，勿使手套外面接触到皮肤，脱手套后应洗手。

c. 无菌操作过程中，如果手套破裂，应按照无菌操作原则，及时**更换手套**。

d. 诊疗不同患者之间换手套。

（六）隔离技术

1. 隔离的概念　是指采用各种方法、技术，防止病原体从患者及携带者传播给他人的措施。

2. 隔离区域的设置和划分

（1）隔离区域的设置：隔离区域应与普通病区分开设置，远离水源、食堂和其他公共场所。传染病区应设有多个出入口，方便工作人员和患者分道进出。

（2）隔离区域的划分：见表1－4。

表1－4　隔离区域的划分

区域	概念	划分
清洁区	进行呼吸道传染病诊治的病区中不易受到患者血液、体液和病原微生物等物质污染及传染病患者不能进入的区域	医务人员的值班室、卫生间、男更衣室、浴室及储物间、配餐间等
半污染区	进行呼吸道传染病诊治的病区中位于清洁区与污染区之间，有可能被患者血液、体液和病原微生物等物质污染的区域	医务人员的办公室、治疗室、护理人员站、患者用后的物品、医疗器械等的处理室、内走廊等
污染区	进行呼吸道传染病诊治的病区中传染病患者和疑似传染病患者接受诊疗的区域，包括被其体液、血液、分泌物、排泄物污染物品暂存和处理的场所	病室、处置室、污染间及患者入院、出院处理室等

3. 医院的隔离要求

（1）呼吸道传染病病区：传染病种类不同的患者要分别安置，同种疾病可安置同一病室，两床之间的距离不少于1.1m。

（2）感染性疾病病区：适用于经接触传播疾病的隔离。种类不同的感染性疾病患者要分别安置，同种疾病可安置同一病室；每病室不应超过4人，两床之间的距离不少于1.1m。

（3）普通病区、门诊、急诊

①普通病区：同种感染性疾病、同种病原体感染者可安置同一病室，病床间距大于0.8m，病情较重者需单人间安置。

②门诊：应通风良好，配备流动水洗手设施、速干手消毒剂；预检分诊，如发现有传染病或疑似传染病的患者应到隔离诊室诊治；对可能污染的区域及时消毒。

③急诊：严格预检分诊，发现传染病及可疑传染病患者，及时采取相应隔离措施；观察室中床间距不小于1.2m。

4. 隔离原则

（1）隔离的实施应遵循“标准预防”和“基于疾病传播途径的预防”的原则，根据隔离种类，门口和病床悬挂隔离标志，并备有手消液、隔离衣等。

（2）污染物品不得放于清洁区内，且必须先经过消毒后再处理；患者接触过的物品均要进行消毒后才能交给家属。患者的分泌物、呕吐物、排泄物需按规定经消毒处理。需送出的物品应置于专用污物袋。

（3）传染性分泌3次培养结果均为阴性，医生开医嘱后方可解除隔离。

（4）病室及空气每日需用紫外线照射消毒1次，或用消毒液喷洒消毒。

（5）工作人员进入隔离区必须戴工作帽、口罩，穿隔离衣。穿隔离衣前应备好所有物品；穿隔离衣后只能在规定范围内活动。

（6）终末消毒处理：对于转科、出院或死亡的患者所在病室、所用物品及医疗器械等均应进行消毒处理，病室内物品毒液熏蒸或紫外线照射；被服类需先消毒再清洗。

5. 隔离种类及措施　感染性病原微生物的传播途径主要有3种：接触传播、空气传播和飞沫传播。

（1）接触隔离：是对确诊或可疑感染了经接触传播的疾病如肠道感染、多重耐药菌感染等采取的隔离和预防措施。病室使用蓝色隔离标志；接触患者前做好防护；患者接触过的物品要先灭菌再清洁灭菌；接触患者前戴手套，离开隔离病室前应脱下手套并洗手。

（2）呼吸道隔离：是对经空气传播的呼吸道传染疾病，如肺结核、水痘等采取的隔离和预防措施。呼吸道隔离病室使用黄色隔离标志；有条件时尽量使隔离病室远离其他病室或使用负压病房。要严格空气消毒；患者在病情允许的情况下应戴外科口罩并定期更换；同类患者可住同一病室；进入确诊或可疑传染病患者房间时，应戴帽子、医用防护口罩，进行可能产生喷溅的诊疗操作时，应戴护目镜或防护面罩。为患者准备专用痰杯，分泌物需经消毒处理后才可丢弃，被污染的敷料应标记后焚烧。

（3）严密隔离：是指对经飞沫传播的疾病采取的隔离和预防措施，如百日咳、流行性感冒、病毒性腮腺炎等。病室使用粉色隔离标志；患者与探视者之间的距离应在1m以上，探视者应戴外科口罩；物品一经进入病室，即视为污染，均应严格消毒处理；室内空气、地面及距离地面2m以下的墙壁、家具，每日消毒1次。进行可产生喷溅的诊疗操作时，应戴护目镜或防护面罩。

（4）保护性隔离：目的是保护易感人群，适用于抵抗力低下极易感染的患者，如严重烧伤、早产儿、器官移植的患者等。设专用隔离室，患者应住单间病室，病室外应挂明显的隔离标志。病室应每天换气，定时消毒；进入隔离室的人员应穿戴灭菌后的隔离衣、口罩、帽子、手套、拖鞋，接触患者前后均应洗手；患者的分泌物、血液、排泄物等应分装密封、标记，并送指定地点；患呼吸道疾病者应避免接触患者，原则上不允许探视。

6. 穿、脱隔离衣

（1）目的：保护医务人员，避免受到血液、体液和其他感染性物质污染。或者保护患者避免其感染。

（2）穿隔离衣的方法

①取隔离衣，手持衣领，隔离衣清洁面朝向自己，污染面向外，衣领两端向外折起，对

齐肩缝，露出肩袖内口。

②一手持衣领，另一手深入一侧袖内，穿好衣袖后同法穿另一袖。

③系领。双手持衣领，由领子中央顺着边缘由前向后系，系衣领时，袖口不可触及衣领、面部和帽子。

④系袖口。扣好袖口，需要时用橡皮圈束紧。

⑤系腰带。将隔离衣一边逐渐向前拉，见到衣边捏住，同法再捏另一侧。两手在背后将衣边边缘对齐，向一侧折叠腰带在后背折叠处交叉，回到前面打活结系好。

（3）脱隔离衣的方法

①解开腰带，在前面打一活结。

②解袖口。在肘部将部分衣袖塞入工作衣袖内，充分暴露双手。

③消毒双手，不能沾湿隔离衣。

④解衣领并保持衣领清洁。

⑤脱衣袖。一手深入另一侧袖口内，拉下衣袖过手，再用衣袖遮住的手在外面拉下另一只袖子，双手不可触及隔离衣内面。两手在袖内对齐，双臂逐渐退出。

⑥挂衣钩。双手持领，将隔离衣两边对齐，挂在衣钩上；不再穿的隔离衣脱下后清洁面向外卷好后投入回收袋中。

（4）穿、脱隔离衣的注意事项

①在规定区域内穿脱，穿前检查确保无潮湿、无破损，长短需能全部遮盖工作服。

②每日更换，若潮湿或被污染，应立即更换。

③隔离衣在穿脱使用过程中，避免污染衣领、帽子、面部和清洁面，始终保持衣领清洁。

④隔离穿好后，为避免污染，双臂应保持在腰部以上，视线范围内；避免接触清洁物品，不得进入清洁区域。

⑤消毒手时隔离衣需避免被沾湿，隔离衣不应触及其他物品。

⑥脱下的隔离衣挂在半污染区时，清洁面向外，挂在污染区时，污染面向外。

7. 穿、脱防护服

（1）目的：保护医务人员和患者，避免感染和交叉感染。

（2）方法

①取衣：查对防护服是否干燥、完好，确定内面和外面。

②穿防护服：穿下衣—穿上衣—戴帽子—拉拉链。

③脱防护服：拉开拉链—脱帽子—脱上衣—脱下衣。

（3）穿、脱防护服的注意事项

①防护服只能在规定区域内穿脱，穿前检查是否潮湿、破损，长短是否合适。

②接触多个同类传染病患者时，防护服可连续使用；接触疑似感染患者时，防护服应每次更换。

③防护服如有潮湿、破损或污染，应立即更换。

④下列情况应穿防护服：临床医务人员在接触甲类或按甲类传染病管理的传染病时；接触经空气传播或飞沫传播的传染病患者，可能受到患者血液、体液、分泌物、排泄物喷溅时。防护服应具有良好的防水、抗静电和过滤效能，无皮肤刺激性，穿脱方便，结合部分严密，袖口、足踝口应为弹性收口。

七、患者的清洁护理

【复习指南】本部分内容有一定难度，历年必考，应作为重点复习。口腔护理、皮肤护理、头发护理、晨晚间护理应熟练掌握；会阴护理应掌握。

1. 口腔护理　特殊口腔护理适用于危重、高热、昏迷、禁食、鼻饲、口腔疾病、大手术术后及生活不能自理的患者。

（1）目的：清除口腔食物残渣、牙垢，保持口腔清洁、湿润，防止口腔异味并预防口腔感染等并发症，使患者舒适。观察口腔黏膜、舌、牙齿、牙龈等有无异常，口腔有无异味，及时发现病情动态变化。

（2）用物准备：治疗车上层备治疗盘1个，盘内备治疗碗1个（内盛浸湿的无菌棉球），镊子和弯止血钳各1把，压舌板1个，弯盘1个，吸水管1根，液状石蜡、无菌棉签、手电筒、无菌纱布数块，治疗巾1块，口杯1个（内盛漱口液，常用漱口液见表1-5），治疗盘外备常用漱口液、手消液。必要时备开口器、口腔外用药（根据患者口腔情况准备，如口腔溃疡散、西瓜霜、制霉菌素制剂、锡类散等）。治疗车下层备医疗垃圾和生活垃圾桶。

表1-5　口腔护理常用漱口液

名称	浓度	作用	适用范围
生理盐水	0.9%	清洁口腔预防感染	所有患者
复方硼酸溶液（多贝尔溶液）		轻度抑菌、清除口腔异味	口腔pH中性
过氧化氢溶液	1%～3%	防腐、除臭	口腔感染、黏膜溃疡、组织坏死，pH偏酸性患者
碳酸氢钠溶液	1%～4%	抑菌	真菌感染
醋酸溶液	0.1%	抑菌	铜绿假单胞菌感染
氯己定（洗必泰）溶液	0.02%	清洁口腔、光谱抗菌	所有患者
甲硝唑溶液	0.08%	抑菌	厌氧菌感染
硼酸溶液	2%～3%	防腐、抑菌	pH碱性患者

（3）操作要点与说明

①评估患者口腔情况，按需准备用物。

②核对。

③协助患者侧卧或仰卧，头偏向一侧，面向护理人员。

④铺治疗巾于患者颈下，置弯盘于患者口角旁。

⑤湿润口唇；协助患者用吸水管吸水漱口。口腔评估。

⑥按顺序擦拭：左侧颊部，纵向擦洗左侧牙齿的外面，按顺序由臼齿至门齿。同法擦洗右侧牙齿的外面。嘱患者张开上、下齿，擦洗牙齿左上内侧面、左上咬合面、左下内侧面、左下咬颌面、弧形擦洗左侧颊部。同法擦洗右侧牙齿的内面。擦洗舌面及硬腭部。

⑦再次漱口，协助患者用吸水管吸水漱口。

（4）注意事项：口腔擦洗时**动作轻柔**，避免损伤口腔黏膜，特别是凝血功能障碍的患者，擦洗的棉球不可过湿，以不能挤出液体为宜，以防液体进入气道引起误吸，棉球要用止血钳夹紧，**每次1个**，防止遗留在口腔，必要时要清点棉球数量。昏迷患者禁忌漱口，需要应用开口器时应**从臼齿处放入**，对牙关紧闭者不可用暴力使其开口。传染病患者用物须按消毒隔离原则处理。长期应用抗生素者，应观察口腔黏膜有无真菌感染。有活动性义齿者，应先取下，用牙刷将义齿的各面刷洗干净，然后**用冷水冲洗干净**，待患者漱口后再戴上。暂时不用的义齿，可浸于冷水杯中备用，每日更换1次清水。不可将义齿泡在热水或乙醇内，以免义齿变色、变形和老化。

2. 头发护理

（1）床上梳发

①目的：清除头发污秽，使患者头发清洁、舒适、美观，减少感染的机会。

②用物准备：治疗车上备治疗盘，内备梳子、治疗巾、纸袋或纸张（收纳患者脱落的头发）、30%乙醇，必要时备发卡、橡皮圈、头绳等。治疗车下层备生活垃圾桶。

③注意事项：梳理过程中观察患者变化，尊重患者个人喜好、习惯，编成辫子者应每天至少松开重新梳理1次，头发梳理过程中可用指腹按摩头皮，促进头部血液循环。勿用力牵拉患者头发，使患者感到疼痛。长头发或头发散乱不易梳理者，可将头发绕到手指上，由发梢到发根的方向分段梳理，也可用**30%乙醇湿润打结头发**，然后再慢慢梳顺。

（2）床上洗头

①目的：清除头发污秽和头皮屑，保持头发清洁，促进患者舒适。洗发过程中按摩头皮，促进头部血液循环和头发生长代谢。维护患者尊严，增强患者自信，增进护患关系。预防和消灭虱子、虮子，防止疾病传播。

②用物准备：治疗车上层备治疗盘，内备橡胶单、浴巾、毛巾、眼罩或纱布、耳塞、梳子、洗发液、别针、量杯。治疗盘外备水壶（内盛**43～45℃**热水，根据患者习惯调节水温）、橡胶马蹄形卷或橡胶马蹄形垫、脸盆或污水桶、手消液，必要时备电吹风。治疗车下层备生活垃圾桶和医疗垃圾桶。扣杯式洗头法另备搪瓷杯、橡胶管。

③注意事项：洗发时用具和患者头部放置位置既要便于护理人员操作又要省力。洗发过程中加强和患者沟通，了解其感受，观察患者病情变化，如神志、面色、呼吸、脉搏等，如有异常立即停止操作。危重和极度虚弱的患者不宜洗发。洗发时间不宜过长，以免导致患者头部充血、疲劳导致其不适。注意调节适宜的水温和室温，保护患者衣物和床单位干燥整洁，防止患者着凉感冒。操作过程中注意为患者取舒适体位，保护伤口、各种管路不被污染，保护好眼睛和耳朵。

（3）灭头虱、头虮法

①目的：消灭头虱和头虮，预防交叉感染和疾病传播。

②用物准备：治疗车上层治疗盘内备洗头用物、治疗巾**2～3**块、篦子（齿内嵌少许棉花）、治疗碗（内盛灭虱药液）、纱布数块、隔离衣、手套、枕套、纸袋、塑料帽子、清洁床罩、被套、枕套、病号服。治疗盘外备常用灭虱、灭虮药液见表1-6，手消液。治疗车下层备生活垃圾桶和医疗垃圾桶。

表1-6　常用灭虱药液

名称	配制方法
30%含酸百部酊	百部30g，加50%乙醇100ml，再加入纯乙酸1ml盖严，48小时后方可使用
30%百部含酸煎剂	百部30g，加水500ml煎煮30分钟，用双层纱布过滤，挤出药液；将药渣再加水500ml煎煮30分钟，过滤，挤出药液；将两次药液合并再煎煮浓缩至100ml，待冷却后，加入纯乙酸1ml即可

③注意事项：操作中应防止灭虱药液污染面部及眼部。用药后，应注意观察患者局部及全身有无不适反应。严格执行消毒隔离制度，以防感染发生。

3. *皮肤护理* 护理人员应检查患者皮肤温度、颜色、弹性、柔软性、厚度、完整性、感觉及是否清洁，特别注意**皮肤完整性受损的部位和范围**，做好记录并交接。

（1）淋浴和盆浴：适用于病情较轻，全身情况良好，能够自行进行洗浴的患者。

①目的：去除皮肤上的污垢，保持皮肤清洁，使患者身心舒适，增强信心，促进健康。促进皮肤血液循环，提高皮肤排泄功能，预防感染和压疮等并发症发生。增加患者活动和自我管理的机会，使其增加信心，全身放松。增加护理人员观察患者及与其建立良好护患关系的机会。

②用物准备：治疗车上层备脸盆，浴液（根据皮肤情况选择酸、碱适宜的浴液），洗发液，毛巾，浴巾，清洁病号服，拖鞋，手消毒液。治疗车下层备生活垃圾桶和医用垃圾桶。

③注意事项：沐浴宜在餐后 1 小时后进行，以免影响消化。浴盆浸泡时间不应超过 20 分钟，避免疲劳，对患者做好呼叫器、热水开关等的使用指导，避免患者跌倒、着凉、烫伤、晕厥等意外发生。向患者做好解释如果在沐浴过程中有虚弱无力、眩晕，应立即蹲下并呼叫。如遇患者发生晕厥，立即将患者抬出、平卧、保暖，通知医生并配合处理。妊娠 7 个月以上孕妇禁用浴盆，虚弱、创伤、心脏病患者不宜沐浴。

（2）床上擦浴：适用于病情较重、长期卧床、制动或活动受限（如石膏固定、各种牵引）及身体衰弱而无法自行沐浴的患者。

①目的：去除皮肤上的污垢，保持皮肤清洁，满足患者身心需要，增加舒适感，增强信心，促进健康。促进皮肤血液循环，提高皮肤排泄能力，预防感染和压疮等并发症发生。增加患者活动和自我管理的机会，使其增加信心，全身放松。增加护理人员观察患者及与其建立良好护患关系的机会。护理人员及时观察患者一般情况，协助肢体活动，预防肌肉萎缩和关节僵硬等并发症发生。

②用物准备：治疗车上层治疗盘内备浴巾 2 条，毛巾 2 条，浴液，小剪刀，梳子，浴毯，50% 乙醇，护肤用品（润肤剂、爽身粉）；治疗盘外备脸盆 2 个，水桶 2 个（一桶盛50～52℃热水，并按年龄、季节和个人习惯调节水温；另一桶待接污水），清洁病号服和被服；速干手消毒剂；另备便器、坐便器消毒湿纸巾和屏风；治疗车下层备生活垃圾桶，医疗废物桶。

③注意事项：擦浴中，应随时注意患者的保暖，控制室温，调节水温，为患者盖好浴毯，天冷时可在被内操作。操作时动作要轻柔、敏捷，减少搬动患者次数，一般擦浴时间在 15～30 分钟内。擦浴中应注意观察患者的病情变化，如出现寒战、面色苍白、脉速等征象，应立即停止擦浴，并给予适当处理。擦浴过程中尽量减少暴露，保护好患者隐私，注意保护伤口和管路，防止伤口污染、受压、管路扭曲打折或脱出等意外。

（3）背部按摩

①目的：促进皮肤血液循环，预防压疮等并发症发生。观察患者一般情况、皮肤有无破损，满足患者身心需要。

②用物准备：治疗车上层备毛巾、浴巾、50% 乙醇、脸盆（内盛 50～52℃的温水）、手消毒液、屏风。治疗车下层备生活垃圾桶和医用垃圾桶。

③操作步骤

a. 核对患者床号、姓名，将盛有温水的脸盆置于床旁桌或椅上，协助患者取仰卧位或侧卧位，背部朝向操作者。

b. 仰卧位背部按摩。暴露患者背部、肩部、上肢及臀部，将浴巾纵向铺于患者身下；用毛巾依次擦洗患者的颈部、肩部、背部及臀部；两手掌蘸少许**50%乙醇**，用手掌大、小鱼际以环形方式按摩。从骶尾部开始，沿脊柱两侧向上按摩至肩部，按摩肩胛部位时应用力稍轻；再从上臂沿背部两侧向下按摩至髂嵴部位。如此有节律地按摩数次，由轻至重，再由重至轻。

c. 轻叩背部3分钟，促进肌肉组织放松，**促进皮肤血液循环**。

④注意事项：操作过程中，严密观察患者生命体征，如有异常应立即停止操作。护理人员在操作时，应遵循人体力学原则，注意节时省力。按摩力量适中，避免用力过大造成皮肤损伤。

4. 压疮的预防及护理

（1）概念：是指由于身体局部组织长期受压，血液循环障碍，局部组织持续缺血、缺氧，营养缺乏，致使皮肤及组织失去正常功能而引起破损或坏死，又称压力性溃疡。

（2）发生的原因

①力学因素：压疮通常是2～3种力联合作用的结果，其中**压力、摩擦力和剪切力**是主要的3个物理力。对局部组织持续的垂直压力是引起压疮的最主要原因，在持续性垂直压力超过毛细血管压（正常为16～32mmHg）时，就可使毛细血管对组织的灌注停止，导致组织缺血，代谢废物排泄障碍，继而组织功能障碍、损害、压疮发生。压疮形成概率与压力强度和持续时间正相关。垂直压力常见于长时间不能改变体位者，如**感觉障碍、被动体位、制动、长期卧床等患者**。摩擦力一般是患者在床上活动或患者搬运过程中使皮肤受到床单和衣服表面的逆行阻力摩擦，易损害皮肤的角质层，使之失去对皮肤保护的屏障作用。剪切力是由压力和摩擦力相加而成，与体位有密切关系。

②理化因素刺激：皮肤受到汗液、尿液、各种渗出液、引流液等刺激，因潮湿软化而抵抗力下降，削弱了皮肤的屏障作用；化学物质使皮肤酸碱度发生改变，致使表皮角质层的保护功能下降，并且潮湿会增加摩擦力，均增加压疮发生风险和概率。

③营养状况：营养不良或水肿是导致压疮的内因。全身营养障碍使皮下脂肪减少和肌肉萎缩，受压处因缺少组织保护易引起血液循环障碍，出现压疮。过度肥胖者卧床时体重导致压力增加，也容易发生压疮。水肿的皮肤弹性和顺应性均下降而易受损，同时水肿的组织影响了局部血供和代谢，增加压疮风险。常见于年老体弱、水肿、长期发热、昏迷、瘫痪及恶病质的患者。

④受限制的患者：使用石膏绷带、夹板及牵引时，**固定过紧**，衬垫不当，均可导致局部组织血液循环障碍，致使组织缺血坏死。

（3）好发部位：压疮好发于受压和缺乏脂肪组织保护、无肌肉包裹或肌层较薄的骨隆突处。根据卧位不同，好发部位也有所不同。

①仰卧位：枕骨隆突处、肩胛、肘部、脊椎体隆突处、足跟，最易发生于**骶尾部**。

②侧卧位：耳廓、肩峰、髋部、大转子、膝关节内外侧、内外踝等。

③俯卧位：面颊、肩峰、肋缘突出部、髂前上棘、膝前部、足趾等。

④坐位：坐骨结节处。

（4）分期及临床表现：见表1－7。

（5）预防：压疮预防主要在于祛除发生的原因与诱因，对于有压疮风险的患者护理人员要做到**“七勤”**，即**勤观察、勤翻身、勤擦洗、勤按摩、勤整理、勤更换、勤交班**。患者皮肤情况应在床边交接。具体预防措施如下。

①评估：评估内容包括压疮发生的危险因素（如患者病情、意识状态、营养状况、活动能力、灵活程度、排泄情况及合作程度等）和易患部位。

②避免局部组织长期受压：鼓励和协助卧床患者经常更换卧位，**一般每2小时翻身1次，**必要时可将间隔时间缩短至30分钟1次。翻身时应抬起患者，注意避免拖、拉、推等动作。建立床头翻身记录，记录翻身时间、卧位变化及皮肤情况。对患者身体空隙处垫软枕、海绵垫等，可使用泡沫垫、气垫、气垫床、水垫、水床、凝胶垫等，还可应用水胶体辅料或泡沫辅料敷于骨隆突处，从而降低骨突出处所受的压力。不宜使用可引起局部环形压迫血液循环障碍的圈状垫，如橡胶气圈和棉圈。对使用石膏、夹板、牵引固定的患者，松紧适宜，衬垫柔软、平整、位置适当。还应随时观察局部和肢端温度、颜色，了解血供情况。

表1-7　压疮的分期及临床表现

分期	临床表现
Ⅰ期	**淤血红润期**，为压疮初期。局部皮肤受压，出现暂时血液循环障碍，**表现为红肿、热、麻木或触痛，皮肤表面无破损**，为可逆性改变
Ⅱ期	**炎性浸润期**，红肿部位继续受压，血液循环得不到改善，静脉回流受阻，**受压部位因淤血而呈现紫红色，有皮下硬结和（或）有水疱形成**。水疱破溃后，可见潮湿红润的创面，患者有疼痛感
Ⅲ期	浅度溃疡期，全层皮肤破损，可达深层皮下组织。表皮水疱逐渐扩大、破溃，真皮层创面有黄色渗出液，感染后表面有脓液覆盖，致使浅层组织坏死，形成溃疡，疼痛感加重
Ⅳ期	坏死溃疡期，坏死深达肌肉层，感染向周边及深部扩展，坏死组织发黑，脓性分泌物增多，有臭味，可向深部扩散，甚至到达骨骼，更严重者还可出现脓毒败血症

③避免或减少摩擦力和剪切力的作用：为患者采取有效体位。半卧位时，如无特殊禁忌，床头抬高≤30°，于腘窝下垫软枕，足底放置一木垫，并屈髋30°，防止身体下滑。协助患者翻身或搬运患者时，应将患者身体抬离床面，避免拖、拉、推等动作。使用便器时保证便盆无破损，协助患者抬高臀部，不可硬塞、硬拽，必要时在便器边缘垫以软纸、布垫或撒滑石粉，防止擦伤皮肤。

④避免局部理化因素的刺激：保持床单和被褥清洁、干燥、平整、无渣屑，避免皮肤与床单、衣服皱褶、渣屑产生摩擦而损伤皮肤。皮肤清洁干燥，大小便失禁、出汗，及时更换床单和衣裤。

⑤增进局部血液循环：对长期卧床患者，鼓励或协助其每日进行关节的主动或**被动运动，**维持关节功能改善肌肉张力，促进肢体血液循环，减少压疮发生。施行温水浴，在清洁皮肤的同时可刺激皮肤血液循环。经常查看受压部位，定期用50%乙醇或红花酒精按摩，改善该部位血液循环，预防压疮发生。但对于因受压而出现反应性充血的皮肤组织则不主张按摩，因此时已受损伤的软组织，实施按摩可造成深部组织损伤。

⑥改善营养状况：病情许可应给予患者高蛋白、高维生素膳食，同时适当补充矿物质，如口服硫酸锌以增强机体抵抗力和组织修复能力，还可促进慢性溃疡的愈合。

（6）治疗与护理：分全身和局部治疗与护理。全身治疗与护理是积极治疗原发病，补充营养和进行全身抗感染治疗等。给予平衡饮食，增加蛋白质、维生素及微量元素的摄入。对长期不愈的压疮，可静脉滴注复方氨基酸溶液。低蛋白血症患者静脉输入人血白蛋白，提高血浆胶体渗透压，改善皮肤血液循环。不能进食者采用全胃肠外营养治疗，保证每日营养物质供给，满足机体代谢需要。此外，遵医嘱给予抗感染治疗，预防败血症发生。局部治疗与护理是评估，测量并记录压疮的部位，大小（长、宽、深），创面组织形态，渗出液，有无潜行或窦道，伤口边缘及周围皮肤状况等，对压疮的发展进行动态监测，根据压疮分期和临床表现采取针对性的治疗和处理措施。

①淤血红润期：此期治疗和护理的重点是及时有效地应用压疮预防措施，祛除诱因，防止压疮继续发展。不宜局部皮肤按摩，防止皮肤进一步伤害。

②炎性浸润期：此期治疗和护理的重点是保护皮肤，预防感染。除避免压疮继续发展外，应注意对出现水疱的皮肤进行处理。小的水疱应尽量减少摩擦，防止破裂、感染，使其自行吸收；大水疱可在无菌操作下用无菌注射器抽出疱内液体，不要破坏表皮，局部消毒后再用无菌敷料包扎。若水疱已破溃并露出创面，需消毒创面及周围皮肤，并根据创面类型选择合适的伤口敷料。

③浅度溃疡期：此期治疗和护理的重点为清洁伤口，清除坏死组织，处理伤口渗出液，促进肉芽组织生长，并预防和控制感染。根据伤口类型选择伤口清洗液，无感染者清洗液用生理盐水，有感染者可选用 1∶5000 呋喃西林溶液清洗创面；对于溃疡较深、引流不畅者，可用 3% 过氧化氢溶液冲洗，抑制厌氧菌生长。

④坏死溃疡期：此期除继续加强浅度溃疡期的治疗和护理措施外，采取清创术清除焦痂和腐肉，处理伤口潜行和窦道以减少无效腔，并保护暴露的骨骼、肌腱和肌肉。对深达骨质、非手术治疗不佳或久治不愈的压疮可采取外科手术治疗，如手术修刮引流、植皮修补缺损或皮瓣移植术等。护理人员需加强围术期护理，如术后体位减压，密切观察皮瓣的血供情况和引流物的性状，加强皮肤护理，减少局部刺激等。

5. 晨晚间护理

（1）晨间护理

①目的：促进患者清洁、舒适，为患者进行心理和卫生指导，满足患者心理需要，同时观察患者病情，预防压疮、肺炎等并发症。保持病室和床单位整洁美观。

②内容：**清洁整理床单位**，必要时更换被服，**协助更换衣物**；根据患者病情采取合理体位，检查皮肤情况，给予受压部位按摩；**协助其排便、洗漱、进食**等；根据病情需要给予叩背、**协助排痰**；观察各种引流管路引流液、固定及治疗完成情况。加强护患沟通，询问睡眠情况、有无不适，促进护患关系。开窗通风，保持病室空气新鲜。

（2）晚间护理

①目的：保持病室安静、清洁，为患者创造良好的睡眠环境。观察和了解患者病情变化，促进护患沟通。预防压疮发生。

②内容：整理床单位，必要时给予更换。根据病情协助患者洗漱、排便，必要时给予会阴护理。协助患者取舒适卧位，观察皮肤情况，避免受压，预防压疮发生。观察各种管道，避免打折、扭曲、受压，妥善固定，保持通畅。疼痛患者遵医嘱采取镇痛措施。关闭电视和室内照明灯，保留地灯，保持病室安静又便于护理人员观察，调节好室温。经常巡视，随时观察患者病情变化。

八、生命体征的评估

【复习指南】本部分内容有一定难度，历年必考，应作为重点复习。体温、脉搏、血压、呼吸的评估、护理及测量应熟练掌握；体温、脉搏、血压、呼吸的生理变化应掌握。

（一）体温的评估与护理

1. 正常体温及生理变化

（1）产热与散热

①产热过程：机体的产热过程是细胞新陈代谢的过程。主要的产热部位是肝脏和骨骼肌。

②散热过程：人体散热为物理方式。皮肤是最主要的散热部位，另外，呼吸、排尿、排便也能散发部分热量。人体通过辐射、对流、传导和蒸发4种散热方式散热。

（2）体温的调节：维持人体体温的相对恒定，依赖于自主性（生理性）体温调节和行为性体温调节两种方式。自主性体温调节是在下丘脑体温调节中枢控制下通过一系列生理反应，调节机体的产热和散热，最终使体温保持相对恒定的体温的调节方式。行为性体温调节是人类有意识的行为活动，通过机体在不同环境中的姿势和行为改变而达到调节体温的目的。

（3）体温的生理变化

①正常体温：是人体的温度维持在一个相对恒定的范围。正常体温的范围见表1-8。

②生理变化：体温虽然相对恒定，但可随昼夜、年龄、性别、活动、药物等出现生理性变化，但其变化的范围一般不超过0.5～1.0℃。体温在24小时内呈周期性波动。清晨2～6时最低，午后1～6时最高，此称为体温的昼夜节律。年龄变化，儿童、青少年的体温高于成人，老年人低于青壮年，新生儿特别是早产儿体温易受环境温度的影响而变化，做好防寒保暖措施。性别变化，成年女性比男性平均高0.3℃。女性的基础体温随月经呈周期性变化，排卵前体温较低，排卵日最低，排卵后体温升高。肌肉剧烈活动可导致体温升高；麻醉药物抑制体温调节中枢并使血管扩张，增加散热，体温降低。此外，情绪激动、紧张、恐惧、环境温度的变化等都会对体温产生影响。

表1-8　成人体温平均值及正常范围

部位	平均温度	正常范围
口温	37.0℃	36.3～37.2℃
肛温	37.5℃	36.5～37.7℃
腋温	36.5℃	36.0～37.0℃

2. 异常体温的评估及护理

（1）体温过高

①定义：是指机体体温升高超过正常范围。当腋下温度超过37.0℃或口腔温度超过37.3℃，一昼夜体温波动在1℃以上可称为发热。

②临床分级：以口腔温度为例，发热程度可划分：低热（37.3～38.0℃），中等热（38.1～39.0℃），高热（39.1～41.0℃），超高热（41℃以上）。

③发热过程及表现：一般发热过程包括体温上升期、高热持续期、退热期3个时期。体温上升期特点是产热大于散热。主要表现为畏寒甚至寒战、疲乏无力、皮肤苍白无汗。高热持续期，此期特点是产热和散热在较高水平趋于平衡。主要表现为面色潮红、口唇干燥、呼吸脉搏加快、食欲缺乏、头痛头晕。退热期特点是散热大于产热，体温恢复至正常水平。主要临床表现为大量出汗、皮肤潮湿。

④常见热型：见表1－9。

表1－9　常见热型

热型	特点	常见疾病	热型图
稽留热	**体温持续波动在39.0～40.0℃，持续数天或数周，24小时波动范围不超过1℃**	肺炎球菌肺炎	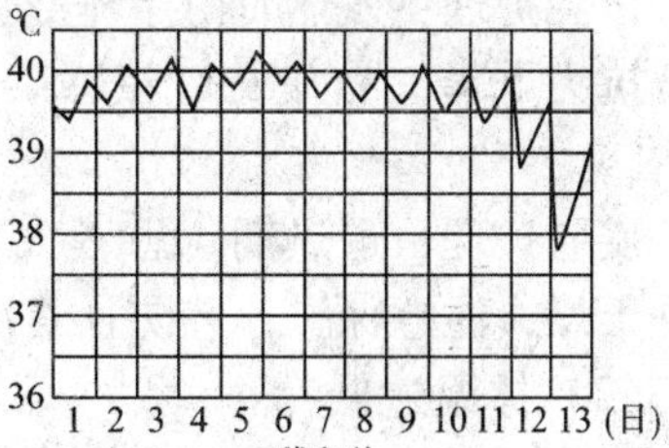 稽留热
弛张热	体温在39℃以上，24小时内温差达1℃以上，体温最低时仍高于正常水平	败血症、风湿热、化脓性疾病等	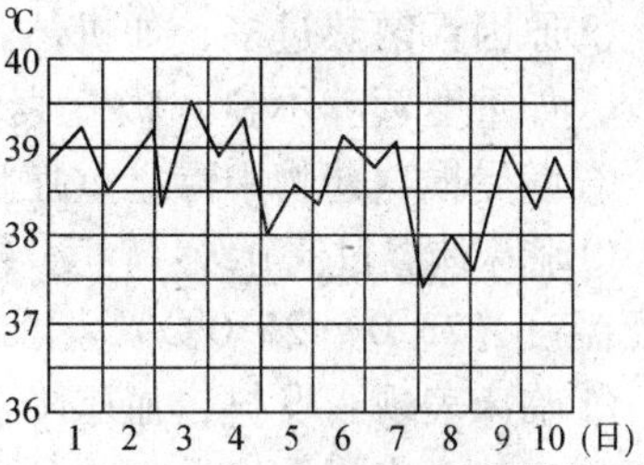
间歇热	体温骤然升高至39℃以上，持续数小时或更长时间，然后下降至正常或正常以下，经过一个间歇后体温又升高，高热期和无热期交替出现	疟疾等	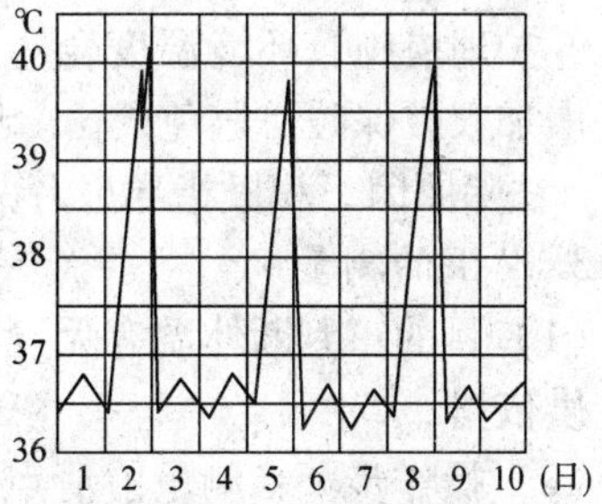
不规则热	发热没有一定的规律，并且持续时间也不定	流行性感冒、癌性发热等	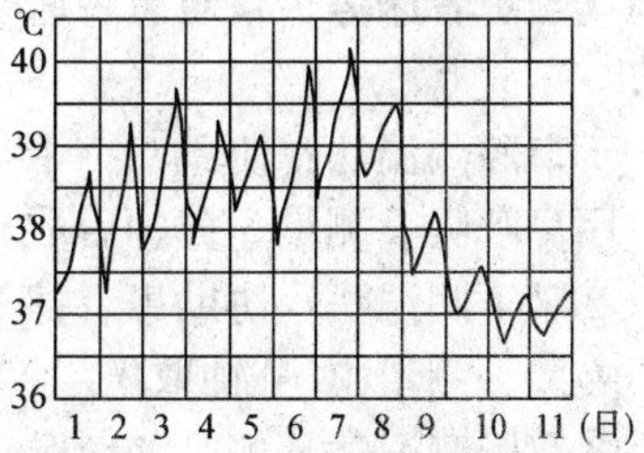

⑤降温措施：可选用物理降温或药物降温方法。有局部和全身冷疗两种方法。体温超过39℃，选用冷毛巾、冰袋、化学制冷袋等进行局部冷疗，如体温超过39.5℃，可用温水拭浴、乙醇拭浴方法进行全身冷疗，药物降温是通过降低体温调节中枢的兴奋性及血管扩张、出汗等方式达到降温目的。对年老体弱及心血管疾病者应防止在降温过程中虚脱或休克的发生。实施降温措施30分钟后应测量体温，并做好记录和交班。

加强病情观察：发热患者一般一日测4次体温，高热时**每4小时测量1次**，待体温恢复正常3天后，每日测1～2次。观察是否出现寒战，严密观察生命体征、面色、出汗、尿量。观察发热的诱因及其是否消除。观察治疗效果。

补充营养和水分：给予高蛋白、高热量、富含维生素、易消化的流质或半流质饮食。鼓励患者多饮水，每日以3000ml为宜，达到补充消耗的大量水分，并促进代谢产物和毒素的排出。

卧床休息：高热者需卧床休息，低热者可酌情减少活动，适当休息。

口腔护理：发热时由于唾液分泌减少，口腔黏膜干燥，有利于病原体生长、繁殖，且患者抵抗力下降，易并发口腔感染。指导患者在餐后、晨起、睡前协助患者漱口，保持口腔清洁。

皮肤护理：退热期，患者大量出汗应及时擦干汗液，更换衣服和床单，保持皮肤的清洁、干燥，注意保暖，并防止着凉。对长期持续高热患者，做好预防皮肤破损的护理。

（2）体温过低

①定义：体温过低是指体温低于正常范围。

②原因：散热过多，如机体长时间暴露在低温环境中，导致机体散热过多、过快；产热减少，如重度营养不良、极度衰竭均会导致机体产热减少。体温调节中枢受损，如颅脑外伤、脊髓受损、药物中毒。重症疾病，如大出血、败血症等。

③临床体温过低分级：轻度（32.1～35.0℃），中度（30.0～32.0℃），重度（＜30.0℃），致死温度（23.0～25.0℃）。

④临床表现：发抖，血压降低，心搏、呼吸减慢，皮肤苍白冰冷，躁动不安，嗜睡，意识障碍，甚至出现昏迷。

⑤护理措施：环境温度合适，维持室温在22～24℃，给予棉被、毛毯、电热毯、热水袋，增加衣服保暖，避免烫伤。给予热饮，提高机体温度。观察生命体征，至少每小时测量1次。祛除原因，积极指导患者并配合医生做好抢救准备工作。

3. 体温的测量

（1）目的：判断体温有无异常，监测体温变化，分析热型。协助诊断，为疾病诊治和护理提供依据。

（2）操作步骤：测量前清点、检查体温计（无破损、水银柱在35℃以下），备齐用物，携用物至患者床旁，核对患者床号和姓名，向患者解释并取得合作。根据患者情况选择测量方法。

①口腔测温法：协助患者将口表水银端斜放于舌下热窝，嘱患者紧闭口唇，勿咬体温计，用鼻呼吸。测量3分钟后取出。

②腋下测温法：协助患者擦干腋窝处汗液，将体温计水银端放入腋窝紧贴皮肤，屈臂过胸，夹紧，测量10分钟取出。

③直肠测温法：侧卧、俯卧、屈膝仰卧位，暴露测温部位，润滑肛表水银端，插入肛门3～4cm，婴幼儿可取仰卧位，护理人员一手握住患儿双踝，提起双腿；另一手将已润滑的肛表插入肛门（婴儿1.25cm，幼儿2.5cm），并握住肛表用手掌根部和手指将双臀轻轻捏拢，固定，测量3分钟取出。取出体温计后，用消毒纱布擦拭，读取数据并记录。

（3）注意事项：清点体温计的数量，检查体温计是否完好，水银柱是否在**35℃以下**。切忌将体温计放入热水中清洗或煮沸消毒，以防爆裂。婴幼儿、精神异常、昏迷、口鼻手术、口腔疾病、张口呼吸禁忌口温测量；腋下有创伤、手术、腋下出汗较多者禁忌腋温测量；直肠或肛门手术、腹泻、禁忌肛温测量；心肌梗死患者不宜测肛温，以免刺激肛门引起迷走神经反射，导致心动过缓。婴幼儿、危重患者、躁动患者测体温时，应设专人守护，防止意外。测口温时，如患者不慎将体温计咬破，应立即**清除口腔内玻璃碎屑**，以免损伤唇、舌、口腔、食管、胃肠道黏膜，再口服牛奶或蛋清以延缓汞的吸收。若病情允许，可食用粗纤维食物，以加速汞的排出。避免影响体温测量的各种因素，如进食、运动、冷热饮、冷热敷、洗澡、坐浴、灌肠等，应**隔30分钟**后再测温。

（4）体温计的消毒与检查

①体温计的消毒：为防止交叉感染，体温计一用一消毒。方法：水银体温计，用后放入消毒液中浸泡5分钟，取出用清水冲洗，甩至35℃以下，擦干后放入清洁容器中备用。注意口表、肛表、腋表应分别消毒和存放。

②体温计的检查：将全部体温计的水银柱甩至35℃以下，并同时放入已测好的40℃以下的水中，3分钟后取出检查，如果误差在0.2℃以上、玻璃管有裂痕、水银柱自行下降，则不能使用；用纱布擦干合格体温计，放入清洁容器内备用。

（二）脉搏的评估与护理

1. 正常脉搏及生理变化　脉率是指每分钟脉搏搏动的次数（频率）。正常成人在安静状态下脉率为60～100次/分。脉率受年龄、性别、活动、情绪、体型、饮食、药物等因素影响。脉率随着年龄的增长而逐渐减低，老年人轻度增加。

2. 异常脉搏的评估

（1）频率异常

①心动过速：成人脉率超过**100次/分**，多见于发热、甲状腺功能亢进、心力衰竭、容量不足、疼痛刺激等。一般体温每升高1℃，成人脉率约增加10次/分，儿童则增加15次/分。

②心动过缓：成人脉率少于**60次/分**，多见于颅内压增高、甲状腺功能减退、房室传导阻滞等。

（2）节律异常

①间歇脉：在一系列正常规则的脉搏中，出现一次提前而较弱的脉搏，其后有一较正常延长的间歇（代偿间歇），称为间歇脉，又称期前收缩，若每隔一个或两个正常搏动后出现一次期前收缩称为二联律或三联律。常见于各种器质性心脏病，正常人在过度疲劳、兴奋、改变体位等时也会出现间歇脉。发生机制是心脏异位起搏点过早地发生冲动而引起的心脏搏动提早出现。

②脉搏短绌：是指**同一单位时间内脉率少于心率，称为脉搏短绌**，简称绌脉。其特点是心率快慢不一，脉律绝对不齐、强弱不等。是由于心肌收缩力强弱不等，有些心排血量少的搏动虽发生心音，但不足以引起周围血管的搏动，造成脉率低于心率。常见于**心房颤动**的患者。绌脉越多，心律失常越严重，病情好转绌脉可以消失。

（3）强弱异常

①洪脉：当心排血量增加，周围动脉阻力较小，动脉充盈度和脉压较大时，则脉搏强大有力，称为洪脉。常见于高热、甲状腺功能亢进等。

②丝脉：当心排血量减少，周围动脉阻力较大，动脉充盈度降低时，则脉搏细小而弱，扪之如细丝，称为丝脉，又称细脉。常见于心功能不全、血容量不足、休克、主动脉瓣狭窄等。

③交替脉：主要由于心室收缩强弱交替出现而引起节律正常，而强弱交替出现的脉搏。为心肌损害的一种表现。

④水冲脉：主要由于收缩压偏高，舒张压偏低使脉压增大所致脉搏骤起骤降，急促而有力。触诊时，如将患者手臂抬高过头并紧握其手腕掌面，就可感到急促有力的冲击。常见于

甲状腺功能亢进、主动脉瓣关闭不全等。

⑤奇脉：**吸气时脉搏明显减弱或消失称为奇脉**。主要与左心室每搏输出量减少有关。常见于心包积液和缩窄性心包炎，是心脏压塞的重要体征之一。

3. 脉搏的测量

（1）测量部位：身体表浅、靠近骨骼的大动脉都可作为脉搏测量的部位。最常选用诊断的部位为**桡动脉**。

（2）测量方法

①目的：判断有无脉搏异常。动态监测脉搏变化，间接了解心脏情况。协助诊断，为预防、诊治、护理和康复提供依据。

②用物准备：治疗车上层治疗盘内备记录本、笔、表（有秒针），必要时备听诊器。治疗车下层备生活垃圾桶、医用垃圾桶。

③操作方法：患者取舒适卧位或坐位。手腕伸展，手臂舒适，护士以示指、中指、无名指的指端力度适中按压在桡动脉处，以能清楚测得动脉搏动为宜。正常脉搏测**30秒乘以2**，若患者脉搏短绌，则由2名护士同时测量，一人听心率，另一人测脉搏，由听心率者发出开始或停止口令，**计时1分钟**。以心率/脉搏分数式记录结果。

④注意事项：测量时因拇指小动脉的搏动较强，易与患者的脉搏相混淆，勿用拇指诊脉，异常脉搏应**测量1分钟**；脉搏细弱难以触诊时，应测心尖搏动1分钟。患者有剧烈活动应休息20～30分钟后再测。若为偏瘫患者应测健侧肢体。

（三）血压的评估与护理

1. 正常血压及生理变化

（1）正常血压：成人正常血压范围为收缩压90～139mmHg（12～18.5kPa），舒张压60～89mmHg（8～11.8kPa），脉压30～40mmHg（4～5.3kPa）。正常情况下，人在安静状态下血压波动范围比较稳定。mmHg与kPa的换算公式为1mmHg = 0.133kPa，1kPa = 7.5mmHg。

（2）生理变化

①年龄：随着年龄的增长，收缩压和舒张压均有逐渐增高的趋势，但收缩压升高更为显著。

②性别：女性在更年期前，血压低于男性；更年期后，血压升高，差别减小。

③时间：大多数人的血压凌晨2：00～3：00时最低，在上午6：00～10：00时及下午16：00～20：00时血压各有一个高峰，晚上20：00后血压呈缓慢下降趋势，表现为“双峰双谷”，这一现象称动脉血压的日节律。

④环境：寒冷环境，血压可略有升高；高温环境，血压可略下降。

⑤测量部位：一般右上肢血压比左上肢高10～20mmHg。下肢血压高于上肢血压20～40mmHg。

2. 异常血压的评估及护理

（1）异常血压的评估

①高血压：是指成人收缩压≥140mmHg（18.7kPa）和（或）舒张压≥90mmHg（12kPa）。

②低血压：是指血压低于90/60mmHg（12/8kPa）。常见于大量失血、休克、急性心力衰竭、严重感染等。

③脉压异常：脉压增大常见于主动脉硬化、主动脉瓣关闭不全、动静脉瘘、甲状腺功能

亢进等。脉压减小常见于心包积液、缩窄性心包炎、末梢循环衰竭。

（2）异常血压的护理

①密切观察血压及伴随症状，并做好记录。

②患者血压过高应卧床休息；血压过低应立即取平卧位，及时报告医生给予相应处理。

③创造温湿度适宜、通风良好、整洁安静、舒适的环境。

④根据患者情况选择低盐、低脂、低胆固醇、易消化、富含维生素的食物，鼓励多吃蔬菜水果，多饮水。高血压患者应减少钠盐摄入，逐步降至 WHO 推荐的每人每日食盐**6g** 以下的要求。

⑤建立良好的生活习惯，戒烟、戒酒，避免肥胖，忌饮浓茶、浓咖啡，保证足够的睡眠、养成定时排便的习惯、注意保暖，避免冷、热、刺激等。

⑥加强自我修养，随时调整情绪，保持乐观、积极、向上的心情。

⑦根据身体情况进行散步、快走、慢跑、游泳、太极拳等运动，量力而行，循序渐进。

⑧做好血压监测，根据血压遵医嘱用药，不可凭感觉增减药量，观察药物治疗效果和不良反应。

（3）血压的测量

①目的：判断血压有无异常。动态监测血压变化，间接了解循环系统的功能状况。协助诊断，为预防、治疗、康复和护理提供依据。

②用物准备：治疗车上层治疗盘内备血压计、听诊器、记录本（体温单）、笔。速干手消毒剂。治疗车下层备生活垃圾桶、医疗垃圾桶。

③测量方法：常用的血压测量部位有上肢肱动脉、下肢股动脉。备齐用物至患者床旁，核对患者床号、姓名。协助患者取坐位或仰卧位，手臂位置（肱动脉）与心脏同一水平。坐位平第 4 肋，卧位平腋中线，卷起患者衣袖至肩部，漏出并伸直上臂，手掌向上。平放血压计，打开盒盖呈 90°垂直位置，打开水银槽开关，血压计水银柱确定在 0 的位置。除尽袖带内空气，平整缠于上臂，袖带下缘距肘窝 2 ～ 3cm，松紧以能放入一指为宜。带听诊器，将听诊器胸件置肱动脉波动最明显处，一手固定，另一手握加压气球，关气门，注气至肱动脉搏动消失**再升高 20 ～ 30mmHg**。之后打开气门，放气速度以水银柱下降 4mmHg/s 为宜，注意水银柱刻度和肱动脉声音的变化，由听诊器听到的第 1 声搏动音水银柱所平的刻度，即为收缩压；随后搏动音突然变弱或消失，水银柱所平的刻度即为舒张压。测量完毕，去除袖带内余气，整理袖带放回盒内，血压计倾斜 45°关闭水银槽开关，关闭血压计盒。将所测血压值按收缩压/舒张压［mmHg（kPa）］记录在记录本上，并转记至体温单上。

④注意事项：定期检查、校对血压计。测量前，需检查血压计，包括玻璃管有无破损，水银有无漏出，加压气球和橡胶管有无老化、漏气，听诊器是否完好等。患者保持情绪稳定，活动者休息 20 ～ 30 分钟后测量。对需密切观察血压者，应做到**“四定”，即定时间、定部位、定体位、定血压计，**有助于测定的准确性和对照的可比性。发现血压听不清或异常，应重测。重测时，带水银柱降至“0”点，稍等片刻后再测量。必要时，做双侧对照。注意测压装置（血压计、听诊器），测量者，受检者，测量环境等因素引起血压测量的误差，以保证测量血压的准确性。

（四）呼吸的评估与护理

呼吸系统由呼吸道（鼻腔、咽、喉、气管、支气管）和肺两部分组成。

1. 正常呼吸及生理变化

（1）正常呼吸：正常成人安静状态下呼吸频率为**16～20次/分**，节律规则，呼吸运动均匀无声且不费力。呼吸与脉搏的比例为1:4。男性及儿童以腹式呼吸为主，女性以胸式呼吸为主。

（2）生理变化：年龄越小呼吸频率越快。如新生儿呼吸约为**44次/分**。同年龄的女性呼吸比男性稍快。剧烈运动可使呼吸加深加快；休息和睡眠时呼吸减慢。强烈的情绪变化，如紧张、恐惧、愤怒、悲伤、害怕等可刺激呼吸中枢，引起呼吸加快或屏气。血压大幅度变动时，可以反射性地影响呼吸，血压升高，呼吸减慢减弱；血压降低，呼吸加快加强。发热时，因体温升高及酸性代谢产物的积聚，刺激呼吸中枢，会使其兴奋性增高，出现呼吸加快；在高热时，因呼吸中枢兴奋性发生障碍，有时出现周期性呼吸。环境温度升高，可使呼吸加深加快。

2. 异常呼吸的评估

（1）频率异常

①呼吸过速也称气促：是指安静状态下，成人呼吸频率超过24次/分。常见于发热、疼痛、甲状腺功能亢进等。一般体温每升高1℃，呼吸频率约增加3～4次/分。

②呼吸过缓：是指安静状态下，成人呼吸频率低于12次/分。常见于颅内压增高、巴比妥类药物中毒等。

（2）深度异常

①深度呼吸：又称库斯莫呼吸，是指一种规则的深而大的呼吸。常见于糖尿病酮症酸中毒和尿毒症酸中毒等，以增加体内二氧化碳排除，代偿性地维持体内酸碱平衡。

②浅快呼吸：呼吸浅表而不规则，有时呈叹息样。多见于呼吸肌麻痹、某些肺与胸膜疾病，也可见于濒死的患者。

（3）节律异常

①潮式呼吸：又称陈－施呼吸，是一种周期性的呼吸节律异常，特点为呼吸由**浅慢逐渐变为深快**，然后**再由深快转为浅慢**，再经一段**呼吸暂停**（5～20秒）后，又开始重复以上呼吸过程。多见于中枢神经系统疾病，如脑炎、脑膜炎、颅内压增高及巴比妥类药物中毒。

产生机制是由于呼吸中枢的兴奋性降低，需要靠严重缺氧时二氧化碳潴留到一定程度，刺激呼吸中枢，使呼吸恢复或加强，当潴留的二氧化碳呼出后，呼吸中枢又失去有效的兴奋，呼吸又再次减弱继而暂停，从而形成了周期性变化。

②间断呼吸：又称毕奥呼吸，表现为呼吸和呼吸暂停现象交替出现，如此反复。其产生机制同潮式呼吸，但比潮式呼吸更为严重，预后更为不良，常在临终前发生。

（4）声音异常

①蝉鸣样呼吸：表现为吸气时有一种高音调的音响，声音似蝉鸣。产生机制多由于声带附近梗阻，使空气由狭小的缝隙吸入气道。常见于喉头水肿、痉挛、喉头有异物等。

②鼾声呼吸：表现为呼吸时发出一种粗鸣声，常由于有较多的分泌物积蓄阻塞气道所致。多见于昏迷患者。

（5）呼吸困难：是指呼吸有异常的不舒适感，患者主观上感到空气不足、呼吸费力，客观上可有呼吸频率、节律、深度的改变及辅助呼吸肌参与呼吸运动等体征，可出现皮肤黏膜发绀、鼻翼扇动、端坐呼吸、烦躁紧张等。临床根据其特点分为3种类型。

①吸气性呼吸困难：其特点是吸气时呼吸困难显著，吸气**时间延长**，**重者可出现“三凹征”，即胸骨上窝、锁骨上窝、肋间隙凹陷**。其发生与上呼吸道的狭窄和梗阻有关，常见于

气管异物、肿瘤、炎症等。

②呼气性呼吸困难：其特点是**呼气费力**及**呼气时间延长**，常伴有哮鸣音。由于下呼吸道部分梗阻，气流呼出不畅所致。常见于支气管痉挛、阻塞性肺气肿。

③混合性呼吸困难：其特点是**吸气、呼气均感费力**，呼吸频率增快、变浅，呼吸音减弱或消失。由于广泛性肺部病变使呼吸面积减少，影响换气功能所致。常见于重症肺炎、重症肺结核、广泛性肺纤维化、大面积肺不张、大量胸腔积液和气胸等。

3. 呼吸的测量

（1）目的：判断呼吸有无异常。动态监测呼吸变化，了解患者呼吸功能情况。协助诊断，为预防、治疗、康复和护理提供依据。

（2）测量方法：护理人员为患者测量脉搏后，手仍然处于诊脉姿势，同时观察患者胸廓起伏次数，一般观察患者30秒，将所测数值乘以2，对于呼吸异常的患者观察1分钟。危重或呼吸微弱患者**可用少许棉花置于患者鼻孔前**，观察棉花被吹动的次数，计时1分钟，记录呼吸数值。

（3）注意事项：呼吸受到意识控制，因此测量呼吸前不必解释，患者在安静状态下，如情绪激动或有剧烈活动，应休息30分钟后测量。在测量过程中不使患者察觉，以免紧张，影响测量的准确性。同时注意观察呼吸节律、深浅度、音响及气味等变化。

九、患者饮食的护理

【复习指南】本部分内容有一定难度，历年必考，应作为重点复习。医院饮食、饮食护理、鼻饲法应熟练掌握；出入液量的记录应掌握。

1. 概述　人体对营养的需要包括热能和营养素。

（1）热量：是一切生物维持生命和生长发育及从事各种活动所必需的能量，由食物中的化学潜能转化而来，人体的热量主要来源于糖类，其次是脂肪、蛋白质，这些物质又称热量营养素。

（2）营养素：是能够在生物体内被利用，具有供给能量，构成机体及调节和维持生理功能的物质。人体所需糖类、蛋白质、脂肪、维生素、矿物质、微量元素和水7大类营养素。

2. 医院饮食　可分为基本饮食、治疗饮食和试验饮食3大类，以适应不同病情的需要。

（1）基本饮食：包括普通饮食、软质饮食、半流质饮食和流质饮食4种（表1－10）。

（2）治疗饮食：是指在基本饮食的基础上，对所含热量和营养素适当调节，以达到治疗或辅助治疗的目的，从而促进患者的康复（表1－11）。

（3）试验饮食：是指在特定的时间内，通过调整饮食内容来协助诊断疾病和确保实验室检查结果正确性的一种饮食（表1－12）。

表1－10　医院基本饮食

饮食种类	适用范围	饮食原则	用法	可选食物
普通饮食	病情较轻或疾病恢复期；体温正常；消化功能正常；无饮食限制	营养平衡，美观可口；无刺激性的一般易消化饮食（类似于健康人饮食）	总热量2200～2600kcal/d 糖类450g 蛋白质70～90g 脂肪60～70g， 水分2500ml 每日3餐按比例分配	一般食物均可

续表

饮食种类	适用范围	饮食原则	用法	可选食物
软质饮食	消化道术后恢复期；低热；消化吸收功能差；咀嚼不便	营养平衡；软、烂、碎，易咀嚼、易消化食物；少油炸、少粗纤维、少强烈刺激性调料的清淡饮食	总热量 2200～2400kcal/d 蛋白质 60～80g 每日 3～4 餐按比例分配	软饭、面片、面条、煮熟并切碎的菜、肉等
半流质饮食	体弱、术后患者；中热；口腔、消化道疾病	营养丰富、少食多餐；少纤维，易于咀嚼、吞咽、消化、无刺激性半流质饮食；胃肠功能紊乱禁用含纤维素或易引起胀气的食物，痢疾患者禁用牛奶、豆浆、甜食	总热量 1500～2000kcal/d 蛋白质 50～70g 每日 5～6 餐按比例分配	粥、面条、鸡蛋羹、肉菜泥
流质饮食	病情危重、全身衰竭及大手术术后；高热；急性消化道疾病；口腔疾病吞咽困难	易吞咽、易消化，无刺激性的液状食物；所含热量与营养素不足，只能短期使用；通常辅以肠外营养以补充热量和营养	总热量 836～1195kcal/d 蛋白质 40～50g 每 2～3 小时 1 次，每次 200～300ml，每日 6～7 餐	乳类、豆浆、米汤、稀藕粉、菜汁、果汁等

表 1－11　治疗饮食

饮食种类	适用范围	饮食原则及用法
高热量饮食	用于热量消耗较高的患者：甲状腺功能亢进症、结核、大面积烧伤；肝炎、胆道疾病；低体重患者及产妇	基本饮食＋加餐 2 次，总热量约为 3000kcal/d：牛奶、豆浆、藕粉、蛋糕、鸡蛋、巧克力、甜食等
高蛋白饮食	用于高代谢性疾病：甲状腺功能亢进症、烧伤、结核；恶性肿瘤、贫血、大手术术后；肾病综合征、低蛋白血症患者；孕妇、乳母	基本饮食＋富含蛋白质的食物（尤其是优质蛋白）：总热量为 2500～3000kcal/d 供给量为 1.5～2.0g/（kg·d） 总量不超过 120g/d
低蛋白饮食	用于限制蛋白质摄入患者：急性肾炎、尿毒症、肝性脑病	应多补充蔬菜和含糖高的食物，以维持正常热量。成人饮食中蛋白质含量不超过 40g/d，视病情可减至 20～30g/d；肾功能不全者应以优质动物蛋白为主，忌用豆制品；严重肾衰竭需无蛋白饮食并静脉补充氨基酸；肝性脑病者应以植物蛋白为主

续表

饮食种类	适用范围	饮食原则及用法
低脂肪饮食	用于肝胆胰疾病、腹泻、肥胖症；高脂血症、动脉硬化、冠心病	清淡、少动物油，禁食肥肉、蛋黄、动物脑等；高脂血症及动脉硬化的患者可食用植物油（椰子油除外）；脂肪含量少于50g/d；肝胆胰疾病患者少于40g/d，尤其应限制动物脂肪摄入
低胆固醇饮食	用于高胆固醇、高脂血症；动脉硬化、高血压、冠心病等患者	胆固醇摄入量少于300mg/d，禁用或少用含胆固醇高的食物：动物内脏、脑、鱼子、蛋黄、蟹黄、肥肉、动物油等
低盐饮食	心脏病、急慢性肾炎、肝硬化腹水、重度高血压但轻度水肿患者	食盐量＜2g/d（不包括食物内含有的NaCl）；禁食腌制食品：咸菜、皮蛋、咸肉、火腿、香肠、虾米等
无盐低钠饮食	同上，但水肿较重	无盐饮食：除食物中含有的钠外，不放食盐，含钠量≤0.7g/d 低钠饮食：食物中的含钠量＜0.5g/d 两者均禁食腌制食品、含钠食物（油条、挂面、汽水）、碳酸氢钠等含钠药物等
高纤维饮食	适用于高脂血症、肥胖、糖尿病、便秘	富含纤维素：韭菜、芹菜、粗粮等
少渣饮食	腹泻、痢疾、肠炎、伤寒；食管－胃底静脉曲张；咽喉部及消化道手术	少食物纤维；禁强刺激调味品、坚硬、带刺、带碎骨食物；肠道疾病少油脂

表1－12　试验饮食

饮食种类	适用范围	饮食原则及用法
甲状腺^{131}I试验饮食	协助测定甲状腺功能	试验期：2周 试验期间禁食用含碘高的食物：海带、海蜇、紫菜；海参、虾、鱼；加碘食盐等；禁用碘做局部消毒 2周后做甲状腺^{131}I功能测定
胆囊B超检查饮食	行B超检查有无胆囊、胆管、肝胆管疾病	①检查前3日：禁食牛奶、豆制品、糖类等易于发酵产气食物 ②检查前1日晚：进食无脂肪、低蛋白、高糖类的清淡饮食 ③检查当日早晨：禁食 ④还需要了解胆囊收缩功能如胆囊显影良好，则在第1次B超检查后，进食高脂肪餐，脂肪含量25～50g（油煎荷包蛋2只或高脂肪的方便餐） ⑤30～45分钟后第2次B超检查观察，若效果不明显，可再等待30～45分钟后再次检查

续表

饮食种类	适用范围	饮食原则及用法
隐血试验饮食	粪便隐血试验前的准备，以协助诊断有无消化道出血	自试验前3日起，禁止食用易造成隐血试验假阳性结果的食物，如肉类、肝类、动物血、含铁丰富的药物或食物、绿色蔬菜等；可进食牛奶、豆制品、土豆、白菜、米饭、面条、馒头等 第4天开始留取粪便做隐血试验
肌酐试验饮食	协助检查、测定肾小球的滤过功能	试验期为3天 试验期间禁食肉类、禽类、鱼类，忌饮茶和咖啡 全日主食在300g以内，限制蛋白质的摄入＜40g/d，以排除外源性肌酐的影响；蔬菜、水果、植物油不限；热量不足可添加藕粉或含糖的点心等 第3天测尿肌酐清除率及血肌酐含量
尿浓缩功能试验	检查肾小球浓缩功能	试验期为1天 控制水分，包括饮食中的水分，500～600ml/d，蛋白供给量为1g/（kg·d） 可进食米饭、馒头、面包、炒鸡蛋、土豆、豆腐干等含水分少的食物，烹调时不加水或少加水；避免食用过甜、过咸或含水量高的食物
葡萄糖耐量试验	糖尿病诊断	试验前3日内均食用糖类含量≥300g的饮食，同时停用一切升降血糖的药物 试验前1天，晚餐后禁食10～12小时直至次日晨（试验日），采血后将75g葡萄糖加入300ml水中溶解顿服；服用后0.5小时、1小时、2小时、3小时分别采血测血糖

3. 营养状况的评估

（1）影响饮食与营养的因素：包括身体因素（生理、病理因素），心理因素，社会因素等。

（2）饮食状况：包括患者饮食情况、摄食种类及量、食欲和其他影响因素4个方面。

（3）身体状况：通过对患者进行体格检查人体测量的方法评估，如外貌、毛发、皮肤、指甲、肌肉、骨骼、体重、身高、皮下脂肪厚度、上臂围、生化检验及免疫功能测定等。

计算标准体重公式。男：标准体重（kg）＝身高（cm）－105

女：标准体重（kg）＝身高（cm）－105－2.5

实际体重占标准体重百分比＝（实际体重−标准体重）/标准体重×100%

正常范围：±10%。

超重：+（10%～20%）。

肥胖：＞+20%。

消瘦：－（10%～20%）。

明显消瘦：＜−20%。

4. 一般饮食护理

（1）病区的饮食管理：患者入院后，根据患者病情由医生为患者下饮食医嘱，确定患者所需的饮食种类。护士遵医嘱填写入院饮食通知单送交营养室，并填写在饮食单及在患者床头或床尾给予饮食标识作为分发饮食的依据。因病情变化更改饮食时，护士遵医嘱给予相应的处理。

（2）患者的饮食护理

①护理人员根据患者所需的饮食种类对患者进行解释和指导，取得患者的配合。

②进食环境以清洁、整齐、空气新鲜、气氛轻松愉快为原则。

③患者进食前，护理人员协助减轻或去除各种不舒适因素、停止非急需治疗和护理。

④患者进食中尊重患者进食习惯，不违背治疗原则的情况下，尽量满足患者口味。

5. 特殊饮食的护理

【胃肠内营养】是指采用口服或管饲等方式经胃肠道提供能量及营养素的支持方式。根据食品所含营养的不同，可以分为要素饮食、非要素饮食等。要素饮食主要通过管饲供给。管饲根据插入途径可分为：口胃管、鼻胃管、鼻肠管、胃造口管、空肠造口管。

（1）要素饮食：是一种化学组成明确的精制食品，含有人体所必需的易于消化吸收的营养成分，与水混合后可以形成溶液或较为稳定的悬浮液。无需经过消化可直接被肠道吸收利用，为机体提供热量和营养。

①目的：保证危重患者的能量及氨基酸等营养素的摄入，促进伤口愈合，改善营养状况，以达到治疗及辅助治疗的目的。

②分类：根据治疗用途，要素饮食可分为营养治疗用（重要脂肪酸、单糖、游离氨基酸、维生素、无机盐、微量元素）和特殊治疗用两大类。

③用法：根据患者的病情需要，将粉状要素饮食按比例添加水，配制成适宜浓度和剂量，可通过口服、鼻饲、经胃或空肠造口滴注的方法供给患者。管喂滴注要素饮食时一般有分次注入、间歇滴注、连续滴注 3 种方式。分次注入是用注射器通过鼻胃管将饮食注入胃内，每日分 4～6 次，每次 250～400ml，主要用于非危重，经鼻胃管或造口管行胃内喂养的患者，较易引起恶心、呕吐、腹胀、腹泻等胃肠道症状，应注意观察；间歇滴注是将饮食放入有盖吊瓶内，经输注管缓慢注入，每日 4～6 次，每次 400～500ml 持续 30～60 分钟注完，多数患者可耐受；连续滴注是指在 12～24 小时内持续滴入要素饮食，或用肠内营养泵匀速滴注，多用于经空肠喂养的危重患者。

④注意事项

a. 要素饮食配制过程中应严格执行无菌操作原则，所有配制用具均需消毒灭菌后使用。

b. 饮食液配制好后应放在 4℃以下的冰箱内保存，防止被细菌污染，并在 24 小时内用完。

c. 要素饮食不能用高温蒸煮，但可适当加温，其口服温度一般为 37℃左右，鼻饲及经造口注入的温度以 41～42℃为宜。可用热水袋于输液管远端，保持温度，防止发生腹泻、腹痛、腹胀。

d. 每一种要素饮食由临床医师、责任护士、营养师共同商定。

e. 开始低、少、慢，逐渐加量，待患者耐受后，再稳定配餐标准、用量及速度的应用原则。

f. 给予要素饮食前后均需用温开水或生理盐水冲洗管腔，防止食物滞留腐败变质或堵塞管腔。

g. 滴注过程中密切观察患者反应，严重者停止滴入。

h. 期间定期测量体重并记录，观察二便次数、性状、检测检验指标，做好营养评估。

i. 停用时应逐渐减量，防止骤停引起低血糖反应。

j. 禁用于婴幼儿、消化道出血患者。

（2）鼻饲法：是将导管经鼻腔插入胃内，从管内灌注流质食物、水分和药物的方法。

①目的：供给不能经口进食患者食物、水分和药物，适用于昏迷、口腔疾病或术后患者，以及不能张口（破伤风）、食管狭窄（上消化道肿瘤吞咽困难）、食管气管瘘、早产儿、病情危重、拒绝进食的患者。

②禁忌证：食管静脉曲张或梗阻患者禁忌使用。

③操作前准备

评估患者并解释：操作前评估患者的年龄、意识、病情、心理反应及配合程度，检查鼻腔是否通畅及鼻黏膜完好无破损。向患者及家属解释留置胃管的目的、过程及操作中的配合方法，取得患者的配合。

患者准备：患者了解留置胃管的目的、注意事项及操作过程中如何配合，同意并配合，鼻腔情况。

用物准备：治疗车上层，治疗盘内备无菌鼻饲包（内含治疗巾、治疗碗、镊子、止血钳、压舌板、纱布、胃管、50ml 注射器），液状石蜡，棉签，胶布，别针，夹子或橡皮圈，手电筒，听诊器，弯盘，鼻饲流食（38～40℃），温开水适量，按需准备漱口或口腔护理用物及松节油，手消毒液。治疗车下层，备生活垃圾桶和医用垃圾桶（胃管可根据鼻饲持续时间、患者的耐受程度选择橡胶胃管、硅胶胃管或新型胃管）。

④插胃管：携用物至患者床旁，核对患者床号、姓名、腕带。协助患者取半坐位、坐位或仰卧位，治疗巾围于患者颌下，弯盘置于易取用处，取下活动性义齿。观察鼻腔是否通畅，选择通畅一侧，用棉签清洁鼻腔。取出胃管测量插入长度（前额发际至胸骨剑突处或由鼻尖经耳垂至胸骨剑突处的距离；一般成人插入长度为 45～55cm）。液状石蜡润滑胃管前端，沿选定侧鼻孔轻轻插入，插入胃管10～15cm（咽喉部）时，清醒患者嘱患者做吞咽动作，动作轻柔地将胃管向前推进，至所需长度。昏迷患者插管至咽部时，左手将患者头部托起，使下颌靠近胸骨柄，缓缓插入胃管至所需长度（图 1－15）。

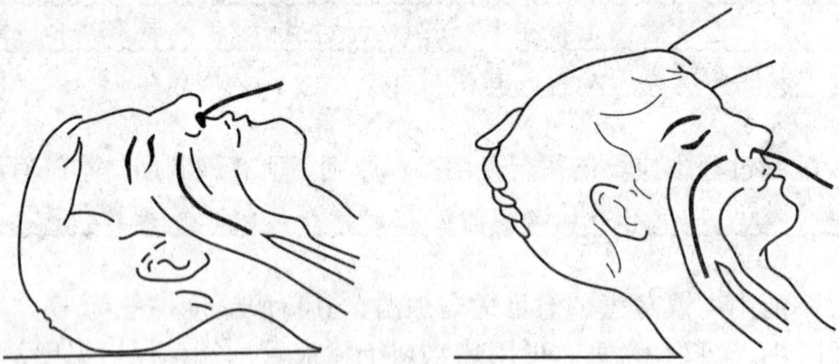

图 1－15　昏迷患者插管法

⑤确认胃管在胃内：3 种方法分别为在胃管末端连接注射器抽吸，能抽出胃液；置听诊器于患者胃部，快速经胃管向胃内注入 10ml 空气，听到气过水声；将胃管末端置于盛水的治疗碗中，无气泡逸出。

⑥妥善固定：固定胃管于鼻翼及脸颊部，在胃管末端标识胃管长度，粘贴标识将胃管末

端反折，用纱布包好及夹子夹紧，用别针固定于大单，枕旁或患者衣领处。

⑦供食要点：抽吸见有胃液抽出，再注入少量温开水，然后缓慢注入鼻饲液或药液，鼻饲完毕后，再次注入少量温开水冲洗胃管，避免食物潴留于胃管内变质，造成胃肠炎或堵塞胃管。每次鼻饲量不超过200ml，间隔时间大于2小时。记录鼻饲的时间，鼻饲物的种类、量及患者反应等。

⑧拔管：一次性治疗巾及弯盘置于患者颌下，夹紧胃管末端，轻轻揭去固定的胶布，用纱布包裹近鼻孔处的胃管，嘱患者深呼吸，在患者呼气时拔管，边拔边用纱布擦胃管，到咽喉处快速拔出，记录拔管时间和患者反应。

⑨注意事项：插管动作应轻柔，以免损伤食管黏膜，尤其是通过食管3个狭窄处（环状软骨水平处、平气管分叉处、食管通过膈肌处）时。插入10～15cm（咽喉部）时清醒患者嘱其做吞咽动作，昏迷患者将其头部托起使下颌靠近胸骨柄，利于插管；插管过程中如果患者出现呛咳、发绀、呼吸困难等，表明胃管误入气道，应立即拔出胃管。每次鼻饲前应确定胃管在胃内且通畅，鼻饲前先用少量温水冲管，鼻饲完毕后再次注入少量温开水。鼻饲液温度38～40℃为宜，避免过冷或过热；新鲜果汁与牛奶应分开注入，防止发生凝块；药片应研碎溶解后注入。鼻饲者应每日进行2次口腔护理，定期更换胃管（普通胃管更换1次/周，硅胶胃管更换1次/月）。

（3）肠内营养泵：①肠内营养泵的功能，可以根据要求对输入营养液的总量、流速、温度等参数进行设定，并且在运行过程中可以随时修改；②肠内营养泵可能出现的问题有可因营养液黏附管壁致管道堵塞，应在持续滴注过程中每隔2～4小时用37℃左右的生理盐水或温开水冲洗管道。

【胃肠外营养】是指通过中心静脉或外周静脉输入患者所需的能量及营养素的一种营养支持方法。

（1）目的：对于各种原因引起的不能从胃肠道摄入营养、胃肠道需要充分休息、消化吸收障碍及存在超高代谢等的患者；保证热量和营养素的摄入，从而维持机体新陈代谢，促进患者康复。

（2）用法：输注方法主要有全营养混合液输注及单瓶输注两种。

（3）禁忌证：胃肠道功能正常，能吸收足够的营养及评估应用时间不超过5天的患者；伴有严重水、电解质紊乱，酸碱失衡，出凝血功能紊乱或休克时应暂停使用；已进入临终期、不可逆昏迷等患者不宜应用胃肠外营养。

（4）并发症：①机械性并发症，主要有气胸、皮下气肿、血肿、神经损伤、胸腔积血或胸腔积液等，还可致空气栓塞甚至死亡；②感染性并发症，主要有导管相关性血行感染、肠源性感染等并发症；③代谢性并发症，可引起糖代谢紊乱、肝功能损害；④其他并发症，长期肠外营养也可引起肠黏膜萎缩、胆汁淤积等并发症。

（5）注意事项：①各个操作环节严格遵守无菌操作原则。配制好的营养液贮存于4℃冰箱内备用，若存放超过24小时则不宜使用。②输液导管及输液袋每12～24小时更换1次；中心置管穿刺处每24小时消毒并更换辅料1次。③输液过程中加强巡视，保证输液通畅。保持匀速输入，一般成人首日输液速度60ml/h，次日80ml/h，第3天100ml/h；输液浓度也应由较低开始，逐渐增加。输液过程中应防止发生空气栓塞和脱管、导管折断等意外。④严禁其他药物、液体、血液与营养液同一通路输入，也不可在此处采集血标本或测中心静脉压。⑤输入前、中、后要对患者进行严密的实验室监测，每日记录出入液量，根据患者体内代谢的动态变化及时调整营养液配方。⑥密切观察患者的临床表现，注意有无并发症的发生。停用胃肠外营养时应在2～3天内逐渐减量。

6. 出入液量记录

（1）目的：正常人液体摄入和排出液量保持动态平衡。记录24小时出入液量，可以分析判断病情，为明确诊断、制订治疗方案和护理计划提供依据。如心脏病、休克、大面积烧伤、肾病、危重、大手术、肝硬化腹水等患者需要准确记录24小时出入液量。

（2）记录的内容和要求：每日摄入量包括饮水、输液、食物含水、输血等的总量；要求液体应用带刻度的容器测量，固体食物应根据其单位数目含水量进行计算，如一个馒头(50g)，含水量约为25ml等。每日排出量包括尿量、粪便量及其他排出量，如各种引流量、呕吐量、咳痰量、胸腹腔抽出液、伤口渗出液等；要求测量准确、记录及时。如能自行排尿的患者，可记录每次尿量，然后统计24小时总量，也可将尿液收集到一个容器中定时测量记录；如果为尿失禁患者可采取接尿措施，必要时给予留置导尿，以保证测量准确。

（3）记录方法：出入液量先记录在护理记录单中，早7：00时至晚7：00时用蓝笔，晚7：00时至次日早7：00时用红笔。晚7：00时做12小时的小结，早7：00时做24小时总结，并记录在体温单相应栏内。记录要及时、准确、具体、全面、字迹清晰。

十、冷热疗法

【复习指南】本部分内容难度不大，但历年常考，应作为重点复习。冷热疗法的作用、禁忌证，局部和全身用冷的方法应熟练掌握；热水袋和红外线灯干热法的应用、湿热敷和热水坐浴湿热法的应用应掌握。

（一）冷、热疗效果的影响因素

1. 方式　同样温度下，湿式效果优于干式。

2. 时间　在一定时间内效应随着时间的延长而增强。时间过长会引起继发性效应，不但抵消热疗效果，还可导致不良反应，如冻伤、烫伤。

3. 面积　面积越大效果越强，但面积越大越易引起全身反应。

4. 温度　体表温度与冷热疗温度相差越大，反应越强。

5. 部位　皮肤越薄耐受性越差，局部血液循环情况与效果正相关。

（二）冷疗法

1. 冷疗的4个作用

（1）减轻局部充血或出血：局部用冷可使血管收缩，降低毛细血管通透性，减轻充血；血流减慢，血液黏稠度增加，使血液凝固而控制出血。适用于扁桃体摘除术后、鼻出血、局部软组织损伤的初期。

（2）防止炎症扩散：冷使局部血流减少，降低细胞的新陈代谢和细菌的活力，限制炎症的扩散。适用于炎症早期。

（3）缓解疼痛：冷可降低组织细胞的活动，降低神经末梢的敏感性，减轻疼痛。同时冷可使血管收缩，降低血管壁的通透性，减少渗出，以减轻组织肿胀压迫神经末梢引起的疼痛。适用于48小时内的急性损伤，如足扭伤，还可用于缓解牙痛、烫伤等。

（4）使体温下降：冷直接与皮肤接触，通过蒸发与传导的物理作用，可使体温降低；机体遇冷使皮肤血管收缩，减慢血液循环和代谢作用，可以间接降低体温，适用于高热、中暑。头部降温，可降低脑细胞的代谢，提高脑组织对缺氧的耐受性，减少脑细胞损害。

2. 冷疗的禁忌证

（1）血液循环不良：见于组织大面积损伤、全身微循环障碍、休克、周围血管病变、动脉硬化、糖尿病、神经病变、水肿等患者，因循环欠佳，组织营养不良，使用冷疗时，血管收缩严重，加重血液循环障碍，局部组织缺血缺氧而变性、坏死。

（2）组织损伤、开放性伤口：冷会使血液循环障碍加重，加重组织损伤，且影响伤口愈合，尤其是大范围组织损伤，应绝对禁止。

（3）水肿部位：冷会使血管收缩，血流减少，影响细胞间液的吸收，故在水肿部位禁忌用冷。

（4）慢性炎症或深部化脓病灶：用冷可使局部血流量减少，妨碍炎症的吸收。

（5）对冷敏感、昏迷、感觉异常、心脏病及关节疼痛、年老体弱者及婴幼儿、胀奶的产妇等慎用：冷疗可出现过敏症状，如红斑、荨麻疹、关节疼痛、肌肉痉挛等。

（6）冷疗的禁忌部位

①心前区，可引起反射性的心率减慢、心房颤动、心室颤动、传导阻滞等心律失常。

②腹部，可引起患者腹部不适或腹泻（注意：伤寒患者腹部可用冷疗，以防止肠穿孔）。

③颈部（枕后）、耳廓、阴囊处，用冷后可引起局部冻伤。

④足底，可引起反射性末梢血管收缩，散热效果不佳；也会引起患者发生一过性冠状动脉收缩。

3. 局部用冷疗法

（1）冰袋、冰帽的使用

①遵医嘱核对、评估患者。

②向患者和家属解释用冷的目的和方法及配合方法。

③洗手，准备用物。

④将大小适中的冰块用冷水冲去棱角，装入冰袋至1/2～2/3满，排气后扎紧，擦干冰袋检查有无破损、倒提检查是否漏水，避免与患者皮肤直接接触，放入布套内。

⑤携冰袋至患者床旁，再次核对患者信息，做好解释，取得患者合作，将冰袋放至所需部位。冰袋一般放置于患者体表大血管分布处，如颈部两侧（注意：不要冻伤外耳）、腋下、腹股沟等；冰袋、冰帽可置于前额及头顶部；高热患者降温时可置冰袋于患者前额；扁桃体摘除术后将冰袋置于颈前颌下。

⑥用冷时间不超30分钟，撤掉冰袋，协助患者取舒适卧位，整理床单元。

⑦使用完毕后，将水倒出，倒挂晾干后吹入空气扎紧袋口（防止橡胶粘连），备用。

⑧洗手，记录用冷的部位、时间及疗效。

注意事项：①用冷的时间不宜超过30分钟，以防发生其他不良反应，如患者需长时间降温，需间隔1小时后再重复使用；②密切观察用冷部位局部皮肤变化，如皮温、皮肤色泽或及时倾听患者主诉，防止患者局部皮肤发生冻伤；③使用过程中，随时检查冰块融化情况，冰袋是否有漏水现象，及时给予更换或添加；④使用冰袋物理降温30分钟后测量体温，如患者体温降至39℃以下，应取下冰袋，做好记录；⑤监测肛温的患者，应维持肛温在33℃（禁止低于30℃以防发生室颤）为宜。

（2）冷湿敷法

①遵医嘱核对、评估患者；

②向患者和家属解释用冷的目的、方法及注意事项；

③备齐用物，携用物至患者床旁，再次核对患者，做好解释，取得患者配合；

④协助患者取舒适卧位，为患者在患处铺一次性治疗巾，受敷部位涂凡士林后再盖一层纱布；

⑤双手戴手套将敷布浸入冰水盆中浸透，拧至不滴水，抖开敷布，敷在患处，如为开放性伤口，操作必须严格执行无菌操作技术；

⑥冷湿敷时间为15～20分钟，每3～5分钟更换一次敷布；

⑦观察患者冷敷部位皮肤变化和患者的反应；

⑧冷湿敷结束后，撤掉敷布和纱布，擦去凡士林，脱手套；

⑨协助患者舒适卧位，整理患者床单位；

⑩整理用物，洗手，记录患者冷湿敷过程中的反应、用冷的部位、时间及疗效。

注意事项：①在拧干敷布时，干湿程度以不能滴出水为宜；②使用冷敷后30分钟进行体温测量，并将温度记录在体温单上；③**密切观察病情变化及局部皮肤状况**。

4. 全身用冷疗法　目的为为高热患者进行物理降温。包括温水擦浴或乙醇擦浴。

（1）温水擦浴：头部放冰袋，足部放热水袋（防止头部充血、头痛）；为患者脱衣裤，垫大毛巾，小毛巾浸湿后拧至不滴水，缠于手上。擦拭顺序：双上肢—腰背部—双下肢，每部位离心方向擦拭。

①双上肢：颈部外侧→肩→肩上臂外侧→前臂外侧→手背；侧胸→腋窝→上臂内侧→前臂内侧→手掌掌心。

②腰背部：患者取侧卧位时，擦拭从颈下肩部→臀部。擦拭结束后协助患者穿好上衣，脱去裤子。

③双下肢：患者取仰卧位，为患者擦拭双下肢：髋部腹股沟区→下肢内侧→内踝；髂骨→下肢外侧→足背；臀下→下肢后侧→腘窝→足跟。每个部位擦拭完毕用大毛巾擦干皮肤。

擦拭时间：每个部位至少3分钟，全身擦浴应在20分钟内完成。

操作后处理：协助患者穿好衣裤，撤去热水袋，协助患者躺卧舒适，整理床单位。拉开屏风，整理用物，洗手，记录擦浴的时间、效果及患者的反应。半小时后需测量患者体温并记录。体温低于39℃时，取下头部冰袋。

注意事项：①温水擦浴水温在32～34℃，温水无刺激、不过敏，患者感觉舒适，尤其对新生儿、婴幼儿的降温更适宜；②手心、肘窝、腋窝、腹股沟、腘窝处稍用力拍拭，延长擦拭时间，可增加散热；③禁忌擦拭的部位有胸前区、腹部、后颈部、足底；④以轻拍的方式擦浴，禁止使用摩擦方式，以防患者皮肤擦伤，擦浴过程中应密切观察患者皮肤表面有无发红、出血点或感觉异常，同时观察患者是否出现不适状况（如寒战、面色苍白、呼吸异常等），若出现不适状况应立即停止擦浴，并及时与医生联系。

（2）乙醇擦浴：又称酒精擦浴，是一种简易有效的降温方法。因为乙醇是一种挥发性的液体，在皮肤上迅速蒸发时，能够吸收和带走机体大量的热，因此散热效果较强。体温超过39.5℃时可使用乙醇擦浴，使用乙醇擦浴时要注意乙醇的浓度，一般以25%～35%浓度，乙醇200～300ml，温度以30℃为宜。

方法：同温水擦浴。

注意事项：①高热寒战或伴出汗的小儿，一般不宜用乙醇擦浴。因寒战时皮肤毛细血管处于收缩状态，散热少，如使用乙醇刺激会使血管更加收缩，皮肤血流量减少，体表温度下降，从而妨碍体内热量的散发。患者出汗时，皮肤毛细血管处于扩张状态，易受凉而引发并发症。出汗过多的患者常伴有脱水现象，如用乙醇擦浴，将会使机体散发更多的水分，致使体温更难下降。对有出血倾向的血液病患者，高热时一般禁用乙醇擦浴。②高热无寒战又无汗的小儿，采用乙醇擦浴降温，能收到一定的效果，应避免受凉。③新生儿高热时禁忌使用乙醇擦浴。④对于体弱、高热恶寒、对冷刺激过敏及风湿热者不宜采用乙醇擦浴。⑤乙醇温度应接近体温，避免过冷的刺激使大脑皮质更加兴奋，进一步促使横纹肌的收缩，致使体温继续上升。

（3）其他冷疗法

①化学制冷袋：具有实用、方便的特点，可替代冰袋，使用时间为 2 小时。一种是将化学冰袋放入冰箱冷冻室，冷冻几小时即可使用或备用，取出经过冷冻后化学冰袋置放身体需要部位。两个化学冰袋可交换冷冻反复使用。若化学冰袋太凉，可加绒布套包裹。另一种是将两种化学成分分装在特制密封的袋内，使用时充分混合后便可使用，属于一次性用品。

②冰毯机：是利用半导体制冷原理，将水箱内蒸馏水冷却。然后通过主机工作与冰毯内的水进行循环交换，促使毯面接触皮肤进行散热，达到降温目的。冰毯机全身降温法分单纯降温法及亚低温治疗法两种。使用注意事项：及时观察患者生命体征，尤其是呼吸情况。亚低温治疗时应用肌松药的同时需要呼吸机辅助呼吸；注意颅内压情况，在条件许可下应放置颅内压监护装置，动态观察颅内压变化，防止脑灌流不足，维持颅内压在 2.7kPa（20mmHg）以下，脑灌注压在 8.0kPa（60mmHg）以上；观察、记录降温的时间、肌松程度及肌松药滴入速度，根据肛温随时调节肌松药的滴速。必要时用肛表测肛温进行重新校对，及时调整机温上、下限；观察降温仪的工作情况，保持降温仪处于正常运转状态。

③半导体降温帽：具有降温时间持久，操作简便，能随意控制温度等优点，多用于脑外伤、脑水肿、颅内压增高等。

（三）热疗法

1. 热疗的 4 个作用

（1）加快炎症的消散和局限：热疗可使局部血管扩张，血流速度加快，可将组织中的毒素排出；可促进血液循环，增加血流量，加快新陈代谢，增强白细胞吞噬功能。炎症早期用热可促进炎性渗出物的吸收和消散；在炎症后期用热，白细胞释放蛋白溶解酶，有助于坏死组织的清除及组织修复，使炎症局限。如睑腺炎、乳腺炎患者。

（2）缓解疼痛：热疗可降低痛觉神经的兴奋性，有利于改善血液循环，减轻炎性水肿，加速致痛物质的排出及渗出物的吸收，可缓解患者的疼痛感。热疗还可使肌肉、肌腱等组织松弛，可缓解肌肉痉挛、关节强直而引起的疼痛。常用于腰肌扭伤缓解期、胃肠痉挛眼睑炎等患者。如胃肠痉挛、腰肌劳损患者。

（3）缓解深部组织充血、水肿：热疗可使局部血管扩张，体表血流增加，以减轻深部组织的充血和水肿。

（4）保暖，增加患者的舒适感：热疗可使局部血管扩张，加快血液循环，使患者体温升高，增加患者的舒适度，有促进睡眠的作用。多用于危重、年老体弱、小儿及末梢循环不良患者的保暖。

2. 热疗的禁忌证

（1）软组织扭伤、挫伤早期：凡扭伤、挫伤后48 小时内禁忌使用热疗，因用热疗后会加重出血和肿胀。

（2）急腹症尚未明确诊断前：禁忌使用热疗缓解疼痛，以免掩盖病情而贻误诊断和治疗。

（3）鼻周围三角区感染：因该处血管分布丰富，与颅内海绵窦相通的面前静脉血管内无静脉瓣，用热会使血流增加，细菌毒素进入血液循环，从而导致炎症扩散至脑部，后果严重。

（4）急性结膜炎、中耳炎、牙龈炎：发生急性炎症时用热使局部温度升高，有利于细菌繁殖和分泌物增多而加重感染。

（5）出血性疾病、脏器出血：热疗可使局部血管扩张，增加脏器的血流量和血管的通透性而加重出血。

（6）恶性肿瘤：治疗部位有恶性肿瘤时不可实施热疗法。因热会加速肿瘤细胞活动、分裂及生长，扩散转移，从而加重病情。

（7）金属移植物、人工关节：治疗部位有金属移植物者禁忌用热，因为金属是热的良导体，用热易造成烫伤。

（8）感觉功能损伤、麻痹、意识不清者及婴幼儿、老年人应慎用。

（9）孕妇：热疗可能会影响胎儿生长。

（10）肝、心、肾功能不全者：因热疗会使血管扩张，减少脏器血供，会加重病情。

（11）睾丸部位：热疗可能会杀灭部分精子。

（12）湿疹：增加痒感，加重皮损。

3. 热疗的方法

（1）干热法

①热水袋：成人为60～70℃，对婴幼儿、老年人、昏迷、末梢循环不良、麻醉未清醒、感觉障碍等患者，热水袋的水温低于50℃。时间不超过30分钟。

目的：常用于保暖、解痉、镇痛，增加舒适。

操作：测量水温调节适宜温度；打开瓶塞，放平，一手持边缘，一手灌水至1/2～2/3满；排气，塞紧塞子，毛巾擦干后倒提检查是否漏水，将热水袋装入布套为患者使用。

注意事项：a. 进行热疗时，必须测量水温，不能直接用开水灌注热水袋，以免烫伤患者和操作者。b. 对婴幼儿、老年人、昏迷、末梢循环不良、麻醉未清醒、感觉障碍等患者，热水袋的水温不宜过高，使用时装入布袋，用大毛巾包裹，以避免直接接触患者的皮肤而引起烫伤。c. 热水袋使用过程中经常检查热水袋有无破损，塞子是否配套防止漏水发生烫伤，并应密切观察局部皮肤的颜色。如发现皮肤潮红，患者主诉有疼痛感，应立即停止使用，并在局部涂凡士林，可起保护皮肤的作用。d. 热水袋如需持续使用，应保证热水温度，及时更换热水。e. 加强巡视，定时检查皮肤状况，严格执行交接班制度，做好患者床头交接班。f. 局部炎症热敷时热水袋内水1/3左右，以免引起疼痛。

②红外线灯：灯距一般为30～50cm，每5分钟观察患者反应及治疗效果照射20～30分钟即可。

目的：可用于解痉、镇痛、消除炎症，促进创面干燥结痂及肉芽组织生长，以利伤口愈合。

注意事项：a. 手、足等小部位灯泡应选用250W为宜，胸腹、腰背部可选用500～1000W的大灯泡。b. 照射面颈部、前胸部的患者，注意保护眼睛，治疗时为患者戴有色的眼镜或用纱布遮盖。c. 治疗过程中，应密切观察患者的反应，加强巡视，如患者出现心慌、头晕、局部皮肤疼痛等，应立即停止照射，及时告知医生。d. 红外线照射治疗时，如皮肤出现桃红色的均匀红斑，为合适剂量；接受多次治疗的患者，照射部位皮肤可出现色素沉着，应及时告知患者。如皮肤出现紫红色，应立即停止照射，涂凡士林以保护皮肤。e. 对于局部皮肤感觉障碍、血液循环不良、皮肤有瘢痕者，照射时应加大灯距，预防烫伤。f. 避免用布遮盖烤灯或触摸灯泡，以免发生火灾或烫伤。

（2）湿热法

①湿热敷：水温50～60℃，拧至不滴水，在手腕内侧试温不烫手。患者感觉过热可掀起敷布一角。每3～5分钟更换一次敷布，及时更换热水维持水温，持续15～20分钟。

目的：可用于消炎、消肿、解痉、镇痛。

注意事项：a. 面部湿热敷的患者，敷后30分钟方能外出，以防受凉感冒。b. 若患者湿热敷部位有开放性伤口，进行热湿敷时应严格执行无菌操作。c. 热敷结束后，擦拭局部皮肤时勿用摩擦方式，因皮肤湿热敷期间处于湿润状态，易发生皮肤破损。

②热水坐浴：水温40～45℃，**坐浴时间15～20分钟**。

目的：具有消炎、镇痛、消肿、清洁和消毒伤口及促进引流的作用。

注意事项：a. 坐浴前嘱患者排尿便，防止引起排尿、排便反射。b. 患者坐浴时，应加强巡视，注意患者安全，随时观察其面色、脉搏、呼吸等，及时倾听患者主诉，如出现面色苍白、头晕、乏力、脉搏加快、呼吸急促等，应立即停止坐浴，扶患者床上休息，并及时与医生联系进行处理。c. 对会阴、肛门部有伤口的患者，根据伤口情况，准备无菌浴盆及坐浴液，坐浴后按无菌操作技术更换药物及处理伤口。d. 女患者如在月经期、妊娠末期、产后两周内、阴道出血及盆腔器官有急性炎症时，不宜坐浴，以免引起感染。

③温水浸泡：水温43～46℃，**盆内1/2满药液，浸泡时间为30分钟**。

目的：具有消炎、镇痛、消肿、清洁和消毒伤口及促进引流的作用。

注意事项：a. 浸泡部位若有伤口，浸泡过程中应严格无菌操作，浸泡盆、药液及用物为无菌物品；浸泡后应用无菌技术处理伤口。b. 浸泡过程中，随时观察患者浸泡部位状况，倾听患者主诉，是否有不适症状，水温是否适宜，调节水温时应注意不要烫伤患者。c. 协助患者取舒适卧位，将受伤肢体放入浸泡盆中，必要时用长镊子夹取纱布轻擦创面，使之清洁。

（3）其他热疗法

①化学加热袋：是密封的塑料袋，内装两种化学物质，当需要加热时，就将两种物质相互混合，根据一定的化学反应会产生热量，十分方便（如暖宝宝贴）。化学加热袋最高温度可达76℃，平均56℃，可持续使用2小时左右，但使用时也应包裹使用，以免烫伤。

②透热法：是电疗的一种。利用高频率电流的作用使人体内部受热，对神经痛、炎症、痉挛等有疗效，统称为烤电。应用于类风湿关节炎、创伤、筋膜炎等的物理治疗（注意：身体内有金属物，如钢板、支架等，不可使用，以免烫伤）。

十一、排泄护理

【复习指南】本部分内容难度不大，但历年常考，应作为重点复习。正常尿液、异常尿液、异常粪便的性状、色、味应熟练掌握，留置导尿术、膀胱冲洗术、小量不保留灌肠、大量不保留灌肠应熟练掌握。

（一）排尿的护理

1. 正常尿液

（1）尿量及次数：每次200～400ml，24小时一般为1000～2000ml，平均1500ml；白天3～5次，夜间0～1次。

（2）颜色和透明度：新鲜尿液呈淡黄色、澄清、透明，放置后可出现微量絮状沉淀物。

（3）比重：1.015～1.025。

（4）酸碱度：弱酸性，pH 4.5～7.5，平均值为6。

（5）气味：尿液静置一段时间后，因尿素分解产生氨，而有氨臭味。

2. 异常尿液

（1）尿量异常

①多尿是指24小时尿量＞2500ml，见于糖尿病、尿崩症；

②少尿是指24小时尿量＜400ml或每小时＜17ml，见于心、肾疾病和休克患者；

③无尿/尿闭是指24小时尿量＜100ml，12小时内无尿，见于严重休克、急性肾衰竭等。

（2）颜色异常（表1－13）

①血尿：新鲜尿液离心后每高倍视野红细胞≥3个。

镜下血尿：尿色正常，镜下红细胞增多。

肉眼血尿：呈红色、洗肉水色或浓茶色，见于泌尿系感染、结核、急性肾小球肾炎、输尿管结石等。

②血红蛋白尿：尿中含有血红蛋白，呈酱油色或浓红茶色，见于溶血性疾病。

③胆红素尿：尿中含有胆红素呈黄褐色，见于阻塞性或肝细胞性黄疸等。

④乳糜尿：尿中含有淋巴液呈乳白色，见于丝虫病。

表1－13 异常尿液颜色

名称		尿液中异常物质	颜色	常见疾病
血尿	镜下血尿	每高倍视野红细胞≥3个	正常	急性肾小球肾炎、输尿管结石
	肉眼血尿		红色、洗肉水色或浓茶色	
血红蛋白尿		血红蛋白	呈酱油色或浓红茶色	溶血性疾病
胆红素尿		胆红素	黄褐色	阻塞性黄疸 肝细胞性黄疸
乳糜尿		淋巴液	乳白色	丝虫病

（3）透明度异常：尿中含有大量脓细胞、红细胞、上皮细胞、炎性渗出物时，新鲜尿液即出现浑浊。

（4）尿比重异常：若尿比重固定在1.010左右，提示肾功能严重受损。

（5）气味异常：①新鲜尿即有氨臭味，提示泌尿系感染；②糖尿病酮症酸中毒时，因尿中含有丙酮，有烂苹果样气味。

（6）膀胱刺激征：每次尿量少，伴尿频、尿急、尿痛，见于泌尿系感染。

3. 影响排尿的因素

（1）年龄和性别：婴儿排尿不受意识控制，3岁后才能自我控制；老年人因膀胱肌张力降低，可出现尿频；老年男性因前列腺增生而压迫尿道，可出现滴尿及排尿困难；孕妇因子宫增大压迫膀胱，可出现尿频。

（2）饮食：大量饮水、茶、咖啡、酒类饮料或吃大量水果可出现尿量增多；食物中含钠盐多可使尿量减少。

（3）气温变化：气温高时因排汗增多尿量减少；在寒冷环境中尿量增多。

（4）排尿习惯：排尿姿势、环境不适宜，可能会影响排尿。

（5）心理因素：紧张、恐惧等可以引起尿频、尿急；听觉、视觉及身体某些部位的感觉刺激可诱导排尿。

（6）疾病与治疗因素：肾疾病会出现少尿或无尿；手术中使用麻醉药、术后疼痛可导致术后尿潴留。

（7）环境因素：排尿环境不隐蔽，影响排尿。

4. 排尿异常的护理

（1）尿潴留：是指大量尿液（可达3000～4000ml）存留在膀胱内不能自主排出，主诉下腹部胀痛、排尿困难，可见耻骨上膨隆，叩诊实音。护理措施如下：

①心理护理及健康宣教：解释、安慰，诱导放松，告知患者日常养成定时排尿的习惯。

②隐蔽的排尿环境。

③**体位和排尿的姿势：卧床者坐起或抬高上身**。

④诱导排尿：如听流水声、用温水冲洗会阴部，针刺穴位等方法。

⑤按摩、热敷下腹部。

⑥遵医嘱导尿。

（2）尿失禁：是指排尿失去控制，尿液不自主流出。包括：持续性尿失禁、充溢性尿失禁、急迫性尿失禁、压力性尿失禁。护理措施如下：

①心理护理：理解、支持，保持空气新鲜。

②皮肤护理：使用中单、橡胶单或一次性纸尿裤及尿垫，勤更换尿垫、床单、衣裤，勤清洗、勤按摩，保持局部皮肤清洁干燥。

③体外引流：用尿壶接尿，每天定时取下，清洗会阴。长期尿失禁者可留置导尿。

④重建正常的排尿功能：摄入适当液体，每天白天饮水2000～3000ml，以促进排尿反射，并可预防泌尿系感染；训练膀胱功能，定时使用便器排尿，排尿时轻轻按摩膀胱，使尿液被动排出；加强盆底肌锻炼，试做排尿动作，先慢慢收紧盆底肌肉，再缓缓放松，连续10遍，每日5～10次。

5. 导尿术

（1）女性患者导尿操作要点

①仰卧屈膝位，两腿略外展。

②初步消毒外阴。由外向内，自上而下，由对侧到近侧；阴阜、两侧大阴唇、两侧小阴唇、尿道口、尿道口至肛门（平镊不可触碰肛门区域，每个棉球仅用1次）。

③打开导尿包，置两腿间，打开无菌治疗巾。

④戴无菌手套、铺洞巾。

⑤用润滑导尿管的前端，整理消毒和插管用物各1套，测试导尿管完好连接集尿袋。

⑥再次消毒外阴。左手分开固定小阴唇，按照内－外－内，自上而下顺序消毒：尿道口、两侧小阴唇、尿道口。

⑦插导尿管。插入尿道4～6cm，见尿液流出再插入1cm，固定。

⑧引流尿液，用无菌标本瓶接中段尿5ml。

（2）男性患者导尿操作要点

①消毒，每个棉球仅用1次。

初步消毒：顺序为阴阜、阴茎、阴囊，戴手套，左手持无菌纱布包住阴茎，后推包皮，暴露尿道口，自尿道口螺旋向外后消毒尿道口、阴茎头、冠状沟。

再次消毒：一手持无菌纱布包住阴茎，后推包皮，暴露尿道口，再次自尿道口螺旋向外后消毒尿道口、阴茎头、冠状沟数次。

②男性尿道长18～20cm，有两个弯曲（耻骨前弯和耻骨下弯），插导尿管时，将阴茎提起与腹壁成60°（使耻骨前弯消失）。嘱患者张口呼吸，导尿管插入尿道20～22cm，见尿液流出再插入1～2cm。若插管遇到阻力，可稍待片刻，嘱患者做深呼吸，再缓慢插入。

（3）导尿注意事项

①严格执行无菌操作；

②保护隐私，保暖；

③导尿管粗细适宜，动作轻柔；

④导尿管误插入阴道时，应更换导尿管后再插入；

⑤尿潴留患者第1次放尿不宜超过1000ml，以防腹压突然降低引起虚脱，也可因膀胱突然减压，致黏膜急剧充血而引起血尿。

6. 留置导尿术

（1）目的：抢救危重患者时正确记录尿量，测尿比重；盆腔内器官手术前引流尿液，排空膀胱，避免术中误伤；某些泌尿系统手术后，便于引流和冲洗，减轻手术切口的张力，利于愈合；昏迷、瘫痪或会阴部有伤口者，以保持会阴部清洁干燥；训练尿失禁患者的膀胱功能。

（2）操作方法

①插入导尿管后，见尿再插入7～10cm；

②向气囊内注入无菌生理盐水5～10ml，轻拉导尿管有阻力感；

③将导尿管末端与集尿袋相连，将集尿袋固定于低于膀胱的位置，以防尿液反流。

（3）留置导尿管的护理

①保持引流管通畅，避免受压、扭曲、阻塞。

②防止逆行感染。保持尿道口清洁：每日用消毒液棉球擦拭1～2次；每周更换集尿袋1～2次，及时倾倒，并记录尿量；根据导尿管材质每1～4周更换导尿管1次，防止逆行感染和尿盐沉积堵塞管腔。鼓励患者多饮水，摄入总量2000ml/d以上，每周查尿常规。发现尿液浑浊、沉淀、有结晶时，行膀胱冲洗。训练膀胱功能：间歇性夹管，每3～4小时开放1次，使膀胱定时充盈、排空，促进膀胱功能恢复。

7. 膀胱冲洗术　膀胱冲洗是利用三通的导尿管，将溶液灌入膀胱内，再利用虹吸原理将灌入的液体引流出来的方法。

（1）目的

①对留置导尿管的患者，保持其尿液引流通畅；

②清除膀胱内的血凝块、黏液、细菌等异物，预防感染；

③治疗某些膀胱疾病，如膀胱炎、膀胱肿瘤。

（2）操作方法

①用物准备（密闭式膀胱冲洗术）：常用冲洗溶液：生理盐水、0.02%呋喃西林液、3%硼酸液及0.1%新霉素溶液。灌入溶液的温度为38～40℃。若为前列腺肥大摘除术后患者，用4℃左右的0.9%氯化钠溶液灌洗。

②冲洗膀胱：液面距床面60cm，关闭引流管，开放冲洗管，使溶液滴入膀胱，调节滴速60～80滴/分。待患者有尿意或滴入溶液200～300ml后，关闭冲洗管，放开引流管，将冲洗液全部引流出来后，再关闭引流管，按需要如此反复冲洗。

（3）注意事项

①严格执行无菌技术操作；

②避免黏膜损伤，当引流量小于冲洗量时考虑有堵塞，可增加冲洗次数，必要时更换导尿管；

③冲洗时嘱患者深呼吸，尽量放松，以减少疼痛。若患者有腹痛、腹胀、膀胱收缩剧烈等情形，应暂停冲洗；

④冲洗后如出血较多或血压下降，应立即报告医生给予处理，并注意准确记录冲洗液量及性状。

（二）排便的护理

1. 异常粪便

（1）次数：成人每日排便＞3 次，或每周＜3 次，应视为排便异常。

（2）性状：消化不良或急性肠炎时，排便次数增多，呈糊状或水样便；便秘时，粪便干结、坚硬，呈栗子样；直肠、肛门狭窄时，粪便呈扁条形或带状。

（3）颜色：柏油样便提示上消化道出血；暗红色便提示下消化道出血；陶土色便提示胆道阻塞；果酱样便提示阿米巴痢疾或肠套叠；粪便表面有鲜血或排便后有鲜血滴出提示肛裂或痔出血。

（4）气味：粪便呈酸臭味提示消化不良；腐臭味提示直肠溃疡或肠癌；腥臭味提示上消化道出血。

（5）混合物：粪便中含有大量黏液见于肠炎；伴有脓血见于痢疾、直肠癌；肠道寄生虫感染时，粪便内可见蛔虫、绦虫等。

2. 便秘

（1）便秘：是指排便次数减少，无规律性，粪便干硬，排便困难。

（2）护理措施

①心理护理及健康指导：解释、指导养成正常排便习惯，合理膳食，适当运动。

②提供隐蔽的排便环境。

③排便姿势：尽可能取坐位或蹲位。

④腹部按摩：自右向左顺时针按升结肠、横结肠、降结肠的顺序环形按摩，刺激肠蠕动，增加腹压，促进排便。

⑤遵医嘱使用缓泻药：如番泻叶、果导片。

⑥使用简易通便药：如开塞露、甘油栓，以上均无效遵医嘱给予灌肠。

⑦健康指导：定时排便；多吃蔬菜、新鲜水果、粗粮等富含膳食纤维的食物，每日饮水 1500ml 左右，适当食用油脂类食物；适当活动；正确使用简易通便剂，但不可长期使用。

3. 大便失禁

（1）大便失禁：是指肛门括约肌不受意识控制而不自主排便。

（2）护理措施

①心理护理：理解、尊重患者；

②皮肤护理：便后用温水清洗，肛周涂油膏，勤按摩，勤更换衣裤，开窗通风，保持空气清新；

③重建排便反射：定时给予便盆试行排便；

④加强盆底肌锻炼；

⑤在病情允许的情况下多饮水。

4. 肠胀气

（1）心理护理：解释肠胀气的原因、治疗及护理方法。

（2）饮食调整：进易消化的食物；少吃豆类、糖、油炸类等产气食物；少饮碳酸饮料；进食速度不宜过快。

（3）适当活动。

（4）治疗：腹部热敷或按摩，针刺疗法，药物治疗。

（5）必要时进行肛管排气：①患者取左侧卧位，将水瓶系于床边，橡胶管一端插入液面以下，另一端与肛管连接。②肛管插入直肠15～18cm，将橡胶管留出足以翻身的长度，固定于床单上。③观察和记录排气情况，如有气体排出，可见瓶中有气泡冒出；若排气不畅，帮助患者更换体位、按摩腹部，以助气体排出。④保留肛管一般不超过20分钟，因长期留置肛管会减少括约肌反应，甚至导致肛门括约肌永久性松弛。

5. 大量不保留灌肠

（1）操作要点

①常用灌肠液：0.1%～0.2%肥皂液或生理盐水500～1000ml。

②液体温度：39～41℃，降温时用28～32℃，中暑时用4℃的生理盐水。

③液面距肛门的距离：40～60cm。

④卧位：协助患者左侧卧位，双膝屈曲，露出臀部，将橡皮布及治疗巾垫于臀下。

⑤肛管插入肛门的深度：成人：7～10cm，小儿：4～7cm。

⑥观察：如液体流入受阻，可稍转动或挤压肛管；如患者感觉腹胀或有便意，可降低灌肠筒高度，嘱患者做深呼吸；如患者出现面色苍白、出冷汗、剧烈腹痛、脉速、心慌气急，应立即停止。

⑦保留时间：尽可能保留5～10分钟后排便。

（2）注意事项

①尽量减少暴露、保暖；

②肝性脑病患者禁用肥皂水灌肠，以减少氨的产生和吸收；

③水钠潴留、充血性心力衰竭患者禁用生理盐水灌肠，以减少钠的吸收；

④伤寒患者灌肠液量不可超过500ml，液面低于30cm；

⑤降温灌肠时，应保留30分钟后排便，排便后30分钟测体温；

⑥急腹症、妊娠、消化道出血、严重心血管疾病等禁止灌肠。

6. 小量不保留灌肠

（1）目的：为盆腔术后、危重、老幼患者解除便秘，排除肠道积气，以减轻腹胀。

（2）操作要点

①常用溶液："1、2、3"溶液（即50%硫酸镁30ml、甘油60ml、温开水90ml）或油剂（即甘油和温开水各50ml）；甘油50ml＋温开水50ml；各种植物油120～180ml。

②液面距肛门的距离：＜30cm。

③肛管插入肛门深度：7～10cm。

④保留时间：尽可能保留10～20分钟后排便。

7. 保留灌肠

（1）常用药液及温度：10%水合氯醛、2%小檗碱、0.5%～1%新霉素等，液量小于200ml，温度39～41℃。

（2）操作要点

①操作前排便，以利于药物保留及吸收；

②根据病情安置体位，慢性痢疾病者病变多在直肠、乙状结肠，故取左侧卧位，阿米巴痢疾多在回盲部取右侧卧位；

③臀部抬高10cm，以利于药液保留；

④液面距肛门＜30cm，肛管插入10～15cm；

⑤插入要深，液量不宜过多，压力要低，灌入速度要慢，使药液保留；

⑥保留药液1小时以上，使药物充分吸收；

⑦**大便失禁、肛门、直结肠手术患者不宜做保留灌肠**。

8. 口服高渗溶液　高渗溶液进入肠道，在肠道内形成高渗环境，有利于软化粪便，刺激肠道蠕动，加速排便，从而达到清洁肠道的目的。适用于直肠、结肠检查和术前肠道准备。

9. 简易通便法　主要用于解除便秘，有经济、方便、易操作等优点。包括：开塞露法和甘油栓法。将药液挤入直肠内，嘱患者保留5～10分钟再排便。

各种灌肠法及肛管排气法比较见表1－14。

表1－14　灌肠法比较

灌肠排气	目的	灌肠液	灌肠液的量	温度	液面距肛门	卧位	肛管插入肛门	保留时间
大量不保留灌肠	解除便秘；清洁肠道；清除肠内毒素；降温	0.1%～0.2%肥皂液；生理盐水	成人：500～1000ml 儿童：200～500ml 伤寒病人：≤500ml	39～41℃ 降温：28～32℃ 中暑：4℃的生理盐水	40～60cm 伤寒病人：≤30cm	左侧卧位	成人：7～10cm 小儿：4～7cm	5～10分钟；降温灌肠应保留30分钟
小量不保留灌肠	解除便秘；减轻腹胀	“1、2、3”溶液	50%硫酸镁30ml、甘油60ml、温开水90ml	38℃	＜30cm	左侧卧位	7～10cm	10～20分钟
		1∶1溶液	甘油50ml＋温开水50ml					
		各种植物油	120～180ml					
保留灌肠	镇静催眠	10%水合氯醛	＜200ml；完毕注入温开水5～10ml	38℃	＜30cm	臀部抬高10cm 细菌性痢疾：左侧卧位 阿米巴痢疾：右侧卧位	15～20cm	＞1小时
	抗肠道感染	2%小檗碱；0.5%～1%新霉素						
肛管排气	解除肠道积气	水	瓶内3/4满			左侧卧位	15～18cm	＜20分钟

十二、药物疗法和过敏试验法

【复习指南】本部分内容有一定难度，历年必考，应作为重点复习。给药原则、途径及吸收速度、次数和时间，药物的领取和保管，给药的常用外文缩写及中文译意、药物剂量计算、取药、发药、合理用药，超声雾化吸入法的目的、特点、常用药物及作用、方法、注意事项，氧气雾化吸入法，注射原则、注射用药准备、药液抽吸法、皮内注射法（ID）、皮下注射法（H）、肌内注射法（IM）、静脉注射法，静脉注射法（IV）失败的常见原因，股静脉注射法，青霉素过敏试验法、青霉素变态反应、青霉素过敏性休克的处理、破伤风抗毒素过敏试验及脱敏注射法应熟练掌握。

（一）给药基本知识和原则

1. 给药原则

（1）严格执行医嘱，准确给药：给药护理属于非独立性操作，必须严格执行医嘱给药。但护理人员应具备一定的药物应用知识，对有疑问的医嘱，应及时向医生提出，切不可不负责任，盲目执行，更不可擅自更改医嘱。

（2）严格执行查对制度：护理人员在执行给药治疗时，应做到“三查”“七对”“五准确”。“三查”：是指操作前、操作中、操作后查。“七对”：对床号、姓名、药名、浓度、剂量、用法、时间。“五准确”：将准确的药物，按准确的剂量，用准确的途径，在准确的时间，给予准确的患者。

（3）确保用药安全：给药前评估患者的病情、整体治疗方案、药物治疗方案、用药史和过敏史。向患者解释，给予用药指导，取得患者合作，提高患者自我合理用药能力及用药的依从性。药物要及时准备，按时发放，避免久置后引起药物污染或药效降低。对易发生过敏反应的药物，使用前应了解患者过敏史，做过敏试验，结果阴性方可使用。

（4）密切观察用药反应：给药后要观察患者的病情变化及用药后反应，甄别药物不良反应，动态评价药物的疗效，做好用药记录。

2. 给药途径及吸收速度　常用的给药途径有口服，舌下含服，吸入，皮肤黏膜用药，直肠给药，注射给药（皮内、皮下、肌内、静脉注射）等。除静脉注射给药，药物直接进入血液循环，其他药物均有一个吸收过程，吸收顺序由快到慢依次为：吸入、舌下含服、直肠、肌内注射、皮下注射、口服、皮肤。给药途径至关重要，给药途径不同，药物的效应差异很大，甚至截然不同。如硫酸镁口服给药，产生导泻与利胆作用；注射给药，则产生镇静和降压作用；硫酸镁采用湿热敷皮肤给药，则产生消肿、镇痛的作用。如甘露醇，注射给药可以降低颅内压，口服给药可以导泻。

3. 给药次数及时间　给药时，应充分考虑药物的半衰期、药物有效浓度、药物的特性和患者的机体因素，确定给药的次数与时间。

4. 药物的领取和保管

（1）药物的领取：门诊和住院患者药物领取途径不同，但必须严格遵照医生处方领取药品。病区内设药柜，药柜由专人负责管理，备有常用药物，定期进行领取补充，患者使用的贵重药物和特殊药物需凭医生的处方进行领取，毒麻药固定数量备用，使用后凭医生的处方和空安瓿等额补充；设有中心药房，中心药房的人员负责按照病区的医生医嘱进行摆药，病区护理人员核对后取回，用药。

（2）病区内药物的保管

①药柜摆放：药柜应放在通风、干燥、光线明亮处，避免阳光直射。由专人负责，严格控制药品质量。

②药品应按药物种类分类放置：遵循先领先用原则、新取回药物放在最后，以防失效。贵重药、麻醉药、剧毒药应有明显标记，专人负责，加锁保管，使用专本登记，并严格执行交班制度。

③药瓶上应贴有明显标签：内服药标签为蓝色边、外用药为红色边、剧毒药和麻醉药为黑色边。标签要字迹清楚，标识准确、完整，标签上应标明药名（中英文对照）、浓度、剂量。

④定期检查药品质量及有效期：如有变色、浑浊、沉淀、异味、潮解、霉变等现象，或标识不清，存在疑问，均应立即停止使用。

⑤根据药物的性质妥善保存

a. 易挥发、潮解或风化的药物（乙醇、过氧乙酸、碘酊、糖衣片等），应装瓶，拧紧瓶盖。

b. 易氧化和见光分解的药物（维生素C、氨茶碱、盐酸肾上腺素等），应装在有色密盖瓶中，或放在黑纸遮光的纸盒内，放于阴凉处。

c. 易被热破坏的某些生物制品和抗生素（抗毒血清、疫苗、胎盘球蛋白、青霉素皮试液等），应置于干燥阴凉处（约20℃）或冷藏于药品冷藏柜（2～10℃）内保存。

d. 易燃易爆的药物（乙醇、乙醚、环氧乙烷等），盖紧瓶盖，置于阴凉处，并远离明火，单独存放。

e. 易过期的药物（各种抗生素、胰岛素等），应按有效期，有计划地使用，避免药物过期而造成浪费。

f. 患者个人专用的贵重或特殊药物应单独存放，并注明床号、姓名。

5. 给药的常用外文缩写和中文翻译　见表1－15。

表1－15　常用外文缩写

类别	外文缩写	中文译意	类别	外文缩写	中文译意	类别	外文缩写	中文译意
	Qd	每日1次		12n	中午12小时		po	口服
	Bid	每日2次	时间	12mn	午夜		ID	皮内注射
	Tid	每日3次		st	立即		H	皮下注射
	Qid	每日4次		DC	停止	给药方式	IM	肌内注射
	Qh	每小时1次		tab	片剂		IV	静脉注射
	q2h	每2小时1次		comp	复方		ivgtt	静脉滴注
	q4h	每4小时1次		pil	丸剂		aa	各
	q6h	每6小时1次		lot	洗剂	其他	ad	加至
	Qm	每晨1次		mist	合剂		R，Rp	处方
时间	qn	每晚1次		tr	酊剂		gtt	滴
	qod	隔日1次		pulv	粉剂/散剂	单位	g	克
	ac	饭前	剂型	ext	浸膏		ml	毫升
	pc	饭后		cap	胶囊		OD	右眼
	hs	临睡前		sup	栓剂		OS	左眼
	am	上午		syr	糖浆剂		OU	双眼
	pm	下午		ung	软膏剂	部位	AD	右耳
	sos	需要时（限用1次，12小时内有效）		inj	注射剂		AS	左耳
	prn	需要时（长期）					AU	双耳

（二）口服给药法

1. 药物剂量计算　药物剂量大小与药理效应之间呈一定关系，药物必须在人体内达到一定的血药浓度，药物才能发挥作用。药物在安全、有效范围内，药物用量与药效呈正相关，即药物剂量增加，药效增加，药物剂量减小，药效减小。但如果药物剂量过小，达不到药物有效血药浓度，则无法发挥正常药效。药物剂量超过安全范围，会产生药物毒性反应。一般来说，药物的用量与体重成正比，尤其是儿童，应根据体重进行计算。

2. 取药　在取药环节，必须以医生的医嘱及处方为依据，不准随意取药、用药，要认真核对患者及药物质量，确保安全、准确用药。

（1）按照服药本上的床号顺序，根据床号、姓名、药名、浓度、剂量、时间，进行配药。

（2）取药的顺序依次是固体药、液体药、油剂。

（3）取药的方法。①固体药：用药匙取药，粉剂和含化药用纸包包好。②液体药：用量杯量取，取用不同药液时应洗净量杯后继续使用。药液由药瓶倒出后，应用纱布擦净瓶口，将药液倒入药杯，每个药杯只能倒入一种药液。当药液不足1ml时，应该用滴管吸取药液，按滴计算药液，15滴为1ml。③油剂。

3. 发药　护理人员发药前应根据医嘱摆药、核对。评估患者的病情、吞咽能力、药物依从性和药物相关知识的了解程度。向患者解释用药的目的和注意事项。在规定时间内将药物送至患者床前，再次核对患者的床号、姓名，药物信息，提供温开水，协助患者服药（如患者没有自行服药能力，或病情危重，应给患者喂药；如患者插有胃管，可将药物碾碎，由胃管注入）。患者服药后再次核对，洗手，记录。

4. 合理用药　用药时要充分考虑药物因素、药物性质和剂型、机体因素、饮食因素，注意药物的协同作用和配伍禁忌，做到合理用药。

（1）用药时间：健胃药和胃黏膜保护剂宜在**饭前服用**，对胃有刺激的药物为减少药物刺激应饭后服用，镇静催眠的药物应在睡前服用，驱虫药应在**空腹或半空腹状态服用**。

（2）饮食：**高脂食物**有利于脂溶性维生素的吸收，**酸性食物**有利于铁剂的吸收；**菠菜中的草酸**抑制钙吸收，**茶水、高脂食物**抑制铁剂吸收。

（3）特殊用药：对牙齿有腐蚀作用或使牙齿染色的药物（如**酸剂、铁剂**）应用吸管服用，服药后漱口；**止咳糖浆**对呼吸道黏膜起安抚作用，服用多种药物则最后服用止咳糖浆，服后不宜饮水以免冲淡药物，降低疗效；**强心苷类**药物，如洋地黄、奎尼丁服前应先测脉率、心率，注意节律变化，如果脉率低于60次/分或脉律不齐，应停止服药并报告医生；**磺胺类药**和**发汗药**服后宜多饮水，前者由肾排出，尿少时易析出结晶，引起肾小管堵塞，后者起发汗降温，增强药物疗效的作用。

此外，在多种药物同时使用时，应参照“常见药物配伍禁忌”表，以免影响药效，甚至发生用药的毒性反应。

（三）吸入给药法

1. 超声雾化吸入法

（1）目的

①湿化气道。常用于呼吸道干燥、痰液黏稠和气管切开术后的患者。

②控制呼吸道感染，消除炎症。常用于咽喉炎、支气管扩张、肺炎、肺脓肿、肺结核等患者。

③稀释痰液，帮助祛痰。常见于肺炎和肺脓肿。

④解除支气管痉挛，减轻呼吸道黏膜水肿，改善呼吸。常用于支气管哮喘等患者。

⑤预防呼吸道感染。常用于胸部手术前后的患者。

（2）特点：超声雾化吸入法是应用晶体换能器将电能转换成超声波，使透声膜产生振动，将药液击碎成细微的气雾颗粒，由患者直接吸入呼吸道的给药方法，药液可随患者吸气作用于呼吸道达到治疗的目的。

（3）常用药物及作用

①庆大霉素、卡那霉素等，作用：**控制呼吸道感染，治疗炎症**。

②氨茶碱、沙丁胺醇（舒喘灵）等，作用：**解除支气管痉挛**。

③α－糜蛋白酶等，作用：**稀释痰液，止咳祛痰**。

④地塞米松等，作用：**减轻呼吸道黏膜水肿**。

（4）方法

①检查超声雾化器的性能，连接螺纹管和口含嘴（面罩）。

②水槽内加入冷蒸馏水，用生理盐水将药液稀释至30～50ml，倒入雾化罐内，检查无漏水后，将雾化罐放入水槽内，盖紧水槽盖。

③备齐用物，携至病房，核对患者，向患者解释。协助患者取舒适卧位。

④打开超声雾化器，预热3～5分钟。

⑤**设定时间**（每次**15～20**分钟），**调节雾量**。

⑥嘱患者口含口含嘴（也可用面罩），指导患者做深呼吸。

⑦结束雾化，取下口含嘴，帮患者取舒适卧位。洗手，记录。

⑧用物处置，将口含嘴、螺纹管、雾化罐用消毒液浸泡，至少1小时，冲洗干净后晾干，备用。

（5）注意事项

①水槽内应保证有足够的水量，水温不宜超过50℃。

②因药杯及晶体换能器质脆易破碎，在操作及清洗过程中，动作要轻，防止损坏。

③注意观察患者反应，如因黏稠的分泌物经湿化后膨胀致痰液不易排出，导致呼吸不畅，应鼓励患者有效咳嗽，协助患者叩背排痰，严重时，可配合吸痰操作。

2. 氧气雾化吸入法　是指借助高速氧气气流（氧流量一般为6～8L/min），将药液击碎形成气雾，使气雾颗粒随患者吸气时药物直达呼吸道的方法。使用目的与超声雾化吸入法相同。使用步骤如下。

（1）检查氧气雾化吸入器性能。

（2）核对医嘱，遵医嘱将药液稀释至5ml，注入雾化器的药杯内。

（3）备齐用物，携至床旁，核对患者，向患者解释。

（4）将雾化器的接气口与氧气装置连接。

（5）调节氧流量6～8L/min。

（6）开始雾化：核对患者后，指导患者将口含嘴放入口中紧闭口唇，用口深吸气后屏住呼吸1秒左右，用鼻呼气，直至药液吸完为止。

（7）结束雾化：先取下雾化器，后关闭氧气开关。

（8）协助清洁口腔，取舒适卧位。

（9）洗手，记录。

（四）注射给药法

1. 注射原则

（1）严格遵守无菌操作原则。

①操作前、操作后护理人员按7步洗手法洗手，**戴口罩，保持衣帽整洁**。

②注射部位的皮肤应以穿刺点为中心用消毒棉签螺旋向外消毒两次，直径不小于5cm，并保持无菌（常用消毒液有**0.5%**的碘伏和安尔碘、碘酊，碘酊需用75%的乙醇脱碘）。

③注射器除针筒外面、活塞柄、针栓外侧可以触碰外，其他部位应保持无菌。

（2）严格执行查对制度，做好“三查七对”。认真检查药物质量，如药液出现过期、变色、浑浊、沉淀、包装瓶口有松动、瓶身有裂痕等现象，应立即停止使用。

（3）严格执行消毒隔离制度，注射时做到**一人一套物品**。一次性用物应按规定处理，其他物品应严格按照消毒隔离制度处理。

（4）根据药物剂量、黏稠度和刺激性的强弱选择注射器和针头。注射刺激性较强的药物时，应选用细长针头，而且进针要深。

（5）选择合适的注射部位。注射部位应避开神经、血管（动、静脉注射除外），应避开有炎症、瘢痕、硬结、皮肤受损部位，对需要长期注射的患者，应有计划地选择注射部位，注射部位应经常更换。

（6）遵守现配现用原则。药液现配现用，以防药物长期放置，药物效价降低，被污染的可能性增加。

（7）注射前必须排尽注射器内空气，特别是动、静脉注射，以防气体进入血管形成空气栓塞。

（8）注药前先抽动注射器活塞，检查有无回血。皮下、肌内注射不可将药液注入血管内，所以抽吸无回血，方可注射，如有回血，必须拔出针头重新注射。动、静脉注射需将药液注射进血管内，所以必须见有回血后方可注入药物，无回血需重新选择血管注射。

（9）掌握合适的进针角度和深度，进针时不可将针梗全部刺入注射部位，以防不慎断针时增加处理的难度。

（10）注射时采用“二快一慢加匀速”，即进针、拔针快，推药速度缓慢并匀速的注射方法，并分散其注意力，解除患者思想顾虑，选取合适体位，以减轻患者注射时的疼痛。如需同时注射多种药物，应先注射刺激性较弱的药物，再注射刺激性强的药物。

2. 注射用药准备

（1）治疗车上层放置治疗盘，治疗盘内放置注射卡，注射药液，注射器，无菌持物镊及容器，皮肤消毒液（常用0.5%碘伏、安尔碘、75%乙醇溶液等），无菌棉签及容器，砂轮，启瓶器，小棉枕等。治疗盘外放置弯盘。

（2）治疗车下层放置两个污物桶，一个放置损伤性废弃物（用过的注射器针头），另一个放置感染性废弃物（用过的注射器）。

3. 药液抽吸法

（1）操作步骤：①备齐用物、洗手、戴口罩；②抽取药液；③排气；④洗手，整理用物。

（2）注意事项

①严格执行无菌操作原则。

②严格遵守查对制度。

③抽药时手不要污染注射器，除针栓外侧、针筒外侧、活塞柄，其他部分不能触碰。

④排气时不可浪费药液，并保证药量的准确性。

⑤根据药液的性质抽取药液：吸取结晶、粉剂药物时，先用生理盐水或注射用水等将其充分溶解后吸取；混悬剂先摇匀后立即吸取；油剂可用双手对搓药瓶或稍加温（药液遇热易破坏者除外）后，用稍粗针头吸取。

⑥把握好抽吸药液的时间，最好现用现配，避免药液效价降低和增加污染的可能。

4. 皮内注射法（ID）

（1）目的：①药物过敏试验；②预防接种；③局部麻醉的起始步骤。

（2）操作前准备

①评估患者并解释：评估患者的病情、治疗情况、用药史及药物过敏史、意识状态、心理状态、对用药的认知及合作程度；注射部位的皮肤状况。解释：向患者及家属解释皮内注射的目的、方法、注意事项及配合要点。

②护理人员准备：按无菌操作要求做好准备（衣帽整洁，修剪指甲，洗手，戴口罩）。

③用物准备：治疗车上层放置治疗盘，治疗盘内放置注射卡、注射药液、1ml 注射器、无菌持物镊及容器、皮肤消毒液（**75%**的乙醇溶液）、无菌棉签及容器、砂轮、启瓶器、小棉枕等。治疗盘外放置弯盘。如为药物过敏试验，另备**0.1%**盐酸肾上腺素和注射器。治疗车下层放置两个污物桶，一个放置损伤性废弃物（用过的注射器针头），另一个放置感染性废弃物（用过的注射器）。

（3）操作步骤

①按医嘱准备药液。

②备齐用物，携至患者床旁，核对患者。

③选择注射部位，用**75%**的乙醇溶液消毒皮肤。

④二次核对，排尽空气。

⑤一手绷紧患者穿刺部位的皮肤，一手持注射器，针头斜面向上，与皮肤成**5°**刺入皮内。待针头斜面刺入皮内后，放平注射器，再刺入少许，直至针尖斜面完全刺入皮内，用绷紧皮肤的拇指固定针栓，注入药液**0.1ml**，此时皮肤局部隆起一皮丘，皮肤表面呈现3～5个毛孔。根据需要可在患者的另一前臂用同样注射方法注入**0.1ml**生理盐水，做过敏对照试验。

⑥注射完毕，迅速拔出针头，勿按压针眼。

⑦再次核对。

⑧协助患者取舒适卧位，清理用物，洗手，记录。

（4）注意事项

①严格遵守无菌操作原则；

②严格执行查对制度；

③做药物过敏试验前，护理人员应详细询问患者的用药史、过敏史及家族史，如患者对需要注射的药物有过敏史，则不可做皮试，应及时与医生联系，更换其他药物；

④做药物过敏试验忌用碘酊、碘伏消毒皮肤，以免皮肤着色影响观察局部反应；

⑤进针角度不宜过大，进针深度以针尖斜面能全部进入皮内为宜，以免将药液注入皮下，影响结果的观察和判断；

⑥在做药物过敏试验前，需备好急救药品，以防发生意外；

⑦药物过敏试验结果如为阳性反应，需立即告知医生、患者及家属，不能用该种药物，

并用**红笔在病历上标注**。

（5）健康教育

①指导患者拔针后请勿揉擦、搔抓局部皮肤，以免影响观察结果。

②嘱患者勿离开病室（或注射室），20 分钟后观察结果。同时告知患者，如有不适应立即通知护理人员，以便及时进行处理和抢救，避免意外发生。

5. 皮下注射法（H） 是指将少量药液或生物制剂注入皮下组织的方法。

（1）目的

①注入小剂量药物，用于不宜口服给药而需在一定时间内发生药效时；

②预防接种；

③局部麻醉用药。

（2）操作步骤

①按医嘱准备药液；

②备齐用物，携至患者床旁，核对患者，并向患者进行解释；

③根据注射目的选择部位，常选用上臂三角肌下缘、腹壁两侧、后背、大腿前侧和外侧，用 0.5% 的碘伏或安尔碘溶液消毒皮肤，待干；

④二次核对，排尽空气；

⑤一手绷紧局部皮肤，一手持注射器，以示指固定针栓，针头与皮肤成 **30°～40°**角，针尖斜面向上，快速刺入皮下；

⑥松开绷紧皮肤的手，向后抽动活塞，无回血（如有回血，需拔出针头，再次注射），匀速平稳地推注药液；

⑦注射达正确药量，快速拔针后，立即用无菌干棉签轻压针刺处片刻；

⑧再次核对；

⑨协助患者取舒适卧位，清理用物，洗手，记录。

（3）注意事项

①严格遵守无菌操作原则；

②严格执行查对制度；

③护理人员在注射前详细评估患者，注意询问患者的用药史；

④对皮肤有刺激的药物一般不做皮下注射；

⑤对消瘦皮下组织薄的患者，护理人员应捏起局部组织，并适当减小穿刺角度，避免针尖刺入肌层，保证注射部位准确。

6. 肌内注射法（IM）

（1）目的

①用于不宜口服或静脉注射的药液注射；

②需要比皮下注射更快发生疗效的药物。

（2）操作步骤

①按医嘱准备药液；

②备齐用物，携至患者床旁，核对患者，并向患者进行解释；

③协助患者取合适体位，选择注射部位；

④用 0.5% 的碘伏或安尔碘溶液消毒皮肤，待干；

⑤二次核对，排尽空气；

⑥左手夹干棉签，并用大拇指和示指绷紧局部皮肤，右手呈持笔式持注射器，中指固定针栓，将针头与注射部位成**90°**，迅速刺入肌肉组织；

⑦左手松开绷紧的皮肤，向后拉动活塞，无回血（如有回血，需立即拔出针头，再次注射），匀速缓慢推注药液；

⑧注射达正确药量，快速拔针后，立即用无菌干棉签轻压针刺处片刻；

⑨再次核对；

⑩协助患者取舒适卧位，清理用物，洗手，记录。

（3）注射部位定位法

①臀大肌注射定位：由于臀大肌内有坐骨神经走行，所以在注射时应注意避开坐骨神经，避免神经损伤。经臀大肌注射的定位方法有以下两种。

十字法：从髂嵴最高点做一垂线，从臀裂顶点向左侧或向右侧画一水平线，将患者的一侧臀部分为4个象限，应选择外上象限并避开内角作为注射部位。

边线法：从髂前上棘至尾骨做一连线，选择其外上1/3处作为注射部位。

②上臂三角肌注射定位：小剂量注射时，可选择上臂三角肌注射，位置是上臂外侧，肩峰下2～3横指（以患者手指宽度为参考）。

③臀中肌、臀小肌注射定位：以示指尖和中指尖分别置于髂前上棘和髂嵴下缘处，在髂嵴、示指、中指之间构成一个三角形区域，其示指与中指构成的内角为注射区。也可用髂前上棘外侧三横指处定位（以患者的手指宽度为准）。

④股外侧肌注射定位：2岁以下幼儿，或者需要多次注射的患者，可选择股外侧肌作为注射部位，位置是大腿中段外侧，一般成人可取髋关节下10cm至膝关节的范围。由于股外侧肌大血管、神经干分布较少，注射部位广泛，所以选择该部位作为注射部位。

（4）注意事项

①严格遵守无菌操作原则。

②严格执行查对制度。

③几种药物同时注射时，需注意配伍禁忌。

④对2岁以下婴幼儿最好选择**臀中肌和臀小肌注射**，不宜选用臀大肌注射，因其臀大肌尚未发育好，**注射时有损伤坐骨神经的危险**。

⑤对需长期注射者，应有计划地更换注射部位，并交替注射部位，并选用细长针头注射，以减少硬结发生的可能。如注射时出现硬结，可采用湿热敷、理疗等方法予以处理。

⑥若针头折断，应先稳定患者情绪，并嘱患者保持原位不动，固定局部组织，以防断针移位，用无菌血管钳夹住断端取出；如果断端全部进入肌肉，应立即请外科医生处理。

（5）健康教育

①臀部肌内注射时，为使臀部肌肉放松，减轻疼痛与不适，可嘱患者取侧卧位、俯卧位、仰卧位或坐位。侧卧位时嘱患者上腿伸直，下腿稍弯曲，俯卧位时嘱患者足尖相对，足跟分开，头偏向一侧。

②对因长期多次注射出现局部硬结的患者，指导患者进行**局部热敷**。

7. 静脉注射法（Ⅳ）　是指自静脉注入药液的方法。

（1）目的：①注入需要快速发挥药效的药物；②注入药物做**诊断性检查**；③**静脉营养支持**。

（2）四肢静脉注射操作步骤

①按医嘱准备药液。

②备齐用物，携至患者床旁，核对患者，并向患者进行解释。

③协助患者取合适体位，选择注射部位。

④在穿刺部位的下方垫小软枕，在穿刺部位上方约**6cm**处系止血带。

⑤用0.5%的碘伏或安尔碘溶液消毒皮肤，待干。

⑥二次核对，排尽空气。

⑦嘱患者握拳，一只手拇指和示指绷紧注射部位的皮肤，使穿刺点静脉固定。另一只手持注射器或头皮针，针尖斜面向上，与皮肤成**15°～30°**进针，自静脉上方刺入皮下，再沿静脉走行，刺入静脉（有落空感），见回血后，可再沿静脉走行进针少许。

⑧嘱患者松拳，松开止血带，如用头皮针穿刺，则用胶布固定，即两松一固定。

⑨缓慢匀速注入药液。

⑩迅速拔针、干棉签按压穿刺点上方，按压片刻，嘱患者屈肘。协助患者取舒适卧位，清理用物，洗手，记录。

（3）小儿头皮静脉注射

①按医嘱准备药液。

②备齐用物，携至患者床旁，核对患者，并向患者或家属进行解释。

③协助患儿取合适体位，选择注射部位。

④用0.5%的碘伏或安尔碘溶液消毒皮肤，待干。

⑤二次核对，排尽空气。

⑥由一名护理人员或家属固定患儿头部。护理人员一只手用拇、示指固定静脉两端，另一只手持头皮针针柄，沿静脉向心方向平行刺入，见回血后推药少许，观察反应，如局部无异常，用胶布固定针柄。

⑦缓慢平稳推注药液。

⑧注射准确剂量后拔出针头，用棉签按压局部片刻，用胶贴覆盖穿刺部位。

⑨再次核对。

⑩协助患者取舒适卧位，清理用物，洗手，记录。

（4）注意事项：①严格遵守无菌操作原则；②严格执行查对制度；③静脉注射对组织刺激性强的药物（如化疗药物），一定要确保针头在静脉内，才可推注药液，以免药液外溢导致组织坏死。

（5）静脉注射法失败的常见原因

①**针头刺入静脉过少**，抽吸时有回血，当松开止血带时静脉回缩、移位，针头滑出血管，穿刺失败；

②针尖斜面刺入静脉不完全，部分仍然在血管外，抽吸时有回血，但推注药液时，药液外溢至皮下，穿刺部位隆起有痛感；

③针尖刺入较深，针尖斜面部分穿破对侧血管壁，抽吸有回血，推注少量药液，局部隆起不明显，但因部分药液溢出至深层组织，患者有痛感；

④**针头刺入过深**，完全穿过血管壁，抽吸无回血；

⑤进针角度太小，针尖一直沿血管走行，但未刺入血管。

8. 股静脉注射法

（1）目的、用物准备：同四肢静脉注射。

（2）操作步骤

①按医嘱准备药液；

②备齐用物，携至患者床旁，核对患者，并向患者或家属进行解释；

③协助患者取仰卧位，下肢伸直略外展外旋，**选择注射部位**；

④用0.5%的碘伏或安尔碘溶液消毒皮肤，并消毒操作者左手示指和中指，待干；

⑤二次核对，排尽空气；

⑥用左手示指于腹股沟触及股动脉搏动最明显部位，固定，右手持注射器，针头和皮肤成**90°或45°**，在股动脉内侧 **0.5cm** 处刺入，拉动活塞见有暗红色回血，提示针头进入股静脉（如抽出血液为鲜红色，提示进入股动脉，应立即拔针，用无菌纱布按紧穿刺处，保持**5～10**分钟，防止出血）；

⑦固定针头，推注药液；

⑧注射准确剂量药液后拔出针头，穿刺部位用无菌纱布按压**3～5**分钟，进行止血（避免出血或血肿），最后用胶贴覆盖穿刺部位；

⑨其余步骤同上。

常用注射方法比较见表1－16。

表1－16　常用注射方法比较

	注射部位	注射部位图	进针深度	进针角度	进针图示	消毒方法
皮内注射法	前臂掌侧下段、上臂三角肌下缘、麻醉处	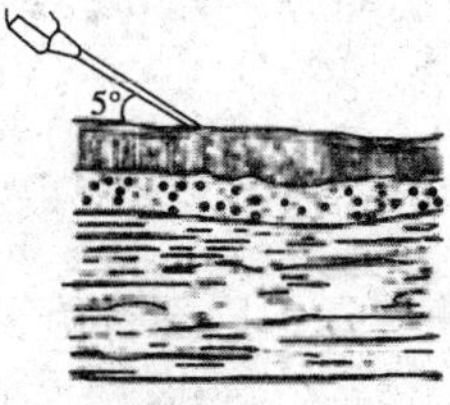	皮内 针尖斜面全部刺入	5°	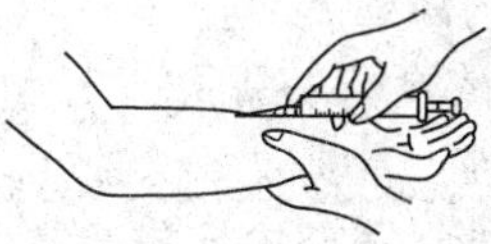	75%乙醇
皮下注射法	上臂三角肌下缘、两侧腹壁、后背、大腿前侧和外侧	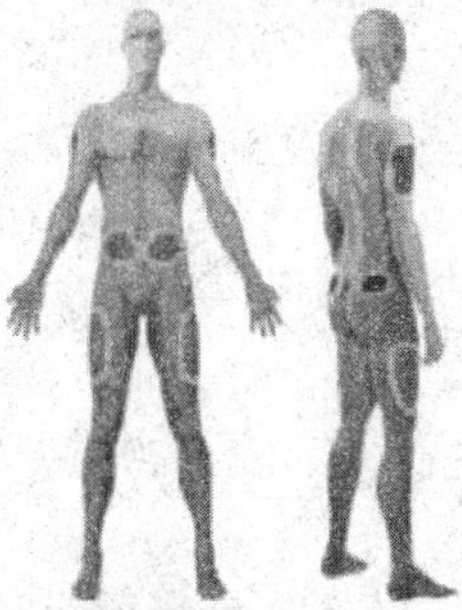	皮下组织 针梗的1/2～2/3刺入	30°～40°	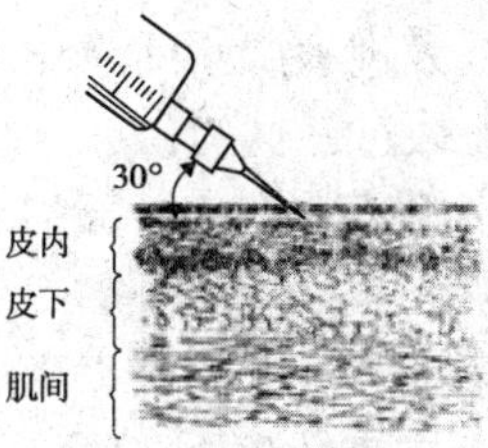	用0.5%的碘伏或安尔碘溶液消毒
肌内注射法	臀大肌、臀中肌、臀小肌、股外侧肌、上臂三角肌	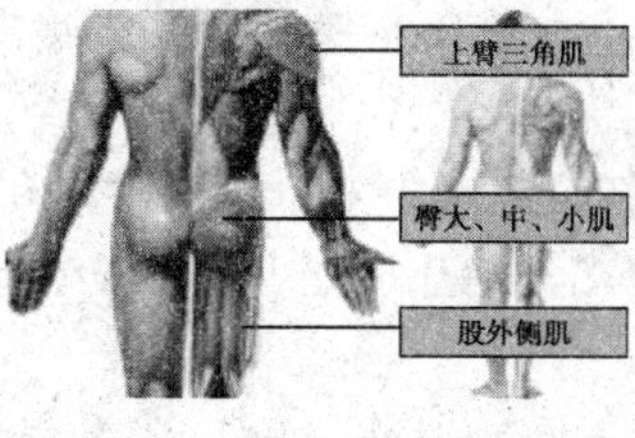	肌肉组织	90°	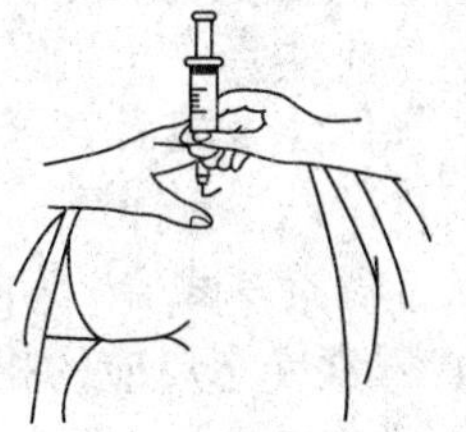	用0.5%的碘伏或安尔碘溶液消毒

（五）过敏试验及变态反应的处理

1. 青霉素过敏试验法　青霉素过敏试验是以0.1ml（含青霉素20～50U）的皮试液皮内注射，根据注射部位反应及患者全身情况来判断试验结果的过敏试验方法。

（1）操作前准备

①评估患者并解释：评估患者的用**药史、过敏史及家族过敏史**，如有青霉素过敏史者应停止该项试验，有其他药物过敏史或变态反应疾病史者应慎用；病情、治疗情况、用药情况，如曾使用青霉素，**停药3天后再次使用**，或在使用过程中改用不同生产批号的制剂时，需重做过敏试验；心理状态和意识状态；对青霉素过敏试验的认识程度及合作态度。向患者及家属解释过敏试验的目的、方法、注意事项及配合要点。

②患者准备：帮助患者了解过敏试验的目的、方法、注意事项及配合要点，嘱患者应进食后进行皮试，因个别患者空腹时注射用药，会发生眩晕、恶心等反应，易与过敏反应相混淆，影响抢救及结果判定。

③用物准备：青霉素（80万U/瓶）、**0.1%**盐酸肾上腺素，另备急救车等急救用物。

（2）操作步骤

①配置皮试液：以每毫升含200～500U青霉素的皮试液为例。

a. 用5ml的注射器将青霉素密封瓶内注入4ml的生理盐水，充分溶解。

b. 用1ml的注射器吸取青霉素上清液0.1ml，用生理盐水稀释至1ml，充分混匀后，推掉0.9ml，剩0.1ml，再用生理盐水稀释至1ml，充分混匀后，再推掉0.9ml，剩0.1ml，再用生理盐水稀释至1ml，充分混匀，皮试液配置完成(抽三推二)。

②试验方法：确定患者无青霉素过敏史，于患者前臂掌侧下段皮内注射青霉素皮试溶液0.1ml（含青霉素20～50U），注射后观察20分钟，20分钟后判定试验结果（注射方法与步骤详见皮内注射）。

（3）试验结果判断

①阴性：局部皮丘大小无改变，周围无红肿，无红晕，全身无自觉症状，无不适表现；

②**阳性：局部皮丘隆起增大，出现直径大于1cm的红晕，周围有伪足，局部有痒感**，可出现头晕、心悸、恶心，甚至发生过敏性休克等反应。

（4）注意事项

①青霉素过敏试验前应详细询问患者的药物过敏史、用药史及家族过敏史。有青霉素过敏史，禁止做过敏试验。

②初次用药、停药3天后再用，应用过程中更换青霉素批号时，**均需做青霉素过敏试验**，结果阴性，方可使用。

③皮肤试验液必须现配现用，以免效价降低，产生青霉烯酸等物质，引发过敏。

④浓度与剂量必须准确。

⑤注射后须严密观察20分钟，注意患者主观感受，局部和全身反应，并做好急救准备。

⑥皮试结果**阳性**者不可使用青霉素，并在体温单、病历、医嘱单、床头卡醒目注明，同时将结果告知医生及患者、家属。

⑦如对皮试结果有怀疑，可做对照试验，在对侧前臂对应部位皮内注射0.1ml生理盐水，对比后确认青霉素皮试结果为阴性方可用药。使用青霉素治疗过程中仍要继续严密观察反应。

（5）青霉素变态反应的相关表现

①呼吸道阻塞症状：胸闷、气促、哮喘与呼吸困难，伴濒死感，多数是由于喉头水肿、支气管痉挛、肺水肿等引起的。

②循环衰竭症状：面色苍白，发绀，出冷汗，脉搏细弱，血压下降等，是由于周围血管扩张导致有效循环量不足所造成的。多数在注射后5～20分钟内发生，甚至可在数秒内发生，既

可发生于皮内试验过程中，也可发生于用药过程中，有极少数患者发生于连续用药过程中。

③中枢神经系统症状：面部及四肢麻木、抽搐、大小便失禁、意识丧失等，原因是脑组织缺氧。

④其他过敏反应症状：恶心、呕吐、腹痛、腹泻、荨麻疹等。

（6）青霉素过敏性休克的处理

①立即停药，协助患者平卧，报告医生，立即组织抢救。

②遵医嘱立即给予0.1%盐酸肾上腺素1ml（小儿剂量酌减）皮下注射。症状如不缓解，可每隔半小时皮下或静脉注射盐酸肾上腺素0.5ml，直至症状减轻，脱离危险。盐酸肾上腺素是抢救过敏性休克的首选药物，具有收缩血管、增加外周阻力、提升血压、兴奋心肌、增加心排血量及松弛支气管平滑肌等作用。

③给予患者氧气吸入，改善缺氧症状。呼吸受抑制时，应立即进行人工呼吸，肌内注射尼可刹米、洛贝林等呼吸兴奋药。喉头水肿导致窒息时，立即气管切开。必要时可进行气管插管接人工呼吸机，维持呼吸。

④根据医嘱静脉注射地塞米松5～10mg或将琥珀酸钠氢化可的松200～400mg加入5%～10%葡萄糖溶液500ml内静脉滴注；应用抗组胺类药物，如肌内注射盐酸异丙嗪25～50mg或苯海拉明40mg。

⑤静脉滴注10%葡萄糖溶液或平衡溶液扩充血容量。如血压仍不回升，可按医嘱加入多巴胺或去甲肾上腺素静脉滴注。

⑥如患者出现呼吸心搏骤停，立即进行心肺复苏抢救，必要时行气管插管。

⑦密切观察患者反应，评估并记录患者生命体征、意识状态和尿量等变化；不断评价抢救效果，为进一步治疗提供依据。

2. *破伤风抗毒素过敏试验及脱敏注射法*　破伤风抗毒素（TAT）是一种特异性抗体，能中和患者体液中的破伤风毒素，是用破伤风类毒素免疫马所得的血浆经物理、化学方法精制而成。

（1）TAT过敏试验

①TAT皮试液配制：用1ml注射器吸取药液0.1ml的TAT原液（1500U/支），用生理盐水稀释至1ml（1ml内含TAT 150U）；

②皮内试验方法：取皮试液0.1ml（内含TAT 15U）进行皮内注射。

（2）TAT脱敏注射法：如皮试结果为阴性，可一次性将足量药液通过肌内注射注入患者体内。但如果结果为阳性，必须采用脱敏注射法。脱敏注射法是将TAT小剂量分次注入体内，最终达到足量的给药方法。

①基本原理：小剂量注射时变应原所致生物活性介质的释放量少，不至于引起临床症状；短时间内连续多次药物注射可以逐渐消耗体内已经产生的IgE，最终可以全部注入所需药量而不致发病。但这种脱敏只是暂时的，经过一定时间后，IgE再产生而重建致敏状态。故日后如再用，还需重做皮内试验。

②注射方法

第一步：取0.1ml TAT，用生理盐水稀释至1ml，肌内注射；

第二步：20分钟后，取0.2ml TAT，用生理盐水稀释至1ml，肌内注射；

第三步：20分钟后，取0.3ml TAT，用生理盐水稀释至1ml，肌内注射；

第四步：20分钟后，取0.4ml TAT（余量），用生理盐水稀释至1ml，肌内注射。

③注意事项：采用TAT脱敏注射时，应准备好急救物品（按抢救过敏性休克的要求准

备)。在脱敏注射过程中，应密切观察患者的反应。如发现患者有面容苍白、发绀、荨麻疹及头晕、心跳等不适或过敏性休克时，应立即停止注射并配合医生进行抢救。如过敏反应轻微，可待症状消退后，酌情将剂量减少、注射次数增加，在密切观察患者情况下，使脱敏注射顺利完成。

3. 链霉素过敏试验法　因链霉素本身具有毒性作用，主要损害第Ⅷ对脑神经，也可导致发热、皮疹、荨麻疹、血管性水肿等过敏反应。故使用链霉素时，应做过敏试验。过敏性休克发生率虽较青霉素低，但死亡率很高。

（1）用物准备：应准备抢救药物，如**10%葡萄糖酸钙或5%氯化钙**。

（2）皮试液的配制：以每毫升皮试液含链霉素2500U为例，取一支100万U链霉素，用3.5ml生理盐水稀释，摇匀。取0.1ml上液，再用生理盐水稀释至1ml，摇匀，推掉0.9ml，剩0.1ml，再稀释至1ml，摇匀，皮试液配置完成（抽二推一）。

（3）皮内试验方法：皮内注射皮试药液0.1ml（含链霉素250U），注射后观察20分钟，20分钟后判断皮试结果。

（4）试验结果判定标准：结果判断标准与青霉素相同。

（5）链霉素过敏反应的临床表现及处理：链霉素过敏反应的临床表现与青霉素过敏反应大致相同。轻者表现为发热、皮疹、荨麻疹，重者可出现过敏性休克。一旦发生过敏性休克，其救治措施与青霉素过敏性休克基本相同。链霉素的毒性反应比过敏反应更常见、更严重，可出现全身麻木、眩晕、耳鸣、耳聋、肌肉无力、抽搐等症状。患者出现抽搐，可静脉缓慢推注**10%**葡萄糖酸钙或**5%**氯化钙，小儿酌情减量；患者若有肌肉无力、呼吸困难，可皮下注射或静脉注射新斯的明。

4. 其他过敏试验法

（1）头孢菌素类药物过敏试验：配制方法以先锋霉素Ⅵ为例，皮试液以含先锋霉素Ⅵ 500μg/ml为例。用2ml的生理盐水稀释先锋霉素Ⅵ 1支（每支0.5g），充分溶解后，取上清液0.2ml，用生理盐水稀释至1ml，摇匀，推掉0.9ml，剩余0.1ml，再稀释至1ml，摇匀，推掉0.9ml，剩余0.1ml，再稀释至1ml，摇匀，推掉0.9ml，剩余0.1ml，再稀释至1ml，皮试液配制完成（抽三推二）。

（2）普鲁卡因过敏试验：凡首次应用普鲁卡因，或注射普鲁卡因青霉素者均需做过敏试验。过敏试验方法皮内注射0.25%普鲁卡因溶液0.1ml，20分钟后观察试验结果并记录。

（3）碘过敏试验：临床上常用碘化物造影剂做肾、胆突等脏器造影，此类药物也可发生过敏反应，凡首次用药者应在碘造影前1～2天做过敏试验，结果为阴性时方可做碘造影检查。

过敏试验方法

①口服法：口服5%～10%碘化钾5ml，每日3次，共3天，观察结果；

②皮内注射法：皮内注射碘造影剂0.1ml，20分钟后观察结果；

③静脉注射法：静脉注射碘造影剂（30%泛影葡胺）1ml，5～10分钟后观察结果（在静脉注射造影剂前，必须先做皮内注射，然后再行静脉注射，结果阴性时方可进行碘剂造影）。

有少数患者虽过敏试验阴性，但在注射碘造影剂时也有发生过敏性反应的可能，故造影时需备好急救物品（过敏反应的处理同青霉素过敏反应的处理）。

十三、静脉输液与输血

【复习指南】本部分内容难度不大，但历年常考，应作为重点复习。输液目的、输血目的、输液反应、输血反应应熟练掌握，输液方法、输血方法应掌握。

（一）静脉输液

1. 静脉输液的原理及目的

（1）原理：利用大气压和液体静压的物理原理，将一定量的无菌溶液或药液直接滴入静脉内。

（2）目的

①调节体内水、电解质和酸碱平衡：常用于因各种原因造成的脱水、酸碱平衡失调，如剧烈呕吐、腹泻等患者。

②补充营养，供给能量，促进组织修复：常用于慢性消耗性疾病、胃肠道吸收障碍、大手术术后、禁食或不能进食者，如昏迷、口腔疾病等患者。

③治疗疾病用药：常用于各种感染、中毒、组织水肿等患者。

④维持有效的微循环灌注量：常用于大面积烧伤、大出血、休克等患者。

2. 常用溶液

（1）晶体溶液：晶体溶液的分子小，在血管内存留时间短，对维持细胞内外水分的相对平衡起重要作用，可有效纠正体内的水、电解质失调。

①葡萄糖溶液：用于补充水分和热量，临床上还常用作静脉给药的媒介或稀释剂。常用的有**5%**葡萄糖溶液、**10%**葡萄糖溶液。

②等渗电解质溶液：用于补充水分和电解质。常用的有**0.9%**氯化钠溶液、**5%**葡萄糖氯化钠溶液、复方氯化钠溶液等。

③碱性溶液：用于纠正酸中毒，调节酸碱平衡。常用的有**5%**碳酸氢钠溶液、**11.2%**乳酸钠溶液等。

④高渗溶液：用于利尿脱水，消除水肿。常用的有20%甘露醇、25%山梨醇、25%～50%葡萄糖溶液等。

（2）胶体溶液：胶体溶液的分子大，在血管内存留时间长，对维持血浆胶体渗透压，增加血容量，改善微循环，提升血压效果显著。

①右旋糖酐：常用的溶液有中分子右旋糖酐和低分子右旋糖酐。中分子右旋糖酐能提高血浆胶体渗透压，扩充血容量；低分子右旋糖酐可降低血液黏稠度，改善微循环和抗血栓形成。

②代血浆：常用溶液有羟乙基淀粉（706代血浆）、聚维酮、氧化聚明胶等。输入后可增加循环血量和心排血量，急性大出血时可与全血共用。

③蛋白类制品：常用的有5%白蛋白和血浆蛋白等。输入后可补充蛋白质和抗体，提高胶体渗透压，增加循环血量，有助于组织修复和增强机体免疫力。

（3）静脉营养液：静脉高营养液能供给患者热量，维持正氮平衡，补充各种维生素和矿物质。临床常用的有复方氨基酸、脂肪乳剂等。

3. 常用输液部位和输液原则　常用输液部位包括：周围浅静脉、头皮静脉、锁骨下静脉和颈外静脉。小儿常用头皮静脉，成年患者常用周围浅静脉，不能经口进食的患者常用颈外静脉或锁骨下静脉行静脉高营养输入。输液时，根据输入液体的性质，先晶体后胶体，先盐水后糖水的原则。尤其是补钾的患者，液体不可过浓，小于0.3%（一般500ml液体至多加入氯化钾1.5g），输液速度不可过快，补液量不可过多，尿量达到500ml/d或40ml/h时才可补钾。

4. 常用静脉输液方法

（1）体表静脉留置针输液法：是指利用静脉留置针进行输液的方法。此法可以保护静脉，避免反复穿刺造成血管损伤，减轻患者痛苦，适用于长期输液，静脉穿刺较困难的患者。目前已在临床广泛使用。

①操作方法：核对解释，备液插管；选择静脉，扎止血带；常规消毒皮肤；穿刺，见回血后，顺行静脉进针少许，再将针芯撤出约0.5cm，随后将针留置针送入静脉内，最后拔出剩余在外套管内的针芯放入锐器盒；松开止血带，固定；输液完毕，消毒肝素帽，正压封管，夹闭留置针。

②注意事项：a. 严格无菌操作。b. 静脉留置针保留时间参照使用说明书，一般可以保留**3～5天，最长不超过7天**。c. 更换透明贴膜后，也要记录当时穿刺日期。d. 注意观察穿刺部位变化及听取患者主诉，若穿刺部位有红肿、疼痛等异常情况时，及时拔出导管，给予处理。e. 输液后，嘱患者穿刺手臂不要用力过猛，并尽量避免肢体下垂，以免引起回血堵塞导管。

（2）中心静脉输液法：经外周中心静脉置管输液法是由周围静脉穿刺置管，并将导管末端置于上腔静脉中下1/3或锁骨下静脉进行输液的方法。此方法具有适应证广、创伤小、操作简单、保留时间长、并发症少的优点，常用于中、长期的静脉输液或化疗用药等。

5. 静脉滴速和所用时间计算　每毫升溶液的滴数称为该输液器的点滴系数。目前，临床上所用静脉输液器的点滴系数有10、15、20共3种。当计算输液速度与时间时，可参考输液器外包装标定的点滴系数。输液滴注速度与时间可按下列公式计算。

（1）已知输入液体总量与计划所用输液时间，计算每分钟滴数。

$$每分钟滴数=\frac{液体总量（ml）\times 点滴系数}{输液时间（分钟）}$$

例如，某患者需输液体1500ml，计划10小时输完，所用输液器点滴系数为20，求每分钟滴数是多少？

$$每分钟滴数=\frac{1500\times 20}{10\times 60}=50（滴）$$

（2）已知每分钟滴数与输液总量，计算输液所需用的时间。

$$输液时间（小时）=\frac{液体总量（ml）\times 点滴系数}{每分钟滴数\times 60（分钟）}$$

（3）输液速度控制：通常情况下，成人为40～60滴/分，儿童为20～40滴/分。

6. 静脉输液注意事项

（1）严格执行无菌操作和查对制度，杜绝发生差错事故。

（2）根据病情需要合理安排输液的顺序，如需加入药物，注意药物配伍禁忌。

（3）长期输液患者，要注意保护和合理选用静脉。一般从远端小静脉开始，避开关节和静脉瓣。需24小时连续输液者应每日更换输液器。

（4）输液前必须排尽空气，输液中及时更换输液瓶及添加药液，输液完毕后及时拔针，严防造成空气栓塞。

（5）输液中加强巡视，及时处理输液故障，解答患者的询问，配合医生处理各种输液反应，保证输液顺利进行。

7. 静脉输液常见故障及排除方法

（1）液体不滴

①**针头滑出血管外**：液体滴入皮下组织，局部肿胀、疼痛。应更换针头，另选静脉重新穿刺。

②**针头阻塞**：穿刺局部无反应，轻轻挤压靠近针头的输液管，感觉有阻力，松手后又无回血。应更换针头，另选静脉重新穿刺。

③**针头斜面紧贴血管壁**：液体滴入不畅，穿刺局部无反应。应调整针头方向或适当变换肢体位置，直到滴入通畅为止。

④**压力过低**：由患者周围循环不良、输液瓶位置过低或通气管不畅所致，局部无疼痛、无肿胀，可有回血。应适当抬高输液瓶位置或降低肢体位置。

⑤**静脉痉挛**：由穿刺肢体在寒冷环境中暴露时间过长或输入液体温度过低所致。可在穿刺部位上方实施局部热敷。

⑥输液管扭曲受压：可因患者活动所致。排除扭曲受压因素，使输液管恢复通畅。

（2）茂菲滴管内液面过高：取下输液瓶，倾斜瓶身，使瓶内针头露出液面，待溶液缓缓流下，直至滴管露出液面，再将输液瓶挂上即可。

（3）茂菲滴管内液面过低：反折茂菲滴管下端输液管，用手挤压滴管，直至液面升至滴管约 1/2 处即可。

（4）茂菲滴管内液面自行下降：检查滴管，如有漏气或裂缝，则需更换输液管。

8. 输液反应及处理

（1）发热反应

①原因：因输入致热物质引起。多由于药液、输液器和注射器质量不合格，灭菌保存不良，操作过程中未能严格执行无菌技术操作等因素引起。

②症状：多出现于输液后数分钟至 1 小时。患者表现为发冷、寒战继而发热。轻者体温常在 38℃左右，重者体温可高达 40℃以上，并有恶心、呕吐、头痛、脉速等全身症状。

③护理措施：轻者减慢输液滴速，重者立即停止输液，并及时通知医生；遵医嘱给予抗过敏药物或激素治疗；密切观察体温变化，患者寒冷时给予保暖，高热时进行物理降温；保留剩余药液和输液器进行检测，查找发热反应的原因。

（2）急性肺水肿（循环负荷过重反应）

①原因：由于输液速度过快，在短时间内输入大量液体，使循环血容量急剧增加，心脏负荷过重引起；患者原有心肺功能不良，如急性左心功能不全的患者。

②症状：输液过程中患者突然出现胸闷、气促、呼吸困难、咳嗽、咯粉红色泡沫样痰，严重时痰液可从口、鼻涌出，听诊肺部布满湿啰音，心率快且节律不齐。

③护理措施

a. 立即停止输液，通知医生，进行紧急处理。

b. 病情许可时，协助患者取端坐位，两腿下垂，以减少静脉血液回流，减轻心脏负担。

c. 清除呼吸道分泌物，保持呼吸道通畅，指导患者进行有效呼吸。

d. 给予高流量吸氧，一般氧流量为 6～8L/min，以提高肺泡内氧分压，增加氧的弥散，改善低氧血症。同时在湿化瓶内置 20%～30% 乙醇湿化氧气，因为乙醇能降低肺泡内泡沫表面张力，使泡沫破裂消散，从而改善肺部气体交换，缓解缺氧症状。

e. 遵医嘱给予镇静药、强心药、利尿药和扩血管药物。

f. 必要时进行四肢轮扎，用橡胶止血带或血压计袖带适当加压四肢，以阻断静脉血流，但动脉血仍可通过。每 5～10 分钟轮流放松一个肢体上的止血带，可有效减少静脉回心血量。待症状缓解后，逐渐解除止血带。

g. 安慰患者，解除患者的紧张情绪。

④预防：在输液过程中，要加强巡视病房。严格控制输液滴速和量，对心肺功能不良、老年人、儿童输液时更应谨慎。

（3）静脉炎

①原因：长期输入浓度较高、刺激性较强的药物；静脉内留置刺激性较强的输液导管时间过长；输液时未严格执行无菌技术操作。

②症状：患者输液部位沿静脉走向出现条索状红线，局部组织发红、肿胀、灼热、疼痛，有时伴有畏寒、发热等全身症状。

③护理措施：停止在此静脉处继续输液，抬高患肢并制动；局部用50%硫酸镁或95%乙醇湿热敷，每日2次；也可用中药如意金黄散加醋调成糊状，局部外敷，每日2次；超短波理疗，每日1次；合并感染者，遵医嘱用抗生素治疗。

④预防：严格无菌操作；对刺激性强、浓度高的药物充分稀释后再输入；静脉内置管时间不宜过长；有计划更换静脉穿刺部位。

（4）空气栓塞

①原因：与输液时输液管内空气未排尽；加压输液时无人守护；液体输完未及时更换药液有关。

由于气体进入静脉后，随血液循环经右心房到达右心室。如空气量少，则被右心室压入肺动脉，并分散到肺小动脉内，最后经毛细血管吸收，因而损害较小；如果空气量大，则在右心室内阻塞肺动脉的入口，使血液不能进入肺内，引起机体严重缺氧而危及生命。

②症状：患者感胸部异常不适，随即发生呼吸困难，严重发绀，伴濒死感，听诊心前区，可闻及响亮的、持续的“水泡音”。

③护理措施

a. 立即安置患者取左侧头低足高位，使阻塞肺动脉入口的气泡向右心室尖部飘移，气泡随心脏舒缩混成泡沫，分次少量地进入肺动脉内，弥散至肺泡逐渐被吸收。

b. 给予高流量氧气吸入，可提高患者的血氧浓度，改善缺氧症状。

c. 有条件者可通过中心静脉导管抽出空气。

d. 严密观察病情变化，做好病情动态记录。

④预防：输液前认真检查输液器的质量，排尽输液管内的空气；输液过程中加强巡视，及时更换输液瓶或及时添加药液；加压输液时要有专人守护。

（5）输液微粒：是指输入液体中的非代谢颗粒杂质，肉眼不易观察到，其直径一般在1～15μm，大的直径可达50～300μm。输液微粒随液体进入人体，对人体造成严重危害的过程称为输液微粒污染。

输液微粒的来源：药液在生产过程中混入的异物和微粒；盛装药液的容器不洁净；输液器和注射器不洁净；配液环境不洁净，如切割安瓿、开瓶塞、反复穿刺溶液瓶橡胶塞等。输液微粒污染的危害，主要取决于微粒的大小、形状、化学性质及堵塞血管的部位，血液阻断的程度和人体对微粒的反应等。最易受微粒损害的脏器有肺、脑、肝和肾等。输液微粒进入人体可引起的危害有血管栓塞、静脉炎、肺内肉芽肿、血小板减少和过敏反应等。临床操作中为防止微粒污染，应采用一次性密闭式输液器；输液器通气管末端使用终端过滤器；配液与输液的环境应空气净化；输液前认真检查药液的透明度、质量和有效期；药液现用现配，遵守操作规程；严格无菌操作技术等。

（二）静脉输血

1. 输血的目的

（1）补充血容量：可增加心排血量，升高血压，促进血液循环。常用于失血、失液引起的血容量减少或休克患者。

（2）补充血红蛋白：促进血液携氧功能。常用于贫血患者。

（3）补充凝血因子和血小板：有助于止血。常用于凝血功能障碍的患者。

（4）补充抗体、补体：增强机体免疫能力。常用于严重感染的患者。

（5）补充白蛋白：以维持胶体渗透压，减轻组织渗出和水肿。常用于低蛋白血症的患者。

2. 种类

（1）全血：是指从人体内采集未经任何加工处理而存于保养液中的血液。分为新鲜血和库存血。

①新鲜血：是指在采集后**1 周**内的血液。它基本上保留了血液中原有的各种成分。对血液病患者尤为适用。

②库存血：是指在 4℃冰箱内冷藏，保存期在**2～3 周**的血液。主要保留了红细胞和血浆蛋白。库血保存时间越长，血液成分变化越大，其中血小板、凝血因子、白细胞等含量随着保存时间的延长而逐渐降低；此外，随着保存时间的延长，血液酸性增加，钾离子浓度增高。故大量输库血时，要防止酸中毒和高钾血症。临床常用于各种原因引起的大出血患者。

（2）成分血：是指将血液中的各种成分进行分离后，加工成的各种血液制品。临床上可根据病情需要，针对性地为患者输注有关血液成分。成分输血可以节省血液资源，减少输血反应，提高治疗效果，达到一血多用的目的。目前已在临床广泛应用。

①血浆：是指全血经过分离后所得的液体部分，主要成分是血浆蛋白，不含血细胞。使用时不用做血型鉴定和交叉配血，分为 4 种。

a. **新鲜血浆**：是采血后立即分离的血浆。含有正常量的全部凝血因子，适用于凝血因子缺乏的患者。

b. 冰冻血浆：在 **-30**℃保存，有效期为 1 年。使用时放入 37℃温水中融化。

c. 干燥血浆：是冰冻血浆在真空装置下加以干燥制成，有效期为 5 年，使用时加适量等渗盐水溶解。

d. 保存血浆。

②红细胞：适用于贫血患者。

a. 浓缩红细胞：是新鲜全血经离心或沉淀分离血浆后的剩余部分。适用于携氧功能缺陷和血容量正常的贫血患者。

b. 洗涤红细胞：是红细胞经等渗盐水洗涤数次后，再加入适量的等渗盐水。适用于免疫性溶血性贫血、一氧化碳中毒及组织、器官移植和输全血或血浆过敏的患者。

c. 红细胞悬液：是由提取血浆后的红细胞加入等量的红细胞保养液制成。适用于战地急救及中、小手术患者。

③浓缩白细胞悬液：是将新鲜全血经离心后取其白膜层的白细胞，4℃保存，有效期为 48 小时。适用于粒细胞缺乏伴有严重感染的患者。

④浓缩血小板悬液：是由新鲜全血离心所得，22℃保存，有效期为 24 小时。适用于血小板减少或血小板功能障碍的出血患者。

⑤凝血制剂：如凝血酶原复合物。适用于凝血因子缺乏的出血性疾病患者。

3. 输血准备

（1）血型：血型即红细胞膜上特异抗原的类型。临床上主要应用的有 ABO 血型系统及 Rh 血型系统。

①备血：根据医嘱采集血标本，与已填写完整的输血申请单和交叉配血单一起送往血库，做血型鉴定和交叉配血试验。

②取血：根据输血医嘱，凭取血单到血库取血。要与血库人员共同做好“三查、八对”。“三查”即查血液的有效期、血液的质量和贮血装置是否完好。“八对”即对床号、姓名、住院号、血袋号、血型、交叉配血试验结果、血液种类及血量。核对无误后，在交叉配血单上签全名，然后取血。取血后勿剧烈振荡血液，以免红细胞大量破坏而造成溶血。如为库存血，可在室温下放置15～20分钟后再输入，但切勿加温，以免血浆蛋白凝固变性而引起反应。

③输血前：需与另一名护理人员再次进行“三查、八对”，确认无误后方可输入。

（2）交叉相容配血试验：目的是检查供血者和受血者血液中有无不相容的抗体。如果直接和间接交叉相容试验均没有凝聚反应，才可进行输血。

（3）患者准备：了解输血目的，排便，取舒适体位。

（4）环境准备：治疗室和病室安静、整洁、宽敞、明亮、有安全感。

（5）护理人员准备：衣帽整洁，洗手，戴口罩。

4. 输血方法　间接输血法是指将已经备好的血液按静脉输液法输入患者体内。目前多采用密闭式输血法。

（1）输血前：初步评估，解释输血目的，核对输血治疗单与医嘱。

（2）输血时：核对患者，助手念交叉配血单，操作者查看输血治疗单与血袋，两人认真进行“三查、八对”，确认无误后，两人签名；轻轻旋转血袋，使血液摇匀，开始输入；速度宜慢，不超过**每分钟20滴**；再次核对患者及血液，观察**15分钟**，如无不良反应，再根据病情调整滴入速度，成人一般**每分钟40～60滴**，儿童逐减，对年老体弱、严重贫血、心力衰竭者速度宜慢；输血过程中应加强巡视患者，严密观察有无输血反应，及时发现并处理。

（3）输血后：再输入少量生理盐水，拔针后按压时间应稍长；交代注意事项，输血用物：依据《消毒技术规范》和《医疗废物管理条例》做相应处理；护理人员洗手记录：输血时间、种类、血型、血量及有无输血反应和相应的处理，签全名。

5. 输血注意事项

（1）若同时有两名以上患者采血，应分别分次采集，以免发生错误。

（2）严格执行无菌操作和查对制度，血液须由两人核对无误后方可输入。

（3）血液内不可随意加入药物，如钙剂、酸性或碱性药物、高渗或低渗溶液等，以防血液凝集或溶血。

（4）输血前后及输入两袋血液之间，均须输入少量生理盐水，以免发生反应。

（5）输血过程中要加强巡视，认真听取患者主诉，密切观察有无输血反应，如发生严重输血反应，应立即停止输血，通知医生，及时处理，并保留余血以供查找分析原因。

（6）**严禁给冷藏血液加温处理**。

（7）输血完毕将血袋送回输血科保留24小时备查。

6. 常见输血反应及护理

（1）发热反应

①原因：与输入致热原有关。是输血中最常见的反应。

a. 血液、保养液、贮血器或输血器被致热原污染。

b. 输血时违反无菌技术操作原则，造成血液污染。

c. 多次输血后，受血者血液中产生白细胞抗体和血小板抗体，再次输血时，对白细胞及血小板发生免疫反应，引起发热。

②症状：一般在输血过程中或输血后1～2小时内发生。临床表现为发冷、寒战，继之出现发热，体温可达38～42℃，高热患者可伴有皮肤潮红、头痛、恶心、呕吐等全身症状。发热持续时间不等，轻者1～2小时即可缓解，体温逐渐降至正常。

③处理

a. 轻者减慢输血速度，重者立即停止输血，用等渗盐水维持静脉通路，并及时通知医生。

b. 对症处理：发冷者给予保暖；高热者给予物理降温。

c. 密切观察生命体征的变化。

d. 遵医嘱给予抗过敏药、退热药或肾上腺皮质激素。

e. 将输血器、剩余血液连同贮血袋一起送检。

④预防

a. 严格执行无菌技术操作，防止污染。

b. 严格管理血液制品和输血器。

（2）过敏反应

①原因

a. 患者是过敏体质，输入血液中含有使患者致敏的物质。

b. 多次输血者体内可产生过敏性抗体，当再次输血时，发生过敏反应。

c. 供血者血中的变态反应性抗体随血液输给受血者。

②症状：多发生在输血后期或输血即将结束时，反应程度轻重不一，症状出现越早，反应越严重。

a. 轻度反应：表现为局部或全身皮肤瘙痒、荨麻疹；轻度血管神经性水肿，多见于颜面部，表现为眼睑、口唇高度水肿。

b. 重度反应：由于喉头水肿可发生呼吸困难，两肺可闻及哮鸣音，大小便失禁，甚至发生过敏性休克。

③处理

a. 轻者减慢输血速度，重者立即停止输血，维持静脉通路，保留余血待查。

b. 遵医嘱皮下注射0.1%盐酸肾上腺素0.5～1ml，给予抗过敏药物（如苯海拉明、异丙嗪等）或激素治疗。

c. 密切观察病情变化，呼吸困难者给予氧气吸入，喉头水肿严重者，配合行气管切开，循环衰竭者给予抗休克治疗。

④预防

a. 勿选有过敏史的供血者。

b. 供血者在采血前4小时内不宜吃高蛋白质和高脂肪食物，可进食少量清淡饮食或饮糖水，以免血中含有致敏物质。

c. 对有过敏史的患者，输血前给予抗过敏药物。

（3）溶血反应：是指受血者或供血者的红细胞发生异常破坏或溶解，而引起的一系列临床症状，是最严重的输血反应。

①原因

a. 输入异型血：多由于ABO血型不相容引起，供血者和受血者血型不合，造成了血管内溶血，一般输入10～15ml血液即可出现症状。

b. 输入变质血：输血前红细胞已变质溶解，如血液贮存过久、保存温度不当、受到剧烈震荡、被细菌污染、加入高渗或低渗溶液或者加入影响 pH 的药物等，均可使红细胞大量破坏造成溶血。

c. 输入 Rh 因子不符的血：Rh 阴性者输入 Rh 阳性血液，在 **2～3** 周后，体内可产生抗 **Rh** 阳性的抗体，如再次输入 Rh 阳性的血液，即可发生溶血反应。通常在输血后几小时甚至几天才发生，并且较少见。

②症状：患者表现轻重不一。轻者与发热反应相似，重者在输血 **10～15ml** 时即出现症状，死亡率高，其临床表现可分为 3 个阶段。

第一阶段：由于红细胞凝集成团，阻塞部分小血管，造成组织缺血缺氧。患者出现头部胀痛、恶心、呕吐、四肢麻木、腰背部剧烈疼痛和胸闷等。

第二阶段：由于凝集的红细胞发生溶解，使大量血红蛋白释放入血浆中。患者出现黄疸和血红蛋白尿，同时伴有寒战、高热、呼吸困难和血压下降等症状。

第三阶段：由于大量血红蛋白从血浆进入肾小管，遇酸性物质变成结晶体，阻塞了肾小管；另外，由于抗原抗体相互作用，引起肾小管内皮细胞缺血、缺氧而坏死脱落，使肾小管阻塞进一步加重，导致急性肾衰竭。患者表现为少尿、无尿、尿内有管型和蛋白、高血钾、酸中毒，严重者可导致死亡。

③处理

a. 立即停止输血，通知医生紧急处理。

b. 双侧腰部封闭，并用热水袋热敷双侧肾区，解除肾血管痉挛，保护肾。

c. 遵医嘱静脉滴注 5% 碳酸氢钠，以碱化尿液，避免血红蛋白结晶阻塞肾小管。

d. 严密观察生命体征及尿量，并做好记录。

e. 对少尿、无尿者，按急性肾衰竭护理。对出现休克症状者，即配合抗休克治疗。

f. 保留余血送检，重做血型鉴定和交叉配血试验。

④预防

a. 认真做好血型鉴定和交叉配血试验。

b. 严格执行查对制度，杜绝差错事故发生。

c. 确保血液质量，不使用变质的血。

（4）出血倾向

①原因：由于库存血中血小板及凝血因子破坏较多，在长期反复输入库存血或短时间内大量输入库存血时，会产生出血倾向。

②症状：皮肤黏膜出现瘀点、瘀斑，牙龈出血，穿刺部位大块瘀斑，手术切口、伤口渗血。

③处理：对反复输入库存血或短时间内大量输入库存血者，应密切观察患者意识、血压、脉搏等情况，注意皮肤、黏膜或手术伤口有无出血情况。

④预防：在输入一定量库存血 3～5U 后应补充新鲜血 1U，遵医嘱间隔输入新鲜血或血小板悬液，以补充足够的血小板和凝血因子。

（5）枸橼酸钠中毒

①原因：由于大量输血使枸橼酸钠大量进入体内，如果患者肝功能不良，枸橼酸钠不能完全氧化和排出，而与血中游离钙结合使血钙下降，导致凝血功能障碍、毛细血管张力减低、血管收缩不良和心肌收缩无力等。

②症状：患者手足抽搐、血压下降、出血倾向、心率缓慢、心室颤动，甚至发生心搏骤停。

③处理：严密观察患者反应，发现症状及时通知医生。

④预防：每输入库存血**1000ml**，遵医嘱静脉注射**10%**葡萄糖酸钙或氯化钙**10ml**，预防发生低血钙。

（6）肺水肿：同静脉输液。

十四、病情观察和危重患者的管理

【复习指南】本部分内容比较难，历年必考，应作为重点复习。病情观察（一般状态、意识、瞳孔），氧疗，吸痰，洗胃技术适应证，方法及注意事项应熟练掌握，抢救室的管理与抢救设备简易呼吸器、人工呼吸机的应用应掌握，危重患者的支持性护理应熟悉。

（一）病情观察

1. 一般情况

（1）**发育与体形**：发育状态通常以年龄与智力、体格成长状态之间的关系来进行综合判断。成人发育正常状态的判断指标包括：头部的长度为身高的1/8～1/7，胸围约为身高的1/2，双上肢展开的长度约等于身高，坐高约等于下肢的长度。临床上把成人的体型分为3种：①均称型（正力型），即身体各部分匀称适中；②瘦长型（无力型），身高体长，颈长肩窄，胸廓扁平，腹上角＜90°；③矮胖型（超力型），身短粗壮，颈粗肩宽，胸廓宽厚，腹上角＞90°。

（2）**饮食与营养状态**：营养状态通常根据患者皮肤的光泽度、弹性，毛发指甲的润泽程度，皮下脂肪的丰满程度，肌肉的发育状况等综合判断。观察营养状态的常用方法如下。

①测量一定时期内体重增减，通常应用标准体重的计算公式：男性，标准体重（kg）＝身高（cm）－105；女性，标准体重（kg）＝身高（cm）－105－2.5；实测体重在标准体重±10%之内为正常范围；超过标准体重10%～20%为超重，超过标准体重20%以上为肥胖；低于标准体重10%～20%为消瘦；低于标准体重20%以上为明显消瘦。

②应用体重指数（BMI），即体重指数＝体重（kg）/身高（m）^{2}。正常范围为18.5～24，＜18.5为消瘦，24.0≤BMI＜28为超重，≥28为肥胖。

（3）**面容与表情**：疾病状态及情绪变化可引起面容与表情的变化。临床上常见的典型面容包括如下。

①**急性面容**：表现为表情痛苦、面色潮红、呼吸急促、鼻翼扇动、口唇疱疹等，见于急性感染性疾病，如肺炎球菌肺炎的患者。

②**慢性面容**：表现为面色苍白或灰暗、面容憔悴、目光暗淡、消瘦无力等，常见于慢性消耗性疾病，如恶性肿瘤、肝硬化、严重结核病等患者。

③**二尖瓣面容**：表现为双颊紫红、口唇发绀，常见于**风湿性心脏病**患者。

④**贫血面容**：表现为面色苍白、唇舌及结膜色淡、表情疲惫乏力，见于**各种类型的贫血患者**。

⑤**甲状腺功能亢进面容**：表现为表情惊愕，眼裂增大，眼球外突，易激惹，见于**甲状腺功能亢进症**患者。

除了上述面容外，临床还有满月面容、脱水面容及面具面容、肝病面容、肾病面容、病危面容、肢端肥大症面容等。

（4）**体位**：是指身体在休息时所处的状态。临床常见体位有：自主体位、被动体位、被迫体位。如急性腹膜炎患者强迫**仰卧位**；脊柱疾病患者强迫**俯卧位**；大量胸腔积液或胸膜炎患者强迫患侧卧位；心肺功能不全患者强迫**坐位**；发绀型先天性心脏病患者强迫蹲位；心绞痛患者强迫**停立位**；胆石症、胆道蛔虫症、肠绞痛患者辗转体位；破伤风、脑炎及小儿脑膜炎患者**角弓反张位**。

（5）**姿势与步态**：姿势是指一个人的举止状态，是依靠骨骼、肌肉的紧张度来保持，受健康状态及精神状态的影响。健康成人躯干端正，肢体动作灵活自如。患病时可以出现特殊的姿势，如腹痛时患者常出现捧腹而行；腰部扭伤患者身体的活动度受限，患者保持特定的姿势。

步态是指一个人走动时所表现的姿态，正常人的步态可因年龄、健康情况和是否受过训练等因素影响而不同。临床上常见的异常步态，如**蹒跚步态**多见于佝偻病、大骨节病、进行性肌营养不良或双侧先天性髋关节脱位的患者；**醉酒步态**多见于小脑疾病、酒精或巴比妥中毒的患者；**共济失调步态**多见于脊髓疾病；**慌张步态**多见于帕金森病；**剪刀步态**多见于脑性瘫痪或截瘫患者；**间歇性跛行**多见于高血压、动脉硬化患者；**跨阈步态**多见于腓总神经麻痹患者。

（6）**皮肤与黏膜**：皮肤、黏膜变化中可反映某些全身疾病情况，通过观察皮肤和黏膜的颜色、温度、湿度、弹性及有无出血、水肿、皮疹、皮下结节、囊肿等进行判断。如贫血患者的口唇、结膜、指甲苍白；**肺心病、心力衰竭**等缺氧患者口唇、面颊、鼻尖等部位发绀；热性病患者皮肤发红；休克患者皮肤湿冷；严重脱水、甲状腺功能减退患者皮肤弹性差；**心源性水肿**患者可表现为下肢和全身水肿；**肾源性水肿**患者多于晨起眼睑、颜面水肿。

2. 生命体征　生命体征是标志生命活动存在与质量的重要征象，是评估**机体身心状况的可靠指标**。在患者病情观察中占据重要的地位。体温、脉搏、呼吸、血压受大脑皮质控制和神经、体液调节，保持相对恒定。当体温不升多见于大出血休克，体温过高应考虑是否有感染；在一般情况下心率与脉搏是一致，当心功能不全、休克、高热、严重的贫血和疼痛、甲状腺危象等疾病心率和脉搏显著加快，当颅内压增高、房室传导阻滞、甲状腺功能减退、阻塞性黄疸时，表现为**缓脉**，如**心房颤动**的病人表现为脉搏短绌；收缩压、舒张压持续升高，应警惕发生高血压危象；当患者出现周期性呼吸困难（如潮式呼吸）是由于呼吸中枢的兴奋性降低引起。

3. 意识状态　是指**大脑功能活动的综合表现，是对环境的知觉状态**。正常人应表现为意识清晰，反应敏捷、精确，思维合理、情感活动正常，对时间、地点、人物的判断力和定向力正常。意识障碍是指**个体对外界环境刺激缺乏正常反应的一种精神状态**。任何原因导致大脑高级神经中枢功能损害时，均可出现意识障碍。意识障碍一般可分为以下几种。

（1）嗜睡：**最轻度**的意识障碍。患者处于持续睡眠状态，但能被言语或轻度刺激唤醒，醒后能正确、简单而缓慢地回答问题，但反应迟钝，刺激去除后又很快入睡。

（2）意识模糊：其程度**较嗜睡深**，表现为思维和语言不连贯，对时间、地点、人物的定向力完全或部分发生障碍，可有错觉、幻觉、躁动不安、谵语或精神错乱。

（3）昏睡：患者处于**熟睡状态，不易唤醒**。压迫眶上神经、摇动身体等强刺激可被唤醒，醒后答话含糊或答非所问，停止刺激后即又进入熟睡状态。

（4）昏迷：是**最严重的意识障碍**，表现为意识持续的中断或完全丧失，按其程度可分为以下几种。

①轻度昏迷：意识大部分丧失，无自主运动，对声、光刺激无反应，对疼痛刺激可有痛苦表情及躲避反应。瞳孔对光反射、角膜反射、眼球运动、吞咽反射、咳嗽反射等可存在。

②中度昏迷：对周围事物和各种刺激均无反应，对剧烈刺激**可出现防御反射**。角膜反射减弱，瞳孔对光反射迟钝，眼球无转动。

③深度昏迷：全身肌肉松弛，**对各种刺激均无反应，深浅反射均消失**。

护士对患者意识状态的观察，可根据患者的语言反应，了解其思维、反应、情感活动、定向力等，必要时可通过观察一些神经反射，如瞳孔对光反射、角膜反射、对强刺激的反应、肢体活动等来判断有无意识障碍及意识障碍程度，临床常使用**格拉斯哥昏迷评分量表（GCS）**对患者进行测定。GCS包括睁眼反应、语言反应、运动反应3个子项目。使用时分别测量3个子项目并计分，然后再将各个项目的分值相加求其总和，即可得到患者意识障碍程度的客观评分。GCS量表总分为3～15分，15分表示意识清醒。按意识障碍的差异分为轻、中、重3度，轻度为13～14分，中度为9～12分，重度为3～8分，低于8分者为昏迷，低于3分者为深度昏迷或脑死亡。除此之外，还应对其伴随症状与生命体征、营养、大小便、水电解质、活动和睡眠、血气分析值的变化进行观察。

4. 瞳孔　瞳孔的变化是许多疾病，尤其是颅内疾病、药物中毒、昏迷等病情变化的一个重要指征。主要注意两侧瞳孔的形状、大小、对称性、边缘及对光反射等。

（1）瞳孔形状、大小和对称性：在自然光线下，正常瞳孔呈圆形，直径2～5mm，双侧等大等圆，位置居中，边缘整齐。

①瞳孔形状异常改变：瞳孔呈椭圆形伴散大常见于青光眼；瞳孔形状不规则常见于虹膜粘连。

②**瞳孔缩小**：直径小于2mm，如果瞳孔直径小于1mm称为针尖样瞳孔，单侧瞳孔缩小常提示同侧小脑幕裂孔疝早期；双侧瞳孔缩小，常见于有机磷农药、氯丙嗪、吗啡等中毒。

③瞳孔散大：直径大于5mm。一侧瞳孔扩大、固定，常提示同侧颅内病变（如颅内血肿、脑肿瘤等）所致的小脑幕裂孔疝的发生；双侧瞳孔散大，常见于颅内压增高、颅脑损伤、颠茄类药物中毒及濒死状态。

（2）瞳孔对光反射：正常瞳孔对光反应灵敏，光亮处瞳孔收缩，昏暗处瞳孔扩大。当瞳孔的对光反射消失时，多见于危重或深度昏迷患者。

（二）危重症患者的管理

1. 危重患者的护理

（1）病情监测：由于危重患者病情危重，复杂且变化快等特点，护理人员要对患者各个系统性进行持续监测，动态了解患者整体情况，以便及时发现病情变化、及时诊断和抢救。

①中枢神经系统监测：包括意识水平、电生理监测、脑电图、影像学监测如CT与磁共振、颅内压测定、脑死亡的判定等。其中最重要的是意识检测，应用格拉斯哥昏迷评分量表进行计分。

②循环系统监测：包括心率、心律、无创和有创动脉血压、心电功能和血流动力功能监测，如中心静脉压、肺动脉压、肺动脉楔压、心排血量及心脏指数等。

③呼吸系统监测：包括呼吸运动、频率、节律、呼吸音、潮气量、无效腔量、呼气压力测定、肺胸顺应性监测等；观察痰液的性质、量、颜色、痰培养的结果；血气分析等。重点观察分析血气中各项指标的临床意义。

④肾功能监测：包括尿量，血、尿钠浓度，血、尿的尿素氮，血尿肌酐，血肌酐清除率测定等。

⑤体温监测：可反映病情缓解、恶化的可靠指标，也是反映机体代谢率的指标。正常人体温较恒定，当代谢旺盛、感染、创伤、手术后体温可升高，而极重度或临终患者体温则下降。

（2）保持呼吸道通畅：清醒患者通过轻拍背，指导进行深呼吸及有效咳嗽的方法，排出呼吸道内分泌物；昏迷患者常因咳嗽、吞咽反射减弱或消失，呼吸道分泌物及唾液等积聚喉头而引起呼吸困难甚至窒息，应将患者头偏向一侧，及时清除呼吸道分泌物，保持呼吸道通畅。待病情缓解意识清醒后，可通过呼吸咳嗽训练、肺部物理治疗，预防分泌物淤积、坠积性肺炎及肺不张等。

（3）加强临床基础护理

①维持清洁

眼部护理：对眼睑不能闭合者给予涂眼药膏或敷油纱布，防止角膜干燥而致溃疡、结膜炎。

口腔护理：保持口腔卫生，对于不能经口进食者，做好口腔护理。

皮肤护理：由于危重患者长期卧床、大小便失禁、大量出汗、营养不良、应激等因素有发生压疮的风险。每天应加强皮肤护理，做到“六勤一注意”，即勤观察、勤翻身、勤擦洗、勤按摩、勤更换、勤整理，注意交接班。

②协助活动：疾病急性期协助患者保持肢体良好的功能体位，病情平稳后应尽早进行被动肢体运动，每日2～3次，轮流为患者肢体进行大小关节屈伸、内收、外展、内旋、外旋等活动，并同时做按摩，促进血液循环，增加肌肉张力，帮助恢复功能，预防下肢静脉血栓形成，预防肌肉萎缩、关节僵直、足下垂发生。

③补充营养、水分：危重患者机体分解代谢增强，消耗大，对营养物质需求增加，而患者大多消化功能减退，易引起腹胀、消化不良，应选择清淡易消化、优质蛋白、热量较高，富含纤维素的食物。对不能进食者，可采用鼻饲或胃肠外营养。对大量引流或体液丧失的患者，应注意补充足够的水分。

④维持排泄功能：保持大小便通畅，必要时采用无菌导尿术和人工通便术。

⑤导管护理：应做到妥善固定、安全放置、确保通畅，防止扭曲、受压、堵塞、脱落，要严格执行无菌操作技术，防止逆行感染。观察导管内引流物的颜色、性质、量，做好相关记录。

⑥安全护理：对谵妄、躁动和意识障碍的患者，合理使用床档、约束带等，防止意外坠床。对于抽搐的患者，应备有牙垫、开口器，防止舌咬伤，避免强声、光刺激诱发抽搐。准确执行医嘱，密切观察患者情况，确保其医疗安全。

（4）心理护理

①对待患者要和蔼、宽容、诚恳，表现出对患者的关心、同情、尊重和接受。

②护理人员在进行各项操作前要做简单、清晰的解释，语言要精练、举止要稳重、操作要娴熟，给患者以信任和安全感。

③做到与患者有效沟通，对人工气道、呼吸机治疗等出现语言沟通障碍者，护理人员可与患者建立其他沟通方式，鼓励其表达自己感受，针对其心理问题及时疏导。

④护理人员可多使用“治疗性触摸”传递对患者的关心、支持。

⑤鼓励患者参与自我护理活动和治疗方法的选择。

⑥在不影响疾病情况下，鼓励患者家属及亲友多探视，多沟通。

2. 抢救工作的组织管理与抢救设备的管理　危重患者抢救是医疗护理工作中的重要任务，必须做好全面的充分的准备工作，一切急救药品、器械等应保持齐全，严格执行“五定”制度，即定数量、定点安置、定专人管理、定期消毒灭菌、定期检查维修，保证抢救时使用。

（1）抢救工作的组织管理

①建立责任明确的系统组织结构：明确抢救的责任人、分工明确、密切配合。

②制订抢救方案：护理人员参与制订抢救方案，根据方案落实护理措施，解决患者现存的和潜在的问题。

③做好核对工作：抢救时严格执行口头医嘱查对制度。

④及时准确做好各项记录：及时、详细、客观、真实记录抢救过程。

⑤医护密切配合：护理人员参与医生的查房，熟悉危重患者的病情，做到心中有数、配合恰当。

⑥抢救室内抢救器械和药品管理：不得外借，护理人员熟练掌握器械性能和使用方法，确保抢救时功能正常。

⑦抢救用物的日常维护：用后及时清理，及时补充，归还原处，保持清洁整齐，功能完好。

（2）抢救设备管理

①抢救床：备好多功能床，备胸外按压用木板一块。

②抢救车：车内配制常用急救药品、无菌急救包、各型号注射器、输液器及针头、输血器及针头、开口器、压舌板、舌钳、牙垫、各型号的医用橡胶手套、各种型号及用途的橡胶或硅胶导管、无菌治疗巾、无菌敷料、皮肤消毒剂等。还包括非无菌用物，如治疗盘血压计、体温计、听诊器、手电筒、止血带、夹板、宽胶布、电源插排、电池等。

③抢救器械：包括供氧装置、电动吸引器、除颤器、心脏起搏器、心电监护仪、简易呼吸器、呼吸机、洗胃机等。

（三）吸氧法

1. 氧疗指征和缺氧程度的判断　**氧疗**是指各类缺氧的治疗，除了消除引起缺氧的原因外，均可给予吸氧治疗，提高动脉血氧分压和动脉血氧饱和度，增加动脉血氧含量，促进组织的新陈代谢，维持机体生命活动的一种治疗方法。

（1）缺氧类型的分类

①低张性缺氧：见于高山病、慢性阻塞性肺疾病、先天性心脏病等；

②血液性缺氧：见于贫血、一氧化碳中毒、高血红蛋白血症等；

③循环性缺氧：见于休克、心力衰竭、栓塞等；

④组织性缺氧：见于氰化物中毒、大量放射线照射等。

（2）缺氧程度的判断及氧疗指征

①轻度低氧血症：$PaO_2 > 6.67kPa$（50mmHg）、$SaO_2 > 80\%$，无发绀，一般不需要氧疗。如有呼吸困难，可给予低流量低浓度（氧流量1～2L/min）氧气吸入。

②中度低氧血症：PaO_2 4～6.67kPa（30～50mmHg）、SaO_2 60%～80%，有发绀、呼吸困难，需要氧疗。

③重度低氧血症：$PaO_2 < 4kPa$（30mmHg）、$SaO_2 < 60\%$，显著发绀、呼吸极度困难、出现三凹症，需要氧疗。

2. 氧气吸入的浓度及公式换算

公式一：吸氧浓度（%）=21+4×氧流量（L/min）

公式二：氧流量=（吸氧浓度-21）÷4

3. 用氧注意事项

（1）患者用氧过程中，应加强观察，如患者由烦躁不安变为安静、心率变慢、血压上升、呼吸平稳、皮肤红润温暖、发绀消失，说明缺氧症状改善。如出现意识障碍加深，呼吸过度表浅、缓慢，可能出现二氧化碳潴留或加重。应根据患者的表现与动脉血气分析结果，及时调整吸氧流量或浓度。如重复进行高浓度氧疗后，不能改善患者的低氧血症，应做好气管插和机械通气准备。

（2）氧疗中血气分析结果是主要检测的客观指标，其中动脉血氧分压（PaO_2）达**12.6～13.3kPa**（**95～100mmHg**），动脉血二氧化碳分压（$PaCO_2$）达**4.7～5.0kPa**（**35～45mmHg**）、动脉氧饱和度（SaO_2）**≥95%**属正常。

（3）氧疗前要检查装置有无漏气，管道是否通畅。

（4）当氧浓度高于**60%**，持续时间超过**24**小时，可出现**氧疗的不良反应**。常见的不良反应如下。

①**氧中毒**：患者表现为胸骨下不适、疼痛、灼热感，可出现呼吸增快、恶心、呕吐、烦躁、断续的干咳，主要是由于高浓度持续给氧导致肺实质的改变。预防措施是血气分析检测，动态观察氧疗的治疗效果。

②**肺不张**：患者表现为烦躁，呼吸、心率增快，血压升高，出现呼吸困难、发绀甚至昏迷。主要是由于高浓度氧气吸入后，肺泡内氮气被大量置换，一旦支气管有阻塞，其所属肺泡内的氧气被肺循环血液迅速吸收，引起吸入性肺不张。预防措施是鼓励患者做深呼吸，有效咳嗽和体位的变换，防止分泌物阻塞。

③呼吸道分泌物干燥：持续性吸入氧气导致呼吸道黏膜干燥，分泌物黏稠，咳出费力，纤毛运动受损。预防措施是氧气吸入前先进行湿化，减轻对呼吸道刺激，并定期进行雾化吸入。

④晶状体后纤维组织增生：仅见于新生儿，以早产儿多见。由于高浓度持续给氧可使视网膜血管收缩、视网膜纤维化，造成不可逆转的失明，因此新生儿应严格控制氧浓度和吸氧时间。

⑤**呼吸抑制**：见于Ⅱ型呼吸衰竭患者，主要是由于长期缺氧，呼吸中枢失去了对二氧化碳的敏感性，呼吸的调节主要依靠缺氧对外周化学感受器的刺激来维持，当吸入高浓度氧时，则解除缺氧对呼吸的刺激作用，使呼吸中枢抑制加重，甚至呼吸停止。因此对Ⅱ型呼吸衰竭患者应给予低浓度、低流量（**1～2L/min**）持续给氧。

（四）常用急救技术

急救最基本的目的就是挽救生命，护士对临床常用急救知识的掌握程度直接影响抢救方案的实施及抢救的成败。因此护士必须掌握必要的急救知识和技能。

1. 心肺复苏术（CPR）　对由于外伤、疾病、中毒、意外低温、淹溺和电击等各种原因，导致呼吸、心搏骤停，必须紧急采取一系列措施重建循环和促进患者心脏、呼吸有效功能恢复。

基本生命支持技术（BLS）又称现场急救，是指在事发的现场对患者实施及时有效的初步救护，是指专业或非专业人员进行的徒手抢救技术。

（1）呼吸、心搏骤停的原因

①意外事件：遭遇雷击、电击、溺水、自缢等；

②器质性心脏病：如急性广泛性心肌梗死、急性心肌炎等；

③神经系统病变：如脑炎、脑血管意外、脑部外伤等；

④手术和麻醉意外；

⑤水、电、酸碱平衡失调；

⑥药物中毒或过敏。

（2）临床表现

①突然面色死灰，意识丧失，呼之不应；

②大动脉搏动消失：颈动脉为首选检测部位；

③呼吸停止，应在保持气道开放的情况下判断：听有无呼吸音、感觉口鼻处有无气体逸出，看胸廓有无起伏；

④瞳孔散大：循环完全停止大于1分钟后出现；

⑤皮肤苍白或发绀：口唇及指甲最明显；

⑥心尖搏动或心音消失：听诊无心音；

⑦伤口不出血。

（3）心肺复苏术操作步骤：见表1－17。

表1－17　心肺复苏术操作步骤

流程		内容
操作目的		通过实施基础生命支持技术，建立患者的循环、呼吸功能
		保证重要脏器的血液供应，尽快促进心搏、呼吸功能的恢复
操作要点	评估	评估意识：轻拍肩部并呼叫患者，若无反应，可判断其意识丧失
	判断	判断是否有颈动脉搏动，在10秒内扪及无搏动，立即启动CPR
	呼救	立即呼救，求助他人帮助拨打急救电话或协助救护
	摆放体位	就地使患者仰卧于坚实平面，比如硬板床或地面上；如果是卧于软床上的患者，去枕，在其肩背下垫心脏按压板，如患者颜面朝下，抢救者应一手托住患者颈部，另一手扶其肩部，使患者平稳的整体翻转为仰卧位
		头后仰，使头、颈、躯干无扭曲，双上肢放置身体两侧，松开患者衣领和裤带（头部应适当放低并略偏向一侧）
	胸外按压	按压部位：抢救者站在或跪于患者一侧，一手掌根放于胸骨中下1/3处（按压点：胸骨下切迹上两横指上缘或胸骨正中与两乳头连线交点），另一手叠于其上，手指翘起不接触胸壁 如为新生儿或小婴儿：按压时可用一手托住患儿背部，将另一手两手指置于乳头连线下一指处进行按压，或两手掌及四手指托住两侧背部，双手大拇指按压
		按压方法：双肘关节伸直，依靠操作者体重、肘及臂力，有节律的垂直施加压力，力量适中
		按压深度：成人5～6cm（儿童约5cm，婴儿约4cm），然后迅速放松，解除压力，使胸骨自然复位，放松时掌根不离开胸壁按压点
		按压频率：100～120次/分；连续按压次数：30次，按压时间∶放松时间＝1∶1

续表

流程		内容
操作要点	开放气道	开放气道：清除口腔、气道内的分泌物或异物，有活动义齿者应取下
		开放气道方法 ①**仰头抬颌法**：抢救者一手的小鱼际置于患者前额，用力向后压使其头部后仰，另一手的示、中指置于患者的下颌骨下方，将颌部向前上抬起 ②**仰头抬颈法**：（头颈部损伤者禁用）抢救者一手抬起患者颈部，另一手以小鱼际置于患者前额，使其头后仰，颈部上托 ③**双下颌上提法**：抢救者双肘置患者头部两侧，双手示、中、无名指放在患者下颌角后方，向上或向后抬起下颌
	人工呼吸	**口对口人工呼吸法（首选）** ①在患者口鼻盖一单层纱布，抢救者用按于患者前额一手的拇指与示指捏住患者鼻孔 ②深吸一口气，屏气，双唇包住患者口部（不留空隙），用力吹气，使胸廓扩张，连续做2次人工呼吸，每次吹气时间不超过2秒 ③吹气毕，松开捏鼻孔的手，抢救者头稍抬起，侧转换气，同时注意观察胸部复原情况
		口对鼻人工呼吸法（用于口腔严重损伤及牙关紧闭者） ①用仰头抬颌法，同时抢救者用抬颌的手将患者口唇闭紧 ②深吸一口气，双唇包住患者鼻部吹气（方法同上）
		口对口鼻人工呼吸法（适用于婴幼儿） 抢救者双唇包住患者口鼻部吹气，20次/分（吹气时间要短，均匀缓缓吹气，防止气体进入胃部，引起胃膨胀）
		使用简易呼吸器法 将简易呼吸器连接氧气，氧流量10～12L/min，一手以“EC”手法固定面罩，另一手挤压简易呼吸器，每次送气500～600ml，频率16～20次/分
		胸外按压∶人工呼吸=30∶2，**人工呼吸频率**10～12次/分（5～6秒1次呼吸）
	判断	按以上步骤反复连续操作5个循环，再次判断颈动脉搏动及呼吸，时间不超过10秒，如已恢复，进行进一步生命支持；若未恢复循环，继续上述操作5个循环后再次判断，直至高级生命支持人员及仪器设备的到来
操作后		根据患者病情取复苏体位，整理床单位
		遵医嘱采取措施监护患者，密切观察患者病情变化
		正确处理用物，洗手，记录
注意事项		患者仰卧，争分夺秒就地抢救。在发现无呼吸或不正常呼吸（叹息样呼吸）的心搏骤停成人患者，应启动紧急救护系统，马上做单纯CPR，避免因搬动贻误时机，尽可能在15～30秒内进行。胸外按压、开放气道、人工呼吸简称CAB三部曲
		胸外按压（C）：是建立人工循环的主要方法。按压部位要准确，用力适度，以防止胸骨肋骨骨折；胸外按压时要确保足够的频率及深度，尽可能不中断胸外按压，每次胸外按压后要让胸廓充分的回弹，以保证心脏得到充分的血液回流；姿势正确，注意两臂伸直，两肘关节固定不动，双肩位于双手正上方。为避免心脏按压时呕吐物逆流至气管，患者头部应适当放低并略偏向一侧

续表

流程	内容
注意事项	人工呼吸（B）：人工通气应在确保气道通畅的同时立即开始，气管内插管是建立人工通气的最好方法。当时间或条件不允许时，常采用口对口呼吸 （1）人工呼吸与胸外心脏按压同时进行，所有年龄段的单人施救按压与呼吸比为30∶2；双人施救：成人30∶2，儿童和婴儿15∶2，新生儿3∶1（如果考虑为心源性心搏骤停，为15∶2）；按压间断时间不超过10秒，检查脉搏不超过10秒 （2）采用气囊面罩时，对于足月新生儿最好采用空气而不是100%氧气开始复苏，如在用空气复苏90秒后无改善，则改为100%氧复苏。如需气管内插管长久通气时，将吸氧浓度调到需要的最低浓度，使氧合血红蛋白饱和度≥94%

（4）**复苏有效指征**：①能扪及大动脉搏动，收缩压维持在60mmHg以上；②口唇、面色、甲床颜色由发绀转为红润；③室颤波由细小变为粗大，甚至恢复窦性心律；④瞳孔随之缩小，有时可有对光反射；⑤呼吸逐渐恢复；⑥昏迷变浅，出现反射或挣扎。

2. 洗胃法　见表1－18和表1－19。

表1－18　洗胃技术操作步骤

流程		内容
操作目的		①**解毒**：清除胃内毒物，减少毒物吸收，还可用不同的灌洗液进行中和解毒，用于急性食物或药物中毒。服毒后4～6小时内洗胃效果最佳 ②**减轻胃黏膜水肿**：幽门梗阻患者常有上腹胀满、不适、恶心、呕吐等症状，为减轻胃黏膜水肿、炎症，可通过洗胃减轻潴留物对胃黏膜的刺激
操作前准备	核对	医嘱、患者床号、姓名（反向识别）、床尾卡或核对腕带信息，自我介绍
	评估解释	评估：①患者年龄、病情、诊断、意识状态、生命体征；②口鼻黏膜有无损伤，有无义齿；③向患者及家属了解患者服用毒物的名称、种类、剂量、时间，有无插管和洗胃禁忌证；④患者心理状况及对洗胃的耐受能力、合作程度、知识水平、既往经验等
		解释：向患者及家属解释洗胃的目的、方法及配合要点
		评估环境：是否安静、整洁、光线明亮、温度适宜、屏风遮挡病人
	护士准备	衣帽整洁，修剪指甲，洗手，戴口罩
口服催吐法		**应用范围**：用于服毒量少的清醒患者
		体位：坐位
		用物准备：取下义齿，围好治疗巾，将污物桶放于患者面前
		自服灌洗液：每次300～500ml
		催吐：自呕或是用压舌板刺激舌根催吐
		结果：反复自饮－催吐，直至吐出的液体澄清无味
洗胃机洗胃操作要点及操作后处理	用物准备	自动洗胃机通电，检查功能良好，并连接各种管道
		无菌洗胃包（内有纱布、镊子、一次性胃管、弯盘、治疗巾、液状石蜡、棉球），水温计，胶布，橡胶单；根据医嘱准备洗胃液（温度适宜）、手套、听诊器、50ml注射器、盛水桶（内盛温水35～38℃）、污水桶、检验标本容器或试管，治疗碗、量杯；必要时备压舌板、舌钳、开口器、牙垫、手电筒

续表

流程	内容
洗胃机洗胃操作要点及操作后处理	核对医嘱、携用物至床旁，反向识别患者（清醒患者），危重患者核对腕带信息
	体位：协助清醒患者取左侧卧位，昏迷或不合作患者取平卧位，头偏向一侧
	颈部围橡胶单或治疗巾，弯盘放于口角旁
	插洗胃管：用液状石蜡润滑胃管前端插入长度的1/3；插入长度为前额发际至剑突的距离，由口腔插入，为55～60cm，检测胃管确实在胃内，用胶布固定胃管。牙关紧闭或昏迷患者使用开口器
	连接洗胃管：将已配好的洗胃液倒入水桶内，药管的另一端放入洗胃桶内，污水管的另一端放入空水桶内，胃管的另一端与已插好的患者洗胃管相连，调节药量流速
	洗出胃内容物：按“手吸”键，吸出胃内容物；再按“自动”键，仪器开始对胃进行自动冲洗，直至洗出液澄清无味为止。一次灌洗量300～500ml，负压维持在13. 3kPa左右。并保持灌入量与抽出量的平衡，灌入量过多可引起急性胃扩张，使胃内压上升，增加毒物吸收
	观察：洗胃过程中，随时注意观察洗出液的性质、颜色、气味、量及患者面色和生命体征等的变化
	拔管：洗胃毕，遵医嘱反折胃管，拔出
	整理：协助患者漱口或清洁口腔、洗脸，取舒适卧位，整理床单位，清理用物
	清洁：三管（药管、胃管、污水管）同时放入清水中，按“清洗”键，清洗各管腔后，将各管同时取出，待仪器水完全排尽后，按“停机”键关机，切断电源（及时清洁，以免管道被污物阻塞或腐蚀）
	记录：灌洗液的名称、量，洗出液的颜色、气味、性质、量，患者的全身反应
指导要点	与患者及家属交代注意事项
	指导患者如有腹部不适及时通知医生
注意事项	1. 首先了解患者中毒情况，如患者中毒时间、途径、毒物种类、性质、量等，来院前是否呕吐
	2. 准确掌握洗胃禁忌证和适应证。①适应证：非腐蚀性食物中毒，如有机磷、安眠药、重金属类、生物碱及食物中毒等；②禁忌证：强腐蚀性毒物（如强酸、强碱）中毒、肝硬化伴有食管胃底静脉曲张、胸主动脉瘤、近期内有上消化道出血及胃穿孔、胃癌等，患者吞服强酸、强碱等腐蚀性药，禁忌洗胃，以免造成穿孔，可根据医嘱给予药物或迅速给予物理性对抗剂，如牛奶、豆浆、蛋清、米汤等以保护胃黏膜；上消化道溃疡、胃癌、食管－胃底静脉曲张等患者一般不洗胃，昏迷患者洗胃应谨慎
	3. 急性中毒患者，应先迅速选择口服催吐法，必要时进行胃管洗胃，减少中毒物的吸收。但插管时，动作要轻、快，胃管充分润滑，切勿损伤食管黏膜或误入气管
	4. 选择合适的洗胃液。遵医嘱根据毒物性质选择洗胃液，确定用量一般为10 000～20 000ml，温度为25～38℃。中毒物质不明时，及时抽取胃内容物送检，应用温开水或生理盐水洗胃待中毒物明确后再采用相应的对抗剂
	5. 洗胃过程中密切观察患者反应，如面色，生命体征，意识、瞳孔变化，口、鼻腔黏膜情况及口腔气味等。注意洗胃并发症：急性胃扩张、胃穿孔、大量低渗性洗胃液致水中毒、水及电解质紊乱、酸碱平衡失调；对于昏迷患者误吸或过量胃内液体反流可致窒息，迷走神经兴奋可致反射性心搏骤停等，做好相应的急救措施，并做好记录

续表

流程	内容
注意事项	6. 如患者出现呼吸停止、心搏骤停，应先行心肺复苏，再行洗胃。洗胃前应检查生命体征，如有呼吸道分泌物增多或者缺氧，应先吸痰，再插胃管洗胃；插管时动作要轻、快，切勿损伤患者食管及误入气管；洗胃完毕，胃管宜保留一定时间，以利再次洗胃；有机磷中毒者，应保留 24 小时，便于反复洗胃
	7. 幽门梗阻患者，洗胃宜在饭后 4 ～6 小时或者空腹时进行，并记录胃内潴留量。梗阻程度应用胃内潴留量来测定：胃内潴留量 = 洗出量 - 灌入量
	8. 注意患者心理状态、合作程度及对康复的信心；洗胃后注意胃内毒物清除状况，中毒症状有无缓解或控制

表 1 - 19　洗胃灌洗液的应用

中毒药物	灌洗溶液	禁忌药物
酸性物	镁乳、蛋清水、牛奶	
碱性物	5% 醋酸、白醋、蛋清水、牛奶	
氰化物	口服 3% 过氧化氢溶液，1∶15 000 ～1∶20 000 高锰酸钾洗胃	
敌敌畏	2% ～4% 碳酸氢钠、1∶15 000 ～1∶20 000 高锰酸钾洗胃	
1605、1059、4049（乐果）	2% ～4% 碳酸氢钠	高锰酸钾
敌百虫	1∶15 000 ～1∶20 000 高锰酸钾洗胃	碱性药物
DDT（灭害灵）666	温开水或生理盐水洗胃，50% 硫酸镁导泻	油性药物
巴比妥类（安眠药）	1∶15 000 ～1∶20 000 高锰酸钾洗胃，硫酸镁导泻	硫酸镁
河豚、生物碱、毒蕈	1% ～3% 鞣酸	
灭鼠药（磷化锌）	1∶15 000 ～1∶20 000 高锰酸钾洗胃，0.1% 硫酸铜洗胃	鸡蛋、牛奶、脂肪及其他油类食物

3. 人工呼吸器的使用方法　人工呼吸器又称简易呼吸器，或称复苏球、气囊、皮球等，是进行人工呼吸最有效的方法之一。具有使用方便、痛苦轻、并发症少、便于携带、有无氧源均可立即通气的特点，适用于心肺复苏及需人工呼吸急救的场合。尤其是适用于窒息、呼吸困难或需要提高供氧量的情况应用。通过人工或机械装置产生通气，对无呼吸患者进行强迫通气，对通气障碍的患者进行辅助呼吸，达到增加通气量，改善换气的功能，减轻呼吸机做功的目的。常用于各种原因所致的呼吸停止或呼吸衰竭的抢救及麻醉期间的呼吸管理。

（1）适应证：心肺复苏，各种中毒所致的呼吸抑制，神经、肌肉疾病所致的呼吸肌麻痹，各种电解质紊乱所致的呼吸抑制，各种大型的手术，配合氧疗，运送病员。适用于机械通气患者做特殊检查，进出手术室等情况、临时替代机械呼吸机（是指有创呼吸机，不包括无创人工气道）遇到呼吸机因障碍，停电等特殊情况时，可临时应用简易呼吸器替代。

（2）操作方法

①将简易呼吸器连接好，调节氧气流量，将储氧袋中充满氧气；

②安置患者去枕仰卧，抢救者站于患者头顶处，检查患者是否呼吸道通畅，清除患者口腔中的杂物和义齿，并将患者的衣扣解开，如盖有被子，需将被子掀开，将胸腔露出，解开裤带；

③抢救者将患者头后仰，托起下颌，必要时插入口咽通气道，防止舌咬伤和舌后坠；

④将面罩扣住口鼻，并用C－E手法固定面罩，即拇指和示指紧紧按住面罩，其他的手指则紧按住下颌；

⑤另一手挤压球体，将气体送入肺中，规律性地挤压球体，成人为12～16次/分，儿童为14～20次/分；

⑥操作过程中，抢救者应注意观察患者胸部上升与下降情况（是否随着压缩球体而起伏）、患者嘴唇与面部颜色的变化、单向阀是否适当运用、患者呼气时面罩内是否呈雾气状，来确认患者是否处于正常换气状态。

（3）注意事项

①面罩固定时不可漏气，可根据患者情况选择合适的面罩，同时要注意不要伤到患者皮肤黏膜。

②确认患者是否呼吸道通畅，气道是否充分开放。

③如果患者有呼吸，应按患者的呼吸规律辅助性的挤压球体气囊，与患者保持同步。如果简易呼吸器供氧没有效果应尽快通知医生建立有创人工气道。

④挤压球体气囊时，挤压力度要适中，压力不可过大，挤压速度要有规律性，不要时快时慢。

⑤简易呼吸器使用完毕后要严格消毒，待部件干燥后组装备用。

4. 电动吸引器吸痰法

（1）评估患者：年龄、病情、意识状态、治疗情况及呼吸道分泌物的量、黏稠度、部位，评估有无呼吸道分泌物排出的能力。患者口、鼻腔黏膜有无异常，鼻腔有无阻塞。

（2）患者准备：了解吸痰目的、方法、注意事项及配合要点。

（3）护理人员准备：仪表端庄、着装规范、剪指甲、洗手、戴口罩。

（4）用物准备：治疗盘内备有盖罐2只（一只盛无菌生理盐水，另一只盛放已消毒的吸痰管数根）、弯盘、无菌纱布、无菌血管钳或镊子、玻璃接管、弯盘、必要时备压舌板、开口器、舌钳。治疗盘外备电动吸引器或中心吸引器，试管（内盛有消毒液，系于床档处），可消毒吸引器上玻璃接管，必要时备电插板等。

（5）操作步骤

①核对床号、姓名，确认患者。

②接通电源，打开开关，检查吸引器的性能，调节合适的负压，成人为**300～400mmHg（40.0～53.3kPa）**；儿童**＜300mmHg（＜40.0kPa）**；连接吸痰管，检查负压大小，导管是否通畅。检查患者鼻腔、口腔，有活动的义齿取下，张口困难的昏迷患者应用开口器及压舌板进行口腔吸痰，如口腔吸痰困难者可鼻腔吸痰。

③帮助患者取合适卧位，将患者的头转向操作者。

④插管吸痰

a. 在试吸罐中试吸少量生理盐水，同时润滑导管前端，一手折叠吸痰管末端（连接玻璃接管处），另一手用戴手套持吸痰管前端，插入口腔咽部（**10～15cm**），然后放松导管末端，左右旋转，向上提吸，先吸口咽部分泌物，再吸气管内分泌物。

b. 插管时不可有负压，以免造成呼吸道黏膜损伤，若气管切开者吸痰，应注意无菌操作，先吸气管切开处，再吸口鼻部，确保每次吸痰时间小于**15 秒**。

c. 吸痰完毕，吸痰导管在冲洗罐中用生理盐水进行抽吸，防止气道内分泌物堵塞导管，为了防止感染，每次吸痰使用 1 个吸痰导管。

⑤吸痰过程中观察患者的反应，如面色、呼吸、心率、血压等；记录吸出液的色、质、量。

⑥安置患者，整理床单位。

⑦整理用物，一次性吸痰管及时处理，玻璃接管置于盛有消毒液容器中浸泡，每日更换1～2 次。

⑧洗手后记录。

（6）注意事项

①吸痰前，用物准备充分，确保装置性能良好，并进行正确连接；

②严格执行无菌操作，吸痰管每用一次都要进行更换；

③每次吸痰时间小于**15** 秒，防止因吸痰时间过长，引起患者缺氧；

④吸痰操作过程中要动作轻柔，以免造成呼吸道黏膜损伤；

⑤发现痰液黏稠时，及时通知医生，遵医嘱进行雾化吸入，或配合其他物理方法，提高吸痰效果；

⑥电动吸引器连续使用时间不宜过长，贮液瓶内液体达 2/3 时进行倾倒，防止液体过多损坏仪器，并在瓶内放入消毒液，便于清洗消毒。

5. 氧疗方法

（1）**鼻氧管给氧法**：是将鼻氧管前端插入鼻孔内约 1cm，将导管固定。该方法简单，患者容易接受，为临床上常用的给氧方法之一。

（2）**鼻塞法**：应用鼻塞塞入患者一侧鼻前庭内给氧。此法刺激性小，两侧鼻孔可交替使用，适用于长期吸氧的患者。

（3）**面罩法**：置面罩于患者的口鼻部进行供氧，呼出的气体自面罩两侧孔排出。临床应用效果较好，但给氧时需有足够的氧流量供应，一般为 6～8L/min。适用于张口呼吸且病情较重患者。

（4）**氧气头罩法**：置头罩于患者头部，罩中有多处孔隙，能够保持罩内的氧浓度、温度和湿度。头罩与颈部之间要保持间隙，以免二氧化碳潴留。此法主要用于小儿。但夏季湿热时，罩内温度和湿度较高，患儿感到气闷不适，影响休息与康复。

（5）**氧气枕法**：应用氧气枕给氧。此法可用于家庭氧疗、危重患者的抢救或转运途中，用枕代替氧气装置。

十五、临终患者的护理

【复习指南】本部分内容难度不大，历年必考，应作为重点复习。死亡概念、临终患者的心理反应与心理护理及尸体护理技术应熟练掌握。

（一）临终关怀

临终关怀是指社会各层次组成的团队向临终患者及其家属提供的包括生理、心理和社会等方面在内的一种全面性支持和照料。

1. 临终关怀的意义

（1）对临终患者：通过实施全面照料，使得生命得到尊重，疾病症状得以控制、生命质量得到提高，使其能够无痛苦、安宁、舒适地走完人生的最后旅程。

（2）对家属：帮助接受亲人死亡的现实，减轻因亲人死亡带来的精神痛苦，顺利度过居丧期。

（3）对医学：临终关怀是以医学人道主义为出发点，以提高人的生命质量为服务宗旨的人道主义精神和生物－心理－社会医学模式的具体体现。

（4）对社会：其能反映人类文化的时代水平是非物质文化的集中表现。从优生到优死是人类文明进步和发展的重要标志。

2. 临终关怀的理念

（1）以照料为中心。

（2）维护人的尊严和权利。

（3）提高临终患者的生命质量。

（4）加强死亡教育以使其接纳死亡。

（5）提供全面的整体照护。

（二）濒死和死亡

1. 濒死与死亡的概念　濒死即临终，指患者在已接受治疗性或姑息性治疗后，虽然意识清醒，但病情加速恶化，各种迹象显示生命即将终结。死亡是指个体生命功能的永久终止。

2. 死亡的标准　现代医学表明，当人的心搏、呼吸停止时，脑、肾、肝并没有完全死亡，只要大脑功能保持完整性，生命活动就有可能再恢复。因此，目前医学界提出将全脑死亡，包括大脑、中脑、小脑、脑干的不可逆死亡，即“脑功能不可逆性丧失”作为判断死亡的标准。其诊断标准如下。

（1）**无感受性和反应性**：对刺激完全无反应，即使剧痛刺激也不能引出反应。

（2）**无运动、无呼吸**：观察1小时后，撤去人工呼吸机3分钟，仍无自主呼吸。

（3）**无反射**：瞳孔散大、固定，对光反射消失；无吞咽反射、角膜反射、咽反射和跟腱反射。

（4）**脑电波平坦**。

上述标准24小时内多次复查后结果无变化，排除体温过低（＜32.2℃）和刚服用过巴比妥类药物等中枢神经系统抑制剂的影响，其结果才有意义，即可宣告死亡。

3. 死亡过程的分期

（1）濒死期：又称临终期。此期中枢神经系统脑干以上部位的功能处于深度抑制状态或丧失，而脑干功能依然存在。可表现为意识模糊或丧失，反射减弱或逐渐消失，肌张力减退或消失。循环、呼吸功能减退，患者出现四肢发绀，皮肤湿冷，机体代谢障碍，肠蠕动逐渐停止，感觉消失。表明生命即将终结，是死亡过程的开始阶段，但某些猝死患者可不经此期直接进入临床死亡期。

（2）临床死亡期：是临床上判断死亡的标准，此期中枢神经系统的抑制过程由大脑皮质扩散到皮质以下部位，延髓处于极度抑制状态。可表现为心搏、呼吸完全停止，各种反射消失，瞳孔散大，但各种组织细胞仍有微弱而短暂的代谢活动。此期一般持续5～6分钟，若得到及时有效的抢救治疗，生命有复苏的可能。超过这个时限，大脑将发生不可逆的变化。但在低温条件下，临床死亡期可延长达1小时或更久。

（3）生物学死亡期：表现为全身器官、组织、细胞生命活动全部停止，称细胞死亡。此期从大脑皮质开始，整个中枢神经系统及各器官新陈代谢完全停止，并出现不可逆变化，机体无复苏可能，并相继出现尸冷、尸斑、尸僵、尸体腐败等。

①尸冷：是指生物死亡后最先发生的尸体现象。由于机体死亡后体内产热停止，散热继续，体温度逐渐下降，称为尸冷。一般情况下死亡后10小时内尸温下降速度约为每小时1℃，10小时后为每小时0.5℃，大约24小时，尸温与环境温度相同。测量尸温常以直肠温度为标准。

②尸斑：由于死亡后血液循环停止，在地心引力的作用下，血液在身体最低部位坠积使尸体皮肤出现暗红色斑块或条纹，称为尸斑。一般尸斑出现在死亡后2～4小时，最易出现在尸体的最低部位。若患者死亡后应选取仰卧位，防止面部颜色改变。

③尸僵：是指尸体肌肉僵硬，关节固定，称为尸僵。尸僵首先从小块肌肉开始，表现为先从咬肌、颈肌、向下至躯干、上肢和下肢。尸僵一般在死亡后1～3小时开始出现，4～6小时扩展到全身，12～16小时发展至最硬，24小时后尸僵缓解，肌肉逐渐变软，称为尸僵缓解。

④尸体腐败：是指死亡后机体组织的蛋白质、脂肪和糖类因腐败细菌作用而分解的过程。表现为尸臭、尸绿等，一般死亡后24小时右下腹首先出现，之后逐渐扩展至全腹，最后波及全身。

（三）临终患者及家属的护理

1. 临终患者的生理评估及护理

（1）临终患者的生理评估

①肌张力消失：大小便失禁，吞咽困难，无法维持良好舒适的功能体位，肢体软弱无力。患者呈希氏面容，即面肌消瘦、面部呈铅灰色、下颌下垂、嘴微张、眼眶凹陷、双眼半睁、目光呆滞。

②循环功能减退：皮肤苍白、湿冷，大量出汗，体表发凉，四肢发绀，血压降低或测不出、脉搏弱而快、不规则或消失，心律失常。

③胃肠蠕动减弱：恶心、呕吐、食欲缺乏、腹胀、便秘、口干、脱水、体重减轻。

④呼吸功能减退：呼吸节律不规则，出现潮式呼吸、间断呼吸，呼吸频率减慢，鼻翼呼吸，出现呼吸困难，多有痰鸣音或鼾声。

⑤知觉改变：视觉逐渐减退，由视物模糊到光感，最后消失。眼睑干燥，分泌物增多。听觉常是人体最后消失的感觉。

⑥意识改变：如病变未侵犯中枢神经系统，患者可始终保持神志清醒；否则表现为嗜睡、意识模糊、昏睡或昏迷等，有的患者也会出现谵妄及定向障碍。

⑦疼痛：大部分的临终患者主诉全身不适或疼痛，有烦躁不安、大声呻吟，可出现疼痛面容，即五官扭曲、眉头紧锁、眼睛睁大或紧闭、双眼无神、咬牙等。

（2）临终患者的身体护理

①改善呼吸功能：要求室内空气清新，定时通风；清醒患者可采用半坐卧位，昏迷患者

取仰卧位，头偏向一侧，保持呼吸道通畅，有效排痰；根据呼吸困难程度，遵医嘱进行吸氧。

②减轻疼痛：观察患者疼痛的性质、部位、程度、持续时间及发作规律。稳定情绪、转移注意力。协助患者选择减轻疼痛最有效的方法。

③促进患者舒适：维持患者良好、舒适的体位，加强皮肤护理，定时翻身，减少受压，预防压疮发生；对于大小便失禁者，注意会阴、肛门周围的皮肤清洁，保持床单位清洁、干燥、平整、无渣屑；加强口腔护理，注意患者口腔黏膜及口唇情况，发现问题及时处理；注意患者保暖，必要时给予热水袋，水温应低于50℃。

④加强营养，增进食欲：给予患者高蛋白、高热量、易于消化的饮食，少量多餐，注意食物烹饪的色、香、味，并鼓励患者多吃新鲜的水果和蔬菜；不能经口进食，采用鼻饲或完全胃肠外营养。

⑤减轻感知觉改变的影响

眼部护理：应用温湿毛巾，从眼内眦向外眦方向进行眼睛分泌物擦拭，禁忌用肥皂水洗眼；昏迷患者也要保持眼睛湿润，可以选用涂红霉素、金霉素眼膏或覆盖凡士林纱布，以保护角膜，防止角膜干燥发生溃疡或结膜炎。

听觉护理：护理人员应用柔和、清晰的语言与患者进行沟通，也可采用触摸等方式，让临终患者感到温暖。

⑥观察病情变化：密切观察患者的生命体征、疼痛、瞳孔、意识状态等，监测机体重要脏器的功能；观察治疗反应与效果。

⑦做好持续性护理：患者出院后，护理照料仍需一直系统地在门诊或家里持续进行。

2. 临终患者的心理评估及护理

（1）临终患者的心理评估

①否认期：患者得知自己患不治之症时，最初的反应是震惊和否认事实，常常怀疑医生误诊。多数患者的这种心理反应时间较短暂，也有个别患者否认期会持续直至死亡。患者的表现其实是面对残酷现实时一种心理防御机制，目的能够有时间去调整自己面对死亡。

②愤怒期：在短暂的否认后，患者很难接受有关自己疾病的真实信息，心理反应往往表现为愤怒、怨恨、生气、嫉妒等，有时会产生“为什么是我？”或“我为何这么倒霉？”“你们都活得好好的，老天不公平！”等情绪。有时怨气迁怒于医护人员和家属，表现为过分挑剔、无端指责、辱骂等。

③协议期：患者愤怒心理消失后，开始接受自己已患绝症的现实，希望发生奇迹，积极配合治疗和护理，期待医学上有重大发现，有好的治疗方法，期望通过自己好的表现来换取生命的延长甚至治愈疾病。此期患者的心理反应，实际上是一种延缓死亡的乞求，是人的生命本能和生存欲望的体现，是自然的心理发展过程。

④忧郁期：随着病情的不断恶化及身体的更加虚弱，患者逐渐意识到自己即将失去生命，出现巨大的失落感，表现为悲伤、情绪低落、退缩、沉默、抑郁和绝望。患者会体现出一种准备后事的悲哀，此时更希望与亲朋好友见面，更渴望家人的陪伴。患者对周围事物淡漠，言语减少，反应迟钝，对任何东西不感兴趣。患者在忧郁期经历内心剧痛和抑郁后，才能过渡到“接纳”死亡的境界。

⑤接受期：患者感到自己竭尽全力，没有什么悲哀和痛苦了，心理上已做好迎接死亡的准备，患者表现出惊人平静和坦然，不再抱怨，喜欢独处，睡眠时间增加，情感减退。

（2）临终患者的心理护理

①否认期

a. 护理人员应尊重患者的想法，不要欺骗患者，真诚、忠实地对待患者。

b. 应提供安静、舒适的环境，经常陪伴在患者身旁，注意非语言交流技巧，尽量满足患者心理需求，使他们感受到护理人员的温暖和关怀。

c. 注意维持患者适当的希望，耐心倾听患者的诉说，在沟通中注意因势利导，实施正确的人生观、死亡观的教育，使患者逐步面对现实。

d. 为患者提供体贴入微的护理，更注重护理品质的体现。

②愤怒期

a. 理解患者发怒是正常的行为，允许患者以发怒、抱怨、不合作等行为来发泄内心的不满和恐惧，注意预防意外的发生。

b. 给患者提供表达或发泄内心情感的适宜环境，并加以心理疏导。

c. 做好患者家属和朋友工作，让其给予理解、关爱、同情和宽容。

③协议期

a. 积极主动关心和指导患者，加强护理，尽量满足患者的需要，使患者更好地配合治疗。

b. 给患者更多的关爱，尽量满足患者合理的要求，给患者以希望。

c. 鼓励患者说出内心的感受，建立战胜疾病的信心，积极教育和引导患者，减轻患者的压力。

④忧郁期

a. 密切关注患者，及时进行心理疏导和合理的死亡教育，预防患者的自杀。

b. 经常陪伴患者，并调动社会支持，安排亲朋好友见面，给予精神上的安慰。

c. 多给予患者同情和照顾、鼓励和支持，使其增强信心。

d. 创造舒适环境，鼓励患者保持自我形象和尊严。

⑤接受期

a. 提供给患者安静、独处的环境，减少外界的干扰。

b. 尽量满足患者未完成的心愿，给予继续关心和支持。

c. 尊重患者，不要强迫与其交谈。

d. 认真细致地做好临终护理，使患者平静、安详、有尊严地离开人间。

（四）死亡后的护理

尸体护理应在确认患者死亡，医生开具死亡诊断书后，并得到家属许可后尽快进行。

（1）目的：使尸体清洁，保持尸体良好的外观，易于辨认；安慰家属，减少哀痛。

（2）尸体评估：在医生开具死亡通知后，进行再次核实，并对尸体状况进行评估，了解家属的态度，并做好解释。

（3）护理准备：衣帽整洁，修剪指甲，洗手，戴口罩，戴手套。

（4）用物准备：血管钳、剪刀、尸体识别卡 3 张、松节油、绷带、不脱脂棉球、梳子、尸袋或尸单、衣裤、鞋、袜等；有伤口者备换药敷料，必要时备隔离衣和手套等；擦洗用具、手消毒液、生活垃圾桶、医用垃圾桶、屏风。

（5）操作步骤

①携用物至床旁，用屏风遮挡。

②劝慰家属暂离病房或共同进行尸体护理。

③撤除一切治疗用品。

④将尸体放置于仰卧位，头下垫一软枕，防止面部瘀血变色，并用大单遮盖尸体。

⑤清洁面部，整理遗容。洗脸，有义齿者进行佩戴，闭合口、眼。如不能闭合，应用毛巾湿敷或在上眼睑下垫少许棉花，使上眼睑下垂闭合。口不能闭紧者，轻揉下颌或用四头带固定。

⑥填塞孔道：用血管钳将棉花垫塞于口、鼻、耳、肛门、阴道等孔道。

⑦清洁全身：脱去衣裤，清洁全身，更衣梳发。除去胶布痕迹，有伤口者进行胶布封闭包扎，使尸体清洁，无渗液，具有良好外观。

⑧包裹尸体：为死者穿上尸衣裤，尸体识别卡系在尸体右手腕部，把尸体放进尸袋里，拉锁拉好，第二张尸体识别卡缚在尸体腰前尸袋（尸单）上。

⑨交接尸体：协助将尸体移至殡仪馆的车上尸箱内冷藏，将第三张尸体识别卡放尸屉外面。与殡仪服务中心人员进行交接。

⑩操作后处理床单位、整理病历、完成各项记录，按出院手续办理结账。

（6）注意事项

①患者死亡后，必须由医生开出死亡通知，并得到家属许可后，护理人员才能进行尸体护理，但尸体护理要及时，防止尸僵。

②护理人员应以高尚的职业道德和情感，要尊重死者，进行尸体护理时，应对家属做好解释工作并给予安慰。

③传染病患者的尸体应使用消毒液擦洗，并用消毒液浸泡的棉球填塞孔道，尸体用尸单包裹后装入不透水的袋中，并做出传染标识，同时患者所处环境进行终末消毒。

十六、医疗和护理文件的书写与处理

【复习指南】本部分内容难度不大，但历年常考，应作为重点复习。医疗文件与护理文件的书写与处理应熟练掌握。

（一）医疗和护理文件的记录和管理

医疗和护理文件包括病历、医嘱单、体温单、护理记录单、病区交班报告、特别护理记录单等内容。

1. 记录的意义

（1）提供信息。

（2）提供教学与科研资料。

（3）提供评价依据。

（4）提供法律依据。

2. 记录的原则　及时、准确、完整、简要、清晰。

（1）及时：不得拖延或提前，更不能漏记、错记，以保证记录的时效性，维持最新资料。抢救结束后6小时内要据实补记抢救记录。

（2）准确：必须在时间、内容及可靠程度上真实、无误。记录者必须是执行者。书写有错误时，应在错误处用所书写的钢笔划线删除或修改，并在上面签全名。没有取得护理人员执业资格的护理人员书写记录后，要由带教老师审阅、签署两人全名（带教老师/被带教者）。

（3）完整：眉栏、页码必须填写完整。各项记录尤其是护理表格应逐项填写，避免遗漏。记录应连续，不留空白。每项记录后签全名。

（4）简要：记录内容应重点突出、简洁、流畅。应使用医学学术用语和公认的缩写。

（5）清晰：白班用蓝钢笔，夜班用红钢笔，字迹清楚，不得涂改、剪贴和滥用简化字。

3. 医疗与护理文件的管理

（1）各种医疗与护理文件应按规定定点放置，记录和使用后必须放回原处。

（2）患者和家属未经医生护理人员同意不得随意翻阅，也不能擅自携出病区。

（3）必须保持医疗与护理文件的清洁、整齐、完整，防止污染、破损、拆散、丢失。

（4）医疗与护理文件应按保存期限妥善保存。住院病案应长期保存，门诊病案保存15年。病区交班报告保存1年。

（5）发生医疗纠纷时，应当在医患双方同时在场的情况下共同封存或启封。

（二）医疗与护理文件的书写

1. 体温单　体温单主要用于记录患者的生命体征及其他情况，包括患者出入院、手术、分娩、专科或死亡时间，体温、脉搏、呼吸、血压、大小便次数、出入量、身高、体重等。为手写表格式或计算机输入表格式。

（1）眉栏

①用蓝（黑）笔填写患者姓名、年龄、科室、床号、入院日期及病历号等项目；

②填写“日期”时，每页第一天均应填写年、月、日，其余6天仅填日；

③填写“住院天数”时，从患者入院当天为第一天开始，直至出院；

④填写“手术（分娩）后天数”时，用红笔填写，以手术（分娩）次日为第1天，依次填写至第14天，若在14天内行第2次手术，则第1次手术日数为分母，第2次手术日数为分子进行填写。

（2）40～42℃之间

①用红色笔纵向填写患者入院、转入、手术、分娩、出院、死亡等事件。除手术不填写手术名称及具体时间外，其余均采用24小时制，精确到分钟。例如：“入院于九时三十分”或“入院－九时三十分”。

②转入时间由转入病区填写。

（3）体温、脉搏曲线的绘制及呼吸的记录

①体温曲线的绘制

a. 体温符号：口温以蓝色“●”表示，腋温以蓝色“×”表示，肛温以蓝色“○”表示。

b. 每小格为0.2℃，按实际测量度数，绘制于体温单35～42℃，相邻温度以蓝线相连。

c. 体温不升（35℃以下）时，将“不升”二字写在35℃线以下。

d. 物理降温30分钟后测量的体温以红圈“○”表示，在物理降温前温度的同一纵格内，以红虚线与降温前温度相连。

e. 患者因拒测、外出进行诊疗活动或请假等原因未能测量体温时，应在体温单40～42℃，以护理事件红色字体记录，内容为“拒测”“外出”或“请假”等。并且前后两次体温断开不相连。

②脉搏、心率曲线的绘制

a. 脉搏以红点“●”表示，心率用红“○”表示，每小格为4次/分，相邻的脉搏或心率以红直线相连。

b. 脉搏短绌（房颤）时，需分别填写心率和脉率。相邻脉率或心率以红线相连，在脉率与心率之间以红线填满。

c. 脉搏与体温重叠时，体温符号蓝色“×”，与脉搏红色“○”重叠。

③**呼吸的记录**：呼吸用阿拉伯数字表示，记录在35℃最下一格内。相邻两次记录格式上下错开。使用呼吸机患者的呼吸以Ⓡ表示。

（4）底栏：包括血压、入量、出量、大便、体重、身高等需要观察和记录的内容。

①**血压、体重**：住院当日及每周应有准确记录，不能测量者按要求注释。血压计量单位为mmHg，体重计量单位为kg。

②**大、小便**：24小时填写1次，记录单位为次/日。特殊情况：大便失禁以“※”表示；人工肛门以“☆”表示；灌肠后大便以“E”表示，排便作为分子表示，例：1/E表示灌肠后大便1次；0/E表示灌肠后无排便；1^2/E表示自行排便1次，灌肠后又排便2次；4/2E表示灌肠2次，排便4次。

③**尿量**：记录前一天24小时的尿液总量，每天记录1次，记录单位：毫升（ml）。导尿以“C”表示；尿失禁以“※”表示。如“1500/C”表示导尿患者排尿1500ml。

④**出入量**：24小时的液体出入量记录在前一天格内。记录单位：毫升（ml）。

⑤**身高**：新入院患者当日测量身高并记录，记录单位：厘米（cm）。

2. 医嘱单

（1）医嘱的分类：长期医嘱、临时医嘱、备用医嘱。

①长期医嘱：是指有效时间在24小时以上的医嘱，在医生注明停止时间前一直有效。如一级护理；流质饮食；自由体位。

②临时医嘱：有效时间在24小时以内，应在短时间内执行，有的需要立即执行（st），一般只执行1次。例如：有限定执行时间的，如手术、会诊、检查、检验等；需要立即执行的，如肾上腺素1mg静脉注射st；出院、转科、死亡等也列入临时医嘱。

③备用医嘱

a. 长期备用医嘱（prn）：有效时间在24小时以上，必要时使用。两次执行之间有间隔时间，由医生注明停止时间方为失效。如哌替啶50mg im q6h prn。

b. 临时备用医嘱（sos）：仅在医生下达医嘱后12小时内有效，必要时使用，过期未执行则自动失效。如地西泮5mg sos。

（2）医嘱的处理原则和注意事项

①医嘱的处理原则：先急后缓，先临时后长期。

②注意事项

a. 医嘱必须经医生签名后方为有效。一般情况下不执行口头医嘱，在抢救或手术过程中医生下达口头医嘱时，执行护士必须复述一遍，双方确认无误后方可执行，抢救后应及时据实补写医嘱。

b. 处理和执行医嘱时若发现有疑问，必须核对清楚后方可执行。

c. 凡需下一班执行的临时医嘱要交班，并在护士交班记录上注明。

d. 医嘱应每班、每日查对，每周总查对，查对后签全名。

3. 出入量记录单

（1）记录内容和要求

①每日摄入量：包括每日饮水量、食物中的含水量、输液量、输血量等。患者饮水时应

使用固定的饮水容器，并测定其容量；固体食物应记录单位数量或重量，再根据医院常用食物含水量及各种水果含水量核算其含水量。

②每日排出量：主要为尿量，此外其他途径排出液，如大便量、呕吐物量、咯出物量（咯血、咳痰）、出血量、引流量、创面渗出量等。婴幼儿尿量及创面渗出量测量可通过测量使用前后重量的方法进行估算。

（2）记录方法

①各眉栏项目用蓝（黑）笔填写。

②日间用蓝（黑）笔记录，夜间用红笔记录。

③12 小时做小结，24 小时做总结。总结后填入体温单前一天底栏相应格内。

4. 特别护理记录单

（1）记录内容：包括生命体征、出入量、药物治疗效果及反应、护理措施，病情动态观察等。

（2）记录方法

①用蓝（黑）笔填写眉栏各项，日间用蓝（黑）笔记录，夜间用红笔记录。

②及时、准确记录生命体征及出入量等，出入量除记录量外，还要记录颜色、性状。12 小时做小结，24 小时做总结，以便下一班快速、全面地掌握患者情况。

③应随时、详细记录患者病情变化，治疗护理的措施及效果，并签全名。

④手术患者应记录患者麻醉方式，手术名称，伤口出血情况、引流管是否通畅，回房时间。

⑤病人出院或死亡后，记录单随病历保存。

5. 病区交班报告　病室报告（交班记录）是由值班护士书写的书面的交班记录，包括值班期间病区的情况及患者病情变化情况。接班护士通过阅读交班报告，能够全面了解本病区患者的情况，明确接班后的工作重点、注意事项等，使护理工作能准确无误地连续进行。

（1）交班内容

①出院、转科、死亡患者：出院者应记录离开时间，转出者应写明转往的医院，死亡患者应简要记录抢救过程和死亡时间。

②新入院、转入患者：记录入院或转入的时间，原因、主诉、症状、体征，既往史，患者存在的护理问题，需要继续观察的要点、注意事项，给予的主要治疗、护理措施及效果、患者的心理状态等。

③危重患者、有异常情况及做特殊检查或治疗的患者：记录主诉、生命体征、意识、瞳孔、病情变化、特殊抢救及治疗措施、效果，下班护士需要重点观察和注意的事项等。

④手术患者：准备手术的患者记录术前准备和术前用药情况。当天手术患者需记录麻醉方式、手术名称及过程、回病房时间、麻醉清醒时间、回病房后的生命体征、伤口、引流、排尿及镇痛药使用情况。

⑤产妇：应记录胎次、产式、产程、分娩时间、会阴或腹部切口、排尿及恶露情况，胎儿性别及评分。

⑥老年人、儿童和生活不能自理的患者：应记录生活护理情况，如口腔护理、压疮护理及饮食护理等。

（2）书写顺序

①各眉栏项目用蓝（黑）笔填写。例如：病室、日期、时间、原有人数，入院、出院、

转入、转出患者数，危重、手术、分娩、死亡患者数，现有患者数。

②顺序：按先写“出”，即出院、转出、死亡等患者；再写“入”，即新入院、转入患者；最后写重点患者，即危重、手术、分娩及有异常情况的患者。

（3）书写要求

①应在经常巡视深入病室、全面了解病情的基础上书写；

②书写的内容应全面、真实、简明扼要、重点突出；

③白班用蓝钢笔，夜班用红钢笔，字迹清楚，不得涂改、粘贴，并签全名；

④交班的患者要求在左栏内写明床号、姓名、诊断、住院号，再简明扼要记录病情、治疗和护理；

⑤对新入院、转入、手术、分娩、危重患者，在诊断的下方分别用红钢笔标记“新”“转入”“手术”“分娩”，危重患者用红笔注明“危”和“※”，以示醒目；

⑥护士长应对每班的交班报告进行检查，符合质量后签字。

6. 护理病历　在临床应用护理程序的过程中，有关病人的健康资料、护理诊断、护理目标、护理措施、护理记录和效果评价等都应有书面记录，所有这些记录构成护理病历。一般包括入院评估单、住院评估表、护理计划单、护理记录单、健康教育计划等。

（1）入院评估单：用于对新入院的患者进行初步的护理评估，并通过评估找出患者的健康问题，确定护理诊断。

（2）住院评估表：用于评估患者住院期间患者的病情动态变化情况，责任护士应及时进行每个病人的相关评估。

（3）护理计划单：即护士对患者实施整体护理的具体方案，主要包括护理诊断、护理目标、护理措施、护理记录和效果评价等。

（4）护理记录单：即护士运用护理程序的方法为患者解决问题的记录。

（5）健康教育计划：即护士为恢复和促进患者健康并保证患者出院后获得有效的自我护理能力而制订的计划。包括：

①住院期间的健康教育计划：a. 入院宣教；b. 疾病的相关知识宣教；c. 介绍治疗护理方案；d. 有关检查的目的和注意事项；e. 饮食指导；f. 活动指导；g. 康复指导；h. 预防知识宣教。

②出院指导：对患者出院后的活动、饮食、用药、伤口护理、复诊等方面进行指导。

十七、护理工作中的职业防护

【复习指南】本部分内容难度不大，但历年必考，应作为重点复习。常见护理职业损伤及预防措施应熟练掌握；职业防护的相关概念及意义、职业损伤的有害因素应掌握。

1. 护理职业防护的概念及意义

（1）概念：是指在护理工作中针对各种职业性有害因素采取有效措施，以保护护理人员免受职业性有害因素的损伤，或将损伤降至最低限度。

（2）意义：提高护理人员职业生命质量、科学有效地规避护理职业风险、营造和谐的工作氛围。

2. 职业损伤的有害因素　职业损伤的有害因素有生物性因素、化学性因素、物理性因素、其他因素。

（1）生物性因素：为护理职业损伤中最常见的职业性有害因素，包括细菌和病毒。

①细菌通过呼吸道、消化道、血液、皮肤等途径感染护理人员，其常见的致病菌有葡萄球菌、链球菌、肺炎球菌及大肠杆菌等；

②病毒以肝炎病毒、人类免疫缺陷病毒及冠状病毒较常见，多通过呼吸道和血液传播，其中引起的，最常见、最危险的疾病有乙型肝炎、丙型肝炎及艾滋病。

（2）化学性因素：因护理人员长期接触而造成身体不同程度的损伤的化学因素有常用消毒剂、常用化疗药物、麻醉废气和汞等。

①常用消毒剂对皮肤、眼及呼吸道有不同程度的损伤；

②长期接触化疗药物的护理人员如防护不当会造成潜在危害，长期小剂量接触会引起白细胞数减少、增高自然流产率，甚至有致癌变、畸形、脏器损伤的危险；

③麻醉废气可引起头痛、注意力不集中、应变能力下降、烦躁甚至出现中毒、影响生育功能等；

④汞存在于血压计、体温计等常用用品中，若汞漏出处理不当对神经系统和肾均有毒性。

（3）物理性因素：职业损伤中物理性因素有锐器伤、负重伤（机械性损伤）、放射性损伤、温度性损伤。

①锐器伤：是最常见的职业损伤的有害因素之一，针刺伤是感染血源性传播疾病的最主要因素，最常见、危害性最大的疾病是乙型肝炎、丙型肝炎和艾滋病；常见原因有护理人员对锐器伤的危害性认识不足、护理人员护理操作不规范、锐器传递不规范等。

②负重伤（机械性损伤）：护理人员**工作强度大、搬运患者、为患者翻身、长时间站立工作等**，容易导致腰椎间盘突出症、下肢静脉曲张等。

③放射性损伤：护理人员工作中常接触到的有紫外线、激光等放射性物质，如果防护不当会造成皮肤及眼睛的不同程度的损伤。

④温度性损伤：常见的有热水袋烫伤，乙醇烧伤，红外线、电刀灼伤等。

（4）其他因素：超负荷的工作及紧张的工作氛围严重影响护理人员的身心健康。

3. 职业损伤及预防措施

（1）血源性感染疾病：职业防护措施：①洗手；②做好个人防护，包括戴护目镜、手套等；③安全注射，避免注射锐器刺伤操作者，造成血源性感染；④医疗废弃物密封贴好标记送到指定地点，由专人处理。

（2）锐器伤

①处理流程：a. 保持镇静，迅速脱去手套；b. 伤口处理，立即从伤口近心端向远心端挤出伤口血液，用肥皂水清洗伤口并用流动生理盐水反复冲洗皮肤，用75%的乙醇或碘伏消毒伤口；c. 填写锐器伤登记表并向有关部门报告。

②预防措施：a. 护理操作中严格执行消毒隔离制度，培养良好的职业素质。b. 侵袭性护理操作过程中应保持光线充足；传递锐器时避免直接传递。c. 使用后的锐器正确处理。禁止双手回套针帽，禁止用手直接接触使用后的针头、刀片等锐器，禁止用手直接折弯或弄直针头，禁止用手直接传递锐器，禁止直接接触医疗废物，禁止用手分离污染的针头和针梗。d. 规范锐器使用时的防护制度及措施，加强培训，建立健全损伤后上报制度。

（3）化疗药物损伤

①化疗药物损伤的预防：应遵循减少与化疗药物的接触、减少化疗药物污染环境的原则。预防化疗药损伤的措施见表1－20。

表 1-20　预防化疗药物损伤的措施

预防措施	具体要求
环境要求	设专门的化疗药物配药间，并配备有空气净化装置
配备专业人员	化疗药物配置室内应配备经过药学基础、废气处理等专门培训并通过考核的护理人员
配置时的防护	①配置时穿长袖低渗透性的隔离衣，戴帽子、口罩、护目镜、聚氯乙烯手套并外套一副乳胶手套
	②打开安瓿前应轻弹其颈部，将附着的药物粉末降至瓶底，掰安瓿时应垫纱布
	③溶药物时，溶媒应沿瓶壁缓慢注入瓶底，药粉浸透后再晃动
	④稀释、抽取药物时插双针头，在药瓶内排气，抽取药液时使用针腔较大的针头，所抽药液不超过注射器的3/4，抽出的药液放入垫有聚乙烯薄膜的无菌盘中备用
	⑤操作结束后用水冲洗和擦洗操作台，脱去手套后彻底冲洗双手
给药时的防护	①静脉给药时应戴手套
	②确保输液器接头处连接紧密，以防药物外漏
	③从茂菲滴管加入药物时先用无菌棉球围在滴管开口处再加药，加药速度不要过快
药物污染的处理	①发生化疗药物外溅，应立即标明污染范围
	②发生药液滴在桌面或地上，应立即用洗水纱布吸附
	③发生粉剂滴在桌面或地上，用湿纱布轻轻擦抹，并用肥皂水擦洗污染表面，再用75%的乙醇擦拭
废弃物和污染物的处理	①接触过化疗药物的用品需放入专用容器中封闭处理
	②所有污物必须经过焚烧处理
	③非一次性物品与其他物品分开放置，并经过高温处理
	④处理48小时内接受过化疗的患者的血液、呕吐物、分泌物等必须穿隔离衣、戴手套，床单、衣物单独洗涤
	⑤混有化学药物的污水，先在医院的污水处理系统中破坏细胞毒性作用，再排入污水系统

②化疗药物暴露后的处理：操作过程中，如果防护用品不慎被污染或皮肤直接接触化疗药物时应迅速脱去隔离衣和手套，用肥皂水和清水冲洗污染部位，眼睛被污染时用等渗洁眼液冲洗眼睛。

（4）汞泄漏后的职业防护

①加强培训，提高对汞泄漏危害的认识；

②规范使用含汞设备，建立健全汞泄漏应急预案；

③发生汞泄漏时，将室内人员转移至室外，开窗通风，关闭热源；

④散落的汞滴可穿戴防护装置直接进行收集，对于不易收集的小颗粒汞采取硫黄覆盖或20%三氯化铁5～6g加水10ml涂刷或关闭门窗用碘1g/m^3加乙醇点燃熏蒸。

第二章　循环系统疾病

一、循环系统解剖生理

【复习指南】本部分内容有一定难度，历年必考，应作为重点复习。心脏的基本结构及功能应熟练掌握；血管的结构及循环系统的调节应掌握。

循环系统由心脏、血管和调节循环系统的神经体液组成，主要功能是为全身组织器官运输血液，通过血液将氧、营养物质和激素等供给组织，并将组织产生的代谢产物运走，以保证人体的新陈代谢正常进行（图2－1）。

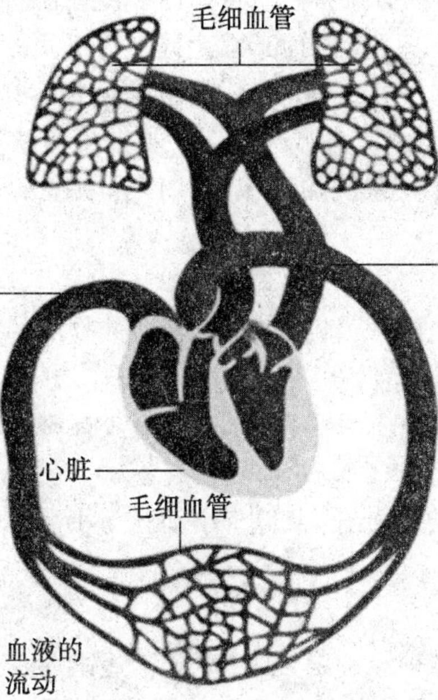

图2－1　人体血液循环

1. 心脏

（1）心脏的结构

①四个腔室：左心房、左心室、右心房、右心室。

②四个瓣膜：左心房室之间的瓣膜称为**二尖瓣**，右心房室之间的瓣膜称为**三尖瓣**，两侧的房室瓣均有腱索与心室乳头肌相连，左心室与主动脉之间的瓣膜称为**主动脉瓣**，右心室与肺动脉之间的瓣膜称为**肺动脉瓣**，心瓣膜的功能是防止心房和心室在收缩或舒张时出现血液反流。炎症、退行性改变等原因可引起瓣膜粘连、挛缩、钙化、僵硬，导致瓣口狭窄和（或）关闭不全。

③两个循环：血液由左心室泵出，经主动脉及其分支到达全身毛细血管，再通过各级静脉，最后经上、下腔静脉返回右心房，此为体循环；血液由右心室泵出，经肺动脉及其分支到达肺泡毛细血管，再经肺静脉进入左心房，此为肺循环。

④两个间隔：左右心房之间、左右心室之间各有肌性的房间隔和室间隔相隔，左右心房之间互不相通。胚胎期发育异常可造成间隔缺损，均可引起血流动力学障碍。

⑤ 3 层心脏壁：由内向外依次为心内膜、肌层、心外膜，心外膜即心包膜的脏层，紧贴于心脏表面，与心包壁层形成心包腔，腔内含少量浆液起**润滑**作用。正常情况下心室由心内膜向心外膜除极，产生电生理活动。

（2）心脏血管：**冠状动脉**是营养心脏的血管，起源于主动脉根部，围绕在心脏的表面并穿透到心肌内，有左、右 2 支，左冠状动脉又分成前降支和回旋支，主要负责左心房、左心室前壁、侧壁及室间隔前 2/3 部位心肌的血液供应，右冠状动脉主要供养右心房、右心室、左心室后壁、室间隔后 1/3 部位的心肌和窦房结、房室交界区等。

（3）心脏传导系统：心肌细胞按功能分为普通心肌细胞（心房肌细胞和心室肌细胞）和特殊心肌细胞（**窦房结**、结间束、房室结、希氏束、左右束支及其分支和浦肯野纤维），前者的主要功能是收缩，后者具有兴奋性、自律性和传导性，负责心脏正常冲动的形成和传导。其中**窦房结**的自律性最高，是心脏的正常起搏点。正常的传导路径为：冲动在窦房结形成后，经结间束抵达房室结及心房（房室结内传导速度极为缓慢），随即抵达希氏束（传导速度加快），进而通过左右束支及浦肯野纤维（传导速度极快），几乎同时激动全部心室肌，完成 1 次心动周期。当心脏传导系统的自律性和传导顺序发生异常时，即可发生各种心律失常。

2. 血管

（1）动脉：又称“阻力血管”，能在各种血管活性物质的作用下收缩和舒张，改变外周血管的阻力，主要功能是输送血液到组织器官。

（2）静脉：又称“容量血管”，循环系统中的血液有 60%～70% 存在于静脉中，主要功能是汇集从毛细血管来的血液。

（3）毛细血管：又称“功能血管”，位于小动脉与小静脉之间，呈网状分布，是血液与组织液进行物质交换的场所。

3. 调节循环系统的因素

（1）神经因素：包括交感神经和副交感神经，交感神经兴奋时，心率加快、心肌收缩力增强、外周血管收缩、血管阻力增加、血压升高；副交感神经兴奋时，心率减慢、心肌收缩力减弱、外周血管扩张、血管阻力减小、血压下降。

（2）体液因素：①肾素－血管紧张素－醛固酮系统，对调节钠钾平衡、血容量和血压起重要作用；②血管内皮细胞生成的血管收缩物质（内皮素、血管收缩因子等）和血管舒张物质（前列腺素等），是维持正常循环功能的重要因素。

二、心功能不全

【复习指南】本部分内容有一定难度，历年必考，应作为重点复习。心力衰竭的心功能分级、病因、临床表现、治疗要点及护理措施应熟练掌握；诱因、发病机制、辅助检查应掌握。

心功能不全又称心力衰竭，是由于各种心脏功能或结构异常导致心室舒张和（或）收缩能力下降而引起的一组临床综合征，主要表现为呼吸困难、疲乏和水肿。心力衰竭按发病缓急可分为慢性心力衰竭和急性心力衰竭，以慢性居多；按发生的部位可分为左心衰竭、右心衰竭和全心衰竭。

（一）慢性心力衰竭

1. 心功能分级　见表2－1。

表2－1　心功能分级与活动指导

心功能分级	体力活动情况	引起症状情况（心悸、心绞痛等）	活动指导
Ⅰ级	不受限	一般活动**不引起**	注意休息，**不限制**一般体力活动，但应避免剧烈运动和重体力劳动
Ⅱ级	轻度受限	一般活动**可引起**（扫地、拖地），休息后很快缓解	注意劳动时增加休息（劳逸结合），适当从事轻体力工作和家务劳动，强调下午多休息
Ⅲ级	明显受限	**低于**一般活动**可引起**（穿衣、上厕所），休息较长时间方能缓解	应**严格限制**一般的体力活动，以卧床休息为主
Ⅳ级	不能从事任何体力劳动	**休息也可引起**	需**严格卧床**，一切活动由他人完成

2. 病因

（1）原发性心肌损害：包括冠心病等引起的缺血性心肌损害、病毒性心肌炎、原发性扩张型心肌病、糖尿病、B族维生素缺乏引起的心肌障碍性疾病等。

（2）心脏负荷过重：①压力负荷（后负荷），是指心脏收缩时遇到的阻力，左心室压力负荷增加见于**高血压和主动脉瓣狭窄**；右心室压力负荷增加常见于**肺动脉高压、肺动脉瓣狭窄、肺栓塞等**；②容量负荷（前负荷），是指心脏舒张时遇到的阻力，如二尖瓣关闭不全、主动脉瓣关闭不全等引起的血液反流；先天性心脏病如间隔缺损、动脉导管未闭等引起的血液分流。此外，慢性贫血、甲状腺功能亢进症等，由于持续性血流加速，回心血量增加，也可导致心脏容量负荷的增加。

3. 发病机制

（1）代偿机制：①Frank－Starling机制，代偿性增加心脏的前负荷及心肌收缩力，从而增加心排血量及心脏做功量；②心肌肥厚，当心脏后负荷持续增加时，常以心肌肥厚为代偿机制，最终导致心肌细胞死亡；③神经体液的代偿机制，一方面交感神经兴奋性增强，心肌后负荷增加；另一方面肾素－血管紧张素系统（RAS）激活，可增加心脏前后负荷，从而加重心力衰竭。

（2）体液因素：①利钠肽，可减轻心脏的前后负荷；②精氨酸加压素，可增加心脏的前后负荷；③内皮素可增加心脏后负荷。

（3）心肌损害与心室重塑：加快心肌细胞的坏死和纤维化，心室重塑是心力衰竭发生发展的基本机制。

4. 诱因

（1）感染：呼吸道感染是**最常见、最重要**的诱因，也可由感染性心内膜炎引起。

（2）心律失常：各种快速性及严重缓慢性的心律失常均可诱发心力衰竭，尤其是**心房颤动**。

（3）血容量增加：摄入钠盐过多，输液输血速度过快、过多。

（4）生理或心理压力过大：情绪激动、过度劳累、剧烈运动等。

（5）妊娠和分娩：可加重心脏负荷，从妊娠第6周开始心排血量升高，仰卧位时于妊娠第32～34周达最高峰，比未妊娠妇女休息时增长30%～45%，产后2～6周恢复正常。

（6）药物治疗不当：如洋地黄用量不足或过量、不恰当停用利尿药等。

5. 临床表现

（1）左心衰竭：主要表现为**肺循环淤血**和**心排血量降低**。

①症状：肺淤血的表现主要是**呼吸困难**和咳嗽、咳痰、咯血，其中**劳力性呼吸困难是左心衰竭最早出现的症状**，夜间阵发性呼吸困难是左心衰竭的**特征性**表现之一，端坐呼吸是**最严重**的呼吸困难形式，随着病情加重患者则被迫采取坐位。早期出现咳嗽、咳白色泡沫样痰为其特点，发生急性肺水肿则**咳大量粉红色泡沫痰**，为肺泡和支气管黏膜淤血所致。心排血量降低时，患者出现倦怠、乏力、头晕、嗜睡、心悸、烦躁等症状，重者可有少尿及肾功能损害、肾前性肾衰竭。

②体征：心率加快，脉压减少，血压下降，心脏扩大，第一心音减弱，心尖区舒张期奔马律，两肺底湿啰音或哮鸣音。**交替脉**是左心衰竭的特征性体征。

（2）右心衰竭：主要表现为**体循环静脉淤血**。

①症状：因胃肠淤血出现的消化道症状是右心衰竭**最常见**的症状，表现为恶心、呕吐、食欲缺乏等。

②体征：**水肿**出现于身体的低垂部位，呈**对称、凹陷性**（如双下肢水肿、腹水，卧床患者腰骶尾部最明显）。颈静脉征或颈**静脉怒张**是右心衰竭的主要体征，怒张与静脉压升高程度成正比。**肝颈静脉回流征阳性**则更具特征性。肝大伴有压痛，严重者可发展为心源性肝硬化。发绀是由于血液中的还原血红蛋白增多而致。左右心衰竭的鉴别要点见表2－2。

表2－2　左右心衰竭的鉴别要点

项目	左心衰竭	右心衰竭
主要特点	肺淤血和心排血量降低	体循环静脉淤血
症状	不同程度的呼吸困难；咳嗽、咳痰、咯血；疲倦、乏力、头晕、心悸；尿量减少	腹胀、恶心、呕吐等消化道症状
体征	脉搏加快、交替脉；呼吸急促；皮肤发绀；双肺底湿啰音；心脏舒张期奔马律	对称性、下垂性、凹陷性水肿；颈静脉怒张、肝颈静脉反流征阳性；肝大、腹水

（3）全心衰竭：由左心衰竭发展而来的全心衰竭，因右心衰竭所致右心排血量减少，使**肺淤血减轻，呼吸困难减轻**，但因机体缺氧加重而致**发绀加重**。

6. 辅助检查

（1）X线检查：心影大小、外形及肺淤血的程度可反映心功能状态。左心衰竭时左心室增大、肺门阴影呈云雾状（肺间质水肿）；右心衰竭时右心室增大、上腔静脉增宽而肺野清晰。肺野外侧清晰可见的水平线状影Kerley B线（肺小叶间隔内积液）是慢性肺淤血的特征性表现。

（2）超声心动图：比X线更能准确反映心腔大小及瓣膜功能情况。射血分数可反映心脏收缩功能（正常射血分数＞50%）；舒张早期与舒张晚期心室充盈速度最大值之比可反映心脏舒张功能（正常E/A值＞1.2）。

（3）血液检查：血浆B型利钠肽（BNP）有助于判断心力衰竭的严重程度、疗效及预后。

（4）放射性核素检查：可判断心室腔大小，计算射血分数和左心室最大充盈速率，反映心脏收缩及舒张功能。

（5）心－肺吸氧运动试验：仅用于慢性稳定性心力衰竭患者，用来测定运动状态下患者对运动的耐受性。①最大耗氧量，即运动量虽继续增加，耗氧量已达峰值不再增加时的值，表明此时心排血量已不能按需要继续增加。正常＞20ml/（min·kg）。②无氧阈值，即患者呼气中 CO_2 的增长超过了氧耗量增长时氧耗量的值，标志着无氧代谢的出现。正常＞14ml/（min·kg），此值越低说明心功能越差。

（6）有创性血流动力学检查：通常用于急性重症患者，漂流导管可在床边进行，测定各部位的压力及血液氧含量，计算心脏指数［正常 CI＞2.5L/（min·m^2）］和肺小动脉楔压（正常 PCWP＜12mmHg），直接反映左心功能。

7. *治疗要点*

（1）病因治疗：①治疗基础疾病，控制高血压、改善冠心病、治疗瓣膜病；②消除诱因，控制感染、降低房颤的心室率、纠正甲状腺功能亢进与贫血等。

（2）药物治疗：主要原则为强心、利尿、扩血管。

①利尿药：是心力衰竭治疗中**最常用**的药物，通过排水、排钠减轻液体潴留，**降低心脏前负荷**，分排钾和保钾两类。排钾类利尿药：常用药有襻利尿药（为高效能利尿药）如呋塞米（速尿）、布美他尼（丁尿胺），噻嗪类利尿药（为中效能利尿药）如氢氯噻嗪（双氢克尿噻）等，利尿的机制为阻碍钠、钾、氯化物的重吸收。主要不良反应是易引起低钠、低钾、低氯血症碱中毒，**低钾血症**最危险，应重点关注，应同时补充氯化钾或与保钾类利尿药同时使用。氢氯噻嗪还可引起高尿酸血症，长期大剂量应用可干扰糖和胆固醇代谢，痛风和糖尿病患者慎用。保钾类利尿药：为低效能利尿药，常用药有螺内酯（安体舒通）、氨苯蝶啶等。保钾类作用较弱，常与排钾类合用以防止低钾血症的发生。

②肾素－血管紧张素－醛固酮系统抑制药：包括3类。a. 血管紧张素转化酶抑制药（ACEI），是目前治疗和改善慢性心力衰竭预后的**首选**用药，可扩张血管，减轻心脏负担；更重要的是可以改善和延缓心肌重塑，维护心肌功能，延缓心力衰竭进展。常用药物有卡托普利等，治疗应从小剂量开始，耐受后逐渐加量。b. 血管紧张素Ⅱ受体拮抗药（ARB），当患者因ACEI引起的干咳不能耐受时，可改用ARB，常用药物有氯沙坦等。c. 醛固酮受体拮抗药，抑制心肌重塑，改善远期预后。常用药物有螺内酯（螺内酯同时为保钾利尿药）。与ACEI和β受体阻滞药一起构成慢性心力衰竭治疗的“金三角”，可有效改善慢性心力衰竭预后。

③β受体阻滞药：对抗代偿机制中交感神经兴奋性增强的效应，抑制心肌重塑，长期应用可明显改善预后。故心力衰竭病情稳定的患者应使用β受体阻滞药。主要目的并不在于短时间内缓解症状，而是长期应用达到延缓病变进展、减少复发和降低猝死率的目的。因有负性肌力作用，临床应用从小剂量开始，逐渐增加并长期维持。同时患有支气管哮喘、心动过缓、房室传导阻滞或不能耐受者**禁用；**当心率**＜50次/分**时停用。常用药物有普萘洛尔、美托洛尔、卡维地洛等。

④正性肌力药：包括洋地黄类和非洋地黄类。洋地黄类药物是治疗心力衰竭**最主要**的正性肌力药物，可**增强心肌收缩力，**增加心排血量，抑制心脏传导系统，**减慢心率**，兴奋迷走神经系统，对抗心力衰竭时交感神经兴奋的不利影响。适应证：心力衰竭和心律失常，尤其是伴有快速心律失常的心力衰竭者效果最佳。禁忌证：**急性心肌梗死24小时内、重度二尖瓣狭窄、二度或完全性房室传导阻滞、**预激综合征伴有房颤、梗阻性肥厚型心肌病、肺心病导致的右心衰竭等。目前临床上常用的药物：a. 地高辛，常用其口服制剂，使用维持量的给药方法（维持量法），连续口服7天后血浆浓度可达稳态。常用于中度或慢性心力衰竭的维

持治疗。b. 毛花苷C（毛花苷丙，西地兰），常用其静脉注射制剂，作用较地高辛快，适用于急性心力衰竭或慢性心力衰竭加重时，尤其适用于心力衰竭伴快速心房颤动者。非洋地黄类正性肌力药，常用的药物是多巴胺和多巴酚丁胺。特别适用于急性心肌梗死伴有心力衰竭者，小剂量能扩张肾动脉，增加肾血流量和排钠利尿，心率增快作用轻微；大剂量可用于心源性休克的治疗。静脉使用应从小剂量开始。c. 米力农和氨力农，具有正性肌力作用和扩张周围血管作用，适用于重症或顽固性心力衰竭时的短期治疗，长期使用病死率反而更高。

循环系统疾病的治疗药物非常复杂，各疾病的常用药物对照见表2-3。

表2-3 循环系统疾病常用药物对照

药物	慢性心力衰竭	急性心力衰竭	高血压	高血压急症	心绞痛	心肌梗死	心律失常	法洛四联症
利尿药	1	2	1					
ACEI/ARB	2		4		4	改善远期预后		
β受体阻滞药	3		2	4	1	3	快速	缺氧发作
洋地黄	5	5					快速房颤伴有心力衰竭	
CCB	（不主张）		3	3	3		心肌梗死后室上速	
硝酸甘油		4		2	2/发作时	2		
硝普钠		3		1				
胺碘酮（利多卡因）						室性心律失常	房颤、室速、室颤	

注：表中有数字者表明对应疾病使用该药，数字代表了使用药物的先后顺序。ACEI. 血管紧张素转化酶抑制药；ARB. 血管紧张素Ⅱ受体拮抗药；CCB. 钙通道阻滞药

（二）急性心力衰竭

急性心力衰竭是指由于急性心脏病变引起心排血量急剧下降，导致组织器官灌注不足和淤血的综合征。临床最常见的是急性左心衰竭，主要表现为急性肺水肿和心源性休克。

1. 临床表现 急性左心衰竭表现为**突发严重的呼吸困难**，呼吸频率达30～40次/分，强迫坐位，伴有极度的烦躁不安、窒息感、大汗淋漓，同时频繁地咳嗽，咳出大量**粉红色泡沫痰**。体检可见面色灰白、口唇发绀、血压下降，心率、脉搏增快，心尖区第一心音减弱，可闻及舒张期奔马律，肺动脉瓣区第二心音亢进，**两肺满布湿啰音和哮鸣音**。如不及时抢救，可导致心源性休克而死亡。

2. 治疗要点（口诀：坐氧吗利扩强氨）

（1）体位：取坐位，两腿下垂以减少静脉回流。

（2）吸氧：使氧饱和度≥95%，高流量（**6～8L/min**），**乙醇**湿化吸氧，乙醇浓度**20%～30%**，**降低肺泡及气管内泡沫的表面张力**，改善肺泡通气。必要时采用机械通气辅助呼吸。

（3）遵医嘱用药

①镇静药：吗啡静脉注射，具有镇静作用，可减轻患者烦躁不安；同时具有扩张静脉和小动脉的作用，减轻心脏负荷。必要时可间隔15分钟重复应用。注意有无呼吸抑制。

②利尿药：呋塞米静脉推注初始剂量后可连续静脉滴注，其同时具有扩张静脉、降低心脏前负荷的作用，注意记录尿量。

③血管扩张药：静脉滴注。硝普钠可扩张小动脉和小静脉，降低心脏后、前负荷，静脉滴注时严密监测血压变化，现用现配，避光滴注，保存和应用不超过24小时；因其可致氰化物中毒，连续用药不可超过7天；硝酸甘油扩张小静脉，降低心脏前负荷；酚妥拉明扩张小动脉和毛细血管，降低心脏后负荷。

④强心药：毛花苷C缓慢静脉注射，观察有无洋地黄中毒。

⑤平喘药：氨茶碱缓慢静脉滴注，缓解支气管痉挛，兼有正性肌力和扩血管作用。

（4）四肢轮流三肢结扎：减少静脉回流。情况紧急时使用，时间不宜长，防止肢体坏死。

（三）心力衰竭的护理

1. 护理问题

①气体交换受损　与左心衰竭所致肺循环淤血有关；

②体液过多　与右心衰竭所致体循环淤血、水钠潴留、低蛋白血症有关；

③有皮肤完整性受损的危险　与被迫卧床、躯体活动受限、水肿部位受压及循环不良有关；

④活动无耐力　与心排血量下降、氧的供需失调有关；

⑤清理呼吸道无效　与肺淤血、呼吸道内大量泡沫痰有关；

⑥潜在并发症：洋地黄中毒、心源性休克（急性心力衰竭）、呼吸道感染、下肢静脉血栓形成。

2. 护理措施

（1）休息与活动

①休息可减轻心脏负担，应根据心功能分级安排休息。长期卧床易发生静脉血栓形成甚至肺栓塞，因此患者绝对卧床期间应进行被动或主动运动，如四肢的屈伸运动、翻身，每天温水泡脚及局部按摩，以促进血液循环。

②活动过程中应严密监测病情变化，如果在活动中出现呼吸困难、胸痛、心悸（脉搏＞110次/分，或比休息时加快20次/分）、头晕、疲乏、大量出汗、面色苍白、低血压等不适，应立即停止活动。

③根据患者的临床表现选择合适的体位。呼吸困难明显者给予半卧位或高枕卧位，端坐呼吸者可使用床上小桌，让患者扶桌休息，必要时双腿下垂；伴有胸腔积液或腹水者宜采取半卧位；下肢水肿明显而呼吸困难不明显者，可抬高下肢，以利于静脉回流，增加回心血量，从而增加肾血流量，提高肾小球滤过率，促进水钠排出。

（2）饮食护理：给予富含营养**高热量、高蛋白、高维生素**、易消化的清淡饮食，少食多餐，避免增加心脏负担。**限制钠盐摄入（轻度心力衰竭＜5g/d，中度心力衰竭＜3g/d，重度心力衰竭＜1g/d）**；服利尿药者可适当放宽。限制含钠高的食物，如腌制品、海产品、发酵面食、罐头、味精、啤酒、碳酸饮料等食品，多食蔬菜、水果，避免进食产气多的食物及浓茶、咖啡、辛辣刺激性食物，戒烟酒。若水肿严重应限水。若服用洋地黄类药物，应进食**富含钾的食物**。

（3）保持大便通畅：用力排便可**增加心脏负荷和诱发心律失常**，故饮食中应增加粗纤维食物，必要时给缓泻药或开塞露肛塞。对不习惯床上使用便器的患者，若病情许可，可小心扶起使用床边便椅。但**禁忌**大剂量液体灌肠。

（4）氧疗：吸氧可纠正缺氧，缓解呼吸困难，保护心脏功能、减少缺氧性器官的功能损害。慢性心力衰竭给予**中等流量（2～4L/min）、中等浓度（29%～37%）**吸氧。

（5）病情观察

①严密观察患者，一旦出现呼吸困难加重、心率增快、烦躁、面色苍白、尿量减少等症状时，要及时报告医生，给予相应的处理。

②定期观察水、电解质变化及酸碱平衡情况。

③观察水肿的消长情况，每天在同一时间、着同类服装、用同一体重计测量体重，时间安排在患者晨起排尿后、早餐前最适宜。准确记录24小时液体出入量，若患者尿量＜30ml/h，应报告医生；有腹水者应每天测量腹围。

④控制输液量和速度，**以24小时内输液总量＜1500ml为宜，一般为20～30滴/分**。

（6）并发症护理

①呼吸道感染，保持室内空气流通，注意保暖。

②心律失常，学会自我监测脉搏。

③栓塞，协助长期卧床的患者做下肢被动运动和肌肉按摩，用温水浸泡下肢以促进血液循环，防止下肢静脉血栓形成，下肢静脉血栓脱落最易导致肺栓塞。

④预防压疮，保持床褥清洁、柔软、平整、干燥，严重水肿者可使用气垫床。定时协助或指导患者变换体位，膝部及踝部、足跟处可垫软枕以减轻局部压力，尤其是被迫采取端坐位的患者，最易发生压疮的部位是骶尾部，可用减压敷料保护局部皮肤；使用便盆时动作轻巧，勿强行推、拉，防止擦伤皮肤。嘱患者穿柔软、宽松的衣服。用热水袋保暖时水温不宜太高，防止烫伤。

（7）用药护理

①利尿药：排钾利尿药最常见的不良反应是**低钾血症**，应严密观察水、电解质变化，若患者出现乏力、腹胀、肠鸣音减弱，心电图出现U波应警惕低钾血症，及时补充氯化钾（**每500ml液体KCl**＜1.5g，**浓度**＜0.3%）和含钾丰富的食物，如深色蔬菜、鲜橙汁、西红柿汁、柑橘、瓜果、香蕉、大枣、杏、无花果、菇类、豆类等。排钾和补钾利尿药合用时，不必补充钾盐。保钾利尿药不宜和钾盐长期合用，以防引起高血钾，肾功能不全患者禁用保钾利尿药。低钾血症易诱发洋地黄中毒和心律失常。螺内酯长期应用可导致男性乳房发育、面部多毛，运动失调等。利尿药宜在早晨或白天使用，避免影响患者休息。

②洋地黄类药物：洋地黄中毒量和有效量接近，需严密观察患者用药后的反应，尤其是伴有心肌缺血缺氧、重度心力衰竭、低钾低镁血症、肾功能减退时；另外，避免与奎尼丁、胺碘酮、维拉帕米、阿司匹林、**葡萄糖酸钙**等药物合用以免增加中毒机会；严格按时按医嘱给药，口服地高辛期间若患者脉搏＜**60次/分或节律不规则**应暂停给药；给予毛花苷C或毒毛花苷K时需稀释后缓慢（10～15分钟）静脉注射，并同时监测心率、心律及心电图变化。观察洋地黄中毒表现：**胃肠道反应**（如食欲缺乏、恶心、呕吐）最早出现；其次是神经系统症状（如头痛、倦怠、视物模糊、**黄视、绿视**）；心律失常是最严重的中毒反应，以室性期前收缩最常见，多呈二联律或三联律，其他如房性期前收缩、心房颤动、房室传导阻滞等。一旦发现洋地黄中毒：应立即停用洋地黄；低血钾者可口服或静脉补钾，停用排钾利尿药。及时纠正心律失常：快速性心律失常可用利多卡因或苯妥英钠，一般禁用电复律，因易致心室颤动；有传导阻滞及缓慢性心律失常者可用阿托品静脉注射或安置临时心脏起搏器。

③血管扩张药：应用硝酸酯制剂应注意观察不良反应的发生，如头痛、面红、心动过

速、血压下降等。硝普钠静脉滴注时应严格掌握滴速，严密监测血压，改变体位时动作不宜过快，以防发生直立性低血压。

④心力衰竭治疗中避免使用的药物：非甾体抗炎药（因可减弱利尿药、β受体阻滞药和ACEI的疗效，增加其毒性）；糖皮质激素、甲状腺激素等激素疗法；大多数钙通道阻滞药如维拉帕米、地尔硫䓬等。

（8）心理护理：焦虑可使心率增加，周围血管阻力和血液黏稠度增高，故减轻患者精神负担与限制体力活动同样重要。要鼓励患者说出内心的感受，指导患者进行自我心理调整。鼓励家属探视患者，帮助稳定患者的情绪，必要时可遵医嘱给予镇静药。

3. 健康教育

（1）心理指导：鼓励患者表达恐惧，避免情绪激动。

（2）病情指导：告诉患者出现阵发性夜间呼吸困难、心悸时可以采用缓解方法。定期测量体重，体重增加或踝部、腰骶部出现水肿，应警惕为心力衰竭的前兆或已出现心力衰竭。

（3）饮食指导：给予高蛋白、高维生素、易消化的饮食，**限制钠盐摄入**，少量多餐、避免过饱，多食高纤维素食物，防止便秘。但如出现肝区肿胀、胃肠道淤血等症状时，应避免粗纤维饮食，以免刺破胃肠道血管引起出血。

（4）休息和活动指导：保证足够的睡眠时间。根据心功能情况合理安排休息和活动，卧床患者有规律的肢体锻炼可防止静脉血栓形成。病情缓解后，慢性心力衰竭患者应进行适当有利于提高心脏储备力的活动，如平地散步、打太极拳等，避免耗氧量大的运动如举重、快跑等。

（5）用药指导：遵医嘱服药，不随意增减或撤换药物，教会患者识别药物的名称、剂量、用法、服药时间、不良反应。教会患者自我用药监测。服用血管扩张药者，改变体位时动作不宜过快，防止发生直立性低血压。

（6）出院指导：合理安排饮食；注意休息和活动；指导患者正确服用口服药；定期门诊随访，发现病情变化时及时就医。

（7）育龄女性的生育指导：应避孕或在医生的指导下妊娠、分娩。

（四）小儿充血性心力衰竭

1. 病因

（1）心血管因素：以先天性心脏病最多见，其次是心肌炎、心脏瓣膜病、心肌病等，**1岁以内**发病率最高。

（2）非心血管因素：见于肺炎、哮喘、肾小球肾炎、贫血、甲状腺功能亢进、低血糖等。

2. 发病机制　早期通过加快心率、心肌肥厚等增加心脏做功，为心功能代偿期。随着病情发展进入失代偿期，出现静脉回流受阻、脏器淤血的一系列表现。

3. 临床表现

（1）左心衰竭：①心排血量不足的表现，如乏力、心悸、多汗、尿少、婴幼儿出现哭声低弱；②肺循环淤血，如呼吸困难、咳嗽、咳痰，年长儿肺底可闻及湿啰音，但婴幼儿不明显。

（2）右心衰竭：体循环淤血，年长儿出现食欲缺乏，下肢水肿、肝大、颈静脉怒张、肝颈静脉回流征阳性。婴幼儿出现喂养困难，但水肿和颈静脉怒张不明显。

4. 辅助检查

（1）胸部X线检查：心影增大，肺纹理增多。

（2）心电图检查：可用于病因诊断和指导洋地黄用药。

（3）超声心动图检查：心室收缩时间延长，射血分数降低。

5. 治疗要点

（1）一般治疗：卧床休息，烦躁、哭闹的患儿可给予镇静药，呼吸困难者给予吸氧。

（2）药物治疗：①洋地黄类药物，**地高辛**是小儿时期最常用的洋地黄制剂，可口服或静脉注射，多采用洋地黄化的方法；②利尿药，一般选用呋塞米或联合应用噻嗪类和保钾类利尿药；③血管扩张药，常用药物有卡托普利和硝普钠等。

6. 护理措施

（1）休息与活动：保持病室安静舒适，根据心功能安排活动与休息，体位宜取半坐卧位。

（2）饮食护理：给予低盐饮食，少量多餐。婴儿喂奶时选用奶头孔宜**稍大**，以免吸吮费力，但应注意防止呛咳。

（3）保持大便通畅，防止用力排便：鼓励患儿多吃蔬菜、水果，必要时用开塞露通便。

（4）尽量减少静脉输血或输液：每日输液总量＜**75ml/kg**，输液速度宜慢，＜**5ml/（kg·h）**。

（5）用药护理：①应用洋地黄制剂时，每次应用前需测脉搏，若婴儿心率＜90次/分，年长儿＜70次/分，应暂停用药并报告医生；②应用利尿药时注意观察有无低钾血症；③应用血管扩张药时密切观察心率和血压的变化，防止药液外渗，硝普钠需现用现配，避光保存。

三、心律失常

【复习指南】本部分内容难度较大，历年必考，应作为重点复习。心律失常的病因、ECG特征及护理措施应熟练掌握；临床表现、辅助检查及治疗要点应掌握。

心律失常是指心脏冲动的频率、节律、起源部位、传导速度与激动次序的异常。**心电图**是快速诊断心律失常的检查方法。

（一）窦性心律失常

起源于窦房结，主要表现为频率的异常。

1. 正常窦性心律　起源于窦房结；成人频率60～100次/分；P波在Ⅰ、Ⅱ、aVF导联直立，aVR导联倒置；P－R间期0.12～0.20秒。

2. 窦性心动过速

（1）病因：健康人可在吸烟、饮茶或咖啡、饮酒、体力活动或情绪激动等情况下发生窦性心动过速；某些病理状态，如**发热、甲状腺功能亢进、贫血、休克**、心肌缺血、心力衰竭及应用肾上腺素或阿托品等药物也可引起窦性心动过速。

（2）心电图特征：窦性P波，频率＞**100次/分**，P波、P－R间期、QRS波均正常，见图2－2。

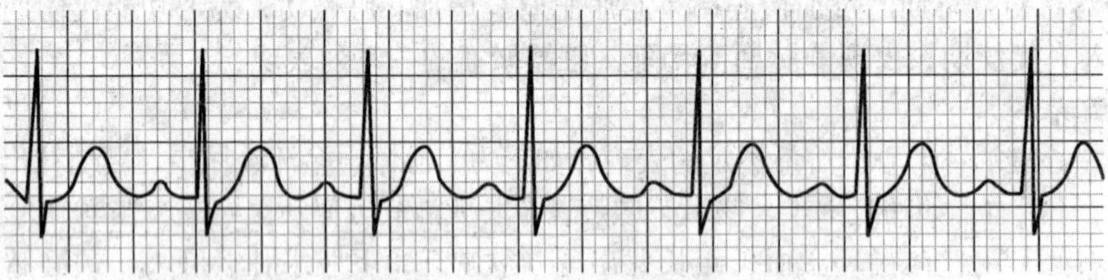

图2－2　窦性心动过速

（3）临床表现：没有症状或主诉心悸。

3. 窦性心动过缓

（1）病因：常见于健康的青年人、运动员，睡眠状态、窦房结病变、急性下壁心肌梗死的患者也常发生窦性心动过缓；其他原因包括颅内疾病、严重缺氧、甲状腺功能减退、阻塞性黄疸、**高钾血症**，以及应用β受体阻滞药、非二氢吡啶类钙通道阻滞药、洋地黄、胺碘酮或拟胆碱药等。

（2）心电图特征：窦性P波，**频率＜60次/分**，常伴有窦性心律不齐（不同P－P间期的差异＞0.12秒），见图2－3。

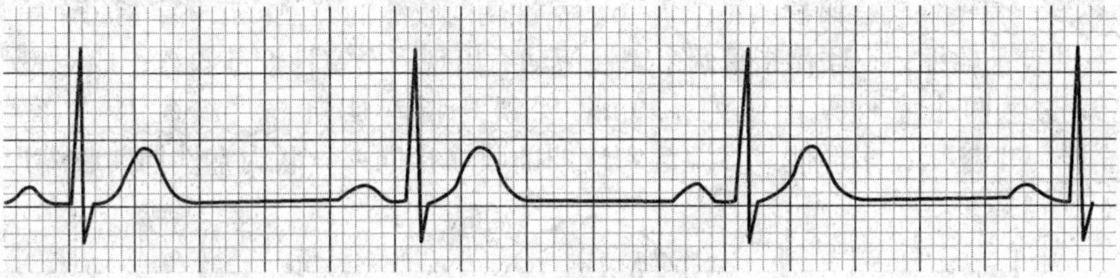

图2－3 窦性心动过缓

（3）临床表现：可出现胸闷、头晕甚至晕厥等心排血量不足的症状。

（二）期前收缩

1. 房性期前收缩　又称房早，异位起搏点起源于心房（心房激动产生P波）的一种主动性异位心律，主要表现为**P波的异常**。正常成人约60%发生房性期前收缩。

（1）心电图特征：P波提前发生，与窦性P波形态不同；P波后多见不完全性代偿间歇；下传的QRS波群形态通常正常，见图2－4。

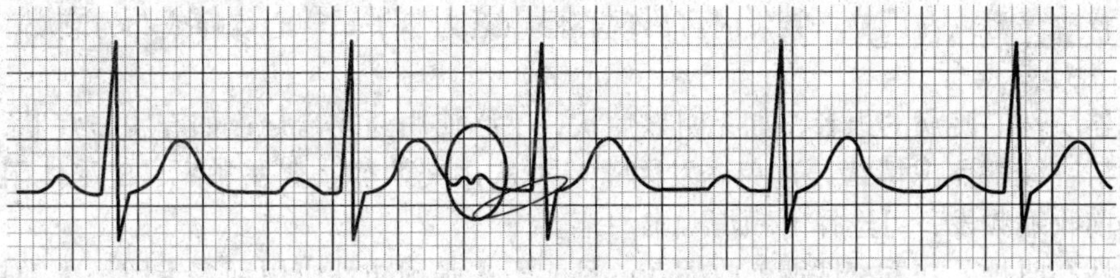

图2－4 房性期前收缩

（2）临床表现：患者一般无明显症状，频发时可感胸闷、心悸。

（3）治疗要点：房性期前收缩通常无须治疗。吸烟、饮酒与咖啡诱发者可劝导患者戒除或减量。当有明显症状或因房性期前收缩触发室上速时，应给予药物如β受体阻滞药、普罗帕酮等治疗。

2. 交界区性期前收缩　又称交界区早搏，异位起搏点起源于房室交界区（即可逆向传导至心房，也可前向传导至心室），主要表现为**逆行性P波和QRS波提前**。

（1）心电图特征：逆行P波；QRS波群提前发生，形态多正常；逆行P波可位于QRS波群之前（P－R间期＜0.12秒）、之中（无P波）或之后（R－P间期＜0.20秒）；代偿间歇多完全，见图2－5。

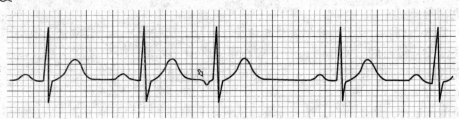

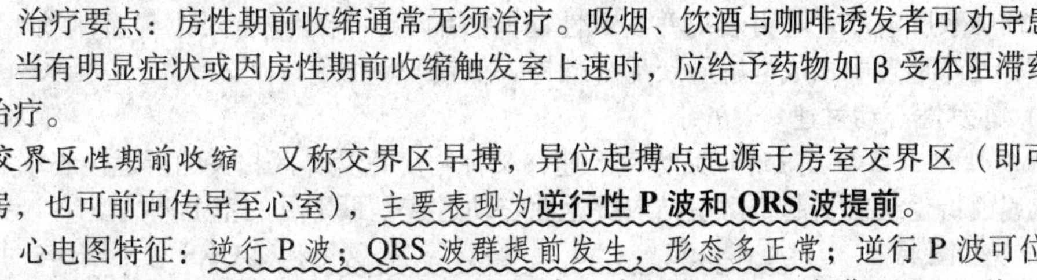

图2－5 交界区性期前收缩

（2）治疗要点：通常无明显症状，也无须治疗。

3. 室性期前收缩　又称室性早搏，是**最常见**的心律失常类型，异位起搏点起源于心室（心房激动产生 QRS 波），主要表现为 **QRS 波的异常**。

（1）心电图特征：QRS 波群提前发生，宽大（＞0.12 秒）畸形，T 波与主波方向相反，常无相关 P 波；完全性代偿间歇，见图2－6。室性期前收缩的类型：二联律指每个窦性搏动后跟随一个室性期前收缩；三联律指每两个窦性搏动后出现一个室性期前收缩；成对室性期前收缩是指连续发生两个室性期前收缩；**RonT 现象**是指室性期前收缩的 R 波落在前一个 QRS－T波群的 T 波上；多形性或多源性室性期前收缩指同一导联内室性期前收缩形态不同。

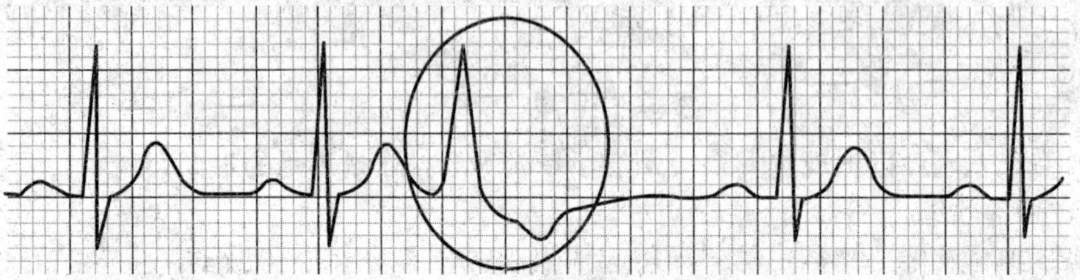

图2－6　室性期前收缩

（2）临床表现：患者常无与室性期前收缩直接相关的症状，患者是否有症状或症状的轻重程度与室性期前收缩的频发程度不一定直接相关。偶发时一般无特殊症状，可有心悸、失重感、心搏暂停感或漏跳感。频发时可出现心悸、乏力、头晕、心绞痛或心力衰竭。

（3）治疗要点

①无器质性心脏病的患者，如无明显症状，不必使用药物治疗；如有明显症状，应向患者解释病情，缓解焦虑情绪，避免诱发因素，可选用美西律、普罗帕酮、β 受体阻滞药等；如室性期前收缩频发，可选择射频消融术治疗。

②急性心肌梗死并发室性期前收缩者，目前不主张预防性应用利多卡因、Ⅰ类抗心律失常药物等抗心律失常药物，目前认为用胺碘酮治疗有效，其致心律失常作用甚低。若患者发生窦性心动过速与室性期前收缩，早期应用 β 受体阻滞药以减少室颤的危险。

③急性肺水肿或严重心力衰竭并发室性期前收缩者，治疗应针对改善血流动力学障碍，同时注意有无洋地黄中毒或电解质紊乱（低钾、低镁）。

（三）阵发性心动过速

1. 阵发性室上性心动过速　简称室上速，又称与房室交界区相关的折返性心动过速，大部分室上速由折返机制引起，房室结内折返性心动过速是最常见的室上速类型。

（1）心电图特征：①心率 150～250 次/分，节律规则；②QRS 波形态与时限正常（＜0.12 秒）；③P 波为逆行性（Ⅱ、Ⅲ、aVF 导联倒置），常埋藏于 QRS 波群内或位于其终末部分，与 QRS 波群的关系恒定；④起始突然，通常由一个房性期前收缩触发，其下传的P－P间期延长。

（2）临床表现：心动过速**突然发作与终止**，持续时间长短不一。症状轻重取决于发作时心室率快慢及持续时间。发作时患者常有心悸、胸闷、头晕，少见晕厥、心绞痛、心力衰竭、休克者。听诊**心律绝对规则**，心尖部**第一心音强度恒定**。

（3）治疗要点

①刺激迷走神经终止发作，**唯一**可通过刺激迷走神经终止的心律失常。方法如下：刺激咽后壁诱导恶心；Valsalva 动作（深吸气后屏气，再用力做呼气动作）；按摩颈动脉窦（患

者取仰卧位，先右侧，每次5～10秒，切勿双侧同时按摩）；按压眼球（高度近视及青光眼禁用）；将面部浸入冰水等。

②药物治疗，首选**腺苷**，快速静脉注射，无效时改为静脉注射维拉帕米或地尔硫䓬；伴有心力衰竭者静脉注射毛花苷C；伴有低血压者。可用盐酸去氧肾上腺素、甲氧明、间羟胺等升压药，通过反射性兴奋迷走神经终止心动过速，但老年人、急性心肌梗死者禁用。

③食管心房调搏术常能有效终止发作。

④上述治疗无效或当患者出现严重心绞痛、低血压、心力衰竭时应施行同步直流电复律。

⑤预防复发，可优先选用射频消融术，也可用洋地黄、长效钙通道阻滞药、β受体阻滞药或普罗帕酮等。

2. 阵发性室性心动过速

（1）心电图特征：①起始突然，3个或3个以上的室性期前收缩连续出现。②QRS波群宽大（>0.12秒）畸形，ST－T波方向与QRS波群主波方向相反。③心室率100～250次/分，心律规则或略不规则。④心房独立活动，P波与QRS波群无固定关系，形成室房分离。⑤心室夺获或室性融合波，是确立室速诊断的重要依据。心室夺获是指室速发作时少数室上性冲动下传心室，表现为窄QRS波群，其前有P波；室性融合波的QRS波群形态介于窦性与异位心室搏动之间，其意义为部分夺获心室。

（2）临床表现：①非持续性室速（发作持续时间<30秒，能自行终止）的患者通常无症状；②持续性室速（发作持续时间>30秒，需药物或电复律方能终止）的患者可出现气促、少尿、低血压、晕厥、心绞痛等，听诊心律轻度不规则；③如发生完全性室房分离，则第一心音强度经常变化。

（3）治疗要点

①可静脉注射胺碘酮、利多卡因或普鲁卡因胺，同时持续静脉滴注。也可静脉注射普罗帕酮，但心肌梗死或心力衰竭的患者禁用。

②药物治疗无效时采用同步直流电复律；若患者已发生低血压、休克、心绞痛、脑部血流灌注不足等症状，应迅速施行电复律。

③室速持续发作者，可经静脉插入电极导管至右心室，应用超速起搏终止心动过速。

④预防复发，应努力寻找及治疗诱发与维持室速的各种可逆性病变，如缺血、低血压、低血钾等。在药物预防效果大致相同的情况下，应选择其潜在毒副作用较少的抗心律失常药。维拉帕米对大多数室速的预防无效，但可应用于“维拉帕米敏感性室速”患者。

（四）心房颤动和心室颤动

1. 心房颤动　异位起搏点起源于心房（心房激动产生P波），主要表现为P波的异常。

（1）心电图特征：P波消失，出现大小不等、形态不一、间隔不均的**f波**，频率350～600次/分；**R－R间隔极不规则**，心室率通常在100～160次/分；QRS波群形态一般正常，见图2－7。

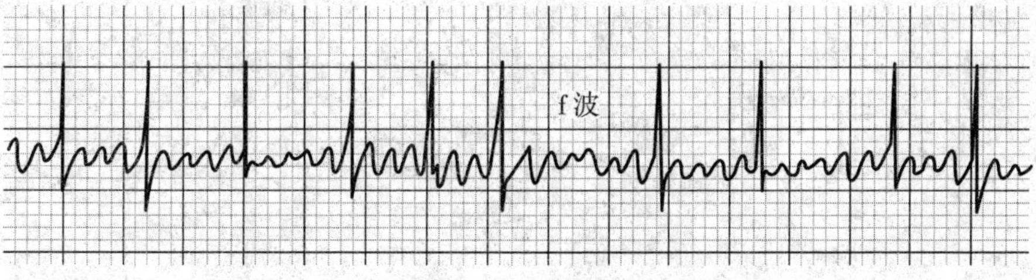

图2－7　心房颤动

（2）临床表现：房颤的症状取决于心室率的快慢。①心室率不快时可无症状，但多数患者有心悸、胸闷，心室率＞150次/分时可诱发心绞痛或心力衰竭；②房颤并发**体循环栓塞**是慢性房颤极重要的并发症，也是导致患者致残甚至致死的主要原因，栓子来自左心房，多在左心耳部。二尖瓣狭窄或二尖瓣脱垂合并房颤时，脑栓塞的发生率更高；③心脏听诊**第一心音强弱不等，心律极不规则，可有脉搏短绌**。

（3）治疗要点

①积极治疗基础心脏病，控制诱因。

②**控制心室率**治疗，可选用β受体阻滞药或钙通道阻滞药、**洋地黄**等。一般认为，心室率的控制目标为静息时60～80次/分，轻微活动后在100次/分以内。

③转复和维持窦性心律治疗，对于频繁发作或症状明显的阵发性房颤患者，或持续性房颤不能自动转复为窦性心律者，可选用胺碘酮、普罗帕酮、索他洛尔等进行复律；对于房颤持续发作伴血流动力学障碍者宜首选同步直流电复律；经过合理药物治疗仍有明显症状者可选择射频消融术或置入起搏器及外科手术等。

④抗凝治疗，既往有血栓、栓塞或一过性脑缺血发作史、糖尿病、慢性心力衰竭、老年人（＞75岁）、冠心病、高血压、左心房扩大等高危患者应积极抗凝治疗。目前认为**华法林**是房颤时预防脑卒中和外周血管栓塞的一线用药，阿司匹林仅适用于无危险因素的患者。

2. 心室颤动　为致命性心律失常。异位起搏点起源于心室（心房激动产生QRS波），主要表现为QRS波的异常。

（1）心电图特征：形态、频率及振幅均完全不规则的颤动波，频率150～500次/分；无法辨认QRS波、ST段和T波，见图2－8。

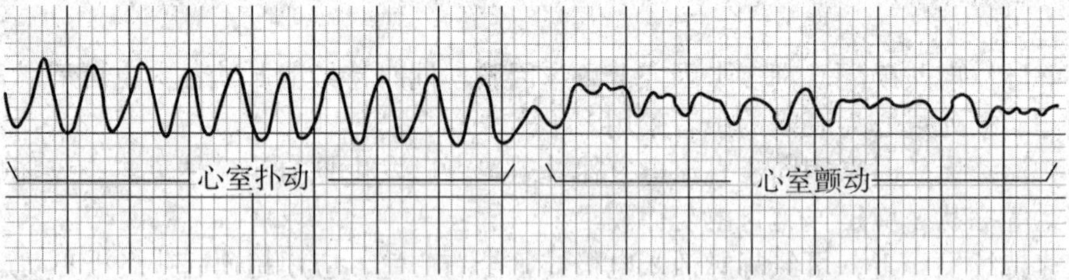

图2－8　心室颤动

（2）临床表现：①症状为突发意识丧失、抽搐、大小便失禁、呼吸停顿甚至死亡；②体征为心音消失、脉搏触不到、血压测不到。

（3）治疗要点：①立即胸外心脏按压、人工呼吸；②非同步直流电除颤术复律；③药物治疗，如利多卡因、阿托品、肾上腺素。

（五）房室传导阻滞

1. 一度房室传导阻滞

（1）心电图特征：①P－R间期延长，P－R间期＞0.20秒；②无QRS波脱落，见图2－9。

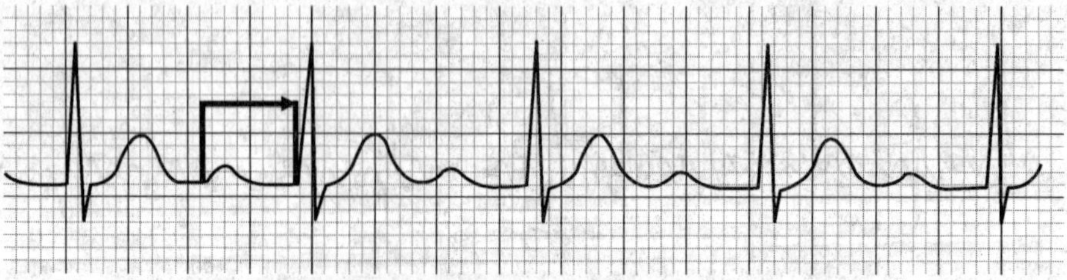

图2－9　一度房室传导阻滞

（2）临床表现：通常无症状，听诊第一心音强度减弱。

2. 二度Ⅰ型房室传导阻滞

（1）心电图特征：①P－R 间期进行性延长，直至 QRS 波群脱落；②相邻的 R－R 间期逐渐缩短，直至 P 波后 QRS 波群脱落；③含受阻 P 波在内的 R－R 间期小于正常窦性 P－P 间期的 2 倍；④最常见的房室传导比为 3∶2、4∶3 或 5∶4，见图 2－10。

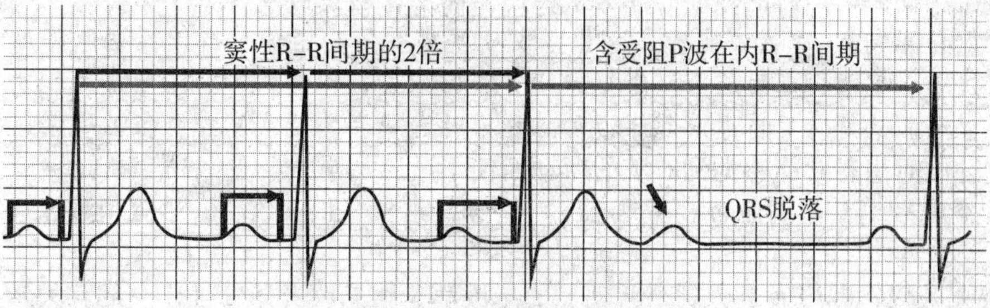

图 2－10　二度Ⅰ型房室传导阻滞

（2）临床表现：可有心悸，第一心音强度逐渐减弱并有心搏脱漏。

3. 二度Ⅱ型房室传导阻滞

（1）心电图特征：①P－R 间期固定，可正常也可延长；②有间歇性的 QRS 波脱落，常呈 2∶1、3∶1 或 3∶2；③长 R－R 间距为窦性周期的整数倍；④QRS 波形态一般正常，也可异常，见图 2－11。

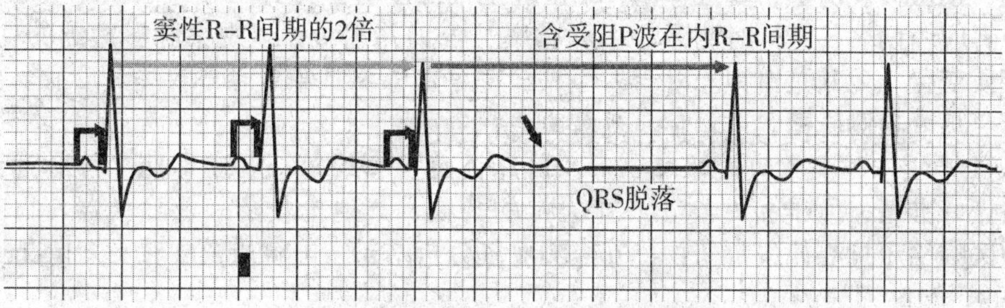

图 2－11　二度Ⅱ型房室传导阻滞

（2）临床表现：可有心悸，有间歇性心搏脱漏，但第一心音强度恒定。

4. 三度房室传导阻滞

（1）心电图特征：心房与心室活动各自独立，P 波与 QRS 波群无关；P 波频率大于 QRS 波频率；QRS 波群形态取决于阻滞部位，见图 2－12。

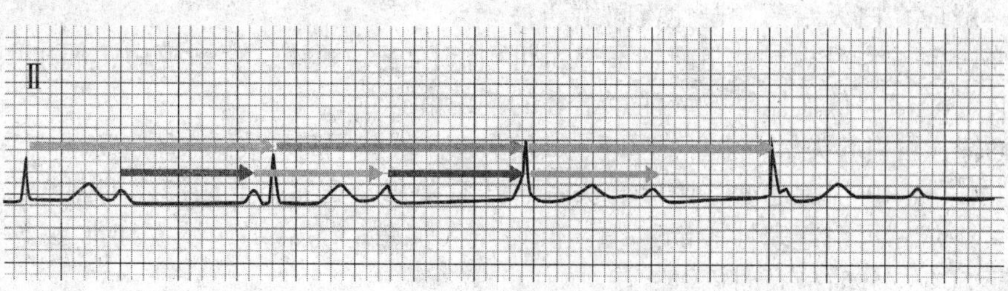

图 2－12　三度房室传导阻滞

（2）临床表现：是一种严重的心律失常，临床症状取决于心室率的快慢与伴随病变，症状包括疲乏、头晕、晕厥、心绞痛、心力衰竭等。若心室率过慢导致脑缺血，患者可出现暂时性意识丧失，甚至抽搐，即阿－斯综合征，严重者可猝死。听诊第一心音强度经常变化，间或听到响亮清晰的第一心音（大炮音）。

（六）护理措施

1. 休息与活动

①偶发、无器质性心脏病的心律失常，不需要卧床。

②有血流动力学障碍的轻度心律失常，**适当休息，避免劳累**。

③严重心律失常（窦性停搏、二度Ⅱ型或三度房室传导阻滞、持续性室速等严重心律失常患者或快速心室率引起血压下降者）或心律失常频发，伴有头晕、晕厥或跌倒病史者，**应卧床休息**直至病情好转后再逐渐起床活动。卧床时选择半卧位或高枕卧位，**尽量避免左侧卧位**，左侧卧位时患者常能感觉到心脏的搏动而使不适感加重。

2. 饮食护理　给予高蛋白、高维生素、富含纤维素、低盐饮食，避免刺激性食物、少量多餐。

3. 避免诱因　嘱患者避免剧烈活动、情绪激动、快速改变体位等，一旦有头晕、黑蒙等先兆时立即平卧，以免跌伤。

4. 氧疗　伴有呼吸困难、发绀时，给予2～4L/min氧气吸入。

5. 病情观察

（1）**控制器质性心脏病**是治疗室性心律失常的最佳方法。评估患者有无冠心病、心力衰竭、心肌病、心肌炎、药物中毒等，遵医嘱配合治疗，协助纠正诱因。

（2）如患者心电监护时出现以下心律失常：**频发、多源性、成对的或呈RonT现象的室早、室速；预激伴发房颤；窦性停搏；二度Ⅱ型或三度房室传导阻滞**等应立即报告医生。对于房颤患者应由两名护士同时测量心率和脉率1分钟并记录，以观察脉搏短绌的变化情况。监测电解质变化，尤其是血钾。对于二度或三度房室传导阻滞患者建议安装心脏起搏器，出院时需教会患者**自测脉搏**，以评估起搏器的运行情况。

6. 发生严重心律失常的抢救配合　①卧床休息；②给氧；③立即建立静脉通路，为用药、抢救做好准备；④准备好纠正心律失常的药物、其他抢救药品及除颤器、临时起搏器等；⑤遵医嘱给予抗心律失常药物；⑥监测血气分析结果、电解质及酸碱平衡情况。

7. 用药护理

（1）严格遵医嘱按时按量给予抗心律失常药物。

（2）静脉注射时速度宜慢（腺苷除外），静脉滴注药物时尽量用输液泵调节速度。

（3）用药时需观察患者意识、生命体征，心率、心律；必要时监测心电图，判断疗效和有无不良反应。几种常用抗心律失常药物的不良反应如下。

①奎尼丁：可引起恶心、呕吐、腹泻、头晕、耳鸣、晕厥、低血压、心电图Q－T间期延长等，一般应在白天给药，避免夜间给药；

②利多卡因：作用机制是**阻断钠通道**，可引起困乏、烦躁、意识模糊，偶尔引起窦性停搏、房室传导阻滞、低血压等，应注意给药的剂量和速度；

③美西律：可引起头晕、恶心、呕吐、共济失调，静脉用药可致低血压、窦性心动过缓等；

④普罗帕酮：可引起恶心、呕吐、头晕、味觉障碍、房室传导阻滞、抑制心肌收缩等；

⑤普萘洛尔：可引起窦性心动过缓、低血压、加重心力衰竭，诱发和加重支气管哮喘，当心率低于50次/分时应及时停药；

⑥胺碘酮：可引起胃肠道反应、甲状腺功能失调、肝功能损害、心动过缓等，少数可发生肺纤维化；

⑦维拉帕米：可引起房室传导阻滞、心动过缓、低血压、抑制心肌收缩等；

⑧异丙肾上腺素，可引起头痛、出汗、面色潮红、心动过速等。

8. 安装起搏器后的注意事项

（1）告知患者起搏器的使用年限及设置频率，指导患者将标记有起搏型号、有关参数、安装日期和品牌的起搏器卡妥善保管，外出时随身携带；告知患者避免强磁场和高电压的场所（如磁共振、激光、变电站等），但家庭生活用电一般不影响起搏器工作；推荐平时将移动电话放置在远离起搏器至少 15cm 的口袋内，拨打或接听电话时采用对侧。

（2）每日自测脉搏 2 次，不要随意抚弄起搏器植入部位，自行检查有无红、肿、热、痛等炎症反应或出血现象。

（3）避免剧烈运动，装有起搏器的一侧上肢应避免做用力过度或幅度过大的动作（如打网球、举重物等），以免影响起搏器功能或使电极脱落。

（4）出院后半年内每 1～3 个月随访 1 次，情况稳定后每半年随访 1 次，接近起搏器使用年限时，应缩短随访间隔时间，在电池耗尽之前及时更换起搏器。

附：心电图检查

1. 常规心电图导联

（1）导联体系：在人体不同部位放置电极，并通过导联线与心电图机电流计的正负极相连，这种记录心电图的电路连接方法称导联体系。目前临床上多采用的是 12 导联心电图，包括肢体导联系统和胸前导联系统，其中肢体导联系统包括双极肢体导联：Ⅰ、Ⅱ、Ⅲ和加压单极肢体导联：aVR、aVL、aVF。具体见图 2－13。胸前导联系统包括：V_1、V_2、V_3、V_4、V_5、V_6。具体见图 2－14。

（2）心电图导联的连接

①肢体导联系统的连接：左上肢（黄色），左下肢（绿色），右上肢（红色），右下肢（黑色）。口诀“左黄左绿，右红右黑”。

②胸前导联系统的连接：**V_1 在胸骨右缘第 4 肋间隙**；V_2 在胸骨左缘第 4 肋间隙；V_3 在 V_2 和 V_4 的中点；V_4 在左锁骨中线与第 5 肋间隙的交点；V_5 在 V_4 水平与腋前线的交点；V_6 在 V_4 水平与腋中线的交点。

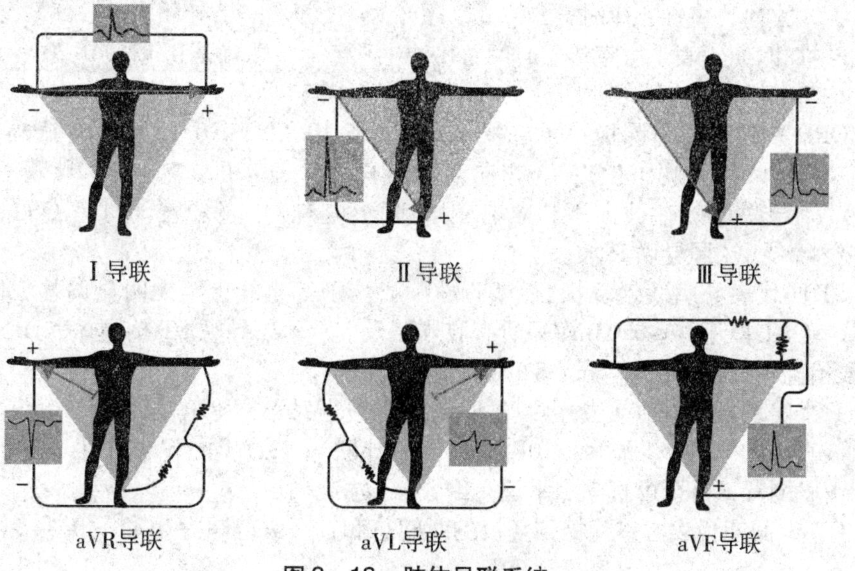

图 2－13　肢体导联系统

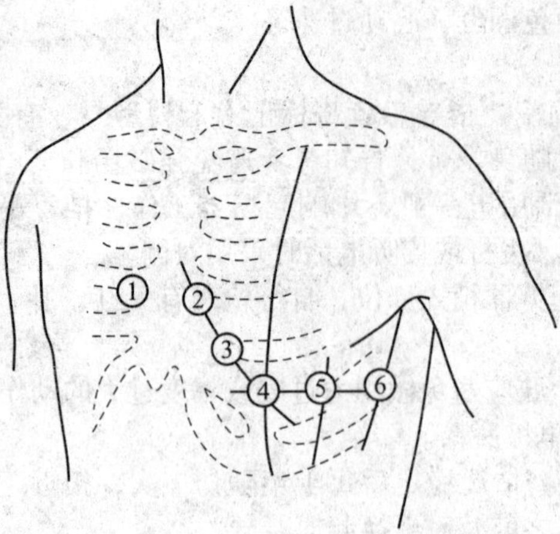

导联	位置
V_1	胸骨右缘第 4 肋间隙
V_2	胸骨左缘第 4 肋间隙
V_3	V_2 与 V_4 的中点
V_4	左锁骨中线与第 5 肋间隙交点
V_5	V_4 水平与腋前线交点
V_6	V_6 水平与腋中线交点

图 2－14　胸前导联系统

2. 心电图各波及间期的正常范围　见图 2－15。

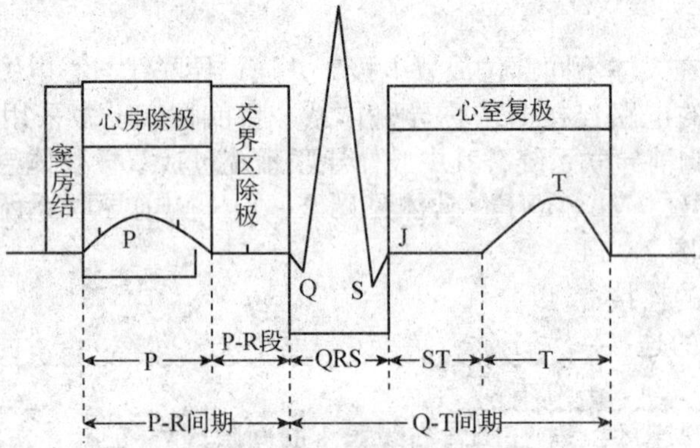

图 2－15　心电图各波及间期

（1）P 波代表心房除极：①时限，＜0.12 秒；②振幅，＜0.25mV（肢导联），＜0.2mV（胸导联）；③方向，窦性心律时 P 波在Ⅰ、Ⅱ、aVF、V_4～V_6 导联直立；aVR 导联倒置。

（2）P－R 间期代表了房室传导时间：P－R 间期的正常值是 0.12～0.20 秒，房室传导阻滞时，P－R 间期延长。

（3）QRS 波代表心室除极：①时限，0.06～0.10 秒，＜0.12 秒；②振幅，≥0.5mV（肢导联）；≥0.8mV（胸导联）；③方向，窦性心律时Ⅰ、Ⅱ、V_4～V_6 导联 QRS 主波向上，aVR、V_1 导联 QRS 主波向下，V_1、V_2 导联不应有 Q（q）波（可呈 QS），Q 波小于 0.04 秒，振幅＜1/4 同导联 R 波。

（4）ST 段代表心室缓慢复极化：ST 段一般位于等电线上，无明显偏移。偏移正常范围：所有导联 ST 段下移≤0.05mV；所有肢导联及 V_4～V_6 导联 ST 抬高≤0.1mV；V_1～V_2 导联 ST 段抬高≤0.3mV；V_3 导联 ST 段抬高≤0.5mV。

（5）T 波代表心室快速复极化：①形态，两支不对称，上升支平缓，下降支陡；②振幅，QRS 波直立的导联，T 波≤1/10R 波（同一导联）；③方向，T 波在Ⅰ、Ⅱ、V_3、V_6 导联直立，aVR 倒置，其余可直立、平坦、倒置、双相。

（6）Q－T 间期代表心室除极到复极的时间总和：正常范围为 0.32～0.44 秒。

四、先天性心脏病

【复习指南】本部分内容难度较大，历年必考，应作为重点复习。先天性心脏病的血流动力学及分型、临床表现及护理措施应熟练掌握；小儿循环系统解剖生理特点、病因、辅助检查、治疗要点应掌握。

（一）小儿循环系统解剖生理特点

1. 心脏的胚胎发育　原始的心脏于胚胎的第 2 周开始形成，第 4 周开始有循环作用，第 8 周房、室中隔完全形成，成为具有 4 个腔的心脏，同时形成主动脉和肺动脉。所以心脏胚胎发育的关键时期是在胚胎第 **2～8 周**，在此期间若受到某些物理、化学及生物等因素的影响，则易引起心血管发育畸形。

2. 胎儿血液循环和出生后的改变

（1）正常胎儿血液循环：胎儿氧合血是由胎盘经脐静脉进入体内，至肝下缘分成两支，一支入肝与门静脉吻合，另一支经静脉导管入下腔静脉，与来自下半身的静脉血混合，共同流入右心房。此混合血约 1/3 经卵圆孔入左心房、左心室入升主动脉，供应心、脑及上肢，其余的流入右心室。从上腔静脉回流的来自上半身的静脉血，入右心房后绝大部分流入右心室，与来自下腔静脉的血液一起进入肺动脉（图 2－16）。由于胎儿肺处于压缩状态，使肺动脉的血液只能少量入肺，大部分经动脉导管入降主动脉，供应腹腔器官及下肢，最后经脐动脉回至胎盘，换取营养及氧气。故胎儿期供应脑、心、肝及上肢的血氧含量远较下半身高。

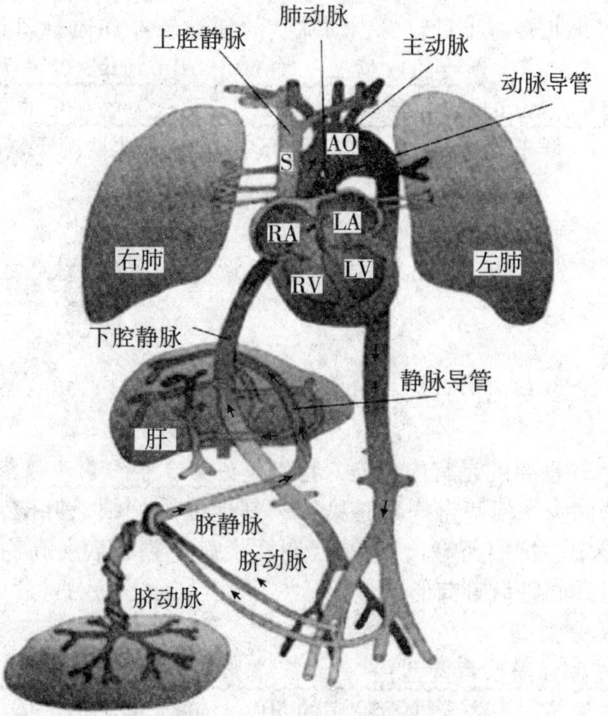

图 2－16　胎儿血液循环

（2）胎儿血液循环有以下特点：①胎儿的营养及气体代谢是通过脐血管和胎盘进行交换的。②静脉导管、卵圆孔、动脉导管是胎儿血液循环的特殊通路。③左、右心都向全身供血；由于肺无呼吸，只有体循环而无有效的肺循环。④胎儿体内除脐静脉是氧合血外其他都是混合血。含氧量最高的器官为**肝**，其次为脑、心、上肢，而腹腔脏器及下肢含氧量最低。

（3）出生后血液循环的改变：出生后脐血管被剪断，新生儿呼吸建立，肺泡扩张，肺脏开始进行有效的气体交换，肺循环压力下降，从右心经肺动脉流入肺的血液增多，肺静脉流入左心房的血增多，左心房压力增高超过右心房，卵圆孔瓣膜到出生后5～7个月大多闭合。由于肺循环建立，流经动脉导管血流逐渐减少，还因血氧增高致使导管壁平滑肌收缩，使动脉导管逐渐闭塞，足月儿约80%在出生后3～4个月，约95%的婴儿在出生后1年内形成解剖上关闭，最后血流停止，形成动脉韧带。

3. 各年龄正常小儿心脏、心率、血压特点

（1）心脏的形态、大小和位置：小儿心脏体积相对比成人大，且左右心室增长不平衡，出生后左心室负荷明显增加，而肺循环阻力明显下降，故左心室室壁较右心室室壁增厚更快。小儿心脏的位置随年龄增长而改变，新生儿和2岁以下的婴幼儿心脏多呈横位，心尖搏动在左侧第4肋间隙、锁骨中线外侧，2岁后逐渐转为斜位，心尖搏动位置在3～7岁时就已位于左锁骨中线第5肋间隙处，7岁后心尖位置逐渐移至锁骨中线内0.5～1.0cm。

（2）心率：年龄越小心率越快，与小儿新陈代谢旺盛和交感神经兴奋性较高有关，随着年龄增长，心率逐渐减慢。新生儿平均120次/分，1岁以内110～130次/分，2～3岁100～120次/分，4～7岁80～100次/分，8～14岁70～90次/分。小儿脉搏在活动、进食、哭闹和发热时均可增快，故测量小儿心率、脉搏应在安静时进行。

（3）血压：由于小儿心搏出量较少，动脉壁的弹性较好和血管口径较大，故血压偏低，但随着年龄增长而逐渐升高。新生儿收缩压平均60～70mmHg，1岁70～80mmHg，2岁后可按公式计算，收缩压（mmHg）=年龄×2+80，舒张压为收缩压的2/3，收缩压高于此标准20mmHg为高血压，低于此标准20mmHg为低血压。正常情况下，下肢血压较上肢约高20mmHg。

（二）先天性心脏病

先天性心脏病简称先心病，是胎儿时期心脏血管发育异常而致心血管畸形，是小儿最常见的心脏病。

1. 病因

（1）内在因素：主要与遗传有关，包括染色体易位与畸变、单一基因突变、多基因病变及先天性代谢紊乱等。

（2）外来因素：较重要的是宫内感染，特别是妊娠3个月内患风疹病毒感染，其次为流行性感冒、流行性腮腺炎、柯萨奇病毒感染等；其他如孕妇缺乏叶酸，接触大剂量放射线，服用某些药物（甲糖宁、抗癌药等），患有代谢性疾病（糖尿病、高钙血症等）及子宫内缺氧的慢性疾病等均可致心脏血管畸形。

2. 血流动力学及分型

（1）左向右分流型（**潜伏青紫型**）：是临床最常见的类型，常见的有**室间隔缺损、房间隔缺损、动脉导管未闭**等，占先天性心脏病的50%。正常情况下，体循环压力高于肺循环，左心室压力大于右心室，血液由左向右分流而不出现青紫，当剧烈哭闹、屏气或在病理情况下，使肺动脉和右心室压力增高并超过左心压力时，血液自右向左分流，临床上出现暂时性青紫，故又称潜伏青紫型先天性心脏病。

（2）右向左分流型（**青紫型**）：是临床病情重、死亡率高的类型，常见的有**法洛四联症**、大动脉错位等。由于畸形的存在，使右心压力增高并超过左心，血液由右向左分流；或大血管起源异常，使大量含氧量低的静脉血流入体循环，临床上出现持续青紫，严重缺氧，故又称为青紫型先天性心脏病。

（3）无分流型（无青紫型）：是指心脏左右两侧或大血管之间无异常通路及血液分流，临床上不出现青紫，故又称无青紫型先天性心脏病。常见的有主动脉缩窄、肺动脉狭窄等。

3. 临床表现

（1）**室间隔缺损：是最常见的先天性心脏病**，其症状的轻重取决于缺损的大小。小型缺损患儿无症状，多在体检时发现心脏杂音。大型缺损，体循环流量减少，影响生长发育，体格发育落后，多有消瘦、乏力、多汗、喂养困难，长期肺动脉高压的患儿多有活动力下降、青紫和杵状指，易患肺部感染和心力衰竭。胸骨左缘第3～4肋间可闻及Ⅲ～Ⅳ级粗糙的全收缩期杂音，并广泛传导，可于杂音最响处触及收缩期震颤，肺动脉瓣第二心音增强。当肺动脉高压显著，产生自右向左分流时，临床出现持久性青紫，即称为**艾森曼格综合征**。

（2）房间隔缺损：症状出现的迟早和轻重取决于缺损的大小。缺损小者终身无症状，仅在体检时发现心脏杂音。缺损较大者体循环血量减少，表现为生长发育落后、消瘦、气促、乏力，当哭闹、患肺炎时，右心房压力可超过左心房，出现暂时性青紫。体检心前区隆起，胸骨左缘第2～3肋间可闻及Ⅱ～Ⅲ级喷射性收缩期杂音，肺动脉瓣区第二音增强，并呈固定分裂。

（3）动脉导管未闭：症状决定于动脉导管的粗细。导管口径较细者，临床可无症状，仅在体检时发现心脏杂音。导管粗大者分流量大，肺动脉压力增高，可致右心衰竭，表现为消瘦、气急、咳嗽、乏力、多汗、生长发育落后等。体检胸骨左缘第2肋间可闻及粗糙响亮的**连续性机器样杂音**，向左锁骨下、颈部和肩部传导，最响处可扪及震颤，肺动脉瓣区第二音增强。此时因动脉舒张压降低，脉压增大，可出现**周围血管征**，如水冲脉、毛细血管搏动及股动脉枪击音。有显著肺动脉高压者，可出现右向左分流，患儿呈现下半身青紫，左上肢轻度青紫，右上肢正常，称为**差异性发绀**。

（4）法洛四联症：是存活婴中最常见的青紫型先天性心脏病，包括肺动脉狭窄、室间隔缺损、主动脉骑跨、右心室肥厚。

①**青紫**：为主要表现；一般在出生3～6个月后渐明显，并随着年龄的增长而加重。青紫常于毛细血管丰富的部位**唇、球结合膜、口腔黏膜、耳垂、指（趾）**等明显。

②缺氧发作：2岁以下的患儿多有缺氧发作，**常在晨起吃奶、大便、哭闹时出现阵发性呼吸困难、烦躁和青紫加重**，严重者可引发突然晕倒、抽搐或脑血管意外。

③蹲踞症状：婴儿期常喜**膝胸卧位**。蹲踞时下肢受压，体循环阻力增加，使右向左分流减少，肺循环增加，同时下肢屈曲，使静脉回心血量减少，减轻了右心室负荷，使右向左分流减少，从而缺氧症状暂时得以缓解。

④**杵状指（趾）**：由于长期缺氧，指（趾）端毛细血管扩张增生，局部软组织和骨组织也增生肥大，随后指（趾）末端膨大如鼓槌状，称为杵状指（趾）。

体检胸骨左缘第2～4肋间可闻及**Ⅱ～Ⅲ级喷射性收缩期杂音**，肺动脉瓣区第二心音减弱或消失。各型先天性心脏病的鉴别要点见表2－4。

4. 辅助检查

（1）心电图：①室间隔缺损，左、右心室肥大；②房间隔缺损，右心房和右心室肥大；

③动脉导管未闭，左心室和左心房肥大；④法洛四联症，心电轴右偏。

（2）胸部X线检查：①室间隔缺损，心影增大，肺动脉段凸出，以左心室增大为主，晚期可出现右心室增大。②房间隔缺损，以右心房、右心室增大为主，肺动脉段突出，主动脉影缩小。透视下可见肺门肺动脉总干及分支随心脏搏动而一明一暗的**"肺门舞蹈"征**。③动脉导管未闭，左心室和左心房增大，肺动脉段突出，主动脉弓增大。④法洛四联症，**典型者呈"靴形心"**，肺门血管影缩小，肺纹理减少，透亮度增加。

（3）超声心动图：可提示缺损的位置和分流的大小，**既能明确诊断，又为无创的检查技术**。①室间隔缺损，左、右心室内径增大；②房间隔缺损，右心房和右心室内径增大；③动脉导管未闭，左心房和左心室内径增宽，主动脉内径增宽；④法洛四联症，主动脉内径增宽并向右移位，右心室内径增大，流出道狭窄。左心室内径缩小，右心室直接将血液注入骑跨的主动脉。

表2-4　各型先天性心脏病的鉴别要点

项目	室间隔缺损	房间隔缺损	动脉导管未闭	法洛四联症
分型	潜伏青紫型			青紫型
	左向右分流型	左向右分流型	左向右分流型	右向左分流型
特点	最常见			最严重
症状	小：无症状 大：生长发育落后、消瘦	小：无症状 大：生长发育落后、消瘦	小：无症状 大：生长发育落后、消瘦	①青紫 ②缺氧发作 ③蹲踞症状 ④杵状指
体征	胸骨左缘第3～4肋间可闻及Ⅲ～Ⅳ级粗糙的全收缩期杂音，并广泛传导	胸骨左缘第2～3肋间可闻及Ⅱ～Ⅲ级喷射性收缩期杂音	胸骨左缘第2肋间可闻及粗糙响亮的连续性机器样杂音，向左锁骨下、颈部和肩部传导	胸骨左缘第2～4肋间可闻及Ⅱ～Ⅲ级喷射性收缩期杂音
特殊体征	艾森曼格综合征，P_2亢进	P_2亢进并呈固定分裂	周围血管征、差异性发绀	P_2减弱或消失
受累部位	左心室	右心房、右心室	左心室、左心房	右心室
心电图	小：正常 大：左右心室肥大	小：正常 大：右心房、右心室肥大	小：正常 大：左心室、左心房肥大	小：正常 大：右心室肥大
胸部X线检查	肺动脉段突出，主动脉段缩小，左心室肥大	肺动脉段突出，主动脉影缩小，"肺门舞蹈"征，右心房、右心室肥大	肺动脉段突出，主动脉弓增大，左心室、左心房肥大	肺动脉段缩小，呈典型"靴形心"
超声心动图	可提示缺损的位置和分流的大小（**既能明确诊断，又为无创的检查技术**）			
心导管检查	可用于术前确诊			

（4）心导管检查：可用于术前确诊。①室间隔缺损，右心室血氧含量明显高于右心房；

②房间隔缺损，右心房血氧含量高于上、下腔静脉平均血氧含量；③动脉导管未闭，肺动脉血氧含量高于右心室；④法洛四联症，股动脉血氧饱和度降低。

5. 治疗要点

（1）室间隔缺损、房间隔缺损、动脉导管未闭：较大且影响生长发育者宜于学龄前实施修补。

（2）法洛四联症：以根治**手术**治疗为主。手术年龄一般在2～3岁，**心功能改善后即可手术**。缺氧发作时处理：①置患儿于膝胸卧位；②及时吸氧并保持患儿安静；③吗啡皮下注射，可抑制呼吸中枢和消除呼吸急促；④静脉滴注碳酸氢钠，纠正代酸；⑤可静脉注射β受体阻滞药**减慢心率**，缓解发作。

6. 护理问题 ①活动无耐力 与体循环血量减少或血氧饱和度下降有关；②生长发育迟缓 与体循环血量减少或血氧下降影响生长发育有关；③有感染的危险 与肺血量减少及心内膜损伤有关；④潜在并发症：心力衰竭、感染性心内膜炎、脑血栓；⑤焦虑 与疾病的威胁和对手术担忧有关。

7. 护理措施

（1）休息与活动：合理安排患儿的作息时间，**避免**剧烈运动，减少心脏负担。避免大哭大闹和情绪激动，法洛四联症患儿不适时应让其自然蹲踞起立，不要强行拉起。严重患儿应卧床休息。

（2）饮食护理：给予**高热量、高蛋白质、高维生素和高纤维素**饮食，保证营养需要。如有水肿给予无盐或低盐饮食。法洛四联症患儿要注意供给**充足液体，防止因血液浓缩、**血液黏度增加导致**血栓栓塞**。若患儿哺乳过程中，因哭闹出现发绀，**应暂停哺乳，给予休息**。

（3）预防感染：根据气温改变随时增减衣服，**避免**受凉感冒引起呼吸道感染。除严重心力衰竭者，均需按时接受预防接种，预防各种传染病。接受小手术（拔牙、扁桃体切除术等）时应按医嘱给足量抗生素预防感染，尤其是**感染性心内膜炎**。

（4）观察病情，防止并发症发生：①观察患儿有无极度烦躁、脸色发绀、呼吸困难、心率增快等心力衰竭先兆，如有上述表现，立即给患儿吸氧，保持安静，置患儿于半卧位，严格控制输液量及速度，若应用洋地黄类药物，需密切监测**心率和心律**；②注意观察法洛四联症患儿是否因活动、哭闹、便秘引起缺氧发作，如患儿突然晕厥、抽搐应立即将患儿置于膝胸卧位，给予吸氧，通知医生并备好吗啡、普萘洛尔等急救物品。

（5）心理护理：与患儿建立良好的护患关系，关心爱护患儿、态度和蔼，消除患儿的**紧张焦虑**的情绪。解释病情、检查和治疗经过，取得患儿和家属的理解和配合。

8. 健康教育 指导家长合理安排患儿的饮食、生活，建立合适的生活制度；尽量避免到公共场所和人群密集的地方，按时进行预防接种，预防各种感染；指导家长评估患儿活动耐受力的方法和限制活动的指征；教会家长观察心力衰竭、脑缺氧的表现，定期复查，调整心功能达到最佳状态，安全到达合适的手术年龄，安全度过手术关。

五、原发性高血压

【复习指南】本部分内容有一定难度，历年必考，应作为重点复习。原发性高血压的分类水平、治疗要点及护理措施应熟练掌握；病因及发病机制、临床表现及健康指导应掌握。原发性高血压是指以血压升高为主要临床表现的综合征，通常简称高血压。目前我国将高血压定义为收缩压≥140mmHg和（或）舒张压≥90mmHg。

1. 高血压定义和分类水平　目前我国分类水平参考2010年中国高血压防治指南，具体见表2－5。

表2－5　高血压的定义与分类水平

分类		收缩压（mmHg）		舒张压（mmHg）
正常血压		＜120	和	＜80
正常高值		**120～139**	和（或）	**80～89**
高血压	诊断标准	≥140	和（或）	≥90
	1级高血压（轻）	**140～159**	和（或）	**90～99**
	2级高血压（中）	**160～179**	和（或）	**100～109**
	3级高血压（重）	**≥180**	和（或）	**≥110**
单纯收缩期高血压		≥140	和	＜90

注：以上标准适用于任何年龄的成年男女，当收缩压和舒张压属于不同等级时，以较高的级别作为标准

2. 病因与发病机制

（1）病因

①遗传因素，原发性高血压有家族聚集倾向。

②环境因素，高钠、低钾、低钙、高蛋白、高饱和脂肪酸饮食，饮酒量＞50g/d都与高血压的发生有关，其中**食盐摄入量与高血压的发生和血压水平成正比**。另外，精神高度紧张和噪声环境职业患病率高，脑力劳动者高血压患病率高于体力劳动者。

③其他因素，超重和肥胖也是血压升高的重要危险因素，血压与体重指数成正比；此外阻塞性睡眠呼吸暂停综合征、避孕药等与高血压的发生也有一定关系。

（2）发病机制：血压主要决定于心排血量和体循环的外周阻力，其中外周阻力在高血压的发生中起重要作用，主要表现为**全身小动脉的痉挛**。相关因素包括交感神经系统活动亢进、肾性水钠潴留、肾素－血管紧张素－醛固酮系统激活、细胞膜离子转运异常、胰岛素抵抗。

3. 临床表现

（1）一般表现：高血压早期常无症状，或有头胀、头痛、眩晕、气急、乏力、心悸、耳鸣、眼花等症状，但**不一定**与血压水平成正比，疲劳、激动、失眠时可加剧；休息后多缓解。多数病例仅在偶尔体检时才发现有血压升高，少数则在发生心、脑、肾等并发症时才被发现。体检时可听到主动脉瓣区第二心音亢进、主动脉瓣区收缩期喀喇音。

（2）并发症：血压持久升高，可出现**心、脑、肾、眼底**等靶器官的损害及功能障碍，是导致高血压致残甚至致死的主要原因。

①心脏的并发症：持续左心室后负荷增加导致高血压性心脏病，主要表现为活动后心悸气促，心尖呈抬举样搏动等，随着病情的进展最终可导致心力衰竭、心律失常等。在持续高血压的基础上，在某些诱因的作用下诱发急性左心衰竭，多表现为急性肺水肿。高血压可加重冠状动脉粥样硬化的结果引起冠心病，主要表现为心绞痛、心肌梗死。

②脑血管的并发症：**最常见**，高血压脑病的主要表现为颅内压升高，**头痛、呕吐、视盘水肿**，与持续高血压突破了脑血流的自主调节范围造成的脑水肿有关；其次可以出现出血性或缺血性脑卒中，多属于高血压急症的范畴。

③肾的并发症：早期为高血压肾病，主要表现为夜尿量增加、轻度蛋白尿、镜下血尿或管型尿等，随着病情的发展最终可导致慢性肾衰竭。

④其他：眼底改变和视力及视野异常；鼻出血；主动脉夹层。

（3）高血压急症和亚急症

①高血压急症：是指原发性或继发性高血压患者，在某些诱发因素的作用下，血压突然明显升高，收缩压≥180mmHg，舒张压≥120mmHg，患者出现累及心脑肾视网膜等靶器官的表现。需注意：靶器官的受损程度与血压水平**不成正比**。

②高血压亚急症：是指血压显著升高，但不伴有靶器官损伤。患者表现为头痛、胸闷和躁动等。需注意：有无进行性的靶器官受损是区别高血压急症与亚急症的唯一标准。

4. *心血管危险分层* 根据血压水平、心血管危险因素、靶器官损害、伴有临床疾病，分为很高危、高危、中危、低危4个层次。具体分层标准见表2－6。

表2－6 高血压患者心血管风险水平分层

项目	其他危险因素个数和病史			
	无	1～2个	≥3个或伴有靶器官损害	伴有临床疾病
1级高血压（轻）	低危	中危	高危	很高危
2级高血压（中）	中危	中危	高危	很高危
3级高血压（重）	高危	很高危	很高危	很高危

（1）心血管危险因素：①高血压水平（1～3级）；②男性＞55岁，女性＞65岁；③吸烟；④糖耐量受损（餐后2小时血糖7.8～11.0mmol/L）和（或）空腹血糖异常（6.1～6.9mmol/L）；⑤血脂异常，总胆固醇≥5.7mmol/L、低密度脂蛋白胆固醇＞3.3mmol/L、高密度脂蛋白胆固醇＜1.0mmol/L；⑥早发心血管病家族史，一级亲属发病年龄＜50岁；⑦腹型肥胖，腰围男性≥90cm；女性≥85cm或肥胖（BMI≥28kg/m^2）；⑧高同型半胱氨酸＞10μmol/L。

（2）靶器官损害：①心电图或超声心动图显示左心室肥厚；②颈动脉超声，颈动脉内膜中层厚度＞9mm或动脉粥样斑块；③颈－股动脉脉搏波速度＞12m/s；④踝、臂血压指数＜0.9；⑤肾小球滤过率降低［eGFR＜60ml/（min·1.73m^2）］或血清肌酐轻度升高，男性115～133μmol/L（1.3～1.5mg/dl），女性107～124μmol/L（1.2～1.4mg/dl）；⑥微量白蛋白尿，30～300mg/24h或白蛋白/肌酐比≥30mg/g（3.5mg/mmol）。

（3）伴有临床疾病：①脑血管病，如脑出血、缺血性脑卒中、短暂性脑缺血发作；②心脏疾病，如心肌梗死、心绞痛、冠状动脉血供重建史、慢性心力衰竭；③肾疾病，如糖尿病肾病、肾功能受损、血肌酐（男性＞133μmol/L，女性＞124μmol/L）、蛋白尿（＞300mg/24h）；④外周血管疾病；⑤视网膜病变，如出血或渗出、视盘水肿；⑥糖尿病，如空腹血糖≥7.0mmol/L（126mg/dl），餐后血糖≥11.1mmol/L（200mg/dl），糖化血红蛋白≥6.5%。

5. *治疗要点*

（1）非药物治疗：适用于各级高血压患者（包括使用降压药物治疗的患者）。主要措施包括：①减轻体重；②限制钠盐摄入＜6g/d；③补充钙盐和钾盐；④减少饱和脂肪酸和脂肪的摄入；⑤戒烟限酒；⑥适当运动；⑦减少精神压力。

（2）药物治疗：强调“终身治疗、平稳降压、保护靶器官、个体化治疗”的原则。

①降压药适用范围：高危、很高危或3级高血压患者立即开始降压药治疗；确诊的2级高

血压患者，考虑开始药物治疗；1 级高血压患者非药物治疗数周后，血压仍≥140/80mmHg 开始降压药治疗。

②降压药种类：具体见表 2－7。

表 2－7　常用降压药的种类及特点

药物分类	作用机制	适应证	降压效果	常用药物	不良反应
利尿药	利钠利水，降低血容量，减轻外周阻力	轻、中度高血压患者，尤其适用于老年人收缩期高血压或合并心力衰竭患者	缓慢平稳，持续时间久	呋塞米 氢氯噻嗪 氨苯蝶啶 螺内酯	低钾血症
β 受体阻滞药	抑制交感神经，发挥降血压作用	不同程度高血压患者，尤其心率较快的青中年或合并心绞痛患者	迅速强力，持续时间有差异	美托洛尔 比索洛尔 阿替洛尔 普萘洛尔	心动过缓、传导阻滞、低血压支气管哮喘
钙通道阻滞药（CCB）	阻断血管上钙离子通道，发挥扩血管降血压作用	不同程度高血压患者，尤其适用于老年人收缩期高血压或合并稳定型心绞痛患者	迅速较强，疗效与剂量成正比	硝苯地平 氨氯地平 维拉帕米 地尔硫䓬	心动过缓、传导阻滞、低血压、头痛、头晕
血管紧张素转化酶抑制药（ACEI）	抑制血管紧张素Ⅱ合成，发挥降压作用	不同程度高血压患者，尤其合并心力衰竭、心肌梗死、糖尿病肾病患者	缓慢逐渐增强，3～4 周时作用最强	卡托普利 依那普利 贝那普利	刺激性干咳、低血压、头晕、肾损害、高钾血症
血管紧张素受体拮抗药（ARB）	阻断血管紧张素Ⅱ受体发挥降压作用		缓慢平稳，6～8 周时作用最强	缬沙坦 氯沙坦 替米沙坦	眩晕、头痛、高钾血症
α 受体拮抗药	扩血管降压	不作为首选药，高血压伴有前列腺增生患者或难治性高血压		哌唑嗪	恶心、呕吐、直立性低血压、心律失常

③用药原则：**应从小剂量开始**，逐步递增剂量，待血压控制满意后，逐渐减少剂量到维持量；一旦确诊，需长期降压治疗，不要随意停止或频繁改变治疗方案；**优先选择长效制剂**，可有效控制夜间血压与晨峰血压，更有效预防心脑血管并发症发生；**联合用药治疗**，可以采用两种或多种降压药物联合治疗，以增强药物疗效，减少不良反应。2010 年中国高血压防治指南中优先推荐的联合用药方案是二氢吡啶类 CCB＋ARB/ACEI/噻嗪类利尿药/β 受体阻滞药，ARB＋噻嗪类利尿药，ACEI＋噻嗪类利尿药。

④降压目标：原则上应降到患者能最大耐受的水平，目前一般主张血压控制目标值至少＜140/90mmHg。≥65 岁老年人的降压目标是收缩压＜150mmHg；中青年（＜60 岁）、合并糖尿病或慢性肾病的患者降压目标是＜130/80mmHg；脑卒中后患者＜140/90mmHg。

⑤发生高血压急症时：应持续监测血压，尽快应用适宜的降压药进行控制性降压，在 **2～6 小时**内将血压降至安全水平 160/100mmHg。**首选硝普钠，因为可同时扩张动静脉，降低心脏前后负荷**。硝酸甘油可扩张静脉和选择性扩张冠状动脉与大动脉；尼卡地平降压同时改善脑血流量；地尔硫䓬降压的同时有改善冠状动脉血流量和控制快速室上性心律失常的作用。

⑥出现高血压亚急症时：可在24～48小时内将血压降至160/100mmHg，大多数高血压亚急症患者可通过口服降压药控制。

6. 护理问题 ①疼痛：头痛 与血压升高有关；②受伤的危险 与血压升高致头晕，或视物模糊，或意识改变，或与降压药致低血压有关；③并发症：高血压急症、脑血管病、心力衰竭、肾衰竭；④营养失调：高于机体需要量 与摄入过多，缺少运动有关；⑤焦虑 与高血压使躯体不适及血压控制不满意，已发生并发症有关；⑥知识缺乏：缺乏改善生活行为及服用降压药的相关知识，缺乏自我监控血压的知识。

7. 护理措施

（1）休息与活动：合理安排运动量，根据患者的年龄和血压水平选择适宜的运动方式，可选用太极拳、**步行**、慢跑等有氧运动，每周3～5次，每次30～60分钟，以不出现不适反应为度，**避免**参加竞技性运动和力量型运动。若运动中出现头痛、头晕、心慌、气急、极度乏力等症状应立即停止运动。

（2）饮食护理：给予**低盐、低脂、低胆固醇**、适量蛋白、**高钾、高钙**、高纤维素饮食。①限制钠盐摄入（＜6g/d），避免腌制品或含钠高的加工食品，如咸蛋、豆腐乳、豆豉、熏腌猪肉、泡黄瓜、香肠、火腿、酱油、番茄酱等；②补充钙400mg和钾1000mg；③减少脂肪摄入，少吃或不吃肥肉；④低胆固醇，限制内脏、鱼子、蟹黄等；⑤适量蛋白质，饮用牛奶500ml/d；⑥多吃水果、蔬菜，增加粗纤维食物摄入，预防便秘；⑦戒烟，不要过量饮酒。

（3）环境：为患者提供安静、温暖、光线柔和的环境，尽量减少探视，保证充足的睡眠。护理操作应相对集中，避免过多干扰患者。避免劳累、情绪激动等不良因素。

（4）观察病情，防止并发症发生：①血压及症状监测，每日监测血压2次。②严密观察并发症征象，呼吸困难、咳嗽、咳泡沫痰，突然胸骨后疼痛等为心脏受累的表现；剧烈头痛、眩晕、呕吐、大汗、视物模糊、面色及神志改变、失语、肢体运动障碍等为急性**脑血管疾病的表现**；少尿、无尿、蛋白尿、水肿、血尿素氮、肌酐升高等为肾受累的表现。③监测低血压反应，尤其是在联合用药、首次用药时观察患者有无头晕、乏力、出汗、心悸等症状，避免受伤，做好**安全防护**。

（5）用药护理

①用药的注意事项：从**小剂量**开始，坚持长期服药，不可擅自增减药量或突然撤换药物；降压不宜过快过低。

②监测药物的疗效和不良反应：噻嗪类和袢利尿药的主要不良反应是低钾血症；β受体阻滞药有抑制心肌收缩力、**心动过缓**、房室传导时间延长、支气管痉挛、低血糖、血脂升高的不良反应；二氢吡啶类钙通道阻滞药可引起**头痛、面色潮红**、下肢水肿、心动过速的不良反应；非二氢吡啶类合心爽可致负性肌力作用和心动过缓；血管紧张素转化酶抑制药：有头晕、乏力、**刺激性干咳**、肾功能损害、血管性水肿等不良反应；血管紧张素Ⅱ受体阻滞药：不良反应很少。

（6）头痛的护理：①病室环境应安静、温暖、舒适，尽量减少探视。②护士操作应相对集中，动作轻巧，防止过多干扰患者。③嘱患者头痛时卧床休息，**抬高床头**，改变体位的动作要慢。**避免劳累、情绪激动、精神紧张、环境嘈杂**等不良因素。④向患者解释头痛的原因，主要与高血压有关，血压恢复正常且平稳后头痛症状可减轻或消失。⑤指导患者使用放松技术，如心理训练、音乐治疗、缓慢呼吸等。

（7）避免受伤：①定时测量病人血压并做好记录。②避免迅速改变体位，保证活动场所光线好，无障碍物，厕所设置扶手。③若患者出现头晕、眼花、耳鸣、视物模糊等症状时，嘱患者卧床休息，上厕所或外出时有人陪伴；若头晕严重，应协助在床上大小便；伴有恶心、呕吐时，将痰盂放在患者伸手可及处，呼叫器也应放在患者手边，防止取物时跌倒，必要时病床加用床档。

（8）**直立性低血压的预防和处理**：①了解直立性低血压的表现，乏力、头晕、心悸、出汗、恶心、呕吐等。②教会患者预防直立性低血压的方法，**避免长时间站立；改变姿势，动作宜缓慢**；外出活动应有人陪伴；服药时间可选在平静休息时，服药后起床宜缓慢或服药后休息一段时间再下床活动，睡前服药，夜间起床排尿应注意；服药后**避免洗热水浴、蒸气浴，**不宜大量饮酒。③发生时紧急处理方法是安排患者取**头低足高平卧位**。

（9）高血压急症的护理：①定期检测血压，观察病情变化，有无剧烈头痛、恶心、呕吐等；②**绝对**卧床休息，**抬高**床头；③保持呼吸道通畅，吸氧；④避免一切不良刺激，镇静，防止坠床；⑤迅速建立静脉通道，遵医嘱迅速准确给予降压药，首选硝普钠；⑥有脑水肿者，遵医嘱给脱水药。

8. 健康教育

（1）合理安排休息与活动：根据血压情况合理安排休息与活动，平时可制订一个有计划的适度运动量，如每天早晨散步、打太极拳，以放松身心、减少压力。

（2）注意饮食控制与调节：减少食盐摄入，每日控制在**6g以下**；坚持低脂、低胆固醇清淡饮食，控制体重；少量多餐，避免过饱及刺激性食物，合理饮食对高血压防治起重要作用。

（3）避免各种诱发因素：**避免**情绪激动、紧张、心身过劳、精神创伤等各种因素的刺激，冬天外出严加保暖；保持大便通畅，**避免**剧烈运动和用力咳嗽等；环境宜安静恬适，避免噪声刺激和引起精神高度兴奋的活动。

（4）指导患者长期规则服药：按时遵医嘱服药，不可根据自己感觉随意增减或停服降压药物，提醒患者注意药物的不良反应，学会自我观察及护理。

（5）定期随访及学会测量血压：病人的随访时间依据心血管风险分层，**低危或中危者每1～3个月随诊1次**；高危者至少每1个月随诊1次。建议自备血压计并学会测量血压，建议每天早晚各测血压1次，每次2～3遍，取平均值；血压控制稳定者，可每周1天测量血压，服降压药后应根据服药的半衰期判断测血压的最佳时段。如血压持续升高或出现头晕、头痛、恶心等症状时立即就医。

六、冠状动脉粥样硬化性心脏病

【复习指南】本部分内容有一定难度，历年必考，应作为重点复习。冠状动脉粥样硬化性心脏病的临床表现、辅助检查、治疗要点及护理措施应熟练掌握；病因及发病机制、健康教育应掌握。

冠状动脉粥样硬化性心脏病是指冠状动脉粥样硬化使血管腔狭窄、阻塞和（或）因冠状动脉功能性改变（痉挛）导致**心肌缺血缺氧或坏死**而引起的心脏病，统称冠状动脉性心脏病，简称冠心病，也称缺血性心脏病。

（一）心绞痛

稳定型心绞痛亦称稳定型劳力性心绞痛，是在冠状动脉狭窄的基础上，由于心肌负荷的增加而引起心肌**急剧**的、**暂时**的缺血与缺氧的临床综合征。

1. 病因与发病机制

（1）病因：本病的基本病因是**冠状动脉粥样硬化**。①年龄（＜40岁）；②性别（男性＞女性）；③血脂异常（**最重要**）是危险因素，其中以总胆固醇（TC）及低密度脂蛋白

（LDL）增高最受关注；④高血压，无论是收缩压还是舒张压增高均与本病密切相关，比血压正常者患病率高 3～4 倍；⑤吸烟，比不吸烟者高 2～6 倍，且与每天吸烟的支数成正比；⑥糖尿病和糖耐量异常，比无糖尿病者高 2～5 倍；⑦其他，遗传、肥胖、缺少体力活动、进食过多的动物脂肪、胆固醇、糖和钠盐、A 型性格等也与冠心病的发生发展有关。

（2）发病机制：心肌血氧的供需失衡。具体是指由于冠状动脉粥样硬化使冠状动脉狭窄或阻塞，冠状动脉的血流量减少，当心脏负荷突然增加，如劳累、激动、心力衰竭、寒冷时，心肌耗氧量增加，对血液的需求增加，而冠状动脉的供血已不能相应增加，心肌出现缺血缺氧，此时积累或产生过多的乳酸、磷酸类酸性物质或多肽类物质，可刺激心内传入交感神经末梢，经第 1～5 胸椎交感神经节和相应脊髓段到达丘脑疼痛中枢，产生疼痛，这种疼痛反应在自主神经进入水平相同脊髓段的脊神经分布区，即胸骨后及两臂的前内侧和小指，尤其是左侧。

2. 临床表现

（1）症状：临床表现多见于 40 岁以上的中青年人，以发作性心前区疼痛为主要临床表现。典型疼痛的特点为：①部位，主要在**胸骨体上、中段**之后，可波及大部分心前区甚至横贯全胸，界线不是很清楚，常放射至左肩、左臂内侧达无名指和小指，或至颈、咽、下颌及牙齿。②性质，突然发作性疼痛，常为**压榨性、闷胀性或紧缩感**等，偶伴濒死恐惧感和出汗。③诱因，常在体力劳累、情绪激动、受寒、饱餐、吸烟、休克、心动过速时诱发。④持续时间多在 **3～5 分钟**，通常不超过 15 分钟；一日内发作多次，也可数日、数周发作 1 次。2 次发作之间可无任何症状。⑤缓解方式，休息或**舌下含服硝酸甘油片**，疼痛可在 1～2 分钟内缓解。

（2）体征：平时一般无异常体征。发作时面色苍白、表情焦虑、皮肤湿冷或出汗、血压升高、心率增快，心尖部可闻及第三或第四心音奔马律、一过性收缩期杂音，由乳头肌缺血以致功能失调引起二尖瓣关闭不全引起。

3. 治疗要点

（1）发作时治疗：①应立即就地休息，以**改善冠状动脉血供和降低心肌氧耗缓解疼痛**，一般患者在停止活动后症状即可消失；②舌下含服硝酸酯类药物，这类药物既可扩张冠状动脉，又可扩张周围血管，从而缓解症状。常用的药物包括：硝酸甘油舌下含化，1～2 分钟内显效，作用持续约 30 分钟；一般连用**不超过 3 次，每次相隔 5 分钟**；硝酸异山梨酯舌下含化，2～5 分钟见效，作用维持 2～3 小时。

（2）缓解期治疗：①药物治疗，如阿司匹林、氯吡格雷、β 受体阻滞药、他汀类药物、血管紧张素转化酶抑制药、硝酸酯制剂、钙通道阻滞药，在应用上述药物治疗的同时，可酌情给予镇静药，严重患者还可用吸氧治疗。②非药物治疗，建议稳定型心绞痛的患者每天有氧运动 30 分钟，每周不少于 5 天，合理的运动锻炼可提高运动耐量而减轻症状；可采用血管重建治疗，包括经皮冠状动脉介入治疗和冠状动脉旁路移植术；对于上述治疗无效的可采用增强型体外反搏。

4. 护理问题　①疼痛：胸痛　与心肌缺血缺氧有关；②活动无耐力　与心肌氧的供需失调有关；③焦虑　与突然发生的剧烈胸痛，并害怕再次发作有关；④潜在并发症：急性心肌梗死；⑤知识缺乏：缺乏控制诱因及预防性药物应用知识。

5. 护理措施

（1）休息与活动：①发作时立即停止活动，安静卧床休息；②缓解期不需要卧床休息，可参加适当的体力劳动和体育锻炼，最大活动量以不发生心绞痛症状为度，**避免**竞赛活动和屏气用力动作，**避免**精神过度紧张的工作和长时间工作；③运动中不良反应的观察与处理，观察有无胸痛、呼吸困难、脉搏过快等反应，一旦出现，应立即停止活动，并给予积极的处理，如含服硝酸甘油、吸氧等。

（2）饮食护理：给予**低热量、低脂、低胆固醇、低盐、高纤维素**饮食。控制总热量摄入，每天2000kcal左右；减少脂肪摄入，少吃或不吃肥肉，限制蛋黄、内脏、鱼子、蟹黄等；低盐饮食＜4g/d；多吃水果、蔬菜和粗纤维食物，如芹菜、韭菜等；三餐规律，避免暴饮暴食，少量多餐；戒烟限酒。

（3）病情监测：严密监测心率、心律和血压的变化，观察患者有无面色苍白、大汗、恶心、呕吐等症状，如果患者出现心绞痛发作比以往频繁、程度加重、疼痛时间延长，应及时就医，**警惕心肌梗死**的发生。

（4）用药护理：观察药物的疗效及不良反应，静脉滴注硝酸甘油时注意事项如下。①应监测心率和**血压**的变化，掌握好用药浓度和控制滴速，以防发生**低血压**。②用药后，嘱患者宜平卧片刻。③告知患者及家属不可擅自调节滴速；外出时随身携带硝酸甘油以备急需（不缓解5分钟后可复用）。④含服硝酸甘油片连续3次不见效，应**警惕急性心肌梗死**的发生。⑤告知患者因血管扩张作用可引起面部潮红、头部胀痛、头晕、心动过速、心悸等不适，解除患者顾虑。⑥硝酸甘油见光易分解应放在棕色瓶内存放于干燥处，以免潮解失效。药瓶开封后每6个月更换1次，以确保疗效。⑦青光眼、低血压时忌用。⑧对规律性发作的劳累性心绞痛，可进行预防性用药，如于外出、就餐、排便等活动前含服硝酸甘油。

（5）冠状动脉造影的护理：术前进行呼吸、闭气、咳嗽训练，便于术中顺利配合手术，术前晚饭后开始口服肠溶阿司匹林和氯吡格雷；术后心电监护24小时，即刻做12导联心电图并与术前对比；经股动脉穿刺进行冠状动脉造影术后，可即刻拔除鞘管，常规压迫（1kg沙袋）穿刺点30分钟后，若穿刺点无活动性出血，可进行制动并加压包扎，穿刺侧肢体制动**24小时**后拆除弹力绷带自由活动。术后鼓励患者多饮水，以加速造影剂的排泄；为避免穿刺动脉血栓形成或栓塞，应注意观察**双下肢足背动脉搏动情况**，皮肤颜色、温度、感觉改变，下床活动后肢体有无疼痛或跛行等。

6. 健康教育

（1）疾病知识指导：合理膳食，适当运动，戒烟限酒，调整心态，保持情绪稳定，告知患者及家属过度劳累、情绪激动、饱餐、用力排便等均可诱发心绞痛发作，应注意尽量避免。

（2）指导患者正确地使用抗心绞痛药物：遵医嘱服药，不可擅自增减药量，自我监测药物的不良反应。指导患者在运动、酒宴、涉及情绪激动的场面时或性交前，先预防性舌下含服硝酸甘油片，以防心绞痛的发作。

（3）自我保健指导：①指导患者了解本病，随身携带保健盒，熟悉盒内各种抗心绞痛药物的名称、作用和应急使用方法，定期更换过期药品；②积极治疗与心绞痛发病有关的疾病，如高血压、贫血及甲状腺功能亢进症、心律失常（频繁期前收缩、心动过速、高度房室传导阻滞和窦房结功能障碍等）、胆结石、胆囊炎等，按医嘱坚持服药；③定期进行心电图、血糖、血脂等检查。当疼痛性质发生变化，服用硝酸甘油不易缓解、伴发出冷汗等应立即就近就医，警惕心肌梗死的发生。

（二）心肌梗死

心肌梗死是指在冠状动脉病变的基础上，发生冠状动脉血供急剧减少或中断，使相应心肌**严重而持久**地急性缺血导致的心肌细胞死亡。

1. 病因与发病机制

（1）病因：基本病因是**冠状动脉粥样硬化**，偶有冠状动脉栓塞、炎症、先天性畸形、痉挛和冠状动脉口阻塞。

（2）发病机制：在冠状动脉病变的基础上，可能合并下列相关的诱因。①晨起6：00～12：00时交感神经活动增强，心肌收缩力增强，心肌耗氧量增加；②饱餐、高脂饮食后，血黏度增加，增加血栓的可能性；③重体力活动、情绪激动、用力排便时心肌需氧增加；④休克、脱水、出血、外科手术、严重心律失常时心排血量减少，冠状动脉灌注减少，上述诱因容易造成不稳定粥样斑块破溃，近而出血甚至形成血栓，使管腔完全闭塞。一旦血供突然减少或中断长达**20～30分钟**，即可引起心肌缺血缺氧坏死。

2. 临床表现

（1）先兆表现：①原有心绞痛症状加剧，发作**频繁**且持续**较久**、硝酸甘油疗效差；②一向健康的中老年突然出现心绞痛，并呈进行性加重；③心绞痛发作时伴有心律失常、心力衰竭、血压大幅度波动等；④劳力性心绞痛突然转为夜间或安静时发作，或同时并发自发性心绞痛；⑤心电图显示ST段一时明显抬高或压低，T波倒置或增高，应警惕近期发生心肌梗死的可能。发现先兆症状应立即住院处理，可使部分患者避免发生心肌梗死。

（2）症状

①**疼痛**：是**最早出现**的**最突出**的症状，多发生于清晨，尤其是晨练或排便时，疼痛的部位和性质与心绞痛相似但更严重，持续时间多在半小时至数小时或数天，**休息或口含硝酸甘油不能缓解**；患者神情焦虑、恐惧、辗转不安、**大汗淋漓或有濒死感**。有的疼痛位于上腹部，有的可放射至下颌、颈部、背部上方，被误认为急腹症或骨关节痛。少数无疼痛，一开始表现为休克或急性心力衰竭。心绞痛与心肌梗死疼痛的异同点见表2－8。

表2－8 心绞痛与心肌梗死疼痛的异同点

项目	心绞痛	心肌梗死
部位	胸骨中上段	胸骨中上段
性质	压迫性、紧缩样感	压榨、窒息或濒死样
诱因	体力劳累、情绪激动、受寒、饱餐、吸烟、心动过速、休克	不明显，多发生于清晨，尤其是晨练或排便时，也常发生于安静或睡眠时
持续时间	3～5分钟	数小时或数天
缓解方式	休息或舌下含服硝酸甘油可以缓解	休息或舌下含服硝酸甘油不能缓解

②全身症状：多数患者于起病24～48小时开始，由于坏死物质吸收，出现发热、心动过速和红细胞沉降率加快等症状，体温38℃左右，常在1周内退至正常。

③胃肠症状：由于坏死心肌刺激迷走神经，心排血量不足降低组织灌注量，尤其是下壁心肌梗死。当膈肌受刺激时可表现为剑突下或右下腹剧痛，伴有恶心、呕吐、腹胀，常误诊为“胃病”或急腹症。肠胀气也不少见，重者可发生呃逆。

④**心律失常**：见于75%～95%的病人，多发生在病初1～2周内，以**24小时**内最多见，且以**室性心律失常**多见，尤其是室性早搏，如出现频发室早（＞5次/分），成对室早、多源

性室早、RonT 现象室早或呈短阵室性心动过速，常为心室颤动先兆。**室颤是急性心肌梗死早期（24 小时内）的主要死因**。前壁心肌梗死易发生室性心律失常；下壁心肌梗死易发生房室传导阻滞及窦性心动过缓。

⑤低血压与休克：约 20% 患者会出现，多发生于起病后数小时到 1 周内，由于疼痛可致血压降低，但未必是休克。如疼痛缓解后，收缩压仍低于 80mmHg，低血压持续 30 分钟以上；有器官灌注不足表现，如患者烦躁不安、面色苍白、皮肤湿冷、脉细而快、大汗淋漓、神志迟钝，甚至晕厥，尿量减少（＜20ml/h）等则为休克表现。休克属心源性休克，为心肌广泛（大于 40%）坏死，心排血量急剧下降所致。

⑥心力衰竭：发生率为 32%～48%，多为**急性左心衰竭**，可在病初几日内发生，或在疼痛、休克好转阶段出现，临床上可出现呼吸困难、咳嗽、发绀、烦躁等症状，严重者可发生肺水肿，随后出现颈静脉怒张、肝大、水肿等右心衰竭的表现。右心室心肌梗死可一开始即出现右心衰竭的表现，为梗死后心肌收缩力减弱或不协调所致。

（3）体征：心率可快可慢，心律失常；心尖部第一心音减弱，“奔马律”；除急性心肌梗死（AMI）早期血压可增高外，几乎都有血压下降。

（4）并发症

①乳头肌功能失调：发生率可高达 50%。二尖瓣乳头肌可因缺血、坏死等致收缩功能障碍，引起不同程度的二尖瓣脱垂并关闭不全，心尖区出现收缩中晚期喀喇音和响亮的吹风样收缩期杂音，第一心音可不减弱或增强。重者多见于下壁心肌梗死，可引起心力衰竭，心力衰竭明显者可迅速发生肺水肿并在数日内死亡。

②心脏破裂：少见，常在起病 1 周内出现，多为心室游离壁破裂，导致急性心脏压塞而猝死。偶为心室间隔破裂造成穿孔，胸骨左缘第 4 肋间出现响亮收缩期杂音伴震颤，可引起心力衰竭而迅速死亡。

③栓塞：为 1%～6% 的患者病后 1～2 周发生。左心室附壁血栓脱落，可致脑、肾、脾和四肢等动脉栓塞。下肢静脉血栓脱落，可致肺动脉栓塞。

④心室膨胀瘤（室壁瘤）：常发生于 5%～20% 的患者，多见于左心室。体检可见左心界扩大，心脏搏动较广泛，收缩期有杂音。室壁瘤内发生附壁血栓时，心音减弱，心电图 ST 段持续抬高，X 线透视、超声心动图、放射性核素心血池显像及左心室造影可见局部心缘突出，搏动减弱或有反常搏动。

⑤心肌梗死后综合征：约 10% 的患者，于病后数周或数月内反复发生，表现为心包炎、胸膜炎或肺炎，有发热、胸痛等症状，为机体对坏死物质的过敏反应。

3. 辅助检查

（1）心电图

①特征性改变：面向透壁心肌坏死区出现**宽而深的 Q 波（病理性 Q 波）；ST 段呈弓背形向上抬高；T 波倒置**。

②动态性改变及分期：超急性期，最初数小时，可无异常或出现异常高大两肢不对称的 T 波；急性期，数小时后ST 段明显抬高呈弓背向上，与直立的 T 波连接，形成单相曲线。1～2 天内出现病理性 Q 波，同时 R 波减低。Q 波在 3～4 天稳定不变，以后 70%～80% 永久存在；亚急性期，ST 段抬高持续数日至 2 周左右逐渐回到基线水平，T 波为平坦或倒置；慢性期，数周至数月后 T 波呈 V 形倒置，两肢对称，波谷尖锐。T 波倒置可永久存在，也可在数月至数年内逐渐恢复。病理性 Q 波大多永久存在。心肌梗死不同时期的演变具体见表 2－9。

表2-9　心肌梗死不同时期的演变

项目	超急性期	急性期	亚急性期	慢性期
ST段	斜型抬高	弓背向上抬高	逐渐恢复基线	逐渐恢复基线
T波改变	不对称高尖	倒置	倒置，变浅	恢复，多直立
病理性Q波	-	+	+	+

③心肌梗死的定位：根据特征性导联出现ST段抬高来判断，$V_1 \sim V_3$显示前间壁心肌梗死；$V_3 \sim V_5$显示局限前壁心肌梗死；$V_1 \sim V_5$显示广泛前壁心肌梗死；Ⅱ、Ⅲ、aVF显示下壁心肌梗死；Ⅰ、aVL显示高侧壁心肌梗死；$V_7 \sim V_8$显示正后壁心肌梗死。

（2）实验室检查

①血液检查：起病第24～48小时后，白细胞可增高至（10～20）$\times 10^9$/L，中性粒细胞增高，嗜酸粒细胞显著降低；红细胞沉降率加速，C反应蛋白增高可持续1～3周。

②**血清心肌坏死标志物**：**心肌肌钙蛋白**Ⅰ（cTnI）或T（cTnT）是诊断心肌坏死**最特异和敏感**的首选指标，在起病后2～4小时升高，cTnI于10～24小时达到高峰，7～10天降至正常，cTnT于24～48小时达到高峰，10～14天降至正常；**肌酸激酶同工酶**（CK-MB）对判断心肌梗死特异性较高，适于**早期**（＜4小时）AMI诊断和判定溶栓效果，在起病后4小时内升高，16～24小时达到高峰，3～4天降至正常；肌红蛋白有助于早期诊断，但特异性较差，在起病后2小时内升高，12小时内达到高峰，24～48小时内降至正常。

（3）超声心动图：有助于了解心室壁的运动和左心室功能，诊断室壁瘤和乳头肌功能失调等。

（4）放射性核素检查：可显示心肌梗死的部位与范围，观察左心室壁的运动和左心室射血分数，有助于判定心室的功能、诊断梗死后造成的室壁运动失调和心室壁瘤。

4. 治疗要点

（1）一般治疗：**绝对卧床休息**；常规给氧2～5L/min；保证病室环境安静；进行心电、血压、呼吸监测3～5天；溶栓前常规给予抗血小板聚集药阿司匹林（首次剂量150～300mg），无禁忌证者立即口服。

（2）解除疼痛：①剧痛者可用肌内注射**哌替啶**或皮下注射**吗啡**，每4～6小时可重复应用；②疼痛较轻者可肌内注射或口服可待因或罂粟碱；③舌下含服或静脉滴注硝酸甘油。

（3）心肌再灌注：推荐在起病**3～6小时**内使用，可使闭塞冠状动脉再通，心肌再灌注，使濒临坏死心肌可能得到存活或坏死范围缩小及预后改善，是一种积极治疗措施。常用方法如下。

①经皮冠状动脉介入治疗（PCI）：有条件者应立即实施。

②溶栓疗法：无条件介入治疗者，无禁忌证者应立即（接诊后30分钟内）进行溶栓，发病3小时内，经溶栓治疗使心肌梗死得到完全灌注率高，获益最大。常用药物包括尿激酶、链激酶、重组组织型纤溶酶原激活药（rt-PA）阿替普酶。但有下列情况者禁忌溶栓：出血性脑卒中史，1年内发生过缺血性脑卒中或脑血管事件；近期（2～4周）活动性内脏出血（月经除外）、外科大手术、创伤史，包括脑外伤、创伤性心肺复苏或较长时间（＞10分钟）的心肺复苏，在不能压迫部位的大血管穿刺；未控制的重度高血压或有慢性重度高血压病史；疑有主动脉夹层；出血性疾病或有出血倾向者，严重肝肾功能损害及恶性肿瘤等。

③紧急主动脉-冠状动脉旁路移植术：适用于溶栓或介入失败者，争取6～8小时内施行。

(4) 纠正心律失常：室早或室速时首选**利多卡因**静脉注射，反复发作者可用胺碘酮；室颤时可采用非同步直流电除颤；室上性心动过速者选用同步直流电复率；缓慢性心律失常可静脉注射阿托品；严重房室传导阻滞首选安装临时起搏器。

(5) 纠正休克：补充血容量，应用升压药、血管扩张药和纠正酸中毒。

(6) 控制心力衰竭：主要是治疗急性左心衰竭，以应用利尿药为主，**24小时内避免使用洋地黄**；右心肌梗死的患者应慎用利尿药。

(7) 抗凝疗法：能防止梗死面积扩大及再梗死，多于溶栓治疗前后应用。溶栓前静脉注射或静脉滴注肝素或低分子肝素，继而口服阿司匹林或氯吡格雷或溶栓后12小时皮下注射肝素。

(8) β受体阻滞药、钙通道阻滞药：早期即应用可防止梗死范围的扩大，改善预后；血管紧张素转化酶抑制药能有效改善恢复期心肌的重构，降低心力衰竭的发生率，从而降低死亡率。

(9) 极化液疗法：氯化钾1.5g、普通胰岛素10U加入10%葡萄糖溶液500ml中静脉滴注，可促进心肌摄取和代谢葡萄糖，促使钾离子进入细胞内，恢复心肌细胞膜极化状态，利于心肌收缩，减少心律失常。

5. 护理问题 ①疼痛：胸痛 与冠状动脉阻塞、心肌缺血、缺氧（坏死）区内无氧代谢产物（乳酸）的堆积刺激神经末梢有关；②活动无耐力 与心排血量减少引起全身供氧不足及卧床时间过长有关；③恐惧 与持久难忍的剧烈胸痛，使患者怀疑自己有生存危险，及监护室环境、创伤性抢救有关；④有便秘的危险 与不适应卧床休息，饮食减少有关；⑤潜在并发症：心律失常、休克、猝死、乳头肌功能失调、栓塞、心脏破裂、心室膨胀瘤（室壁瘤）等。

6. 护理措施

(1) 休息与活动

①**发病12小时内应绝对卧床休息**，以减轻心脏负荷，降低心肌耗氧量和交感神经兴奋性，缩小梗死范围，从而缓解疼痛。急性期卧床休息12小时，如无并发症，24小时内应鼓励床上活动四肢，第4天在床边活动，第5～7天逐步增加活动。

②病情稳定后（生命体征平稳、无明显疼痛，休息时心率＜100次/分）应逐渐增加活动量，可促进侧支循环的形成，提高活动耐力，适宜的运动能降低血中胆固醇浓度和血小板聚集率，减缓动脉硬化和血栓形成，避免再发AMI。

③运动以有氧运动（散步、慢跑、太极拳）为宜，初始6～10分钟/次，逐步延长到30～60分钟/次，5～7天/周。

④若运动中出现以下情况应停止运动：如胸痛、心悸、气喘、头晕、恶心、呕吐等；心肌梗死3周内活动时，心率变化超过20次/分或血压变化超过20mmHg；心肌梗死6周内活动时，心率变化超过30次/分或血压变化超过30mmHg。

(2) 饮食护理：给予**低热量、低脂、低胆固醇、低盐、高纤维素饮食**，起病后4～12小时给予流质饮食，第2～3天过渡到半流质饮食，逐渐过渡到软食，提倡少量多餐，禁烟酒，避免浓茶、咖啡及过冷、过热、辛辣刺激性食物。

(3) 保持大便通畅：①多吃蔬菜、水果，增加粗纤维食物的摄入；②每天清晨温开水与蜂蜜同饮用；③顺时针腹部按摩；④有便意时，**禁去厕所，应指导床上使用便盆**；⑤如无腹泻可常规应用缓泻药；⑥一旦出现便秘，可使用开塞露或低压盐水灌肠。

（4）氧疗：氧流量 2～5L/min，增加心肌氧供应，从而缓解缺血和疼痛。

（5）疼痛的护理：遵医嘱给予哌替啶或吗啡镇痛，注意有无呼吸抑制。应用硝酸甘油时应密切关注血压的变化，维持收缩压＞100mmHg。

（6）溶栓的护理：①询问患者是否有溶栓禁忌证。②溶栓前先检查血常规、出凝血时间和血型。③迅速建立静脉通路，遵医嘱应用溶栓药物并注意观察有无过敏反应（寒战、发热、皮疹），低血压（收缩压＜90mmHg）和出血（皮肤黏膜出血、咯血、便血、血尿、颅内出血）等不良反应。④判断溶栓是否成功的间接指标包括胸痛 2 小时内基本消失；心电图 ST 段于 2 小时内回降＞50%；2 小时内出现再灌注性心律失常；cTnI 或 cTnT 峰值提前至发病后 12 小时内，血清 CK－MB 峰值提前出现（14 小时以内）。上述 4 项中，②和④最重要。

（7）猝死的预防：①进行严密心电监测，尤其是**24 小时内**，溶栓后 2 小时内专人床旁心电监护；②发现**频发、成对、RonT 室早或严重房室传导阻滞**，立即通知医生，遵医嘱使用利多卡因等药物，警惕室颤或心脏骤停；③监测电解质及酸碱平衡情况；④备好急救药物和抢救设备，如除颤器、起搏器等。

7. 健康教育

（1）疾病知识指导：指导患者遵循冠心病二级预防 ABCDE 原则，具体见表 2－10。

表 2－10　冠心病二级预防的 ABCDE 原则

代号	对应英文	意义
A	aspirin	（阿司匹林或联合使用氯吡格雷）抗血小板聚集
	anti－anginal－therapy	抗心绞痛治疗
B	β－blocker	β 受体阻滞药
	blood pressure control	控制血压
C	cholesterol lowing	控制血脂水平
	cigarette quitting	戒烟
D	diet control	控制饮食
	diabetes treatment	治疗糖尿病
E	exercise	有计划的适当的锻炼
	education	健康宣教，普及冠心病的知识

（2）心理指导：创造一个良好的身心休养环境。指导患者保持乐观平和的心情，正确对待自己的病情，避免精神紧张，保持情绪稳定。

（3）康复指导：加强运动康复教育，指导患者出院后的运动康复训练。心肌梗死患者如无严重并发症、病情稳定，平均住院 4～5 周即可出院，经 2～4 个月逐渐增加体力活动锻炼后，如对运动负荷反应良好，可逐渐恢复工作。出院时应使患者了解疾病的基本情况和防治措施，预防心肌梗死的复发。即使完全恢复后宜适度且规则的运动，避免重体力活动和竞争性运动，驾驶员、高空作业和其他精神紧张或工作量大者可更换工种；吸烟者应严格戒烟，避免被动吸烟；低动物脂肪、低胆固醇、低热量、高纤维素饮食，保持理想体重，防止便秘；避免在酷冷或炎热的天气时外出旅游；规则的性生活；定期门诊随访，并按医嘱继续药物治疗；若胸痛不能缓解，应立即就医。

七、心脏瓣膜病

【复习指南】本部分内容有一定难度，历年必考，应作为重点复习。心脏瓣膜病的病因、临床表现、辅助检查及健康指导应熟练掌握；病理生理、治疗要点及护理措施应掌握。

心脏瓣膜病又称风湿性心脏病，简称风心病，是由急性风湿性心脏炎后遗留的瓣膜损害所致。多发生于20～40岁青壮年，女性多于男性，目前仍是我国常见的心脏病之一。瓣膜损害以二尖瓣最多见，其次为主动脉瓣。同时具有2个或2个以上瓣膜损害时，称为“联合瓣膜病”，以**二尖瓣狭窄合并主动脉瓣关闭不全**常见。

1. 病因　与风湿热**乙型溶血性链球菌**感染有关，有慢性咽、扁桃体炎等链球菌感染史；近期有无风湿活动、呼吸道感染、心律失常、过劳、情绪激动、妊娠与分娩等使病情加重的诱因。

2. 病理生理

（1）二尖瓣狭窄：当二尖瓣瓣口开放面积＜$2cm^2$时（正常成人二尖瓣瓣口面积为4～$6cm^2$），左心房压升高，左心房代偿性肥厚、扩张，当瓣口开放面积＜$1.5cm^2$时，左心房扩大超过代偿极限，导致肺循环淤血；长期的肺循环压力增高，使右心室压力负荷过重，引起右心室肥厚、扩张，最后导致右心衰竭。

（2）二尖瓣关闭不全：由于二尖瓣关闭不全，左心室收缩时，血液从左心室反流回左心房，使左心房充盈度和压力增加，致左心房肥厚、扩张；心室舒张时，从左心房流入左心室血量较正常增多，进一步引起左心室肥厚、扩张，最后导致左心衰竭。左心衰竭使其舒张终末期压力增高，左心房压力进一步增高，导致肺淤血和肺动脉压力增高，最后导致右心衰竭。

（3）主动脉瓣狭窄：当主动脉瓣瓣口面积＜$1cm^2$时（正常主动脉瓣瓣口面积为≥$3cm^2$），左心室排血明显受阻，后负荷增加，同时左心室舒张期血液充盈增加，引起左心室肥厚、扩张；由于心排血量减低，冠状动脉灌注不足，心肌缺血而产生心绞痛，因大脑供血不足，出现眩晕或昏厥。

（4）主动脉瓣关闭不全：由于主动脉瓣关闭不全，左心室在舒张期除接受左心房流入的血液外，还接受从主动脉反流的血液，使左心室容量负荷加重，左心室代偿性肥厚、扩张，最后导致左心衰竭。由于舒张压下降，脉压增大，出现水冲脉、毛细血管搏动征、股动脉枪击音等周围血管征。

3. 临床表现

（1）二尖瓣狭窄

症状：轻度时一般无明显症状，失代偿期可出现如下症状。

①呼吸困难：为最早**最常见**的症状，早期为劳力性呼吸困难，随着病程进展，出现夜间阵发性呼吸困难（由于睡眠时平卧位下半身回流心脏的血液增加，致肺淤血加重；夜间迷走神经兴奋性增高，使心率减慢，小支气管及冠状动脉痉挛，心肌供血不足；平卧位膈肌上升、肺活量减少导致），端坐呼吸，甚至发生急性肺水肿。

②咳嗽：常见，冬季尤为明显，多在夜间睡眠时及劳动后出现，伴有白色黏痰或泡沫样痰。

③咯血：较常见，可为痰中带血、咯鲜血或大咯血，急性肺水肿时可咳出大量粉红色泡沫样痰。

④压迫症状：左心房扩大和肺动脉扩张压迫左喉返神经可致声音嘶哑，压迫食管可致吞咽困难。

体征：①重度二尖瓣狭窄常有**“二尖瓣面容”（口唇轻度发绀，双颧绀红）**；②典型体征是**心尖部**可闻及局限性低调的**舒张期隆隆样杂音**，触及舒张期震颤，叩诊心浊音界增宽，使心界呈“**梨形**”心脏；③心尖部第一心音亢进，二尖瓣开放拍击音提示瓣膜弹性及活动度良好；④肺动脉瓣区第二心音亢进伴有分裂，是肺动脉高压的体征。

（2）二尖瓣关闭不全

症状：轻度时可无症状，严重反流有心排血量减少，首先出现的症状为疲乏无力，肺淤血的症状如呼吸困难出现较晚。

体征：①心尖搏动向左下移位；②典型体征是**心尖部**可闻及**全收缩期高调吹风样杂音，**并向左腋下传导，叩诊浊音界向左下扩大；③肺动脉瓣区第二音亢进，其他有心尖区第一心音减弱。

（3）主动脉瓣狭窄

症状：轻时可无症状。中、重度狭窄典型表现为**呼吸困难、乏力、心绞痛和晕厥四联症**。

体征：①心尖搏动相对局限，呈抬举样；②典型体征是**胸骨右缘第 2 肋间**可闻及响亮、粗糙的**全收缩期喷射性杂音**，杂音向颈部传导，多伴有收缩期震颤；③主动脉瓣区第二心音减弱，收缩压降低，脉压变小，脉搏细弱，后期有左心室增大的体征。

（4）主动脉瓣关闭不全

症状：早期可无症状，随着病情发展因心排血量减少及脉压增大，患者最先出现症状为心悸、颈部或头部搏动感，晚期出现左心衰竭症状，少数可有心绞痛或眩晕。

体征：①心尖搏动明显左下移位，呈抬举样；②典型体征是**胸骨左缘第 3、4 肋间**闻及**舒张早期高调叹气样杂音**，向胸骨左下方和心尖区传导，前倾坐位及呼气末较清楚；③主动脉瓣区第二心音减弱或消失；④严重反流时，出现相对性二尖瓣狭窄，心尖部可闻及舒张中晚期隆隆样杂音（又称 Austin－Flint 杂音）；⑤心浊音界和心尖搏动向左下扩大和移位，心界呈“**靴形**”心脏；⑥脉压增大出现**周围血管征**，如颈动脉搏动明显、水冲脉、毛细血管搏动征、股动脉枪击音等。

（5）并发症：①心力衰竭，是本病的主要死亡原因，50%～70% 的病人会发生，常因呼吸道感染、风湿活动、妊娠与分娩等诱发；②呼吸道感染，长期肺淤血易致呼吸道感染，是诱发和加重心力衰竭的主要诱因；③心律失常，可出现各种心律失常，尤以**房颤**多见，多见于晚期二尖瓣狭窄；④栓塞，最常见于二尖瓣狭窄伴心房颤动患者，以**脑栓塞**最常见；⑤亚急性感染性心内膜炎，多发生于早期二尖瓣关闭不全或主动脉瓣关闭不全患者，单纯二尖瓣狭窄者少见。

4. 辅助检查

（1）X 线检查：①中、重度二尖瓣狭窄时，左心房增大，肺动脉段突出，心影呈梨形；②二尖瓣关闭不全时，左心室、左心房增大，肺动脉段突出；③单纯主动脉瓣狭窄时，心外形可正常或轻度增大，主动脉根部可有狭窄后扩张；④主动脉瓣关闭不全时，左心室增大伴有升主动脉扩张迂曲、主动脉弓突出，搏动明显，心影呈靴形。

（2）心电图检查：①二尖瓣狭窄，左心房扩大，出现“二尖瓣型 P 波”（宽大的双峰切迹 P 波）；②二尖瓣关闭不全，呈现左心室肥厚及继发性 ST－T 段改变；③主动脉瓣狭窄和关闭不全，均可出现左心室肥大图形。

（3）**超声心动图检查**：是**确诊**的可靠手段。①二尖瓣狭窄，M 型超声心动图显示二尖瓣呈城墙样改变；二维切面超声心动图可显示狭窄瓣膜的形态和活动度，测绘瓣口面积；多普勒超声可探测二尖瓣血流速度，计算跨瓣压差；②二尖瓣关闭不全，可见左心房、左心室扩大，左心室后壁活动幅度增大；脉冲多普勒超声可在左心房内探及明显收缩期高速反流；③主动脉瓣狭窄，可见左心室壁增厚，主动脉瓣开放幅度减低，多普勒超声可测出主动脉瓣瓣口面积及跨瓣压差；④主动脉瓣关闭不全，可见左心室内径及左心室流出道增宽，主动脉根部内径增大；脉冲多普勒超声检查可在左心室探及全舒张期高速射流。

（4）心导管检查：可直接测出左心室与主动脉之间有明显的跨瓣压差。左心导管检查可评估左心室功能及判断瓣膜狭窄程度。

5. 4种瓣膜病的鉴别要点　见表2－11。

表2－11　4种瓣膜病的鉴别要点

项目		二尖瓣狭窄	二尖瓣关闭不全	主动脉瓣狭窄	主动脉瓣关闭不全
受累部位		左心房	左心房－左心室	左心室－左心房	左心室
症状	特点	肺淤血表现	心排血量不足	心排血量不足	脉压增大
	具体症状	呼吸困难、咳嗽咳痰、咯血、声音嘶哑	先疲乏无力后呼吸困难	疲乏无力、头晕、心绞痛、呼吸困难	心悸、头部动脉搏动感
体征	心脏杂音	心尖部舒张期隆隆样杂音	心尖部收缩期吹风样杂音	胸骨右缘第2肋间收缩期喷射样杂音	胸骨左缘第3、第4肋间舒张期叹气样杂音、Austin－Flint杂音
	心音	S_1亢进，开瓣音	S_1减弱	A_1正常、A_2减弱	A_2减弱
	其他体征	二尖瓣面容		细迟脉	周围血管征
辅助检查	X线检查	梨形心	向左扩大	心影可正常	靴形心
	心电图检查	二尖瓣型P波房颤	左心房增大、左心室肥厚劳损	左心室肥厚劳损	左心室肥厚劳损
	超声心动图	城墙样改变	左心房内收缩期高速反流束	主动脉瓣口面积减小、跨瓣压差增大	左心室全舒张期反流束

6. 治疗要点　治疗原则为防治风湿活动，改善心功能，减轻症状，防治并发症。

（1）一般治疗：①无症状者避免重体力活动，避免急性感染、贫血、情绪激动等诱发因素；②如有呼吸困难，应减少体力活动，限制钠盐，口服利尿药；③如有风湿活动，给予抗风湿治疗，可每月1次肌内注射苄星青霉素**120万U**，直至40岁甚至终生。

（2）防治并发症：①心力衰竭者抗心力衰竭治疗，限制钠盐摄入，应用利尿药等；②心律失常房颤者，一方面控制心室率，可用毛花苷C联合应用β受体阻滞药或钙通道阻滞药减慢心率，血流动力学不稳定者可采用电复律；另一方面应预防血栓栓塞，口服抗凝药华法林或阿司匹林。

（3）手术治疗：为治疗本病的有效方法。外科治疗有扩瓣术、瓣膜成形术或瓣膜置换术等。近年来，采用介入治疗方法，经皮球囊瓣膜成形术治疗二尖瓣狭窄、主动脉瓣狭窄。

7. 护理问题　①体温过高　与风湿活动或合并感染有关；②有感染的危险　与机体抵抗力下降有关；③焦虑　与病程漫长、病情反复、长期住院等有关；④潜在并发症：心力衰竭、栓塞、心律失常、感染性心内膜炎、猝死。

8. 护理措施

(1) 休息与活动：①**风湿活动者卧床休息，限制活动量**，病情好转后逐渐增加活动量；②左心房内巨大附壁血栓者**绝对**卧床休息，以防脱落造成栓塞。病情允许时鼓励并协助患者翻身、活动下肢、按摩、用温水泡脚或下床活动，防止下肢深静脉血栓形成。

(2) 饮食护理：给予**高热量、高蛋白、高维生素**易消化饮食，少量多餐；有心力衰竭者给予低盐饮食，多吃蔬菜水果，保持大便通畅。

(3) 病情观察：①**监测体温，**每隔4小时测1次，**判断热型，**协助诊断，如体温超过38.5℃，应给予物理降温或遵医嘱药物降温；②观察有无风湿活动的表现，如皮肤环形红斑、皮下结节、关节肿痛等；③观察有无心力衰竭的表现，如呼吸困难、乏力、食欲缺乏、少尿等，检查有无肺部湿啰音、肝大、下肢水肿等体征；④评估栓塞的危险因素，注意有无心房、心室扩大及附壁血栓，超声心动图是否异常。

(4) 用药护理：①苄星青霉素应长期甚至终身服用；②阿司匹林的主要不良反应是胃肠道反应，**应饭后服用；**另外在服用阿司匹林和华法林时，应密切观察患者有无**出血倾向，**如牙龈出血、皮肤黏膜出血或柏油样便等，应定期检查凝血酶原时间，必要时给予维生素K。

9. 健康教育

(1) 疾病知识指导：①保持室内空气流通、阳光充足、温暖干燥，避免潮湿阴暗。②避免重体力活动、剧烈运动或情绪激动。③适当锻炼，加强营养，增强机体抵抗力。④**预防链球菌感染**是防治瓣膜病的根本措施，注意防寒保暖，避免与**上呼吸道感染**者接触，一旦感染立即用药；在拔牙、内镜检查、导尿术、分娩、人工流产等手术操作前，可遵医嘱预防性应用抗生素。⑤行瓣膜置换术后，需常规服用华法林，嘱患者用软毛刷刷牙，**避免出血**。

(2) 用药指导：告知患者服药依从性的重要性，指导用药方法，定期门诊复查，扁桃体反复发作者，在风湿活动控制后2～4个月内手术摘除扁桃体。

(3) 心理指导：育龄女性应根据心功能情况，在医生的指导下选择妊娠和分娩的时机，如病情较重不能妊娠者，应做好患者及配偶的思想工作。

八、感染性心内膜炎

【复习指南】本部分内容难度较大，历年必考，应作为重点复习。感染性心内膜炎的病因、临床表现及护理措施应熟练掌握；发病机制、治疗要点及健康教育应掌握。

感染性心内膜炎是指病原微生物经血流侵犯心内膜或邻近的大动脉内膜所引起的一种感染性炎症。其特征是局部赘生物的形成，以心瓣膜受累最为常见。赘生物为大小不等、形状不一的血小板和纤维素团块，内含大量微生物和少量炎性细胞。

1. 病因与发病机制

(1) 病因：①亚急性感染性心内膜炎，主要由**草绿色链球菌**引起，多见于心脏瓣膜病，尤其是二尖瓣关闭不全和主动脉瓣关闭不全；②急性感染性心内膜炎，主要**由金黄色葡萄球菌**引起，多累及正常瓣膜，常见于主动脉瓣。

(2) 发病机制：细菌在上呼吸道感染、泌尿器械检查或扁桃体摘除术后入侵血流，黏附在损伤的瓣膜，改变局部凝血活性，继而血小板聚集，形成血小板微血栓和纤维蛋白沉着，成为结节样无菌性赘生物，从而利于细菌的黏附和感染，当循环中的细菌定居在无菌性赘生物上时即可发生心内膜炎。

2. 临床表现　以发热、贫血、脾大、杵状指、栓塞为主要临床表现。

（1）发热：是最常见的症状，几乎所有患者均有发热。主要与感染和（或）赘生物脱落引起的菌血症或败血症有关。①亚急性者，多表现为弛张性低热，一般＜39℃，尤以午后及夜间较为明显，常伴有非特异性全身中毒症状如头痛、背痛和肌肉关节痛等；②急性者，全身中毒症状极为明显，常有寒战、高热，此时入侵细菌毒力强。

（2）心脏杂音：绝大多数患者有病理性杂音，主要是关闭不全的杂音，性质和强度可发生突变，尤以主动脉瓣关闭不全多见。

（3）周围体征：多为非特异性，近年已不多见。①瘀点，可出现在任何部位，以锁骨上皮肤、口腔黏膜和睑结膜多见；②指（趾）甲下线状出血；③Osler 结节，为指（趾）垫出现的豌豆大的红或紫色痛性结节；④Roth 斑，为视网膜的卵圆形出血斑，其中心呈白色，多见于亚急性感染；⑤Janeway 损伤，为手掌和足底处直径 1～4mm 的无痛性出血红斑。引起上述体征的原因可能是微血管炎或微栓塞。

（4）动脉栓塞：与赘生物脱落有关，且以开始抗生素治疗头 2 周内发生率最高。可发生于机体的任何部位，常见于脑、心、脾、肺、肾、肠系膜和四肢。其中以**脑和脾栓塞**最常见，以心、肺和脑栓塞危险性较大。

（5）感染的非特异性症状：如贫血、脾大等，部分患者可见杵状指（趾）。

（6）并发症：①心力衰竭最常见，其次可见心肌脓肿、急性心肌梗死、心肌炎和化脓性心包炎等；②细菌性动脉瘤多见于亚急性心内膜炎患者，受累动脉最早是近端主动脉，其次是脑、内脏和四肢；③迁移性脓肿多见于急性心内膜炎患者，常发生于肝、脾、骨髓和神经系统；④神经系统受累的表现，如脑栓塞、脑细菌性动脉瘤、脑出血等；⑤肾损害，如肾动脉栓塞和肾梗死、肾小球肾炎、肾脓肿等。

3. 辅助检查

（1）血液检查：①进行性贫血，亚急性者正细胞正色素性贫血常见；②白细胞计数升高，急性者可明显升高；③红细胞沉降率几乎均升高。

（2）尿液检查：常有镜下血尿和轻度蛋白尿，肉眼血尿提示肾梗死；红细胞管型和大量蛋白尿提示弥漫性肾小球肾炎。

（3）**血培养**：是最重要的诊断方法。近期未接受过抗生素治疗的患者阳性率可高达 95% 以上，2 周内用过抗生素或采血、培养技术不当可造成假阴性。

（4）免疫学检查：病程＞6 周的亚急性患者可检出类风湿因子阳性。

（5）超声心动图：为本病临床诊治最基本的检查方法。发现赘生物及瓣周并发症等可确诊。临床上以经胸超声心动图（TTE）为首选，可检出 50%～75% 的赘生物。

4. 治疗要点

（1）抗微生物药物治疗：是**最重要**的治疗措施。

①用药原则：在连续送检 3～5 次血培养标本后应早期、大剂量、长疗程地应用杀菌性抗生素，旨在完全消灭藏于赘生物内的致病菌，有效杀菌浓度一般需要达到体外的 4～8 倍以上，疗程至少 6～8 周；静脉用药为主，以保持高而稳定的血药浓度。

②药物选择：**首选青霉素**。应联合用药以增强杀菌能力，如万古霉素、庆大霉素、氨苄西林或阿米卡星等，真菌感染者选两性霉素 B。

（2）外科治疗：有严重心内并发症、抗生素治疗无效者，应早期手术治疗。IE 患者早期手术的三大适应证是心力衰竭、感染不能控制、预防栓塞。

5. 护理问题 ①体温过高 与感染有关；②营养失调：低于机体需要量 与感染所致机体代谢率增高，食欲缺乏有关；③潜在并发症：栓塞、心力衰竭；④焦虑 与病情反复、病程长及发热等有关。

6. 护理措施

(1) 休息与活动：①急性患者应卧床休息，病室保持空气新鲜，温湿度适宜，减少探视；②亚急性者可适当运动，但应避免剧烈运动和情绪激动；③心脏瓣膜有巨大赘生物者应**绝对**卧床休息，以防脱落造成栓塞。

(2) 饮食护理：给予高热量、高蛋白、高维生素、低胆固醇清淡易消化的半流质或软食，发热者鼓励患者多饮水；有心力衰竭者给予低盐饮食；有贫血者补充含铁丰富的饮食。

(3) 病情观察：①监测体温，每隔4小时测1次，如体温超过38.5℃，应给予物理降温或遵医嘱药物降温；②观察皮肤黏膜的变化，如皮肤瘀点、指（趾）甲下线状出血、Osler结节和Janeway损害等；③观察栓塞的征象。重点观察瞳孔、神志、肢体活动及皮肤温度等，当患者突然出现胸痛、气急、发绀和咯血等症状，要考虑**肺栓塞**的可能；出现难以解释的血尿、腰痛等考虑**肾栓塞**的可能；当患者出现神志和精神改变、失语、偏瘫、瞳孔不等大，甚至抽搐或昏迷征象时，警惕**脑血管栓塞**的可能；当出现肢体突发剧烈疼痛，肢端发凉，动脉搏动减弱或消失要考虑**外周动脉栓塞**的可能；突发左上腹剧痛，且与呼吸和体位改变有关，应警惕**脾栓塞**。出现可疑征象，应及时报告医生并协助处理。

(4) 用药护理：告知患者抗生素是治疗本病的关键，需遵医嘱准确、按时间使用抗生素，确保维持有效的血药浓度；使用静脉留置针或PICC置管以保护静脉。

(5) 正确采集血培养标本：告知患者及家属正确采集血标本对本病诊断和治疗至关重要，需多次采血且采血量较多，以取得理解与合作。①对于未经治疗的亚急性患者，应在第1天每间隔1小时采血1次，共3次。如次日未见细菌生长，重复采血3次后，开始抗生素治疗；②已用过抗生素者，**停药2～7天后**根据体温情况进行采血；③急性患者应在入院后立即安排采血，在3小时内每隔1小时采血1次，共取3次血标本后，按医嘱开始治疗；④采血前应严格消毒皮肤；⑤本病的菌血症为持续性，**无须**在体温升高时采血；⑥每次采血10～20ml，同时做需氧菌和厌氧菌培养。

(6) 心理护理：伴有瓣膜病变的心内膜炎需要手术治疗时，应给患者介绍手术的过程，**分享手术成功的案例**，减轻其焦虑的情绪。

7. 健康教育

(1) 疾病知识指导：向患者和家属讲解本病的相关知识。①合理安排休息，加强营养，增强机体抵抗力；②注意防寒保暖，少去公共场所，避免感冒；③勿挤压痤疮、疖、痈等感染病灶，减少病原体入侵的机会；④良好的口腔卫生习惯和定期的牙科检查是预防IE的最有效措施。

(2) 用药指导：告知患者坚持完成足够剂量和足够疗程抗生素治疗的重要性。在施行口腔手术如拔牙、扁桃体摘除术，上呼吸道手术或操作，泌尿、生殖、消化道侵入性诊治或其他外科手术治疗前，应向医生说明自己有心内膜炎病史，遵医嘱预防性使用抗生素。

九、心肌疾病

【复习指南】本部分内容难度较大，历年必考，应作为重点复习。心肌疾病的临床表现、护理措施及健康教育应熟练掌握；病因及发病机制、辅助检查及治疗要点应掌握。

（一）扩张型心肌病

扩张型心肌病是临床心肌病最常见的一种类型，好发于中青年男性。以左心室、右心室或双心腔扩大和心肌收缩功能减退为主要病理特征，常并发心力衰竭、心律失常。

1. 病因与发病机制

（1）遗传因素：30%～50%有基因突变和家族遗传背景。

（2）**病毒感染**：持续病毒感染是发病的重要原因，最主要的是**柯萨奇病毒**，其次还有流感病毒、腺病毒、巨细胞病毒、人类免疫缺陷病毒等。持续病毒感染对心肌组织的直接损伤，自身免疫包括细胞、自身抗体或细胞因子介导的心肌损伤等可导致和诱发扩张型心肌病。

2. 临床表现

（1）症状：①早期可无明显症状；②左、右心力衰竭的症状；③常出现各种心律失常，以室内阻滞较常见；④部分患者可发生栓塞，以肺栓塞多见。

（2）体征：**心脏明显扩大**，肺淤血和体循环淤血的体征。

3. 辅助检查

（1）胸部X线检查：心影明显增大，心胸比＞50%，肺淤血征。

（2）心电图：可见多种心律失常如室性心律失常、房颤、房室传导阻滞、室内阻滞等；此外可见R波减低、低电压、ST－T段改变，少数患者可见病理性Q波。

（3）超声心动图：①心脏各腔均增大，瓣膜正常，呈“**大腔小口**”样改变，以左心室扩大早而显著，室壁搏动减弱，提示心肌收缩力明显下降；②可伴有二尖瓣、三尖瓣反流；③可见左心室心尖部附壁血栓等。

（4）其他：心导管检查和心血管造影、放射性核素检查、心内膜心肌活检等均有助于诊断。

4. 治疗要点　基本的治疗原则是控制心力衰竭（**慎用洋地黄**），预防栓塞（口服阿司匹林或华法林）和猝死（胺碘酮）。

（二）肥厚型心肌病

肥厚型心肌病好发于男性，特别是年轻人，是一类由常染色体显性遗传造成的原发性心肌病，以**心室壁**非对称性肥厚、心室腔缩小、左心室充盈受限、舒张期顺应性下降为特征。

1. 病因与发病机制

（1）**遗传因素：是发病的主要机制**，本病多为家族性常染色体显性遗传（**有家族史**）；最常见的是β－肌球蛋白重链、肌球蛋白结合蛋白C、肌钙蛋白。

（2）修饰基因与环境因素：儿茶酚胺代谢异常、细胞内钙调节机制异常、高血压、高强度运动等均可作为本病发病的促进因子。

2. 临床表现

（1）症状：①非梗阻性患者可无症状；②梗阻性主要表现为心力衰竭的症状，包括劳力性呼吸困难、胸痛、心悸、头晕等，主要与心排血量减低有关，上述症状可因起立或运动而诱发或加重，甚至出现**晕厥**进而发生**猝死**。

（2）体征：①心脏轻度增大。②梗阻性患者在胸骨左缘第3、4肋间可听到收缩期喷射性杂音，心尖部也常可闻及收缩期吹风样杂音。③凡增加心肌收缩力、减少左心室容量因素均可使杂音增强，反之则减弱。如应用强心药，含服硝酸甘油片、运动或取站立位，可使心肌收缩力增加或左心室容量减少，杂音可增强；如使用β受体阻滞药，采取下蹲位或举腿，使心肌收缩力下降或左心室容量增加，杂音可减轻。

（3）并发症：①心律失常，以多形性室上性心律失常、室性心动过速、心室颤动最多见，心房颤动、心房扑动等房性心律失常也多见；②心脏性猝死，是青少年和运动员猝死的常见原因，恶性心律失常是猝死的主要危险因素。

3. 辅助检查

（1）胸部X线检查：心影增大多不明显，如有心力衰竭则心影明显增大。

（2）心电图：最常见左心室肥大，可有继发ST－T段改变，深而不宽的病理性Q波是特征性表现。室内传导阻滞和室性心律失常也常见。

（3）超声心动图：是临床主要诊断手段，且可以确定肥厚的部位。

（4）其他：磁共振对诊断有重要价值；心导管检查、心血管造影、心内膜心肌活检有助确诊。

4. 治疗要点　基本的治疗原则是改善舒张功能，防止心律失常发生。①最常用的药物是β受体阻滞药及钙通道阻滞药，用以减慢心率，降低心肌收缩力，减轻流出道梗阻；②**避免使用增强心肌收缩力的药物（如洋地黄）及减轻心脏负荷的药物（如硝酸甘油）**，以免加重左心室流出道梗阻；③重症梗阻性患者可安装DDD型起搏器、室间隔化学消融治疗，手术切除最肥厚部分心肌是目前有效治疗的标准方案；④房颤者，易发生栓子脱落，推荐用华法林抗凝，避免栓塞。

（三）心肌病的护理

1. 护理问题　①疼痛：胸痛　与劳力负荷下肥厚的心肌需氧增加和供血供氧下降有关；②有受伤的危险　与梗阻性肥厚型心肌病所致头晕及晕厥有关；③潜在并发症：心力衰竭、栓塞、心律失常、猝死；④恐惧　与疾病本身预后较差，且有猝死的危险有关。

2. 护理措施

（1）休息与活动：依据患者心功能情况安排休息与活动。①无呼吸困难者，可适量活动，以不引起不适为宜；②有呼吸困难者，应坐位或半坐位休息，减轻肺淤血；③出现胸痛时，需**绝对**卧床休息，卧床期间应**定时改变体位，**防止深静脉血栓的形成。

（2）饮食护理：给予低盐、低脂、高蛋白、高维生素、高纤维素清淡饮食，以促进心肌代谢，增强机体抵抗力。

（3）氧疗：一般给予低流量氧气吸入，1～2L/min。

（4）病情观察：①密切观察患者的精神状态及原有症状的变化；②监测血压、心律和心率及心电图的变化，及时发现各种类型心律失常；③水肿严重者观察水肿的消退情况；④胸痛者，评估疼痛的部位、性质、持续时间及缓解方式等；⑤观察栓塞的征象。

（5）用药护理：扩张型心肌病患者对洋地黄的耐受性较差，使用时尤其应警惕发生中毒；严格控制输液量和速度，以免发生急性肺水肿。

（6）胸痛发作时护理：①立即停止活动，卧床休息；②安慰患者，解除紧张情绪；③遵医嘱使用β受体阻滞药及钙通道阻滞药，注意有无心动过缓等不良反应；④**不宜使用硝酸甘油**；⑤给氧，氧流量为**3～4L/min**。

3. 健康教育

（1）疾病知识指导：①症状轻者可参加轻体力工作，但要避免劳累；②保持室内空气流通、阳光充足；③注意防寒保暖，避免去公共场所，预防上呼吸道感染；④**避免情绪激动、持重或屏气用力、激烈运动、饱餐等，**减少晕厥和猝死的危险；⑤有晕厥史或猝死家族史者应避免独自外出，以免发生意外。

（2）用药指导与病情监测：指导患者坚持按医嘱服药，**不能私自增减药量**，如有不适立即到医院就诊，尽可能选择同一厂家的药物，说明药物的名称、剂量、用法，教会患者及家属观察药物疗效及不良反应，以提高存活年限。嘱患者定期门诊随访，症状加重时立即就诊，防止病情进展恶化。

十、心包疾病

【复习指南】本部分内容难度较大，历年必考，应作为重点复习。心包疾病的病因、临床表现及护理措施应熟练掌握；发病机制、辅助检查及治疗要点应掌握。

（一）急性心包炎

1. 病因与发病机制

（1）病因：①感染性因素，病毒、细菌、真菌、寄生虫等；②非感染性因素，代谢性疾病（如尿毒症、痛风等），自身免疫疾病（风湿热、SLE、RA 等），心肌梗死后，肿瘤，放射线照射，创伤等。近年来随着疾病谱的变迁，病毒感染、肿瘤、心肌梗死后心包炎和尿毒症性心包炎的发病率明显增加。

（2）发病机制：正常心包腔内约有 50ml 的浆液。①急性炎症反应时，心包脏层和壁层之间纤维蛋白、白细胞和少量内皮细胞渗出，此时尚无明显液体积聚，为纤维蛋白性心包炎，也称急性“干性”心包炎；②随着渗出液增多（100ml 至 3000ml），逐渐转变为渗出性心包炎，常为浆液纤维蛋白性，多呈黄色清亮，也可呈血性或脓性；③当渗出液短时间内大量增多时，心包腔内压力迅速上升，引起心脏受压，导致心室舒张期充盈受限，并使外周静脉压升高，最终导致心排血量降低，血压下降，出现急性心脏压塞的临床表现。

2. 临床表现

（1）纤维蛋白性心包炎（急性“干性”心包炎）

①症状：**心前区疼痛**为主要症状，多见于急性非特异性心包炎和感染性心包炎，疼痛常位于心前区，性质尖锐，与呼吸运动有关，常因咳嗽、深呼吸、变换体位或吞咽动作而加重。疼痛也可为压榨性，位于胸骨后，并可向左肩、背部放射，且伴有 ST 段抬高，需注意与急性心肌梗死相鉴别。病程缓慢的结核性、尿毒症性及肿瘤性心包炎疼痛多不明显。

②体征：**心包摩擦音**是纤维蛋白性心包炎的典型体征，呈抓刮样、粗糙、刺耳的高频音，与心音的发生无相关性。多位于心前区，以胸骨左缘第 3、4 肋间最为明显，**坐位前倾、深吸气或将听诊器胸件加压更易听到**。心包摩擦音可持续数小时或持续数天、数周，当积液增多将两层心包分开时，摩擦音即可消失。

（2）渗出性心包炎

①症状：呼吸困难是最突出的症状，与支气管、肺受压及肺淤血有关。严重时可有端坐呼吸，伴有身体前倾、呼吸浅速、面色苍白、发绀等。当喉返神经受压时出现声音嘶哑，食管受压时出现吞咽困难，部分患者可有发热、乏力、烦躁、上腹胀痛等全身症状。

②体征：心尖搏动减弱或消失，心音低而遥远，心脏叩诊浊音界向两侧扩大，皆为绝对浊音区。大量积液时出现心包积液征（**Ewar 征**），是由于心包压迫肺底所致的左肩胛骨下的浊音和支气管呼吸音。大量心包积液可使**收缩压下降**，而舒张压变化不大，故**脉压变小**；可累及静脉回流，出现**颈静脉怒张、肝大、水肿及腹水**等。

（3）心脏压塞

①症状：表现为Beck **三联症**，心音低而遥远、动脉压**低**、静脉压**高**。具体表现为大量心包积液时心率加**快**、收缩压（血压）下降、脉压变**小**和静脉压明显上升。

②体征：心音低而遥远，出现**奇脉**（大量积液的患者在触诊时桡动脉搏动呈吸气性显著减弱或消失、呼气时复原的现象）。

3. 辅助检查

（1）血液检查：取决于原发病，感染者常有白细胞计数增加、红细胞沉降率增快、C 反应蛋白增高等炎症反应。

（2）胸部 X 线检查：对渗出性心包炎有一定诊断价值，当心包积液＞300ml 时，可见心影向两侧增大呈**烧瓶样**，而肺部无明显充血现象，是心包积液的有力证据。

（3）心电图：具有典型的动态变化过程。胸痛时可见 aVR 导联 ST 段压低，其他导联 ST 段呈**弓背向下型抬高**，数天后，ST 段回到基线，并伴 T 波低平及倒置，持续数周至数月后 T 波逐渐恢复正常。渗出性心包炎时可有QRS 波群低电压及电交替，无病理性 Q 波，无 Q－T 间期延长。

（4）超声心动图：是诊断心包积液最简单、可靠的方法。M 型或二维超声心动图中均可见液性暗区。

（5）心包穿刺：具有诊断和治疗双重价值，主要适应证是心脏压塞和未能明确病因的渗出性心包炎。

（二）缩窄性心包炎

缩窄性心包炎是指心脏的心包出现纤维化或钙化，使心室充盈受限而引起的一系列的循环障碍综合征。

1. 病因与发病机制

（1）病因：缩窄性心包炎继发于急性心包炎。我国以**结核性心包炎**最为常见，其次为化脓性或创伤性心包炎后演变而来，相当一部分患者最终不能明确病因。

（2）发病机制：急性心包炎后，随着渗出液逐渐吸收，心包脏层和壁层可残留不同程度的粘连，并出现纤维组织增生、钙化，最终形成坚厚的瘢痕，使心包失去伸缩性，致使心室舒张期扩张受阻，充盈减少、心排血量下降而产生血液循环障碍。长期缩窄，心肌可萎缩。

2. 临床表现

（1）心包缩窄多于急性心包炎后 1 年内形成，少数可长达数年。

（2）患者可出现呼吸困难、疲乏无力、厌食、上腹胀痛、肝大、腹水、下肢水肿等心排血量下降和体循环淤血的表现。

（3）查体可发现心尖搏动减弱、心率增快、心音减低，颈静脉怒张、**Kussmaul 征**（吸气时颈静脉怒张更明显），可出现奇脉和心包叩击音。

3. 辅助检查

（1）X 线检查：心影偏小、正常或轻度增大。

（2）心电图：QRS 波群低电压、T 波低平或倒置。

（3）超声心动图：诊断价值较心包积液低，可见心包增厚、室壁活动减弱、异常的室间隔运动等。

（4）右心导管检查：血流动力学可有相应改变。

4. 治疗要点　心包切除术是缩窄性心包炎的唯一治疗措施，切开指征由临床症状、超声心动图、心脏导管等决定。

（三）心包炎的护理

1. 护理问题　①气体交换受损　与肺淤血、肺或支气管受压有关；②疼痛：胸痛　与心包炎症有关；③体液过多　与渗出性、缩窄性心包炎有关；④体温过高　与心包炎症有关；⑤活动无耐力　与心排血量减少有关。

2. 护理措施

（1）一般护理：①休息与活动，协助患者取舒适体位，如半坐卧位或坐位，心脏压塞时，患者往往被迫采取**前倾坐位**；胸痛时指导患者卧床休息，勿用力咳嗽、深呼吸或突然改变体位，以免疼痛加重。②饮食护理，给予**低盐、高热量、高蛋白、高维生素**饮食。水肿或腹水时给予低盐或无盐饮食。③其他，输液时控制输液速度，衣着应宽松，胸闷者氧气吸入。

（2）病情观察：①观察呼吸困难的程度；②观察疼痛的部位、性质等；③评估有无心包摩擦音；④记录24小时出入量；⑤定时测量体温并记录，观察热型。结核性心包炎为稽留热；化脓性心包炎为弛张热。

（3）用药护理：遵医嘱给予非甾体类解热镇痛药，注意观察患者有无胃肠道反应、出血等不良反应。若疼痛加重，可应用吗啡类药物。应用抗菌、抗结核、抗肿瘤等药物治疗时做好相应观察与护理。

（4）心包穿刺术的配合与护理

①术前护理：解除患者思想顾虑，必要时应用少量**镇静药**；询问患者是否有咳嗽，必要时给予可待因镇咳治疗；开放静脉通路，进行心电监测；术前常规行心脏超声检查，以确定积液量和穿刺部位，并对最佳穿刺点做好标记。

②术中配合：嘱患者勿剧烈咳嗽或深呼吸，穿刺过程中有任何不适应立即告知医护人员。严格无菌操作，抽液过程中**随时**夹闭胶管，防止空气进入心包腔；抽液要**缓慢**，每次抽液量**＜300ml（第1次＜100ml）**，以免急性右心室扩张。若抽出新鲜血，应立即停止抽吸，密切观察有无心脏压塞症状；记录抽液量、性质，按要求及时送检。密切观察患者的反应和主诉，如面色、生命体征等的变化，如有异常及时协助医生处理。

③术后护理，拔除穿刺针后，**穿刺部位覆盖无菌纱布**，用胶布固定；穿刺后**2小时内**继续心电监测，嘱患者**休息**，并密切**观察生命体征变化**。心包引流者需**做好引流管的护理**，待间断每天心包抽液量＜**25ml**时拔除导管。

3. 健康教育

（1）疾病知识指导：①嘱患者注意休息，防寒保暖，防止呼吸道感染；②加强营养，给予低盐、高热量、高蛋白、高维生素的易消化饮食，提高机体抵抗力；③对缩窄性心包炎患者应解除思想顾虑，讲明心包切除术的重要性劝其手术治疗，术后仍应休息半年左右。

（2）用药指导与病情监测：告知患者坚持按疗程服药的重要性，不可擅自停药，防止复发；注意药物不良反应，定期检查肝肾功能及随访。

十一、周围血管疾病

【复习指南】本部分内容有一定难度，历年必考，应作为重点复习。周围血管疾病的临床表现及护理措施应熟练掌握；病因及发病机制、辅助检查及治疗要点应掌握。

（一）下肢静脉曲张

下肢静脉曲张是指下肢浅静脉（大隐静脉和小隐静脉）瓣膜关闭不全，使静脉内血流倒流，远端静脉淤滞，继而使病变静脉管壁扩张变性，出现不规则膨出和扭曲。多发生于体力劳动强度大、从事持久站立工作，或久坐少动的人群。

1. 病因与发病机制

（1）病因：①遗传因素，静脉瓣膜缺陷和静脉管壁薄弱；②外界因素，下肢静脉瓣膜承受压力增加和循环血量超负荷，如长期站立、重体力劳动、妊娠、慢性咳嗽、习惯性便秘等。

（2）发病机制：①主干静脉压力升高导致浅静脉扩张；②毛细血管压力升高造成皮肤微循环障碍，引起毛细血管通透性增加，血管中的纤维蛋白原、红细胞等渗入组织间隙并聚积、沉积于毛细血管周围，造成局部代谢障碍，导致皮肤色素沉着、纤维化、皮下脂质硬化甚至皮肤萎缩，最后形成静脉性溃疡；③静脉瓣膜和静脉壁离心脏越远，承受的压力越高，因此曲张的静脉在小腿部比大腿部明显。

2. 临床表现

（1）以大隐静脉多见，左下肢多见，双下肢可先后发病。

（2）早期仅在长时间站立后**患肢小腿感觉沉重**、酸胀、乏力和疼痛。

（3）晚期下肢浅静脉**明显隆起，蜿蜒成团**，可出现足靴区皮肤营养不良，皮肤色素沉着等。

（4）并发症，如**血栓性静脉炎**、湿疹、**溃疡**、曲张静脉破裂出血。

3. 辅助检查

（1）特殊检查

①**大隐静脉瓣膜功能试验（Trendelenburg 试验）**。检查静脉瓣膜功能。患者平卧，抬高下肢排空静脉，在大腿根部扎止血带阻断大隐静脉；然后让患者站立，10 秒内释放止血带，若出现自上而下静脉逆向充盈，提示瓣膜功能不全。同样的原理在腘窝部扎止血带，也可检测小隐静脉瓣膜的功能。

②**深静脉通畅试验（Perthes 试验）**。患者站立，用止血带阻断大隐静脉，待静脉充盈后，嘱患者用力踢腿或下蹬 10 余次，如充盈的曲张静脉明显减轻或消失，则提示深静脉通畅；反之，则可能有深静脉阻塞。

③**交通静脉瓣膜功能试验（Pratt 试验）**。患者仰卧，抬高下肢，在大腿根部扎上止血带，先从足趾向上至腘窝缠第 1 根弹力绷带，再自止血带处向下缠第 2 根弹力绷带；让患者站立，在向下解开第 1 根弹力绷带的同时，向下缠第 2 根弹力绷带，如果在两根绷带之间的间隙内出现曲张静脉，提示该处有功能不全的交通静脉。

（2）影像学检查：下肢静脉造影、血管超声检查等，可以判断病变性质、部位、范围和程度。

4. 治疗要点

（1）非手术治疗：适用于病变局限、症状较轻者，或妊娠期间发病及症状虽然明显但不能耐受手术者。主要措施有：①弹力治疗，是指穿弹力袜或弹力绷带外部加压，适用于大多数患者，疗效肯定；②药物治疗，黄酮类和七叶皂苷类药物可缓解酸胀和水肿等症状；③注射硬化剂，将硬化剂注入曲张的静脉后引起的炎症反应可使之闭塞，适用于局部轻微静脉曲张或手术后残留的静脉曲张；④处理并发症，血栓性静脉炎症者，给予抗生素及局部热敷治疗；湿疹和溃疡者，抬高患肢给予创面湿敷；曲张静脉破裂出血者，经抬高患肢和局部加压包扎止血，待并发症改善后择期手术治疗。

（2）手术治疗：适用于深静脉通畅、无手术禁忌证者，是治疗下肢静脉曲张的根本方法。最适宜的方法是大隐静脉或小静脉高位结扎和曲张静脉剥脱术。近年开展的经皮环扎术、旋切刨吸术、腔内激光、射频和电凝等手术均取得了良好疗效。已确定交通静脉功能不全者，可选择筋膜外或借助内镜做交通静脉结扎术。

5. 护理问题 ①活动无耐力 与下肢静脉回流障碍有关；②皮肤完整性受损 与皮肤营养障碍、慢性溃疡有关；③潜在并发症：深静脉血栓形成、小腿曲张静脉破裂出血。

6. 护理措施

（1）**指导患者行走时穿紧身裤、弹力袜或使用弹力绷带**，促使静脉回流。弹力袜每天白天穿，**从早上起来穿，睡觉前脱下来**。穿弹力袜时应**抬高**患肢，排空曲张静脉内的血液后再穿，注意弹力袜的长短、压力及薄厚应符合患者腿部情况。弹力绷带**自下而上重叠**包扎，**不妨碍**关节活动，并注意保持合适的松紧度，以**能扪及足背动脉搏动**及保持足部正常皮肤温度为宜。手术后弹力绷带一般需维持**2周**方可拆除。

（2）采取良好坐姿，坐时双膝**勿**交叉过久，以免压迫腘窝，影响静脉回流；休息卧床时抬高患肢30°～40°，以利于静脉回流。**避免**引起腹内压及静脉压增高的因素；保持大便通畅，**避免**长时间站立，肥胖者应有计划地减轻体重。

（3）预防或处理创面感染：观察患肢远端皮肤的温度、颜色，观察是否肿胀、渗出，局部有红肿、压痛等感染征象。做好皮肤湿疹和溃疡的治疗及换药，促进创面愈合，预防创面继发感染。

（4）术后护理：①观察患者有无伤口及皮下渗血，伤后感染等情况，发现异常及时通知医生。②早期活动，患者卧床期间指导其做足部伸屈和旋转；术后**24小时**可鼓励患者下地行走，促进下肢静脉血液回流，避免深静脉血栓形成。③保护患肢，观察患肢末梢循环情况，卧床时抬高患肢，以利于静脉回流，活动时避免外伤引起曲张静脉破裂出血。

7. 健康教育

（1）指导病人进行适当的体育锻炼，增强血管壁弹性。

（2）非手术治疗病人应坚持长期使用弹力袜或弹力绷带，术后宜继续使用1～3个月。

（3）平时应保持良好的坐姿，避免久站；坐时避免双膝交叉过久，休息时抬高患肢。

（4）祛除影响下肢静脉回流的因素，避免用过紧的腰带和紧身衣物。

（5）保持大便通畅，避免肥胖。

（二）血栓闭塞性脉管炎

血栓闭塞性脉管炎是一种累及血管的炎症性、节段性和周期性发作的慢性闭塞性疾病。主要累及**四肢的中小动静脉**，常始于动脉，后累及静脉，由远端向近端发展，好发于男性青壮年。

1. 病因

（1）外来因素：主要与吸烟、寒冷潮湿的生活环境、慢性损伤及感染有关，主动和被动吸烟是本病发生发展的重要环节。

（2）内在因素：包括自身免疫功能紊乱、性激素和前列腺素失调及遗传因素。

2. 临床表现

（1）局部缺血期：早期患肢出现麻木、发凉、酸胀乏力和针刺等异常感觉；随后出现**间歇性跛行**，随病情进展，跛行距离逐渐缩短，休息时间延长。此期还可能表现为反复发作的**游走性血栓性静脉炎**，即浅表静脉发红、发热，呈条索状，且有压痛。

（2）营养障碍期：以**缺血性静息痛**为主要症状，皮温明显下降，肢端苍白、潮红或发绀，患者出现持续性剧烈疼痛，夜间更甚，迫使患者日夜屈膝抚足，不能入睡。

（3）组织坏死期：以肢端发黑、干瘪、溃疡或坏疽为主要症状。大多为干性坏疽，若并发感染，坏疽即转为湿性。严重者出现全身中毒症状。

3. 辅助检查

（1）特殊检查：①测定跛行距离和跛行时间；②测定皮肤温度，若双侧肢温＞2℃，提示皮温降低侧肢体动脉血流减少；③检查肢端搏动情况，若搏动减弱提示血流减少；④**肢体抬高试验**，患者平卧，患肢抬高70°～80°，持续60秒，若出现麻木、疼痛、苍白或蜡黄色者为阳性，提示动脉供血不足。

（2）影像学检查：①多普勒超声检查，可以评价缺血程度，检查静脉是否狭窄或闭塞；②CTA，能在整体上显示患者动脉、静脉的病变节段；③DSA，病变的血管狭窄或闭塞，而受累血管之间的血管壁光滑平整。

4. 治疗要点

（1）非手术治疗

①严格戒烟、防止受冷、受潮和外伤。

②肢体保暖但**不做热疗**，以免组织需氧量增加而加重症状。疼痛严重者，可用镇痛药和镇静药。

③早期患者进行患肢适度锻炼（**勃格运动—平卧先抬高患肢，再在床边下垂2～3分钟，**并做足部旋转伸展活动），**促使侧支循环建立**。

④高压氧疗法：通过高压氧疗，提高机体血氧含量，改善组织的缺氧程度。

⑤镇痛：早期应用血管扩张药，晚期可用吗啡。

⑥监测皮温、脉搏，观察疗效。

（2）手术治疗：目的是重建动脉血流通道，增加肢体血供，改善肢体缺氧情况。常用的手术疗法包括：①腰交感神经节切除术，适用于早期发病的患者，近期内可解除皮肤血管痉挛，缓解疼痛，但远期疗效不确切。②自体大隐静脉或人工血管旁路术，适用于动脉节段性闭塞，远端存在流出道者。③动脉转流术临床实践表明此方法可缓解静息痛，但并不降低截肢率。④截肢术，适用于肢体溃疡无法愈合或坏疽无法控制者。

5. 护理问题　①疼痛　与患肢缺血、组织坏死有关；②组织完整性受损　与肢端坏疽、脱落有关；③活动无耐力　与患肢远端供血不足有关；④焦虑　与患肢剧烈疼痛、久治不愈、对治疗失去信心有关；⑤潜在并发症：术后切口出血和栓塞。

6. 护理措施

（1）非手术治疗

①休息与活动：睡觉或休息时取**头高足低位**，勤换姿势，**避免**盘腿坐，鼓励患者多走路，以不出现疼痛为度。

②饮食护理：以低热量、低糖及低脂肪食物为主，多进食新鲜蔬菜、水果等富含纤维素的食物。

③控制或缓解疼痛：绝对戒烟；注意肢体保暖，避免寒冷刺激，但应**避免**用热水袋或热水给患者直接加温；药物镇痛，早期轻症患者可遵医嘱应用血管扩张药，疼痛剧烈的中晚期患者可遵医嘱应用麻醉性镇痛药。

④预防感染：保持足部清洁，避免瘙痒搔抓；保持溃疡面清洁、避免受压刺激；加强创面换药，并遵医嘱应用抗生素。

（2）术后护理

①体位：静脉术后**抬高**患肢30°制动1周；动脉术后患肢**平放**制动2周。自体血管移植

术后愈合较好者，卧床制动时间可适当缩短。患者卧床制动期间应做足背伸屈运动，以促进局部血液循环。

②病情观察：密切观察生命体征的变化和切口渗血情况；观察肢远端的皮肤**温度、色泽、感觉**和**脉搏强度**，以判断血管重建后的通畅度。

③预防感染：遵医嘱合理使用抗生素，密切观察患者的体温变化和切口情况，若切口有红、肿等征象，应及时处理。

④并发症的观察和护理：若切口处、穿刺点出现渗血或血肿，提示切口处出血；若动脉搏动消失，皮肤温度降低、颜色苍白、感觉麻木，提示动脉栓塞；若动脉重建术后出现肿胀，皮肤颜色发紫、温度降低，可能为重建部位是血管发生痉挛或继发性血栓形成。一旦出现，立即通知医生并协助处理。

7. 健康教育

（1）劝告病人坚持戒烟。

（2）告知患者睡觉或休息时取头高足低位，使血液容易灌流至下肢。避免长时间维持同一姿势（站或坐）不变，以免影响血液循环。坐时应避免将一腿搁在另一腿膝盖上，以防腘动、静脉受压和血流受阻。

（3）告知患者切勿赤足行走，避免外伤；注意患肢保暖，避免受寒；鞋子必须合适，不穿高跟鞋；穿棉袜子，勤换袜子，预防真菌感染。

（4）指导病人进行患肢功能锻炼，促进侧支循环建立，改善局部症状。

（5）合理使用镇痛药物。

十二、心脏骤停

【复习指南】本部分内容难度较大，历年必考，应作为重点复习。心脏骤停的临床表现、基本生命支持应熟练掌握；病因、高级生命支持应掌握。

（一）成人心脏骤停

1. 病因　多见于在有器质性心脏病者，其中以**冠心病**最常见，尤其是心肌梗死；其次是各种心肌病。多由致命性快速心律失常所致，如室速、室扑、室颤；其次为严重缓慢心律失常和心室停顿。

2. 临床表现

（1）前驱期：在猝死前数日至数月，多有疲乏、心悸、胸痛、气促等非特异性症状，也可毫无先兆，瞬即发生心脏骤停。

（2）终末事件期：是指从心血管状态出现急骤变化到心脏骤停发生前的一段时间，多在1小时内。典型表现有严重呼吸困难、剧烈胸痛、突发心悸或晕厥等；以心悸及室性心律失常最常见。

（3）心脏骤停：是临床死亡的标志，心脏骤停后脑血流量急剧减少，可导致意识突然丧失，**意识丧失**为该期的特征。具体表现为：①意识突然丧失或伴有短阵抽搐；②呼吸断续，呈叹息样或短促痉挛性呼吸，随后呼吸停止；③瞳孔散大，大小便失禁，皮肤苍白或明显发绀；④**颈动脉搏动消失**；⑤心音消失。

（4）生物学死亡：心脏骤停发生后，大部分患者将在**4～6分钟**开始发生不可逆脑损害，随后经数分钟过渡到生物学死亡。心脏骤停后应立即实施心肺复苏和尽早除颤，是避免生物学死亡的关键。心脏复苏成功后死亡的最常见原因是**中枢神经系统的损伤**。

3. 基础生命支持（BLS）　一旦确定心脏骤停，应立即进行心肺复苏术，具体操作程序详见第一章第十五节“心肺复苏术”。

4. 高级生命支持　高级心血管生命支持（ACLS），是以基础生命支持为基础，应用辅助设备、特殊技术等建立更有效的通气和血液循环。主要措施如下。

（1）气管插管与给氧：患者自主呼吸没有恢复前应**尽早**行气管内插管，以纠正低氧血症。院外患者采用气囊通气，院内患者采用呼吸机通气，开始可给予100%浓度的氧气，然后根据血气分析结果进行调整。

（2）除颤、复律与起搏：室颤是心脏骤停常见的心律类型，一旦心电监护显示为室扑或室颤，应立即除颤，迅速恢复有效的心律是复苏成功至关重要的一步。室颤时，应在患者倒下的3～5分钟内立即施行CPR和除颤，存活率最高。可尽早应用体外自动除颤仪（AED）除颤。除颤1次后，立即继续5个周期的CPR（约2分钟）后检查心律，如有指征则再一次除颤。若采用单相波除颤，推荐电击能量**360J**，无效时可立即进行第2次和第3次除颤。若采用双相波除颤，推荐电击能量**150～200J**，有效性＞90%。**严重心动过缓**且有症状时，尤其是发生在希氏束以下的高度房室传导阻滞，应施行**起搏**治疗。

（3）药物治疗：尽早开通静脉通道，给予急救药物，**首选外周静脉**。外周静脉可选用颈外静脉或肘正中静脉，中心静脉可选用颈内静脉、锁骨下静脉和股静脉。

①血管升压药：**肾上腺素是**CPR的**首选**药物，其机制是**增强心肌收缩力**、加快心率、提高心肌的兴奋性。可用于电击无效的室颤、无脉性室速和心室停搏。若连续3次除颤无效提示预后不良，应继续胸外心脏按压和人工通气，并常规给予**肾上腺素1mg静脉注射**，再除颤1次。严重低血压时可用多巴胺、去甲肾上腺素、多巴酚丁胺。

②抗心律失常药：a. 若使用肾上腺素2～3次后仍显示无脉性室速或室颤者，可在继续CPR的过程中静脉给予**胺碘酮**；b. 没有胺碘酮时考虑使用利多卡因；c. 当患者出现低镁血症、电击无效的心室颤动、尖端扭转型室速，地高辛中毒时可选用硫酸镁；d. 缓慢性心律失常、心室停搏、无脉性电活动者可选用阿托品。

③纠正代谢性酸中毒：心脏骤停或复苏时间过长者，或早已存在代谢性酸中毒、高钾血症者可静脉给予**5%碳酸氢钠**。最好根据动脉血气分析结果调整补给量，不应过分积极补充碳酸氢钠。

5. 脑复苏　是心肺复苏**最后**成功的关键。主要措施包括：①降温，可减轻脑损伤。应密切观察体温变化，在自主循环恢复后几分钟至几小时将体温降至**32～34℃**为宜，持续**12～24**小时。②脱水，部分患者心脏骤停**3分钟**后会出现脑水肿，可选用渗透性利尿药20%甘露醇或25%山梨醇快速静脉滴注；也可联合静脉注射呋塞米、25%白蛋白或地塞米松，以避免或减轻渗透性利尿导致的“反跳现象”。③防治抽搐，可静脉滴注冬眠药物双氢麦角碱或异丙嗪或静脉注射地西泮。④高压氧治疗，有条件者应尽早应用，可提高脑组织氧分压，改善脑缺氧，降低颅内压。⑤促进早期脑血流灌注，给予抗凝以疏通微循环，钙通道阻滞药解除脑血管痉挛。

（二）儿童心脏骤停

具体操作程序详见第一章第十五节“心肺复苏术”。

附：病毒性心肌炎

【复习指南】本部分内容难度不大，历年必考，应作为重点复习。病毒性心肌炎的护理措施应熟练掌握；病因、临床表现及健康教育应掌握。

病毒性心肌炎是指嗜心肌性病毒感染引起的，以心肌非特异性间质性炎症为主要病变的心肌炎。

1. 病因与发病机制

（1）病因：很多种病毒都可能引起心肌炎，其中以**柯萨奇病毒**最常见占30%～50%，其次是孤儿病毒、脊髓灰质炎病毒较常见。此外，流感、风疹、单纯疱疹、肝炎病毒等也能引起心肌炎。

（2）发病机制：①病毒直接作用对心肌的损害；②细胞免疫介导的心肌损害和微血管损伤。这些变化均可损害心脏的结构和功能。

2. 临床表现

（1）病毒感染症状：约半数患者在发病前**1～3周**有病毒感染前驱症状，如发热、倦怠等“感冒”症状或呕吐、腹泻等消化道症状。

（2）心脏受累表现：出现心悸、胸闷、呼吸困难、胸痛等症状。

（3）体征与发热**不平行**的心动过速、各种心律失常。

3. 护理问题　①活动无耐力　与心肌受损、并发心律失常或心力衰竭有关；②潜在并发症：心律失常、心力衰竭。

4. 护理措施

（1）休息与活动：急性期卧床休息以减轻心脏负荷，**减少心肌耗氧**，有利于心功能的恢复。无并发症者急性期应卧床休息**3～4周**；重症病毒性心肌炎患者应卧床休息**6个月**以上，直至患者症状消失、血液学指标等恢复正常后方可逐渐增加活动量，严密监测活动时心率、心律、血压变化，若活动后出现胸闷、心悸、呼吸困难、心律失常等，应停止活动并以此作为限制最大活动量的指征。6个月至1年内避免剧烈运动或重体力劳动。

（2）饮食护理：给予高蛋白、高维生素、清淡易消化饮食，尤其是补充富含维生素C的食物如新鲜蔬菜、水果，以促进心肌代谢与修复。戒烟酒及刺激性食物。

（3）病情观察：对重症病毒性心肌炎患者，急性期应严密心电监护直至病情平稳。注意心率、心律、心电图变化，密切观察生命体征、尿量、意识、皮肤黏膜颜色，注意有无呼吸困难、咳嗽、颈静脉怒张、水肿、肺部湿啰音、奔马律等表现。同时准备好抢救仪器及药物，一旦发生严重心律失常或急性心力衰竭，立即配合急救处理。

5. 健康教育

（1）疾病知识指导：患者应进食高蛋白、高维生素、清淡易消化食物，尤其是补充富含维生素C的食物如新鲜蔬菜、水果，以促进心肌代谢与修复。戒烟酒及刺激性食物。患者出院后需继续休息3个月，无并发症者可考虑恢复学习或轻体力工作。适当锻炼身体，增强机体抵抗力，6个月至1年内避免剧烈运动或重体力劳动、妊娠等。注意防寒保暖，预防病毒再次感染，以预防**扩张型心肌病**的发生。

（2）病情监测指导：教会患者及家属测脉率、节律，发现异常或有胸闷、心悸等不适及时就诊。

第三章　消化系统疾病

一、消化系统解剖生理

【复习指南】本部分内容难度不大，历年常考。口炎的临床表现、消化系统的解剖生理应熟练掌握。

1. 食管　连接咽和胃，全长约25cm。食管有3个生理狭窄，是食管癌的好发部位，门静脉高压症时食管下段静脉曲张，破裂时可引起大出血。

2. 胃　由贲门部、胃底、胃体和幽门部4部分组成。贲门上接食管，幽门下接十二指肠。胃壁由黏膜层、黏膜下层、肌层和浆膜层组成。黏膜层有丰富的腺体，主要由以下3种细胞组成。

（1）壁细胞：分泌盐酸和内因子。

（2）主细胞：分泌胃蛋白酶原。

（3）黏液细胞：分泌碱性黏液，可以中和胃酸，保护胃黏膜。

胃黏膜的细胞中分泌胃泌素的主要是G细胞，胃窦部最多，其次是胃底、十二指肠和空肠。

3. 小肠　分十二指肠、空肠和回肠3部分。十二指肠全长约25cm，始于幽门，下端与空肠相连，呈"C"形弯曲并包绕胰头。十二指肠由球部、降部、横部、升部4段组成。**球部**为消化性溃疡好发处。胆总管与胰管开口于十二指肠乳头，胆汁和胰液由此汇入十二指肠。升部与空肠相连，连接处由**屈氏韧带**固定，**屈氏韧带**为上、下消化道的分界处。空肠全长约2.4m，回肠全长约3.6m，空肠与回肠并无明显分界。小肠内十二指肠腺分泌含有黏蛋白的碱性液体，可保护十二指肠上皮不被胃酸侵蚀。小肠内的肠腺分泌弱碱性液体，是小肠液的主要部分，用以稀释消化产物。成年人小肠液每天分泌量为1～3L。

4. 大肠　由盲肠及阑尾、结肠、直肠3部分组成，全长约1.5m。回肠末端与盲肠交界处形成回盲括约肌，其主要功能在于：①使回肠内容物间歇进入结肠，有利于小肠的充分消化和吸收；②具有活瓣样作用，可阻止大肠内容物向回肠倒流。大肠腺的分泌液呈碱性，富含黏液和碳酸氢盐，其中的黏液蛋白能保护肠黏膜和润滑粪便。大肠的主要功能是**吸收水分和盐类**，并为消化后的食物残渣提供暂时的贮存场所，其吸收功能主要在升结肠内完成。空腹时大肠最常见的运动形式是**袋状往返运动**。

5. 肝胆

（1）肝是人体内最大的腺体器官，肝组织基本的功能单位是**肝小叶**，有门静脉和肝动脉双重供血，血流量约1500ml/min，占心排血量的1/4，其中75%由门静脉血供，来自腹腔的血液将在肝内进行物质代谢或被解毒；剩余25%由肝动脉供血，进行肝内耗氧。肝的作用为：物质代谢、解毒作用、生成胆汁。

（2）胆道系统开始于肝细胞间的毛细胆管，毛细胆管再集合成小叶间胆管，然后汇合成左右肝管自肝门出肝后汇合成肝总管，肝总管与胆囊管汇合成胆总管，其开口位于十二指肠乳头。胆汁经由胆道系统运输和排泄至十二指肠，胆囊的作用可分为浓缩胆汁和调节胆流。

6. 胰腺　胰腺由头、体、尾3部分组成，形态狭长位于腹膜后。胰的输出管为胰管纵贯全胰，自胰尾穿出胰头后与胆总管合并或分别开口于十二指肠乳头。胰液中的消化酶主要有胰淀粉酶、胰脂肪酶、胰蛋白酶和糜蛋白酶，分别为水解淀粉、脂肪和蛋白质这 3 种主要食物成分的消化酶，胰液进入十二指肠首先激活**糜蛋白酶原**。胰腺具有外分泌和内分泌两种功能。胰岛有多种细胞：A 细胞分泌胰高血糖素，可促进糖原分解和葡萄糖异生，使血糖升高；B 细胞分泌胰岛素，可使全身各种组织加速摄取、贮存和利用葡萄糖，促进糖原合成，抑制葡萄糖异生，使血糖降低。

二、口炎

【复习指南】本部分内容有一定难度，历年必考，应作为重点复习。口炎的临床表现、治疗及护理措施应熟练掌握；病因及健康教育应掌握。

1. 病因　多由病毒、真菌、细菌引起，多见于婴幼儿，可单独发病也可继发于全身性疾病。

（1）鹅口疮：致病菌为**白色念珠菌**。

（2）疱疹性口炎：致病菌为**单纯疱疹病毒Ⅰ型**。

（3）溃疡性口炎：常见致病菌为链球菌、金黄色葡萄球菌、肺炎链球菌、铜绿假单胞菌或大肠埃希菌等。

2. 临床表现

（1）鹅口疮：一般无全身症状。主要表现为口腔黏膜表面出现白色或灰白色乳凝块样小点或小片状物，可融合成大片，不易拭去，若强行拭去，则局部黏膜潮红、粗糙、可有溢血。常见于颊黏膜，其次是舌、齿龈及上腭，重者可累及整个口腔，甚至蔓延至咽、喉、食管、气管、肺等处，继而出现呕吐、吞咽及呼吸困难、声音嘶哑等。无疼痛、拒食、流涎。

（2）疱疹性口炎：起病时发热，体温达 38～40℃，3～5 天后恢复正常。齿龈红肿，触之易出血，继而在口腔黏膜上出现单个或成簇的直径约 2mm 的小疱疹，周围伴有红晕，疱疹迅速破溃后形成浅表小溃疡，可融合成大溃疡，表面覆有黄白色纤维素性分泌物。常见于齿龈、口唇、舌和颊黏膜，可累及上腭及咽部。疼痛明显，可出现拒食、烦躁、流涎表现，常有颌下淋巴结肿大可持续 2～3 周。病程为 1～2 周。

（3）溃疡性口炎：体温可达 39～40℃。口腔黏膜充血水肿，继而形成大小不等的糜烂或溃疡，覆有纤维素性炎性分泌物形成的假膜，边界清楚，呈灰白色或黄色，易拭去后露出溢血的创面，但不久又被假膜覆盖，涂片染色可见大量细菌。常见于舌、唇内及颊黏膜处，可蔓延到唇及咽喉部。局部疼痛、淋巴结肿大，患儿可表现流涎、拒食、烦躁。症状轻者 1 周左右恢复正常，重者可出现脱水和酸中毒。血常规可见白细胞总数和中性粒细胞增多。

3. 治疗要点

（1）鹅口疮：保持口腔清洁，哺乳前后用 **2% 碳酸氢钠溶液**清洁口腔；局部涂抹 10 万～20 万 U/d 制霉菌素鱼肝混悬溶液，每日 2～3 次。

（2）疱疹性口炎：保持口腔清洁，可用**3% 过氧化氢溶液**清洗口腔，避免刺激性食物，多饮水；局部可涂碘苷，也可喷锡类散、西瓜霜等。2.5%～5% 金霉素鱼肝油涂抹患处可预防继发感染。疼痛严重者可在进食前局部涂抹 2% 利多卡因。

（3）溃疡性口炎：控制感染，应用抗生素；保持口腔清洁，可用**3% 过氧化氢溶液**或**0.1% 依沙吖啶溶液**清洗口腔；局部溃疡面可涂抹 5% 金霉素鱼肝油、锡类散等；及时补充营养和水分。

4. 护理问题

（1）口腔黏膜受损　与口腔感染有关。

（2）体温过高　与口腔炎症有关。

（3）疼痛　与口腔黏膜糜烂、溃疡有关。

（4）营养失调：低于机体需要量　与疼痛引起拒食有关。

（5）知识缺乏：患儿及家长缺乏本病的预防及护理知识。

5. 护理措施

（1）口腔护理：保持口腔清洁和黏膜湿润，进食后漱口。选择相对应的溶液清洁口腔后涂药，年长儿可用含漱剂。流涎者及时清除分泌物，保持口周皮肤清洁干燥，避免引起皮肤湿疹及糜烂。

（2）发热护理：密切监测体温变化，体温超过38.5℃时，给予物理降温如松解衣服、温水擦浴，置冰袋等，必要时给予药物降温。

（3）正确涂药：涂药前在舌系带两侧或颊黏膜腮腺管口处放置干棉球或纱布，以隔断唾液，防止药物被冲掉；然后在干燥的病变表面均匀涂抹药液；嘱患儿闭口**10分钟**后取出纱布或棉球，并嘱患儿不可立即漱口、进食或饮水，使药物充分被局部吸收。

（4）饮食护理：鼓励患儿多饮水，进食高蛋白、高热量、富含维生素的温凉流质或半流质食物，食物宜甜不宜咸，不宜进食酸辣或粗硬食物。对因口腔黏膜溃疡、糜烂引起疼痛影响进食的患儿，可在进食前局部涂2%利多卡因；对不能进食者，可给予肠外营养或静脉营养，以确保能量与液体的供给。

6. 健康教育　指导家长培养孩子养成良好的卫生习惯，纠正不刷牙、吮指等不良习惯；年长儿应教导其进食后漱口，避免口腔黏膜损伤。宣传健康、均衡饮食，提高机体抵抗力；培养良好的饮食习惯，不偏食、挑食。指导家长食具专用，患儿使用过的食具应压力灭菌消毒或煮沸消毒。

三、慢性胃炎

【复习指南】本部分内容比较难，历年必考，应作为重点复习。慢性胃炎的病因、临床表现、辅助检查及护理措施、治疗要点、健康教育应熟练掌握。

1. 病因

（1）**幽门螺杆菌感染**：为目前慢性胃炎最主要的病因。

（2）饮食和环境因素：饮食中长期缺乏新鲜蔬果或高盐饮食可引起慢性胃炎。

（3）自身免疫：胃体黏膜中含有大量壁细胞，壁细胞受到损伤后可引起自身免疫性胃炎。同时由于壁细胞所分泌的内因子遭到破坏，引起**维生素 B_{12}** 吸收不良导致恶性贫血。

（4）十二指肠液反流：幽门括约肌失调引起十二指肠液反流入胃。反流的胆汁、胰液、肠液破坏胃黏膜屏障。

（5）其他因素：服用大量非甾体抗炎药；长期饮浓茶、烈酒、咖啡，食用过于冷、热、粗糙的食物可反复损伤胃黏膜。

2. 临床表现　部分慢性胃炎患者可有非特异性的消化不良表现，主要为**上腹部不适感、饱胀嗳气**、反酸、食欲缺乏、恶心和呕吐等。少数可出现上消化道出血。自身免疫性胃炎病人可出现**贫血**和体重显著下降。有时可有上腹部轻压痛体征。

3. 辅助检查

（1）**胃镜及胃黏膜活组织检查**：是最可靠的诊断方法。

（2）幽门螺杆菌检测：可通过非侵入性（如^{13}C或^{14}C尿素呼气试验等）和侵入性（如快速尿素酶测定、组织学检查等）方法检测幽门螺杆菌。

（3）血清学检查：自身免疫性胃炎时，抗壁细胞抗体和抗内因子抗体可呈阳性，血清促胃液素水平明显升高；多灶萎缩性胃炎时，血清促胃液素水平正常或偏低。

（4）胃液分析：自身免疫性胃炎时，胃酸缺乏；多灶萎缩性胃炎时，胃酸分泌正常或偏低。

4. 治疗要点

（1）**根除幽门螺杆菌感染**：目前多采用的治疗方案为**三联用药**，即一种胶体铋剂或一种质子泵抑制药加上两种抗菌药物，如常用**枸橼酸铋钾（胶体次枸橼酸铋）**联合**阿莫西林及甲硝唑**，2周为1个疗程。根除幽门螺杆菌治疗结束至少4周后复查幽门螺杆菌。抗生素还有**克拉霉素**等，幽门螺旋杆菌对**青霉素**较为敏感。

（2）对症处理：根据病因给予处理。非甾体抗炎药（如阿司匹林、**布洛芬**、吲哚美辛栓等）引起，应停药并给予抗酸药；服用多潘立酮、西沙必利等可增加胃动力；氢氧化铝凝胶或硫糖铝可防止胆汁反流；**西咪替丁（H_2受体拮抗药）可抑制胃酸分泌**。

（3）自身免疫性胃炎的治疗：可对症肌内注射维生素B_{12}治疗恶性贫血。

（4）胃黏膜异型增生的治疗：可在内镜下行胃黏膜切除术。

5. 护理问题

（1）营养失调：低于机体需要量　与厌食、消化吸收不良等有关。

（2）疼痛：腹痛　与胃黏膜炎性病变有关。

（3）焦虑　与病情反复、病程迁延有关。

（4）知识缺乏：缺乏对慢性胃炎病因和预防知识的了解。

6. 护理措施

（1）疼痛护理：①热敷，用热水袋热敷胃部，以解除胃痉挛，减轻腹痛。②休息与活动，指导患者急性发作时卧床休息，并可用分散注意力，做深呼吸等方法来减轻焦虑，缓解疼痛。病情缓解时，进行适当的锻炼，以增强抵抗力。③用药护理，遵医嘱给患者以清除幽门螺杆菌感染治疗时，观察药物的疗效及不良反应。

（2）饮食护理：①向患者说明摄取足够营养素的重要性，少量多餐进食，鼓励患者多进食高热量、高蛋白、高维生素、易消化的食物。避免摄入过咸、甜、辣等刺激性食物。②营养状况评估，了解患者每天营养摄入情况，定期测量体重，监测有关营养指标的变化。③制订饮食计划，与患者共同制订饮食计划，指导患者及家属改进烹饪技巧，增加患者食欲。胃酸低者进食利于消化吸收的全熟食物，并可给予刺激胃酸分泌的食物，如**肉汤、鸡汤**等；高胃酸者应避免进食酸性、多脂肪食物。

7. 健康教育

（1）**疾病知识指导**：向患者及家属介绍本病的有关病因，降低诱发因素。教育患者保持良好的心理状态，平时生活要有规律，合理安排工作和休息时间，注意劳逸结合，积极配合治疗。

（2）饮食指导：指导患者养成健康营养有规律的饮食习惯；不进食过冷、过热、辛辣等刺激性食物及浓茶、咖啡等饮料；嗜酒者应戒酒；注意饮食卫生。

（3）用药指导：介绍用药注意事项及药物的不良反应，如有异常及时复诊，定期门诊复查。

四、消化性溃疡

【复习指南】本部分内容比较难，历年必考，应作为重点复习。消化性溃疡的病因、临床表现、并发症及护理措施、健康教育应熟练掌握；辅助检查治疗措施应掌握。

1. 病因与发病机制

（1）幽门螺杆菌感染：**幽门螺杆菌**感染是消化性溃疡的主要病因，机制尚未明确。

（2）非甾体类抗炎药：非甾体类抗炎药如吲哚美辛、**阿司匹林**等是引起消化性溃疡的另一常见原因。非甾体类抗炎药产生细胞毒而损害胃黏膜屏障。

（3）胃酸和胃蛋白酶：**消化性溃疡的最终形成是由于胃酸、胃蛋白酶对黏膜自身消化所致**，其中胃酸是溃疡形成的直接原因。

（4）其他因素：应激、吸烟、胃及十二指肠运动异常及遗传。

2. 临床表现　无统一的临床表现，部分病人以出血、穿孔等并发症为首发症状。慢性过程，病史长；周期性发作，可自发缓解，多在秋冬或冬春之交发病，可因精神情绪不良或过劳而诱发。节律性和周期性疼痛为本病的特征性临床表现。

（1）症状：①腹痛，上腹部疼痛是本病的主要症状，可为钝痛、胀痛、灼痛甚至剧痛，或呈饥饿样不适感。部分病人无上述典型疼痛。②其他，可有反酸、嗳气、食欲缺乏、恶心呕吐等消化不良症状，也可有失眠、多汗、脉缓等自主神经功能失调表现。胃溃疡及十二指肠溃疡鉴别见表3－1。

表3－1　胃溃疡及十二指肠溃疡鉴别诊断

项目	胃溃疡	十二指肠溃疡
好发年龄	中年人、老年人	青壮年
好发部位	多发生于胃角和胃窦、**胃小弯**	多发生于**十二指肠球部**
疼痛部位	剑突下正中或偏左	上腹部正中或偏右
疼痛特点	餐后**1小时**内出现，餐前缓解，午夜痛少见	**空腹痛**：即餐前痛—进餐缓解—餐后2～4小时再痛，午夜痛多见
活动期压痛点	剑突与脐正中线或偏左	脐部偏右上方
可否癌变	可发生	极少

（2）特殊类型的消化性溃疡：无症状性溃疡、老年人消化性溃疡、复合性溃疡、幽门管溃疡、球后溃疡。

3. 并发症

（1）出血：是消化性溃疡最常见的并发症，大多数上消化道大出血是由于消化性溃疡所致。轻度出血者仅表现为黑粪、呕血，重者可出现周围循环衰竭，甚至低血容量性休克，应积极抢救。

（2）**穿孔**：溃疡病灶继续向深部发展，当穿透浆膜层则引起穿孔。急性穿孔后胃肠内容物流入腹腔可引起急性弥漫性腹膜炎，继而引起突发的剧烈腹痛，多自上腹开始迅速蔓延至全腹，**腹肌强直**，有明显的**压痛和反跳痛**，肝浊音区消失，肠鸣音减弱或消失，部分患者出现休克，十二指肠溃疡急性穿孔患者的立位腹部 X 线显示膈下新月状游离气体影。临床上以急性穿孔最为常见，穿孔多于夜间空腹或饱餐后突发。亚急性穿孔只引起局限性腹膜炎，症状较急性穿孔轻且体征较局限。慢性穿孔表现为腹痛顽固而持久，疼痛常放射至背部。

（3）**幽门梗阻**：主要由十二指肠溃疡或幽门管溃疡引起。急性梗阻多为暂时性，随炎症好转而缓解；慢性梗阻呈持久性。幽门梗阻使胃排空延迟，患者多有上腹部饱胀不适感，疼痛多于餐后加重，且有反复大量呕吐出酸腐味的宿食，呕吐后疼痛可暂缓解。严重频繁呕吐可引起酸碱失衡、电解质紊乱，常继发营养不良。幽门梗阻的特征性表现为清晨空腹时检查胃内有振水音及抽出胃液量＞200ml。

（4）癌变：少数胃溃疡可发生癌变，十二指肠溃疡癌变极少见。经严格内科治疗 4～6 周症状无好转的长期胃溃疡者，**粪便隐血试验持续阳性者**，应考虑癌变可能，需进一步检查和定期随访。

4. 辅助检查

（1）**胃镜和胃黏膜活组织检查**：是确诊消化性溃疡的首选检查方法。胃镜检查可直接观察溃疡部位情况并可取活组织做病理检查和幽门螺杆菌检测。

（2）X 线钡餐检查：适用于不能行胃镜检查者。可显示溃疡龛影征象，有确诊价值。

（3）幽门螺杆菌检测：是消化性溃疡的常规检测项目。

（4）粪便隐血试验：隐血试验阳性提示溃疡有活动。**成人每天消化道出血＞5～10ml，粪便隐血试验出现阳性**。

5. 药物治疗　治疗的目的在于消除病因、缓解症状、愈合溃疡、防止复发和防治并发症。

（1）降低胃酸的药物：包括抗酸药和抑制胃酸分泌药两类。①抗酸药物对缓解溃疡疼痛症状有较好效果，但不良反应较大，故很少单一使用，如氢氧化铝、铝碳酸镁及其复方制剂等。**硫糖铝**具有保护溃疡面，促进溃疡愈合的作用，其吸附胃酸作用较弱。②**抑制胃酸分泌的药物有 H_2 受体拮抗药如西咪替丁**、雷尼替丁、法莫替丁；质子泵抑制药如奥美拉唑、兰索拉唑和泮托拉唑。

（2）保护胃黏膜药物：硫糖铝和枸橼酸铋钾，临床上较为少用。

（3）根除幽门螺杆菌治疗：凡有幽门螺杆菌感染的消化性溃疡者均应予以根除幽门螺杆菌治疗。目前多采用的治疗方案为三联用药，即一种胶体铋剂（如枸橼酸铋钾）或一种质子泵抑制药（如奥美拉唑、兰索拉唑等）加上两种抗菌药物，如常用枸橼酸铋钾，与阿莫西林及甲硝唑，2 周为 1 个疗程。根除幽门螺杆菌治疗结束至少 4 周后复查幽门螺杆菌。

6. 手术治疗　对于大量出血经内科治疗无效，急性穿孔、瘢痕性幽门梗阻、疑有癌变及正规治疗无效的顽固性溃疡可选择手术治疗。手术方式如下。

（1）胃大部切除术：是治疗胃十二指肠溃疡的首选术式。包括：①毕Ⅰ式胃大部切除术，即在胃大部切除后将残胃与十二指肠吻合，多适用于胃溃疡。②毕Ⅱ式胃大部切除术，即胃大部切除后残胃与空肠吻合，十二指肠残端关闭。适用于各种胃十二指肠溃疡，特别是十二指肠溃疡者。③胃大部切除后胃空肠 Roux-en-Y 吻合术，临床较少使用。

（2）胃迷走神经切断术：临床较少使用。

7. 护理问题

（1）疼痛：腹痛　与胃酸刺激溃疡面，引起化学性炎症反应有关。

（2）营养失调：低于机体需要量　与疼痛致摄入量减少及消化吸收障碍有关。

8. 护理措施

(1) 减轻疼痛：①向患者解释疼痛的原因和机制，指导其降低或避免诱发疼痛的因素；避免暴饮；对嗜烟酒者，劝其戒除。②了解患者疼痛的规律和特点，并按其疼痛特点指导缓解疼痛的方法。③休息与活动，溃疡活动期且症状较重者，嘱其卧床**半卧位**休息几天或1～2周，避免精神高度紧张，保持良好心情，可使疼痛等症状缓解。病情较轻者则应鼓励其适当活动，避免过度劳累。

(2) 用药护理：根据医嘱给予药物治疗，并注意观察药效及不良反应。

①抗酸药：如氢氧化铝凝胶等，应在饭后1小时和睡前服用。片剂嚼服，乳剂摇匀服用。抗酸药应避免与奶制品、酸性的食物及饮料同时服用。氢氧化铝凝胶可引起食欲缺乏、乏力、严重便秘、代谢性碱中毒与钠潴留，甚至造成肾损害。若服用镁制剂则易引起腹泻。

②H_2受体拮抗药：药物应在餐中或餐后即刻服用，也可将1天的剂量在睡前服用。若需同时服用抗酸药，则两药应间隔1小时以上。若静脉给药应注意控制速度，速度过快可引起低血压和心律失常。

③质子泵抑制药：奥美拉唑可引起头晕，特别是用药初期，应嘱患者用药期间避免开车或做其他必须高度集中注意力的工作。

④其他药物：硫糖铝片宜在进餐前1小时服用，可有**便秘**（最常见）、口干、皮疹、眩晕、嗜睡等不良反应。不能与多酶片同服。枸橼酸铋钾宜在餐前半小时服用。可使齿、舌变黑，可用吸管直接吸入。部分患者服药后出现**便秘和粪便变黑**，停药后可自行消失。铝碳酸镁于**餐前、两餐之间**、睡前或胃部不适时咀嚼后服用。

(3) 饮食指导：溃疡急性发作期或合并大出血、穿孔等重型患者应给予**禁食禁水**治疗。轻型患者及少量出血者可给予适当饮食：①进餐方式，指导患者有规律地定时进食，以维持正常消化活动的节律。在溃疡活动期，以少食多餐避免餐间零食和睡前进食。细嚼慢咽不过饱。②食物选择，选择营养丰富，易消化的食物。减少牛奶、脂肪的摄入；避免生冷、粗纤维食物及刺激性食物如辣椒、浓茶、咖啡等，症状较重的患者以面食为主。③定期监测营养指标，如体重、血清白蛋白和血红蛋白等。

9. 手术相关护理

(1) 术前护理：①心理护理，了解患者认知水平与心理状态，告知手术治疗的必要性及术前相关准备，解答患者的各种疑问。②饮食护理，给予高蛋白、高热量、易消化的饮食。术前1日进流质饮食，术前12小时禁食、禁饮。③观察患者病情变化，如生命体征、**呕吐物及排泄物颜色、性状、量，**腹部体征等。④术晨留置胃管。

(2) 术后护理：①术后返回病房予持续心电监护，严密观察生命体征、神志、伤口有无渗血及引流液情况，警惕术后出血情况发生。②术后先取平卧位，待患者血压平稳后给予低半卧位，以减轻腹部切口张力，减轻疼痛，也有利于呼吸和循环。③妥善固定各引流管，避免脱出，脱出后不可自行插回；保持引流通畅；观察并记录引流液的性质、色、量等。④禁食期间遵医嘱予静脉补液治疗，记录24小时出入量，了解水、电解质平衡；口腔护理。⑤鼓励早期活动，预防肠粘连及深静脉血栓形成。⑥胃肠减压，术后留置胃管可于禁食、禁水期间起到胃肠减压作用，减轻肠道压力，缓解患者腹胀情况，以促进伤口愈合；当胃管引流量减少，肠蠕动恢复，肛门排气后可拔除胃管。⑦饮食护理，拔胃管后当日可饮少量水或米汤，如无不适，可适量增加进餐量及浓度，遵循少食多餐、由稀到稠原则。

10. 术后并发症护理

（1）胃大部分切除术后并发症

①出血：术后严密观察患者的生命体征，加强对胃肠减压引流液量和色的观察，若术后短时间内从胃管持续引流出大量鲜红色血液，及时通知医生，遵医嘱应用止血药物和输血等或用冰生理盐水洗胃，积极完善术前准备。

②十二指肠残端破裂：是毕Ⅱ式胃大部切除术后近期严重并发症。多发生在术后24～48小时，临床表现为突发性上腹部剧痛、发热和腹膜刺激征；腹腔穿刺可抽出胆汁样液体。立即进行手术准备。

③吻合口破裂或吻合口瘘：多发生在术后1周内，临床表现为高热、脉速等全身中毒症状，腹膜炎及腹腔引流管引流出含肠内容物的浑浊液体。做好急诊手术准备，禁食、胃肠减压，合理应用抗生素和给予肠外营养支持。

④胃排空障碍：也称胃瘫。常发生在术后4～10天，表现为上腹部饱胀感、钝痛和呕吐含胆汁胃内容物。禁食、胃肠减压，肠外营养支持，一般均能经非手术治疗治愈。

⑤术后梗阻：可分为输入端梗阻、输出端梗阻及吻合口梗阻。输入端梗阻常见于毕Ⅱ式胃大部切除术后，急性发作时典型表现为上腹部突发剧痛、频繁呕吐且不含胆汁，呕吐后症状不缓解，右上腹有压痛可伴有黄疸及休克征象，血清淀粉酶升高；慢性输入端梗阻表现为进食后上腹绞痛，喷射状呕吐出大量胆汁，呕吐后症状可缓解。输出端梗阻表现为上腹饱胀感、呕吐食物及胆汁。吻合口梗阻主要表现为进食后饱胀感、呕吐食物不含胆汁，腹部X线可见造影剂滞留胃内。出现术后梗阻最主要措施为**胃肠减压**，同时需禁食水、静脉营养支持等，同胃排空障碍，急性梗阻需手术治疗解除梗阻，慢性梗阻如症状在数周或数月内不能缓解，也需手术治疗。

⑥倾倒综合征：早期倾倒综合征多发生在进食后半小时内，患者以循环系统症状和胃肠道症状为主要表现。循环系统症状包括心悸、心动过速、出汗、全身无力、面色苍白和头晕等；胃肠道症状有腹部饱胀不适或绞痛、恶心呕吐和腹泻等。主要护理措施包括指导患者通过饮食加以调整，即少食多餐，避免过甜、过咸、过浓的流质饮食；宜进低糖类、高蛋白饮食；用餐时限制饮水喝汤，进餐后平卧20分钟。晚期倾倒综合征临床表现为餐后2～4小时发病，发作时给予糖类饮食即可缓解。

（2）迷走神经切断术后并发症：胃小弯坏死穿孔、腹泻、吞咽困难等。

11. 健康教育

（1）疾病知识指导：向患者及家属讲解引起和加重消化性溃疡的相关因素。指导患者保持乐观情绪，作息规律，避免过度紧张与劳累，适当锻炼，建立良好饮食习惯。

（2）用药指导与病情监测：教育患者遵医嘱正确服药，了解药物不良反应，不随便停药或减量，防止溃疡复发。指导患者慎用或勿用致溃疡药物，如阿司匹林、咖啡因、泼尼松等。定期复诊。若有异常症状如腹痛、黑粪应立即就医。

五、溃疡性结肠炎

【复习指南】本部分内容有一定难度，历年必考，应作为重点复习。溃疡性结肠炎的临床表现、辅助检查及护理措施应熟练掌握；病理、临床表现及治疗要点应掌握。

1. 概念与病理

（1）概念：溃疡性结肠炎是一种病因不明的**直肠和结肠慢性非特异性炎症性疾病**。病变主要限于**大肠的黏膜与黏膜下层**。

（2）病理：黏膜与黏膜下层有炎性细胞浸润，大量中性粒细胞在肠腺隐窝底部聚集，形成小的隐窝脓肿。当隐窝脓肿融合破溃，黏膜即出现广泛的浅小溃疡，并可逐渐融合成不规则的大片溃疡。好发于直肠和**乙状结肠**，结肠炎症反复发作可出现炎性息肉。少数患者有结肠癌变，以恶性程度较高的未分化型多见。

2. 临床表现　临床表现为腹泻、黏液脓血便和腹痛，呈反复发作的慢性病程。多伴有腹胀、恶心呕吐等消化不良症状。本病多见于**20～40岁**。

（1）腹泻：轻者每天排便2～4次，粪便呈糊状，可混有黏液、脓血，便血轻或无；重者腹泻每天可达10次以上，大量脓血，甚至呈血水样粪便。

（2）腹痛及体征：轻者多无腹痛。仅有左下腹轻压痛，可触及痉挛的降结肠和乙状结肠。重者可有轻或中度左下腹，甚至全腹痛。有疼痛-排便-便后缓解的规律，多伴有里急后重。常有明显腹部压痛和鼓肠。

（3）全身症状：轻者有低至中度发热，重者除高热症状外伴有消瘦、贫血、水和电解质平衡紊乱等表现。

（4）并发症：严重者可出现急性肠穿孔、大出血、肠梗阻、中毒性巨结肠及直结肠癌变等并发症。

3. 辅助检查

（1）血液检查：可有红细胞和血红蛋白减少。活动期白细胞计数增高。活动期可见红细胞沉降率增快和C反应蛋白增高。重症患者可有血清白蛋白下降。

（2）粪便检查：粪便肉眼可见黏液脓血，镜下可见红细胞和脓细胞、巨噬细胞。

（3）自身抗体检测。

（4）**结肠镜检查**：是本病诊断的最重要手段之一，可直接观察病变肠黏膜并进行活检。内镜下可见病变充血和水肿黏膜，呈颗粒状表面粗糙，质脆易出血。溃疡面有脓性分泌物。也可见假息肉形成，结肠袋变钝或消失。检查前1日进流质食物，**晚餐后不再进食**；检查前4小时禁食并口服肠道泻药。

（5）X线钡剂灌肠检查：可见肠管缩短，结肠袋消失，肠壁变硬，可呈铅管状等征象。重型或暴发型做此项检查或可加重病情或诱发中毒性巨结肠。

4. 治疗要点　目的在于控制急性发作，缓解病情，减少复发，防治并发症。常用治疗方法如下。

（1）氨基水杨酸制剂：轻型、中型或重型经糖皮质激素治疗已有缓解者可应用柳氮磺吡啶治疗，柳氮磺吡啶是治疗本病的常用药物。

（2）糖皮质激素：主要适用于对氨基水杨酸制剂疗效不佳的轻、中型患者，尤其是重型活动期患者及急性暴发型患者。对急性发作期有较好的疗效。

（3）免疫抑制药：对于糖皮质激素治疗效果不佳或对糖皮质激素依赖的慢性持续型病例可用硫唑嘌呤或巯嘌呤治疗。

（4）手术治疗：有并发症或经积极内科治疗无效且伴有严重毒血症状者可选择手术治疗。

5. 护理问题

（1）腹泻　与炎症导致肠黏膜对水钠吸收障碍及结肠运动功能失常有关。

（2）疼痛：腹痛　与肠道炎症、溃疡有关。

（3）营养失调：低于机体需要量　与长期腹泻及吸收障碍有关。

6. 护理措施

（1）病情观察：观察患者腹泻的次数、性质，腹泻伴随症状；观察腹痛的性质、部位及生命体征的变化，以了解病情的进展情况。

（2）用药护理：遵医嘱给予相应药物治疗。注意药物的疗效及不良反应，指导患者用药注意事项，保留灌肠治疗时患者采取**左侧卧位**。

（3）饮食护理：指导患者食用高热量、好吸收、营养丰富的食物。避免食用冷饮、水果、多纤维的蔬菜及其他刺激性食物，忌食牛乳和乳制品。急性发作期患者，应进流质或半流质饮食。禁食患者给予静脉高营养。定期监测患者营养指标。

六、小儿腹泻

【复习指南】本部分内容有一定难度，历年常考。小儿腹泻的病因、临床表现、治疗要点及护理措施，常见肠炎的临床特点应掌握。

1. 病因与发病机制

（1）病因：①易感因素，消化系统发育不成熟，对食物质和量变化的耐受性差；生长发育快，消化道负担较重；机体防御功能差；肠道菌群失调；人工喂养。②感染因素，肠道内感染可由病毒、细菌、真菌、寄生虫引起，尤以病毒和细菌多见。以**轮状病毒**引起的秋冬季儿童腹泻最为常见，其次有星状病毒、杯状病毒和肠道病毒；细菌感染以致腹泻大肠埃希菌为主；真菌感染，以白色念珠菌多见；寄生虫感染，常见的有蓝氏贾第鞭毛虫、阿米巴原虫和隐孢子虫等；其他系统感染可伴有腹泻。③非感染因素，包括饮食因素如过敏、气候因素等。

（2）发病机制：①肠腔内存在大量不能吸收的具有渗透活性的物质（渗透性腹泻）；②肠腔内电解质分泌过多（分泌性腹泻）；③炎症所致的液体大量渗出（渗出性腹泻）；④肠道运动功能异常（肠道功能异常性腹泻）等。但临床上不少腹泻通常是多种机制共同作用的结果。感染性腹泻大多数病原微生物通过污染的食物、水，或通过污染的手等进入消化道。当机体的防御功能下降、大量的微生物侵袭并产生毒力时可引起腹泻。非感染性腹泻主要是由饮食不当引起。

2. 临床表现

（1）急性腹泻：病程＜2周，分为轻型与重型腹泻（表3－2）。

表3－2　急性腹泻轻重比较

项目	轻型腹泻	重型腹泻
病因	饮食、肠道外感染	肠道内感染、轻型加重
脱水及水、电解质紊乱	无	有脱水、**代谢性酸中毒**、低钾及低钙、低镁等
全身中毒症状	无	体温可达40℃，有意识改变、休克等
胃肠道症状	食欲缺乏，排便次数每天多在10次以内，量少稀薄或带水，呈黄色或黄绿色，有酸味，粪质不多，常见白色或黄白色奶瓣和泡沫	呕吐、腹胀、腹痛、腹泻频繁，粪便呈黄绿色水样或蛋花汤样、量多，含水分多，可有少量黏液，少数患儿也可有少量血便

轻型腹泻与重型腹泻主要区别在于是否有电解质紊乱及全身中毒症状。

（2）迁延性腹泻和慢性腹泻：病程在2周至2个月者为迁延性腹泻，病程＞2个月者为慢性腹泻。多与营养不良和急性期治疗不彻底有关，表现为腹泻迁延不愈，病情反复，大便次数和性质不稳定，严重时可出现水、电解质紊乱。

（3）生理性腹泻：**多见于6个月以内的婴儿**，外观虚胖常有湿疹，表现为出生后不久即出现腹泻，但除大便次数增多外，无其他症状。

3. 常见肠炎的临床特点　见表3-3。

表3-3　几种常见类型肠炎的临床特点

项目	好发季节	潜伏期/自然病程	消化系统症状	其他症状
轮状病毒肠炎	秋、冬季	1～3天/3～8天，自限性疾病	病初即出现呕吐，排便次数、量多，呈黄色或淡黄色，水样或蛋花汤样，无腥臭味，粪便镜检偶有少量白细胞	发热和上呼吸道感染症状，多无明显中毒症状，常并发脱水、酸中毒及电解质紊乱
产毒性细菌引起的肠炎	夏季	1～2天/3～7天或较长，自限性疾病	轻症仅排便次数稍增，性状轻微改变。重症腹泻频繁，量多，呈水样或蛋花汤样，混有黏液，镜检无白细胞。常伴有呕吐	严重者可伴有发热、脱水、电解质和酸碱平衡紊乱
侵袭性细菌性肠炎	全年均可发病	潜伏期长短不等	腹泻频繁，粪便呈黏液状，带脓血，有腥臭味。常伴有恶心、呕吐、腹痛和里急后重，粪便镜检有大量白细胞及数量不等的红细胞。粪便细菌培养可找到相应的致病菌	高热，甚至可以发生热惊厥，可出现严重的全身中毒症状，甚至休克
出血性大肠埃希菌肠炎			粪便开始呈黄色水样便，后转为血水便，有特殊臭味，常伴有腹痛，粪便镜检有大量红细胞，一般无白细胞	
抗生素诱发性肠炎：金黄色葡萄球菌			腹泻典型粪便暗绿色，量多，带黏液，少数为血便。粪便镜检有大量脓细胞	表现为发热，不同程度的中毒症状、脱水和电解质紊乱，甚至发生休克

4. 辅助检查

（1）血常规：细菌感染时白细胞、中性粒细胞增多；寄生虫感染和过敏性腹泻时嗜酸粒细胞增多。

（2）粪便常规：肉眼检查粪便的性状；粪便镜检有无脂肪球、白细胞、红细胞等。

（3）病原学检查：细菌性肠炎大便培养可检出致病菌。

（4）血液生化：了解体内电解质紊乱、酸碱平衡失调情况。

5. 治疗要点

（1）积极寻找病因并对症治疗，重型腹泻首先应**静脉补液治疗**。

（2）调整饮食：病毒性肠炎多以饮食疗法和支持疗法为主，预防和纠正脱水。

（3）合理用药，控制感染：应用肠黏膜保护剂如**蒙脱石散**，以维护和修复肠黏膜屏障功能。**病毒性肠炎**一般不用抗生素，其他肠炎根据诱发致病菌选择对应抗生素治疗。

（4）预防并发症的发生。

6. 护理问题

（1）腹泻　与感染、喂养不当、肠道功能紊乱等有关。

（2）体液不足　与腹泻、呕吐致体液丢失过多和摄入不足有关。

（3）营养失调：低于机体需要量　与腹泻、呕吐丢失过多和摄入不足有关。

（4）体温过高　与肠道感染有关。

（5）有皮肤完整性受损的危险　与大便刺激臀部皮肤有关。

（6）知识缺乏：家长缺乏喂养知识及相关的护理知识。

7. 护理措施

（1）调整饮食：母乳喂养者可继续哺乳，但需减少哺乳次数，缩短每次哺乳时间，并暂停换乳期食物添加；人工喂养者可喂米汤、酸奶、脱脂奶等，**忌喂纯牛奶**，待腹泻次数减少后给予流质或半流质饮食，好转后过渡到正常饮食。呕吐严重者，可暂时禁食不禁水4～6小时，待好转后继续喂食，由少到多，由稀到稠。

（2）**维持水、电解质及酸碱平衡**：①**口服补液用于腹泻时预防脱水及纠正轻、中度脱水**。有明显腹胀、休克、心功能不全或其他严重并发症者及新生儿不宜口服补液。②**静脉补液用于中、重度脱水或吐泻严重或腹胀的患儿**。不同患儿需结合其自身情况给予相应的补液种类、速度和量。第1天补液需控制输液总量＝累积损失量＋继续损失量＋生理需要量。极度营养不良及有心肺肾基础疾病患儿输液总量需精确计算。遵循“先快后慢”的原则，严格控制输液速度。第2天及以后补液量＝继续损失量＋生理需要量，12～24小时内均匀输入。补液过程中观察患儿的生命体征、脱水情况有无改善及尿量。

（3）**控制感染**：选用有针对性抗生素以控制感染。做好消毒隔离以防交叉感染。再次腹泻需查明原因，不可轻易使用止泻药。

（4）**保持皮肤完整性**：勤更换尿布，每次便后用温水清洗臀部并擦干，以保持皮肤清洁、干燥；局部皮肤发红处涂以5%鞣酸软膏或40%氧化锌油并按摩片刻。局部皮肤有破溃者，可使臀部皮肤暴露于空气中或阳光下；也可选用鹅颈灯照射疗法，每次照射20～30分钟，每日1～2次，使局部皮肤蒸发干燥，照射治疗期间护士必须看护患儿，避免烫伤，照射后局部涂以油膏。

（5）密切观察病情：①监测生命体征；②观察并记录大便次数、颜色、气味、性状、量；③观察全身中毒症状如发热、精神萎靡、嗜睡、烦躁、神志变化等；④观察水、电解质和酸碱平衡紊乱症状。

8. 健康教育

（1）指导护理：向家长宣教腹泻的病因、潜在并发症及相关的治疗措施；指导家长保证手卫生并做好污染尿布及衣物的处理；指导家长观察病情，记录出入量的监测，学会观察尿量、眼窝及前囟的凹陷、皮肤弹性等变化，以判断脱水程度；指导家长学会护理患儿臀部皮肤；指导家长配制和使用口服补液盐溶液。

（2）做好预防：①指导合理喂养，提倡母乳喂养，避免在夏季断奶，按时逐步添加换乳期食物，防止过食、偏食及饮食结构突然变动；②注意饮食卫生，教育儿童养成良好卫生习惯；③加强体格锻炼，适当户外活动，避免着凉；④避免长期**滥用广谱抗生素**。

附一：小儿液体疗法

1. 常用液体种类、成分及配制

（1）非电解质溶液：5%和10%葡萄糖液，无张力溶液。

（2）电解质溶液：①生理盐水和复方氯化钠溶液，均为等渗液。生理盐水含 Na^+ 和 Cl^- 均为154nmol/L，临床常以2份生理盐水和1份1.4%碳酸氢钠混合，使其钠与氯之比为3∶2，与血浆中钠氯之比相近。②碱性溶液，用于快速纠正酸中毒。1.4%碳酸氢钠为等渗液；5%碳酸氢钠为高渗液，可用5%或10%葡萄糖稀释3.5倍即为等渗液。1.87%乳酸钠为等渗液；11.2%乳酸钠为高渗液，稀释6倍即为等渗液。③**氯化钾溶液，用于纠正低钾血症，常用10%氯化钾溶液，静脉滴注时需稀释成0.2%～0.3%浓度，直接静脉推注可致死亡**。

（3）混合溶液：根据临床需要，将几种溶液按一定比例配成不同的混合液。

（4）口服补液：治疗急性腹泻合并脱水的一种溶液。一般是氯化钠2.6g，枸橼酸钠2.9g，氯化钾1.5g，葡萄糖13.5g，临用前以温开水1000ml溶解。总渗透压为245mmol/L，张力为1/2张。

2. 液体疗法

（1）目的：纠正水、电解质紊乱及酸碱平衡失调，使机体恢复正常的生理功能。

（2）补液量：第1天补液总量＝累积损失量＋继续损失量＋生理需要量。①累计损失量，轻度脱水30～50ml/kg，中度脱水50～100ml/kg，重度脱水100～150ml/kg；②继续损失量，每日10～40ml/kg；③生理需要量，每日60～80ml/kg。

（3）补液种类：低渗性脱水补给2/3张液体，**等渗性脱水补给1/2张液体**，高渗性脱水补给1/5～1/3张液体。若脱水类型不明确，可先按等渗性脱水处理。

（4）补液原则：先晶后胶、先盐后糖、先快后慢、见尿补钾等。

3. 护理措施

（1）补液前的准备阶段：了解患儿的病史、病情、补液目的；遵医嘱配制好各项液体；向家长解释补液目的，以取得配合；给予年长患儿解释和鼓励，不合作患儿加以适当约束或给予镇静药。

（2）输液过程中注意事项：①遵医嘱安排24小时的液体总量，并遵循“补液原则”输入；②严格掌握输液速度；③密切观察病情变化，如生命体征，有否输液反应，保证静脉输液通畅，观察补液效果，遵循“见尿补钾”的原则，严格掌握补钾的浓度和速度，绝不可直接静脉推注；④记录24小时出入量，婴幼儿可用“称尿布法”计算液体排出量。

附二：水、电解质、酸碱代谢失调

1. 正常体液平衡　体液是由水、电解质、低分子有机化合物及蛋白质等组成，广泛分布于组织细胞内外。成年男性体液量占体重**60%**；女性体液占体重**50%**，婴幼儿可高达**70%～80%**。

2. 水和钠代谢紊乱的临床表现　见表3-4。

表3-4　各种脱水类型比较

缺水类型	丢失成分	临床表现	实验室检查
高渗性脱水	失水大于失钠	口渴、尿少、谵妄	血钠高，尿比重高
低渗性脱水	失钠大于失水	无口渴，手足麻木、呕吐	血钠低，尿比重低
等渗性脱水	水和钠等比丢失	口渴、尿少、血压下降	血钠正常，尿比重高

3. 小儿脱水分度及表现　见表3-5。

表3-5　等渗性脱水的临床表现及分度

项目	轻度	中度	重度
失水占体重比例	＜5%	5%～10%	＞10%
前囟、眼窝	稍凹陷	凹陷	明显凹陷
皮肤弹性	稍差	差	极差
尿量	稍少	明显减少	极少或无尿
周围循环衰竭	无	不明显	明显

4. 水和钠代谢紊乱的辅助检查　实验室检查：红细胞计数、血红蛋白和血细胞比容、电解质、尿比重及动脉血气分析。

（1）高渗性脱水：**血钠＞150mmol/L**，血红蛋白和血细胞比容及尿比重（↑）。

（2）**低渗性脱水：血钠＜135mmol/L**，尿比重＜1.010，血红蛋白和血细胞比容（↑）。

（3）等渗性脱水：**血钠正常**，血红蛋白和血细胞比容及尿比重（↑）。

5. 水和钠代谢紊乱的治疗要点

（1）高渗性脱水：对因治疗，可饮水者饮水，不能饮水者静脉输注5%葡萄糖。

（2）低渗性脱水：对因治疗，静脉补充等渗盐水。

（3）等渗性脱水：对因治疗，静脉补充等渗盐水及平衡液。

6. 酸碱平衡及紊乱　正常人体液的 H^+ 浓度保持在一定范围内，使动脉血浆pH保持在7.40±0.05。人体通过体液中的缓冲系统和具有调节作用的脏器维持酸碱平衡。pH、HCO_3^- 及 $PaCO_2$ 是反映机体酸碱平衡的3个基本因素。其中 HCO_3^- 反映代谢性因素，可引起代谢性酸中毒或代谢性碱中毒。$PaCO_2$ 反映呼吸性因素可引起呼吸性酸中毒或呼吸性碱中毒。

（1）代谢性酸中毒：因体内酸性物质累积过多或碱性物质丢失而引起；典型临床表现为呼吸深而快，带有酮味，面色潮红、口唇呈樱桃红色，休克患者可因缺氧口唇呈青紫色；血 pH＜7.35，血 HCO_3^- 下降，血钾升高，尿呈强酸性。治疗原则：积极治疗原发病、纠正脱水、应用碱性液体中和酸中毒。

（2）代谢性碱中毒：因体内碱性物质累积过多或酸性物质丢失而引起；典型临床表现为呼吸浅慢伴有低钾血症及脱水表现，有嗜睡、谵妄、昏迷等神经系统表现；血pH及血 HCO_3^- 升高，血钾下降，尿呈碱性。治疗原则：对因治疗，静脉补充等渗盐水或葡萄糖注射液，低钾者补钾。

（3）呼吸性酸中毒：各种原因导致呼吸功能障碍而使体内二氧化碳蓄积过多所致；典型临床表现为呼吸困难、胸闷气促、口唇发绀，可伴有头痛、昏迷等症状；血 pH 降低，$PaCO_2$ 增高。治疗原则：控制病因、改善通气功能。

（4）呼吸性碱中毒：换气过度可引起呼吸性碱中毒，如颅脑损伤、呼吸机使用不当等；多无明显临床表现，部分病人可出现呼吸急促、手足震颤、抽筋，面部肌肉麻木等；血 pH 增高，$PaCO_2$ 降低。治疗原则：控制病因、用纸袋罩住口鼻以增加二氧化碳的吸入，手足麻木震颤者可静脉缓慢推注 10% 葡萄糖酸钙。

7. 低钾血症　**血清钾浓度＜3.5mmol/L**。以肌无力为最早表现，逐步发展到躯干和呼吸肌，同时还有腹胀、恶心呕吐、肠鸣音减弱、表情淡漠等症状，引起代谢性碱中毒。典型心电图改变为早期出现 T 波降低、变平或倒置，随后出现 ST 段降低、Q-T 间期延长和 U 波。治疗原则：祛除病因，补钾治疗。

8. 高钾血症　**血清钾浓度＞5.5mmol/L**。临床无特异性表现，有心动过缓和心律失常等症状，典型的心电图改变为早期 T 波高而尖，Q-T 间期延长，随后出现 QRS 波增宽，R－R 间期延长。治疗原则：祛除病因，禁钾、排钾治疗。

9. 钙和镁代谢异常的临床表现

（1）钙代谢异常临床表现：①低钙血症，易激动、口周指尖麻木及针刺感、手足抽搐，腱反射亢进；②高钙血症，主要表现为便秘和多尿，初期有疲乏、恶心呕吐、体重下降等。

（2）镁代谢异常临床表现：①低镁血症，易激动、眼球震颤、心动过速、烦躁不安等神经系统及肌肉功能亢进表现；②高镁血症，疲乏、四肢无力、腱反射消失甚至昏迷等中枢和周围神经传导障碍表现。

七、肠梗阻

【复习指南】本部分内容有一定难度，历年必考，应作为重点复习。肠梗阻的临床表现、治疗要点及护理措施、病因和常见的机械性肠梗阻应掌握。

1. 病因及分类

（1）按梗阻发生的病因可分为：①机械性肠梗阻，肠管内堵塞、肠管外受压及肠壁病变引起肠腔缩窄、肠内容物通过障碍等可引起机械性肠梗阻，为最常见的肠梗阻类型；②动力性肠梗阻，可分为麻痹性肠梗阻及痉挛性肠梗阻；③血供性肠梗阻，如肠系膜血栓形成、栓塞或血管受压等。

（2）按肠壁有无血供障碍可分为：单纯性肠梗阻与绞窄性肠梗阻。

（3）其他分类：按梗阻部位可分为高位肠梗阻与低位肠梗阻；按梗阻程度可分为完全性肠梗阻与不完全性肠梗阻。

2. 病理生理　单纯性机械性肠梗阻：梗阻以上肠管肠蠕动增加，肠腔内积液、积气膨胀明显。急性完全性肠梗阻时，由于肠壁静脉回流受阻，引起血运障碍、坏死而溃破穿孔。早期频繁呕吐出现脱水、电解质紊乱、代谢性碱中毒。由于肠壁血运障碍引起腹腔内感染，继而全身性感染出现感染性休克。

3. 临床表现

（1）共有症状：腹痛、腹胀、呕吐、停止排便排气。

①腹痛，单纯性机械性肠梗阻表现为阵发性腹部绞痛；绞窄性肠梗阻表现为持续性剧烈

腹痛；麻痹性肠梗阻表现为全腹持续性胀痛或不适；肠扭转所致肠梗阻多表现为突发腹部持续性绞痛并阵发性加剧；蛔虫性肠梗阻腹痛以阵发性脐周腹痛为主。

②呕吐，高位肠梗阻早期可出现频繁呕吐，呕吐物为胃及十二指肠内食物；低位肠梗阻较迟而少出现呕吐，呕吐物可呈粪样；蛔虫性肠梗阻可呕吐出蛔虫；麻痹性肠梗阻呈溢出性呕吐；绞窄性肠梗阻呕吐物为血性或褐色液体。

（2）体征：单纯机械性肠梗阻可见**肠型和蠕动波**，可有**轻度压痛**，但无腹膜刺激征，闻及**肠鸣音亢进**，气过水音。绞窄性肠梗阻时，可有固定压痛和腹膜刺激征，腹腔有渗液，**移动性浊音可呈阳性**。蛔虫性肠梗阻，腹中部可触及条索状团块。肠套叠时可扪及腊肠样肿块。麻痹性肠梗阻时，则肠鸣音减弱或消失。

（3）其他症状：肠梗阻初期，患者全身情况可无明显症状。晚期或绞窄性肠梗阻患者可出现唇干舌燥、尿少或无尿等明显脱水体征甚至出现休克征象。

4. 常见的机械性肠梗阻

（1）粘连性肠梗阻：常见于腹腔手术、创伤、感染、异物等并发症，**其中腹部手术后的粘连目前是肠梗阻的首位病因，此外腹腔放疗和腹腔化疗也可导致粘连性肠梗阻，有典型的机械性肠梗阻的表现**，主要为腹痛、呕吐、腹胀、停止排气排便。一般采用非手术治疗。如果症状进行性加重或者有肠绞窄表现，需要及时进行手术治疗。

（2）蛔虫性肠梗阻：蛔虫聚集成团堵塞肠腔，多位不完全性肠梗阻，多见于儿童驱虫不当引起。主要表现为脐周阵发性疼痛或呕吐，多采用非手术治疗。

（3）肠扭转（图3-1）：多见于青壮年，多在饱食后剧烈运动发病，表现为脐周突发剧烈疼痛放射至腰背部，呕吐频繁，可发生休克，应立即手术治疗。

（4）肠套叠（图3-2）：多见于2岁以内儿童，表现为**突然发作阵发性腹部剧痛，伴有呕吐和果酱样血粪**，早期可用空气或钡剂灌肠治疗，无效者应立即手术治疗。

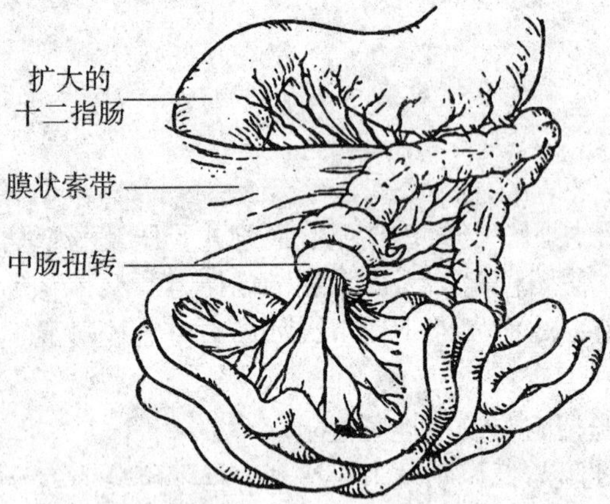

图3-1　中肠扭转（沿顺时针的方向扭转）

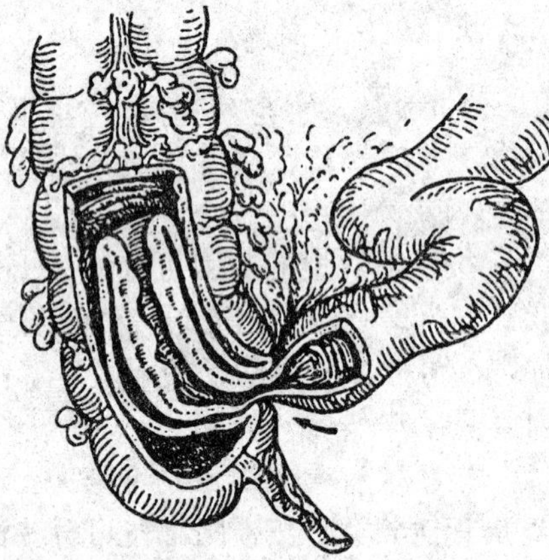

图3-2　回结肠套叠

5. 辅助检查

（1）实验室检查：若肠梗阻患者出现脱水可引起血红蛋白、血细胞比容、尿比重均升高。而绞窄性肠梗阻多有白细胞计数和中性粒细胞比例显著升高。血气分析、血清电解质则可提示电解质、酸碱平衡紊乱。

（2）X线检查：立位或侧卧位腹部平片可见多个阶梯状气液平面。蛔虫堵塞者可见肠腔内成团的蛔虫成虫体阴影。肠扭转时可见孤立、突出的胀大肠袢。麻痹性肠梗阻时，胃泡影增大，小肠、结肠胀气明显。

6. 治疗要点　治疗原则：对症治疗和解除梗阻。

（1）非手术治疗：禁食禁水，胃肠减压，纠正水、电解质及酸碱失衡，静脉补充营养，防治感染和中毒等。

（2）手术治疗：适用于绞窄性肠梗阻及由肿瘤等引起的肠梗阻，或经非手术治疗无效的患者。

7. 护理问题

（1）急性疼痛　与肠蠕动增强或肠壁缺血有关。

（2）体液不足　与频繁呕吐、腹腔及肠腔积液、胃肠减压等有关。

（3）潜在并发症：术后肠粘连、腹腔感染、肠瘘。

8. 护理措施

（1）非手术治疗护理

①缓解疼痛与腹胀：放置鼻胃管进行**胃肠减压**，胃肠减压可减少肠道内的积气、积液，减轻肠腔的膨胀以利于肠壁血液循环的恢复，从而减轻肠壁的水肿。同时可向胃肠减压管内注入液状石蜡及中药，以润滑肠壁、增加肠蠕动等，注入药物后需夹闭胃肠减压管1～2小时再打开，注入药量每次不可超过100ml，防止引起患者呕吐。胃肠减压期间保持减压管通畅，注意引流液的色、质、量，并正确记录。取半卧位，禁用吗啡、哌替啶等镇痛药，以免掩盖病情。

②补充营养，禁食期间给予静脉补充营养，梗阻解除后可进食流食，不宜进食牛奶。

③病情观察，密切监测生命体征，了解患者腹痛、腹胀和呕吐症状的变化，警惕绞窄性肠梗阻的出现。了解患者各项检查化验结果。

④遵医嘱给予抗感染治疗、抗休克治疗，并积极做好术前准备，如备皮、配血、输液等。

（2）术后护理：麻醉清醒后予以半卧位，禁食禁水，静脉补液，持续胃肠减压。做好病情观察并记录，密切监测生命体征，观察引流液的颜色、性状、量，警惕出血、吻合口瘘等并发症出现。保持引流管通畅并妥善固定，鼓励患者术后早期活动，促进排气，避免肠粘连。

9. 健康教育　养成良好饮食习惯，忌食辛辣等刺激性食物，避免暴饮暴食，**饭后不宜剧烈活动**。保持排便通畅，可适当使用缓泻药，避免用力排便。术后鼓励患者早期下床活动，预防发生肠粘连。出院后若出现腹痛、腹胀、停止排便排气等症状，及时就诊。

附：小儿肠套叠

1. 临床表现

（1）急性肠套叠：典型症状为突发剧烈的阵发性肠绞痛及果酱样黏液血便。腹痛时患儿哭闹不安、拒食，数分钟后可缓解安静入睡，如此反复发作。早期可反射性呕吐胃内容物，晚期可呕吐出粪便样液体。查体可见右上腹部触及腊肠样肿块，可有腹膜刺激征表现。严重者有脱水、昏迷甚至休克等全身中毒症状。多见于2岁以下儿童。

（2）慢性肠套叠：病程长，阵发性腹痛，发作时上腹或脐周可触及肿块，缓解期腹部平坦，血便出现晚。

2. 辅助检查

（1）腹部B超：可见同心圆或靶环状肿块图像、“套筒征”。

（2）B超监视下水压灌肠：可见套叠复位。

（3）空气灌肠：可见杯口阴影，可同时进行复位治疗。

（4）钡剂灌肠：可见杯口阴影，用于慢性肠套叠的疑难病例。

3. 治疗要点　一经确诊，紧急复位。

（1）非手术治疗：B超监视下有水压、空气、钡剂灌肠复位3种，首选空气灌肠。适用于发病48小时以内，全身状况良好，无明显脱水及腹胀者。

（2）手术疗法：用于灌肠不能复位者、疑有肠坏死或肠穿孔及套叠时间超过48小时者。

八、急性阑尾炎

【复习指南】本部分内容难度不大，历年必考，应作为重点复习。急性阑尾炎的护理措施应熟练掌握，临床表现、治疗及健康教育应掌握。

1. 病因及病理

（1）病因：阑尾管腔阻塞为急性阑尾炎最常见的病因，其次为细菌入侵，致病菌多为肠道内的革兰阴性杆菌及厌氧菌。

（2）病理：急性单纯性阑尾炎属于早期阑尾炎，病变部位局限于黏膜及黏膜下层，有轻度水肿；当阑尾肿胀明显、浆膜高度充血时，表面出现脓性渗出物，形成急性化脓性阑尾炎。当阑尾管壁出现血供障碍，呈深紫色或黑色时，易发生穿孔，出现坏疽性及穿孔性阑尾炎；病情进一步恶化包裹邻近器官形成粘连，即出现阑尾周围脓肿。

2. 临床表现

（1）症状：典型症状为**转移性右下腹痛**，少数病人在发病初期即为右下腹痛。早期可伴随恶心呕吐等胃肠道症状，阑尾穿孔可引起腹膜炎出现麻痹性肠梗阻、寒战、高热等症状。若出现门静脉炎，则会有黄疸出现。

（2）体征：右下腹固定点压痛，通常在麦氏点；**阑尾穿孔**引起弥漫性腹膜炎时可出现腹肌紧张、压痛、反跳痛和肠鸣音减弱等腹膜刺激征。阑尾周围形成脓肿时可在右下腹扪及压痛性包块。

3. 辅助检查

（1）实验室检查：白细胞计数和中性粒细胞比例增高。

（2）影像学检查：腹部X线片检查、CT有助于诊断阑尾周围脓肿。

4. 治疗要点　一经确诊，应立即手术治疗。非手术治疗仅适用于单纯性阑尾炎、病程已超过72小时或有手术禁忌者。主要措施为针对性抗生素和补液治疗。

5. 护理问题

（1）急性疼痛　与阑尾炎症刺激壁腹膜或手术创伤有关。

（2）潜在并发症：腹腔脓肿、门静脉炎、出血、切口感染、阑尾残株炎及粘连性肠梗阻等。

6. 护理措施

（1）术前护理：发作期半卧位卧床休息，禁食补液治疗，遵医嘱给予有效抗生素，禁用吗啡，禁止灌肠，备皮、配血等手术常规准备。预防并发症：①腹腔脓肿，以阑尾周围脓肿最常见，常表现为腹胀、直肠及膀胱刺激征及全身中毒症状，腹部可触及压痛性肿块。可在B超引导下穿刺抽脓、冲洗或者置管引流。脓肿感染至盆腔时可有明显高热、下腹部疼痛及压痛。②门静脉炎，较为少见。

（2）术后护理

①密切监测病情变化，定时监测生命体征并准确记录；观察病人腹部体征的变化，发现

异常及时通知医生。

②体位与活动，全身麻醉术后清醒平卧6小时后，生命体征平稳后予以半卧位，目的在于降低腹壁张力，减轻切口疼痛，有利于呼吸和引流，预防膈下脓肿形成。鼓励病人早期下床活动，以利于肠蠕动恢复，**避免肠粘连的发生**。

③若术中留置腹腔引流管，需定时挤压引流管防止堵塞，妥善固定引流管避免打折、脱出，定时观察并记录引流液的颜色、性状及量。

④肠蠕动恢复前暂禁食，给予静脉补液治疗。排气后可进食少量流食逐步过渡到普食。

⑤控制感染，针对性应用抗生素。

⑥并发症的观察和护理。a. 出血，表现为腹痛、腹胀和失血性休克等。一旦出现出血，应立即输血、补液，紧急手术止血。b. 切口感染，多见于化脓性或穿孔性阑尾炎，为阑尾术后最常见的并发症，表现为术后3天左右体温升高，切口周围红、肿、热、跳痛，甚至出现波动感等，可抽出或切开引流排出伤口脓液，需定期换药。c. 粘连性肠梗阻，多与手术损伤和术后长期卧床等因素有关，完全性肠梗阻者则应手术治疗，不完全梗阻者行胃肠减压、禁食水、补液治疗。d. **阑尾残株炎，**表现为阑尾炎症状，较重者应手术切除阑尾残株。粪瘘，较为少见，多可自行闭合。

7. 健康教育　指导健康人养成良好的生活习惯，积极治疗消化性疾病等；向病人提供阑尾炎术后注意事项，出现腹痛、腹胀等不适，应及时就诊。按时复查。

附：围术期护理

1. 术前护理

（1）心理准备：建立良好的护患关系，给予病人心理支持和疏导，解释疾病和手术的相关事宜，取得病人的配合。

（2）一般准备与护理：进食易消化、营养丰富的食物，保证睡眠质量，必要时遵医嘱予以镇静安眠药。

（3）适应性训练：指导患者床上排便、排尿训练及术后体位的适应；吸烟者戒烟并鼓励病人深呼吸，有效咳嗽，排痰。

（4）协助完成术前检查：遵医嘱留取各项化验标本并送检，完成各项检查、交叉配血等。

（5）预防术后感染：肠道手术术前3天常规服用肠道抗生素。

（6）胃肠道准备：术前禁食8～12小时，禁饮4小时；一般手术前一晚清洁灌肠，肠道手术前3天做肠道准备；幽门梗阻者，术前洗胃。

（7）手术区皮肤准备：术前1日晚上清洗皮肤，手术部位至少15cm的区域皮肤予备皮。

（8）术晨的护理：必要者留置胃管，遵医嘱予以术前用药，取下义齿和饰品，带好病例、影像学资料，药物等，与手术室人员做好核对和交接工作。

（9）其他：准备麻醉床及床旁用物，如心电监护仪、吸氧装置等。

2. 术后护理

（1）安置患者：平稳搬运患者至床上，予以心电监护及吸氧，静脉补液，妥善固定引流管，注意保暖，术后健康宣教。

（2）体位：根据麻醉类型及手术方式安置患者体位，全身麻醉未清醒者，取平卧位，头偏向一侧；蛛网膜下隙麻醉及硬脊膜外阻滞者，平卧位 6 ～ 8 小时，颅脑手术者取 15°～ 30°头高足低斜坡卧位；颈、胸部手术者，取高半坐卧位；腹部手术者，取低半坐卧位或斜坡卧位；脊柱或臀部手术者，取俯卧或仰卧位；休克患者取中凹卧位。

（3）病情观察：观察生命体征，每 15 ～ 30 分钟测量 1 次脉搏、呼吸、血压及瞳孔、神志，至病情稳定可每小时测量 1 次，并做好记录，记录 24 小时出入量，必要时记录每小时出入量。

（4）静脉输液：手术的大小、身体状况和疾病严重程度及药品性质调节输液的量、速度顺序。

（5）饮食护理：非腹部手术无不适者，术后即可进食；腹部手术，一般需禁食至肠道蠕动恢复、肛门排气后开始进食少量流质饮食，逐步递增至全量流质饮食，术后留置有空肠营养管者，可在术后第 2 天自营养管给予营养液。

（6）休息与活动：保证患者安静休息及充足的睡眠，鼓励患者早期活动。

（7）引流管护理：了解各引流管放置的部位和作用，妥善固定，避免牵拉、打折、脱出，保持引流通畅，观察并记录引流液的量、性状和颜色，如有异常及时通知医生，定时更换引流袋，注意无菌操作，熟悉各类引流管的拔管指征。

（8）手术伤口护理：观察伤口有无渗血、渗液，周围皮肤有无发红及伤口愈合情况，及时发现切口感染、切口裂开等并发症。保持切口敷料清洁干燥。

（9）术后不适：①疼痛，评估和了解疼痛的程度，观察患者疼痛的时间、部位、性质和规律，遵医嘱给予镇静、镇痛药，有镇痛泵者教会患者使用镇痛泵，指导患者使用正确的非药物镇痛方法；②发热，遵医嘱给予退热药物或物理降温；③恶心、呕吐，呕吐时，头偏向一侧，及时清除呕吐物，遵医嘱给予止吐药物；④腹胀，多与术后肠蠕动未恢复有关，严重者可放置胃管进行胃肠减压，多鼓励患者下床活动，以促进肠蠕动恢复；⑤尿潴留、呃逆等给予对症处理。

（10）术后并发症

①出血：多见于手术切口出血、空腔脏器及体腔内。术后需严密观察病人生命体征、手术切口敷料有无血迹，注意观察引流液的性状、量和颜色变化，若短时间内引流出大量鲜红色液体则为出血，观察患者呕吐物及排泄物情况，观察患者腹部体征，倾听患者主诉。一经发现出血应立即止血、补液输血治疗，做好再次手术准备。

②切口裂开：多见于腹部及肢体邻近关节部位。主要原因有营养不良、突然腹压增大、缝合技术缺陷等。病人在一次突然用力或有切口的关节伸屈幅度较大时，出现切口剧痛，切口处敷料被淡红色液体浸湿。预防措施：对于切口愈合有问题者，避免引起腹压增高的因素，如剧烈咳嗽、打喷嚏、用力排便等，关节部位手术者活动时避免牵拉伤口，腹壁张力高者应用腹带加压包扎。一旦出现切口裂开，通知医生，协助患者床上卧位，用无菌敷料覆盖伤口，安抚病人情绪，协助医生进行伤口缝合。

③切口感染：切口局部出现红、肿、热、压痛或波动感等，伴有体温升高、脉率加速和白细胞计数升高，可怀疑为切口感染。预防措施：术中严格遵守无菌技术原则，保持伤口敷料清洁干燥，加强营养支持，增强患者抵抗力。一旦出现切口感染，遵医嘱使用相应抗生素，早期给予局部理疗，化脓切口需拆除部分缝线，定期切口换药，争取二期愈合。

④肺部感染：常见于胸部、腹部大手术后，好发于老年患者、有长期吸烟史及术前有呼

吸道疾病者。预防措施：保持病室温、湿度适宜，术后卧床期间协助其翻身、叩背，促进气道内分泌物排出，教会患者保护切口和进行有效的咳嗽、咳痰的方法，必要时给予雾化吸入治疗，协助患者取半卧位，病情许可尽早下床活动。

⑤痰液黏稠：给予雾化吸入，遵医嘱应用抗生素及祛痰药物。

⑥尿路感染：多见于术后长期留置尿管或反复多次导尿者，主要表现为尿频、尿急、尿痛，伴有或不伴有排尿困难，一般无全身症状。预防措施：术前训练床上排尿，必要时留置导尿管，需严格遵守无菌原则，鼓励患者多饮水，观察尿液性状和量。一旦出现尿路感染，选择有效抗生素，更换导尿管，并嘱患者多饮水。

⑦深静脉血栓形成：多由术后长时间制动、卧床等因素引起。预防措施：鼓励患者术后早期下床活动；卧床期间进行肢体的主动和被动运动；手术前穿弹力袜以预防手术时长时间处于被动体位，增加静脉回流。一旦出现深静脉血栓，严禁经患肢静脉输液，严禁局部按摩，以防血栓脱落，抬高患肢、制动，遵医嘱给予抗凝治疗。

⑧压疮：是术后常见的皮肤并发症，多发生于长期受压部位皮肤。预防措施：协助患者每2小时翻身1次，保持皮肤清洁干燥，被服无褶皱，正确使用石膏、绷带及夹板，鼓励早期下床，增进营养，皮肤薄弱处或易受压部位给予贴膜保护。

九、腹外疝

【复习指南】本部分内容有一定难度，历年必考，应作为重点复习。腹外疝的临床分类、治疗护理措施及健康教育应熟练掌握；病因、临床表现应掌握。

1. 病因与发病机制

（1）腹壁强度降低：常见因素有先天性和后天性。

（2）腹内压力增高：常见原因有便秘、妊娠、咳嗽、排尿困难等。

2. 病理　腹外疝由疝囊、疝内容物和疝外被盖组成。疝囊是壁腹膜憩室样突出部，由囊颈、囊体组成，囊颈是疝囊比较狭窄的部分，是疝环所在的位置。疝环是疝突向体表的门户，又称疝门，是腹壁薄弱区或缺损所在。疝内容物是进入疝囊的腹内脏器或组织，**以小肠最为多见，大网膜次之**。

3. 临床分类　根据难复程度和血供情况分为以下4种类型。

（1）易复性疝：最常见，疝内容物很容易回纳入腹腔。病人站立、行走、咳嗽等所致腹内压增高时疝突出，平卧、休息或用手将疝内容物向腹腔推送时可回纳入腹腔。内容物无血供障碍。

（2）难复性疝：疝内容物很难回纳入腹腔内，但并不引起严重症状。常见于疝内容物反复突出、疝内容物较多和滑动性疝。内容物无血供障碍。

（3）嵌顿性疝：疝环较小而腹内压突然增高时，疝内容物强行扩张疝囊颈而进入疝囊，因囊颈的弹性回缩而将内容物卡住，使其不能回纳。发生嵌顿时，受疝环压迫的肠管、肠壁静脉回流受阻，易使肠壁淤血及血肿呈深红色，可触及肠系膜动脉搏动，若能及时解除嵌顿，则病变的肠管可恢复正常。

（4）绞窄性疝：嵌顿如不能及时解除，肠管及其系膜受压情况进行性加重引起动脉血流减少，最终导致完全梗阻。肠系膜动脉搏动不可触及，肠壁逐渐失去光泽、弹性和蠕动能力，最终坏死变黑。如继发感染，可引起局部蜂窝组织炎。嵌顿性疝和绞窄性疝是一个病理过程的两个阶段，临床上很难明确区分。

4. 临床表现　易复性疝症状较轻，嵌顿性疝和绞窄性疝疼痛剧烈。在肠襻坏死穿孔时疼痛可因疝块压力骤降而暂时缓解。各种类型腹外疝的临床表现见表3-6。

表3-6　各种类型腹外疝的临床表现

项目	好发人群	嵌顿机会	体征
腹股沟斜疝	儿童、成人	较多	站立时腹股沟区有带柄梨形肿块
腹股沟直疝	老年人	极少	站立时，腹股沟内侧端、耻骨结节外上方有一半球形肿块
股疝	中年妇女	极多	腹股沟韧带下方卵圆窝处有一半球形突起
脐疝	小儿	少	小儿啼哭时出现脐部肿块
切口疝	腹壁手术后	很少	腹壁切口瘢痕处逐渐膨隆，有大小不一的肿块出现

5. 治疗要点　嵌顿性和绞窄性腹股沟疝、股疝、成人脐疝及切口疝均应行**手术治疗**，易复性腹股沟疝及2岁以内脐疝主要以**非手术治疗为主**，疝块回纳后用绷带压住疝块，阻止疝块突出。

6. 护理问题

（1）急性疼痛　与疝块嵌顿或绞窄、手术创伤有关。

（2）知识缺乏：缺乏疝成因、预防腹内压升高及促进术后康复的有关知识。

（3）体液不足　与肠道嵌顿易发生急性水、电解质紊乱有关。

（4）潜在并发症：术后阴囊水肿、切口感染。

7. 护理措施

（1）术前护理：①疝块较大者多卧床休息；建议患者离床活动时使用疝带压住疝环口，避免腹腔内容物脱出而造成疝嵌顿。②消除引起腹内压升高的因素。③完善术前准备，指导患者练习床上排便，戒烟戒酒，术区备皮，术前晚灌肠等。

（2）术后护理：①病情观察。②体位，术后当日取平卧位，膝下垫一软枕，使髋关节微屈，以降低腹股沟区切口张力和**减少腹腔内压力，利于切口愈合**和**减轻切口疼痛**，次日可改为半卧位。③术后6～12小时，若无恶心呕吐，可进流质饮食，次日可进普食。④预防阴囊水肿，因阴囊比较松弛、位置低，渗血、渗液易积聚于此。术后可用**丁字带托起阴囊，伤口加压包扎**，并密切观察阴囊肿胀情况。⑤预防切口感染。

8. 健康教育　出院后应逐渐增加活动量，3个月内应避免重体力劳动或提举重物等；调整饮食习惯，保持排便通畅；减少和消除引起腹外疝复发的因素，并注意避免增加腹内压的动作，咳嗽时用手按压伤口，**解除便秘**，排便困难时可用缓泻药等；若疝复发，应及早就诊；**定期随诊**。

十、直肠肛管疾病

【复习指南】本部分内容有一定难度，历年必考，应作为重点复习。直肠肛管疾病的临床表现、治疗及护理措施应熟练掌握；病因及健康教育应掌握。

1. 痔

（1）病因及分类：目前病因分两种，肛垫下移学说和静脉曲张学说。根据痔所在部位分为内痔、外痔及混合痔（图3-3）。

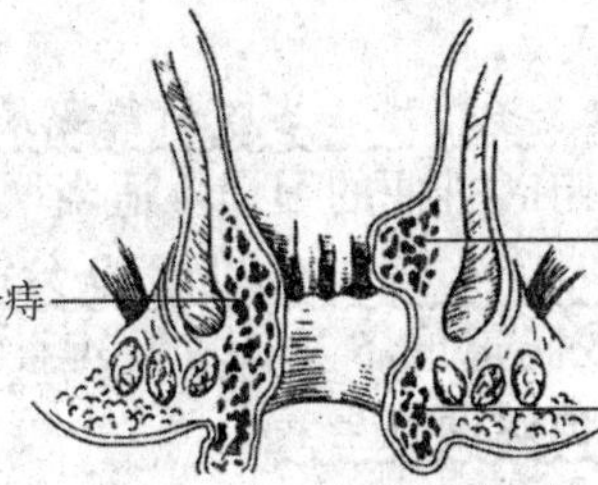

图3-3　痔的分类

（2）临床表现：①内痔，位于齿状线以上，表面覆盖直肠黏膜。主要临床表现是无痛性间歇性便后出鲜血及痔块脱出。②外痔，位于齿状线以下，表面覆盖肛管皮肤，主要临床表现是肛门不适感，常伴有黏液流出和局部瘙痒。血栓性外痔便后疼痛剧烈，咳嗽时加重，肛周可见暗紫色椭圆形肿物，表面皮肤水肿、质硬、压痛明显。③混合痔齿状线上下均有，兼有内痔及外痔的表现。严重时可呈环状脱出肛门，在肛周呈梅花状，称为环状痔。脱出可发生嵌顿引起坏死。

（3）辅助检查及治疗要点：肛门镜可确诊。①初期治疗，调节饮食，保持大便通畅，热水坐浴，血栓性外痔热敷、外敷抗炎镇痛药即可；②Ⅱ～Ⅲ度内痔可选用注射疗法和胶圈套扎法；③非手术治疗失败者可行手术治疗。

2. 肛瘘

（1）病因及分类：多由直肠肛管周围脓肿发展而来。根据瘘管所在的位置分为低位肛瘘和高位肛瘘。瘘管位于肛门外括约肌深部以下者称为低位肛瘘，瘘管位于肛门外括约肌深部以上者称为高位肛瘘。

（2）临床表现：①肛周潮湿、瘙痒、湿疹，可有气、便排出。当外口暂时封闭脓液积存时，再次形成脓肿出现直肠肛管周围脓肿症状，脓液排出，症状缓解。如此反复发作是肛瘘的特点。②直肠指诊可见内口处轻压痛，可触及条索样瘘管。肛周皮肤可见数个红色乳头状隆起状外口，挤压可排出脓液。

（3）辅助检查及治疗要点：肛门镜检查和亚甲蓝试验可发现内口，碘油瘘管造影可明确瘘管分布。单纯性肛瘘可用堵塞法治疗；手术方法有瘘管切开术、肛瘘切除术和挂线疗法，**挂线疗法**优点是不会造成肛门失禁。

3. 直肠肛管周围脓肿

（1）病因：多数由肛腺感染引起。

（2）临床表现：①肛门周围脓肿，最为常见，持续跳动性疼痛、肿胀和局部压痛为主要表现。脓肿形成后则波动明显，全身感染症状不明显。②坐骨肛管间隙脓肿，较为多见，持续性胀痛发展为持续性跳痛，排便或行走时疼痛，全身感染症状明显。直肠指诊时患侧有深压痛及波动感。③骨盆直肠间隙脓肿，较前两者少见。直肠坠胀感，直肠指诊可在直肠壁上触及肿块隆起，有深压痛和波动感，早期即出现严重全身感染症状。

（3）辅助检查及治疗要点：①局部穿刺抽脓有确诊价值，实验室检查、直肠超声、MRI可协助诊断。②脓肿未形成时可应用抗生素治疗，温水坐浴、局部理疗，可口服缓泻药或液状石蜡促进排便。脓肿形成后及早行手术切开引流。

4. 护理问题

（1）急性疼痛　与肛周炎症及手术有关。

（2）便秘　与疼痛惧怕排便有关。

5. 护理措施

（1）术前护理：①饮食与活动，多饮水，多吃新鲜蔬果、粗粮，少饮酒，忌食辛辣刺激食物。养成良好的生活习惯，养成定时排便的习惯。适当增加运动量，切忌久站、久坐、久蹲。②**43～46℃**热水坐浴，每日2～3次，每次**20～30分钟，**必要时用**1∶5000高锰酸钾溶液**3000ml坐浴，便后及时清洗。③肠道准备及备皮。④根据脓液培养药敏试验结果，遵医嘱给予抗生素治疗，如抗**金黄色葡萄球菌**抗生素。

（2）术后护理

①疼痛护理：由于肛周末梢神经丰富、敷料堵塞过多等导致肛肠术后病人创面疼痛剧烈。判断疼痛原因，给予相应处理，可适当使用镇痛药。

②病情观察：监测生命体征，伤口敷料若有渗血，警惕术后出血情况出现，观察有无肛门狭窄、尿潴留、深静脉血栓等并发症的出现。

③饮食与活动：术后3天内以流食为主，避免排便，利于伤口愈合，保持大便通畅，出现排便困难，可口服液状石蜡或其他缓泻药，但切忌灌肠。术后24小时内多采用**头低足高位**，床上活动为主，24小时后可下床活动，避免久站、久坐。

④并发症的观察与护理：a. 尿潴留，术后8小时仍未排尿且伴有下腹胀痛感时，诱导排尿不成功可导尿。b. 出血，由于肛管直肠的静脉丛丰富，术后用力排便等导致创面出血。如病人出现心慌、出冷汗、面色苍白等并伴有里急后重感，敷料渗血较多，应及时通知医生进行处理。c. 切口感染，术后2天内控制好排便，便后用1∶5000高锰酸钾溶液坐浴，保持肛门周围皮肤清洁，切口定时换药，充分引流。d. 肛门狭窄，观察病人术后有无排便困难及大便变细情况。如发生狭窄，及早行扩肛治疗。

6. 健康教育　养成良好生活习惯，养成定时排便的习惯，保持大便通畅，多饮水，多吃新鲜蔬果、粗粮，少饮酒，忌食辛辣刺激食物，可以适当饮用蜂蜜水；每日适量运动，伤口未愈合者，每次排便仍需坐浴；有肛门狭窄者继续肛门扩张；有排便困难及时到医院就诊。

十一、肝硬化

【复习指南】本部分内容比较难，历年必考，应作为重点复习。肝硬化的临床表现、护理措施及健康教育应熟练掌握；病因、治疗要点应掌握。

1. 病因与发病机制

（1）病因：病毒性肝炎在我国最常见，主要为乙型、丙型和丁型肝炎病毒感染，**乙型病毒感染最多见**。其次还有慢性酒精中毒、脂肪肝、药物或化学毒物、胆汁淤积、遗传和代谢性疾病、循环障碍、营养障碍、免疫紊乱及血吸虫病等。

（2）发病机制：特征为广泛的肝细胞变性坏死，正常的肝小叶结构破坏，被假小叶取代，造成肝内血管扭曲、受压、闭塞而致血管床缩小。在肝受到损伤时，肝星状细胞激活转化成纤维细胞。

2. 临床表现

（1）代偿期肝硬化：早期以乏力、食欲缺乏、低热为主要表现，可伴有腹胀、恶心、厌油腻、上腹部隐痛及腹泻等。经休息或治疗可缓解。肝轻度大，质地偏硬，可有轻度压痛，脾轻、中度大。肝功能正常或轻度异常。

（2）失代偿期肝硬化：主要为肝功能减退和门静脉高压所致的全身多系统症状和体征。

①肝功能减退的临床表现：a. 全身症状和体征，一般状况较差，疲倦乏力、精神不振，

消瘦、面色灰暗黝黑、皮肤巩膜黄染粗糙，伴有水肿和发热等。b. 消化系统症状，食欲缺乏为最常见症状，进食后上腹部饱胀感，有时伴有恶心、呕吐，稍进油腻肉食易引起腹泻。c. 出血倾向和贫血，可有鼻出血、牙龈出血、皮肤紫癜和胃肠出血等，由肝合成凝血因子减少、脾功能亢进和毛细血管脆性增加，导致凝血功能障碍引起。由于营养不良、肠道吸收障碍、胃肠道失血和脾功能亢进等因素，病人可有不同程度的贫血。d. 内分泌失调：**由于肝对雌激素灭活减少，雌激素增加**致使患者性欲减退、睾丸萎缩、乳房发育，部分患者面颈、上胸、肩背部出现**蜘蛛痣**，手掌大小鱼际和指端腹侧部位皮肤发红称为**肝掌**。肾上腺皮质功能减退，可引起暴露部位皮肤色素沉着。e. 胰岛素增多易发生低血糖。

②门静脉高压的临床表现：门静脉高压症的三大临床表现是脾大、侧支循环的建立和开放、腹水。a. 脾大、脾亢，一般为轻、中度大，有时可为巨脾。上消化道大量出血时，脾可暂时缩小，待出血停止并补足血容量后，脾再度增大。外周血中白细胞、红细胞和血小板减少称为脾亢。b. 侧支循环的建立和开放，临床上重要的侧支循环有食管下段－胃底静脉曲张、腹壁静脉曲张、痔核形成（图 3－4）。c. **腹水**，是肝硬化肝功能失代偿期最为显著的临床表现，大量腹水时腹部隆起，腹壁绷紧发亮，出现呼吸困难、心悸，叩诊移动性浊音呈阳性。

（3）肝的情况：早期肝增大，表面尚平滑，质中等硬；晚期肝缩小，表面呈结节状，质地坚硬；一般无压痛，在肝细胞进行性坏死或并发肝炎和肝周围炎时可有压痛与叩击痛。

（4）并发症

①**上消化道出血**：由食管下段或胃底静脉曲张破裂出血所致，是本病最常见的并发症；

②感染：由于患者抵抗力低下，易并发细菌性腹膜炎、肺炎、胆道感染等；

③肝性脑病：是晚期肝硬化的最严重并发症，也是肝硬化患者最常见的死亡原因，大出血后常并发**肝性脑病**；

④原发性肝癌：肝硬化患者短期内出现病情迅速恶化、肝进行性增大、原因不明的持续性肝区疼痛或发热、腹水增多且为血性等，应考虑并发原发性肝癌；

⑤肝肾综合征：又称功能性肾衰竭，是肝硬化终末期最常见的严重并发症之一；

⑥电解质和酸碱平衡紊乱；

⑦肝肺综合征；

⑧门静脉血栓形成。

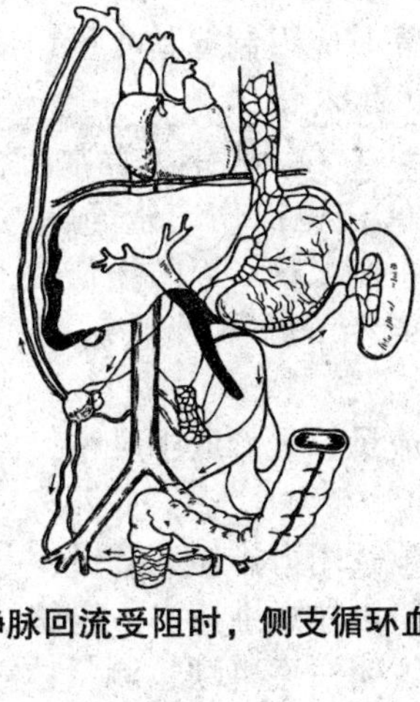

图 3－4　门静脉回流受阻时，侧支循环血流方向示意图

3. 辅助检查

（1）实验室检查：①血常规可见贫血，脾功能亢进时白细胞和血小板计数减少；②尿常规可见失代偿期蛋白尿、血尿和管型尿，黄疸时尿中可出现胆红素，尿胆原增加；③肝功能检查可见代偿期正常或轻度异常，失代偿期血清丙氨酸氨基转移酶明显增高，凝血酶原时间延长。

（2）免疫功能检查：血清 IgG 显著增高，IgA、IgM 也可升高；T 淋巴细胞数常低于正常。病毒性肝炎肝硬化者，乙型、丙型和丁型肝炎病毒标记可呈阳性反应。

（3）腹水检查：腹水颜色、比重、蛋白定量、细菌培养及内毒素测定。

（4）超声检查：可显示肝大小和形态、脾大小、门静脉及脾静脉直径宽度。

（5）X 线钡餐检查：可见食管下段或胃底静脉曲张呈虫蚀样或蚯蚓状充盈缺损，纵行黏膜皱襞增宽；胃底静脉曲张时钡剂呈菊花样充盈缺损。

（6）肝穿刺活组织检查：有假小叶形成，可确诊为肝硬化。

4. *治疗要点* 目前尚无特效治疗，早期诊断，对因治疗，如乙型肝炎肝硬化者抗病毒治疗、酒精性肝硬化者**需戒酒**。肝硬化代偿期患者可服用抗纤维化的药物及中药，使用保护肝细胞药物，不宜滥用护肝药物，避免应用对肝有损害的药物。失代偿期主要是对症治疗、改善肝功能和处理并发症，有手术适应证者慎重选择时机进行手术治疗，手术前需要补充**维生素 K**。

（1）一般治疗：代偿期患者适当减少活动，失代偿期患者应以卧床休息为主；给予高热量、高蛋白、高维生素、低盐易消化食物，有肝性脑病先兆时限制蛋白质摄入，无法进食者给予静脉补液治疗。

（2）腹水治疗：①限制钠和水的摄入；②利尿药，是目前临床应用最广泛治疗腹水的方法，首选螺内酯 100mg/d，数日后加用呋塞米 40mg/d，效果不明显时可按比例逐渐加大药量，腹水消退时逐渐减量；③定期输注血浆、新鲜血或白蛋白等提高血浆胶体渗透压；④大量放腹水加输注白蛋白；⑤腹水浓缩回输；⑥经颈静脉肝内门 - 体分流术。

（3）肝移植：是各种原因引起的晚期肝硬化的最佳治疗方法。

5. *护理问题*

（1）营养失调：低于机体需要量　与肝功能减退、门静脉高压引起的食欲缺乏、消化和吸收障碍有关。

（2）体液过多　与肝功能减退、门静脉高压引起的钠、水潴留有关。

（3）潜在并发症：上消化道出血、肝性脑病。

6. *护理措施*

（1）饮食护理：①给予高热量、高蛋白质、高维生素、易消化饮食，多食新鲜蔬果，严禁饮酒，适当摄入脂肪。②血氨升高时应限制或禁食蛋白质，待病情好转后再逐渐增加摄入量，并应选择植物蛋白。③限制钠和水的摄入，有腹水者应限制钠的摄入（食盐 **1.5～2.0g/d**），进水量限制在每天 1000ml 左右。限钠饮食常使病人感到食物淡而无味，可适量添加柠檬汁、食醋等，以增进食欲。④避免损伤曲张静脉，食管 - 胃底静脉曲张者应进食软食、易消化食物，避免进食粗硬、带刺食物，以防损伤曲张的静脉导致出血。

（2）营养支持：必要时遵医嘱给予静脉补充营养，并监测患者营养状况。

（3）腹水护理

①轻者取平卧位以增加肝肾血流量、重者取半卧位，以利于呼吸。

②严格限制水、钠的摄入。

③避免腹内压骤增，如剧烈咳嗽、用力排便等。

④用药护理，使用利尿药时应特别注意维持水、电解质和酸碱平衡。

⑤协助腹腔穿刺放腹水，术前说明注意事项，测量体重、腹围、生命体征，排空膀胱以免误伤；术中及术后监测生命体征，观察有无不适反应；术毕用无菌敷料覆盖穿刺部位，如

有溢液可用明胶海绵处置；术毕缚紧腹带，以免腹内压骤然下降；记录抽出腹水的量、性质和颜色，留取标本及时送检。当患者出现心慌、面色苍白、呼吸困难、心率加快及神智变化时，应立即**停止放腹水**。单次放腹水量一般不超过3000ml。

（4）病情观察：观察腹水和下肢水肿的消长，准确记录出入量，测量腹围、体重，并教会病人正确的测量和记录方法。警惕有无出血、肝性脑病、肝肾综合征等并发症的发生。

7. 健康教育　患者稳定情绪，按要求进行饮食，注意保暖和个人卫生。肝硬化代偿期病人可参加轻工作，避免过度疲劳；失代偿期患者以卧床休息为主，适量活动，保证充足睡眠。患者因肝功能受损，体内**胆红素水平上升**出现皮肤瘙痒及长期卧床等因素，易发生皮肤破损和继发感染。应注意沐浴时避免水温过高，避免使用有刺激性的皂类和沐浴液，沐浴后可使用性质柔和的润肤品；皮肤瘙痒者给予相应止痒处理，嘱病人勿用手抓搔，以免皮肤破损。按医嘱规律服药，向患者介绍药物的名称、剂量、作用及不良反应，如有异常及时就诊。指导家属理解和关心患者，给予精神支持和生活照顾，并介绍可能出现的并发症的症状，指导家属在照顾患者时学会观察相应症状，出现时即刻就诊。

十二、门静脉高压症

【复习指南】本部分内容有一定难度，历年必考，应作为重点复习。门静脉高压症的临床表现、解剖生理及护理措施应熟练掌握；病因、治疗及健康教育应掌握。

1. 解剖生理　门静脉主干由肠系膜上、静脉和脾静脉汇合而成，其中约20%的血液来自脾。正常人全肝血流量每分钟约为1500ml，其中门静脉血流量占60%～80%，平均75%，肝动脉血流量平均占25%。门静脉和肝动脉对肝供氧比例各为50%。门静脉正常压力为13～24cmH_2O，平均为18cmH_2O，比肝静脉压高。门静脉无瓣膜，其压力通过流入的血量和流出阻力形成并维持。门静脉系和腔静脉系之间存在4组交通支：①**胃底－食管下段交通支**，临床上最重要；②直肠下端、肛管交通支；③前腹壁交通支；④腹膜后交通支。

2. 病因与发病机制　门静脉血流阻力增加，常是门静脉高压症的始动因素。诸多因素如感染引起的肝外门静脉血栓、肿瘤压迫、先天性畸形、肝硬化、缩窄性心包炎、严重右心衰竭等，其中我国最常见的病因为肝炎后肝硬化。

3. 临床表现

（1）脾大和脾功能亢进：门静脉高压患者早期可有脾大，并伴有不同程度脾功能亢进。

（2）**呕血或黑粪**：食管－胃底静脉曲张破裂大出血时，患者可**呕吐大量鲜血**或排出柏油样便。

（3）**腹水**：表现为腹胀、食欲缺乏、移动性浊音呈阳性。

（4）其他：多数患者可出现胸腹壁静脉曲张、颈胸**蜘蛛痣、肝掌**和男性乳腺增生症等肝硬化体征。并伴有**疲乏、虚弱无力**，恶心呕吐、腹泻、营养不良、嗜睡、面色灰暗、黄疸、下肢水肿等症状。

4. 辅助检查

（1）实验室检查：①脾功能亢进时，白细胞计数、血小板计数及血红蛋白和血细胞比容均下降；②肝功能检查可见血清胆红素增高，低蛋白血症，白蛋白/球蛋白比值倒置、凝血酶原时间延长。

（2）影像学检查：①食管吞钡X线检查，可见食管轮廓呈虫蚀状改变、蚯蚓样或串珠状负影；②胃镜能确定曲张静脉的程度，以及是否有胃黏膜病变或溃疡等；③B超和多普勒超声、CT、MRI检查，可为制订手术方案提供依据；④门静脉造影及压力测定为创伤性检查，较少采用。

5. *治疗要点* 门静脉高压症以非手术治疗为主。若出现食管－胃底曲张静脉破裂引起的上消化道出血或改善脾大伴有脾功能亢进和治疗顽固性腹水，可采用手术治疗。

（1）食管－胃底曲张静脉破裂出血的治疗：①非手术治疗，通过输血、输液补充有效血容量；应用止血药物，首选血管收缩药或与硝酸酯类血管扩张药合用；采用双极电凝、微波、激光、注射硬化剂和套扎等内镜治疗方法止血；三腔二囊管压迫止血；经颈静脉肝内门－体分流术。②手术治疗，包括断流术、分流术、肝移植。

（2）严重脾大，合并明显脾功能亢进的治疗：单纯性脾切除术。

（3）顽固性腹水的治疗：肝移植是有效的治疗方法，也可采用腹腔－上腔静脉转流术。三腔二囊管（图3－5）：主要应用于门静脉高压症引起的胃底－食管下端静脉破裂出血，利用气囊压迫胃底和食管下段静脉，以达到止血目的。

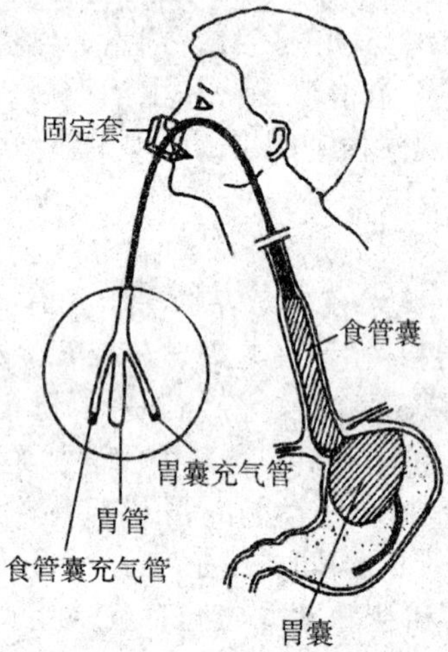

图3－5 三腔二囊管

三腔管其中之一胃减压管为胃减压作用，其中之二胃囊管经充气（**150～200ml**，压力在**50mmHg**左右）后可压迫胃底，达到止血作用，其中之三食管囊管经充气（**100ml**，压力在**40mmHg**）后可压迫食管下段，达到止血作用。使用中应定时放气，三腔管放置**12～24小时**后，食管气囊应放气**15～30分钟**，同时放松牵引，并将三腔管向胃内送少许，以解除胃底贲门压力，然后再充气牵引，避免局部黏膜因受压过久而发生糜烂、坏死。

拔管指征：三腔二囊管压迫**2～3天**后若无继续出血，可放气观察，观察**24小时**后无出血，口服液状石蜡20～30ml，**10分钟**后拔管。若48小时后，胃内仍有新鲜血液引出，说明压迫止血无效，应做好紧急手术止血的准备。

6. *护理问题*

（1）恐惧 与突然大量呕血、便血、肝性脑病及病情危重等有关。

（2）体液不足 与食管－胃底曲张静脉破裂出血有关。

（3）体液过多：腹水 与肝功能损害致低蛋白血症、静脉压增高、血浆胶体渗透压降低及醛固酮分泌增加等有关。

（4）营养失调：低于机体需要量 与肝功能损害、营养素摄入不足和消化吸收障碍等有关。

（5）潜在并发症：出血、肝性脑病、感染、门静脉血栓形成、肝肾综合征。

7. *护理措施*

（1）术前护理：①休息与活动，以卧床休息为主，避免劳累。②改善营养状况，给予高能量、适量蛋白、丰富维生素饮食，可输全血及白蛋白纠正贫血和低蛋白血症。③常规给氧，保护肝功能。④药物的应用，遵医嘱给予保肝药物，避免使用红霉素、巴比妥类、盐酸氯丙嗪等有损肝的药物。⑤纠正水、电解质和酸碱失衡，积极预防和控制上消化道出血；及时处理严重的呕吐和腹泻；避免快速利尿和大量放腹水。⑥预防感染。⑦保持肠道通畅，及时清除肠道内积血；防止便秘，口服硫酸镁溶液导泻，禁用**肥皂水等碱性液灌肠**；分流术前2日口服肠道杀菌剂，术前晚清洁灌肠。⑧给予病人足够的心理支持，抢救时稳定病人情绪。⑨防止食管-胃底静脉曲张破裂出血，进食**细软不烫食物**，术前一般不放置胃管。

（2）术后护理：①观察病情变化，继续给予保肝及营养支持。②断流术和脾切除术后取半卧位；分流术者，**48**小时内取**平卧位**或低坡半卧位，术后卧床1周，保持大便通畅。③观察和预防并发症。a. 出血，监测生命体征及观察引流液；b. 肝性脑病，定时监测血氨浓度，分流术后限制蛋白质的摄入，观察病人性格有无异常；c. 感染及静脉血栓。

十三、肝脓肿

【复习指南】本部分内容难度不大，历年必考，应作为重点复习。肝脓肿的临床表现、治疗要点及护理措施应熟练掌握；病因及健康教育应掌握。

细菌性肝脓肿与阿米巴性肝脓肿的比较见表3-7。

表3-7　细菌性肝脓肿与阿米巴性肝脓肿对比

项目	细菌性肝脓肿	阿米巴性肝脓肿
病因	**胆道感染**为最主要病因和入侵途径	继发于肠道阿米巴感染
临床表现	起病急、**寒战-高热**，多为弛张热，肝区疼痛	起病缓，病程长，持续或间歇高热，肝区触痛，盗汗
实验室检查	血液细菌培养阳性	血液细菌培养阴性，血清学阿米巴抗体检测阳性
脓液	多为黄白色，涂片和培养可见细菌	多为棕褐色，无臭味，镜下可见阿米巴滋养体，涂片和培养无细菌

1. 治疗要点

（1）非手术治疗：肠内肠外营养支持治疗，纠正水、电解质紊乱及酸碱失衡；足量针对性应用抗生素，阿米巴性肝脓肿主要使用甲硝唑、氯喹等药物，口服甲硝唑可引起**恶心、呕吐**等不良反应；积极处理原发病；单个较大的脓肿可在B超定位引导下穿刺抽脓或置管引流，并向脓腔内注入抗生素。

（2）手术治疗：脓肿较大有穿破可能或已并发腹膜炎、脓胸及胆源性肝脓肿或慢性肝脓肿者，可经腹腔、前侧腹膜外和后侧腹膜外行脓肿切开引流术，必要时行肝叶切除术。

2. 护理问题

（1）体温过高　与肝脓肿及其产生的毒素吸收有关。

（2）营养失调：低于机体需要量　与进食减少、感染、高热引起分解代谢增加有关。

（3）体液不足　与高热致大量出汗进食减少有关。

（4）潜在并发症：腹膜炎、胸腔感染、膈下脓肿、休克。

3. 护理措施　加强对生命体征及腹部体征的观察，病情恶化出现休克、脓毒血症时应立即抢救。给予肠外营养或静脉营养支持。高热患者给予物理降温，必要时遵医嘱给予药物降温。妥善固定引流管并保持引流管通畅，观察和记录引流液颜色、性质、量。

十四、肝性脑病

【复习指南】本部分内容有一定难度，历年必考，应作为重点复习。肝性脑病的发病机制、临床表现及护理措施应熟练掌握；病因、治疗及健康教育应掌握。

1. 病因与发病机制

（1）病因：常见于各型肝硬化，尤其是肝炎后肝硬化最常见，门－体分流术也可引起，暴发性肝衰竭、原发性肝癌、严重胆道感染及妊娠期急性脂肪肝等肝病也可导致肝性脑病。

（2）诱因：上消化道出血、高蛋白饮食、大量排钾利尿和放腹水、催眠镇静药和麻醉药、便秘、感染、尿毒症、低血糖、外科手术等。

（3）发病机制：尚未完全明确。一般认为，在肝衰竭和存在门体静脉分流时，来自肠道的毒性产物，未被肝解毒和清除便进入体循环，透过血－脑屏障而至脑部，导致大脑功能紊乱。主要神经毒素为氨，大量血氨通过血－脑屏障进入脑组织，作用于脑组织：**①干扰脑细胞的三羧酸循环，使大脑能量供应不足**；②增加了脑对中性氨基酸的摄取，从而抑制脑功能；③影响星形胶质细胞合成谷氨酰胺，造成脑水肿；④干扰神经的电活动。

2. 临床表现　典型的临床表现：**扑翼样震颤**。肝性脑病临床表现分期对比见表3－8。

表3－8　肝性脑病临床表现分期对比

项目	意识	性格及行为	神经系统体征	脑电图
一期（前驱期）		轻度异常：欣快激动、淡漠、睡眠倒错、健忘	有扑翼样震颤	多为正常
二期（昏迷前期）	嗜睡	明显异常：衣冠不整、随地大小便、言语不清、书写障碍及定向力障碍	存在扑翼样震颤，腱反射亢进、肌张力增高、踝阵挛及巴宾斯基征阳性	特异性异常
三期（昏睡期）	昏睡可唤醒	神志不清和幻觉	仍可引出扑翼样震颤，肌张力增高，四肢被动运动常有抵抗力，锥体束征阳性	明显异常
四期（昏迷期）	昏迷不能唤醒		无法引出扑翼样震颤，各种腱反射消失，肌张力降低	明显异常

3. 辅助检查

（1）血氨：慢性肝性脑病特别是门－体分流性脑病病人多有血氨增高。

（2）脑电图检查。

（3）心理智能测验：主要用于肝性脑病的早期诊断和轻微肝性脑病的筛选。

（4）CT 或 MRI 检查：急性肝性脑病病人可见脑水肿；慢性肝性脑病病人可见脑萎缩。

4. 治疗要点 目前尚无特效疗法。应采取综合治疗，如祛除诱因，纠正酸碱失衡，治疗氨中毒及调节神经递质。

（1）避免上消化道出血，清除积血：①可用生理盐水、弱酸性溶液或33.3%乳果糖灌肠；②口服或鼻饲硫酸镁、乳果糖导泻。

（2）纠正水、电解质和酸碱平衡失调：避免快速和大量排钾利尿和放腹水。

（3）促进体内氨的代谢：临床上常用的有谷氨酸钠、谷氨酸钾、门冬氨酸钾镁。

（4）其他：慎用麻醉、镇痛、安眠、镇静等药物，调节神经递质。

（5）药物治疗：口服乳果糖、乳梨醇、抗生素。乳果糖可以**降低肠道 pH**，抑制肠道细菌生长，使肠道细菌产氨减少，并可以减少氨的吸收，促进血液中的氨从肠道排出，常用抗生素有甲硝唑、**新霉素**、利福昔明等，可抑制肠道产尿素酶的细菌生长，长期服用新霉素可损害肾功能及听力。

（6）人工肝和肝移植。

5. 护理问题

（1）意识障碍 与血氨增高，干扰脑细胞能量代谢和神经传导有关。

（2）营养失调：低于机体需要量 与肝功能减退、消化吸收障碍、限制蛋白摄入有关。

（3）活动无耐力 与肝功能减退、营养摄入不足有关。

6. 护理措施

（1）病情观察：观察并记录病人生命体征、瞳孔变化、意识情况，有无肝性脑病早期征象，如记忆力减退、淡漠或欣快、行为异常及扑翼样震颤。定期复查血氨、肝肾功能、电解质，若有异常应及时协助医生进行处理。

（2）休息与营养：以卧床休息为主，以利于肝细胞再生，减轻肝负担。给予高热量、高维生素（不含**维生素 B_6**）饮食。蛋白质摄入原则：①急性期首日禁蛋白饮食，给予葡萄糖保证供应能量，昏迷者可鼻饲饮食；②慢性肝性脑病不限蛋白质，**血氨偏高者限制蛋白质摄入**；③蛋白质摄入量为1～1.5g/（kg·d）；④口服或静脉使用支链氨基酸制剂；⑤植物和奶制品蛋白优于动物蛋白，**逐步增加蛋白质摄入**；⑥显著腹水者应限制钠的摄入（食盐**1.5～2.0g/d**），入液总量限制在尿量加1000ml左右。

（3）避免诱发因素：①清除胃肠道内积血，减少氨的吸收，可用生理盐水或弱酸性溶液灌肠，忌用肥皂水。②避免快速利尿和大量放腹水，以防低钾血症及代谢性碱中毒。③避免应用催眠镇静药、麻醉药等。必要时遵医嘱减量使用地西泮、东莨菪碱，禁用吗啡、水合氯醛、哌替啶及速效巴比妥类药物。④防止及控制感染。⑤保持排便通畅，防止便秘。⑥避免低血糖。

（4）昏迷患者的护理：①保持呼吸道通畅，取**仰卧位并头偏向一侧**防止舌后坠；深昏迷患者应建立人工气道，以保证氧供给及排痰；②做好基础护理及生活护理，确保病人及床单位环境整洁；③定时翻身，预防压床，眼睑闭合不全者予生理盐水纱布覆盖眼部，穿弹力袜预防下肢静脉血栓形成；④留置导尿管，记录每小时尿量，并观察尿色及气味。

十五、胆道疾病

【复习指南】本部分内容比较难，历年必考，应作为重点复习。胆道疾病的特殊检查、临床表现、治疗及护理措施应熟练掌握。

（一）特殊检查及护理

1. B超 **是诊断胆道疾病的首选方法**，该方法无创、简便、可重复、经济且准确率高。适用于胆囊结石、胆囊炎、胆道肿瘤、胆道蛔虫、胆道畸形等胆道系统疾病的诊断。检查前应**禁食12小时**，禁饮4小时，以保证胆囊、胆管内充盈胆汁，减少胃肠内容物和气体的干扰。

2. ERCP 是在纤维十二指肠镜直视下，通过十二指肠乳头将导管插入胆管和胰管内进行造影，更适用于低位胆管梗阻的诊断，也可用于检查胆总管下段蛔虫，有诱发急性胰腺炎和胆管炎的可能。检查前6～8小时禁食；检查开始前15～20分钟肌内注射地西泮5～10mg、山莨菪碱10mg及哌替啶50mg，口服咽部局麻药，左侧卧位。

3. PTCD 经皮肝穿刺胆管引流，可用于术前减轻黄疸，对不能手术的梗阻性黄疸病人也可作为永久性的治疗措施。禁忌证：心肺功能不全、凝血时间异常、急性胆道感染及碘过敏者。检查前1日晚口服缓泻药或灌肠，检查前4～6小时禁食，检查开始前做碘过敏试验并排空膀胱。检查后禁食2小时；平卧4～6小时，卧床休息2小时，避免增加腹压。

4. 胆管造影 胆道手术中可经胆囊管插管、胆总管穿刺或置管行胆道造影。行胆总管T管引流或其他胆管置管引流者，拔管前常规经T管或经置管行胆道造影。

5. 胆道镜检查 可协助诊断和治疗胆道结石，了解胆道有无狭窄、畸形、肿瘤和蛔虫等，也可在胆道镜直视下行取石术或取活组织行病理检查。

（二）胆囊结石和急性胆囊炎

1. 病因 胆囊结石多为胆固醇结石，多因胆汁中胆固醇过饱和、胆固醇成核过程异常及胆囊功能异常所致。急性胆囊炎常见病因为胆道梗阻和细菌感染。

2. 临床表现 ①典型症状为右上腹阵发性绞痛，常放射至右肩或右背部，伴有恶心呕吐、厌食等，甚至畏寒和发热，可有轻度黄疸。常于饱餐、进食油腻食物或午夜发作。②右上腹有压痛、反跳痛和肌紧张，**墨菲征阳性**，即将左手压于**右上肋缘下**，嘱病人腹式呼吸，如出现突然吸气暂停，为阳性体征，可于右上腹触及肿大胆囊，有触痛。若胆囊发生穿孔或坏死，则出现弥漫性腹膜炎体征。

3. 治疗要点 胆囊切除术。

（三）慢性胆囊炎

慢性胆囊炎是胆囊持续、反复发作的过程，症状常不典型，多数病人有胆绞痛病史，伴有上腹部不适、厌油腻食物和嗳气等消化不良症状，可有右上腹和肩背部隐痛，查体可有上腹部轻压痛。以手术治疗为主。

（四）胆结石和急性胆管炎

1. 病因 原发性胆结石与胆汁淤滞、胆道感染、胆道异物和胆管解剖变异等因素有关。

2. 临床表现 典型症状为**腹痛、寒战高热和黄疸**，称为**Charcot三联征**。①腹痛位于剑突下、右上腹，呈阵发性刀割样绞痛，向右后背部放射，伴有恶心呕吐；②剧烈腹痛后，体温可高达39～40℃，呈弛张热。

3. 治疗要点 首选方法为胆总管切开取石术、**T管引流胆汁、减压**。

（五）急性梗阻性化脓性胆管炎

1. 病因　胆道梗阻和细菌感染，其中以胆总管结石引起的胆道梗阻最为常见。

2. 临床表现　典型症状为Charcot三联征联合休克和中枢神经系统症状，称为Reynolds五联症。①腹痛，为突发剑突下或右上腹持续性疼痛，阵发性加重并向右肩胛下及腰背部放射。继而寒战高热、恶心呕吐、黄疸，再继续发展出现昏迷、休克等症状。②剑突下或右上腹不同程度压痛，可出现腹膜刺激征，肝大并有压痛、叩击痛。

3. 治疗要点　紧急手术解除胆道梗阻并减压。

（六）胆道蛔虫病

1. 临床表现　①**突发剑突下方钻顶样绞痛**，向左右肩部放射，疼痛时辗转呻吟、大汗，可伴有**恶心呕吐**或呕出蛔虫，平息后反复无规律发作。合并感染时可有寒战高热。②发作时仅有剑突下方深压痛体征。

2. 治疗要点　①非手术治疗：解痉镇痛、利胆驱虫、控制胆道感染、ERCP驱虫，口服驱虫药应于**清晨空腹或晚上临睡前服用**；②手术治疗：胆总管切开探查，T管引流术。

3. 辅助检查　①实验室检查可见血白细胞计数和嗜酸粒细胞比例升高；②B超可显示蛔虫体影，为首选办法；③**ERCP**可用于检查胆总管下端的蛔虫。

（七）胆道疾病的护理

1. 护理问题

（1）急性疼痛　与结石嵌顿致胆道梗阻、感染及Oddi括约肌痉挛有关。

（2）体温过高　与胆管结石梗阻导致急性胆管炎有关。

（3）营养失调：低于机体需要量　与疾病消耗、摄入不足及手术创伤等有关。

（4）潜在并发症：胆囊穿孔、出血、胆瘘等。

2. 护理措施

（1）术前护理：①病情观察，严密监测生命体征、意识情况，观察病人腹部体征变化，并做好记录。②缓解疼痛，嘱病人卧床休息，取舒适体位，必要时遵医嘱给予解痉镇痛药，如哌替啶50mg、阿托品0.5mg肌内注射，以缓解平滑肌痉挛，禁用吗啡。③控制感染，遵医嘱合理应用有效抗生素。④改善和维持营养状况，准备手术者禁食禁水，给予静脉补充液体，保证能量供应及维持水、电解质平衡。非手术治疗者，给予高蛋白、高维生素、高糖、低脂易消化饮食，不能进食者可给予肠内营养。⑤预防并发症。⑥给予病人心理支持。

（2）术后护理：①病情观察，严密监测生命体征，有无意识障碍出现；②保持伤口敷料清洁干燥，观察和记录有无胆汁渗出及出血情况；③黄疸程度、消退情况；④术后禁食禁水期间，给予静脉补充营养，维持水、电解质平衡；⑤T管引流护理。

3. T管引流的护理

（1）妥善固定：防止活动时牵拉造成管道脱出。

（2）加强巡视：保持引流通畅，防止打折、受压，观察并记录引流液的颜色、量和性状。正常成人每日分泌**胆汁800～1200ml，呈黄绿色**、清亮、无沉渣、有一定黏性。术后24小时内引流量300～500ml，恢复饮食后可增至每日800～1200ml，后逐渐减少至每日200ml左右。如过多则提示胆道下端有梗阻的可能；如浑浊则应考虑结石残留或胆管炎症未被控制。

（3）定时更换引流袋，注意无菌操作：引流袋悬挂不可高于伤口，以防胆汁逆流引起感染。

（4）拔管：无特殊情况可在术后10～14天考虑拔管，拔管前试行夹管1～2天；夹管期间注意观察病情，若无发热、腹痛、黄疸等症状，经T管做胆道造影后持续引流24小时以上。如胆道通畅无结石或其他病变，再次夹闭T管24～48小时，病人无不适可予以拔管。拔管后，残留窦道用凡士林纱布填塞，1～2天内可自行闭合。若胆道造影发现有结石残留，则需保留T管6周以上，再做处理。

（5）带管出院患者指导：妥善固定引流管，防止管路牵拉、受压；淋浴时可在引流管处覆盖塑料薄膜，以防感染；避免重体力劳动或过度活动；出现引流异常或管路脱出时，及时就诊。

十六、急性胰腺炎

【复习指南】本部分内容有一定难度，历年必考，应作为重点复习。急性胰腺炎的临床表现、治疗、辅助检查及护理措施应熟练掌握；病因、健康教育应掌握。

1. 病因　多种致病因素，胆道疾病包括胆道结石及胆道感染，过量饮酒、暴饮暴食，十二指肠反流、高脂血症、创伤及腹、盆腔的感染等，均可引起急性胰腺炎。其中胆道疾病和酗酒是最常见的病因。**急性胰腺炎的本质是自身消化性疾病**。

2. 临床表现

（1）症状：①腹痛，**突发上腹部或左上腹持续性、刀割样剧痛**，常向左肩或两侧腰背部放射，多发生在进食油腻食物或饱餐、饮酒后；②恶心呕吐，早期为反射性呕吐食物、胆汁，晚期呕吐物为粪便样；③高热，早期可发热至38℃左右，当胰腺坏死伴随感染时，出现高热情况，合并胆道感染时可有高热、寒战症状；④其他伴随症状，腹胀，发热，黄疸，水、电解质紊乱，常出现代谢性酸中毒，伴有血钾、血镁、**血钙降低**，严重者可出现休克。

（2）体征：重症者压痛明显，伴有肌紧张和反跳痛，移动性浊音阳性，肠鸣音减弱或消失；脐周皮肤出现蓝色改变，称为**Cullen征**。腰部、季肋部和下腹部皮肤出现大片青紫色瘀斑，称为**Grey－Turner征**。

3. 辅助检查　见表3－9。

（1）实验室检查：包括**血、尿淀粉酶**，血脂肪酶，血钙，血糖测定及白细胞计数，血气分析等，其中血、尿淀粉酶检测是主要的诊断手段。

表3－9　实验室检查值对比

项目	开始升高时间	达高峰时间	持续时间	正常值
血淀粉酶	发病6～12小时后	24小时	4～5天	40～180U/dl
尿淀粉酶	发病24小时后	48小时	1～2周	80～300U/dl
血脂肪酶	发病24小时后		5～7天	0.2mg%～1.5mg%

（2）影像学检查：腹部B超、CT、MRI等检查是急性胰腺炎重要的诊断方法。

4. 治疗要点　基础治疗措施为非手术治疗，包括：①清淡流食，忌食脂肪，严重者禁食禁水；肠外营养支持、胃肠减压。②解痉镇痛，慎用**吗啡**等镇痛药，因其可导致Oddi括约肌痉挛，加重病情，腹痛剧烈时可酌情使用阿托品或**哌替啶**肌内注射。③预防感染和休克、抑制胰酶分泌及抗胰酶治疗等。重者如合并肠穿孔、大出血或胰腺假性囊肿者，多器官功能障碍不能缓解者，以及经非手术治疗无效者应给予手术治疗。

5. 护理问题

（1）急性疼痛 与胰腺及其周围组织炎症、胆道梗阻有关。

（2）有体液不足的危险 与炎性渗出、出血、呕吐、禁食等有关。

（3）营养失调：低于机体需要量 与呕吐、禁食、胃肠减压和大量消耗有关。

（4）体温过高 与胰腺坏死、继发感染或并发胰腺脓肿有关。

（5）潜在并发症：出血、胰瘘、肠瘘、休克、感染、MODS 等。

6. 护理措施

（1）非手术治疗护理：禁食禁水期间给予肠内、外营养支持，维持水、电解质及酸碱平衡，给予抗胰酶药物；可以进食水后给予**低脂低蛋白流质饮食**；持续胃肠减压，以减少胃液分泌，进而减少胰液分泌，**减轻腹痛和腹胀**。**取弯腰屈膝侧卧位**，以缓解疼痛，疼痛剧烈时遵医嘱给予解痉镇痛药物。准确记录 24 小时出入量。高热患者给予物理降温措施，必要时遵医嘱给予降温药物。密切观察患者生命体征及神志变化，如发生休克立即建立静脉通路扩容补液治疗，并监测电解质的变化。

（2）术后护理：密切监测病情变化，监测生命体征，保持伤口敷料清洁干燥；术后留置引流管需妥善固定并保证其通畅性，分清每根引流管作用；积极抗感染、抗休克治疗及营养支持；监测血液及引流液化验值情况；预防并发症的出现，常见并发症有急性肾衰竭、术后大出血、胰瘘、肠瘘等。

7. 健康教育 向患者及家属介绍胰腺炎的诱因，治疗胆道感染，戒酒、预防感染；养成良好作息习惯，避免劳累和情绪激动，适当锻炼增强机体抵抗力；合理膳食，少食多餐，进食低脂饮食，避免油腻、辛辣食物，酗酒患者戒酒；控制血糖和血脂，定期复查。

十七、上消化道大出血

【复习指南】本部分内容有一定难度，历年必考，应作为重点复习。上消化道大出血的辅助检查、护理措施应熟练掌握；临床表现、病因及治疗要点应掌握。

1. 病因与发病机制

（1）病因：①上消化道疾病，如食管、胃、十二指肠疾病和损伤，以及空肠疾病。**消化道溃疡是上消化道出血最常见的病因**。②门静脉高压症引起的食管－胃底静脉曲张破裂或门静脉高压性胃病。③上消化道邻近器官或组织的疾病。④全身性疾病，如白血病等血液病、尿毒症、动脉粥样硬化等血管性疾病、风湿性疾病如系统性红斑狼疮等，各种原因引起的应激相关胃黏膜损伤及急性感染性疾病。

（2）发病机制：黏膜损伤、消化道血循环障碍、毛细血管通透性增加、出血凝血功能障碍等。

2. 临床表现

（1）**呕血与黑粪**：是上消化道出血的特征性表现。**上消化道出血 50 ～ 75ml 即可出现黑粪**。

（2）失血性休克：可出现头昏、心悸、乏力、出汗、口渴、晕厥等一系列组织缺血的表现。出血性休克早期体征有脉搏细速、脉压变小，血压正常或偏高，此时应特别注意血压波动。休克状态时，病人表现为面色苍白、口唇发绀、呼吸急促、皮肤湿冷、意识模糊、少尿等。

（3）贫血及血象变化：上消化道大量出血后，引起急性失血性贫血。同时出现白细胞计数、网织红细胞升高等血象，出血停止后逐渐降至正常。

（4）氮质血症：上消化道大量出血后，肠道中血液的蛋白质消化产物被吸收，引起血中尿素氮浓度增高，**称为肠性氮质血症**。出血导致周围循环衰竭，使肾血流量和肾小球滤过率减少，以致氮质潴留，出现肾前性氮质血症。休克造成急性肾衰竭则是肾性氮质血症。

（5）发热：大量出血后，病人多在24小时内出现发热，体温一般＜38.5℃，持续3～5天。

3. 辅助检查

（1）实验室检查：红细胞、白细胞和血小板计数，血红蛋白浓度，肝、肾功能，粪便隐血试验等，可反映有无活动性出血及估计失血量。

（2）**内镜检查**：是上消化道出血首选检查方法，可定位、定性诊断。急诊内镜检查应在出血后24小时内进行，可以直接观察病灶有无活动性出血，明确病因，同时进行止血治疗。在急诊胃镜检查前应先纠正休克，在病人生命体征平稳后进行。

（3）X线钡餐造影检查：主要适用于未能行内镜检查者，或内镜检查结果不明者。

（4）其他检查：放射性核素扫描或选择性动脉造影。

4. 治疗要点　积极抢救，迅速补充血容量，纠正水及电解质紊乱，预防和治疗失血性休克，给予止血治疗，寻找病因进行治疗。

（1）补充血容量：尽早输入浓缩红细胞或全血，等待输血前可先输入平衡液或葡萄糖盐水、右旋糖酐或其他血浆代用品，以尽快恢复和维持血容量及改善周围循环，防止继发脏器功能衰竭。

（2）止血：非曲张静脉上消化道大量出血的止血措施。①对因给予药物止血；②内镜下止血，包括激光光凝、高频电凝、微波、热探头止血，以及血管夹钳夹等方法；③介入治疗，少数不能进行内镜止血或手术治疗的严重大出血病人，可经选择性肠系膜动脉造影寻找出血的病灶，给予血管栓塞治疗；④手术止血。

（3）食管－胃底静脉曲张破裂出血的止血措施

①药物止血：血管加压素0.2U/min持续静脉滴注，同时用硝酸甘油静脉滴注或舌下含服，以减轻大剂量血管加压素的不良反应；生长抑素及其拟似物。

②三（四）腔二囊管压迫止血：效果好，但病人痛苦，不作为首选治疗方法，仅在药物治疗不能控制出血时暂时使用。

③内镜直视下止血：在出血基本控制，病情基本稳定后，进行急诊内镜检查和止血治疗。常用方法有硬化剂注射止血、食管曲张静脉套扎术、组织黏合剂注射法等，是目前治疗本病的重要止血手段。

④手术治疗：经内科治疗无效时，应考虑外科手术或经颈静脉肝内门－体静脉分流术。

5. 护理问题

（1）潜在并发症：血容量不足。

（2）活动无耐力　与失血性周围循环衰竭有关。

（3）恐惧　与生命或健康受到威胁有关。

（4）知识缺乏：缺乏有关引起上消化道出血的疾病及其防治的知识。

6. 护理措施

（1）休息与活动：少量出血者应卧床休息。大出血者绝对卧床休息，协助病人取舒适体位并定时变换体位，注意保暖，保证病人的休息和睡眠。病情稳定后，逐渐增加活动量。大出血时病人取平卧位并将下肢略抬高，以保证脑部供血。保持呼吸道通畅，呕吐时头偏向一侧，防止窒息或误吸，必要时用负压吸引器。吸氧。卧床患者加床档保护，避免坠床。

（2）配合抢救：立即选择大血管建立静脉通道。配合医生迅速、准确地实施输血、输液、各种止血治疗及用药等抢救措施，并观察治疗效果及不良反应。控制输液速度，避免引起急性肺水肿，对老年病人和心肺功能不全者尤应注意。肝病病人忌用吗啡、巴比妥类药物；避免输入库存血，诱发肝性脑病。准备好急救用品、药物。

（3）饮食护理：急性大出血伴有恶心、呕吐者应禁食。轻者且无呕吐者，可进温凉、清淡流质饮食。出血停止后改为营养丰富、易消化软食，少量多餐，逐步过渡到正常饮食。

（4）心理护理：经常巡视，观察病人心理变化，安抚并鼓励病人树立坚定信心。抢救工作应迅速有序，保持环境整洁，减少对病人的不良刺激。操作前进行解释目的。

（5）病情监测：①监测生命体征及神志变化，尤其注意心率、血压变化，肝硬化患者注意有无肝性脑病出现；②观察末梢循环情况；③准确记录出入量，留置尿管病人应保持尿量＞30ml/h；④观察呕吐物、粪便的性质、颜色及量；⑤定期查血监测血象变化及电解质、酸碱平衡情况。

十八、慢性便秘

【复习指南】本部分内容难度不大，历年常考。慢性便秘的临床表现、治疗要点、辅助检查及健康教育应掌握。

1. 临床表现　常见临床症状表现为排便次数减少、排便困难、排便不尽感，大便干结。少数病人会有食欲缺乏、腹胀、发作性下腹痛、排气多等胃肠症状。

2. 辅助检查

（1）粪便检查。

（2）直肠指检：观察有无肛裂、肛瘘、痔等，肠壁是否光滑，有无溃疡、肿物等。

（3）X线钡剂灌肠检查：对结肠、直肠肿瘤、结肠狭窄或痉挛、巨结肠等病变的诊断有较大帮助。

（4）X线腹部平片：腹部平片如发现多个阶梯状液平，则考虑为肠梗阻。

（5）结肠镜检查：对引起便秘的各种结肠病变的诊断有极大的帮助，结合活组织病理检查，可获得确诊。

3. 治疗要点

（1）积极治疗原发病。

（2）合理的膳食：多饮水、运动，建立良好的排便习惯。

（3）药物治疗：应用增加胃肠动力药物，适量使用轻度缓泻药。

（4）手术治疗：主要是结肠、直肠、肛管器质性病变所引起的便秘。

4. 健康教育　均衡饮食，多食用富含纤维的新鲜蔬菜、水果、谷物等，避免饮食过少、食品过于精细，减少食用辛辣、油炸、烟熏、腌制类等刺激肠道食物。多饮水，适当参加体育锻炼可促进排便。作息规律，建立良好的排便习惯，按时排便，有便意立即如厕不要拖延，如厕时避免玩手机、看报纸等分散注意力情况。情绪稳定，避免压力过大引起焦虑、情绪紧张造成排便困难。需要药物协助排便者应在医生的指导下使用泻药，避免长期滥用泻药。

十九、急腹症

【复习指南】本部分内容有一定难度，历年必考，应作为重点复习。急腹症的病因、临床表现、鉴别诊断及护理措施应熟练掌握；治疗、病因及健康教育应掌握。

1. 病因　感染、空腔脏器穿孔、腹部出血、梗阻、绞窄、血管病变、邻近器官的病变及妇科疾病等。

2. 临床表现

（1）典型症状：**腹痛**。

（2）其他症状：腹胀、呕吐、黄疸、尿路刺激征、排便改变。

3. 辅助检查

（1）腹腔穿刺：根据抽出液体性质、颜色、气味及涂片镜检结果来判断。

（2）腹腔灌洗：对腹腔穿刺无结果者可进行此项操作。

（3）影像学检查：X 线、B 超、CT、MRI 等检查。

4. 诊断和鉴别诊断　见表 3－10 和表 3－11。

表 3－10　内、外、妇科急腹症的特点

急腹症类型	表现	腹痛及压痛	腹膜刺激征	明确诊断
内科	先发热、呕吐，再腹痛	位置不固定，程度轻	无	查体、X 线、心电图等
外科	先腹痛，再发热等	位置固定，程度重	有	X 线、B 超、CT 等
妇产科	下腹部或盆腔内痛为主，常伴有白带异常、阴道出血、月经失调	突发局部剧痛	有	妇科检查

表 3－11　常见急腹症特点

病变类型	腹痛	腹膜刺激征	其他表现
炎症	由轻至重，呈持续性	有	体温升高、白细胞及中性粒细胞增高
穿孔	突发刀割样持续性剧痛	迅速出现，波及全腹	X 线检查可见膈下游离气体、移动性浊音、肠鸣音消失
出血		可有不同程度	腹腔穿刺抽出不凝血
梗阻	阵发性绞痛	初期多无	呕吐、黄疸、血尿、粪便改变
绞窄	持续性腹痛阵发性加重或持续剧痛	有	黏液血便、腹部局限性固定浊音

老年急腹症患者，腹痛较轻，体征不典型，体温和白细胞均无明显升高。

5. 治疗要点　积极明确诊断，一经确诊立即手术治疗，未明确者积极对症处理，抗感染、抗休克、纠正液体失衡治疗，不轻易使用镇痛药，以免影响诊断及病情观察。

6. 护理措施　密切观察病情，包括监测生命体征及腹部症状体征（如腹痛部位、程度、范围、性质、有无牵涉痛），其他伴随症状（如发热、呕吐、腹胀等），了解各项实验室检查及检查结果。一般予以半卧位，大出血休克者予以中凹卧位。禁食禁水、胃肠减压、静脉补液治疗。诊断未明者严格执行四禁，即禁食、禁用**吗啡、哌替啶**等镇痛药、禁止灌肠、禁服泻药，以免掩盖及加重病情，延误治疗。安慰关怀患者。

第四章　呼吸系统疾病

一、呼吸系统解剖生理

【复习指南】本部分内容难度不大，历年必考，应作为重点复习。呼吸系统的结构和生理功能应熟练掌握；小儿呼吸系统解剖生理特点应熟练掌握。

1. 呼吸系统的结构和生理功能　呼吸系统主要由呼吸道和肺组成。

（1）呼吸道：上、下呼吸道的分界线为**环状软骨**。上呼吸道由鼻、咽、喉组成。经过鼻的加温、湿化及净化作用，使吸入的空气顺利进入肺部并进行气体交换，防止气管黏膜受到干冷空气刺激，而发生肺部感染。呼吸道、消化道的共同通路是咽，它位于鼻腔、口腔后方，分3部分：鼻咽部、口咽部、喉咽部。吞咽时，咽部肌肉收缩，推动食团进入食管，同时会厌封闭喉口，防止食物及分泌物等进入呼吸道。喉主要由各种喉软骨和喉肌组成，甲状软骨和环状软骨之间以**环甲膜**连接（喉梗阻时**穿刺**的部位），此外，喉还具有发音功能。下呼吸道是气体的传导通道，主要由气管、支气管组成。气管起自环状软骨下缘，下行至胸骨角平面（约**气管隆凸**处）分为左主支气管、右主支气管，在肺门处分为肺叶支气管，进入肺叶，继续向下分支为各级支气管直至肺泡囊。经气管坠入的异物及气管插管过深易误入右主支气管，原因是与左主支气管相比，右主支气管走行相对较直，管径粗且长度较短。肺部炎症时，小气道（指吸气状态下直径小于2mm的细支气管）较大气道更易发生管腔闭塞和通气障碍，与小气道管腔细且无软骨支撑有关。气体在气道内流动的特点：气道总横截面积越大，气体流速越小，两者成反比。纤毛运载系统和咳嗽反射是下呼吸道重要防御机制。

（2）肺：主要由肺实质（支气管树和肺泡）和肺间质（血管、淋巴管、淋巴结、神经等）组成。肺泡孔是相邻肺泡进行气体交换的通道，肺泡是气体交换的场所。肺泡上皮细胞有两型：Ⅰ型细胞（参与构成肺泡－毛细血管膜）；**Ⅱ型细胞**（分泌表面活性物质，降低肺泡表面张力，降低吸气阻力）。淋巴细胞、淋巴组织、肺泡巨噬细胞等具有防御作用，清除有害物质入侵。

（3）胸膜腔：脏层胸膜和壁层胸膜组成的密闭的腔隙，腔隙内有少量浆液润滑。壁层胸膜有病变引起胸痛。胸内压是指胸膜腔内的**负压**，其作用是使肺维持扩张状态，促进血液、淋巴液回流。

（4）肺的双重血液供应：包括肺循环和支气管循环。肺循环特点为血流**阻力小**、肺动脉**压力低、血容量多**，作用为进行气体交换。缺氧时可形成肺动脉高压。支气管循环由支气管动静脉组成，作用为营养各级支气管及肺。

（5）评价肺呼吸功能常用指标

①肺通气（肺与外环境间的气体交换）：潮气量（Vt）为每次呼吸时吸入或呼出的气体量。正常成人潮气量400～500ml。每分通气量（MV或V_E）为每分钟吸入或呼出的气体总量。最大通气量为以最快速度和尽可能深的幅度进行呼吸时测得的每分通气量，反映机体通气储备能力。肺泡通气量（V_A）为每分钟吸入肺泡的新鲜空气量，即有效通气量。

②肺换气（肺泡与血液之间的气体交换）：通过呼吸膜以弥散方式进行，呼吸膜两侧气体分压差、气体分子量、通气/血流比值、呼吸膜面积与厚度等均可影响气体弥散速率。影响肺泡内氧气与血红蛋白结合的最重要因素是**肺泡内氧浓度**。换气功能障碍常导致低氧血症。

(6) 呼吸的调节：通过**呼吸中枢**产生基本呼吸节律、调整吸气及呼气的转换等。呼吸的反射性调节包括**神经反射调节、化学反射调节**。前者主要有肺牵张反射、呼吸肌本体反射等。后者主要是指动脉血、组织液、脑脊液中O_2、CO_2和H^+通过化学感受器对呼吸运动的调节。在正常情况下，呼吸中枢发出呼吸冲动，依赖于血液中碳酸氢根变化。缺氧可刺激外周化学感受器，使呼吸加深加快。H^+浓度增高，刺激外周化学感受器，使呼吸加深加快，反之呼吸运动受抑制。

2. 小儿呼吸系统解剖生理特点

(1) 婴幼儿鼻腔及咽喉部较成人狭窄、血管及淋巴组织丰富、黏膜柔嫩，鼻前庭无鼻毛、喉部软骨发育不完善，故易发生感染、导致鼻塞、呼吸困难、咽喉部肿胀、梗阻、窒息等。气管和支气管管腔狭窄，弹力组织缺乏，气管黏膜纤毛运动差、咳嗽反射能力弱、气道防止及清除异物的能力弱，易发炎症、阻塞。肺组织发育不完善，易发生感染导致肺炎、肺不张等。胸廓短，呈桶状，膈肌位置较高，呼吸肌发育不完善，肺的扩张受限，易导致缺氧、发绀。呼吸道的免疫功能较差，肺泡吞噬细胞功能不足，呼吸道黏膜各类免疫因子数量少或活性不足，如SIgA、溶菌酶、干扰素等，易导致呼吸系统感染。

(2) 儿童呼吸系统发育不完善，呼吸运动较弱，但代谢旺盛，需氧量高，机体为适应代谢的需要，需以呼吸频率增快补偿，故儿童年龄越小，呼吸频率越快。婴幼儿时期呼吸肌发育不全，呼吸时胸廓活动范围小，主要靠膈上下运动，故多呈腹式呼吸，吸气时膈下降，以利肺膨胀。随着年龄增长，出现胸式呼吸。每分通气量、潮气量、气体弥散量较成年人小，气道管腔小、阻力大，呼吸功能储备能力低，当患呼吸道疾病时，易发生**呼吸衰竭**。

二、呼吸系统常见症状及护理

【复习指南】本部分内容难度不大，历年必考，应作为重点复习。咳嗽、咳痰的临床表现、护理措施、咯血的临床表现应熟练掌握；咯血的病因、护理措施应掌握。

(一) 咳嗽与咳痰

1. 临床表现

(1) 咳嗽：其本质是一种**保护性反射活动**，通过咳嗽将口咽部及气道内的分泌物、异物排出体外。呼吸道的感受器受到刺激，传入咳嗽中枢，引起运动神经所支配肌肉的运动，表现为深吸气、声门关闭、肺内压升高、突然开放声门，使肺内空气喷射而出，产生咳嗽。咳嗽反射减弱或消失，痰液、分泌物等积聚于气管、支气管、肺部，导致肺部感染。频繁、剧烈的咳嗽影响工作与休息则为病理状态。剧烈咳嗽可导致呼吸道出血、咳嗽性晕厥、诱发自发性气胸、老年人肋骨骨折等。根据痰液量多少分为干咳（无痰、少痰）、湿咳（有痰）。干咳可见于：异物、急性支气管炎初期（突发干咳）；慢性肺间质病变（持续性干咳）；支气管肿瘤、气道异物等。湿性咳嗽可见于：肺脓肿、支气管扩张等。某些疾病咳嗽常具有特征性：持续性、高调金属音咳嗽或刺激性呛咳多见于支气管肺癌；犬吠样咳嗽见于百日咳、会厌或喉部疾病；嘶哑性咳嗽可见于喉癌、喉结核。

(2) 咳痰：气道炎症时，黏液分泌增多、毛细血管壁通透性增加，各种渗出物与某些组织坏死物等形成痰液，通过纤毛摆动、支气管平滑肌收缩将其推向喉头，经咳嗽排出。黏液性痰见于慢性支气管炎、支气管哮喘；脓性痰多提示有感染；浆液性痰多见于肺水肿；血痰见于呼吸道黏膜受损。**铁锈色痰**见于肺炎链球菌肺炎；**黄色脓痰**多见于金黄色葡萄球菌感染肺炎；巧克力色痰可见于阿米巴肺脓肿；红色、红褐色痰可见于肺梗死；黄绿色痰见于铜绿假单胞菌感染；**砖红色胶冻样痰**见于克雷伯菌肺炎；**粉红色泡沫痰**提示急性肺水肿；痰液恶臭提示厌氧菌感染；痰液白色黏稠、拉丝提示真菌感染。大量痰是指**24小时痰量超过100ml**。支气管扩张、肺脓肿时痰量可增多，痰液静止后上层为泡沫、下层为坏死组织。

2. 护理措施

（1）一般护理

①休息与活动：治疗、检查与护理等操作尽量集中进行，避开病人的睡眠和进餐时间，以确保病人得到充分的休息。保持室内空气新鲜、环境整洁、定时通风，室温维持在18～20℃，湿度在50%～60%为宜，同时注意保暖，避免受凉，适当限制探视。以防止因空气过于干燥，降低气管纤毛运动的功能，而导致排痰不畅。

②取舒适卧位：可取坐位或半坐位，利于排痰及减轻咳嗽、改善呼吸。对于意识障碍病人，如病情允许可取半卧位，增加肺通气量；或患侧卧位，以预防或减少分泌物吸入肺内。

③饮食护理：补充足够的热量、蛋白质、维生素。避免辛辣刺激、油炸食物。保证每天饮水量1.5～2L，有心、肾功能障碍者根据病情适当补充水分，以保持呼吸道黏膜湿润，利于排痰。

（2）病情观察：观察咳嗽的性质、急缓、持续时间，痰液的颜色、量、性质并记录。有无发热、胸痛、呼吸困难等伴随症状并记录。

（3）促进排痰的方法

①清醒能配合的患者，指导其进行有效咳嗽。病情允许情况下，增加活动量，使痰液松动。变换体位，使痰液进入大气道便于咳出。方法：取坐位、半卧位、双腿屈膝或俯卧屈膝位，腹式呼吸5～6次，深吸气后屏气3秒，上身前倾，腹肌用力，收缩膈肌，从胸腔进行2～3次短促有力的咳嗽排出痰液。胸部有伤口者咳嗽时双手轻压伤口两侧；胸痛者可遵医嘱给予镇痛药后再进行有效咳嗽。

②长期卧床、无力排痰者，可进行胸部叩击排痰，即用手叩打胸背部，借助产生的振动使黏附于气道内的分泌物脱落，通过咳嗽排出体外。方法：肺部听诊，确定痰液位置。协助取侧卧位或坐位，双手手指并拢弯曲，手掌中空，手背隆起，以手腕力量带动双手迅速而有节律地叩击胸壁（从肺底**自下而上，由外向内**），鼓励患者咳嗽并观察患者有无不适。频率**120～180次/分**，每次**5～15分钟**。叩击后观察患者排痰情况、听诊痰鸣音有无减轻。叩击的禁忌证：未经引流的气胸、肋骨骨折、咯血、低血压病人。叩击时避开心脏、骨突、乳房等部位。宜于**餐后2小时或餐前30分钟**进行，预防发生呕吐。

③支气管扩张、肺脓肿病人痰液多排出不畅时，可采用体位引流，即将患者置于特殊体位，使分泌物借助重力作用流入大气道并咳出体外。注意事项：引流体位一般为患侧肺位于高位，引流的支气管开口向下；宜**空腹**时进行。引流时观察患者有无不适。面色苍白、血压下降等应停止引流、引流量多时防止窒息、引流量小于30ml可停止引流。

④痰液黏稠不易咳出者、气管切开者可采用气道湿化或雾化。即将水或药液以水蒸气或气溶胶形式吸入呼吸道以湿润气道黏膜、稀释痰液、发挥治疗作用。注意事项：超声雾化温度要适宜，35～37℃为宜；湿化时间10～20分钟；氧气驱动雾化吸入要将氧流量调至6～8L/min。治疗后及时翻身拍背，防止分泌物湿化膨胀后阻塞气道；严格无菌操作、防止呼吸道交叉感染；治疗过程中观察病人有无缺氧症状。

⑤不能有效咳嗽、排痰者可采用机械吸痰法。包括经口、经鼻、经气管插管或气管切开

吸痰法。注意事项：严格无菌操作，每次吸痰应更换吸痰管；为避免吸痰引起低氧血症，吸痰前后提高吸入氧浓度、每次吸痰不超过15秒、两次吸痰间隔大于3分钟；动作轻柔，防止损伤呼吸道黏膜。

（4）用药护理：严格遵医嘱给药，观察药物疗效及不良反应。特殊用药向病人解释说明用药注意事项。

（二）咯血

咯血是指喉部以下呼吸道（气管、支气管）及肺组织的出血经咳嗽从口腔排出。

1. 病因　呼吸系统疾病、循环系统疾病、全身性疾病及其他系统疾病均可引起咯血。如肺结核、支气管扩张、支气管肺癌，也可见于二尖瓣狭窄、白血病及某些急性传染病等。

2. 临床表现

（1）咯血量的判断：痰中带血、少量咯血（每日咯血量小于100ml）、中等量咯血（每日咯血量100～500ml）、大量咯血（每日咯血量大于500ml或一次咯血大于300ml）。病变可使毛细血管通透性增高、血液渗出，可出现痰中带血，常见于支气管肺癌（持续性或间断性）；病变导致小血管壁破溃，可造成中等量咯血；病变导致动静脉瘘、曲张静脉破裂，可导致大量咯血，常见于支气管扩张、空洞型肺结核。

（2）咯血的颜色：多为鲜红色，常见于肺结核及支气管扩张所致咯血；暗红色多见于二尖瓣狭窄所致咯血；粉红色泡沫痰多见于左心衰竭所致咯血；暗红色黏稠血痰多见于肺梗死所致咯血。

（3）并发症：**失血性休克、肺不张、肺部感染、窒息**。未能及时排出积血导致**窒息**是咯血致死的常见原因，可见于机体无力排出积血、使用镇静药或镇咳药致咳嗽反射受抑制、气道狭窄导致引流不畅、情绪紧张导致支气管痉挛。表现为大咯血病人咯血量突然减少或停止，表情惊恐、面色灰暗伴胸闷、呼吸困难、喉部有痰鸣音、出冷汗、端坐呼吸、而后出现呼吸音减弱或消失、呼吸心搏骤停。

3. 护理措施

（1）一般护理：卧床休息，头偏向一侧或取侧卧位，防止误吸。指导病人咯出积血。减少不必要的搬动，以防止出血加重。监测血压、心率、呼吸、体温、意识、皮肤颜色及温度，呕吐物的颜色、性质、量等。准确记录出入量。小量咯血可进少量温凉、富含纤维素饮食，补充足够水分，保持大便通畅。大咯血时**禁食**。

（2）用药护理：观察止血药的疗效及不良反应。常用药如垂体后叶素、酚妥拉明、维生素K、山莨菪碱等。对于精神极度紧张者，遵医嘱给予小量镇静药（如地西泮）。剧烈咳嗽者，遵医嘱给予止咳药，要注意老年体弱者慎用。

（3）需手术止血者，做好术前准备。

（4）心理护理：安慰、陪伴病人。及时清除血迹。行纤维支气管镜、支气管动脉栓塞术等特殊检查及治疗前，告知病人治疗的目的、配合方法、注意事项，消除紧张情绪。

咯血与呕血的鉴别见表4－1。

表4－1　咯血与呕血的鉴别

鉴别项目	咯血	呕血
病史	肺结核、支气管扩张、支气管肺癌	消化性溃疡、肝硬化、胃癌
出血途径	经气管咯出	经食管呕出
前驱症状	咳嗽、胸闷、喉痒	恶心、呕吐、上腹部不适

续表

鉴别项目	咯血	呕血
出血性状	多鲜红色，混有泡沫或痰，呈碱性	咖啡色、鲜红色，常有食物残渣、坏死组织、呈酸性
出血后症状	血痰，可有黑粪	无血痰，可有黑粪

三、小儿急性上呼吸道感染

【复习指南】本部分内容难度不大，历年必考，应作为重点复习。小儿急性上呼吸道感染的病因、护理措施应熟练掌握；临床表现、辅助检查、治疗原则应掌握。

急性上呼吸道感染简称上感，是病原体引起鼻、咽、喉部急性炎症的总称，是小儿最常见的疾病，包括急性鼻咽炎、急性扁桃体炎、急性喉炎等。免疫力低下者易感。该病全年均可发生，以冬春季为多，多散发。主要通过喷嚏和病毒飞沫经空气传播，也可经污染的手接触传播。

1. 病因　病原体主要为**病毒**，包括鼻病毒、呼吸道合胞病毒、柯萨奇病毒等。在病毒感染基础上，可继发细菌感染，主要为溶血性链球菌、肺炎球菌等。也可见于支原体感染。

2. 临床表现

（1）一般表现：发热甚至惊厥、头痛、鼻塞、流涕、干咳、腹泻等，婴幼儿可出现张口呼吸、拒乳、流涎、呕吐等。部分患儿因肠痉挛导致脐周阵发性疼痛。肺部听诊一般正常。年长儿可出现扁桃体炎，体检可见咽部充血，扁桃体红肿，颌下淋巴结有压痛、肿大。

（2）特殊表现

①疱疹性咽峡炎：多见于柯萨奇A组病毒感染。典型症状为咽部充血，口腔黏膜可见灰白色疱疹，多发生于咽腭弓、软腭、悬雍垂，疱疹直径为2～4mm，周围有红晕，后期疱疹破溃形成溃疡。病程约1周。

②咽-结合膜热：多见于腺病毒感染。特征性表现为发热、咽炎、结膜炎。体检可见咽部充血、眼睛发红（多为单侧，且分泌物少），可出现颈部、耳后淋巴结肿大，也可伴有消化系统症状如腹泻、呕吐等。病程为1～2周。

③咽-扁桃体炎：多见于溶血性链球菌感染。特征性表现为**咽痛明显**。扁桃体表面可见脓性分泌物，并伴有颌下淋巴结肿大及压痛。扁桃体明显充血、肿大时可导致呼吸困难、吞咽困难。

（3）并发症：肺炎是婴幼儿期最严重的并发症（可在背部两肺下方脊柱两旁听诊）。还可并发鼻窦炎、气管-支气管炎、链球菌感染后可继发心肌炎、急性肾炎等。

3. 辅助检查　病毒感染者白细胞计数正常或偏低；细菌感染白细胞计数可增高，中性粒细胞增多。链球菌感染者ASO效价可增高。

4. 治疗原则　病毒性上呼吸道感染是自限性疾病，以对症治疗、支持治疗为主。①休息、补充营养和水分，做好呼吸道隔离防止交叉感染。②病毒感染者给予利巴韦林等抗病毒药。继发细菌感染可选用抗生素，常选用青霉素、头孢菌素、大环内酯类抗生素等。使用磺胺类药物时，嘱病人多饮水，以降低其毒性，目前已很少用。③对症治疗。高热者给予物理或药物降温，发生惊厥者给予药物镇静、控制惊厥、预防再发。④预防并发症。

5. 护理措施

（1）一般护理：保持室内温、湿度适宜，空气清新。注意休息，做好呼吸道隔离。给予富含营养、清淡、易消化的饮食，鼓励多饮水。呼吸困难者，应少食多餐。婴幼儿喂养时必须取头高位或抱起喂养，喂食速度放缓，防止发生呛咳。无力吸吮者用滴管或小勺喂食。经口或经静脉补充发热消耗的水分。

（2）促进舒适：饭后漱口、清除鼻咽部分泌物以保持口腔、鼻腔清洁及呼吸道通畅。鼻塞影响哺乳时，可于哺乳前15分钟使用0.5%麻黄碱滴鼻。为避免发生中耳炎，嘱患儿勿用力擤鼻。为减轻分泌物对口唇、鼻周皮肤的刺激，可局部涂抹油类避免干燥。

（3）病情观察：监测体温、脉搏、呼吸等变化。发热者**每4小时**测体温1次；高热惊厥者**每1～2小时**测量1次。发现惊厥发生的前兆如烦躁、兴奋时，立即报告医生。观察口腔黏膜有无疱疹、咽部有无充血、水肿及有无神经系统症状，疑有咽喉壁脓肿时，防止脓肿破溃引起窒息。

（4）对症处理：体温超过38.5℃，遵医嘱给予物理降温（头部冷敷、枕冰袋或在颈部及腹股沟处放置冰袋、温水浴等）或药物降温。发热时，衣被不宜过厚，否则不利于散热。降温后及时补充水分，防止大量出汗引起脱水。保持皮肤清洁，温水擦浴并更换汗湿被服。

（5）健康指导：保持室内通风良好、空气清新；提倡母乳喂养、营养均衡；加强锻炼，提高机体抵抗力；上感高发季节避免到人群密集的场所；可用食醋熏蒸法消毒居室空气；早期隔离患病儿童，防止交叉感染；气温骤变时，及时增减衣物。

四、急性感染性喉炎

【复习指南】本部分内容难度不大，历年必考，应作为重点复习。急性感染性喉炎的治疗要点应熟练掌握；病因、临床表现、护理措施应掌握。

1. 病因　急性感染性喉炎是喉部黏膜的急性弥漫性炎症。多发生于冬春季，6个月至3岁小儿多见。主要由**病毒感染**引起，可继发细菌感染，常并发于上呼吸道感染或其他急性传染病。小儿急性喉炎病情变化快、严重影响呼吸。小儿喉腔较窄小，喉黏膜松弛，喉部软骨发育不完善，支撑作用弱，喉黏膜血管及淋巴组织丰富，炎症时易发生充血、水肿，导致喉梗阻、窒息。

2. 临床表现

（1）急性起病，**夜间症状较白天重**，出现不同程度的发热、声音嘶哑、**犬吠样咳嗽**、喉部疼痛、**吸气性呼吸困难**，严重时出现三凹征，治疗不及时，可因呼吸衰竭而死亡。体检可见咽部充血、喉镜可见声门下黏膜水肿、分泌物。

（2）根据呼吸困难严重程度，喉梗阻分4度。①Ⅰ度，安静时无症状，活动后出现喉鸣及吸气性呼吸困难。②Ⅱ度，安静时出现吸气性呼吸困难及喉鸣，肺部听诊闻及喉传导音或支气管呼吸音，心率稍快，＜140次/分。③Ⅲ度，喉鸣、呼吸困难，伴有烦躁、发绀，肺部听诊呼吸音明显减弱，心率140～160次/分。可见三凹征，存在低氧血症和二氧化碳潴留。④Ⅳ度，严重呼吸困难、面色苍白或发绀、昏睡、昏迷、抽搐，全身衰竭，听诊呼吸音几乎消失，心音低钝、心律失常，血压下降，三凹征可不明显。

3. 治疗原则　根据呼吸困难严重程度及病因，积极治疗。解除喉梗阻是治疗的关键。①保持呼吸道通畅。②控制感染，常选用青霉素、头孢类抗生素。③应用**糖皮质激素**，具有抗炎、抑制变态反应，可以减轻喉头水肿。常用药物如地塞米松。④喉梗阻严重者气管切开。

4. 护理措施　①保持呼吸道通畅：取半坐位，吸氧。保持室内适宜的温、湿度，减少对喉部的刺激。喉头水肿时可用布地奈德雾化吸入，改善通气。②观察病情。有无烦躁不安、吸气性呼吸困难、喉鸣音、发绀等表现，一旦发现患者有窒息的表现，立即进行抢救，包括吸氧、吸痰、气管插管或气管切开、心电监护、雾化等，不需要喉镜。③监测体温每 4 小时 1 次，超过 38.5℃可给予物理降温。烦躁不安者可遵医嘱使用镇静药。**禁用吗啡类、氯丙嗪类药物**，避免加重呼吸道阻塞。④护理操作集中进行，减少刺激，使患儿保持安静。⑤补充足够水分和营养。避免呛咳。⑥健康教育。增强体质、注意气候变化，防止上呼吸道感染。感冒流行期间，减少外出。

五、急性支气管炎

【复习指南】本部分内容有一定难度，历年必考，应作为重点复习。急性支气管炎的治疗要点、护理措施应熟练掌握；病因、临床表现、辅助检查、护理问题、健康教育应掌握。

急性支气管炎是指因致病因子刺激气管－支气管黏膜引起的急性炎症性疾病。起病急，一般无慢性肺部基础疾病。年老体弱者多见。无流行趋势。小儿支气管炎婴幼儿发病率较高，常继发于上呼吸道感染，也可是麻疹、百日咳等急性传染病的一种表现。

1. 病因

（1）微生物：**病毒和细菌感染**是最常见的病因，肺炎衣原体、肺炎支原体感染近年来呈上升趋势。感染方式为病毒或细菌直接感染机体、病毒感染后继发细菌感染、急性上呼吸道感染迁延至此。

（2）其他：理化因素（如粉尘、刺激性气体、过冷的空气、烟雾）及过敏原（如花粉、有机粉尘、真菌孢子寄生虫等）。

2. 临床表现

（1）常先有上呼吸道感染症状：急性起病、鼻塞、流涕、咽痛、声音嘶哑。炎症累及气管、支气管黏膜，主要表现为**咳嗽、咳痰**。初为刺激性干咳，可伴有胸骨后疼痛、胸闷、气促。之后痰量增多、呈黏液脓性痰，偶见痰中带血。全身症状一般较轻，可有乏力、发热、咳嗽、咳痰。成人多为中、低度发热，多 3～5 日恢复。咳嗽、咳痰常 2～3 周后缓解或迁延不愈，发展为慢性支气管炎。婴幼儿发热体温多在 38.5℃左右，体温高低不一，伴有食欲缺乏、拒奶、呕吐、腹泻等，症状较重。可无明显体征。也可闻及肺部呼吸音粗、哮鸣音、散在干、湿啰音，位置不固定。咳嗽后减少或消失。

（2）喘息性支气管炎：是婴幼儿发生的一种特殊类型的支气管炎，又称哮喘性支气管炎。以**反复发作的咳嗽和呼气性喘息**为突出表现。多见于 3 岁以下儿童，常有湿疹或其他过敏史。多继发于上呼吸道感染，早晚病情较重，哭闹、活动后加重。肺部叩诊呈鼓音，听诊多闻及哮鸣音及少量粗湿啰音。病情多不重，肺实质较少受累。可反复发作。预后多良好，3～4 岁后发作次数逐渐减少，部分可发展为支气管哮喘。

（3）并发症：如阻塞性肺气肿、支气管肺炎、支气管扩张。

3. 辅助检查　病毒感染时，白细胞计数可正常或偏低；细菌感染时，白细胞、中性粒细胞计数增高。X 线肺纹理增粗或正常，偶见肺门阴影增厚。

4. 治疗要点

（1）一般治疗：休息、注意保暖、补充水分和热量，避免过度劳累和受凉。避免吸入刺激性气体及花粉等过敏原。

（2）抗感染治疗：口服药物为主，必要时静脉给药。细菌感染时，一般选用青霉素、头孢类药物。肺炎支原体或衣原体感染时，首选大环内酯类。

（3）对症治疗：①止咳、化痰。常用止咳药有喷托维林、右美沙芬。常用化痰药有氨溴索、溴己新。剧烈咳嗽影响休息者，可适量服用镇咳药，但不能长期服用。咳嗽有痰者，**不宜使用可待因等强力镇咳药**，以免抑制咳嗽反射，影响排痰。患儿痰液黏稠，不易咳出，应选择**超声雾化吸入**，不仅可以稀释痰液，方便痰液咳出，还具有治疗疾病的作用。②部分患者气道反应性高，导致支气管痉挛、喘息，可应用β受体激动药，如沙丁胺醇气雾剂。③发热、头痛、全身酸痛者，可给予解热镇痛药。

5. 护理问题

（1）体温过高　与感染有关。

（2）清理呼吸道无效　与分泌物增多及黏稠、不易咳出有关。

（3）舒适的改变　与频繁咳嗽影响休息有关。

6. 护理措施

（1）一般护理：①减少活动，注意休息。②保持室内空气新鲜和适宜的温、湿度（室温18～20℃；湿度50%～60%），避免对流风，减少对支气管黏膜的刺激。注意保暖，防止受凉。避免吸入粉尘、刺激性气体。③给予高热量、高维生素、清淡易消化饮食，避免辛辣刺激及油炸食物。病情允许时，鼓励多饮水，保持呼吸道黏膜湿润，稀释痰液，利于排痰。④高热患者，及时更换汗湿被服，保持口腔清洁。

（2）病情观察：观察咳嗽、咳痰情况，记录痰液的颜色、量、性质。观察有无胸部不适、胸闷、憋喘等症状，必要时吸氧。监测体温变化。高热时，首先采取物理方法逐渐降温，防止惊厥。小儿患者应注意观察有无肌肉强直或阵发性抽搐、意识丧失、头后仰、眼球固定上翻、牙关紧闭、发绀等高热惊厥的表现。

（3）用药护理：遵医嘱使用药物退热、化痰、平喘、抗感染等治疗。观察药物疗效及有无不良反应。特殊药物向患者说明用药方法及注意事项。

（4）指导患者掌握有效咳嗽及排痰的方法：小儿患者应经常变化体位、拍背，卧位时头胸部抬高，保持呼吸道通畅，利于排痰。痰液黏稠不易咳出时，可采用超声雾化或氧气雾化稀释痰液，指导掌握雾化吸入的正确方法。痰液排出不畅、影响呼吸时，可采用机械排痰。

7. 健康教育　避免劳累、受凉等诱发因素。预防上呼吸道感染。锻炼身体、加强营养、增强体质。感冒流行季节，远离患病人群。小儿按时进行预防接种，预防麻疹、百日咳等急性传染病。及时治疗，避免演变为慢性支气管炎。

六、肺炎

【复习指南】本部分内容有一定难度，历年必考，应作为重点复习。成人肺炎链球菌肺炎的病因、临床表现、治疗要点、护理措施及小儿支气管肺炎的临床表现、治疗要点、护理措施熟练掌握；成人肺炎链球菌肺炎的辅助检查、护理问题、健康教育及小儿支气管肺炎的病因、辅助检查、护理问题、毛细支气管炎的病因及发病机制、临床表现、辅助检查、治疗要点、预后应掌握。

（一）成人链球菌肺炎

1. 病因　当各种原因导致呼吸道防御功能降低、全身免疫力低下时，肺炎链球菌（上呼吸道的正常菌群）移行至下呼吸道侵入肺泡并蔓延至邻近组织、肺段或肺叶。病变由外周向中央蔓延，故肺叶间分界清楚。累及胸膜可导致渗出性胸膜炎。典型病理分期为**充血期、**

红色肝样变期、灰色肝样变期、消散期。导致呼吸道防御功能降低、全身免疫力低下的常见诱因有：**上呼吸道感染、淋雨、受凉、醉酒、疲劳、长期卧床，**有**慢性阻塞性肺疾病史**的患者在气候变化的季节里，是重点关注的人群。

2. 临床表现 以**高热、寒战、咳嗽、血痰、胸痛**为特征。

（1）症状：发病前多数有上呼吸道感染的前驱症状，如咽痛、鼻塞、流涕。突起高热、寒战、全身肌肉酸痛。多呈稽留热，短时间内升至39～40℃，下午、傍晚体温最高。起病5～10天后，体温可自行骤降或逐渐消退；使用有效抗菌药物者可于1～3天内恢复正常。咳嗽（初期为刺激性干咳）、咳痰（初期为少量黏痰），痰液呈**铁锈色**，原因为肺泡腔内的红细胞被巨噬细胞吞噬后，释放出含铁血黄素随痰液排出，使痰液呈现铁锈色。胸膜炎时，可出现患侧胸痛，呼吸或咳嗽时加重，可放射至肩部或腹部。部分患者可伴有恶心、呕吐、腹痛或腹泻等急腹症表现。重症患者可出现呼吸困难、腹胀及精神神经症状，如烦躁不安、神志模糊、昏迷等。

（2）体征：鼻唇部疱疹。早期肺部体征不明显或仅有叩诊轻微浊音、呼吸音减弱。病变累及肺实质时，典型体征为触觉语颤增强，胸部叩诊呈浊音，听诊可闻及管状呼吸音、固定的支气管呼吸音。病变可导致肺通气和肺换气功能障碍，出现低氧血症，表现为发绀。病变累及膈胸膜，可出现上腹部压痛。有败血症者，皮肤、黏膜可有出血点。也可出现其他表现有心率增快、心律失常等表现。区别轻症和重症肺炎的关键点在于除呼吸系统症状外有无其他系统受累的表现；区别支气管炎和支气管肺炎的关键点在于肺部有无固定啰音。

（3）并发症：感染性休克、腹膜炎、肺脓肿、脓胸、胸膜炎、脑膜炎、心包炎等。感染严重时可并发感染性休克，多见于老年体弱者，表现为高热或体温不升及休克表现，而呼吸系统症状并不明显。肺内感染并发腹膜炎时，腹腔脓液最可能检出**金黄色葡萄球菌**。

3. 辅助检查

（1）血常规检查：白细胞总数和中性粒细胞增高，可见核左移，胞浆出现中毒颗粒。免疫功能低下、休克型肺炎、年老体弱、酗酒者仅有中性粒细胞的比例增高，白细胞计数一般不增高。

（2）病原学检查：最常用的方法为痰涂片及痰培养，可经口咳出采集，也可经人工气道或经纤维支气管镜使用防污染样本毛刷获取。宜在抗生素使用前进行。痰涂片检查镜下见革兰染色阳性、带荚膜的链球菌可初步确定病原菌。于清晨漱口后，咳出深部脓性痰液做痰培养，24～48小时可确诊病原体。合并菌血症者，做血培养。合并胸腔积液者可抽取积液进行培养。

（3）胸部X线检查：呈多样性。早期可仅有肺纹理增粗，片状分布的模糊状阴影，透明度略低。随疾病进展炎症累及肺段则表现为片状或三角状致密影；累及整个肺叶呈以叶间裂为界的大片致密阴影。有时致密影内可见透亮支气管影，即支气管充气征。胸腔积液时可见肋膈角变钝。消散期时部分片状区域吸收快而出现"假空洞征"。一般起病3～4周后才完全消散。

4. 治疗要点

（1）抗感染治疗：是肺炎治疗的关键环节。抗生素治疗宜尽早开始。**首选青霉素G**，轻者240万U，分3次肌内注射；较重者240万～480万U，分3～4次静脉滴注；重者1000万～3000万U，分4次静脉滴注。每次剂量在1小时内滴完，以确保疗效。疗程一般为5～7天或体温正常、热退后3天，过早停药易导致病情反复。青霉素过敏或耐药者，可选用大环内酯类（如红霉素）或林可霉素；重症肺炎可用头孢菌素类抗生素（如头孢唑肟、头孢曲松）或喹诺酮类药物（如左氧氟沙星、莫西沙星）；多重耐药菌感染者用万古霉素或替考拉宁。在应用常规抗生素治疗下，病程延长且退热后又发冷发热，白细胞增高，应首先考虑的是**细菌产生耐药性**；体温不退、退后复升、病程延长，多提示**发生肺外感染**。

（2）对症及支持治疗：①减少活动，卧床休息。②补充营养及水分。③憋喘、呼吸困难者可给予氧气吸入。痰液黏稠者，给予化痰药。胸痛明显者，可给予少量可待因镇痛。躁动不安影响睡眠者，禁用抑制呼吸的镇静药（如吗啡）。高热者可给予物理降温，为防止过度出汗、虚脱、不利于观察发热规律，高热者慎用解热药降温。发生胃扩张、麻痹性肠梗阻应暂禁食水并行胃肠减压。

（3）并发症感染性休克的处理：抗感染与抗休克并重。

①抗感染治疗：根据病原菌、药敏培养结果等，有针对性地选用敏感抗生素。联合用药，剂量宜大，首次可用加倍量，经静脉给药，以迅速控制感染。在有效抗菌治疗下，可短期大量使用肾上腺皮质激素，以减轻中毒症状。常用药有氢化可的松、地塞米松等。宜早期、大剂量、短程使用。不宜超过48小时。作用机制为抑制多种炎症介质的释放，防止对机体的损害；稳定溶酶体膜，防止休克时缺氧溶酶体膜破裂，释放大量蛋白质溶解酶，引起细胞破坏。

②抗休克治疗：补充血容量。扩容的液体有晶体液、胶体液、平衡盐溶液等。休克早期不宜使用葡萄糖溶液。宜先快速输入平衡盐溶液，再根据病情，补充适量的胶体液。低分子右旋糖酐能够提高血浆胶体渗透压、防止血栓形成、有渗透性利尿作用，故宜早期快速输入。根据中心静脉压（CVP）及患者心肾功能合理调整输液速度、种类、液体入量。最初6小时内，中心静脉压应达到8～12cmH_2O，平均动脉压≥65mmHg，尿量≥0.5ml/（kg·h）。

③纠正酸中毒：常用5%碳酸氢钠静脉滴注，根据血气分析结果变化来调整用量。

④血管活性药物的应用：在补充血容量和纠正酸中毒后使用。常用药有去甲肾上腺素、酚妥拉明、山莨菪碱等。

⑤强心药的应用：可增强心肌收缩力，防止血压下降。常用药有毒毛花苷K、米力农等。

⑥其他：心力衰竭者要严格控制输液滴速及入液量。休克患者**维持足够的有效循环量**，是保护肾功能的关键。病人出现意识改变、一过性抽搐和颅内压增高等表现时，可采取冰帽降温、甘露醇静脉滴注、使用大量糖皮质激素等减轻脑水肿。呼吸窘迫时，可经鼻导管或面罩间歇加压给氧，保持呼吸道通畅，必要时气管切开、机械通气辅助呼吸。应积极有效抗休克、改善微循环及控制感染，预防DIC发生。

5. 护理问题

（1）体温过高　与肺部感染有关。

（2）清理呼吸道无效　与气道分泌物增多、痰液黏稠、胸痛、无力咳嗽有关。

（3）气体交换受损　与肺部炎症、痰液黏稠等引起呼吸面积减少有关。

（4）疼痛：胸痛　与肺部炎症累及壁层胸膜有关。

（5）营养失调：低于机体需要量　与感染后分解代谢增强、疾病消耗有关。

（6）潜在并发症：感染性休克、胸腔积液、肺不张、呼吸衰竭。

（7）知识缺乏：缺乏疾病发生、发展、治疗等相关知识。

6. 护理措施

（1）一般护理

①休息与环境：急性期尤其是高热病人应卧床休息，减少组织耗氧量，减轻肌肉酸痛。低热者可酌情减少活动，适当休息。保持室内空气新鲜，温湿度适宜，防止空气过于干燥，导致排痰不畅。各种护理操作集中进行。

②体位：半卧位可使膈肌下降，增加肺通气量，改善通气功能。长期卧床者应定时更换体位，一般每 2 小时 1 次，以预防坠积性肺炎及压疮的发生。

③营养支持：给予高热量、高蛋白、高维生素、清淡易消化的流质或半流质饮食。鼓励病人多饮水，1～2L/d 或经静脉输液补充，一方面补充丢失的水分，另一方面利于痰液排出。明显麻痹性肠梗阻及胃扩张时，禁食禁水并胃肠减压，肠蠕动恢复后，由流食开始逐渐恢复正常饮食。

（2）病情观察：监测体温、脉搏、血压、呼吸、血氧饱和度等，观察面色，神志，痰液的颜色、量、性质，必要时留取标本送检。根据病人心肾功能及病情，控制液体速度和摄入量。观察有无胸痛、食欲缺乏、肠梗阻等伴发症状。出现烦躁不安、表情淡漠、体温过高（＞40℃）或体温不升（＜36℃），伴有低氧血症、代谢性酸中毒、血压偏低、呼吸增快、心率增快（＞140 次/分）、心律失常、尿量减少（＜30ml/h），白细胞计数＞ 30×10^9/L 或＜ 4×10^9/L 时，应警惕感染性休克的发生。重点关注儿童、老年人、久病体弱者的病情变化。

（3）对症护理

①发热的护理：寒战时注意保暖。高热时先行物理降温，以逐渐降温为宜，防止虚脱。大汗后及时更换汗湿被服，保持皮肤清洁、干燥。发热时做好口腔护理，预防口腔感染。口唇疱疹者局部涂抗病毒软膏防止继发感染。

②促进排痰：清醒者给予拍背，指导其进行有效咳嗽，协助咳痰。病情允许情况下，变换体位，增加活动量，使痰液松动便于咳出。长期卧床、无力排痰者，可进行胸部叩击排痰。痰液黏稠不易咳出者、气管切开者可采用气道湿化或雾化，必要时机械吸痰。

③氧气吸入：一般为 4～6L/min。慢性阻塞性肺疾病患者宜低流量低浓度持续吸氧。

④疼痛的护理：患侧卧位可减轻疼痛。在咳嗽时可用双手紧贴胸部，减少胸廓活动度，减轻疼痛。剧烈疼痛者，遵医嘱应用镇痛药、止咳药，如可待因（咳嗽有痰者慎用）；也可采用物理镇痛如按摩、针灸、局部冷敷。

（4）用药护理：遵医嘱使用抗生素，观察药物疗效及不良反应。掌握抗生素治疗有效的指征：抗生素使用 **48～72 小时**后评估病情，体温下降、症状改善、白细胞逐渐恢复正常。使用头孢类药物，嘱患者勿饮酒或食用含乙醇食物，防止发生双硫仑样反应。喹诺酮类药物如氧氟沙星，输注速度不宜过快，避免刺激血管引起静脉炎。氨基糖苷类抗生素有肾毒性、耳毒性，应特别注意观察是否有耳鸣、头昏、蛋白尿等不良反应的出现。烦躁失眠者，可给予地西泮、水合氯醛等镇静药。

（5）感染性休克的护理

①休克患者取中凹卧位，昏迷患者头偏向一侧。头胸部抬高 10°～20°，利于保持气道通畅，改善通气。下肢抬高 20°～30°，利于静脉回流、增加心排血量，改善休克症状。尽量减少搬动，注意保暖。

②保持呼吸道通畅、吸氧。发绀明显或抽搐时可适当加大吸氧浓度。严重低氧血症需行气管插管及机械通气，维持 PaO_2 ＞60% 。

③迅速建立两条静脉输液通道，一般选择前臂静脉或肘正中静脉。恢复有效血液循环和组织灌注，是休克治疗的关键。中心静脉压正常值5～10cmH_2O，以不超过10cmH_2O为宜。中心静脉压＜5cmH_2O，可适当加快输液速度；中心静脉压≥10cmH_2O，输液不宜过快，避免加重心脏负担诱发急性左心衰竭。血容量补足指征：a. 口唇红润，肢端温暖；b. 收缩压＞90mmHg；c. 脉压＞30mmHg；d. 中心静脉压＜10cmH_2O；e. 脉率＜100次/分；f. 尿量＞30ml/h。补足血容量后，尿量仍＜20ml/h、尿比重＜1.018多提示发生急性肾衰竭。

④用药护理：血管活性药应单独一路静脉输入。随时根据血压的变化来调整滴速，使收缩压维持在90～100mmHg，保证心脑肾等重要脏器血液灌注。常用药有多巴胺、间羟胺等。药物不良反应主要有：滴注速度太快或浓度过高，可出现剧烈头痛、头晕、恶心呕吐及烦躁不安；多巴胺外渗可致局部组织缺血坏死。使用过程中要加强巡视，严格控制滴速，防止药液外渗，缓慢停药，防止血压骤降。临床常用5%碳酸氢钠溶液静脉滴注以纠正酸中毒，也应单独输入。

⑤严格按照无菌技术操作标准执行各项护理操作。

⑥做好基础护理。协助翻身，每2小时1次，防止坠床；保持各种管路清洁、固定、通畅。

⑦心理护理：患者出现焦急、恐惧、悲观等情绪时，给予安慰。讲解疾病的相关知识，告知病人大部分肺炎预后良好。

7. 健康教育

（1）讲解疾病相关知识：如疾病传播方式（飞沫传播）、好发季节（冬春季）等。指导患者遵医嘱服药，了解药物的作用、疗程、服药注意事项及特殊的使用方法，能够识别疾病早期表现，出现咳嗽、咳痰、发热、胸痛、心率过快等感染征象时，应及时就诊。皮肤感染如疖、痈、毛囊炎时应及时治疗。

（2）生活指导：生活规律，均衡营养，预防上呼吸道感染。指导家属注意帮助病人经常改变体位、翻身、拍背排痰。免疫力低下者，可注射流感或肺炎免疫疫苗。

不同病原体所致肺炎的病史、症状、体征、X线征象及抗生素的应用见表4－2。几种热型的比较见表4－3。

表4－2 不同病原体所致肺炎的病史、症状、体征、X线征象及抗生素的应用

类型	病史及临床表现	X线表现	首选抗生素
肺炎链球菌肺炎	起病急，寒战高热、咳嗽，**咳铁锈色痰**、鼻唇疱疹、肺实变体征，常见于肺泡性肺炎或社区获得性肺炎	肺叶或肺段密度均匀的阴影，“支气管充气征”“假空洞征”，可伴有胸腔积液	**青霉素G**
葡萄球菌肺炎	起病急，寒战高热、咳嗽、胸痛、咳脓性痰或脓血痰、气急、常引起化脓性并发症或全身毒血症症状、休克，肺实变体征	肺叶或肺段多发性小叶状浸润病灶和空洞，可见气液囊腔	耐青霉素酶的半合成青霉素或头孢菌素
克雷伯菌肺炎	起病急，寒战高热、咳嗽、胸痛、**咳砖红色胶冻样痰**、全身衰竭，肺实变体征	肺叶或肺段实变、叶间隙下坠	第二、三、四代头孢菌素＋氨基糖苷类

续表

类型	病史及临床表现	X 线表现	首选抗生素
铜绿假单胞菌肺炎	起病隐袭，咳嗽、咳绿色脓痰、毒血症症状明显	弥漫性支气管炎、早期肺脓肿	β－内酰胺类、氨基糖苷类、喹诺酮类
流感嗜血杆菌性肺炎	多见于＜4 岁的儿童，起病隐袭，高热、呼吸困难	支气管肺炎、肺叶实变	氨苄西林
大肠埃希菌肺炎	起病隐袭，发热、咳嗽、咳脓痰、呼吸困难	支气管肺炎、脓胸	羧苄西林或哌拉西林钠＋氨基糖苷类
支原体肺炎	可见于婴幼儿和年长儿，起病缓慢，乏力、食欲缺乏、腹泻、肌痛、耳痛，肺部体征不明显，偶有干、湿啰音	多种形态的浸润阴影，呈节段性分布，以肺下野多见	**大环内酯类**
军团菌肺炎	起病先急后缓，寒战高热、乏力、头痛、肌痛、咳嗽、咳痰，痰黏、量少、可带血，一般不呈脓性，胸痛、进行性呼吸困难，常有恶心、呕吐、腹痛、水样泻，重者神志迟钝、定向力障碍等精神神经症状，相对缓脉，干、湿啰音，重者有肺实变体征	早期斑片状浸润阴影，而后肺实变征象，可伴空洞或肺脓肿	大环内酯类
病毒性肺炎	起病急，发热、鼻塞、咽痛、全身肌肉酸痛、倦怠等上呼吸道感染症状，累及肺部时出现咳嗽、少痰、胸痛，肺部体征不明显	肺纹理增多，小片状或广泛浸润，重者双肺弥漫性结节性浸润	利巴韦林、阿昔洛韦、阿糖腺苷
真菌性肺炎	临床表现无特征性变化。**常见诱因包括长期使用抗生素、长期使用糖皮质激素、免疫抑制药、经放射性治疗或化学治疗后、体内长期留置导管或插管等**	无特征性变化	氟康唑、两性霉素

表 4－3　几种热型的比较

类型	体温	发热规律	常见疾病
稽留热	39～40℃	持续数天或数周，24 小时波动范围不超过 1℃	肺炎球菌肺炎、伤寒
弛张热	＞39℃	24 小时内温差＞1℃，体温最低时仍高于正常水平	败血症、风湿热、化脓性疾病
间歇热	＞39℃或＜36℃	体温骤升至 39℃以上，持续数小时或更久，后下降至正常或正常以下，经过一个间歇，体温再次升高，反复发作。即高热期、无热期交替出现	疟疾
不规则热		发热无规律，持续时间不定	流感、癌性发热

（二）小儿支气管肺炎

1. 病因

（1）病原体感染：以**病毒、细菌**为主。病毒以呼吸道合胞病毒最常见，其次为腺病毒、流感病毒。细菌常见有肺炎链球菌，支原体、衣原体、流感嗜血杆菌肺炎近年多见。病原体主要经呼吸道侵入肺组织，引起小支气管、肺泡、肺间质炎症，导致缺氧和二氧化碳潴留，产生酸碱失衡及电解质紊乱、多系统功能受累。

(2) 小儿呼吸系统发育不完善、免疫功能较差：易发生肺部感染。患儿合并营养不良、维生素 D 缺乏性佝偻病、免疫抑制药治疗时，常发展为重症肺炎。

(3) 环境因素：气温骤变、居住环境封闭、空气污浊、通风不良。

2. 临床表现

(1) 轻症肺炎：主要累及**呼吸系统**，无全身中毒性表现。①发热：多为不规则热，也可不发热或体温过低（重度营养不良患儿）。②咳嗽：初期干咳、无痰，后期有痰。病情严重时咳嗽可反而减轻。新生儿表现为口吐白沫。③气促：呼吸频率增快，每分钟可达 **40 次**以上，口唇发绀、点头样呼吸。为代偿缺氧，增加呼吸深度，辅助呼吸肌参与活动，可出现鼻翼扇动和三凹征。④全身症状：无或较轻微，可有精神不振，轻度腹泻、呕吐、食欲缺乏。⑤肺部听诊，固定的中、细湿啰音，于深吸气末、背部及两肺下部及脊柱两旁更为明显。病灶扩大时也可闻及管状呼吸音。

(2) 重症肺炎：**多系统受累，且全身中毒症状明显**。

①呼吸体统：严重受累，可出现严重的呼吸困难甚至呼吸衰竭。

②循环系统：心力衰竭最常见。婴幼儿肺炎合并心力衰竭的诊断标准为突发呼吸频率增快（＞60 次/分）；心率增快（婴儿＞180 次/分，幼儿＞160 次/分）；烦躁不安、面色苍白或发绀；心音低钝或奔马律；肝迅速增大＞2cm 或肋下＞3cm；颈静脉怒张、下肢水肿；少尿或无尿。

③神经系统：发生脑水肿、中毒性脑病。表现为意识障碍、惊厥；球结膜水肿、前囟隆起；瞳孔对光反射减弱或消失；头痛、颈项强直等脑膜刺激征表现等。

④消化系统：**中毒性肠麻痹，表现为严重腹胀、肠鸣音减弱**，消化道出血。

(3) 并发症：如脓胸、脓气胸、肺大疱、感染性休克、DIC 等。

3. 辅助检查

(1) 血液检查：病毒性肺炎白细胞总数大多正常或减少，可见异型淋巴细胞。细菌性肺炎白细胞总数及中性粒细胞常增多，胞质中可见中毒颗粒，C 反应蛋白升高。重症肺炎白细胞总数可下降。

(2) 病原学检查：取痰液、呼吸道分泌物、血液进行病毒分离、细菌培养。免疫学检测、冷凝集实验等。

(3) 胸部 X 线检查：肺纹理增粗、双肺中下野、中内带大小不等的斑片状阴影或融合成片状阴影。合并肺气肿、胸腔积液时有相应 X 线征象。支原体肺炎时可见肺门阴影增宽增浓。

4. 治疗要点

(1) 控制感染：明确病原体，选用敏感抗生素早期、联合、足量、足疗程给药，重症宜**静脉**给药。抗生素用药时间应持续至**体温正常后 5～7 天，临床症状基本消失后 3 天**；支原体肺炎至少用药 2～3 周；葡萄球菌肺炎，一般于体温正常后继续用药 2 周。

(2) 对症治疗：吸氧、止咳化痰、退热。服用止咳糖浆时应在所有药物后服用，且服后不宜立即饮水。中毒性肠麻痹者，禁食、胃肠减压、纠正酸碱平衡紊乱。中毒症状明显、感染性休克者，可使用糖皮质激素。

(3) 防治并发症：小儿肺炎只要及时发现和有效的治疗，患儿可很快康复。但重症会出现心力衰竭、呼吸衰竭、脓气胸等并发症，因此，应**特别注意观察患儿心率、呼吸的变化**。

5. 护理问题

（1）气体交换受损 与肺部炎症有关。

（2）清理呼吸道无效 与痰液黏稠不易咳出，气道分泌物堆积有关。

（3）体温过高 与肺炎造成体温调节紊乱有关。

（4）潜在并发症：心力衰竭、中毒性肠麻痹、中毒性脑病等。

6. 护理措施

（1）休息与环境：卧床休息，各种操作集中进行，减少组织耗氧量。保持室内空气新鲜，定时通风，每日2次，每次15～30分钟。注意保暖，室温应保持在18～20℃，湿度在50%～60%为宜，防止空气过于干燥，导致排痰不畅。根据病原体及病情合理安排病房，必要时紫外线消毒，做好呼吸道隔离，防止患儿间交叉感染。

（2）保持呼吸道通畅：①及时清除呼吸道分泌物，保持气道通畅。②协助患儿取合适的体位，**抬高头胸部**，并经常更换体位，利于肺扩张、排痰、减少淤血、促进炎症吸收。③指导患儿有效咳嗽，翻身叩背，促使痰液排出。④对痰液黏稠不易咳出者，雾化吸入，以稀释痰液。病情允许时可进行体位引流，辅以拍背促排痰，拍背力量要适中。拍背的顺序为**由下向上、由外向内**。若呼吸道分泌物多而排出不畅时，可机械吸痰。吸痰不宜在哺乳后1小时内进行，以免引起呕吐。

（3）合理氧疗：①一般采用鼻导管给氧法，氧流量为0.5～1L/min；氧气应湿化，以免损伤气道纤毛上皮细胞和使痰液变黏稠；新生儿或缺氧明显者可用面罩给氧，氧流量为2～4L/min。②吸氧注意事项：先清除鼻内分泌物；吸氧过程中应经常检查导管是否通畅；氧浓度**不宜过高**，持续时间**不宜过长**，以免因晶状体后纤维组织增生症造成失明。

（4）维持正常体温：监测体温变化。高热时给予**物理降温，逐渐降温**，防止高热惊厥的发生，注意补充水分。**儿童不宜用阿司匹林或其他解热药，大量出汗导致虚脱及影响观察热型**。保持皮肤清洁，更换汗湿被服。

（5）密切观察病情，防止并发症：①心力衰竭的处理，给予半**坐卧位，吸氧**，减慢输液速度，控制滴速为5ml/kg，并立刻报告医生，配合抢救。②中毒性肠麻痹，严重腹胀，使膈肌抬高，呼吸困难。处理：**禁食**，给予**胃肠减压**、肛管排气、腹部热敷。低钾血症者可按医嘱补钾。③如患儿病情突然加重，体温持续不降或退而复升，烦躁不安、呼吸困难、面色发绀、胸痛等，考虑并发脓胸或脓气胸，多由金黄色葡萄球菌感染引起。应立即配合医生做好胸穿或胸腔闭式引流的准备。

7. 健康指导 提倡母乳喂养，喂养时要注意体位、食量，防止呛咳。避免受凉，冬春季节要避免去人多的公共场所。发生上呼吸道感染及时治疗，防止继发肺炎。按时预防接种。积极治疗佝偻病、贫血、营养不良、先天性心脏病及传染病等，以减少肺炎的发生。

（三）毛细支气管炎

毛细支气管炎是一种由病原体感染引起的下呼吸道感染。见于2岁以下婴幼儿，特别是1～6个月的婴儿。病变主要发生在肺部的细小支气管，所以命名为“毛细支气管炎”。一年四季均可发病，但以冬春季较多见。

1. 病因及发病机制 病原体主要为**呼吸道合胞病毒**，其次为腺病毒、鼻病毒、流感病毒或肺炎支原体。感染后，毛细支气管充血，水肿，黏液分泌增多，坏死的黏膜上皮细胞脱落使管腔狭窄堵塞，影响肺通气、肺换气功能，导致肺气肿和肺不张。病变常可累及肺泡、肺泡壁和肺间质。

2. 临床表现　急性起病，有上呼吸道感染前期症状。如咳嗽、喷嚏，而后出现发作性呼吸困难、喘憋等症状。**临床特点为咳嗽与憋喘同时发生**。呼吸浅快，60～80次/分。面色苍白、口唇发绀、三凹征，胸部叩诊呈鼓音，呼气性哮鸣音。肺部体征早期以喘鸣音为主，继而出现湿啰音。重症者可伴发心力衰竭、呼吸衰竭、水和电解质紊乱。一般体温不超过38.5℃，病程为1～2周。

3. 辅助检查　血气分析可有代谢性酸中毒。胸部X线可见肺纹理增厚、梗阻性肺气肿。

4. 治疗要点

(1) 对症治疗：吸氧、平喘、补液、排痰治疗。

(2) 合并症治疗：呼吸衰竭、心力衰竭等。

(3) 抗病毒治疗。

(4) 糖皮质激素、支气管扩张药的使用。

5. 预后　多数预后良好。但此类患儿日后易患哮喘，因此，要积极防治毛细支气管炎。

七、支气管扩张症

【复习指南】本部分内容有一定难度，历年必考，应作为重点复习。支气管扩张症病因、临床表现、护理措施应熟练掌握；治疗要点、护理问题应掌握。

支气管扩张症是指因急、慢性呼吸道感染，支气管阻塞后，反复发生支气管及其周围肺组织的慢性炎症，导致支气管管腔持久性扩张伴有管壁纤维素性增厚。

1. 病因和发病机制

(1) 致病因素

①主要为支气管－肺组织的感染和阻塞。支气管扩张症多继发于慢性支气管炎、麻疹、肺结核等疾病。病原体有细菌、病毒、真菌。细菌主要为铜绿假单胞菌、流感嗜血杆菌、肺炎克雷伯菌、金黄色葡萄球菌、卡他莫拉菌。病毒主要为腺病毒、流感病毒、单纯疱疹病毒、麻疹病毒、百日咳病毒。

②遗传因素及支气管先天性发育缺陷，如囊性纤维化、纤毛运动障碍、严重的α－胰蛋白酶缺陷者，易发生弥漫性支气管扩张。

③免疫缺陷，如低免疫球蛋白血症，引起肺部反复化脓感染和支气管扩张。

④某些疾病的并发症，如巨大气管－支气管症、变态反应性支气管－肺曲霉菌病。

⑤肿瘤、异物导致气道受压阻塞、吸入有毒气体损伤气道结构及功能等也可造成支气管扩张。

(2) 发病机制：上述原因均可导致气道清除能力及防御功能降低，病原体易侵入支气管及肺组织，破坏支气管的支撑结构（软骨、支气管平滑肌、弹力纤维），最终使支气管管壁持久扩张。按扩张形态分为两种：①柱状扩张，病变早期出现，管壁损害较轻，管腔呈管形扩张，突然在一处变细。②囊状扩张，管腔呈囊状改变，胸部X线可见"双轨征"，支气管的扩张性病变以**左肺下叶**最多见，其次为右肺中叶、下叶；继发于肺结核者，上肺叶多见。分泌物多时，易在腔内积聚，支气管动脉扩张并与肺动脉吻合形成小血管瘤，咳嗽时可破裂出血导致咯血。

2. 临床表现

(1) 以**慢性咳嗽伴有大量脓痰、反复咯血**为主要表现：晨起及晚上咳嗽、咳痰较重。咳嗽为炎症刺激所致。痰量与体位改变有关。分泌物积聚于支气管的扩张部位，晨起时随体位的变化而流动，刺激气道黏膜引起咳嗽和咳痰。取患侧卧位时，病变部位在低位，咳嗽可减轻。痰量多时咳嗽可加剧。痰量的估计：**每天少于10ml为轻度，10～150ml为中度，多于150ml为重度**。病变轻者，每天有少量黄痰，急性感染期，可见大量黄绿色脓痰，伴有厌氧菌感染时，痰有恶臭味。痰液特征为静置后分3层：上层泡沫，下悬脓性成分；中层为浑浊黏液；下层为坏死组织。咳痰与病情轻重、病变范围、引流是否通畅有关，病情加重导致支气管阻塞时，痰量反而减少。部分病人无排痰，称为干性支气管扩张症，其扩张多发生于引流好的上叶支气管，多由肺结核引起。多数病人可有不同程度的咯血。可为痰中带血。当压力较高的小支气管动脉被增生的血管破坏时可致大量咯血（24小时咯血量超过500ml）。出血后血管压力降低，出血可自动停止。咯血量有时与病变范围及病情严重程度不一致。干性支气管扩张症病人可无咳嗽、咳脓痰等呼吸道表现，仅表现为反复咯血。

（2）反复肺部感染及慢性感染中毒症状：痰液不易咳出，引流不畅时，同一肺段常反复发生感染。感染迁延不愈，炎症扩散至周围肺组织，可出现全身毒血症症状，表现为高热、食欲缺乏、消瘦、贫血、儿童生长发育迟缓。

（3）体征：下胸部及肺部可闻及典型的**固定持久的局限性粗湿啰音**，可伴有哮鸣音。慢性缺氧、慢性肺心病、右心衰竭可伴有**杵状指**。并发肺气肿、肺心病时可有相应体征。

（4）并发症：如胸膜炎、脓胸、心包炎、肺源性心脏病、心力衰竭。

3. 治疗要点

（1）治疗基础疾病：如结核病、低免疫球蛋白血症、肿瘤。

（2）控制感染：轻症者可口服给药，如头孢克洛、阿莫西林、氨苄西林等。重症者经**静脉**给药。有大量脓痰等急性感染征象时，抗生素需加量。铜绿假单胞菌感染常需**联合用药**，可使用**喹诺酮**、氨基糖苷类。厌氧菌感染加用甲硝唑、替硝唑。慢性咳脓痰者可使用青霉素类、氨基糖苷类药物。

（3）畅通气道：①促进排痰，药物化痰、雾化、胸部物理治疗如振动排痰、体位引流、翻身叩背、有效咳嗽、咳痰训练、吸痰等；②改善气流受限，支气管扩张药可扩张支气管平滑肌，降低气道高反应性。

（4）咯血的处理：咯血量较少，可口服治疗或静脉对症治疗。大咯血内科治疗无效者，考虑其他治疗。

（5）其他治疗：①支气管动脉栓塞术，适应证为：拒绝手术治疗的大咯血病人；反复大咯血，胸部病变广泛、心肺功能差，不能耐受手术者；需手术治疗但必须先控制出血者；手术治疗后咯血复发。②手术治疗，指征为：大咯血内科治疗不理想者；病变局限于一侧，全身状况良好者。

4. 护理问题

（1）清理呼吸道无效　与痰液黏稠及无效咳嗽有关。

（2）营养失调：低于机体需要量。

（3）恐惧　与咯血导致患者紧张、个体健康受到威胁有关。

（4）潜在并发症：大咯血、窒息。

5. 护理措施

（1）休息与环境

①急性期或病情严重者卧床休息。轻症者可减少活动，适度休息。

②保持室内空气新鲜，温湿度适宜、定时通风，防止受凉。

③协助取舒适卧位。可取半卧位，使膈肌下降，增加肺通气量，改善通气功能。

（2）饮食指导：给予高热量、高蛋白、高维生素、易消化的清淡饮食。少食多餐，避免过饱导致膈肌升高，影响心肺功能。避免辛辣刺激、冰冷食物诱发咳嗽。指导病人进餐前后漱口，保持口腔清洁，促进食欲。鼓励病人多饮水，至少1.5L/d，保持呼吸道黏膜湿润，利于痰液、毒素及代谢产物排出。

（3）病情观察：观察咳痰，痰液的颜色、量、性质、气味，与体位的关系，有无咯血、气促、发绀、呼吸困难等缺氧表现及消瘦、乏力、贫血、发热等全身症状。

（4）有效排痰

①指导患者进行有效咳嗽及排痰。

②长期卧床、无力排痰者，可进行胸部叩击排痰。

③雾化吸入，保持呼吸道湿润、稀释痰液，利于排痰。

④**体位引流**。支气管扩张病人为了减少肺部继发感染和全身中毒症状，最重要的措施是**加强痰液引流**。引流前准备：评估病人一般情况，测量生命体征，如病人有明显的呼吸困难、发绀、近2周有过大咯血史、存在严重心血管疾病、极度营养不良、消瘦、年老体弱者、血压、生命体征不平稳者**禁用**。向病人解释体位引流的目的、方法、注意事项，取得病人配合。肺部听诊痰鸣音情况，明确病变部位。治疗前可进行雾化吸入及服用支气管舒张药提高引流效果。备好抢救器材及药物等。引流方法：根据病变部位、病人耐受程度，选取合适体位（图4－1）：**患侧肺位于高位，引流的支气管开口向下**，痰液随重力作用流入气管、支气管。**引流顺序：肺上叶－肺下叶－基底段**。肺上叶引流可取坐位、半卧位；中叶、下叶引流取头低足高位，并根据肺段的位置不同旋转身体角度。病人做腹式深呼吸，可辅助胸部叩击或震荡，鼓励病人进行有效咳嗽，排出痰液。引流注意事项：引流宜在**空腹或餐后2小时**进行，以防止胃食管反流、恶心、呕吐等不良反应，清晨醒后立即进行效果最好。每次15～30分钟，每日1～3次。**头部外伤、胸部创伤者，不宜使用头低足高位**。引流过程中，随时观察病人反应，出现大汗、脉搏细弱、面色苍白、心率＞120次/分、心律失常、血压过高或过低等表现时，立即停止引流，报告医生。引流后协助取舒适卧位，清水漱口。听诊痰鸣音是否减轻。观察记录引流液的量及性质。

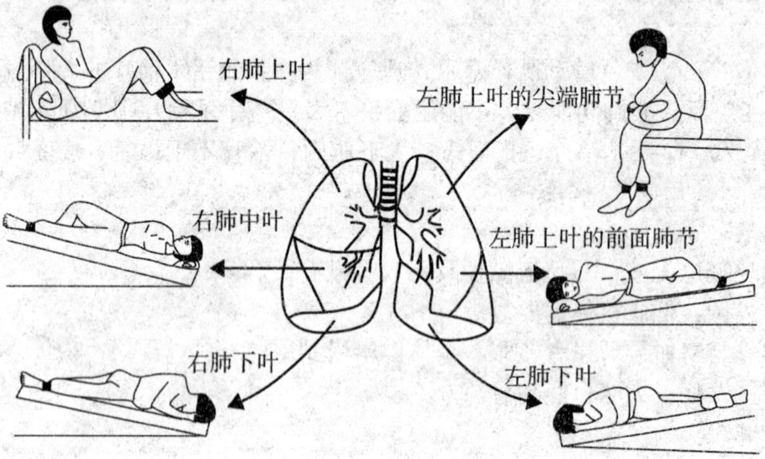

图4－1　体位引流

⑤机械吸痰。

（5）咯血的护理

①休息与卧位：小量咯血者卧床休息，大咯血者绝对卧床休息，头偏向一侧防止窒息。避免搬动病人。协助取患侧卧位，使病灶局限于患侧，减少患侧胸部活动，改善通气功能。

②饮食护理：小量咯血者可进食少量温凉、富含纤维素饮食，避免食物过冷、过热。补充足够水分，保持大便通畅，防止排便时腹压增加再次出血。大咯血时应**禁食**。咯血停止后，进食营养丰富、易消化、富含维生素的流质或半流质饮食。咯血停止3天后，方可进食普食。

③病情观察：观察咯血颜色、性质、量、出血速度。咯血量的估计：痰中带血、**少量咯血（每日咯血量小于100ml）、中等量咯血（每日咯血量100～500ml）、大量咯血（每日咯血量大于500ml或一次咯血大于300ml）**。监测生命体征及意识的变化。应注意观察咯血的先兆症状，多表现为**咽喉部不适感及胸闷**，常先有咽喉部异物感或梗阻感、咽喉部发痒，胸闷、胸部发热感、呼吸困难伴剧烈咳嗽。可有精神神经系统症状，如紧张焦虑、烦躁不安、恐惧感。口中有异味、口干、恶心、呕吐，上腹部疼痛。

④用药护理：垂体后叶素通过收缩小动脉、减少肺血流量，减轻咯血。使用时滴速不宜过快，防止发生恶心、心悸、面色苍白等不良反应。禁忌证为高血压，冠心病，孕妇（收缩子宫、肠道平滑肌、收缩冠状动脉）。酚妥拉明为α受体拮抗药，通过扩张血管、降低肺循环压力而发挥止血作用。为预防直立性低血压及血压下降，用药期间应卧床休息，在补足血容量的基础上使用。禁忌证为低血压、严重肝肾功能障碍、房室传导阻滞等。老年人及肺功能不全者，**慎用镇静药、镇咳药**，以免抑制呼吸中枢和咳嗽反射。

⑤心理护理：协助病人漱口，保持口腔清洁，避免口咽部异物刺激引起剧烈咳嗽而诱发出血。及时清除血迹，减轻病人因咯血导致的恐惧情绪，专人守护，安慰病人，避免过度紧张加重出血。遵医嘱使用小剂量镇静药、镇咳药以稳定病人情绪、减轻剧烈咳嗽。

（6）窒息的护理

①保持呼吸道通畅，预防窒息：及时排出痰液及积血。咯血时嘱病人**不要屏气**，防止喉头痉挛，积血引流不畅形成血块导致窒息。

②及早识别窒息征象，迅速抢救：大咯血病人咯血**突然减少或停止**，表情惊恐伴有胸闷、呼吸困难、出冷汗、端坐呼吸，提示可能发生窒息。立即报告医生，配合抢救。取**头低足高45°俯卧位**，取出义齿，头偏向一侧，轻拍健侧背部，或直接刺激咽部，迅速排出呼吸道的血。意识丧失、舌后坠阻塞气道者，立即使用开口器、压舌板撬开牙关，用舌钳将舌拉出口外，进行机械吸痰排出积血。必要时配合进行气管插管或气管切开。**高浓度吸氧4～6L/min**。迅速建立2条静脉通道，遵医嘱给予药物止血、兴奋呼吸。发生失血性休克者，应迅速纠正休克，补液及使用血管活性药。输血时速度宜缓慢，输血量不宜过多，避免肺动脉压增高而加重出血。抢救的同时密切监测生命体征。防止再次发生窒息。

③咯血停止后的护理：保持病室安静，各种操作集中进行，保证充足的休息。避免一切咯血的诱发因素，如情绪激动、异味气体刺激、劳累、刺激性饮料、浓茶、咖啡等。准确记录24小时出入量，以便纠正水、电解质失衡。密切观察生命体征及咯血先兆，并保持呼吸道通畅。不要使用热水洗脚、洗脸、淋浴。因大咯血期间病人卧床休息且禁食，会导致肠蠕动减慢，容易发生便秘，因此，嘱病人保持大便通畅，勿用力排便，以免再次诱发出血及窒

息。可给予缓泻药或清洁灌肠缓解便秘。给予病人及家属安慰、鼓励。

6. 健康教育 ①积极治疗支气管肺炎、百日咳、鼻窦炎等呼吸道感染；②气温骤变时避免受凉、感冒，减少刺激性气体吸入；③指导了解疾病的发病规律、表现、治疗及护理方法，与病人及家属共同制订疾病防治计划；④生活规律，劳逸结合，营养丰富。

八、慢性阻塞性肺疾病

【复习指南】本部分内容比较难，历年必考，应作为重点复习。慢性阻塞性肺疾病的病因、病理、临床表现、治疗要点、护理措施、健康教育应熟练掌握；辅助检查、护理问题应掌握。

慢性阻塞性肺疾病（COPD）简称慢阻肺，是一种以气流受限为特征的疾病，多与有害气体（主要是吸烟）刺激导致肺部发生异常炎症反应有关。气流受限多呈进行性发展，不完全可逆。与慢性支气管炎、肺气肿关系密切。当慢支或肺气肿病人经过肺功能测定出现不完全可逆的气流受限时，则诊断为慢性阻塞性肺疾病。

1. 病因

（1）**吸烟：**是COPD发病的重要因素。烟草中有害物质使气道防御功能减退；气道黏液分泌增多，自净能力减弱；黏膜充血、水肿，增加感染概率。

（2）**呼吸道感染：**病毒感染主要有流感病毒、呼吸道合胞病毒、鼻病毒等。**肺炎链球菌和流感嗜血杆菌感染常导致COPD急性发作**。

（3）遗传因素：如先天性α_1－抗胰蛋白酶缺乏，引起组织结构破坏，导致肺气肿发生。

（4）其他：长期或大量吸入棉屑、二氧化硫等粉尘或有害气体；冷空气刺激是COPD发生的重要诱因。

2. 病理 主要表现为慢性支气管炎、肺气肿的病理变化。

（1）慢支的病理改变：①呼吸道黏液－纤毛系统损伤。②杯状细胞增多和黏液腺增生肥大。病变后期，支气管黏膜及腺体出现萎缩性改变。③细菌性感染可引起支气管管壁可发生充血、水肿，急性期可见以中性粒细胞、淋巴细胞为主的多种炎症细胞浸润。④支气管管壁僵硬或塌陷，形成细支气管炎。⑤**支气管结构重塑**，导致气道狭窄、阻塞。

（2）肺气肿的病理改变：肺泡壁很薄、胀大、易破裂，血液供应减少，弹力纤维网破坏。细支气管壁有炎症细胞浸润，管壁黏液腺及杯状细胞增生、肥大、纤毛上皮受损、纤毛减少。部分管腔呈纤细狭窄或扭曲扩张，管腔内有痰液存留。

3. 临床表现

（1）症状：起病缓慢，反复急性发作，病程较长。

①**慢性咳嗽、咳痰**：支气管黏膜受到炎症及分泌物的刺激而引起咳嗽、咳痰。咳嗽可呈间歇性，部分病人可终身不愈。**晨起咳嗽明显，排痰较多**。痰液多为白色黏液痰或浆液泡沫痰；细菌感染时可呈脓痰；咳嗽剧烈，支气管黏膜微血管破裂出血时，痰液可带有血丝。急性感染期，痰量可增多、咳嗽加重。夜间可有阵咳或排痰。晚期黏膜及腺体的萎缩，分泌物减少，痰量少甚至无痰。

②**COPD的标志性症状：进行性加重的呼吸困难**。早期仅于体力劳动后出现，以后随着病情发展逐渐加重，日常活动甚至休息时也感气短。感染时呼吸困难可加重。

③喘息和胸闷：由支气管痉挛、支气管黏膜水肿、痰液阻塞引起。胸闷通常于劳力后发生。听诊可闻及哮鸣音。

④全身性症状：重症患者可有多系统受累的表现，主要与COPD导致的全身炎症反应有

关。表现为营养不良和体重下降、骨质疏松、外周肌肉萎缩和功能障碍、食欲缺乏、抑郁症、焦虑症等。

（2）体征

①视诊：呈桶状胸，胸廓前后径增加，严重时与左右径几乎相等。胸部过度膨胀、肋间隙增宽且饱满。呼气性呼吸困难，部分病人呼吸变浅，频率增快，辅助呼吸肌参与呼吸，严重时可见病人身体前倾、两肩高耸、缩唇呼吸；黏膜及皮肤发绀，伴右心衰竭者可见**颈静脉怒张和肝颈静脉回流征阳性**（右心衰竭的典型体征），下肢水肿。

②触诊：两侧语颤减弱或消失。

③叩诊：过度通气致肺部叩诊过清音、心浊音界缩小，肺下界及肝浊音界下移、肺底动度减小。

④听诊：两肺肺泡呼吸音减弱，呼气相延长，心音遥远。急性发作期肺底闻及干、湿啰音。喘息型病人可有呼气延长伴有广泛哮鸣音。

（3）COPD 分期：根据病程中症状及体征的变化，分 2 期。①急性加重期：病人出现超越日常状况的持续恶化，并需改变基础的常规用药者，患者短期内咳嗽、咳痰、气短、喘息加重，痰量增多，呈脓性或黏脓性，可伴有发热等表现；②稳定期：患者咳嗽、咳痰、气短等症状稳定或症状轻微。

（4）并发症：①呼吸衰竭，出现低氧血症伴有或不伴有高碳酸血症；②自发性气胸，表现为突发的呼吸困难、明显发绀，呼吸音减弱或消失；③**肺性脑病，昼睡夜醒、烦躁、神志恍惚，是肺性脑病的早期表现**；④肺源性心脏病，因慢性缺氧导致的肺动脉高压、右心肥大，可发展为右心衰竭。

4. 辅助检查

（1）**肺功能检查：是诊断 COPD 的"金标准"**。①FEV_1/FVC 与 FEV_1 占预计值的百分比（$FEV_1\%$）。两者常用于评价气流受限和评估 COPD 严重程度。**吸入支气管舒张药后 $FEV_1/FVC < 70\%$ 及 $FEV_1 < 80\%$，可确定为不完全可逆的气流受限**。②肺过度充气时，肺总量（TLC）、功能残气量（FRC）和残气容积（RV）增高，肺活量（VC）减低。③肺泡及毛细血管数量减少，导致气体弥散障碍，一氧化碳弥散量降低。④支气管舒张试验，该试验不能预测疾病的进展及患者对治疗的反应，仅作为肺功能测定的辅助检查手段。

（2）影像学检查

①胸部 X 线检查：主要 X 线征为**肺过度充气**。肺野透亮度增高，有时可见肺大疱形成。并发肺动脉高压时，可显示为肺动脉段突出、右心增大、心尖圆钝上翘等表现。

②胸部 CT 检查：更准确直观、耐受性好；可以评估呼吸及储备功能；动态观察病程。

（3）实验室检查

①血气分析用于评估有无低氧血症、高碳酸血症及有无酸碱平衡紊乱，判断呼吸衰竭类型。早期病人可显示轻、中度低氧血症。随着疾病进展，低氧血症逐渐加重，并出现高碳酸血症。

②细菌感染时血常规可有白细胞、中性粒细胞计数增高，血培养及痰培养可检出各种病原菌。

5. 治疗要点

（1）稳定期治疗：减轻症状，减缓 COPD 进展。

①戒烟：告知患者戒烟是预防 COPD 最重要的措施。能有效延缓肺功能进行性下降，有

助于防止 COPD 的发生和发展。

②应用支气管舒张药：可松弛支气管平滑肌、扩张支气管、缓解气流受限，是控制 COPD 症状的主要治疗措施。短期按需应用可缓解症状，长期规则应用可预防和减轻症状，增加运动耐力。宜吸入或口服给药，与口服药物相比，吸入剂不良反应小，因此多首选吸入治疗。常用药物有：β_2 受体激动药，作用于支气管平滑肌 β_2 受体，使支气管平滑肌松弛。短效定量吸入剂如沙丁胺醇气雾剂，持续疗效 4～5 小时。主要用于缓解症状，**按需使用**。长效定量吸入剂沙美特罗，作用持续 12 小时以上，且具有气道抗炎作用；福莫特罗吸入后 3～5分钟起效。β_2 受体激动药不良反应有心律失常、低钾血症、躯体震颤。抗胆碱药：作用机制为阻断 M 受体，降低迷走神经张力而舒张支气管，并能阻断反射性支气管收缩。该药不良反应小，低剂量时对呼吸道仍局部有效。与 β_2 受体激动药有协同作用，可**联合使用**。常用药为异丙托溴铵气雾剂，按需使用，定量吸入，疗效可维持 6～8 小时；长效抗胆碱药噻托溴铵，作用长达 24 小时以上，能显著改善呼吸困难，提高运动耐力。抗胆碱药的不良反应主要为口干、金属苦味。茶碱类药物：作用机制为抑制磷酸二酯酶，使细胞内 cAMP 含量提高，直接松弛气道平滑肌，解除痉挛；还可改善患者的呼吸肌功能及轻微强心、利尿的作用。常用药有茶碱缓释片。不良反应有头痛、失眠、心律失常。

③糖皮质激素：可与吸入型 β_2 受体激动药合用，能更好地改善肺功能，如布地奈德/福莫特罗联合制药。

④祛痰药：常用药物有盐酸氨溴索、乙酰半胱氨酸等。

⑤**长期家庭氧疗（LTOT）**：是指患者出院后返回家庭而施行的长期氧疗，使患者在静息状态下，达到PaO_2＞60mmHg 和（或）SaO_2 升至 90%，以维持重要器官及组织的氧供。一般为鼻导管给氧，流量 1～2L/min，吸氧持续时间＞15h/d。LTOT 的作用有：a. 在不明显加重二氧化碳潴留的基础上，纠正慢性缺氧病人的低氧血症；b. 降低肺动脉压，延缓肺心病进展；c. 提高 COPD 病人的生存率，减少住院次数和时间；d. 提高运动耐力、改善睡眠；e. 改善缺氧引起的记忆力减退、嗜睡等精神神经症状。适应证：a. COPD 稳定期患者，休息状态下 PaO_2＜55mmHg 或 SaO_2＜88%；b. $PaO_2$55～70mmHg 或 SaO_2＜89%，伴有肺动脉高压、肺心病等；c. 睡眠型或运动型低氧血症者。

（2）急性加重期治疗：最常见的原因为细菌或病毒感染。畅通气道、改善通气是急性期治疗的重要措施。

①低流量吸氧：吸入氧浓度 FiO_2（%）=21＋4×氧流量（L/min）。

②支气管舒张药：可使用短效 β_2 受体激动药，若效果不显著，加用抗胆碱能药物联合用药。较为严重的 COPD 者，可经静脉使用氨茶碱。

③抗感染治疗：可给予 β 内酰胺类或 β 内酰胺酶抑制药、头孢菌素、大环内酯类或喹诺酮类抗生素治疗。

④糖皮质激素：支气管扩张药基础上加用糖皮质激素，可以加快病人的恢复，改善肺功能和低氧血症，减少早期复发，缩短住院时间，是 COPD 加重期治疗的重要方案。急性加重期病人可口服或静脉使用泼尼松龙。

6. 护理问题

（1）气体交换受损　与气道阻塞、通气不足、呼吸肌疲劳、分泌物过多和肺泡呼吸面积减少有关。

（2）清理呼吸道无效　与分泌物增多而黏稠、气道湿度减低和无效咳嗽有关。

（3）活动无耐力 与疲劳、呼吸困难、氧供与氧耗失衡有关。

（4）营养失调：低于机体需要量 与食欲缺乏、摄入减少、腹胀、呼吸困难、痰液增多有关。

（5）焦虑 与呼吸困难、健康状况改变、病情危重、经济压力有关。

（6）知识缺乏：对疾病的基本知识与康复知识不了解。

（7）潜在并发症：有感染的危险、自发性气胸、呼吸衰竭。

7. 护理措施

（1）休息与环境：重症病人宜采取半卧位或身体前倾位。病情缓解期，可视病情安排适当的活动量，以不感到疲劳、不加重症状为宜。室内保持合适的温湿度，冬季注意保暖，避免直接吸入冷空气。

（2）饮食护理：给予高热量、高蛋白、高维生素饮食。少食多餐，餐后避免平卧。高碳酸血症者，适当限制糖类摄入量，以避免加重二氧化碳潴留；腹胀的病人应进软食，禁食产气和引起便秘的食物。多饮水。不能由口进食者，可鼻饲饮食或肠内营养支持。

（3）病情观察：观察痰液的颜色、量及性质，呼吸频率、节律、深度，呼吸困难程度，有无发绀及发热，有无意识状态的改变；肺部体征变化及有无并发症发生。监测动脉血气分析、电解质及酸碱平衡指标。

（4）保持呼吸道通畅：①湿化气道，可使用雾化吸入；②有效咳痰，取坐位，双足着地，身体稍前倾，双肩放松，屈膝，前臂垫枕，数次深而缓慢的腹式呼吸后，依靠胸腔短促有力地咳嗽，排出痰液；③协助排痰，包括胸部叩击和体位引流；④如突然发生呼吸极度困难，发绀明显，大汗淋漓，喉部有痰鸣音，表情惊恐等症状，是由于痰液堵塞气道导致窒息，应立即吸痰。

（5）用药护理：注意观察药物疗效和不良反应。COPD 病人并发肺性脑病者出现呼吸困难时，**慎用镇静药**以免抑制呼吸，加重病情。地西泮有抑制呼吸中枢作用，表现为晨起呼之不应，呼吸浅促，老年人慎用。

（6）氧疗的护理：COPD 缺氧伴有二氧化碳潴留时，呼吸中枢化学感受器对二氧化碳不敏感，此时呼吸的维持主要依靠缺氧对颈动脉窦和主动脉体化学感受器的兴奋作用；若吸入高浓度氧，PaO_2 迅速上升，使外周化学感受器失去了缺氧的刺激，使通气受到抑制，加重二氧化碳潴留，发生二氧化碳麻醉状态。因此低氧血症伴有二氧化碳潴留者，遵医嘱给予鼻导管**持续低流量吸氧，1～2L/min**。

（7）呼吸功能锻炼：主要包括缩唇呼气、腹式呼吸。训练目的在于改浅而快呼吸为深而慢的有效呼吸，能有效加强膈肌运动，提高通气量，减少耗氧量，改善呼吸功能，减轻呼吸困难，增加活动耐力。

①**缩唇呼吸**。作用机制：肺气肿病人因肺泡弹性回缩力减低，小气道阻力增高，呼气时小气道提早闭合，致使气体滞留在肺内。通过缩唇形成的微弱阻力来延长呼气时间，提高支气管内压力，防止呼气时小气道过早陷闭，以刺激肺泡气排除。方法：取坐位或卧位，调整呼吸，用鼻吸气，然后将嘴唇缩成鱼嘴状，同时收缩腹部，4～6 秒内将气体缓慢呼出。吸气与呼气时间之比为 1:2 或 1:3。呼气力度以能使距口唇 15～20cm 处的蜡烛火焰随气流倾斜而不熄灭为宜。

②**腹式呼吸**。作用机制：肺气肿病人常呈浅速呼吸，呼吸效率低，让病人做深而慢的腹式呼吸，通过腹肌的主动舒张与收缩增加膈肌活动范围，可使呼吸阻力减低，肺泡通气量增

加，提高呼吸效率。方法：取立位，体弱者可取坐位或半卧位。双手分别放在腹部和胸前，全身肌肉放松。用鼻缓慢吸气，尽量挺腹，保持胸部不动，然后用口呼气，同时收缩腹部，胸廓保持最小活动幅度，推动排出肺内气体。

③缩唇呼吸和腹式呼吸。**每日训练3～4次，每次重复8～10次，每分钟18～20次**。熟练后可将缩唇呼吸与腹式呼吸组合训练，逐步形成一种呼吸习惯。

（8）心理护理：病程较长，疾病易反复发作，病人常产生抑郁、焦虑等心理状态。应重视病人心理、性格、生活方式等的变化，与病人和家属共同制订和实施康复计划。

8. 健康教育

（1）讲解疾病相关知识：指导病人遵医嘱服用药物；使病人及家属能够识别和消除疾病发生的诱因；**鼓励戒烟**；避免粉尘和刺激性气体的吸入；防止呼吸道感染；可在疾病高发季节**注射免疫球蛋白**；指导病人坚持呼吸功能锻炼，制订个体训练计划；合理安排工作和生活，劳逸结合；指导患者学会自我监测病情，出现咳嗽、咳痰加重、发热、呼吸困难时，及时就诊。

（2）家庭氧疗：告知病人及家属长期家庭氧疗的目的、必要性及注意事项。指导病人和家属**掌握用氧注意事项**，每日吸氧不宜少于15小时，夜间吸氧不宜间断，防止熟睡时呼吸中枢兴奋性降低、上呼吸道阻塞而加重低氧血症。**氧疗有效的指标**：呼吸困难减轻，呼吸频率减慢，发绀减轻，心率减慢，活动耐力增加，神志清醒等。

九、支气管哮喘

【复习指南】本部分内容难度较大，历年必考，应作为重点复习。支气管哮喘病因、临床表现、治疗要点、护理措施、健康教育应熟练掌握；支气管哮喘发病机制、辅助检查、护理问题应掌握。

支气管哮喘简称哮喘，是指由多种细胞（包括气道的炎性细胞和结构细胞）和细胞组分参与的气道慢性炎症性疾病，是非特异性变应性炎症，以嗜酸粒细胞浸润为主，这种慢性炎症导致气道高反应性，通常出现广泛多变的可逆性气流受限，随病情进展，可引起气道结构发生改变，即气道重构。

1. 病因

（1）遗传因素：哮喘发病具有家族聚集倾向。

（2）变应原

①吸入物：吸入物分为特异性和非特异性两种。特异性吸入物如尘螨、花粉、真菌、动物毛屑等。非特异性吸入物主要为刺激性气体如二氧化硫、氨气等。职业性哮喘其变应原多为高分子量的生物学物质和低分子量的化学物质，如动物身体成分及其排泄物、胃蛋白酶等。

②感染：如细菌、病毒、寄生虫等。

③食物：如鱼类、虾蟹、蛋类、牛奶。

④药物：β_2受体阻滞药如普萘洛尔，解热镇痛药如阿司匹林。

（3）其他：寒冷季节、运动、妊娠、情绪激动等，均可诱发哮喘发作。

2. 发病机制　不完全清楚。

（1）气道免疫－炎症机制：变应原通过呼吸道、消化道、皮肤接触等方式进入机体后，被巨噬细胞、嗜酸粒细胞等内吞，刺激机体产生IgE并结合于肥大细胞、嗜碱粒细胞等表面的IgE受体，当变应原再次进入机体时，与吸附在细胞上的IgE相结合，合成并释放多种炎性介质及细胞因子，如组胺前列腺素（PG）、白三烯（LT）等，引起气道平滑肌收缩，血管通透性增高，黏液分泌增加和炎症细胞浸润等，从而产生气道狭窄和哮喘症状。**气道慢性炎症是哮喘发病的本质**。被变应原激活的T细胞可分泌白介素等细胞因子，从而直接激活肥大细胞、嗜酸粒细胞、巨噬细胞并使之聚积在气道，进一步分泌组胺等炎症介质及细胞因子，导致气道慢性炎症。

（2）神经受体失衡学说：支气管哮喘患者β－肾上腺素受体功能低下和迷走神经亢进（释放乙酰胆碱，使气道平滑肌收缩）；非肾上腺素非胆碱能神经系统功能失调，使收缩支气管平滑肌的介质（P物质、神经激肽）释放增多，舒张支气管平滑肌的神经介质（血管活性肠肽、一氧化氮）释放减少，导致支气管平滑肌收缩。此外，P物质、神经激肽可导致血管通透性和炎性渗出，引发哮喘。

（3）**气道高反应性（AHR）：是哮喘的基本特征**。呼吸道感染时，可通过多种途径诱发气道高反应性。引起β－肾上腺素受体功能降低、气道胆碱能神经敏感性增加，使气道反应性增高诱发哮喘；也可直接损害呼吸道上皮细胞，使气道上皮通透性增加、气道内感觉神经末梢暴露，导致气道反应性增高。气道高反应性表现为气道对各种刺激因子的高度敏感状态，与刺激因子接触后气道产生过强或过早的收缩反应。有症状的哮喘病人几乎都存在AHR。AHR有家族聚集倾向，受遗传因素影响。支气管激发试验是评估和量化AHR的重要指标。

3. 临床表现

（1）症状：早期或轻症的患者缺乏特异性，多数以发作性咳嗽和胸闷为主要表现。**典型的表现是发作性呼气性呼吸困难或发作性胸闷、咳嗽伴有哮鸣音**。严重者可被迫采取坐位或呈端坐呼吸，干咳或咳大量白色泡沫痰，甚至出现发绀等。发作前常有刺激性干咳、流涕、喷嚏等表现。哮喘症状可在数分钟内发作，持续数小时至数天，支气管扩张药通常能够缓解症状，也可自行缓解。哮喘的发病特征是常在**夜间及凌晨发作或加重**，可能与人体24小时昼夜节律有关。夜间呼吸最慢，血液携氧量降低，二氧化碳呼出量也下降；卧室通风差、环境中存在多种哮喘诱因，平躺姿势也会增加夜间哮喘症状。

（2）体征：非发作期可无异常体征。发作期胸部呈**过度充气征象**。胸廓膨隆，叩诊呈过清音，听诊呼吸音减弱，两肺可闻及**呼气相为主的哮鸣音，呼气延长**。严重哮喘发作时常不能平卧，呼吸费力，大汗淋漓伴有三凹征，发绀，烦躁，吐字不清，胸腹反常运动（肋间肌张力减退导致吸气时胸壁不稳定，即吸气时胸廓下降，呼气时胸廓抬起），心率增快，奇脉。重症哮喘患者的气道出现广泛的严重痉挛，大部分或完全闭塞，极少量的气流不足以形成哮鸣音，两肺呼吸音减弱即“沉默肺”，是病情危重的表现。哮喘持续状态是指哮喘持续＞24小时，且一般平喘药不能缓解。

（3）特殊类型的哮喘：运动型哮喘、不典型哮喘（没有喘息症状的哮喘，病人可表现为发作性咳嗽、胸闷或其他症状）。以咳嗽为唯一症状的不典型哮喘称为咳嗽变异型哮喘，病人无明显喘息、气促表现，但存在气道高反应性，其典型症状为夜间较剧烈的刺激性干咳。以胸闷为唯一症状的不典型哮喘称为胸闷变异型哮喘，可无哮喘的症状体征，但具有气道高反应性和可逆性气流受限。

（4）并发症：如气胸、肺气肿、肺不张、慢性支气管炎、支气管扩张、肺纤维化、肺源性心脏病。

（5）分期：根据临床表现，可分为以下两期。

①急性发作期：是指喘息、气促、咳嗽、胸闷等症状突然发生或原有症状急剧加重，常有呼吸困难，特征为**呼气流量降低**。多由呼吸道感染、治疗不当或接触变应原后诱发。根据临床表现、辅助检查等指标，将急性发作时的病情按严重程度分**轻度、中度、重度、危重4级**。

a. 轻度：对日常生活影响不大，可平卧，话语连续，步行、上楼时有气短，可有焦虑、烦躁，呼吸频率轻度增加，脉率＜100次/分；血气分析、肺通气功能检查基本正常，SaO_2＞95%。

b. 中度：日常生活受限，轻微活动便喘息，喜坐位，说话有时中断，焦虑、烦躁，听诊闻及响亮而弥漫的哮鸣音，呼吸频率增加，可见三凹征，脉率100～120次/分；**PaO_2 60～80mmHg，$PaCO_2$≤45mmHg，SaO_2为91%～95%**；使用支气管扩张药后仅**部分症状缓解**。

c. 重度：喘息持续发作，休息时亦喘，端坐呼吸，大汗淋漓，只能单字表达，常焦虑、烦躁，呼吸频率＞30次/分，常有三凹征，脉率＞120次/分，奇脉，听诊闻及响亮而弥漫的哮鸣音；**PaO_2＜60mmHg，$PaCO_2$＞45mmHg，SaO_2≤90%**；**支气管扩张药无效**。

d. 危重：意识障碍，不能讲话，胸腹部矛盾运动，脉率＞120次/分或变慢、不规则，听诊哮鸣音明显减弱或消失；**PaO_2＜60mmHg，$PaCO_2$＞45mmHg，SaO_2＜90%**；**支气管扩张药无效**。

②非急性发作期：哮喘无急性发作，但在长时间内，仍有不同程度和频率的喘息、气急、胸闷、咳嗽等症状并伴有肺通气功能下降。

4. 辅助检查

（1）血常规检查：发作时可有嗜酸粒细胞增高，如并发感染可有白细胞数增高，嗜中性粒细胞比例增高。血气分析：哮喘严重发作时，PaO_2降低、$PaCO_2$下降，pH上升，表现出呼吸性碱中毒。缺氧伴有二氧化碳潴留者，$PaCO_2$上升，表现呼吸性酸中毒。

（2）痰液检查：涂片可见较多嗜酸粒细胞，如合并呼吸道细菌感染，痰涂片革兰染色、细胞培养有助于病原菌诊断。

（3）肺功能检查

①通气功能检查：FEV_1、FEV_1/FVC%、PEF是主要的观察指标，第1秒用力呼气量（FEV_1）、第1秒用力呼气量占用力肺活量比值（FEV_1/FVC%）及呼气峰值流量（PEF）均减少。此外，还可伴有用力肺活量减少、残气量增加、功能残气量和肺总量增加。

②支气管舒张试验：测定支气管扩张程度及气道可逆性。**FEV_1较用药前增加≥12%，且绝对值增加＞200ml可判断为阳性**。

③支气管激发试验：判断支气管狭窄的程度及气道反应性。**FEV_1下降＞20%为阳性，提示存在气道高反应性**。

（4）胸部X线检查：两肺透亮度增加，呈过度充气状态；如并发呼吸道感染，可见肺纹理增粗及炎症性浸润阴影。

（5）特异性过敏原的检测：哮喘病人多伴过敏体质，外周血变应原特异性IgE增高。

5. 治疗要点

（1）脱离变应原：**使病人迅速脱离变应原，是防治哮喘最有效的方法**。对于变应原已明确但难以避免的病人，可采取**免疫疗法**，即通过定期、反复皮下注射特异性变应原及卡介苗、转移因子等生物制品，抑制变应原反应。

（2）急性发作期治疗：目的是畅通气道、纠正缺氧、恢复肺功能，防止病情加重及预防并发症（表4－4）。

（3）长期治疗：目的是防止哮喘再次急性发作。以病情严重程度为基础，根据病情变化选择治疗药物及方案。每种方案中均应按需使用缓解药物，以迅速缓解哮喘症状。

（4）药物治疗（表4－5）。

①糖皮质激素：**控制气道炎症最有效**。给药途径包括吸入、口服和静脉。**吸入给药：是长期抗炎治疗哮喘的首选给药方法**，药物可直接到达靶器官，起效快、用药量少，全身不良反应小。常用药物有倍氯米松、布地奈德等。吸入糖皮质激素后，口咽局部不良反应包括**声音嘶哑、咽部不适和念珠菌感染**。对于哮喘急性发作且病情较重的患者，应早期口服糖皮质激素，以防止病情恶化，多选用半衰期短的药物，如泼尼松、泼尼松龙。严重急性哮喘发作时，应经静脉及时给予甲泼尼龙。**支气管扩张药联用吸入型糖皮质激素**，具有协同的抗炎和平喘作用，尤适合中、重度持续哮喘患者的长期治疗。

表4－4　哮喘急性发作期的治疗

项目	轻度	中度	重度、危重
糖皮质激素	每日定时吸入（倍氯米松）	每日定时吸入（加量）或口服	静脉滴注使用，症状缓解后改口服
β_2 受体激动药	有症状时，间断吸入短效制剂或控释片	规则吸入或口服长效制剂，症状不缓解时持续雾化吸入	持续雾化吸入
其他药物	效果不佳时可加服小量氨茶碱控释片、抗胆碱药（异丙托溴铵气雾剂）	可联用抗胆碱药及白三烯拮抗药；症状不缓解时，可静脉滴注氨茶碱	可联用抗胆碱药、白三烯拮抗药、静脉滴注氨茶碱
其他处理	对症处理	对症处理	注意维持水、电解质及酸碱平衡。缺氧症状不能改善时，及时行机械通气

表4－5　支气管哮喘常用药物的比较

药名	作用	药动学特点	给药方式	不良反应	药物间相互作用
糖皮质激素	控制气道炎症	吸入给药起效快	吸入、口服、静脉	声音嘶哑、咽部不适和念珠菌感染	与长效 β_2 受体激动药具有协同抗炎、平喘作用
白三烯调节药	抗炎和舒张支气管平滑肌	口服吸收完全	口服	轻微，主要有过敏反应、头痛、肌痛、消化不良等	
β_2 受体激动药	舒张支气管	根据起效快慢及持续时间长短可分为速效型、缓效型、长效型、短效型	口服、吸入	轻微，吸入给药时更少，主要为心律失常、低钾血症、躯体震颤	与茶碱类联用易诱发心律失常

续表

药名	作用	药动学特点	给药方式	不良反应	药物间相互作用
茶碱类	舒张支气管平滑肌	口服易吸收，有效血药浓度范围窄	口服、静脉	恶心、呕吐、激动、失眠、心律失常，血压下降，死亡	多种药物影响其血药浓度，与抗胆碱药物联用具有协同作用
抗胆碱药	舒张支气管	吸入为主，口服不易吸收	吸入	口干、金属苦味感	与 β_2 受体激动药联用有协同作用，不良反应也相应增加

②白三稀调节剂：**具有舒张支气管平滑肌及一定程度的抗炎作用**。常用药有扎鲁斯特和孟鲁斯特。本品可减轻哮喘症状、改善肺功能、减少哮喘的恶化。常与糖皮质激素联用。

③β_2 受体激动药：具有**舒张支气管平滑肌**的作用，用于控制哮喘的急性症状，是**控制哮喘发作的首选药**。首选吸入给药。短效 β_2 受体激动药：**是缓解轻、中度急性哮喘症状的首选药物**，常用的药物如沙丁胺醇、特布他林等，需间歇使用。可每隔 20 分钟重复给药，疗效不满意者，应向医生咨询或去看急诊，不应擅自调整药物种类和剂量。长效 β_2 受体激动药：适用于哮喘特别是**夜间哮喘和运动诱发哮喘**的预防和治疗，常用药有沙美特罗、福莫特罗。福莫特罗因起效迅速，可按需用于**哮喘急性发作**时的治疗。为防止产生临床耐药，应**避免长期、单一应用 β_2 受体激动药**。β_2 受体激动药与茶碱类联合应用时，易诱发**心律失常**，应慎用。

④茶碱类：具有**舒张支气管平滑肌、强心、利尿、扩张冠状动脉、兴奋呼吸中枢和呼吸肌等作用**。低浓度茶碱具有抗炎和免疫调节作用。可口服或静脉给药。口服给药：氨茶碱、控（缓）释型茶碱。适用于轻、中度哮喘发作和维持治疗。静脉给药：氨茶碱加入葡萄糖溶液中，缓慢静脉注射或静脉滴注。适用于哮喘急性发作且近 24 小时内未用过茶碱类药物的病人。

⑤抗胆碱药物：具有**舒张支气管及减少痰液的作用**。以吸入给药为主。常用药物有异丙托溴铵、溴化异丙托品、溴化泰乌托品。适用于有吸烟史的老年哮喘患者。对妊娠早期妇女和患有青光眼或前列腺肥大的患者应慎用。

⑥其他：色甘酸钠为肥大细胞稳定剂，适用于**轻度持续哮喘的长期治疗**，可预防变应原、运动、干冷空气和 SO_2 等诱发的气道阻塞，可减轻哮喘症状和防止病情加重。酮替芬、氯雷他定，为 H_1 受体拮抗药，具有抗变态反应作用，可用于伴有过敏性鼻炎的哮喘患者的治疗。

6. 护理问题

（1）气体交换受损　与支气管痉挛、气道炎症、黏液分泌增加、气道阻力增加有关。

（2）清理呼吸道无效　与支气管痉挛、分泌物多、痰液黏稠及气道黏液栓形成、无效咳嗽有关。

（3）营养失调：低于机体需要量　与呼吸困难、疲乏引起食欲缺乏有关。

（4）活动无耐力　与缺氧、呼吸困难有关。

（5）潜在并发症：自发性气胸、呼吸衰竭、纵隔气肿、肺心病、肺不张。

（6）知识缺乏：缺乏正确使用吸入器的相关知识。

（7）焦虑　与哮喘是慢性疾病且反复急性发作有关。

7. 护理措施

（1）一般护理

①环境与体位：病室环境布置力求简单，应保持室内空气流通、新鲜，维持适宜温湿度，冬季注意保暖，**预防上呼吸道感染**。应**避免环境中的变应原**，如花草、动物皮毛、灰尘，防止病人吸入刺激性物质而诱发哮喘发作。病房清扫可采用湿扫法，禁止使用刺激性强的消毒液，应注意避免房间内尘埃飞扬。哮喘发作时，护士应协助病人**取半卧位或坐位**，利于膈肌下降，加大肺活量，减轻呼吸困难，并提供床旁桌支撑，减少体力消耗。睡眠时可给予半卧位，以减少夜间哮喘的发作次数。

②饮食护理：避免饮食诱发或加重哮喘。指导患者禁止食用容易引起哮喘发作的食物如鱼、虾、蟹及蛋类、牛奶、某些食品添加剂等。有烟酒嗜好者应戒烟戒酒。过敏体质者应禁食动物蛋白类食物，可进食植物蛋白类食物，如豆类及豆制品等。指导患者进食营养丰富的清淡食物，补充足够的热量。多吃水果、蔬菜。

③病情观察：观察哮喘发作的先兆症状（如鼻咽痒、喷嚏、流涕）、哮喘发作期患者的意识状态及精神神经症状。观察呼吸频率、节律、深度，有无呼吸困难、三凹征。听诊有无哮鸣音。对急性期病人，加强哮喘易发时间段（凌晨、夜间）的监护。重症哮喘病人应有专人看护。监测动脉血气分析。重症哮喘病人，一般治疗无效，出现昏迷、嗜睡等中枢神经系统受抑制的表现，$PaO_2 < 60mmHg$，$PaCO_2 \geqslant 50mmHg$ 时，应准备进行机械通气。

④给氧：一般为 2 ～ 4L/min，重症哮喘病人，伴有高碳酸血症时应低流量（1 ～ 2L/min）低浓度吸氧，吸入氧浓度一般不超过 40%。注意呼吸道的湿化和通畅，避免气道干燥和寒冷气流的刺激而导致气道痉挛、诱发或加重哮喘。

⑤**清除呼吸道分泌物**：是改善通气的重要环节。可指导患者有效咳嗽、咳痰训练；应用超声雾化吸入；遵医嘱使用祛痰药、黏液溶解药。痰液黏稠不易咳出导致意识障碍时，需紧急行机械吸痰。

（2）补充液体：哮喘发作的病人，经呼吸道丢失的水分增多，呼吸道黏膜干燥、导致痰液黏稠或形成痰栓，阻塞气道，加重呼吸困难，应注意补充液体。若无心、肾功能不全，鼓励病人每日饮水 2 ～ 3L。重症哮喘应静脉补液，以纠正失水，滴速以 30 ～ 50 滴/分为宜，避免加重心脏负担而诱发心力衰竭。

（3）心理护理：哮喘发作时病人精神紧张、烦躁、恐惧，而不良情绪常会诱发或加重哮喘发作。应加强巡视，耐心倾听病人主诉、给予心理疏导。

（4）预防并发症：通畅气道，清除痰栓，减轻呼吸困难，以预防呼吸衰竭。必要时给予呼吸机辅助治疗，以维持呼吸功能。发生剧烈胸痛、呼吸困难等气胸并发症，立即报告医生，配合进行排气减压。

（5）用药护理

①β_2 受体兴奋药：短效型 β_2 受体兴奋药吸入给药时应注意：**按需间歇使用，不宜长期、单一使用。不宜过量使用**。

②茶碱类药物：葡萄糖稀释后静脉使用，**静脉推注速度要缓慢**，不少于 10 分钟，可使用输液泵给药或静脉滴注。严格遵医嘱用药，**剂量要准确**。氨茶碱用量过大或静脉注射（滴注）速度过快可引起**恶心、呕吐、头痛、失眠、心律失常**，严重者可引起**室性心动过速、癫痫样症状、昏迷甚至心搏骤停**等。用药过程中应严密观察。

③糖皮质激素类药物：使用吸入剂时不良反应较少，但易导致口咽局部念珠菌感染、声

音嘶哑或呼吸道不适。应指导病人吸药后及时**用清水含漱口咽部**，减轻局部反应和胃肠道吸收。口服剂型宜饭后服用，严重哮喘发作时应静脉给药，应注意观察药物的不良反应，观察有无水钠潴留表现如颜面及下肢水肿；监测血压、血糖变化；可加服钙剂，预防骨质疏松；观察有无消化道出血；激素类药物不能擅自停用，要逐渐减量直至停药。

8. 健康教育

(1) 疾病知识指导：向病人解释哮喘的病因、主要表现、治疗方法、预后情况。指导学会识别哮喘发作前的先兆表现，学会哮喘发作时的紧急自救方法。告知患者**家庭氧疗**是有效预防疾病加重的有效方法。告知长期合理用药的必要性。严格遵医嘱用药。应用2种以上气雾剂时，要**先用支气管扩张药，后用抗炎气雾药**。气雾剂应随身携带，一旦出现哮喘发作先兆，应**立即吸入 β_2 受体兴奋药**，以迅速缓解症状。

(2) 生活指导：避免各种诱发因素包括过敏原、呼吸道感染、环境污染、药物、气候变化、精神因素、剧烈运动、妊娠等。避免剧烈运动及过度换气动作如大笑、大哭、大喊等；保持情绪稳定；慎用或忌用易引起哮喘的药物；缓解期加强体育锻炼以增强体质。

(3) 自我监测：做好**自我病情监测及管理**，是哮喘病人健康教育的重点。制订个体化的书面计划，做好哮喘日记，包括**每日的症状、用药情况、吸氧时间及次数**。

十、慢性肺源性心脏病

【复习指南】本部分内容难度较大，历年必考，应作为重点复习。慢性肺源性心脏病的病因、病理、临床表现、治疗要点、护理措施应熟练掌握；慢性肺源性心脏病的护理问题、健康教育应掌握。

慢性肺源性心脏是指除先天性心脏病及左心病变之外，由胸肺部或肺血管的慢性病变，产生肺血管阻力增加，形成肺动脉高压，导致右心室扩张、肥厚的一类心脏病。

1. 病因

(1) 支气管、肺疾病：慢性阻塞性肺疾病、支气管哮喘、支气管扩张、重症肺结核、尘肺、慢性弥漫性肺间质纤维化、结节病等均可致病。其中，**慢性阻塞性肺疾病是最常见的原因**。

(2) 胸廓病变：较少见。各种原因引起的胸廓活动受限、肺及支气管受压等。

(3) 肺动脉病变：很少见。各种原因导致的肺小动脉狭窄及阻塞、肺动脉高压等。

2. 病理　发生反复的气道感染和低氧血症，会导致肺动脉高压形成。慢性肺源性心脏病累及体循环淤血，导致右心室扩大。

(1) 肺动脉压力增高：①各种原因导致的肺血管腔狭窄、闭塞，肺血管阻力增加，最终发展成肺动脉高压。②**缺氧是形成肺动脉高压最重要的因素**，氧分压下降，导致肺组织中血管活性物质的成分发生改变，缩血管物质的增多，使肺血管收缩，血管阻力增加，形成肺动脉高压。③慢性缺氧刺激骨髓造血，产生继发性红细胞增多，血液黏稠度增加、外周阻力增大。缺氧时血液重新分布，肾血流量减少；交感神经兴奋，激活RAAS系统，使醛固酮分泌增加，导致钠、水潴留、血容量增多。

(2) 心脏病变和心力衰竭：肺动脉高压早期，右心发挥代偿作用而引起右心肥厚、扩张。随着病情进展，肺动脉压持续升高，右心排血量下降、收缩末期右心室残留血量增多、舒张末期压力增高，而导致右心衰竭。长期缺氧导致代谢产物的堆积、反复感染、酸碱平衡紊乱均可导致心肌损害，促进右心衰竭的发生。

3. 临床表现

（1）肺、心功能代偿期：慢性咳嗽、咳痰、气急或伴喘息，活动后可感心悸、呼吸困难、乏力和活动耐力下降。感染后症状加重。可出现胸痛、**发绀**，体检可有明显肺气肿体征，听诊多有呼吸音减弱，感染时肺部可闻及干、湿啰音；肺动脉瓣区第二心音亢进；下肢轻度水肿、颈静脉充盈或怒张；肝界下移。

（2）肺、心功能失代偿期：**慢性肺心病患者肺、心功能失代偿期最主要的表现是呼吸困难加重，夜间更甚**。

①呼吸衰竭：常因急性呼吸道感染而诱发。严重缺氧可有精神神经症状，如谵妄、抽搐、昏迷，二氧化碳潴留早期可无明显症状，$PaCO_2$ ＞ 60mmHg，或急剧升高时，症状明显，表现为失眠、食欲缺乏、心动过速，重者可并发肺性脑病，患者缺氧的**典型表现是发绀**。体检可见：辅助呼吸肌活动增加，可出现三凹征，球结膜充血、水肿，颅内压增高时，可有视网膜血管扩张、视盘水肿等表现。

②心力衰竭：以右心衰竭为主，也可发展为全心衰竭。体静脉淤血的表现为主，明显倦怠、乏力、食欲缺乏、上腹胀痛、呼吸困难、发绀进一步加重、尿少。体检可见对称性、下垂性、凹陷性水肿；颈静脉充盈怒张；肝体积增大伴有压痛、肝颈静脉回流征阳性；严重右心衰竭者腹水征阳性；剑突下心脏搏动明显，**右心室肥厚、心界向左扩大**，三尖瓣区可闻及收缩期吹风样杂音，严重者可有奔马律；各种心律失常。

（3）并发症：由于低氧血症和高碳酸血症，可使多个重要脏器受累，出现严重的并发症。

①肺性脑病：肺心病患者出现头痛、昼眠夜醒、神志恍惚等意识障碍的表现，首先应考虑为肺性脑病。它是**肺心病最严重的并发症，是肺心病致死的主要原因**。肺性脑病是指各种慢性胸肺疾病伴发呼吸衰竭、导致高碳酸血症及动脉血 pH 下降而出现的精神神经症状的一组综合征。肺性脑病的临床表现：前驱期表现为精神萎靡、失眠、头痛、多汗、睡眠时间颠倒、性格改变、定向力与计算力障碍。后期可表现为躁动、嗜睡、昏迷、肌肉抽搐、多汗、腹胀，重型表现为结膜充血、水肿、视盘水肿、癫痫样抽搐，可合并上消化道出血及 DIC。

②酸碱失衡及电解质紊乱：使呼吸衰竭、心力衰竭、心律失常的病情更为恶化。

③心律失常：以房性多见。多表现为房性期前收缩及阵发性室上性心动过速，以**紊乱性房性心动过速最具特征性**。急性严重心肌缺氧时可出现心室颤动、心脏骤停。

④休克：不多见，但预后不良。原因：感染中毒性休克；失血性休克；心源性休克。

⑤消化道出血：长期缺氧和高碳酸血症，胃酸分泌增多；肺心病右心衰竭者存在胃肠道广泛淤血、水肿、糜烂；使用糖皮质激素、茶碱类药物易损伤胃黏膜。

⑥弥散性血管内凝血（DIC）：多为酸中毒低氧血症及并发细菌性感染时，细菌毒素的作用引起毛细血管内皮受损和组织损伤所致。

4. 治疗要点

（1）急性加重期

①控制感染：院外感染以革兰阳性菌占多数；院内感染则以革兰阴性菌为主。常用的有青霉素类、头孢菌素类、氨基糖苷类、氟喹诺酮类等。选用广谱抗菌药物时必须注意能继发的真菌感染。

②畅通气道：保持呼吸道通畅是纠正缺氧和二氧化碳潴留最重要的措施。及时清除呼吸道分泌物及异物、开放气道；必要时给予支气管舒张药解除痉挛，建立人工气道。呼吸衰竭

者，在畅通气道的基础上，酌情给予呼吸兴奋药，适用于以呼吸中枢抑制为主的呼吸衰竭。严重呼吸衰竭、重度低氧血症治疗效果不理想，可考虑机械通气。

③控制心力衰竭：肺心病患者一般在积极控制感染、改善呼吸功能后心力衰竭便能得到改善。但对治疗后无效或较重患者可适当选用利尿、正性肌力药或血管扩张药。利尿药：作用为排钠排水，减轻心脏的容量负荷。包括排钾利尿药（氢氯噻嗪）、保钾利尿药（螺内酯通）两类。用药原则为选用作用轻、小剂量的利尿药，短期使用。一般口服给药。重度心力衰竭、急需利尿的患者宜静脉给药，常用药为呋塞米。使用利尿药同时要注意电解质与体液补充，尿少、肾功能障碍者慎用保钾利尿药。不良反应：**电解质紊乱（低钾、低氯性碱中毒）；痰液黏稠；血液浓缩**。正性肌力药：洋地黄类药物可增强心肌收缩力。选用作用快、排泄快的洋地黄类药物，小剂量给药。为避免发生药物毒性反应，用药前应注意纠正缺氧，防治低钾血症。常用药有毒毛花苷 K、毛花苷 C，加入 10% 葡萄糖液稀释后，**经静脉缓慢推注**。血管扩张药：减轻心脏前、后负荷，降低心肌耗氧量，增加心肌收缩力，对部分顽固性心力衰竭有一定效果。

④控制心律失常：一般心律失常经过控制感染、缺氧后可自行消失。如果持续存在可根据心律失常的类型选用药物，如利多卡因、普罗帕酮、胺碘酮等。

⑤抗凝治疗：为预防微小动脉血栓形成，常使用抗凝药如低分子量肝素注射液等。

（2）缓解期：综合治疗，如家庭氧疗、营养支持，减少或避免急性加重的发生，使心肺功能得到部分或全部恢复。

5. 护理问题

（1）气体交换受损　与缺氧及二氧化碳潴留、肺血管阻力增加有关。

（2）清理呼吸道无效　与呼吸道感染、痰量增加及黏稠有关。

（3）体液过多　与心脏负荷增加、心肌收缩力下降、心排血量减少有关。

（4）睡眠型态紊乱　与呼吸困难、不能平卧、环境刺激有关。

（5）活动无耐力　与肺部疾病及肺、心功能下降引起慢性缺氧有关。

（6）焦虑　与疾病反复发作、病人担心预后有关。

（7）潜在并发症：肺性脑病。

6. 护理措施

（1）休息与活动：心肺功能失代偿期，应绝对卧床休息，疾病缓解期，可适度活动。协助采取舒适的卧位，如半卧位可略抬高床尾，使下肢关节轻度屈曲，或取坐位，面前放小桌及软枕。注意预防、及时治疗上呼吸道感染，戒烟并避免各种烟雾刺激。改善睡眠质量。睡前不要进行剧烈活动，在病情允许的情况下，限制夜间入液量，利尿药尽量白天使用，睡前排尿；避免午后饮用咖啡、浓茶。

（2）饮食护理：给予高热量、高蛋白、高纤维素、易消化饮食，避免高糖、辛辣、刺激食物，因糖类可增加二氧化碳的生成量，增加呼吸负担。腹水、水肿、少尿时，应限制钠水摄入，钠盐＜3g/d，水分＜1500ml/d。少食多餐，多吃蔬菜、水果，预防便秘、腹胀引发呼吸困难。

（3）促进舒适：保持皮肤清洁，定时更换体位。昏迷、嗜睡等意识障碍者，每天口腔护理 2 次，保持口腔清洁，预防感染。口腔感染者，根据病原菌种类，选用口腔护理液种类。

（4）密切监测生命体征：监测血压、脉搏、呼吸、心率、心律、尿量及意识，记录 24 小时出入液量。尤其注意观察病人有无发绀、三凹征及辅助呼吸肌参与呼吸。如由深而慢的呼吸变为浅快呼吸，且出现点头、提肩呼吸、节律不规则等提示有呼吸衰竭的可能。观察有无尿少、下肢水肿、肝体积增大、颈静脉回流征阳性、食欲缺乏、腹胀、腹痛等右心衰竭的表现。定时监测血气分析，注意观察 PaO_2、$PaCO_2$ 等的变化。如严重低氧血症伴有头痛、意识障碍等肺性脑病表现时，及时通知医生处理。

（5）氧疗护理：首先畅通气道。应给予**持续性低流量、低浓度给氧，氧流量为 1～2L/min，浓度为 25%～29%**。

（6）用药护理

①利尿药：不良反应主要有酸碱平衡紊乱，主要为低钾、低氯性碱中毒，可引起心律失常、肠麻痹、抑制呼吸中枢，使通气量降低，耗氧量增加，加重精神神经症状；使痰液黏稠不易咳出，加重呼吸衰竭；使血液浓缩可增加循环阻力，易发生弥散性血管内凝血。利尿药使用原则为**小量、短期、选用作用缓慢的药物**。严格遵医嘱用药，准确记录出入量，用药后应观察有无尿量过多、血压下降、脉搏细快、全身乏力、口渴等血容量不足表现。

②洋地黄类药物：剂量要准确；用药前应纠正缺氧，用药期间注意观察药效及毒性反应；宜选用**速效、排泄快的制剂，小剂量使用**；脉搏低于 60 次/分或节律不规则，应暂停使用。洋地黄中毒表现：最重要的表现是各类心律失常（室性期间收缩最常见），胃肠道反应（食欲缺乏、恶心、呕吐），神经系统症状（头痛、视物模糊、黄视、绿视）。

③其他：使用血管扩张药应观察心率、血压情况。抗生素类药物应严格遵医嘱用药，防止耐药性产生。镇静药、阵咳药应观察有无抑制呼吸及咳嗽反射，伴有二氧化碳潴留、呼吸道分泌物增多的病人慎用镇静药、镇咳药。

（7）并发症护理：肺性脑病是慢性肺心病最严重的并发症。发病时，病人绝对卧床休息；保持呼吸道通畅的基础上应用呼吸兴奋药，同时配合氧疗，持续低流量吸氧，1～2L/min、氧浓度 25%～29%；除监测基本的生命体征外，要定时监测血气，密切关注精神神经症状的改变。肺心病并发呼吸衰竭时应控制输液的速度，以免加重心脏负荷。

（8）心理护理：了解病人患病后的心理反应和情绪变化，告知病人保持良好的情绪有利于疾病康复。应理解病人的反应，帮助病人认识这些问题并指导应对措施。

7. 健康教育

（1）讲解疾病相关知识。使患者及家属了解疾病发生、发展过程及防止急性发作的重要性。嘱病人严格遵医嘱用药，告知病人长期滥用抗生素会引起菌群紊乱，产生抗生素耐药性。避免一切诱发或加重疾病的因素。对高危人群进行健康宣教，劝导戒烟。预防感冒，及时治疗呼吸道急性感染。

（2）指导病人学会病情的自我监测。如出现体温升高、呼吸困难加重，及时就诊。

（3）病情缓解期，可进行适当的体育锻炼和呼吸功能锻炼。慢性肺源性心脏病家庭氧疗应低流量持续性吸氧，1～2L/min，每天给氧时间大于 15 小时。特别是夜间持续吸氧，有利于提高病人的生活质量。

（4）加强心理护理。疾病反复发作、症状加重，病人及家属精神、经济负担加重。应进行有效沟通，强调医护配合的重要性，树立患者对治疗的信心。

十一、血气胸

【复习指南】本部分内容有一定难度，历年必考，应作为重点复习。自发性及损伤性气胸的临床表现及治疗要点、血气胸的护理措施、胸腔闭式引流的护理应熟练掌握；损伤性气胸的病理生理，气胸的辅助检查，血胸、血气胸的护理问题，气胸的健康教育应掌握。

（一）气胸

气体进入胸膜腔，造成积气状态，称为气胸。根据胸膜腔的压力情况，可分为闭合性气胸、开放性气胸、张力性气胸。根据发病原因气胸可分为自发性气胸（原发性：无基础肺疾病；继发性：有基础肺疾病），损伤性气胸，医源性气胸。

1. 损伤性气胸的病理生理

（1）闭合性气胸：胸膜破裂口较小，空气经肺或胸壁的伤道进入胸膜腔，伤侧肺部分萎陷，随后，胸部伤道关闭后不再有气体漏入胸膜腔内。特点：膜腔内压**低于**大气压。抽气后，压力下降而不复升，胸腔内残余气体可自行吸收，胸腔内维持负压，而后肺复张。

（2）开放性气胸：患侧胸膜腔通过胸壁伤口与大气直接相通，以致外界空气可随呼吸自由进出胸膜腔。胸膜腔负压消失，肺萎陷。萎陷的程度取决于肺顺应性及胸膜有无粘连。空气的进出量与胸壁伤口大小密切相关。当胸膜腔内压与大气压几乎相等时，患侧肺将完全萎陷，导致呼吸功能障碍。两侧胸膜腔压力不等导致纵隔位置随呼吸而左右摆动，吸气时纵隔向健侧移位；呼气时，纵隔向伤侧移位，纵隔摆动可导致静脉血回流受阻，心排血量减少引起循环功能障碍（图4－2）。

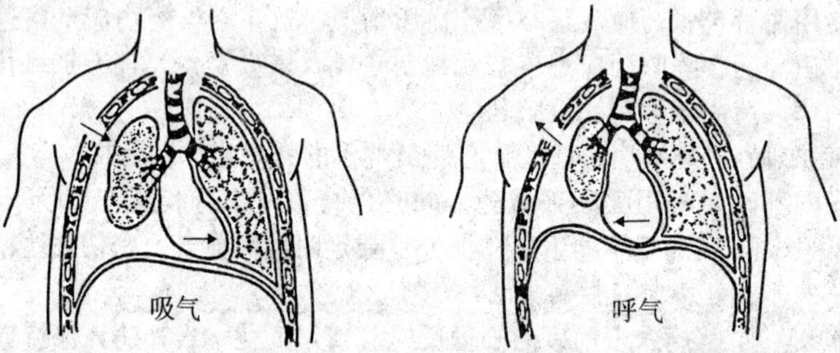

图4－2 开放性气胸的纵隔摆动

（3）张力性气胸：见于较大的肺泡破裂、支气管破裂、较深的肺裂伤。破口与胸膜腔相通，形成**单向活瓣**，吸气时开启，空气漏入胸膜腔；呼气时关闭，胸膜腔内气体不能再经破口排出体外，导致胸膜腔内压力不断升高，肺萎陷。纵隔向健侧移位，挤压健侧肺；腔静脉回流受阻，导致呼吸及循环系统功能障碍。胸膜腔内积气可经胸膜裂口处被挤入纵隔，并向皮下扩散，形成纵隔气肿或皮下气肿。

2. 临床表现

（1）自发性气胸：自发性气胸是指因自身原因或肺部疾病，使肺组织和脏层胸膜破裂，或靠近肺表面的肺大疱、细微气肿疱**自行破裂**，使肺和支气管内的空气逸入胸膜腔。常发生于青壮年男性，体型瘦高者及有肺部基础疾病者（如慢性支气管炎、肺结核、肺气肿）。自发性气胸发病与**突然用力**有关，多为单侧，双侧同时存在仅占10%左右，继发性气胸则双侧同时存在的概率大。自发性气胸患者最主要的自觉症状是胸痛，多在剧咳、喷嚏、屏气、高喊大笑、抬举重物时突然发生，多伴有胸闷、气促。**疼痛性质为尖锐持续性刺痛或刀割痛**（可能与胸膜腔内压增高、壁层胸膜受到牵张刺激有关，与肺大疱突然破裂和肺的压缩程度无关）。吸气时疼痛加重，疼痛部位不固定，多在前胸、腋下部，也可放射到肩、背、上腹部，随之出现呼吸困难，严重程度与原有肺功能的状态、气胸发生的过程、胸膜腔内积气量及压力有关。单侧闭合性气胸、肺功能正常的青年人可无明显呼吸困难，即使肺压缩＞80%，可仅表现为活动时稍感胸闷、气促；而原有阻塞性肺气肿的老年人、张力性气胸者可有明显呼吸困难，肺压缩仅为20%～30%时即可感到胸闷、气促。自发性气胸时，偶有刺激性干咳，是由于气体刺激胸膜产生，多不严重，无痰或偶有少量血丝。体检可见：患侧胸廓饱满、呼吸运动减弱，叩诊呈鼓音，语颤及呼吸音减弱或消失。

（2）损伤性气胸

①闭合性气胸：临床表现主要与胸膜腔积气量和肺萎陷程度有关。肺萎陷在30%以下者为小量气胸；肺萎陷在30%～50%者为中量气胸；肺萎陷在50%以上者为大量气胸。小量气胸多无明显呼吸和循环功能紊乱的症状；肺萎陷在30%以上者，可有相关临床表现。轻者表现为胸闷、胸痛；重者表现为呼吸困难。可出现明显的低氧血症的症状，如发绀、呼吸困难，动脉血氧饱和度下降、动脉血二氧化碳分压升高等。体检可见患侧胸廓饱满、叩诊呈鼓音、气管向健侧移位；听诊呼吸音减弱或消失。

②开放性气胸：常表现为伤后迅速出现严重呼吸困难、明显气促、鼻翼扇动、脉搏细速、口唇发绀、烦躁不安、严重者甚至休克。体检可见伤侧胸壁有明显的伤道通入胸腔，并可听到气体进入胸腔伤口的响声，吸气时健侧移位，呼气时患侧移位，形成纵隔摆动；患侧胸部叩诊呈鼓音；听诊呼吸音减弱或消失；可触及胸部及颈部皮下的捻发音。

③张力性气胸：迅速出现严重的呼吸、循环障碍。表现为**极度呼吸困难、端坐呼吸**，表情紧张、烦躁不安、胸闷、挣扎坐起、发绀、冷汗、休克甚至昏迷。明显可见气管向健侧偏移；患侧胸部饱满，肋间隙增宽；呼吸幅度减小、听诊呼吸音消失、叩诊呈鼓音；脉率增快、心律失常、奇脉；明显的皮下气肿；颈静脉怒张。胸部受伤患者，经吸氧，呼吸困难无好转且有发绀及休克体征，根据查体表现，首先考虑为肋骨骨折合并张力性气胸。

3. 辅助检查

（1）胸部X线：是诊断气胸的重要方法。能够显示肺受压程度、显示肺内病变情况如胸膜粘连、胸腔积液、纵隔移位。典型表现为**气胸线以外透亮度增高，无肺纹理可见**。大量气胸时，肝向肺门回缩，外缘呈弧形或分叶状。气胸容量大小依据气胸线到侧壁胸壁的距离，＜2cm为小量气胸、＞2cm为大量气胸。闭合性气胸显示为不同程度的肺萎陷和胸膜腔积气，有时可伴有少量积液。开放性气胸显示伤侧肺明显萎缩，气管和心脏等向健侧明显移位，患侧胸腔大量积气。张力性气胸显示胸膜腔内大量积气、**肺完全萎陷**，气管和心脏向健侧移位。

（2）胸部CT检查：胸膜腔内极低密度气体影，伴有不同程度的萎缩改变。对于小量气胸、局限性气胸、肺大疱与气胸的鉴别，比X线敏感、准确。

（3）诊断性穿刺：这种方法既能明确有无气胸的存在，又能抽出气体降低胸腔内压、缓解症状。张力性气胸者胸腔穿刺有高压气体向外冲出，外推针筒芯。

4. 治疗要点　气胸患者首要的急救措施是胸腔穿刺排气。

（1）自发性气胸：**首要治疗措施使肺尽早复张**。积气量少于该侧胸腔容积的20%且无明显呼吸困难时，可不必抽气，一般在2周内积气可自然吸收。病人需卧床休息，对症处理。如剧烈咳嗽者可给予止咳祛痰药；精神过度紧张者，可给予镇静药；便秘者可给予缓泻药。大量气胸者，需进行胸腔穿刺或胸腔闭式引流排出积气及对症处理。

（2）损伤性气胸

①闭合性气胸：小量气胸者，积气一般可自行吸收，无需特殊处理；中量或大量气胸

者，应行胸膜腔穿刺或行胸腔闭式引流术，排出积气，减轻对肺和纵隔的压迫，促使肺尽早膨胀，同时应用抗生素预防感染。

②开放性气胸：一经发现，必须立刻急救。尽快封闭伤口，**变开放性气胸为闭合性气胸**。材料以大块凡士林纱布或无菌敷料为宜，无条件也可就近取材，利用身边清洁的衣物、塑料袋等，在病人**深呼气末**时封盖伤口（范围应超过创缘5cm以上），加压包扎固定，并迅速转送至医院。在运送医院途中严密观察病人有无呼吸困难加重或有张力性气胸的表现，一旦发生张力性气胸，应在病人呼气时暂时开放密闭敷料，排除胸腔内高压气体后再封闭伤口。到达医院后，及时给予清创、缝合胸壁伤口，输血、补液、吸氧、使用抗生素等治疗，纠正呼吸和循环功能紊乱、预防感染。同时行胸腔穿刺抽气减压，解除呼吸困难，每日或隔日1次，至肺复张为止。如2周后气胸仍不吸收，应尽早行胸腔闭式引流术。如果有肺、支气管、心脏和血管等胸内脏器的严重损伤，应尽早剖胸探查处理。

③张力性气胸：可迅速危及生命，需**紧急抢救**，并应用抗生素以防感染。**立即排气**，降低胸膜腔内压力。迅速用粗针头插入胸腔并固定，外接单向活瓣装置，以便在吸气时能张开裂口排气，呼气时闭合，防止空气进入胸膜腔，也可在针柄处外接柔软小口塑料袋、气球，组成一单向排气装置，当有喷射状气体排出，即达到减压排气的效果。在无医疗条件的情况下，可用手边任何利器刺破胸壁。穿刺部位选择一般在**患侧锁骨中线与第2肋间隙**，也可在**积气最高处**。张力性气胸的正规处理是行胸腔闭式引流。置管位置：**排出气体时，于患侧锁骨中线与第2肋间隙；引流液体时，于患侧腋中线与腋后线间第6或第7肋间隙；引流脓胸时，在脓腔最低点**。引流装置现在多采用一次性使用的装置，由胸腔导管、水封瓶组成。手术时，将有侧孔的导管端置入胸腔2～3cm，另一端与水封瓶相连。闭式引流装置的排气孔外接可调节恒定负压的吸引装置，可加快气体排出，促使肺复张。经闭式引流后，肺小裂口多可在3～7日内闭合。**停止漏气24小时后，经X线检查证实肺已膨胀，方可拔管**。若胸腔引流管内有大量气体持续逸出，病人呼吸困难未见好转，肺膨胀困难，提示肺、支气管的裂伤较大或断裂，应及早行剖胸探查术，修补裂口或做肺段、肺叶切除术。

（二）血胸

1. 病因及病理生理　血胸是指胸膜腔积血。多见于利器损伤胸部，或肋骨断端刺破心脏、血管而导致的胸膜腔积血。外科手术、脓胸、结核感染、肺内肿瘤、凝血机制障碍等，也可导致血胸。积血导致胸腔内压力增高，患侧肺受压萎陷，大量血胸时可将纵隔向推向健侧，导致双侧肺均受压萎陷，腔静脉回流受阻，影响呼吸、循环功能，严重者可因失血性休克短期内死亡。大量持续出血导致的胸腔积血为进行性血胸；胸腔内积血发生凝固为凝固性血胸；伤后一段时间后，因活动导致肋骨骨折断端刺破肋间血管或血管破裂处血凝块脱落，发生延迟出现的胸腔内积血为迟发性血胸；细菌经伤口入血并迅速生长繁殖可导致感染性血胸、脓血胸。

2. 临床表现　血胸的临床表现与出血量、出血速度、个人体质有关。小量血胸（成人≤0.5L），出血速度不快且病人体质好，可无明显症状。中量血胸（0.5～1L）和大量（＞1L）血胸，特别是急性出血时，可表现为面色苍白、脉搏细速、血压下降、四肢湿冷、经扩容后血压仍不稳定等低血容量休克的表现，可同时伴有胸腔积液的表现，如呼吸急促、肋间隙饱满、气管向健侧移位、伤侧胸部叩诊浊音或呼吸音减低等。血胸病人多并发感染，表现为高热、寒战、出汗和疲乏等全身表现。

3. 辅助检查　①血常规检查可见外周血红细胞、血红蛋白下降。继发感染时血白细胞计数及中性粒细胞比例增高。②小量血胸时，X 线可无异常或仅显示肋膈角消失；积血量在 500～1000ml 时，积液阴影达到肺门平面，积血量超过 1500ml 时，积液阴影超过肺门达肺上野，可显示为大片致密阴影和纵隔移位征象；合并气胸时可见肋膈角区有液平面。③胸部 CT 可显示为容量不等的胸腔积液。④胸部 B 超可明确胸腔积液位置和量。⑤**胸膜腔穿刺抽出血液可确诊**。

4. 处理　①非进行性小量血胸，积血可自行吸收，不需要特殊处理。②积血量较多时，尽早胸腔穿刺或胸腔闭式引流。③进行性血胸应在纠正低血容量休克的同时，及时开胸探查、止血。④凝固性血胸于出血停止后尽早手术清除积血及凝块；已机化的血块待病情稳定后清除。⑤已感染的血胸按脓胸处理，及时排出积血及积脓。

（三）血气胸的护理

1. 护理问题

（1）气体交换受损　与肺挫伤、血气胸、胸部伤口疼痛有关。

（2）组织灌注量不足　与损伤、失血有关。

（3）疼痛　与骨折、胸部组织结构破坏有关。

（4）躯体移动障碍　与受伤、休克、组织结构破坏、剧烈疼痛有关。

（5）潜在并发症：血管及内脏损伤、出血、窒息、感染、肺不张。

2. 护理措施

（1）急救护理：配合医生进行抢救。立即吸氧。迅速建立静脉通道。胸部有较大异物者，不宜立即拔除，以免出血不止。血气胸者，及时行胸腔闭式引流术，一次性引流不能超过 800ml，以免胸内压骤降，出现纵隔摆动及刺激迷走神经，引起心搏骤停。开放性气胸者，以无菌敷料封闭伤口，使之成为闭合性气胸，然后进行胸腔穿刺减压或行胸腔闭式引流术。

（2）病情观察：心电监护，加强观察生命体征、动脉血氧饱和度、呼吸频率、节律、幅度，有无气促、发绀、缺氧、呼吸困难。出现烦躁、口渴、四肢湿冷、脉搏细速等表现时，警惕发生休克。若胸腔闭式引流每小时超过 200ml 且持续 3 小时以上，引流出的血液很快凝固；补充血容量及抗休克处理后，血压短暂回升后又下降，或血压持续下降、脉搏增快，红细胞及血红蛋白计数持续下降；胸部 X 线显示胸膜腔阴影继续增大，提示有出血可能，做好抢救及手术准备。

（3）畅通气道：病情允许，取半坐卧位，以利于气体交换。及时清除分泌物及呕吐物。痰液黏稠时可给予药物化痰，常用药物为氨溴索，作用是降低痰液黏稠度，增强支气管上皮纤毛运动，增加肺泡表面活性物质的分泌，使痰容易咳出。也可进行雾化吸入。翻身叩背，力量要轻。指导患者定时做深呼吸，有效咳嗽、咳痰，多饮水。不能有效排痰或呼吸衰竭者，实施气管插管或气管切开给氧、吸痰或呼吸机辅助呼吸。

（4）缓解疼痛：评估疼痛的原因、性质、部位、程度、持续时间。肋骨骨折者协助正确使用胸带，减少骨折断端移位，减轻疼痛。翻身时动作轻柔。咳嗽时，指导患者用手轻压引流管及伤口处，以减轻疼痛。必要时遵医嘱使用镇静、镇痛药。

（5）做好基础护理：包括口腔护理、皮肤护理、会阴护理、管路护理。

（6）其他：遵医嘱使用抗菌药物，密切观察体温、局部伤口、全身情况。

（7）胸腔闭式引流的护理：见图 4－3。

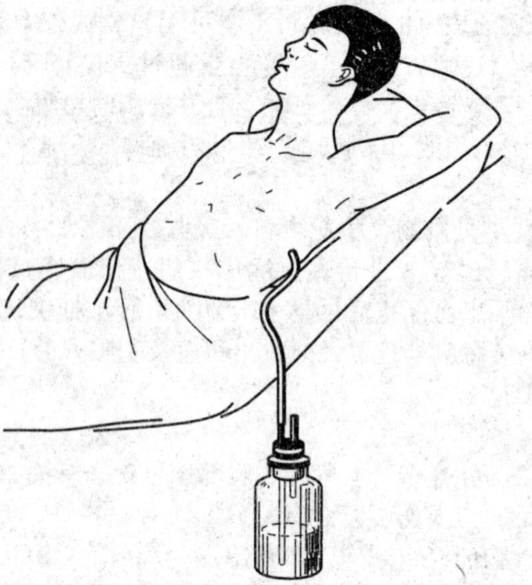

图 4-3　胸腔闭式引流术

①保持管道固定及密闭：将引流管妥善固定在床缘上，避免翻身、牵拉时发生脱管或造成引流口处疼痛。用油纱布严密包盖胸腔引流管周围。随时检查引流装置是否密闭、引流管有无脱落。应将胸腔引流管连接于长管，保持水封瓶**长管没入水中 3～4cm 并始终保持直立**。需要负压吸引时连接于短管。搬动病人及更换引流装置时，应**双重夹闭**引流管，防止发生引流管衔接处滑脱、气体反流；放松止血钳时，先将引流瓶置于低于胸壁引流口平面的位置。发现引流管从胸腔脱出，立即用手捏闭伤口处皮肤，消毒处理后，用凡士林纱布封闭伤口，协助医生进一步处理，绝不可擅自将脱出的引流管再插回胸腔。

②**严格无菌操作**，防止逆行感染：保持引流装置无菌，定时更换引流装置。保持胸壁引流口处敷料清洁干燥，污染及受潮及时更换。水封瓶置于胸部引流口以下 60～100cm 处，下床活动时，引流瓶位置应低于膝关节，引流瓶禁止倒置，禁止高于胸部，防止瓶内液体逆流入胸膜腔。按护理常规定时更换引流管，严格执行无菌技术操作原则。

③保持引流通畅：协助患者取半坐卧位，经常更换体位，依靠重力引流。鼓励病人咳嗽、深呼吸，便于排出胸腔内气体和液体，促进肺扩张。定时挤压胸腔引流管，防止管道阻塞、扭曲、受压。密切观察和记录水封瓶长管中水柱随呼吸上下波动情况（反映无效腔大小及胸膜内负压情况），有波动提示引流管通畅。**水柱上下波动范围一般为 4～6cm**。水柱波动幅度过大，提示可能存在肺不张；水柱无波动，病人无胸闷、气促等不适，提示肺已经完全扩张；水柱无波动，病人出现气促、胸闷、气管向健侧偏移等肺受压症状，提示血块阻塞引流管，应挤压或负压间断抽吸引流瓶中的短玻璃管，促使其通畅，及时通知医生。观察并记录引流液的颜色、性质、量。正常情况下，引流液开始为血性或有较多气泡逸出，以后逐渐转为淡红色或量逐渐减少。若血性引流液量多且为**鲜红色，引流量＞200ml/h，连续 2～3 小时，引流出的血液很快凝固，提示进行性血胸的可能，应做好抢救及手术准备**；若伴有寒战、高热、头痛等中毒症状且引流出血性浑浊液，提示已继发感染，形成脓胸，立即报告医生并配合处理。拔管指征：生命体征平稳；置管 **48～72 小时**后，观察引流瓶中引流液颜色变浅，且无气体逸出；**24 小时引流量＜50ml，脓液＜10ml**；听诊肺呼吸音清晰，X 线胸片显示肺复张良好，病人无呼吸困难或气促。拔管注意事项：拔除胸腔闭式引流管时，患者应

深吸气后，**在呼气末迅速拔管**，立即用厚敷料或凡士林纱布封闭胸壁切口并包扎固定。拔管后24小时内，应观察切口处有出血、渗液、漏气、皮下气肿，病人有无呼吸困难及发绀，如有上述情况，报告医生及时处理。指导患者进行深呼吸及排痰，保持大便通畅，避免剧烈活动。

（8）并发症的观察与护理：预防切口感染、肺感染及胸膜腔内感染。观察切口有无红、肿、热、痛等炎性表现，保持切口敷料清洁、干燥，污染时及时更换。监测体温及痰液性状，如有高热、寒战、咳脓痰等高热征象时，通知医生及时处理。

3. 气胸的健康教育　积极治疗原发疾病。**避免诱发因素如抬举重物、屏气、剧烈咳嗽，保持大便通畅**，注意休息。保持室内空气清新，预防呼吸道感染。养成良好的生活习惯，进行有效咳嗽、咳痰，坚持进行肺功能锻炼如吹气球，以利于肺叶充分膨胀，增加肺活量，提高肺功能。气胸痊愈后1个月内不要剧烈运动。吸烟会提高气胸的复发率，嘱患者戒烟。保持心情愉快，避免情绪波动。嘱病人一旦感到胸闷、气急，可能为气胸复发，应及时就诊。伴有肋骨骨折的病人，术后3个月复查胸部X线，以了解骨折愈合情况。

十二、呼吸衰竭

【复习指南】本部分内容比较难，历年必考，应作为重点复习。慢性呼吸衰竭的临床表现、护理措施、治疗要点、急性呼吸衰竭的病因、治疗原则、护理措施应熟练掌握；慢性呼吸衰竭的病因、辅助检查、护理问题应掌握。

呼吸衰竭简称呼衰，是各种疾病引起的肺通气和（或）换气功能严重障碍，不能进行有效的气体交换，导致缺氧伴有（或不伴有）二氧化碳潴留，引起一系列生理功能和代谢紊乱的临床综合征。

（一）慢性呼吸衰竭

1. 病因

（1）慢性呼吸衰竭多由**支气管－肺部疾病**引起。

①当疾病引起气道阻塞时，导致肺通气不足（如慢阻肺、重症哮喘）；肺组织病变导致有效呼吸面积减少，肺顺应性下降（如重症肺炎、肺水肿）；胸廓病变影响肺通气功能（如气胸、连枷胸）；肺血管疾病引起通气/血流比例失调（如肺栓塞）。

②神经肌肉病变（如重症肌无力、脊髓灰质炎）等，可导致呼吸肌无力和麻痹。上述原因均可造成缺氧、二氧化碳潴留，引起低氧血症及高碳酸血症，最终导致呼吸衰竭。

（2）低氧血症和高碳酸血症的发生机制如下。

①肺泡通气不足：各种原因导致单位时间内进入肺的新鲜气体量减少，导致肺泡氧分压（PaO_2）降低和肺泡二氧化碳分压（$PaCO_2$）升高，从而导致缺氧和二氧化碳潴留。

②通气/血流比例失调：是造成低氧血症最常见的原因。通气/血流比例的正常值为0.8。该值小于0.8，提示部分肺泡通气不足，病变部位肺泡通气明显减少，而血流量未相应减少，则静脉血不能充分氧合，形成肺动－静脉分流。见于慢性阻塞性肺气肿、肺炎、肺不张和肺水肿等病变。该值大于0.8，提示部分肺泡血流不足，导致病变肺区的肺泡气不能与血液进行有效的气体交换，即生理无效腔增多。见于肺血管病变如肺栓塞。

③弥散障碍：弥散面积、肺泡膜的厚度、气体的弥散能力、气体分压差等是影响气体弥散量的主要因素，对肺内气体交换的过程有显著影响。肺不张、肺纤维化等肺部疾病可使弥散面积减少、弥散距离增宽，导致弥散障碍。

④氧耗量增加：当发热、寒战、呼吸困难、抽搐时，可导致氧耗量增加，此时肺泡氧分压下降，机体需通过增加通气量防止缺氧，若同时伴有通气功能障碍，则会出现严重的低氧血症。

2. 临床表现

（1）呼吸系统症状：**慢性呼吸衰竭患者最早、最突出的临床表现是呼吸困难**。病人可出现呼吸频率、节律和深度的改变。呼吸费力伴有呼气延长，**严重时呼吸浅促，点头、提肩呼吸，或出现“三凹征”（胸骨上窝，锁骨上窝，肋间隙在吸气时明显下陷）**。重症病人可出现中枢性呼吸衰竭，如潮式、间歇或抽泣样呼吸；严重肺心病并发呼吸衰竭二氧化碳麻醉时，可出现浅慢呼吸。**发绀是缺氧的典型症状**，发绀程度与机体还原型血红蛋白含量有关，首先在口唇、甲床等处出现。严重贫血或出血者，发绀可不显露，而慢性阻塞性肺疾病的病人，发绀明显。

（2）中枢神经系统症状：**脑细胞对缺氧最为敏感。呼吸衰竭最早发生缺氧的器官是大脑**。突然中断供氧20秒即可出现深昏迷和全身抽搐，中断供氧4～5分钟即可导致**不可逆**的脑损害。缺氧时中枢神经系统可表现为**先兴奋后抑制**。兴奋症状包括多汗、烦躁不安等；二氧化碳潴留加重时，则表现出抑制作用，出现神志淡漠、反应迟钝、肌肉震颤、抽搐、昏睡、昏迷，部分病人可出现视力障碍、视盘水肿、瞳孔缩小、腱反射减弱或消失等表现。缺氧和二氧化碳潴留均会使脑血管扩张，血流量增加，导致脑水肿、颅内压增高、脑组织进一步受压的恶性循环，最终加重脑缺氧。

（3）心血管系统症状：缺氧和二氧化碳潴留均可刺激心脏，使心率加快、心排血量增加、血压上升，引起肺动脉收缩、肺循环阻力增加，导致肺动脉高压、右心负荷加重，出现右心衰竭的症状。严重时可直接抑制心血管中枢，导致血管扩张、血压下降、心律失常、心搏骤停。$PaCO_2$ 轻、中度升高，浅表毛细血管和静脉扩张，表现为四肢红润、温暖、多汗；重者脑血管扩张，可出现搏动性头痛。

（4）其他系统表现：①二氧化碳潴留可使胃酸分泌增多，胃肠黏膜糜烂、坏死、溃疡而发生上消化道出血；②肝细胞受损，使丙氨酸氨基转移酶（ALT）升高；③肾血管痉挛，肾血流量减少、尿量减少；④酸碱失衡和电解质紊乱，可发生代谢性酸中毒，呼吸性酸中毒，低钾、低氯血症等。

3. 辅助检查

（1）血气分析：是诊断呼吸衰竭的重要依据。呼吸衰竭时，PaO_2 ＜60mmHg（正常值为80～100mmHg）、$PaCO_2$ ＞50mmHg（正常值为35～45mmHg）、动脉血氧饱和度（SaO_2）＜75%（正常值为97%以上）。**单纯 PaO_2 ＜60mmHg 为Ⅰ型呼吸衰竭；若伴有 $PaCO_2$ ＞50mmHg，则为Ⅱ型呼吸衰竭**。

（2）影像学检查：X线胸片、胸部CT可协助分析呼吸衰竭的原因。

（3）其他检查：肺功能检查、纤维支气管镜检查、痰液检查。

4. 治疗要点

（1）畅通气道、纠正缺氧和二氧化碳潴留

①畅通气道：是纠正缺氧和二氧化碳潴留的最重要的措施。要及时清除呼吸道分泌物或胃内反流物，应用药物化痰，必要时吸痰。昏迷者可取仰卧位，头后仰，托下颌以开放气道，也可使用支气管扩张药。上述方法仍不能畅通气道者，可经口或鼻建立人工气道或气管插管、气管切开。

②氧疗：吸入氧浓度（%）=21+4×氧流量（L/min）。Ⅰ型呼吸衰竭可给予较高浓度氧疗（>35%）。Ⅱ型呼吸衰竭应给予持续低流量低浓度吸氧（<35%）。氧疗的目标是争取在较短时间内，使$PaO_2>60mmHg$，或$SaO_2>90\%$，$PaCO_2$不出现明显上升。

③改善通气：主要是呼吸兴奋药的使用和机械通气。呼吸兴奋药适用于中枢抑制、通气不足为主的呼衰（如慢阻肺引起的缺氧和二氧化碳潴留）。常用药为尼可刹米、洛贝林。作用机制：通过刺激呼吸中枢或外周化学感受器，增加呼吸频率和潮气量，以改善通气。使用原则：必须在**保持气道通畅**的前提下使用；不宜突然停药。出现以下情况应考虑行机械通气：严重呼吸衰竭经积极治疗，情况无改善甚至恶化；伴有意识障碍、呼吸不规则，**呼吸频率>35次/分或严重受抑制**，自主呼吸微弱或消失；气道分泌物多且排痰障碍；**严重低氧血症，经合理氧疗后$PaO_2\leq50mmHg$，$PaCO_2$进行性升高；并发肺性脑病**。

（2）纠正酸碱失衡和电解质紊乱：纠正呼吸性酸中毒应注意改善通气；代谢性酸中毒时注意纠正缺氧；呼酸合并代酸，当pH<7.2时才补碱，可给予5%碳酸氢钠，注意**宁酸勿碱**。定时复查血气。

（3）积极治疗原发病：是治疗呼吸衰竭的根本。呼吸道感染是引起慢性呼吸衰竭常见的诱因，使用机械通气增加了呼吸机相关性肺炎的发生率，所以几乎所有病人都给予**积极抗感染治疗**。致病菌多为革兰阴性杆菌、耐甲氧西林金黄色葡萄球菌、厌氧菌，其耐药性明显提高，首选喹诺酮类、氨基糖苷类，并与其他抗生素联用。合并真菌感染可联用氟康唑。

（4）给予重要脏器功能监测与支持：预防和治疗肺动脉高压、肺性脑病、消化道功能障碍，特别注意预防多器官功能障碍综合征。

5. 护理问题

（1）气体交换受损　与通气功能障碍有关。

（2）低效性呼吸型态　与不能进行有效呼吸有关。

（3）液体不足　与大量痰液排出、出汗增加、摄入减少有关。

（4）营养失调：低于机体需要　与食欲缺乏、进食减少、消耗增加有关。

（5）语言沟通障碍　与呼吸困难、人工气道建立或辅助呼吸有关。

6. 护理措施

（1）一般护理

①呼吸困难明显者绝对卧床休息，一般取半卧位或坐位。明显低氧血症者应限制活动量。

②呼吸衰竭者体力消耗大，尤其是机械通气者，分解代谢增加，蛋白质供应量需增加20%～50%，应给予高蛋白、高脂肪、低糖类、富含维生素、易消化的食物，如瘦肉、鸡蛋等。少食多餐，避免产气多、辛辣、刺激性食物。对昏迷病人应给予鼻饲或肠外营养。

③做好皮肤及口腔护理。根据口腔pH选择漱口液。pH>7可用2%硼酸溶液；pH<7可用2%碳酸氢钠溶液。定时翻身、拍背，骨突处使用软垫等保护用具，预防坠积性肺炎及压疮的发生。

（2）病情观察：①观察呼吸频率、节律和深度、型态、呼吸困难程度、肺部有无异常呼吸音及啰音等。②观察心率、心律、血压，四肢末梢有无湿冷，皮肤颜色是否苍白、发绀等休克的表现。③观察精神神经症状，有无神志恍惚、烦躁、抽搐等肺性脑病表现；昏迷者评估瞳孔、肌张力、腱反射及病理反射情况。④准确记录24小时出入量，尿量不同程度增加、水肿消退，多提示心肾功能有改善，反之加重。⑤定时监测血气分析、血生化、电解质和酸碱平衡状态。

（3）氧疗护理：**氧疗是呼吸衰竭病人最重要的治疗措施。Ⅰ型呼衰一般氧浓度＞35%；可短时间内间歇高浓度（＞50%）或高流量（4～6L/min）吸氧**，使 PaO_2 提高到 60mmHg 或 SaO_2 在 90% 以上。Ⅱ型呼衰病人**给予低浓度（＜35%）低流量（1～2L/min）持续吸氧**，使 PaO_2 控制在 60mmHg 或 SaO_2 在 90% 或略高。合理的氧疗能够提高肺泡内氧分压，提高 PaO_2 和 SaO_2；减轻组织损伤，恢复脏器功能；提高机体运动的耐受性；降低缺氧性肺动脉高压，减轻右心负荷。氧疗过程中，应注意防范氧疗的不良反应：当氧浓度＞60%，持续时间＞24 小时，可能会导致**氧中毒、晶状体后纤维组织增生、呼吸抑制**。氧疗过程中，应注意保持氧气的湿化，防止气道黏液栓形成。氧疗有效的指标：呼吸困难缓解、心率减慢、血压上升、皮肤红润温暖、发绀减轻、尿量增多、烦躁不安转为安静或神志清醒。

（4）用药护理

①呼吸兴奋药：尼可刹米可刺激呼吸中枢，提高呼吸中枢对二氧化碳的敏感性，用药后改善通气，并具有一定的苏醒作用。洛贝林主要通过**刺激颈动脉窦和主动脉体化学感受器来兴奋呼吸中枢呼吸**。呼吸兴奋药的不良反应有**血压增高、心悸、心律失常、中枢抑制等，如患者出现烦躁不安，多提示用药过量**。用药过程应注意：保持呼吸道通畅；适当提高吸入氧浓度；静脉滴注不宜过快；若出现兴奋、烦躁、惊厥等症状应停药。

②利尿药：通过抑制钠水重吸收，减少血容量、减轻右心负荷。使用后可出现痰液黏稠度增加而使排痰困难加重及**低钾低氯性碱中毒**。

③**慎用镇静催眠药**。

（5）保持气道通畅

①促进排痰。可遵医嘱给予口服祛痰药、雾化吸入以湿化气道，清除呼吸道分泌物。注意清除口咽部分泌物或胃内反流物，预防呕吐物反流入气管。指导患者进行有效咳嗽与排痰，必要时吸痰，观察痰液的颜色、性质、量，遵医嘱留取标本送检。

②对于病情严重又不能配合或呼吸道大量痰液潴留伴有窒息危险，全身状态较差，明显无力，或 $PaCO_2$ 进行性增高的病人，及时建立人工气道和机械通气支持。

（6）机械通气的护理：监测病人对机械通气的反应、安全管理机械通气系统、及时发现并处理并发症。

①监测生命体征：观察呼吸的频率、幅度、类型、**双侧呼吸运动是否对称**，观察呼吸道分泌物的性质。监测血氧饱和度、血气分析、呼气末二氧化碳浓度等。

②评估意识状态：意识状态的评估常作为评估机械通气疗效的判断依据。意识障碍程度减轻，提示通气状况改善；人机不同步且烦躁不安，提示可能存在通气不足。

③观察有无腹胀、肠鸣音减弱、呕吐等情况：严重腹胀可给予胃肠减压，呕吐咖啡色胃内容物应警惕上消化道出血。

④保持体液平衡：准确记录 24 小时出入量。尤其是尿量的变化。尿量增多，提示肾功能改善；尿量减少提示可能存在通气不足、缺氧及二氧化碳潴留、低血压等。

⑤呼吸机各项参数设置合理：机器报警时，能够及时分析原因，并进行有效处置。注意观察病人与呼吸机是否同步协调，如病人躁动不安、呼吸急促、明显发绀、血压升高、心率加快等，提示呼吸机应用不当。

⑥气道护理：对气管插管或气管切开的套管应注意**妥善固定**。气囊定时放气，**先抽吸气道内分泌物**，再缓慢抽吸气囊内气体，每 **6～8 小时**放气 1 次，每次放气 **5～10 分钟**后充气，

气囊压维持在 **20～25mmHg**。气道要保持湿化，可通过蒸汽加湿的方法，使吸入气体的温度维持在32～36℃，湿化液宜选择无菌蒸馏水，**禁止使用生理盐水或加入药物**；也可经气道内直接滴入生理盐水或蒸馏水的方法来保证气道的湿化，每次滴入液体量不超过3～5ml，每30～60分钟1次，应及时吸痰。

（7）观察及预防并发症：①呼吸机相关性肺炎，加强呼吸道的管理，执行各项操作时严格无菌；分泌物定期做细菌培养。②气管插管脱出，多见于病人烦躁、意识不清者，可使用约束带，必要时使用镇静药；严格交接班。③上消化道出血，应根据医嘱服用胃黏膜保护药，预防上消化道出血，同时予以充足热量及高蛋白、易消化、少刺激、富维生素饮食。注意观察呕吐物和粪便情况。

（8）健康指导：①讲解疾病相关知识。②因憋喘加重而有紧张情绪的病人，安慰病人使其保持情绪稳定。建立人工气道和使用呼吸机治疗的病人，应经常做床旁巡视、照料，抚慰病人。③**指导病人进行呼吸功能锻炼前，注意评估病人活动能力**。

（二）急性呼吸衰竭

1. *病因* 原呼吸功能正常的病人，因某种突发原因，导致肺通气和（或）换气功能急剧下降，导致缺氧和（或）二氧化碳潴留，短时间内发展为呼吸衰竭。常见原因为呼吸道阻塞、胸肺疾病、中枢神经系统及其传导系统疾病、呼吸肌疾病等。

2. *治疗要点* 保持呼吸道通畅，纠正缺氧、二氧化碳潴留及酸碱失衡，行病因治疗。①现场抢救，行CPR；②氧疗，给氧原则是迅速使 $PaO_2>60mmHg$，或 $SaO_2>90\%$ 的前提下，尽量降低吸氧浓度；③必要时机械通气；④积极处理原发病；⑤纠正酸碱失衡、电解质紊乱；⑥对症支持治疗。

3. *护理措施* 可参考慢性呼吸衰竭的护理。

十三、急性呼吸窘迫综合征

【复习指南】本部分内容有一定难度，历年必考，应作为重点复习。急性呼吸窘迫综合征的辅助检查、临床表现、治疗要点、护理措施应熟练掌握；病因、病理应掌握。

急性呼吸窘迫综合征（ARDS）是指由肺内、外严重疾病导致的急性、进行性呼吸衰竭。其早期阶段为急性肺损伤（ALL），两者为同一疾病过程的两个阶段。临床特点：**进行性呼吸窘迫、顽固性低氧血症**。晚期多发展为**多脏器功能衰竭**，病死率高。

1. *病因* 重症肺炎、重症胰腺炎、DIC、大面积烧伤等致伤因素，除直接或间接损伤肺泡上皮及毛细血管膜之外，多种炎细胞及其释放的炎症介质、细胞因子，可介导引发机体的失控性炎症反应，导致自身组织遭受破坏性损伤。我国ARDS发病的最主要原因是感染。

2. *病理* ARDS的主要病理改变为肺毛细血管弥漫性损伤、通透性增强，出现肺充血、水肿、透明膜形成。主要有3个病理过程：渗出期、增生期和纤维化期。渗出期主要病理变化为肺组织充血、水肿、肺不张；增生期为Ⅱ型肺泡上皮细胞、成纤维细胞增生；纤维化期为肺内纤维组织增生。

3. *临床表现* 起病迅速。多数于原发病起病后72小时内发生。最早出现的症状是**进行性呼吸困难、胸廓紧束感、严重憋气、口唇及指（趾）端发绀，呼吸窘迫**，不能用常规氧疗方式缓解，不能用其他原发心肺疾病解释。可伴有胸闷、咳嗽、血痰等症状。病情危重者可出现意识障碍甚至死亡等。可见三凹征，听诊双肺早期可无啰音，或闻及少量细湿啰音，后期可出现肺实变体征，可闻及管状呼吸音。

4. 辅助检查

（1）X线特点：快速、多变。早期可仅有肺纹理增多、边缘模糊。之后出现斑片状浸润阴影，其中可见支气管充气征。

（2）动脉血气分析：典型表现为**低 PaO_2、低 $PaCO_2$、高 pH**。后期可出现 $PaCO_2$ 升高和 pH 降低。判断肺氧合功能指标中，最常用的为**氧合指数（PaO_2/FiO_2），是诊断急性呼吸窘迫综合征的必要条件。正常值为 400～500。急性肺损伤时≤300，急性呼吸窘迫综合征时≤200**。

（3）血流动力学监测：肺毛细血管楔压＜12mmHg。

5. 治疗要点

（1）治疗原发病：为治疗 ARDS 的首要原则。尤其注意积极控制感染和纠正休克。

（2）改善气体交换：**高浓度（＞50%）面罩给氧**，使 PaO_2≥60mmHg 或 SaO_2≥90%。**机械通气**是急性呼吸窘迫综合征患者的主要治疗手段。采用保护性通气。呼气末正压通气是常用的模式，能使萎陷的肺泡扩张，纠正通气/血流比例失调，有效提高 PaO_2。

（3）实施限制性液体管理：是治疗的重要环节，出入量宜维持轻度负平衡，即在保证组织器官有效灌注的前提下，**以较低循环容量维持有效循环，以减轻肺水肿，改善肺功能**。适当使用利尿药；为防止加重肺水肿，早期不输胶体液；输血宜选新鲜血，库存血应加用微过滤器。

（4）营养支持：宜早期开始胃肠营养。

（5）其他治疗：肺泡表面活性物质补充疗法、他汀类药物应用、糖皮质激素应用、抗氧化剂与酶抑制药的应用、血液净化治疗等。

6. 护理措施

（1）一般护理：嘱患者**绝对卧床休息，取半卧位**。给予营养丰富易消化饮食，必要时协助进食。做好基础护理（口腔护理、皮肤护理、管路护理）。进行心理疏导，缓解病人紧张、焦虑的情绪。

（2）密切监测病情：观察呼吸系统、循环系统、精神神经系统的变化，准确记录出入量，关注动脉血气分析及生化检验结果，了解电解质和酸碱平衡情况。病人在使用机械通气时，若出现**呼吸浅而慢，胸闷、胸痛、头昏、恐惧，甚至四肢抽搐等呼吸性碱中毒的症状提示通气过度**。

（3）保持呼吸道通畅：协助进行有效咳嗽、协助翻身拍背、吸痰。给机械通气病人吸痰时注意无菌操作。观察痰液性质。

（4）氧疗：给予高浓度（＞50%）吸氧。注意观察氧疗效果。

（5）监测呼吸机运转情况：加强气道管理，防止意外脱管、堵管发生（机械通气的护理可参见慢性呼吸衰竭）。

第五章　传染病

一、传染病概述

【复习指南】本部分内容有一定难度（比较难），历年必考，应作为重点复习。传染病的预防应熟练掌握，感染与病原体致病作用、传染病的基本特征与临床特点、流行过程的基本条件、标准预防、隔离与消毒应掌握。

传染病是指因病原体感染人体而引起的一系列相关症状和体征，且带有传染性的疾病。

（一）感染与病原体致病作用

1. 感染　病原体侵入机体后与机体相互作用、相互斗争的过程称为感染。

感染过程的表现主要有如下几种。

（1）病原体被消灭或排出体外：人体通过机体免疫将病原体消灭或排出体外，人体不产生病理变化，也不引起任何临床表现。

（2）隐性感染：临床上无任何症状、体征，甚至病理改变，但是通过免疫学检查可以发现。大多数传染病**以隐性感染最常见**。

（3）显性感染：病原体侵入人体，人体不仅做出免疫应答，而且通过病原体的致病作用或机体的变态反应，使人体出现临床特有的症状、体征。如麻疹以显性感染多见。

（4）病原携带状态：人体虽然没有任何疾病表现，但是病原体在人体内不断生长繁殖并排出体外的状态。

（5）潜伏性感染：病原体寄生在机体某个部位，机体不能将病原体完全清除，病原体潜伏于机体内，机体的免疫功能使病原体局限而不引起发病。当机体免疫功能下降时，可导致机体发病，常见于水痘、结核病、疟疾等。与病原携带状态不同的是病原体在潜伏性感染期间一般不排出体外，故不会成为传染源。

2. 病原体致病作用　在感染过程中，病原体的致病力与病原体的侵袭力、毒力、数量、变异因素有关。病原体入侵机体后是否发病，取决于病原体的致病能力和机体免疫应答的综合作用。

（二）传染病的基本特征与临床特点

1. 基本特征

（1）有病原体：**以病毒和细菌最常见**。临床上检出病原体可确诊。

（2）**有传染性**：这是与其他感染性疾病最主要的区别。

（3）有流行病学特征：包括流行性、季节性、地方性、人群易感性、周期性。

（4）有免疫性：感染后免疫属于主动免疫，不同病原体的感染后免疫持续时间和强弱有所不同。

2. 临床特点

（1）病程发展呈阶段性

①潜伏期：是指从病原体侵入人体起至首发症状的时间。了解潜伏期有助于诊断传染病、检疫期限的确定和协助流行病学调查。

②前驱期：是指潜伏期末至发病期前，出现某些临床表现的一短暂时间，呈现乏力、头痛、发热、皮疹等表现。多数传染病在本期已有较强传染性。

③症状明显期：出现某种传染病所特有的症状、体征，本期传染性较强且易产生并发症。

④恢复期：病原体完全或基本被消灭，体内病理过程基本终止。

⑤复发与再燃：病人已进入恢复期或初愈，由于潜伏在机体的病原体再度繁殖至一定程度，再次出现症状，称为复发。当病情进入恢复期时，体温尚未稳定恢复至正常，又再发热，症状又再出现称为再燃，可能与血中病原体未完全清除有关。

（2）临床类型：根据病情轻重可分为轻型、中型、重型和极重型；根据病程的长短可分为急性、亚急性、慢性（包括迁延型）。按病情特点分为典型与非典型。

（3）毒血症状：这是多种传染病的常见共同表现，如全身不适、皮疹、头痛、关节痛等中毒症状，重者可有意识障碍、呼吸、循环衰竭等。

（三）传染病流行过程的基本条件

1. 传染源　主要有病人、隐性感染者、病原携带者和受感染的动物。

2. 传播途径　是指病原体离开传染源后，传播给另一个易感染者所经过的途径。临床常见传染病的传播途径如下。

（1）接触传播：是指病原体通过手、媒介物直接或间接接触而导致的传播。

（2）飞沫传播：是指带有病原微生物的微粒子（$>5\mu m$），在空气中短距离（1m）内移动到易感人群的口、鼻黏膜或眼结膜等导致的传播。

（3）空气传播：是指带病原微生物的微粒子（$\leqslant 5\mu m$）通过空气流动导致的疾病传播。

（4）共同媒介传播：是指病原微生物污染水、食物、医药等传播。

（5）生物媒介传播：是指某些动物和媒介昆虫携带病原微生物的传播。

3. 易感人群　易感人群越多，人群易感性越高，传染病越容易流行。

构成流行过程的传染源、传播途径和易感人群，这3个基本条件相互联系、同时存在，使传染病不断传播扩散。

（四）传染病的预防

1. 管理传染源

（1）病人：对病人应尽量做到早发现、早诊断、早报告、早隔离、早治疗。隔离期限根据传染病的传染期或化验结果而定，应在临床症状消失后做2～3次病原学检查（每次间隔2～3天），结果均为阴性时方可解除隔离。法定传染病分为甲、乙、丙3类。

①**甲类传染病：包括鼠疫、霍乱**；

②乙类传染病：包括传染性非典型肺炎、艾滋病、病毒性肝炎、脊髓灰质炎、人感染高致病性禽流感、麻疹、肾综合征出血热、狂犬病、流行性乙型脑炎、登革热、炭疽、细菌性和阿米巴性痢疾、肺结核、伤寒和副伤寒、流行性脑脊髓膜炎、百日咳、白喉、新生儿破伤风、猩红热、布氏菌病、淋病、梅毒、钩端螺旋体病、血吸虫病、疟疾、甲型H1N1流感（2009年新增）；

③丙类传染病：包括流行性感冒、流行性腮腺炎、风疹、急性出血性结膜炎、麻风病、流行性和地方性斑疹伤寒、黑热病、包虫病、丝虫病，除霍乱、细菌性和阿米巴性痢疾、伤寒和副伤寒以外的感染性腹泻病、手足口病（2008年新增）。

传染病报告时限规定：**甲类传染病和乙类传染病中的肺炭疽、传染性非典型肺炎、脊髓灰质炎、人感染高致病性禽流感**的病人或疑似病人时，或发现其他传染病和不明原因疾病暴发时，应于2小时内报告；对其他乙、丙类传染病病人、疑似病人和规定报告的传染病病原携带者在诊断后，实行网络直报的责任报告单位应于24小时内进行报告。

《中华人民共和国传染病防治法》中规定，医疗机构对于甲类传染病应当及时采取下列措施：①对病人和病原携带者予以隔离治疗，隔离期限根据医学检查结果确定；②对疑似病人，确诊前在指定场所进行单独隔离治疗；③对医疗机构内的病人、病原携带者和疑似病人的密切接触者，在指定场所进行医学观察和采取其他必要的预防措施；④拒绝隔离治疗或隔离期未满擅自脱离隔离治疗者，可以由公安机关协助医疗机构采取强制性隔离治疗措施。

（2）接触者：根据具体情况对接触者及其携带物品实施医学观察、留验、隔离、卫生检查和必要的卫生处理，可进行紧急免疫接种或药物预防。

（3）病原携带者：应定期普查以便早期发现，加强管理，做好登记，随访观察，指导督促其养成良好的卫生和生活习惯，并随访观察。

（4）动物传染源：应根据动物的经济价值和病种，进行隔离、治疗或杀灭。

2. 切断传播途径　根据各种传染病的传播途径采取措施。消毒是切断传播途径的重要手段，要坚持做好疫源地消毒和预防性消毒工作。

3. 保护易感人群

（1）增强特异性免疫：特异性免疫力是人体通过隐性感染、显性感染或预防接种获得，其中预防接种很重要，主要有两种。

①人工主动免疫：是指用疫苗有计划地接种到人体内，使之产生特异性免疫，从而预防传染病发生的措施。免疫力可维持数月至数年。

②人工被动免疫：是指用人工方法将制备好的含抗体的血清或抗毒素注入易感者体内，使之迅速获得免疫力的方法。免疫持续时间仅2～3周。常用于治疗或对接触者的紧急预防。常用制剂有抗毒血清、人血丙种球蛋白、胎盘球蛋白和特异性高价免疫球蛋白等。

（2）增强非特异性免疫：养成良好的卫生生活习惯、改善居住条件、加强体育锻炼、调节饮食、协调人际关系、保持心情愉快等。

（3）药物预防：给易感高危患者口服药物进行预防，对于降低发病率和控制流行有一定的作用。如服用异烟肼和利福平预防肺结核；口服磺胺药预防流行性脑脊髓膜炎。

（五）标准预防和传染病的隔离与消毒

1. 标准预防　是指认为病人的血液，体液，分泌物，排泄物均具有传染性，需进行隔离，不论是否有明显的血迹、污物，是否接触非完整的皮肤与黏膜，接触上述物质者，必须采取预防措施。

2. 传染病的隔离

（1）隔离：是指把处于传染期的传染病病人、病原携带者安置于指定地点，与健康人和非传染病人分开，防止病原体扩散和传播，便于治疗和护理。

（2）隔离种类：①接触隔离，适用于经接触传播的疾病如皮肤感染、肠道感染、多重耐药菌感染等；②飞沫隔离，适用于经飞沫传播的疾病，如流行性感冒、病毒性腮腺炎、百日咳、白喉、流行性脑脊髓膜炎等；③空气隔离，适用于经空气传播的疾病，如肺结核、水痘等。常见传染病的病原体、传染源、传播途径及隔离预防措施见表5－1。

表 5－1　常见传染病的病原体、传染源、传播途径及隔离预防措施

疾病名称		病原体	传染源	传播途径			隔离预防						
				空气	飞沫	接触	口罩	帽子	手套	隔离衣	防护镜	鞋套
病毒性肝炎	甲型、戊型	甲型、戊型肝炎病毒	潜伏期末期和急性期病人			+	+	+	+	+		
病毒性肝炎	乙型、丙型	乙型、丙型肝炎病毒	急性和慢性病人及病毒携带者			+	+	+	+			
麻疹		麻疹病毒	麻疹病人	+	+	+	+	+	+	+		
流行性腮腺炎		腮腺炎病毒	早期病人和隐性感染者		+		+	+		+		
细菌性痢疾		痢疾杆菌	病人和带菌者			+		+	+	+		
霍乱		霍乱弧菌	病人和带菌者			+	+	+	+	+		+
猩红热		A 组 β 型溶血性链球菌	病人和带菌者		+	+	+	+	+	+		
流行性脑脊髓膜炎		脑膜炎双球菌	流脑病人和脑膜炎双球菌携带者		+	+	+	+	+	+	+	
肺结核		结核杆菌	开放性肺结核病人	+	+		+	+	+	+	+	
艾滋病		人免疫缺陷病毒	病人和病毒携带者			+			+	+		
水痘		水痘病毒	病人	+		+	+	+	+	+		

注：在传播途径一列中，“＋”表示传播途径之一；在隔离预防一列中，“＋”表示应采取的防护措施

3. 传染病的消毒　消毒是指通过物理、化学或生物学方法，清除或杀灭人体表面和外部环境中的病原微生物或其他有害微生物，使之达到无害化程度，是切断传播途径，阻止病原体传播，控制传染病发生、传播的重要措施。

（1）消毒的种类：①疫源地消毒，是指对目前存在或曾经存在传染源的地区进行消毒，目的在于消灭由传染源排到外界环境中的病原体。疫源地消毒包括终末消毒和随时消毒。②预防性消毒，是指虽未发现传染源，但对可能受到病原体污染的场所、物品和人体进行的消毒。

（2）消毒方法：常用消毒方法包括物理消毒法和化学消毒法。物理消毒法中热力灭菌法包括煮沸消毒、高压蒸汽灭菌、巴氏消毒法和干热灭菌法，其中高压蒸汽灭菌是医院最常用的消毒灭菌法。化学消毒法中常用的有含氯消毒剂、氧化消毒剂、醛类消毒剂、杂环类气体消毒剂、碘类消毒剂、醇类消毒剂及其他消毒剂。

（3）消毒效果监测：主要方法包括生物指示剂测试法、物理测试法、化学指示剂测试法、自然菌采样测定法和无菌检查法。

二、麻疹

【复习指南】本部分内容有一定难度（比较难），历年必考，应作为重点复习。麻疹的

护理措施应熟练掌握；临床表现、护理问题、健康教育应掌握。

麻疹是由麻疹病毒引起的急性出疹性呼吸道传染病，以发热、上呼吸道炎、结膜炎、口腔麻疹黏膜斑（又称柯氏斑）、全身斑丘疹及疹退后留色素沉着伴有糠麸样脱屑为特征。

1. 临床表现

（1）典型麻疹：①潜伏期，可有低热、全身不适等。②前驱期，即出疹前期，从发热开始至出疹，表现为发热、上呼吸道感染症状、**麻疹黏膜斑（早期特征性体征）**，部分病例可有食欲缺乏、精神不振、呕吐、腹泻等一些非特异症状。③出疹期，多在发热3～4天后出皮疹。先于耳后、发际，渐及额、面、颈部，从上而下至躯干、四肢，最后为手掌与足底。皮疹初为红色斑丘疹，疹间皮肤正常，以后逐渐融合成片，色加深呈暗红，全身中毒症状加重，高热，剧烈咳嗽，重者有谵妄、抽搐。④恢复期，若无并发症发生，出疹3～4天后皮疹按出疹的先后顺序开始消退，体温逐渐降至正常，全身症状逐渐改善。疹退后皮肤有棕色色素沉着伴糠麸样脱屑，一般7～10天痊愈。

（2）非典型麻疹：①轻型，症状轻，麻疹黏膜斑不典型或不出现，无并发症。②重型，中毒症状重，高热；部分患儿疹出不透，或皮疹骤退而出现循环衰竭表现，常有肺炎、心力衰竭等并发症。③异型麻疹，持续高热、乏力、肌痛、头痛或伴有四肢水肿，皮疹不典型，易发生肺炎。④无皮疹型，全病程无皮疹，无麻疹黏膜斑，有不同程度的呼吸道症状。

（3）常见并发症：主要有肺炎、喉炎、心肌炎、麻疹脑炎。最常见的并发症是肺炎。

2. 护理问题

（1）体温过高　与病毒血症有关。

（2）皮肤完整性受损　与皮疹致皮肤损害有关。

（3）营养失调：低于机体需要量　与高热消耗增加、食欲缺乏有关。

（4）潜在并发症：肺炎、喉炎、麻疹脑炎、心肌炎。

3. 护理措施

（1）降温：**不宜用强行降温，尤其禁用冷敷及乙醇擦浴**，以免使皮疹不易透发或突然隐退。如体温升40℃以上时，可用小剂量退热药或温水擦浴，避免惊厥。

（2）保持皮肤黏膜的完整性：**剪短指甲，勤换内衣**，用**生理盐水洗漱口腔、眼睛、鼻腔**，用抗生素眼药水或眼膏，防止眼泪及呕吐物流入耳道，引起中耳炎。

（3）生活护理：保持室内温湿度适宜，衣被清洁、舒适。**卧床休息至皮疹消退、体温正常为止**。给予清淡易消化、高蛋白、高能量及多种维生素的流质饮食或半流质饮食，少食多餐。多饮水，利于退热、透疹、排毒。

（4）病情监测：及早发现并发症，积极配合医生处理。并发肺炎表现为持续高热、咳嗽加剧、呼吸困难及肺部细湿啰音等；并发喉炎表现为声音嘶哑、犬吠样咳嗽、吸气性呼吸困难及三凹征等；并发脑炎表现为抽搐、意识障碍、脑膜刺激征等。

（5）预防感染传播：**医护人员接触患儿前后应洗手、更换隔离衣**。对接触麻疹的易感儿应隔离观察3周，并注射免疫血清球蛋白。隔离患儿至出疹后5天，并发肺炎者延长至出疹后10天。定期给患儿房间通风，衣物用品消毒。

4. 健康教育　应向家长介绍麻疹的临床表现、并发症和预后，说明隔离的重要性，使其能积极配合治疗。轻症患儿可在家中隔离，指导家长做好消毒隔离、皮肤护理等，防止继发感染。

三、水痘

【复习指南】本部分内容难度不大，历年必考，应作为重点复习。水痘的临床表现、护理措施应熟练掌握；病因及发病机制、治疗要点、护理问题、健康教育应掌握。

水痘是由水痘－带状疱疹病毒引起的出疹性呼吸道传染病。以皮肤黏膜相继出现和同时存在斑疹、丘疹、疱疹和结痂等各类皮疹为特点，全身症状轻微。感染后可获得持久的免疫力，但以后可以发生带状疱疹。

1. 病因与发病机制

（1）病因：病原体是水痘－带状疱疹病毒，唯一的传染源是水痘患者，由空气飞沫经呼吸道或者接触患者疱疹浆液而感染。从出疹前1～2天至病损结痂为止，均有很强的传染性。

（2）发病机制：病毒经口、鼻或眼结合膜侵入人体，历经两次病毒血症，先后在体内繁殖，间隙性病毒血症引起皮肤黏膜各类皮疹分批出现，偶尔累及内脏。皮疹出现1～4天后，机体产生特异性细胞免疫和抗体，病毒血症消失，症状随之缓解。

2. 临床表现

（1）典型水痘：**水痘水疱**是由于皮肤棘细胞肿胀变性所致，**仅限表皮**。皮疹特点：①初为头、面和躯干再到四肢。皮疹呈向心性分布，躯干多于四肢。②皮疹初为红色斑疹或丘疹，后进展为清亮、椭圆形的水疱，周围伴有红晕。疱液先透明而后浑浊，伴有脐凹现象。水疱破溃迅速结痂。③分批出现的皮疹伴有明显痒感，高峰期可见到斑疹、丘疹、疱疹和结痂同时存在，这是水痘皮疹的重要特征。④口腔、睑结膜、生殖器等处的黏膜皮疹，易破溃致浅溃疡。轻型水痘全身症状和皮疹较轻，皮疹结痂后一般不留瘢痕，多为自限性疾病。

（2）重症水痘：皮疹分布广泛，可融合成大疱型疱疹或出血性皮疹，持续高热和明显的全身中毒症状，若继发感染或伴有血小板减少会发生暴发性紫癜。

（3）先天性水痘：孕早期感染水痘可导致胎儿多发性先天畸形，患儿常在1岁内死亡，存活者留有严重神经系统伤残；若发生水痘数天后分娩可导致新生儿水痘，皮疹类似带状疱疹的皮疹。

（4）并发症：皮肤继发性细菌感染最常见，重者致败血症；若累及神经系统会发生水痘后脑炎、面神经瘫痪、Reye综合征等；个别患者并发水痘肺炎、心肌炎、肝炎等。

3. 治疗要点

（1）对症治疗：涂抹炉甘石洗剂防止皮肤瘙痒。

（2）抗病毒治疗：首选阿昔洛韦，在皮疹出现的24小时内尽早应用；α－干扰素可抑制皮疹发展，促进病情恢复。

4. 护理问题

（1）皮肤完整性受损　与水痘病毒引起的皮疹及继发感染有关。

（2）体温过高　与病毒血症有关。

（3）潜在并发症：败血症、水痘脑炎、肺炎。

5. 护理措施

（1）生活护理：室内定期通风，温、湿度适宜；卧床休息到热退、症状减轻；勤换内衣，避免增加患儿皮肤瘙痒感；给予营养丰富的清淡饮食，多饮水。

（2）保持皮肤黏膜的完整性：剪短指甲，避免搔破皮疹，引起继发感染或留下瘢痕；若疱疹未破溃可涂炉甘石洗剂或5%碳酸氢钠液以减少皮疹瘙痒；疱疹已破溃者、有继发感染者，遵医嘱应用抗生素。

（3）降低体温：可采取物理或药物降温，**禁用阿司匹林**，避免 Reye 综合征的发生。

（4）监测病情：注意观察及早发现败血症、水痘脑炎、肺炎、心肌炎，及时予以处理。

（5）预防感染：隔离患儿至皮疹全部结痂为止，**易感儿接触后应隔离观察 3 周**。按计划预防接种水痘减毒活疫苗；对于接触水痘的抵抗力低人群如孕妇、免疫功能受损者等，于 72 小时内注射水痘－带状疱疹免疫球蛋白。

6. 健康教育　向家长介绍水痘皮疹的特点、护理要点及隔离的重要性，使家长配合水痘患儿隔离与护理，无并发症的患儿可在家中隔离治疗，指导家长进行皮肤护理，防止继发感染；对社区人群加强预防知识教育，如流行期间尽量少去公共场所。

四、流行性腮腺炎

【复习指南】本部分内容难度不大，但历年必考。流行性腮腺炎的临床表现为考试重点，应熟练掌握；辅助检查、护理问题、护理措施、健康教育应掌握。

流行性腮腺炎是指由腮腺炎病毒引起的急性呼吸道传染病，临床上以腮腺肿大及疼痛为特征，各种唾液腺体及器官均可受累。

1. 临床表现

（1）**潜伏期 14～25 天，平均 18 天**，大多无前驱症状。腮腺肿大为首发体征，常一侧先肿大而后波及对侧，腮腺以耳垂为中心，向前、后、下肿大，边缘不清，皮肤发热但多不红，有触痛及有弹性感，咀嚼或吃酸性食物时胀痛加剧。持续 5 天后逐渐消退；可有不同程度、持续时间不一的发热，也有体温始终正常者。

（2）并发症：①脑膜脑炎表现有发热、头痛、呕吐、颈项强直等，脑脊液呈无菌性脑膜炎样改变；②睾丸炎是男孩最常见的并发症，多为单侧，开始为睾丸疼痛，随之肿胀伴有剧烈触痛，部分患儿可发生睾丸萎缩，如双侧萎缩可致不育症；③卵巢炎症状多较轻，可出现下腹痛及压痛、月经不调等，不影响受孕；④胰腺炎表现为上腹部剧痛和触痛，伴有发热、寒战、反复呕吐等；⑤其他并发症可有耳聋、心肌炎、肾炎等。

2. 辅助检查　血清和尿淀粉酶增高，增高程度大致与腮腺肿大程度成正比。血脂肪酶增高有助于胰腺炎的诊断。血清中腮腺炎病毒特异性 IgM 抗体阳性提示近期有感染。

3. 护理问题

（1）疼痛　与腮腺非化脓性炎症有关。

（2）体温过高　与病毒感染有关。

（3）潜在并发症：脑膜脑炎、睾丸炎、卵巢炎、胰腺炎。

4. 护理措施

（1）减轻疼痛：①局部冷敷腮腺肿胀处，以减轻炎症充血及疼痛；②给予清淡易消化的半流质或软食，忌酸、硬、辣等刺激性食物，以免因唾液分泌及咀嚼使疼痛加剧；③保持口腔清洁，进食后用生理盐水或 4% 硼酸溶液漱口，鼓励患儿多饮水。

（2）降温：发热伴有并发症者应卧床休息至体温正常。高热者给予物理或药物降温。

（3）监测病情变化：注意有无脑膜脑炎、睾丸炎、急性胰腺炎等临床征象，及时给予处理。发生睾丸炎时可用丁字带托起阴囊，局部间歇冷敷以减轻疼痛。

（4）预防感染传播：隔离患儿至腮腺肿大消退后 3 天。易感儿接触后应隔离观察 3 周。易感儿可接种腮腺炎减毒活疫苗。居室应空气流通，对患儿口、鼻分泌物及污染物进行消毒。

5. 健康教育 向家长说明隔离治疗的重要性，使其能积极配合。无并发症的患儿可在家中隔离治疗，介绍减轻疼痛的方法，使患儿配合治疗。指导家长做好隔离、发热、饮食、清洁口腔、用药等护理，学会观察病情，若有并发症表现，应及时送医院就诊。

五、病毒性肝炎

【复习指南】本部分内容难度比较大，历年必考，应作为重点复习。甲肝的临床表现、护理措施、乙肝的辅助检查、健康指导应熟练掌握；甲肝的辅助检查、甲肝和乙肝的治疗要点、护理问题、乙肝的临床表现、护理措施应掌握。

病毒性肝炎简称肝炎，是由多种肝炎病毒引起的以肝病变为主的一组传染性疾病。分为甲型、乙型、丙型、丁型及戊型。甲型及戊型主要经粪－口传播，主要表现为急性肝炎。而**乙型、丙型及丁型主要经血液和体液传播**，可转化为慢性肝炎并可发展为肝硬化，且与肝癌的发生有密切的关系。本章主要讲解甲型和乙型肝炎。

（一）甲型病毒性肝炎

1. 流行病学 **主要经粪－口传播**。传染源主要是急性期病人和隐性感染者。我国以学龄前儿童和青年人发病率最高，感染后免疫力持续终身。

2. 临床表现 **主要表现为急性肝炎**。潜伏期5～45天，平均30天。

（1）急性黄疸型肝炎：病程1～4个月。

①**黄疸前期**：平均持续5～7天。起病急，食欲缺乏、厌油、恶心、呕吐、上腹部饱胀感或轻度腹泻等**消化系统症状较突出**；多数患者还有发热、畏寒、全身乏力等病毒血症表现，少数患者以**上呼吸道感染**为主要表现，本病末期出现尿黄。

②**黄疸期**：持续2～6周。自觉症状好转，热退后黄疸出现，可见巩膜、皮肤不同程度黄染，约2周达到高峰，尿色深如浓茶。肝区痛，肝大，有压痛和叩痛。肝功能明显异常，血清胆红素和转氨酶升高、尿胆红素阳性。

③恢复期：平均持续4周。症状好转至消失，黄疸逐渐消退，肝脾回缩到正常，肝功能逐渐恢复正常。IgG介导的免疫系统建立。

（2）急性无黄疸型肝炎：较黄疸型肝炎少见，起病较缓，临床症状较轻，主要表现为乏力、食欲缺乏、肝区痛和腹胀等消化道症状，多有肝大、有轻压痛和叩痛，脾大少见。

（3）淤胆型肝炎：主要是由于肝细胞裂解导致胆汁分泌下降，血液中胆红素水平上升和胆酸浓度增加，引起黄疸和全身皮肤瘙痒。起病类似急性黄疸型肝炎，病程较长，临床特点是胃肠道症状较轻，发热时间较长，肝内梗阻性黄疸持续较久（数周至数月），可有腹胀、皮肤瘙痒、一过性大便颜色变浅，尿色深呈浓茶色，肝大、有压痛。

（4）重型肝炎（肝衰竭）：较少见。成人感染HAV者年龄越大，**重型肝炎**发病的比例越高。

3. 辅助检查

（1）血清酶检测：ALT常明显升高，天门冬氨酸氨基转移酶（AST）也升高。

（2）血清和尿胆红素检测：黄疸型肝炎尿胆原和尿胆红素明显增加，直接和间接胆红素均升高。淤胆型肝炎时尿胆红素增加，而尿胆原减少或阴性，以直接胆红素升高为主。

（3）病原学（标志物）检测：①血清抗－HAV－IgM，是HAV近期感染的指标，是确诊甲型肝炎最主要的标志物；②血清抗－HAV－IgG，为保护性抗体，见于甲型肝炎疫苗接种后或既往感染 HAV 的病人。

4. 治疗要点　急性肝炎为自限性疾病，不需要抗病毒治疗。

（1）一般疗法及支持疗法：为主要治疗方法，卧床休息，避免饮酒、疲劳和使用损肝药物。

（2）药物治疗：病情轻者口服 B 族维生素类、葡醛内酯（肝泰乐）等护肝药物；山莨菪碱、低分子右旋糖酐可通过改善微循环起退黄作用；如出现呕吐、腹泻等消化道症状明显者，可静脉补充葡萄糖及维生素 C 等。

（3）中医中药治疗：可清热利湿辨证施治。

5. 护理问题

（1）活动无耐力　与肝功能受损、能量代谢障碍有关。

（2）营养失调：低于机体需要量　与食欲缺乏、呕吐、腹泻、消化和吸收功能障碍有关。

6. 护理措施

（1）休息与活动：卧床休息利于肝细胞修复。待症状好转、黄疸减轻、肝功能改善后，逐渐增加活动量，以不感疲劳为原则。肝功能正常 1～3 个月后可恢复日常活动及工作，避免过度劳累和重体力劳动。

（2）饮食护理：①合理饮食可促进肝细胞再生和修复，有利于肝功能恢复。②肝炎急性期宜进食清淡、易消化、富含维生素的流质饮食。在黄疸消退期食欲好转后，应少食多餐，逐渐增加饮食。③病人应禁饮酒，不宜长期摄入高糖、高热量饮食。腹胀者可减少产气食品的摄入。④观察病人有无恶心、呕吐、反酸等胃肠道症状及与饮食的关系，及时调整饮食。⑤监测营养状况，评估病人的饮食和营养状况。

（3）健康指导：甲型肝炎应预防消化道传播，重点在于加强粪便管理，保护水源，严格饮用水的消毒，加强食品卫生和食具消毒。甲型肝炎流行期间，易感者可接种甲型肝炎减毒活疫苗，**对接触者可接种人血清免疫球蛋白以防止发病**。

（二）乙型病毒性肝炎

1. 流行病学　传染源主要是慢性病人和 HBsAg 携带者，急、慢性乙型肝炎病人和病毒携带者均可传播。**传播方式有血液传播、生活上的密切接触、母婴传播**。HBsAg 阴性者均易感。

2. 临床表现　乙肝除了表现为急性肝炎外，慢性肝炎更常见，急性肝炎表现详见“甲型肝炎”的临床表现。

（1）慢性肝炎：乙肝潜伏期 30～180 天，平均 70 天。①轻度：表现为反复出现肝区不适、食欲缺乏、厌油、疲乏、肝大伴有轻压痛，也可有轻度脾大。只有少数发展为中度慢性肝炎。②重度：有明显或持续出现的肝炎症状、体征，包括食欲缺乏、厌油、疲乏、腹胀、腹泻；面色灰暗、蜘蛛痣、肝掌或肝、脾大。肝功能持续异常。③中度：症状、体征介于轻度和重度之间。

（2）重型肝炎（肝衰竭）：是一种最严重的临床类型，各型肝炎均可引起肝衰竭。①诱因：应用损害肝的药物、并发感染、过度劳累、合并妊娠、嗜酒。②临床表现：肝进行性缩小，肝臭。迅速加深的黄疸，出血倾向，凝血酶原活动度（PTA）$<40\%$。迅速出现腹水、中毒性鼓肠。后期出现精神 - 神经系统症状（肝性脑病）、肝肾综合征。

（3）肝炎后肝硬化：在肝炎基础上发展为肝硬化，表现为肝功能异常及门静脉高压症。具体详见“第三章十一、肝硬化”的临床表现。

3. 辅助检查

（1）血清酶和血清蛋白检测：ALT 可持续或反复升高；肝衰竭时因大量肝细胞坏死，ALT 随黄疸迅速加深反而下降，称为胆－酶分离；ALT 升高时，天门冬氨酸氨基转移酶（AST）也升高。其他血清酶类，如 ALP、γ－GT 也可升高。其中，胆碱酯酶（CHE）活性降低提示肝细胞有明显损伤，其值越低、病情越重。慢性肝病可出现白蛋白下降、球蛋白升高和 A/G 比值下降。

（2）凝血酶原活动度（PTA）检查：PTA 与肝损害程度成反比，可用于肝衰竭临床诊断及预后判断。肝衰竭时 PTA 常小于 40%，PTA 越低，预后越差。

（3）血氨浓度检测：并发肝性脑病时血氨升高。

（4）**病原学（标志物）检测**：检测指标及临床意义见表 5－2。

表 5－2　乙肝病原学检测指标及临床意义

病原学检测指标	临床意义
表面抗原（HBsAg）	阳性见于 HBV 感染者。慢性 HBV 感染者 HBsAg 阳性可持续多年。阴性并不能完全排除 HBV 的现症感染
表面抗体（抗－HBs 抗体）	**阳性主要见于过去感染 HBV 并产生免疫力的恢复者或者预防接种乙型肝炎疫苗后**
e 抗原（HBeAg）	阳性提示 HBV 复制活跃，传染性较强
e 抗体（抗－HBe 抗体）	在 HBeAg 消失后出现。临床上阳性有两种可能性：一是 HBV 仍然复制活跃，有较强的传染性，甚至病情加重；二是 HBV 复制的减少或停止，病人的病情趋于稳定，ALT 多正常且传染性较弱
核心抗原（HBcAg）	阳性表明 HBV 有复制
核心抗体（抗－HBc 抗体）	在 HBsAg 出现后的 3～5 周出现。当只检出抗－HBc 抗体，而 HBsAg、抗－HBs 抗体未检出，此阶段称为窗口期。IgM 型抗－HBc 抗体阳性表示急性期或慢性乙型肝炎急性发作期；IgG 型抗－HBc 抗体阳性标志过去感染过，可保持多年
乙型肝炎病毒脱氧核糖核酸（HBV DNA）	是反映 HBV 感染最直接、最特异和最灵敏的指标。阳性提示 HBV 的存在、复制，传染性强。HBV DNA 定量检测有助于抗病毒治疗病例选择及判断疗效

4. 治疗要点

（1）慢性肝炎：①应用保肝药物和支持疗法，补充 B 族维生素、还原型谷胱甘肽（TAD）、肌苷、ATP、辅酶 A；②应用降转氨酶的药物，如垂盆草冲剂、五味子类药物等；③应用免疫调控药物，如胸腺肽、猪苓多糖等；④应用抗病毒药物，如干扰素（联合使用利巴韦林可提高疗效）、拉米夫定等；⑤中医中药治疗，如丹参、毛冬青等。

（2）肝衰竭：①一般及支持疗法，卧床休息；限制蛋白摄入；静脉滴注葡萄糖，补充维生素。②肝细胞生长因子或胰高血糖素－胰岛素（G－I）疗法等促进肝细胞再生。③防治继发感染，可选用半合成青霉素、头孢霉素。有条件者可加用丙种球蛋白或胸腺素。④防治肝肾综合征，少尿时可选用低分子右旋糖酐、血浆或白蛋白。使用扩张肾血管药物。⑤出血防治，详见“第三章消化系统疾病十七、上消化道出血”的治疗。⑥肝性脑病的防治，详见“第三章消化系统疾病十四、肝性脑病”的治疗。

5. 护理问题

（1）活动无耐力 与肝功能受损、能量代谢障碍有关。

（2）营养失调：低于机体需要量 与食欲缺乏、呕吐、腹泻、消化和吸收功能障碍有关。

（3）潜在并发症：干扰素治疗的不良反应，肝性脑病，肾衰竭，出血。

6. 护理措施

（1）休息与活动：早期严格卧床休息最为重要，治疗至症状消失、隔离期满、肝功能正常可出院。经1～3个月休息，逐步恢复工作。

（2）饮食护理：宜进清淡、易消化、富含维生素的流质饮食。慢性期病人饮食以优质蛋白为主，如牛奶、瘦猪肉、鱼等，多选用植物油，多食水果、蔬菜等含维生素丰富的食物。避免饮酒及使用肝毒性药物。

（3）干扰素用药护理：告知病人不要擅自停药或加量，治疗过程中定期检测血、尿，定期评估精神状态。出现发热反应时嘱病人卧床休息，多饮水。有胃肠道反应时对症处理，严重者应停药。WBC $<3.0\times10^9/L$ 或中性粒细胞 $<0.75\times10^9/L$，或血小板 $50\times10^9/L$ 时，减少干扰素的剂量，甚至停药。脱发患者可在停药后恢复。

（4）防止肝性脑病、肾衰竭的护理：详见“第三章消化系统疾病十四、肝性脑病”的护理。

（5）预防出血的护理：详见“第十四章一、血液及造血系统解剖生理、常见症状及护理”的护理。

7. 健康教育

（1）疾病预防指导：**乙、丙、丁型肝炎预防重点在于防止血液和体液的传播**。对供血者进行严格筛查，做好血源监测。HBsAg、HBeAg、HBVDNA 阳性者应禁止献血和从事托幼、餐饮业工作。严格消毒灭菌重复使用的医疗器械。

（2）保护易感人群：医务人员、保育员及与 HBsAg 阳性者密切接触者，应给予乙型肝炎疫苗接种。按照0、1、6个月程序全程需接种3针，**疫苗接种程序完成后1～3个月，如抗－HBs 抗体＞10U/L，表示已有保护作用**。新生儿在出生12小时内注射 HBIG 和乙型肝炎疫苗后，可接受 HBsAg 阳性母亲的哺乳。

（3）意外暴露后乙型肝炎预防：在意外接触 HBV 感染者的血液和体液后，应立即检测 HBV DNA、HBsAg、抗－HBs 抗体、HBeAg、抗－HBc 抗体、ALT 和 AST，并在3个月和6个月后复查。如已接种过乙型肝炎疫苗，且已知抗－HBs 抗体≥10U/L 者，可不进行特殊处理。

（4）疾病知识指导：慢性乙型肝炎可反复发作，避免过度劳累、暴饮暴食、酗酒、不合理用药、感染、不良情绪等。

（5）病情监测与用药指导：定期复查以指导调整治疗方案；指导病人遵医嘱抗病毒治疗，明确用药方法、擅自停药导致的风险。

六、艾滋病

【复习指南】本部分内容有一定难度（比较难），历年必考，应作为重点复习。艾滋病的流行病学、护理措施及健康教育应熟练掌握；发病机制、临床表现、辅助检查、治疗要点及护理问题应掌握。

艾滋病又称获得性免疫缺陷综合征，是由人免疫缺陷病毒（HIV）所引起的慢性致命性传染病。主要通过性接触和血液传播。

1. 流行病学与发病机制

（1）流行病学：本病的传染源是病人和 HIV 无症状病毒携带者。**传播途径**：①**性接触传播**；②**血液传播**，接触或输注含病毒的血液或血制品，接受 HIV 感染者的器官移植或人工授精，吸毒者共用针头或注射器，被 HIV 污染的针头刺伤，生活中密切接触经破损的皮肤处感染；③**母婴传播**。**本病的高危人群是多个性伴侣者、男性同性恋者、血制品使用者、静脉吸毒者**。

（2）发病机制：HIV 特异性侵犯并破坏**辅助性 T 淋巴细胞（$CD4^+$ T 淋巴细胞）**，并使机体多种免疫细胞受损，后期并发各种严重的机会性感染和恶性肿瘤。

2. 临床表现　本病潜伏期长，2～10 年才发展为艾滋病。感染早期可有急性感染的表现，之后在相当长的时间甚至长达 10 年无任何症状，或仅有全身淋巴结肿大，常因发生机会性感染及肿瘤而发展为艾滋病。

（1）呼吸系统：肺孢子菌肺炎最常见。

（2）消化系统：口腔和食管炎症或溃疡最为常见；腹泻和体重减轻；肝炎及胆管炎。

（3）中枢神经系统：脑弓形虫病、艾滋病痴呆综合征、无菌性脑炎。

（4）皮肤黏膜：卡波西肉瘤、外阴尖锐湿疣肿瘤性病变。

（5）眼部：视网膜炎、眼部卡波西肉瘤等。

3. 治疗要点　早期抗病毒是治疗的关键，既能缓解病情，又能预防和延缓艾滋病相关疾病的发生。

（1）抗病毒治疗：只能抑制病毒复制，停药后病毒可恢复复制。①核苷类似物反转录酶抑制药，齐多夫定（ZDV，AZT）为首选药物；②非核苷类似物反转录酶抑制药，常用药有尼维拉平（NVP）；③蛋白酶抑制药，茚地那韦（IDV）等。HIV 在抗病毒治疗过程中易突变，所以建议联合用药防止产生耐药性。

（2）抗机会性感染、肿瘤治疗：①肺孢子菌肺炎，应用喷他脒或复方磺胺甲噁唑；②卡波西肉瘤，可用 ZDV 与 α－干扰素联合治疗；③隐孢子虫感染和弓形虫病，应用螺旋霉素或克林霉素。

（3）支持及对症治疗：输血、补充维生素及营养物质，醋酸甲地孕酮可以改善食欲。

（4）预防性治疗：①$CD4^+$ T 淋巴细胞$<0.2\times10^9$/L 者可用喷他脒或复方磺胺甲噁唑预防肺孢子菌肺炎；②意外感染者应 2 小时内用 ZDV 等治疗；③HIV 感染的孕妇产前 3 个月起服 AZT，产前顿服 NVP，产后新生儿 72 小时内一次性口服 NVP，可降低母婴传播。

4. 护理问题

（1）有感染的危险　与免疫功能受损有关。

（2）营养失调：低于机体需要量　与食欲缺乏、慢性腹泻及并发机会性感染和肿瘤消耗有关。

（3）恐惧　与艾滋病预后不良、疾病折磨、担心受到歧视有关。

5. 护理措施

（1）隔离与休息：**一般的接触不会传染艾滋病，因此对 HIV 感染者和艾滋病病人均无须隔离**。防止污染的针头及其他锐器刺破皮肤，对于病人的**血液、分泌物、排泄物应采取接触隔离，操作时戴手套，脱手套后认真洗手。艾滋病期病人由于免疫缺陷，应实施保护性隔离**，在急性感染期和艾滋病期应卧床休息，在无症状感染期不感疲劳的情况下可以正常工作。

（2）病情观察：密切观察有无发热、咳嗽、呼吸困难、呕吐、腹泻等症状，早发现、及时治疗，并对症护理。

（3）加强个人卫生：加强口腔护理和皮肤清洁，防止继发感染。注意长期腹泻病人的肛周皮肤的护理。

（4）用药护理：使用ZDV治疗者，注意其严重的骨髓抑制、恶心、头痛和肌炎等症状。应定期检查血象、血型、做好输血准备。

（5）饮食护理：给予高热量、高蛋白、高维生素、易消化饮食，多饮水或给肉汁、果汁等，忌食生冷及刺激性食物。

（6）心理护理与社会支持：**任何单位和个人不得歧视艾滋病病毒感染者、艾滋病患者及其家属**。

6. 健康教育

（1）疾病预防指导：①加强性道德教育，严格取缔卖淫和嫖娼活动；②严格血液及血制品的管理，提倡义务献血，禁止商业性采血，严格检测献血者、精液及组织、器官供者的HIV抗体；③严格消毒医疗器械如胃镜、肠镜、血液透析器械，严格进行各种无菌操作如注射、手术、拔牙等；④加强静脉吸毒者注射用具的管理，不共用针头、注射器，**推广使用一次性注射用品，用后毁形**。

（2）疾病知识指导：加强HIV感染者的管理，**严禁献血**、捐献器官、精液；**性生活应使用避孕套**；病人的**血、排泄物和分泌物**应用0.2%次氯酸钠或**漂白粉等消毒液进行消毒**；定期或不定期的访视及医学观察；**无症状HIV携带者进行免疫学检查，每3～6个月检查1次**，出现症状、并发感染或恶性肿瘤者，应及时治疗；感染HIV的育龄妇女应避免妊娠，以防止母婴传播，感染HIV的哺乳期妇女应人工喂养婴儿。

七、流行性乙型脑炎

【复习指南】本部分内容有一定难度（比较难），历年必考，应作为重点复习。流行性乙型脑炎的临床表现、治疗要点、护理问题及护理措施应熟练掌握；流行病学应掌握。

流行性乙型脑炎简称乙脑，是由乙型脑炎病毒引起，以**脑实质炎症**为主要病变的**中枢神经系统**急性传染病，临床特征为高热、惊厥、病理反射及脑膜刺激征、意识障碍、呼吸衰竭。

1. 流行病学

（1）传染源：乙脑是人畜共患的自然疫源性疾病。猪（尤其幼猪）是本病最主要的传染源和中间宿主。

（2）传播途径：本病通过**蚊虫叮咬而传播**，蚊感染后可携带病毒越冬或经卵传代，成为乙脑病毒的长期贮存宿主。

（3）人群易感性：人群普遍易感，以隐性感染最为常见，感染后可获持久免疫力。

（4）流行特征：本病流行于亚洲东部的热带、亚热带及温带地区的夏、秋季（7～9月份）。好发年龄为2～6岁。

2. 临床表现　潜伏期4～21天，一般为10～14天。典型的临床过程分3期。

（1）初期：病程为1～3天，起病急，患儿有发热、寒战，伴有头痛、恶心和呕吐，部分有嗜睡及轻度颈项强直。

（2）极期：病程为4～10天，主要表现为脑实质受损症状。①**高热**：体温达40℃以上，病情与发热程度、热程成正比。②不同程度的意识障碍：病情与昏迷发生时间、程度、持续时间成正比。③**惊厥**或抽搐：四肢、全身的强直性抽搐或肢体反复、频繁阵挛性抽搐，持续数分钟至数十分钟，均伴有意识障碍。④**呼吸衰竭：高热、惊厥及呼吸衰竭是乙脑极期的严重症状**，呼吸衰竭常为致死的主要原因。⑤颅内高压：表现为剧烈头痛、呕吐、血压升高和脉搏变慢，脑膜刺激征阳性。⑥神经系统症状和体征：主要表现为浅反射减弱、消失，深反射先亢进后消失；大脑锥体束受损，即肢体强直性瘫痪、肌张力增强、巴宾斯基征等病理征阳性；不同程度的脑膜刺激征。

（3）恢复期：体温逐渐降至正常，抽搐由减轻至停止，神经、精神症状好转。少数重症患儿可残留神志不清、语言障碍、吞咽障碍、四肢僵硬等，需1～6个月逐渐恢复。一般于2周左右可完全恢复。

（4）后遗症期：少数重症病人恢复期神经系统残存症状超过6个月未恢复称为后遗症。主要有意识障碍、痴呆、失语及肢体瘫痪、癫痫等。

（5）并发症：以支气管肺炎最常见；其次为肺不张、败血症、尿路感染、压疮等；重型病人可因应激性溃疡而发生上消化道大出血。

3. *治疗要点*　主要为对症治疗。处理好高热、抽搐和呼吸衰竭是抢救乙型脑炎病人成功的关键。

（1）降温：采用物理和药物相结合，以**物理降温为主**的方法，**可用小量阿司匹林**，高热伴惊厥者用亚冬眠疗法。

（2）抗惊厥或抽搐：①祛除病因，应用20%甘露醇减轻脑水肿；及时降温；及时吸痰、吸氧，必要时行气管切开；纠正电解质紊乱。②镇静止惊。

（3）防治呼吸衰竭：①中枢性呼吸衰竭，应早期足量给予脱水治疗。②保持呼吸道通畅，持续吸氧，定时翻身拍背、吸痰、雾化吸入等；必要时行气管切开或使用呼吸机辅助呼吸。③中枢性呼吸衰竭可用呼吸兴奋药，如尼可刹米等。④选用血管扩张药，如山莨菪碱或东莨菪碱，解痉及兴奋呼吸中枢。

（4）恢复期及后遗症处理：进行功能训练包括吞咽、语言和肢体功能，可行按摩理疗、针灸、高压氧治疗等。肢体瘫痪者，协助使其肢体保持功能位，并进行按摩和被动运动，防止肌肉挛缩和功能障碍。

4. *护理问题*

（1）**体温过高**　与病毒血症及脑部炎症有关。

（2）**急性意识障碍**　与中枢神经系统受损、抽搐、惊厥脑实质损害有关。

（3）**气体交换受损**　与惊厥抽搐、呼吸衰竭有关。

（4）**有受伤的危险**　与惊厥、抽搐发作有关。

（5）潜在并发症：惊厥、呼吸衰竭。

5. *护理措施*

（1）休息与环境：①绝对卧床休息；②保持室内温、湿度适宜，防止声音、强光刺激病人；③病房备有防蚊设备和灭蚊措施；④各种操作应集中进行，有利于病人休息并避免操作刺激诱发惊厥或抽搐。

（2）采取有效降温措施：①**以物理降温为主**，亦可遵医嘱给予药物降温或采用亚冬眠疗法，**可用小量阿司匹林或安乃近**；②降温过程中注意观察体温、脉搏、呼吸、血压；③冷敷时注意避免持续长时间冰敷在同一部位，以防局部冻伤；④注意不可在短时间内将体温降得过低，以免大汗导致虚脱；⑤应用冬眠疗法降温前，应先补充血容量，用药过程中避免搬动病人，观察生命体征，特别是血压的变化，并保持呼吸道通畅；⑥实施物理或化学降温后，评价降温的效果，观察降温过程中病人有无虚脱等不适出现。

（3）严密监测记录病情变化：①监测和记录病人体温；②观察病人的意识状态，瞳孔大小、对光反射、血压改变，呼吸频率、节律、幅度的改变，以早期发现脑疝；③观察惊厥发作先兆；④准确记录出入量。

（4）生活护理：①发热病人应加强口腔护理；②病人出汗较多时，应及时用温水擦拭，更换被褥及衣服；③做好眼、鼻、口腔的清洁护理，口唇干裂涂以液体石蜡；④有吞咽困难或昏迷者，以鼻饲或静脉补充足够水分和营养；⑤注意病人安全，必要时用床档或约束带约束。

（5）健康指导：①**大力开展防蚊、灭蚊工作**；②搞好环境卫生，消灭蚊虫滋生；③对重点人群进行预防接种；④在乙脑流行季节如发现有高热、头痛、意识障碍等乙脑的临床特征时，应考虑乙脑的可能性，**应昆虫隔离**，立即送院诊治；⑤鼓励恢复期仍有瘫痪、失语、痴呆等神经精神症状的病人坚持康复训练和治疗，使残疾减到最低限度，并定期复诊。

八、猩红热

【复习指南】本部分内容有一定难度（比较难），历年必考，应作为重点复习。猩红热的病因、临床表现、护理措施、健康教育应熟练掌握；护理问题应掌握。

猩红热是一种由**A族溶血性链球菌所致的急性呼吸道传染病**，其临床以发热、咽峡炎、全身弥漫性红色皮疹及疹退后皮肤脱屑为特征。常见于3～7岁儿童。

1. 病因　**病原菌为A组β型溶血性链球菌**。猩红热通过**飞沫传播**，急性患儿应及时隔离。皮肤脱屑本身没有传染性。

2. 临床表现

（1）潜伏期：1～6天，一般为2～3天。

（2）前驱期：急性起病，寒战、高热、咽痛伴有头痛、恶心、呕吐，婴儿表现为烦躁或惊厥。查体可见颈及颌下淋巴结肿大及压痛，咽部或扁桃体充血，重者咽及软腭有脓性渗出物和点状红疹或出血性红疹，可有假膜形成。

（3）出疹期：发病后1～2天出疹。皮疹部位：从耳后、颈及上胸部，迅速波及躯干及上肢，最后到下肢。皮疹特点：全身皮肤点状弥漫性红色皮疹，皮疹高出皮面，摸之粗糙，压之褪色，有痒感，疹间无正常皮肤。**猩红热的特征**：①“草莓舌”“杨梅舌”，发疹同时，可出现舌被覆灰白苔，乳头红肿，突出于白苔之外，以舌尖及边缘处为显著，称为“草莓舌”，第3天白苔开始脱落，舌面光滑呈肉红色，可有浅表破裂，乳头仍然隆起，称为“杨梅舌”；②贫血性皮肤划痕现象，以手按压皮肤出现苍白的手印而红色可暂时消退数秒钟；③帕氏线，皮疹在皮肤皱褶处密集因压迫摩擦出血而成紫红色线状，压之不褪；④部分病人还可出现口周苍白区，是由于面部充血潮红，可有少量点疹，口鼻周围相形之下显得苍白，形成所谓“**口周苍白圈**”。

（4）恢复期：皮疹于3～5天后颜色转暗，逐渐隐退，皮疹消退后开始脱皮，并按出疹先后顺序脱皮，轻者为糠屑样，重者可成片状。先颈胸而后四肢。脱皮的程度与皮疹的轻重成正比。全身中毒症状及局部炎症也很快消退。此期1周左右。

3. 护理问题

(1) 体温过高　与病毒血症有关。

(2) 疼痛：咽痛、头痛　与炎症反应有关。

(3) 皮肤完整性受损　与猩红热皮疹有关。

4. 护理措施

(1) 降低体温：①卧床休息，保持室内温、湿度适宜，每天通风，避免强光刺激及对流风直吹；②早期进行病原治疗，**首选青霉素**；③监测体温变化，高热时可给予物理降温，**禁忌乙醇擦浴**，必要时遵医嘱应用药物降温。

(2) 减轻疼痛：进食后用温水复方硼砂含漱液漱口，鼓励病人多饮水，以保持口腔清洁，黏膜湿润；咽部疼痛明显时，给予营养丰富、易消化、温和的流质、半流质或软食，忌食过烫、辛辣、刺激、干硬食物。

(3) 皮肤护理：①及时评估，观察病人出疹的进展和消退情况，皮疹消退后有无脱屑、脱皮等变化；②**保持局部皮肤清洁干燥，每天用温水清洗皮肤，避免水温过高，禁用肥皂水和禁用乙醇擦洗**，以免加重皮肤瘙痒感；③**衣被保持清洁、平整、干燥、柔软，勤换洗**；④**告知病人尽量避免抓挠皮肤，勤剪指甲，婴幼儿可包裹手部**；⑤**告知病人在恢复期脱皮时，应待皮屑自然脱落，不可用手撕扯**，可用消毒剪刀修剪，以免加重损伤，导致出血、感染；⑥**局部皮肤瘙痒较重者，可用炉甘石洗剂涂搽患处**。

(4) **心理护理**：①**介绍疾病的预后，树立信心**；②**关心爱护病人，减少病人的陌生感及恐惧感**；③**鼓励病人与他人及社会进行交往**；④**正确对待自我形象改变**。

(5) 预防感染传播：对可疑病例，应及时采取隔离措施。明确诊断后立即采取**呼吸道隔离**，隔离期限不少于1周。轻症病人，尽可能在家隔离治疗。严密观察接触者，有条件可做咽拭子培养，咽拭子培养3次阴性后方可解除隔离。

5. 健康教育　向病人及患儿家长说明隔离治疗的重要性，加强卫生宣教，注意个人卫生，勤晒被褥，注意室内空气流通，流行季节儿童避免去公共场所，以杜绝猩红热的暴发流行。指导家长做好隔离、发热、饮食、清洁口腔、用药等护理，学会观察病情，部分患儿于2～3周后出现变态反应，主要表现为肾小球肾炎或风湿热，所以**在发病2～3周后告知病人检查尿液，目的是了解有无肾损害**。若有并发症表现，应及时送医院就诊。

九、中毒型细菌性痢疾

【复习指南】本部分内容难度不大，历年必考，应作为重点复习。中毒型细菌性痢疾的治疗要点及护理措施应熟练掌握；病因和流行病学及临床表现应掌握。

中毒型细菌性痢疾是由志贺菌属引起的肠道传染病，属于急性细菌性痢疾的危重型。以高热、嗜睡、惊厥、迅速发生休克及昏迷为特征，病死率高。

1. 病因和流行病学　病原体为痢疾杆菌，我国以福氏志贺菌感染多见。主要于夏、秋季通过消化道传播，急、慢性痢疾患者及带菌者是重要传染源，多见于2～7岁体质较好的儿童。

2. 临床表现　起病急骤，突发高热，体温可达40℃以上（少数不高），严重全身毒血症状，迅速发生呼吸衰竭、休克，肠道症状多不明显甚至无腹痛与腹泻，但生理盐水灌肠或直肠拭子取标本镜检，可发现大量脓细胞和红细胞。根据其主要临床表现，可分为3型。

(1) 休克型（皮肤内脏微循环障碍型）：以感染性休克为主要表现。病人心率增快、脉搏细速、尿量减少、面色灰白、四肢厥冷、指甲发白。重者血压测不出。

（2）脑型（脑微循环障碍型）：因脑缺氧、水肿而发生反复惊厥、昏迷和呼吸衰竭。

（3）肺型（肺微循环障碍型）：又称呼吸窘迫综合征，以肺微循环障碍为主，常在脑型或休克型基础上发展而来，病情危重，病死率高。

以上2型或3型同时或先出现为混合型，是最为凶险的一种，病死率很高。

3. 治疗要点

（1）降温止惊：高热时给予物理降温、药物降温或亚冬眠疗法；持续惊厥者，可用地西泮肌内注射或静脉注射，或用水合氯醛保留灌肠，或苯巴比妥钠肌内注射。

（2）控制感染：**应积极分离病原菌并行药物敏感试验**。常选用两种痢疾杆菌敏感的抗生素静脉滴注，如**环丙沙星、氧氟沙星、复方磺胺甲噁唑或选用第三代头孢菌素如头孢噻肟**。早期禁用止泻药，便于毒素排出。

（3）抗休克治疗：迅速建立并维持静脉通道，扩充血容量，纠正酸中毒，维持水、电解质酸碱平衡；在充分扩容的基础上应用血管活性物质；可及早应用糖皮质激素。

（4）防治脑水肿和呼吸衰竭：降低颅内压首选20%甘露醇，及时应用血管扩张药以改善脑血管痉挛，可短期静脉滴注地塞米松。防治呼吸衰竭应吸氧，保持呼吸道通畅。若出现呼吸衰竭应用呼吸兴奋药，必要时气管插管或切开及使用呼吸机。

4. 护理措施

（1）休息及体位：保持室内安静，温湿度适宜，定期通风。应绝对卧床休息，专人监护。置病人平卧位或休克体位（头部和下肢均抬高30°），小儿去枕平卧，头偏向一侧。

（2）饮食护理：能进食者，**给予高热量、高蛋白、高维生素、少渣、少纤维素、易消化清淡的流质或半流质饮食**，保证营养供给，**禁食易引起胀气、生冷油腻、多渣、刺激性食物**。多饮水，促进毒素的排出。

（3）监测体温：密切监测体温变化。

（4）病情观察：密切监测神志、面色、生命体征、血氧饱和度、肢端温度、尿量等变化，适当保暖。密切观察**排便次数、量、性状及伴随症状，尽早留取含有脓血、黏液部分的新鲜粪便作为标本**，及时送检。

（5）抗休克治疗的护理：迅速建立静脉通路以维持有效血液循环，记录出入量有利于判断病情和调整补液速度。遵医嘱予以扩容、纠正酸中毒等抗休克治疗。

（6）防治脑水肿和呼吸衰竭：遵医嘱使用镇静药、脱水药、利尿药等。抽搐患儿注意安全，防止外伤。保持呼吸道通畅，予以氧气吸入，做好人工呼吸、气管插管、气管切开的准备工作，必要时遵医嘱使用呼吸机治疗。

（7）预防感染传播：应及时消化道隔离、治疗，粪便消毒。养成良好的卫生习惯，如饭前便后洗手，不饮生水，不吃不洁的变质食物等。

十、流行性脑脊髓膜炎

【复习指南】本部分内容有一定难度（比较难），历年必考，应作为重点复习。流行性脑脊髓膜炎的临床表现应熟练掌握；病因与流行病学、治疗要点、护理问题及护理措施应掌握。

流行性脑脊髓膜炎简称流脑，是由脑膜炎奈瑟菌引起的急性化脓性脑膜炎。

1. 病因与流行病学　病原体为脑膜炎奈瑟菌，又称脑膜炎球菌，带菌者和病人是本病的传染源，主要经飞沫传播，以6个月至2岁的婴幼儿发病率最高，多见于冬春季节。

2. 临床表现　潜伏期1～10天，一般为2～3天。

（1）普通型：最常见。①前驱期：咳嗽、低热、全身不适等非特异性上呼吸道感染症状；②败血症期：突发寒战、高热，伴有全身乏力及关节疼痛、头痛、呕吐、精神萎靡等毒血症状，多数病人有**皮肤、眼结膜或软腭黏膜瘀点或瘀斑**，严重者出现全身皮肤皮下出血，是本期特征性表现；③脑膜炎期：中枢神经系统症状明显，烦躁不安、畏光、剧烈头痛、喷射性呕吐、颈后部及全身疼痛，脑膜刺激征阳性，持续高热，败血症期的表现继续存在；④恢复期，症状好转，瘀点、瘀斑消失，体温及神经系统症状逐渐恢复正常，一般在1～3周内痊愈。

（2）暴发型：①休克型，**全身皮肤黏膜广泛瘀点、瘀斑**，突出特征是循环衰竭，脑膜刺激征及脑脊液改变不明显；②脑膜脑炎型，以脑膜、脑实质损害为主，颅内高压为突出症状，反复或持续惊厥，迅速陷入昏迷，严重者发生脑疝，出现中枢性呼吸衰竭；③混合型，是最严重的类型，同时有休克及脑膜脑炎的表现，病死率极高。

（3）轻型：皮肤有少量细小出血点，轻微上呼吸道感染症状，脑膜刺激征、脑脊液变化不明显，咽拭子培养可有病原菌。

（4）慢性败血症型：间歇性寒战、发热，多发性大关节痛，皮肤瘀点或皮疹。

3. 治疗要点

（1）普通型：早期、足量应用对细菌敏感又能透过血－脑屏障的抗菌药物。采取呼吸道隔离。颅内压增高者应用脱水药降颅压。

（2）暴发型：①休克型，尽早使用有效抗生素；补充血容量，改善微循环；纠正酸中毒。②脑膜脑炎型，以减轻脑水肿，防治脑疝及呼吸衰竭为主。

4. 护理问题

（1）体温过高　与脑膜炎球菌感染导致败血症有关。

（2）组织灌注无效　与内毒素导致微循环障碍有关。

（3）潜在并发症：惊厥、脑疝、呼吸衰竭。

（4）有皮肤完整性受损的危险　与意识障碍、内毒素损伤皮肤小血管有关。

5. 护理措施

（1）休息和体位：绝对卧床休息，为避免诱发惊厥，治疗护理操作要集中进行。颅内高压的病人采取头高足低位，呕吐时应头偏向一侧，防止误吸。病人腰椎穿刺后应去枕平卧4～6小时。

（2）病情观察：①观察有无抽搐、惊厥先兆，观察有无颅内压增高，脑疝情况的发生；②注意全身皮肤有无瘀点、瘀斑，警惕DIC发生的可能；③监测和记录病人体温变化；④观察有无呼吸衰竭，出现呼吸衰竭时，遵医嘱使用呼吸兴奋药。

（3）用药护理：①青霉素治疗前先做皮试，用药过程观察有无过敏反应。应用磺胺类药，协助病人每天至少饮水2000ml，或遵医嘱使用碱性药物以碱化尿液，避免出现肾损害。②甘露醇等脱水药应快速静脉滴注，颅内压增高者行腰椎穿刺前应先脱水治疗，以免诱发脑疝。③严格掌握强心药的给药方法、剂量、间隔时间，观察心率、心律的变化。④应用肝素治疗DIC时，观察有无过敏反应及出血情况。

（4）安全护理：昏迷病人应使其头偏向一侧，避免发生吸入性肺炎；烦躁不安者，应加床档或约束四肢，防止坠床，必要时遵医嘱给予镇静药。

（5）皮肤护理：①不宜穿刺出现瘀点、瘀斑的部位；②水疱溃破时可先用生理盐水清洗，再涂抗生素软膏保护；③避免病人抓破皮肤，应修剪并包裹病人指甲。

6. 健康教育　流行前期注意室内通风换气，少去人多拥挤的公共场所。易感人群应用脑膜炎球菌多糖体菌苗进行预防接种，密切接触者可用复方磺胺甲噁唑药物预防及医学观察。指导病人及时就诊，按呼吸道隔离。隔离至症状消失后3天。教导有后遗症病人和家属坚持切实可行的功能锻炼、按摩等，以提高病人的生活质量。

十一、结核病

【复习指南】本部分内容比较难，历年必考，应作为重点复习。肺结核、骨结核、肾结核的临床表现、肺结核的辅助检查、治疗要点、护理措施及健康教育应熟练掌握；肺结核的流行病学、护理问题，结核性脑膜炎、肠结核的临床表现，结核性脑膜炎、骨结核、肠结核、肾结核的辅助检查、治疗要点、护理问题、护理措施应掌握。

结核病是由结核分枝杆菌引起的慢性感染性疾病。主要侵犯肺，称为肺结核病，其他部位（脑膜、腹膜、肠、皮肤、骨骼、肾）也可继发感染。

（一）肺结核

肺结核是结核分枝杆菌引起的肺部慢性传染性疾病。

1. 流行病学　传染源主要是痰中带菌的肺结核病人（尤其是痰涂片阳性、未经治疗者）；主要传播途径为飞沫传播，机体抵抗力低下的人群均是结核病的易感人群。

2. 临床表现

（1）症状：①咳嗽、咳痰、咯血。**咳嗽、咳痰是肺结核最常见症状**，多为干咳或咳少量白色黏液痰。咳嗽、咳痰≥2周及午后发热为肺结核最主要的可疑症状。病人有不同程度的咯血。②胸痛和呼吸困难。早期患侧多有胸痛，在深呼吸及咳嗽时加重，随着胸腔积液量的增多胸痛可消失，而表现为呼吸困难，多见于干酪样肺炎和纤维空洞型肺结核的病人。③全身中毒症状。起病缓慢，**患者常呈慢性病面容**，午后低热、盗汗、疲乏、食欲缺乏。④部分病人伴有结核变态反应引起的过敏表现。

（2）并发症：主要有脓气胸、支气管扩张症、慢性肺源性心脏病。消化道传播可并发消化道结核。血行播散可并发淋巴结、脑膜、骨及泌尿生殖器官等结核。

3. 辅助检查

（1）**痰结核分枝杆菌检查：是确诊肺结核最特异的方法**，也是制订化疗方案和考核疗效的主要依据。临床上以直接涂片镜检最常用，若抗酸杆菌阳性，肺结核诊断基本可成立。

（2）影像学检查：①胸部X线检查，能早期发现肺结核，大致能估计结核病灶的病理性质，有助于决定治疗方案。②胸部CT，能发现微小或隐蔽性病变、了解病变范围及进行肺部病变鉴别。

（3）结核菌素试验

①方法：通常取0.1ml（5U）结核菌素，在左前臂掌侧面中下1/3交界处做皮内注射，使之形成直径为6～10mm的皮丘，注射48～72小时后测量皮肤硬结的横径和纵径，得出平均直径=（横径+纵径）/2。硬结直径≤4mm为阴性（－）；5～9mm为弱阳性（+）；**10～19mm为阳性**（++）；≥20mm或虽＜20mm但局部出现水疱、坏死或淋巴管炎为强阳性（+++）。

②临床意义：结核菌素试验对诊断成人结核病的意义不大，对婴幼儿的诊断价值较大，

因年龄越小，自然感染率越低。结核菌素试验阴性提示没有结核菌感染；初染结核菌4～8周内，机体变态反应尚未充分建立；机体免疫功能低下或受抑制。

（4）纤维支气管镜检查：有重要诊断价值。

（5）红细胞沉降率检查：红细胞沉降率增快常见于活动性肺结核，但并无特异性诊断价值。

4. 治疗要点

（1）肺结核化学治疗：主要作用在于迅速杀死病灶中大量繁殖的结核分枝杆菌。**化学治疗的原则是早期、规律、全程、适量、联合**。化疗方案分为强化和巩固两期。强化期联合采用3～4种抗结核药物，以期尽快杀灭不同代谢状态的结核分枝杆菌、减少传染性、促进病变尽早吸收；巩固期联合采用2～3种或4种药物以继续杀灭残留菌群，巩固疗效、防止复发。常用药物的不良反应有：①异烟肼（INH），周围神经炎，偶有肝功能损害；②利福平（RFP），**肝功能损害**、过敏反应；③链霉素（SM），**听力障碍、眩晕、肾功能损害**；④吡嗪酰胺（PZA），胃肠道不适、肝功能损害、高尿酸血症、关节痛；⑤乙胺丁醇（EMB），视神经炎。

（2）对症治疗：①毒性症状，一般在有效抗结核治疗1～3周内消退，不需要做特殊处理。症状重者，可短期加用糖皮质激素。②咯血，量少时，**嘱卧床休息（患侧卧位）**，消除紧张，口服止血药。中等或大量咯血时应**严格卧床休息，取患侧卧位**，保证气道通畅，注意防止窒息，缓慢静脉推注或静脉滴注垂体后叶素，并配血备用。必要时可经支气管镜或球囊导管压迫止血。**咯血窒息**是致死的主要原因，需严加防范和紧急抢救。

（3）手术治疗。

5. 护理问题

（1）活动无耐力　与结核病毒性症状、机体消耗增加有关。

（2）营养失调：低于机体需要量　与疾病消耗增加、食欲缺乏有关。

（3）知识缺乏：缺乏结核病治疗的相关知识。

（4）体温过高　与结核菌感染有关。

（5）潜在并发症：大咯血、窒息。

6. 护理措施

（1）建立合理的生活制度：保持居室空气流通，阳光充足。轻症病人应避免劳累和重体力劳动；有咯血、高热等严重结核病毒性症状，或结核性胸膜炎伴有大量胸腔积液者，应卧床休息。

（2）饮食护理：①**制订合理的饮食计划**；②采用各种方法增进病人的食欲；③**食物应以高热量、高蛋白、高维生素、富含钙质为宜**，如牛奶、鸡蛋、瘦肉、鱼、新鲜水果、蔬菜等，以增强抵抗力，促进机体修复和病灶愈合；④**患者少量咯血时可进少量凉或温的流质饮食，大咯血时应禁食**；⑤**忌烟、酒及辛辣刺激食物**；⑥**监测病人的体重变化，了解营养状况**。

（3）指导病人坚持合理用药：**讲解疾病知识，给予鼓励和帮助**。应向病人及其家属反复强调化疗的重要性及意义，督促病人按医嘱服药，坚持完成规则、全程化疗。

（4）加强病情观察，促进舒适。

（5）大咯血、窒息的护理：详见“第四章呼吸系统疾病，七、支气管扩张”的护理。

7. 健康教育

（1）疾病预防指导

①开窗通风。

②对确诊的结核病人，应及时转至结核病防治机构进行统一管理，实行全程督导短程化学治疗。

③**结核病活动期应进行呼吸道隔离**，每天行紫外线消毒；病人咳嗽或打喷嚏时应用双层纸巾遮掩；不随地吐痰，痰液应吐入带盖的容器内，与等量的1%消毒灵浸泡1小时后再弃去，或吐入纸巾中，**最简便有效处理痰液的方法是焚烧处理**；接触痰液后用流动水清洗双手；餐具煮沸消毒或用消毒液浸泡消毒，同桌共餐时使用公筷；衣物、寝具、书籍等污染物可在烈日下暴晒进行杀菌。

④**卡介苗接种可使人体产生对结核获得性免疫力，是预防结核病流行的最重要措施**。其接种对象主要为未受感染的新生儿、儿童及青少年。

⑤对于高危人群，如与活动性肺结核病人有密切接触且结核菌素试验强阳性者、HIV感染者、长期使用糖皮质激素及免疫抑制药者等，服用异烟肼和（或）利福平以预防发病。

（2）疾病知识指导：①嘱病人合理安排休息，避免劳累；②保证营养的摄入，戒烟酒；③避免情绪波动及呼吸道感染；④保持居室通风、干燥，按要求对痰液及污染物进行消毒处理；⑤与涂阳肺结核病人密切接触的家属必要时应接受预防性化学治疗。

（二）结核性脑膜炎

结核性脑膜炎简称结脑，是结核分枝杆菌经血液循环侵入脑内或经其他途径播散至脑内而引起的非化脓性脑膜炎。多见于3岁以内婴幼儿，是儿童结核病中最严重的类型，尤其在初染结核3～6个月最易发生。

1. 临床表现

（1）典型结脑：①早期（前驱期），主要症状为性格改变；②中期（脑膜刺激期），有颅内压增高症状，明显的脑膜刺激症状，部分患儿出现脑炎体征；③晚期（昏迷期），由嗜睡发展到昏迷，惊厥频繁发作，常出现水、电解质代谢紊乱，如稀释性低钠血症和低钾血症。最终因脑疝而死亡。

（2）后遗症：脑积水、肢体瘫痪、智力低下、失明、失语、癫痫及尿崩症等。

2. 辅助检查　脑脊液检查：脑脊液压力增高，呈无色透明或呈毛玻璃样。白细胞多为$(50\sim500)\times10^6/L$，蛋白量增高。糖和氯化物均降低为结脑的典型改变。脑脊液结核菌培养是诊断结脑的可靠依据。

3. 治疗要点　主要有抗结核治疗和降低颅内高压。

（1）抗结核治疗：详见本章“肺结核”治疗要点。

（2）降低颅内压：①脱水，常用20%甘露醇快速静脉滴注；②糖皮质激素；③利尿药，一般于停用甘露醇前1～2天加用利尿药；④根据病情可行侧脑室穿刺引流、腰椎穿刺减压及鞘内注药、分流手术等。

（3）对症治疗：①及时控制惊厥发作；②积极纠正水、电解质紊乱。

（4）随访观察：停药后随访观察至少3～5年，凡临床症状消失，脑脊液正常，疗程结束后2年无复发者，方可认为治愈。

4. 护理问题

（1）潜在并发症：颅内压增高、水电解质紊乱。

（2）营养失调：低于机体需要量　与疾病消耗增加、食欲缺乏有关。

（3）有皮肤完整性受损的危险　与长期卧床、排泄物刺激有关。

（4）焦虑　与病情重、病程长、预后差有关。

5. 护理措施

（1）密切观察病情变化，维持正常生命体征：①避免一切不必要的刺激。②惊厥发作时，应在上、下齿之间安放牙垫；放置床档，移开病人周围易致受伤的物品，避免受伤或坠床；保持呼吸道通畅，给予吸氧，必要时吸痰或行人工辅助呼吸。③早期发现颅内高压或脑疝，积极采取抢救措施。④行腰椎穿刺术、侧脑室引流术后，指导病人取去枕平卧位 4～6 小时。根据医嘱定期复查脑脊液结果。

（2）饮食护理：详见本章“肺结核”护理措施。

（3）保持皮肤、黏膜的完整性：及时清除呕吐物和大小便；昏迷和瘫痪病人预防压疮。

（4）心理护理。

（5）健康教育：①告知病人出院后坚持服药、定期到医院复查的重要性；②保证充足的休息时间，加强营养的摄入；③避免与开放性结核患者接触；④对留有后遗症的病人，指导功能锻炼。

（三）骨结核

骨结核是由结核杆菌侵入骨或关节而引起的化脓性破坏性病变，大多是由肺结核继发的，属于结核菌的隐匿性感染。**脊柱结核占全身骨与关节结核的首位**，在整个脊柱中，**腰椎负重和活动度最大，结核发病率最高**。本病多见于儿童和青少年。

1. 临床表现

（1）全身症状：慢性起病，午后低热、盗汗、疲乏、食欲缺乏、消瘦和贫血等。

（2）局部症状和体征：①疼痛，夜间更明显，腰椎结核出现肋间神经痛；②功能障碍和畸形，脊柱结核多出现成角后凸畸形，此外可见肩关节下垂位，肘关节半屈曲位，髋关节屈曲位，踝关节足下垂位；③脓肿与窦道，脓肿由于缺乏红、肿、热、痛等急性炎症反应，所以称为寒性脓肿或冷脓肿；寒性脓肿出现时有助于骨关节结核的诊断。脊柱结核的冷脓肿可压迫邻近脊髓引起截瘫。

（3）并发症：截瘫、病理性脱位和骨折、混合感染。

2. 辅助检查

（1）实验室检查：活动期时红细胞沉降率明显增快，C 反应蛋白升高。对 5 岁以下儿童做结核菌素试验有助于诊断。

（2）影像学检查：①X 线检查，6～8 周后可有骨质疏松、骨质破坏、关节间隙狭窄、周围软组织肿胀，随着病变发展，可见边界清楚的囊性变并伴有明显硬化反应和骨膜炎；②CT 检查，可清晰显示病骨、死骨和寒性脓肿；③MRI 检查，可在炎症浸润阶段显示异常信号。

3. 治疗要点

（1）非手术治疗：主要为全身支持疗法、抗结核药物治疗及局部治疗。对于早期单纯滑膜结核，局部注射抗结核药物。

（2）手术治疗：包括脓肿切开引流、病灶清除术、关节融合术；截骨术、关节成形术或人工关节置换术。

4. 护理问题

（1）疼痛　与骨关节结核病变和手术创伤有关。

（2）营养失调　与食欲缺乏、结核长期消耗有关。

（3）躯体活动障碍　与疼痛、手术、截瘫有关。

5. 护理措施

(1) 缓解疼痛：①指导轻度疼痛患者采取舒适卧位，减少压迫及刺激。重度疼痛患者应局部制动，严格卧床休息，轴线翻身，防止病理性骨折、截瘫的发生及发展。②非药物性缓解疼痛，如深呼吸、音乐疗法等。③必要时给予镇痛药物。

(2) 饮食护理：详见本章“肺结核”的护理措施。

(3) 功能锻炼：术后第2天，可进行直腿抬高练习。同时被动活动、按摩下肢各关节。合并截瘫或脊柱不稳制动者，鼓励病人做抬头、扩胸、深呼吸和上肢活动。

(四) 肠结核

肠结核感染的主要途径是经口感染，易发生在回盲部。

1. 临床表现

(1) 症状：①间歇性右下腹或脐周痉挛性阵痛伴有腹鸣，于进餐后加重，排便或肛门排气后缓解。②溃疡型肠结核以腹泻为主要表现，可间有便秘，粪便呈羊粪状，隔数天再有腹泻。增生型肠结核多以便秘为主要表现。③溃疡型肠结核常有结核毒血症及肠外结核特别是肺结核的临床表现；增生型肠结核全身情况一般较好。

(2) 体征：增生型肠结核的主要体征为右下腹腹部肿块，伴有轻、中度压痛。

(3) 并发症：肠梗阻、瘘管形成、结核性腹膜炎，偶有急性肠穿孔。

2. 辅助检查

(1) 实验室检查：溃疡型肠结核可有不同程度贫血。

(2) X线检查：主要表现为肠黏膜皱襞粗乱、增厚、溃疡形成。溃疡型肠结核时有X线钡影跳跃征象。除此还可见肠腔变窄、肠段缩短变形、回肠盲肠正常角度丧失。

3. 治疗要点

(1) 抗结核化学药物治疗：是本病治疗的关键。

(2) 对症治疗：①阿托品或其他抗胆碱能药物可缓解腹痛；②严重腹泻或摄入不足者，应注意纠正水、电解质和酸碱平衡紊乱；③对不完全性肠梗阻病人，需进行胃肠减压，以缓解梗阻近端肠曲的膨胀与潴留。

(3) 手术治疗。

4. 护理问题

(1) 疼痛：腹痛　与肠结核伴有盆腔结核或肠梗阻有关。

(2) 腹泻　与溃疡型肠结核所致肠功能紊乱有关。

(3) 营养失调：低于机体需要量　与结核杆菌毒性作用、消化吸收功能障碍有关。

5. 护理措施

(1) 腹痛护理：严密观察并记录，如出现便血、肠鸣音亢进等，应考虑是否并发肠梗阻、肠穿孔或肠内出血等；必要时在明确病情情况下根据疼痛性质和程度选择性给予镇痛药。

(2) 腹泻护理：卧床休息，注意腹部保暖；应用止泻药时注意观察病人排便情况；应用解痉镇痛药如阿托品时，注意有无口干、视物模糊、心动过速等不良反应；排便频繁时做好肛周皮肤护理。

(3) 饮食护理：①给予高热量、高蛋白、高维生素而又易于消化的食物；②腹泻明显者避免生冷、高纤维、刺激性食物，少食乳制品及高脂肪的食物；③严重营养不良者给予静脉营养治疗；④每周测量病人的体重，并监测有关营养指标。

（五）肾结核

肾结核的**原发病灶大多在肺**，由肺结核血行播散导致，多见于20～40岁青壮年。

1. 临床表现

（1）症状：①膀胱刺激征，是肾结核的典型症状；②血尿，多为终末血尿，如在膀胱病变之前肾结核出血，则表现为无痛性全程血尿；③脓尿，病人均有不同程度的脓尿，尿中有脓细胞，也可含结核分枝杆菌，但普通细菌培养结果一般为阴性，称为“无菌性脓尿”；④腰痛，呈钝痛或绞痛；⑤全身症状，晚期可有典型结核症状或慢性肾功能不全的症状。

（2）体征：①较大肾积脓或对侧巨大肾积水时，腰部可触及肿块；②硬块、“串珠”样改变，合并生殖系统结核时若是附睾结核可见。

2. 辅助检查

（1）尿液检查：晨起第1次尿液检查出结核分枝杆菌的阳性率最高。

（2）影像学检查：①B超检查，常显示肾结构紊乱、对侧肾积水及膀胱挛缩；②X线检查，可见病肾局灶或斑点状钙化影或全肾广泛钙化，了解患侧肾功能、病变程度与范围；③CT和MRI检查，CT可见扩大的肾盏肾盂、皮质空洞及钙化灶；MRI对了解上尿路积水情况有特殊意义。

（3）膀胱镜检查：可见膀胱黏膜炎性充血、水肿、浅黄色结节、结核性溃疡、肉芽肿及瘢痕等病变，以膀胱三角区和患侧输尿管口周围较为明显。

3. 治疗要点

（1）抗结核化疗：适用于早期肾结核。

（2）手术治疗：肾切除术术前抗结核治疗不应少于2周，保留肾的手术术前则应用药6周以上。

4. 护理问题

（1）恐惧与焦虑　与病程长、病肾切除、担心预后有关。

（2）排尿障碍　与结核性膀胱炎、膀胱挛缩有关。

（3）潜在并发症：出血、感染、尿瘘、肾衰竭、肝功能受损。

5. 护理措施

（1）术前护理：①指导病人多卧床休息，给予高热量、高蛋白、高维生素、易消化饮食；②按时、足量、按疗程规律服药，勿用或慎用肾毒性药物；③完善尿培养、IVU等检查；术前1日备皮、配血，术前晚行肠道清洁灌肠。

（2）术后护理：①避免过早下床，肾切除术后一般需卧床3～5天，取健侧卧位；②密切观察体温、手术伤口及敷料情况，准确记录尿量，若手术后6小时仍无尿或24小时尿量较少，可能发生肾衰竭；③妥善固定引流管和导尿管，保持引流管通畅，告知病人避免憋尿及腹部用力。

（3）健康教育：①避免过度劳累，加强营养；②术后继续抗结核化疗6个月以上，不可自行调节药量或者停药；③定期检查尿常规和尿结核分枝杆菌。连续半年尿中未找见结核分枝杆菌为稳定转阴。

第六章　皮肤和皮下组织疾病

一、疖和痈

【复习指南】本部分内容有一定难度，虽不是历年必考，但也应进行复习。疖、痈的临床表现及护理措施应熟练掌握；病因及治疗要点应掌握。

（一）疖

疖是单个毛囊及其周围组织的急性化脓性感染。多个疖同时发生或反复出现，此起彼伏，经久不愈者，称为疖。常见于免疫力较低的糖尿病患者或小儿。病菌以金黄色葡萄球菌为主，偶可见由表皮葡萄球菌或其他病菌致病。

1. 疖的病因　正常皮肤的毛囊和皮脂腺常有细菌存在，但只有在全身或局部抵抗力降低时，细菌才迅速繁殖并产生毒素，引起疖肿。

（1）感染（30%）：感染发生与皮肤不洁，擦伤，环境温度较高或机体抗感染能力较低相关。

（2）致病菌（30%）：疖的致病菌以金黄葡萄球菌为主，链球菌、表皮葡萄球菌等也引起本病。

（3）脓肿（30%）：细菌侵入毛囊及其所属的皮脂腺和汗腺后，在毛囊及周围组织中迅速繁殖，产生毒素，引起局部组织变性、坏死，而形成疖的中心，表现为局部充血、渗出、硬结。

2. 疖的临床表现　常发生于毛囊和皮脂腺丰富的部位：头、面、颈、背、腋部、腹股沟等处。

局部皮肤出现红肿痛的小硬结	→	结节中央因组织坏死而变软出现黄白色小脓栓	→	脓栓脱落，排出脓液，炎症便逐渐消失而愈

一般无明显的全身症状。但若发生在血液丰富的部位，全身抵抗力减弱时，可引起不适、畏寒、发热、头痛和厌食等毒血症状。所谓“**危险三角区**”是指上唇周围和鼻部疖，如被挤压或挑破，感染容易沿内眦静脉和眼静脉进入颅内的海绵状静脉窦，引起化脓性海绵状静脉窦炎，出现延及眼部及其周围组织的进行性红肿和硬结，伴有疼痛和压痛，并有头痛、寒战、高热甚至昏迷等，病情十分严重，死亡率很高。

（二）痈

痈是指邻近的多个毛囊及其周围组织的急性化脓性感染，可由多个疖融合而成，成人尤其是糖尿病及免疫力低下病人常见。好发于颈部、背部等皮肤厚韧的部位，也可见于上唇、腹壁的软组织。病原菌主要为金黄色葡萄球菌。

1. 临床表现　炎性浸润快，疼痛剧烈，多个脓头，破溃塌陷，状如火山口，淋巴结肿大、疼痛全身症状重，白细胞计数增高，唇痈容易引起海绵窦栓塞，危险更大。

2. 治疗要点

（1）全身治疗：使用抗菌药物，磺胺甲基异噁唑加甲氧嘧啶或青霉素、红霉素等抗菌药；糖尿病患者控制饮食同时给予胰岛素。

（2）局部治疗：早期可用20%硫酸镁或75%乙醇湿敷，也可用0.5%络合碘湿敷，或蒲公英等鲜草捣烂外敷，促进炎症消退，减轻疼痛。已溃破者需及时切开改善引流，但唇痈不宜采用。行“十”字形切开（图6－1），清除坏死组织；充分引流，必要时植皮。

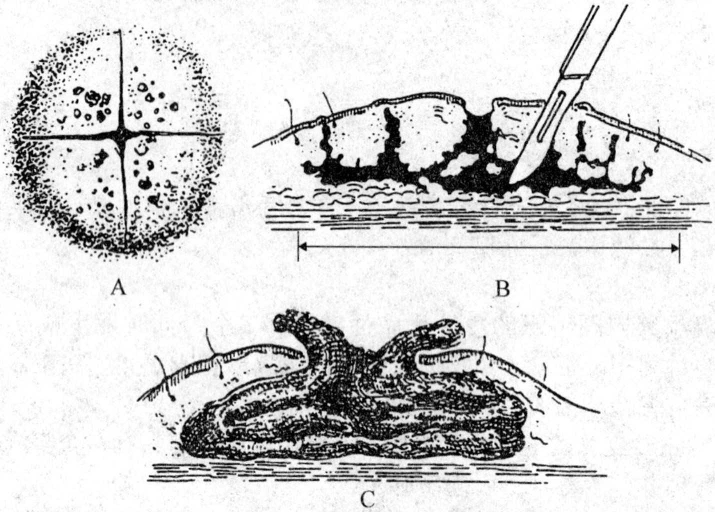

图6－1　痈的切开引流

A. 十字切开；B. 清除坏死组织；C. 切开后充分引流

二、急性蜂窝织炎

【复习指南】本部分内容有一定难度，虽不是历年必考，但也比较重要。急性蜂窝织炎的临床表现及护理措施应熟练掌握；病因及治疗要点应掌握。

急性蜂窝织炎是指疏松结缔组织的急性感染，可发生在人体各个部位。常见致病菌为溶血性链球菌和金黄色葡萄球菌。

1. 临床表现

（1）浅表：红肿、剧痛，向四周蔓延，边界不清。

（2）深部：红肿不明显，病情严重，全身症状明显且剧烈。

（3）颌下急性蜂窝组织炎：喉头水肿、呼吸困难。

（4）产气性皮下蜂窝织炎：发生在会阴部或下腹部。主要局限于皮下结缔组织，不侵犯肌层。局部可触及皮下捻发音，蜂窝组织和筋膜出现坏死，且伴有进行性皮肤坏死，脓液恶臭，全身症状严重。

（5）新生儿皮下坏疽：多发于背、臀部等经常受压的部位。

2. 治疗要点

（1）全身治疗：注意休息，加强营养，必要时给予镇痛退热药。磺胺药/广谱抗生素，合并厌氧菌感染者加用甲硝唑。

（2）局部治疗：①一般可用50%硫酸镁湿敷；②口底、颌下、颈部病变应注意观察呼吸，必要时早期行气管切开；③皮下蜂窝织炎，行广泛切开；④产气者，早期切开＋3%过氧化氢溶液冲洗、湿敷；⑤中药外敷（鱼石脂、金黄散、硫酸镁）；⑥局部热敷、理疗。

（3）急性蜂窝织炎伴有全身感染症状：需要抽血做血培养和做抗生素敏感试验，最佳采血时间是在高热时。

三、手部急性化脓性感染

【复习指南】本部分内容有一定难度，虽不是历年必考，但也应进行复习。脓性指头炎的病因与发病机制、治疗要点、护理措施应掌握。

脓性指头炎

1. 病因与发病机制　脓性指头炎可由甲沟炎扩散、蔓延所致，也可因手指末节刺伤或皮肤损伤所致。

2. 临床表现

（1）早期症状：局部疼痛，初起时多为刺痛，随着局部炎症加重，指腹间隙内压力升高，出现局部剧烈疼痛。

（2）晚期症状：指端可有红肿，疼痛更加剧烈，全身感染中毒症状，如发热、乏力、食欲缺乏，白细胞计数升高，血液循环障碍，皮色由红转白。

3. 治疗要点　悬吊前臂平置患手，避免下垂。给予青霉素等抗菌药物、外敷黄金膏等。及时切开（跳痛、肿胀）。

4. 护理措施

（1）维持正常体温：密切监测体温、脉搏变化，高热时给予物理降温或药物降温。

（2）局部行热敷、理疗：外敷中、西药，促进炎症消退；行脓肿切开引流者，保持引流通畅。

（3）休息与饮食：注意休息；摄入高蛋白、富含维生素饮食。

（4）遵医嘱合理使用抗菌药物。

（5）缓解疼痛：抬高、制动观察病情，感染愈合后，进行手部功能锻炼，行按摩理疗。换药时若敷料紧贴于创面，可先用等渗盐水浸透敷料后再换药；必要时换药前适当应用镇痛药以减轻疼痛。

（6）观察病情：①观察敷料及引流液的颜色、性状及量，及时更换敷料，保持敷料干燥。②密切观察患手的局部症状，有无肿胀、疼痛和肤色改变；注意有无炎症扩散的征象。指头炎一旦出现跳痛、肿胀，应及时在患侧纵行切开减压引流（图6－2），以免发生指骨坏死和骨髓炎。

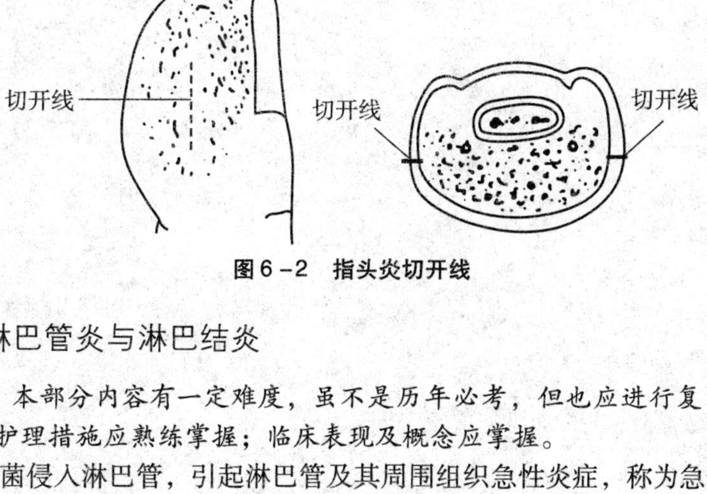

图6－2　指头炎切开线

四、急性淋巴管炎与淋巴结炎

【复习指南】本部分内容有一定难度，虽不是历年必考，但也应进行复习。急性淋巴管炎和淋巴结炎的护理措施应熟练掌握；临床表现及概念应掌握。

1. 概述　病菌侵入淋巴管，引起淋巴管及其周围组织急性炎症，称为急性淋巴管炎。急性淋巴管炎波及所属淋巴结时，称为急性淋巴结炎。浅部急性淋巴结炎的部位多在颈部、腋窝和腹股沟，有的可在肘内侧或腘窝等处发生。

2. 临床表现

（1）急性淋巴管炎：可分为网状淋巴管炎（丹毒）及管状淋巴管炎。

①网状淋巴管炎：起病急，病人有畏寒、发热、头痛、全身不适等症状。皮肤出现鲜红色片状红疹，略隆起，中间颜色稍淡，周围较深，边界清楚。局部有烧灼样疼痛，红肿区可有水疱，附近淋巴结常肿大、有触痛，感染加重可导致全身性脓毒症。丹毒有传染性，可复发，下肢丹毒反复发作可引起淋巴水肿，甚至发展成“**象皮肿**”。

②管状淋巴管炎：a. 浅层，表现为伤口近侧表皮下有一条或多条“红线”，质硬有压痛。b. 深层，无“红线”，但可出现患肢肿胀，有条形压痛区。两种淋巴管炎都可引起畏寒、发热、头痛、乏力、全身不适、食欲缺乏等全身症状。

（2）急性淋巴结炎：淋巴结肿大、界限清、疼痛，可有全身表现。轻者多能自愈。重者可有多个淋巴结肿大，可融合形成肿块，疼痛加重，表面皮肤发红发热，并伴有全身症状。淋巴结炎可发展为脓肿，脓肿形成时有波动感，少数可破溃流脓。

3. 护理措施

（1）保持周围皮肤清洁，避免感染扩散。

（2）密切观察体温变化，观察患者有无寒战、高热、头晕、头痛、意识障碍等症状，注意有无白细胞计数升高、血细菌培养阳性等全身化脓性感染征象。

（3）遵医嘱及早合理应用抗菌药。

（4）注意休息，嘱患者勿抬高患肢。加强营养，进食高热量、高蛋白、富含维生素饮食。高热患者给予物理降温或药物降温，鼓励患者多饮水。

（5）若肢体肿胀明显，局部可擦拭50%硫酸镁液。

4. 健康教育　注意个人卫生，保持皮肤清洁。

第七章　妊娠、分娩和产褥期护理

一、女性生殖系统解剖生理

【复习指南】本部分内容有一定难度，历年必考，应作为重点复习。女性外生殖器、女性内生殖器、卵巢的周期性变化及内分泌功能、子宫内膜的周期性变化应熟练掌握。

1. 女性外生殖器（图 7－1）

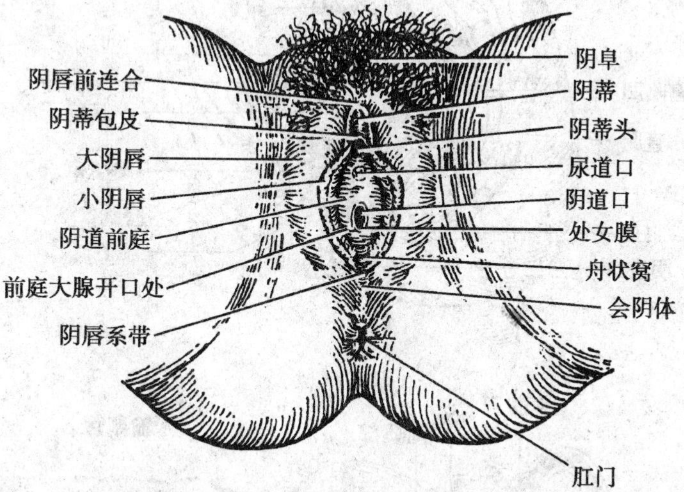

图 7－1　女性外生殖器

（1）阴阜：青春期该部皮肤开始生长阴毛，分布呈倒三角形。

（2）大阴唇：起自阴阜，止于会阴；局部受伤时易发生出血，形成大阴唇血肿。

（3）小阴唇：富有神经末梢，极为敏感。

（4）阴蒂：类似男性阴茎海绵体组织，有勃起性。

（5）阴道前庭：①前庭球；②前庭大腺；③尿道口；④阴道口及处女膜。

2. 女性内生殖器（图 7－2）

（1）阴道：性交器官，排出月经血和娩出胎儿的通道，上宽下窄，阴道前后壁相互贴合。

（2）子宫：产生月经和孕育胎儿的空腔器官，包括子宫底、子宫角、宫颈、子宫峡部；子宫壁包括浆膜层、肌层、黏膜层（子宫内膜）；子宫借助 4 对韧带（圆韧带、阔韧带、主韧带、宫骶韧带）保持前倾前屈位，其中圆韧带维持子宫保持前倾；阔韧带维持子宫处于盆腔正中；主韧带固定宫颈处于正常位置；宫骶韧带间接维持子宫保持前倾。

（3）输卵管：由内向外分为间质部、峡部、壶腹部（受精部位）和伞部。

（4）卵巢：是女性性腺器官，产生卵子和激素。卵巢表面无腹膜。卵巢悬韧带有卵巢动、静脉通过。

3. 卵巢的周期性变化及内分泌功能

（1）周期性变化：原始卵泡→生长卵泡→成熟卵泡→排卵（多发生在两次月经中间，一般在下次月经来潮之前 14 日左右）→黄体（排卵日至月经来潮，一般 14 日）→白体（未受精）。

（2）内分泌功能：卵巢在促卵泡素（FSH）和促黄体生成素（LH）的作用下分泌雌激素（E）、孕激素（P）和少量雄激素（A）。

4. 子宫内膜的周期性变化

（1）增殖期：月经周期的第5～14天。

（2）分泌期：月经周期的第15～28天。

（3）月经期：月经周期的第1～4天。

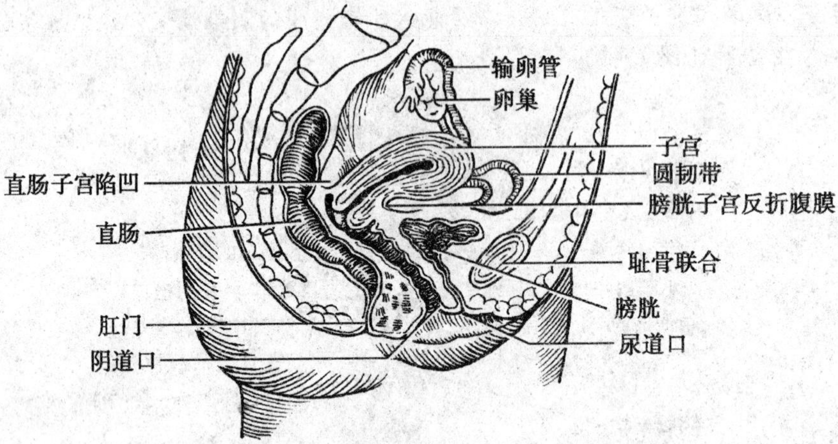

矢状断面观

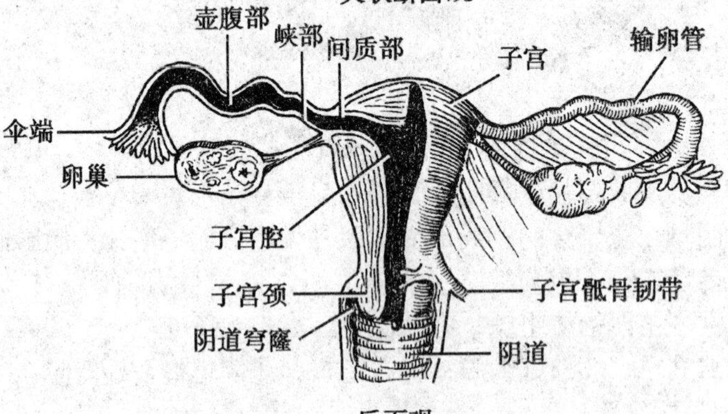

后面观

图7－2　女性内生殖器

二、妊娠期

【复习指南】本部分内容有一定难度，历年必考，应作为复习重点。妊娠生理、胎产式、胎先露、胎方位、妊娠期管理应熟练掌握，妊娠期母体的变化、妊娠诊断应掌握。

1. 妊娠生理

（1）受精与着床：①受精是精子与卵子相结合的过程（整个受精过程约24小时）；②受精卵的输送与发育（受精后第4天进入宫腔；受精后第5～6天发育为晚期囊胚）；③着床（在受精后第6～7天开始，第11～12天结束）；④蜕膜的形成（子宫内膜发生蜕膜样改变：底蜕膜、包蜕膜、真蜕膜）。

（2）胎儿附属物的形成与功能：①胎盘，由羊膜、叶状绒毛膜、底蜕膜构成，是母体与胎儿进行物质交换的重要器官。胎盘的功能包括气体交换、营养物质供应、排出胎儿代谢产物、合成功能［人绒毛膜促性腺激素（hCG）、人胎盘生乳素（HPL）、雌激素（E）、孕激素（P）、酶］和防御功能等。②胎膜，由绒毛膜和羊膜组成。③脐带，胎儿通过脐带血液循环与母体进行营养物质交换（一条脐静脉和两条脐动脉）。④羊水，正常足月妊娠羊水量为800～1000ml，羊水略浑浊，不透明，呈中性或弱碱性，可通过穿刺羊水诊断某些先天性畸形。

2. 妊娠期母体变化

（1）生理变化：①生殖系统，子宫体明显增大变软；子宫峡部逐渐被拉长，变薄形成子宫下段；宫颈黏液分泌增多保护宫腔不受感染；卵巢停止排卵。②乳房早期开始增大，出现蒙氏结节；妊娠后期，近分娩期分泌初乳。③血液及循环系统，妊娠32～34周、分娩期（尤其是第二产程）及产褥期最初3日之内，心搏出量显著增加。④消化系统，妊娠早期（停经6周左右）可出现不同程度恶心伴有呕吐，一般于妊娠12周左右消失。⑤泌尿系统，妊娠早期可出现尿频，妊娠12周后缓解，妊娠末期再次出现尿频。⑥呼吸系统，妊娠早期可出现呼吸时膈肌活动幅度增加；中期可出现过度通气现象；后期则以胸式呼吸为主，气体交换保持不减少。

（2）心理－社会调适：孕妇常见的心理反应有惊讶和震惊、矛盾心理、接受、情绪波动、内省等。

3. 妊娠诊断

（1）早期妊娠（妊娠13周末以前）诊断。①病史，停经；早孕反应；尿频。②临床表现：乳房逐渐增大、蒙氏结节出现；子宫增大变软，出现黑加征。③相关检查：妊娠试验，测定血/尿中hCG含量；超声检查是检查早期妊娠快速准确的方法；宫颈黏液检查不见羊齿植物叶状结晶。

（2）中晚期（第14～27周末为中期；第28周及其后为晚期）诊断（图7－3）。①病史：有早期妊娠的经过，且子宫明显增大，可感觉胎动，听诊有胎心音。②临床表现：子宫逐渐增大；妊娠18～20周自觉胎动，每小时3～5次；妊娠12周出现胎心音，每分钟120～160次；妊娠20周后可触及胎体。③相关检查：超声检查；胎儿心动图。

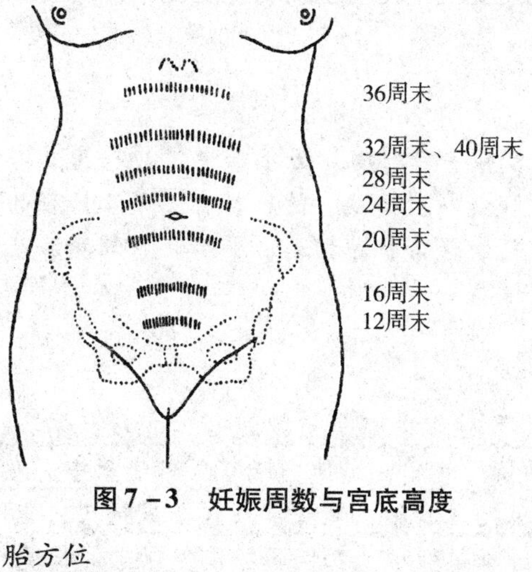

图7－3　妊娠周数与宫底高度

4. 胎产式、胎先露、胎方位

（1）胎产式（图7－4）：胎儿身体纵轴与母体身体纵轴之间的关系。分为纵产式、横产式、斜产式。正常胎产式为纵产式。

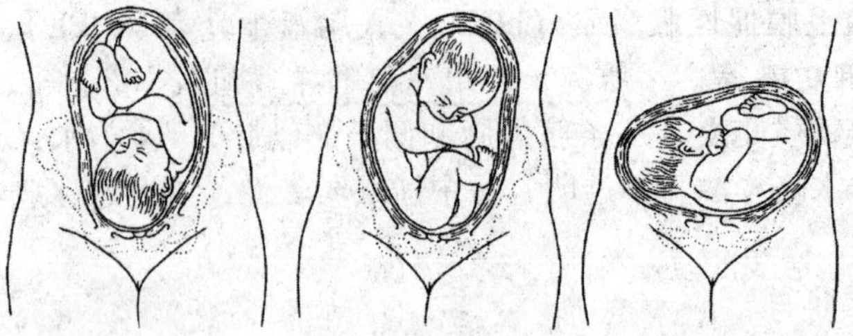

图7－4　胎产式

（2）胎先露（图7－5）：最先进入骨盆入口的胎儿部分。分为头先露（枕先露、前囟先露、额先露、面先露），臀先露（混合臀先露、单臀先露、足先露），肩先露。最常见的胎先露为头先露。

（3）胎方位：胎儿先露部指示点与母体骨盆的关系，简称胎位。正常胎方位包括枕左前（LOA）和枕右前（ROA）。

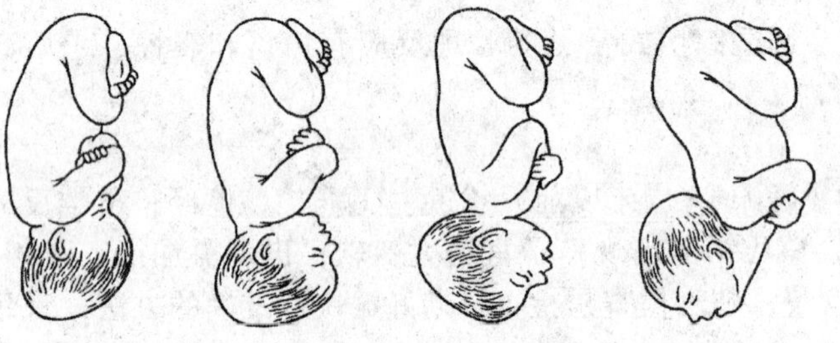

图7－5　胎先露——头先露的种类

5. 妊娠期管理

（1）预产期推算：末次月经第1日起，月份减3或加9，日期加7。

（2）产前检查时间：妊娠28周前每4周1次；妊娠29～35周，每半个月1次；妊娠36周后每周1次。

三、分娩期

【复习指南】本部分内容有一定难度，历年必考，应作为复习重点。产力，枕先露的分娩机制，第一产程的临床表现、护理措施、健康教育，第二产程的临床表现、护理措施、健康教育，第三产程的临床表现、母亲护理措施、新生儿护理措施应熟练掌握。产道、先兆临产、临产诊断、产程分期应掌握。

（一）影响分娩的因素

1. 产力

（1）子宫收缩力：是临产后贯穿整个分娩过程的主要产力，正常宫缩特点有：①节律性；②对称性（宫缩起自两侧子宫角，迅速向子宫底中线集中，左右对称，再以每秒2cm的速度向子宫下段扩散）；③极性（宫缩以宫底部最强、最持久，向下逐渐减弱）；④缩复作用（每次宫缩间歇期时子宫肌纤维虽然松弛，但不能恢复原来的长度）。

正常宫缩持续时间及间歇期见表7－1。

表 7－1　正常宫缩持续的时间及间歇期

项目	宫缩持续时间	间歇期
临产开始	30 秒	5～6 分钟
宫颈口开全（10cm）	60 秒	1～2 分钟

（2）腹壁肌及膈肌收缩力：第二产程娩出胎儿的重要辅助力量。

（3）肛提肌收缩力：协助胎先露部在骨盆进行内旋转。

2. 产道

（1）骨产道：骨盆分为骨盆入口平面、中骨盆平面和骨盆出口平面。其中骨盆入口平面呈横椭圆形，中骨盆平面和骨盆出口平面呈纵椭圆形，中骨盆平面是骨盆腔最狭窄的部分。骨盆 3 个平面的正常径线平均值见表 7－2，其中入口前后径、中骨盆横径（坐骨棘间径）、出后横径的大小影响整个分娩过程。

表 7－2　骨盆平面径线值

项目	前后径	横径
骨盆入口平面	11cm	13cm
中骨盆平面	11.5cm	10cm
骨盆出口平面	11.5cm	9cm

（2）软产道：①子宫下段形成，宫颈管消失，宫颈口扩张；②骨盆底组织、阴道及会阴变化。

（二）正常分娩

1. 枕先露的分娩机制

（1）衔接：部分初产妇可在预产期前 1～2 周内胎头衔接，经产妇多在分娩开始后衔接。

（2）下降：胎头下降是胎儿娩出的首要条件，贯穿整个分娩过程，临床上注意观察胎头下降程度，作为判断产程进展的重要标志。

（3）俯屈：通过俯屈将胎头衔接时的枕额径变为枕下前囟径，以适应产道，利于胎头继续下降。

（4）内旋转：内旋转动作从中骨平面开始至骨盆出口平面完成，以适应中骨盆及骨盆出口前后径大于横径的特点，利于胎头下降。一般在第一产程末完成。

（5）仰伸：当胎头仰伸时，胎儿双肩径沿左斜径进入骨盆入口。

（6）复位及外旋转：胎头娩出后，胎头枕部向左旋转 45°，恢复胎头与胎肩的垂直关系称复位；胎头枕部需在外继续向左旋转 45°，以保持胎头与胎肩的垂直关系称为外旋转。

（7）胎肩及胎儿娩出：胎头完成外旋转后，胎肩部先娩出，胎体及下肢随之娩出，完成分娩全过程。

2. 先兆临产

（1）假临产：宫缩持续时间短且不恒定；间歇期时间长而不规则；宫缩强度不加强；不伴随出现宫颈管消失和宫颈口扩张；常在夜间出现，白天消失；可给予镇静药抑制假临产。

（2）胎儿下降感：随着胎先露下降入骨盆，宫底随之下降，多数孕妇会感觉上腹部较前舒适；胎先露入盆压迫膀胱可出现尿频症状。

（3）见红：分娩发动前 24～48 小时出现阴道少量血液，是分娩即将开始比较可靠的征象。

3. 临产诊断　临床标志为有规律且逐渐增强的子宫收缩，持续30秒或以上，间歇5～6分钟，同时伴随进行性的宫颈管消失、宫颈口扩张和胎先露下降。

4. 产程分期

（1）第一产程（宫颈扩张期）：从出现间歇5～6分钟的规律宫缩开始至宫颈口开全，所用时间初产妇为11～12小时；经产妇6～8小时。

（2）第二产程（胎儿娩出期）：从宫颈口开全至胎儿娩出。所用时间初产妇为1～2小时；经产妇一般数分钟即可完成，不超过1小时。

（3）第三产程（胎盘娩出期）：从胎儿娩出后至胎盘胎膜娩出。为5～15分钟，不应超过30分钟。

（三）第一产程

1. 临床表现

（1）规律宫缩：产程开始时出现规律宫缩。

（2）宫颈口扩张：是临产后规律宫缩的结果。

（3）胎先露下降：胎头是否能够顺利下降是决定是否能经阴道分娩的重要观察项目。

（4）胎膜破裂：破膜多发生在宫颈口近开全时。

2. 护理问题

（1）疼痛　与宫缩不断增强有关。

（2）舒适度减弱　与宫缩、胎膜破裂、膀胱充盈等有关。

（3）焦虑　与相关知识缺乏，担心胎儿及自身的安危有关。

3. 护理措施

（1）入院护理：采集病史；进行骨盆外测量；剔除外阴部阴毛并用温开水清洗。

（2）心理护理：加强与产妇沟通，提供相关信息，帮助其顺利分娩。

（3）观察产程进展：①胎心监测，潜伏期宫缩间歇时每隔1～2小时听胎心1次；进入活跃期宫缩频时应每15～30分钟听胎心1次，每次听诊1分钟；如果胎心率异常提示胎儿窘迫需立即给产妇吸氧并通知医生。②子宫收缩，潜伏期应每隔1～2小时观察1次，活跃期应每15～30分钟观察1次，如出现异常需给予处理。③宫颈扩张和胎头下降程度，可绘制产程图观察产程，及时识别难产、动态监测产程进展情况，及时记录检查结果。④胎膜破裂及羊水观察，一旦破膜立即听胎心，观察羊水颜色、性状和流出量，记录破膜时间，破膜超过12小时应遵医嘱给予抗生素预防感染。

4. 健康教育

（1）饮食与休息：鼓励产妇少量多次进食高热量、易消化、清淡饮食，摄入足够水分；临产后宫缩不强且未破膜鼓励产妇在室内走动，宫颈口近开全时告知产妇卧床取左侧卧位。

（2）清洁卫生：保持个人清洁卫生，大小便后及时冲洗会阴。

（3）排尿及排便：临产后鼓励产妇每2～4小时排尿1次；初产妇宫颈口扩张小于4cm、经产妇小于2cm可行温肥皂水灌肠。

（4）减轻疼痛：帮助产妇采取有效措施缓解疼痛，如指导产妇深呼吸、听音乐等方法减轻疼痛感。

（四）第二产程

1. 临床表现

（1）子宫收缩增强：宫缩频率和强度达到高峰。

（2）宫颈口开全：进入第二产程的标志。

（3）胎儿下降及娩出：出现胎头拨露和胎头着冠。

2. 护理问题

（1）有受伤的危险　与接生手法和会阴保护不当有关。

（2）焦虑　与分娩结局未知有关。

（3）知识缺乏：缺乏如何运用腹压的相关知识。

3. 护理措施

（1）心理支持：及时提供产程进展信息，给予安慰、支持和鼓励，缓解其紧张和恐惧。

（2）观察产程进展：密切监测胎心（5～10 分钟听 1 次，于宫缩快结束时听诊），若发现胎心减慢尽快结束分娩；第二产程延长应查明原因采取措施结束分娩，防止胎头长期受压；宫颈口开全后未破膜者行人工破膜。

（3）接产准备：用消毒纱布蘸肥皂水擦洗外阴，顺序为大阴唇、小阴唇、阴阜、大腿内 1/3、会阴及肛门周围，然后用温开水冲掉肥皂水；接产者严格遵循无菌技术。

（4）接产：①评估会阴部发育情况，识别异常情况在接产前做出正确判断；②接产要领，保护会阴的同时协助胎头俯屈，让胎头以最小径线在宫缩间歇时缓慢地通过阴道口；③接产步骤，接产者右手利用手掌大鱼际顶住会阴部，宫缩时向上方内托压，同时左手轻轻下压胎头枕部，使胎头慢慢娩出；胎头娩出后注意保护会阴，不要急于娩出胎肩；胎儿娩出后，在产妇臀下放弯盘接血，测出血量。

4. 健康教育　指导产妇屏气：宫颈口开全后，指导产妇正确运用腹压（宫缩时深吸气屏住，然后如解大便样向下用力屏气以增加腹压；宫缩间歇期产妇全身肌肉放松休息）。

（五）第三产程

1. 临床表现

（1）子宫收缩：胎儿娩出后宫底降至脐平，宫缩暂停数分钟后出现。

（2）胎盘娩出。

（3）阴道流血：正常分娩的出血量不超过 300ml。

2. 护理问题

（1）有母子依恋关系改变的危险　与会阴切口疼痛、疲乏或者新生儿性别不满意有关。

（2）潜在并发症：新生儿窒息、产后出血等。

3. 母亲的护理措施

（1）胎盘娩出及检查：正确处理胎盘娩出，忌过早牵拉脐带，待确认胎盘已完全剥离时协助胎盘完整娩出，胎盘娩出后按摩子宫刺激子宫收缩、减少出血；将胎盘铺平检查胎盘母体面胎盘小叶有无缺损，若有残留及时取出。

（2）检查软产道：仔细检查是否有裂伤，如有裂伤及时缝合。

（3）产后观察预防产后出血：产后应在产房观察 2 小时，发现异常及时处理；宫缩情况、出血量及颜色是第三产程最重要的评估指标，遇到产后出血或易发生宫缩乏力的产妇可在胎儿前肩娩出时静脉注射麦角新碱或缩宫素。

4. 新生儿护理措施

（1）清理呼吸道：胎儿娩出后护士首要进行的护理措施为用新生儿吸痰管或导尿管轻轻吸除新生儿咽部及鼻腔黏液和羊水，洗净后可轻拍新生儿足底。

（2）Apgar 评分：新生儿 Apgar 评分 4～7 分时需要清理呼吸道、人工呼吸等措施；0～

3分需紧急抢救。

（3）处理脐带：脐带断面用无菌纱布覆盖再用脐带布包扎。

（4）一般护理：打足印并进行标记、记录。

四、产褥期

【复习指南】本部分内容有一定难度，历年必考，应作为复习重点。产褥期母体变化、临床表现、护理措施应熟练掌握。

1. 产褥期母体变化

（1）生理变化

①生殖系统：子宫变化最大，主要表现为子宫复旧（子宫肌纤维缩复：产后1周子宫缩小至约妊娠12周大小，在耻骨联合上方可扪及；于产后10日子宫降至骨盆腔内，腹部检查摸不到子宫；临产后6周子宫恢复至正常非孕前大小、子宫内膜再生：产后第3周除胎盘附着部位以外子宫内膜基本修复，胎盘附着部位修复需产后6周、宫颈恢复：产后2～3日宫颈口可容纳两指，产后1周宫颈内口关闭，产后4周，宫颈完全恢复至非孕状态、子宫下段变化：胎盘附着面缩小为原来面积的一半）。

②乳房开始泌乳。

③血液及循环系统：产后72小时血液循环量增加15%～25%，需预防心力衰竭发生，产后2～3周可恢复至未孕状态。

④消化系统：产后1～2周逐渐恢复。

⑤泌尿系统：产后最初1周尿量增多，产后2～8周恢复正常。

⑥内分泌系统：哺乳期产妇月经未来潮注意避孕。

⑦腹壁：产后腹壁松弛，6～8周恢复伴有妊娠纹。

（2）心理变化：产褥期妇女的心理调适过程一般经历依赖期、依赖－独立期、独立期。

2. 临床表现

（1）发热：产后会出现两次生理性体温升高（产后24小时内可因产程中过度疲劳、产程延长出现体温稍升高，但不超过38℃；产后3～4日出现泌乳热，一般持续4～16小时后降至正常）。

（2）恶露：正常恶露有血腥味，但无臭味，一般持续4～6周，总量250～500ml，正常恶露性状见表7－3。

表7－3　正常恶露的表现

项目	血性恶露	浆液性恶露	白色恶露
持续时间	产后最初3日	产后4～14日	产后14日以后
颜色	红色	淡红色	白色
成分	大量血液、坏死蜕膜及少量胎膜	较多坏死蜕膜组织、宫腔渗出液、宫颈黏液、少量红细胞、白细胞和细菌	大量白细胞、坏死蜕膜组织、表皮细胞及细菌

（3）会阴伤口水肿或疼痛：分娩时因会阴部撕裂或侧切缝合后，于产后3日内可出现局部水肿、疼痛。

（4）产后宫缩痛：于产后1～2日出现，持续2～3日自然消失，不需要特殊处理。

（5）褥汗：产后 1 周内出现，睡眠时明显。

（6）排尿困难及便秘。

（7）乳房胀痛或皲裂。

（8）乳腺炎。

（9）产后抑郁。

3. 护理措施

（1）一般护理：①生命体征监测；②饮食，有营养、足够热量和水分，若哺乳适当补充维生素和铁剂；③排尿与排便，产后 4 小时内鼓励产妇及时排尿，鼓励产妇早日下床活动，多饮水，多吃高纤维素食物，保持大便通畅。

（2）症状护理

①产后 2 小时护理：严密观察生命体征、子宫收缩情况及阴道出血量等。

②观察子宫复旧及恶露：每日同一时间评估子宫复旧情况及恶露，如有感染及时应用抗生素。

③会阴及会阴伤口：每日用 0.05% 聚维酮碘或苯扎溴铵冲洗或擦洗外阴，保持清洁；观察伤口有无红肿、渗血等情况，告知产妇向会阴伤口对侧卧位；如有会阴伤口水肿或感染者及时进行处理。

④乳房：保持乳房清洁干燥；哺乳时让新生儿吸空乳房；乳腺炎患者哺乳前热湿敷乳房 3～5 分钟，哺乳时先喂患侧乳房；指导产妇正确的哺乳方法，按需哺乳、夜间哺乳、调节饮食；如产妇因疾病或其他原因不能哺乳时应尽早退乳。

（3）母乳喂养指导：①按需哺乳。②哺乳时先挤压乳晕周围组织，挤出少量乳汁刺激婴儿吸吮，把乳头和大部分乳晕放在婴儿口中，用一只手托扶乳房。③每次哺乳时应吸空一侧乳房后再吸吮另一侧；哺乳后将婴儿抱起轻拍背部 1～2 分钟，防止吐奶；哺乳后佩戴合适棉制乳罩；乳汁不足时按需补充牛奶；哺乳期以 10 个月至 1 年为宜。

4. 健康教育

（1）一般指导：注意休息，保持个人卫生和会阴部清洁，合理饮食保证充足营养，保持良好心情，居室环境应清洁、通风。

（2）适当活动：阴道分娩者产后 6～12 小时内可起床轻微活动；剖宫产可适当推迟活动时间；产后 2 周时开始做膝胸卧位。

（3）出院喂养指导：强调母乳喂养的重要性，告知产妇正确的哺乳喂养知识，如遇到问题可随时咨询。

（4）产后健身操：根据产妇的情况可进行适度的产后健身操，一般产后第 2 日开始，可促进腹壁、盆底肌肉张力的恢复。

（5）计划生育指导：产后 42 日之内禁止性交，恢复正常性生活后正确指导产妇选择避孕措施，一般哺乳期选择工具避孕。

（6）产后检查：告知产妇产后 42 日带新生儿一起来医院进行一次全面检查，以了解产妇全身情况及新生儿发育情况。

五、流产

【复习指南】本部分内容有一定难度，历年必考，应作为复习重点。流产的病因、临床表现、护理措施应重点掌握，护理问题和健康教育应掌握。

1. 病因

(1) 胚胎因素：染色体异常是自然流产最常见的原因。

(2) 母体因素：①全身性疾病；②免疫因素；③生殖器官异常；④其他，如母儿血型不合、不良习惯等。

(3) 胎盘因素：滋养细胞的发育和功能不全。

(4) 环境因素：理化因素。

2. 临床表现　停经、腹痛及阴道出血是流产的主要临床症状。一般流产的发展过程如下。流产的分类及表现见表7－4。

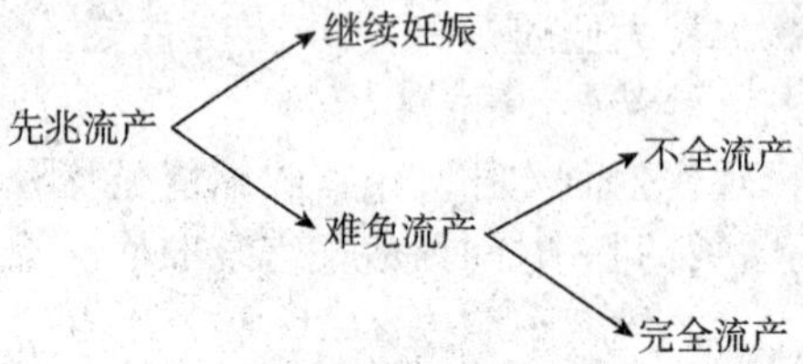

表7－4　流产的分类及表现

项目	流血量	腹痛程度	子宫大小	宫颈口及胎膜
先兆流产	比月经量少	轻微	与停经周数相符	宫颈口未开；胎膜未破，妊娠产物未排出
难免流产	流血量增多	阵发性腹痛加重	与停经周数相符或略小	宫颈口已扩张，但组织尚未排除
不全流产	阴道出血持续不止	下腹痛减轻	子宫小于停经周数	宫颈口已扩张，妊娠产物已部分排出体外，部分残留于宫内
完全流产	逐渐停止	腹痛随之消失	子宫接近正常或略大	妊娠产物已完全排出；宫颈口关闭
稽留流产	无出血	无腹痛	子宫小于妊娠周数	宫颈口关闭
习惯性流产	自然流产连续发生3次或3次以上			

3. 护理问题

(1) 有感染的危险　与阴道流血时间过长、宫腔内有残留组织等因素有关。

(2) 焦虑　与担心胎儿健康等因素有关。

4. 护理措施

(1) 先兆流产：①卧床休息，禁止性生活和灌肠，减少各种刺激；②随时评估孕妇腹痛和阴道流血情况；③加强心理护理，增强康复信心。

(2) 妊娠不能继续者：①严密观察生命体征变化；②协助医生完成终止妊娠的准备。

(3) 预防感染：①严格执行无菌操作，加强会阴部护理，保持良好卫生习惯；②观察阴道流血和分泌物性状。

5. 健康教育

(1) 共同寻找导致流产的原因，讲解流产的相关知识。

(2) 有习惯性流产史的孕妇，妊娠确诊后，应卧床休息，加强营养，禁止性生活，补充维生素。

（3）病因明确者，积极接受对因治疗。

六、早产

【复习指南】本部分内容有一定难度，历年必考，应作为重点复习内容。早产的病因、护理措施应熟练掌握。

1. 病因

（1）孕妇因素：孕妇合并感染性疾病、子宫畸形、子宫肌瘤，以及慢性疾病和妊娠并发症；孕妇不良行为；精神因素等可发生早产。

（2）胎儿、胎盘因素：胎膜早破、绒毛膜羊膜炎等。

2. 治疗要点　若胎儿存活，无胎儿窘迫、胎膜未破可通过休息和药物治疗控制宫缩，尽量维持妊娠至足月；若胎膜已破，早产不可避免时，应尽可能预防新生儿合并症，提高早产儿的存活率。

3. 护理问题

（1）有新生儿受伤的危险　与早产儿发育不成熟有关。

（2）焦虑　与担心早产儿预后有关。

4. 护理措施

（1）预防早产：保持良好情绪，避免诱发宫缩的活动（举重物、性生活等）；高危孕妇多卧床休息，左侧卧位，慎做肛查和阴道检查。

（2）药物治疗的护理：常用的抑制宫缩药物有：β 肾上腺素受体激动药、硫酸镁、钙通道阻滞药、前列腺素合成酶抑制药。

（3）预防新生儿合并症：每日进行胎心监护，教会病人自数胎动，有异常时及时采取应对措施。

（4）为分娩做准备：如早产不可避免尽早决定合理分娩方式。

（5）心理护理。

七、过期妊娠

【复习指南】本部分内容难度不大，历年常考，过期妊娠的概念应熟练掌握，病因、治疗要点和护理措施应掌握。

1. 概念　孕妇妊娠期达到或超过 42 周称为过期妊娠。

2. 病因　过期妊娠的病因尚不明确，可能与雌激素水平低、胎盘硫酸酯酶缺乏、头盆不称、遗传等因素有关。

3. 辅助检查

（1）雌激素测定。

（2）胎盘催乳素测定。

（3）B 超。

4. 治疗要点　宫颈的条件是决定终止妊娠时间的重要因素，如宫颈成熟，大部分可于 41 周时终止妊娠；如宫颈不成熟，则进行胎儿监测，按胎儿情况决定是否终止妊娠。

5. 护理措施

（1）孕妇每日在早、中、晚各检测胎动次数 1 次，每次 1 小时，如果 12 小时总数小于 10 次，提示胎儿缺氧，或从胎动减少到胎心音消失不超过 24～48 小时，胎动一旦减少应及时到医院检查处理。

（2）胎儿的心率高于或低于正常值提示胎儿缺氧，孕妇可每日听胎心并计数，发现胎心率低于110次/分时，可能出现胎儿窘迫，须立即到医院处理。

八、妊娠期高血压疾病

【复习指南】本部分内容有一定难度，历年必考，应作为重点复习。妊娠期高血压的病理生理、临床表现及分类及护理措施应熟练掌握。

1. 病理生理　本病的基本病理生理变化是全身小动脉痉挛。主要病理生理变化简示如下。

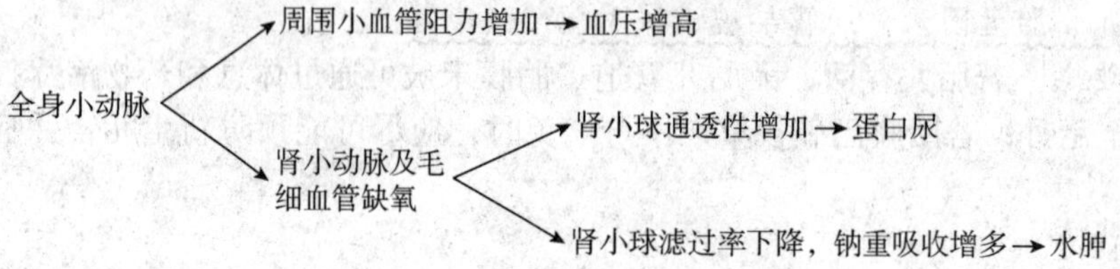

2. 临床表现及分类

（1）妊娠期高血压：妊娠期首次出现血压≥140/90mmHg，并于产后12周内恢复正常；尿蛋白（-）；病人可伴有上腹部不适或血小板减少，产后方可确诊。

（2）子痫前期

①轻度：妊娠20周后出现血压≥140/90mmHg；尿蛋白≥0.3g/24h或随机尿蛋白（+）；可伴有上腹部不适、头痛、视物模糊等症状。

②重度：血压≥160/110mmHg；尿蛋白≥2.0g/24h或随机尿蛋白（++）；血清肌酐106μmol/L，血小板＜100×10^9/L；出现微血管溶血；血清ALT/AST升高；持续性头痛后其他脑神经或视觉障碍；持续性上腹部不适。

（3）子痫：在子痫前期基础上出现抽搐发作，或伴有昏迷。抽搐过程中易发生唇舌咬伤、摔伤等多种创伤，昏迷时呕吐可造成窒息或吸入性肺炎。

3. 辅助检查　眼底视网膜小动脉变化是反映妊娠期高血压疾病严重程度的一项重要参考指标。

4. 治疗要点　基本处理原则为镇静、解痉、降压、利尿，适时终止妊娠。

（1）轻症：加强孕期检查，密切观察病情变化，注意休息、调节饮食、采取左侧卧位。

（2）子痫前期：入院治疗，积极处理。常用药物有解痉药物（首选硫酸镁），镇静药物（地西泮和冬眠合剂），降压药物（不作为常规用药），扩容药物（仅用于低蛋白血症、贫血病人），适时终止妊娠是彻底治疗妊娠期高血压疾病的重要手段。

（3）子痫：处理原则为控制抽搐，纠正缺氧和酸中毒，在控制血压、抽搐的基础上终止妊娠。

5. 护理问题

（1）体液过多　与下腔静脉受增大的子宫压迫使血液回流受阻或营养不良性低蛋白血症有关。

（2）有受伤的危险　与发生抽搐有关。

（3）潜在并发症：胎盘早期剥离。

6. 护理措施

（1）一般护理：①保证充分休息和睡眠，以左侧卧位为宜；②调整饮食，摄入足够蛋白质、蔬菜，补充维生素、铁和钙剂；③密切监护母儿状态；④间断吸氧。

（2）用药护理

①硫酸镁应用方法：可采用肌内注射（25% 硫酸镁溶液 20ml 臀部深部肌内注射）或静脉用药（25% 硫酸镁溶液 20ml + 10% 葡萄糖溶液 20ml，5～10 分钟内推注）。

②毒性反应：使用硫酸镁时严格控制入量，滴注速度以 1g/h 为宜，不超过 2g/h，每天用量 15～20g，中毒现象首先表现为膝反射减弱或消失，随着血镁浓度的增加可出现全身肌张力减退及呼吸抑制，严重者心搏可突然停止。

③注意事项：用药前及用药过程中均应监测孕妇血压，同时还应检测以下指标：膝腱反射必须存在；呼吸不少于 16 次/分；尿量每 24 小时不少于 600ml，或每小时不少于 25ml。

（3）子痫病人的护理：①协助医生控制抽搐；②专人护理，防止受伤（保持呼吸道通畅；取头低侧卧位）；③减少刺激，以免诱发抽搐；④严密监护；⑤为终止妊娠做好准备。

（4）妊娠期高血压孕妇的产时及产后护理：①若决定阴道分娩，需加强各产程护理；②开放静脉，测量血压；③继续硫酸镁治疗，加强用药护理。

7. 健康教育　加强孕期健康教育工作，以便及时发现并治疗；指导孕妇合理饮食，采取左侧卧位增加胎盘绒毛血供。

九、异位妊娠

【复习指南】本部分内容有一定难度，历年必考，应作为重点复习。异位妊娠的临床表现应熟练掌握；病因、辅助检查治疗要点及护理措施应掌握。

若妊娠时，受精卵在子宫体腔外着床发育，称为异位妊娠，又称宫外孕，以**输卵管**妊娠最为常见。输卵管妊娠又以**壶腹部**妊娠多见（图 7－6）。

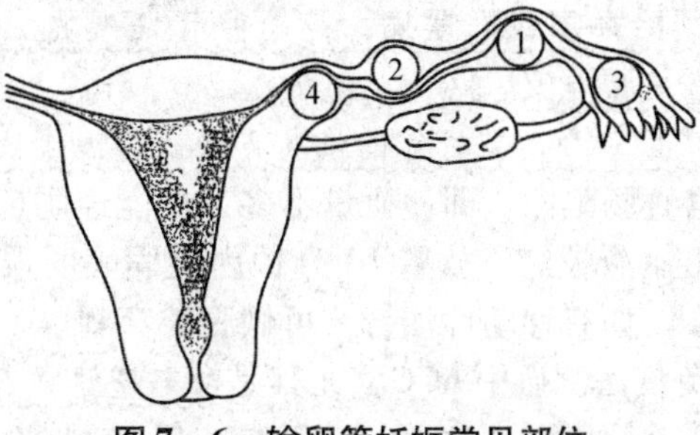

图 7－6　输卵管妊娠常见部位

①壶腹部妊娠；②峡部妊娠；③伞部妊娠；④间质部妊娠

1. 病因

（1）**输卵管炎症**：包括输卵管黏膜炎和输卵管周围炎，是引起输卵管妊娠的**主要**原因。慢性炎症导致输卵管管腔黏膜粘连或输卵管与周围粘连，管腔变窄、输卵管扭曲，输卵管管壁平滑肌蠕动减弱等，这些因素均妨碍了受精卵的顺利通过和运行。

（2）输卵管发育不良或功能异常：输卵管过长、黏膜纤毛缺乏、肌层发育差等发育不良，均可以成为输卵管妊娠的原因。

（3）受精卵游走：卵子在一侧输卵管受精，受精卵经宫腔或腹腔进入对侧输卵管称为输卵管游走。移动时间过长、受精卵发育增大，即可以在对侧输卵管内着床形成输卵管妊娠。

（4）其他：内分泌失调、神经精神功能紊乱、输卵管手术及子宫内膜异位症、辅助生殖技术的应用及宫内放置节育器等都可增加受精卵着床于输卵管的可能性。

2. 临床表现　输卵管妊娠的临床表现与受精卵着床部位、有无流产或破裂及出血量多少、时间长短等有关。

（1）**停经**：多数病人停经**6～8周**以后出现不规则阴道流血，但有些患者因月经仅过期几天，误将异位妊娠时出现的不规则阴道流血误以为月经，可能无停经主诉。

（2）**腹痛：是输卵管妊娠病人就诊的主要症状**。输卵管妊娠未发生流产或破裂前，常表现一侧下腹部隐痛或酸胀感；流产或破裂时，患者突感**一侧下腹部撕裂样疼痛，**常伴有恶心、呕吐。随着血液由下腹部流向全腹，疼痛也遍及全腹，血液刺激膈肌，可引起放射性疼痛及胸部疼痛。当血液积聚于直肠子宫陷凹处，可出现肛门坠胀感。

（3）**阴道流血**：胚胎死亡后导致血 hCG 下降，卵巢黄体分泌的激素不能维持蜕膜生长而发生剥离出血，常有不规则阴道流血，色暗红或深褐，**量少呈点滴状，**一般不超过月经量。少数病人阴道流血量较多，类似月经。阴道流血可伴有蜕膜管型或蜕膜碎片排出，系子宫蜕膜剥离所致。阴道流血常在病灶除去后方能停止。

（4）**晕厥与休克**：腹腔内急性大量出血及剧烈腹痛可引起患者晕厥或休克。休克程度取决于内出血速度及出血量，出血量越多，速度越快，症状出现也越严重，但与阴道流血量不成正比。

（5）**腹部包块**：当输卵管妊娠流产或破裂后可形成血肿，随着时间延长可因血液凝固，逐渐机化变硬并与周围器官（子宫、输卵管、卵巢、肠管等）发生粘连而形成包块。

3. 辅助检查

（1）腹部检查：输卵管妊娠流产或破裂者，下腹部有明显压痛和反跳痛，尤以患侧为甚；出血多时，叩诊有移动性浊音；如出血时间较久，可在下腹可触及软性肿块。

（2）盆腔检查：输卵管妊娠未发生流产或破裂者，除子宫略大较软外，输卵管肿大并轻度压痛。输卵管妊娠流产或破裂者，阴道后穹窿饱满，有触痛。将宫颈轻轻上抬或左右摇动时引起剧烈疼痛，称为**宫颈抬举痛或摇摆痛，**是输卵管妊娠的主要体征之一。子宫稍大而软，腹腔内出血多时，子宫呈**漂浮感**。

（3）阴道后穹隆穿刺：是一种简单可靠的诊断方法，适用于疑有腹腔内出血的患者。由于腹腔内血液易积聚于子宫直肠陷凹，即使血量不多，也能经阴道后穹窿穿刺抽出，抽出**暗红色不凝血**为阳性；如抽出血液较红，放置 10 分钟内凝固表明误入血管。但需注意穿刺阴性不能排除输卵管妊娠存在。如有移动性浊音，可做腹腔穿刺。

（4）妊娠试验：放射免疫法测血中 hCG，尤其是动态观察血 β－hCG 的变化对诊断异位妊娠极为重要。虽然此方法灵敏度可高达 80%～90%，但 β－hCG 阴性者仍不能完全排除异位妊娠。

（5）超声检查：B 超显像有助于诊断异位妊娠。阴道 B 超检查较腹部 B 超检查准确性高。诊断早期异位妊娠，单凭 B 超显像有时可能误诊。若能结合临床表现及 β－hCG 测定等，对诊断的帮助很大。

（6）腹腔镜检查：适用于输卵管妊娠尚未流产或破裂的早期患者和诊断有困难的患者，可见一侧输卵管肿大，表面紫蓝色，腹腔内无出血或有少量出血。腹腔内大量出血或伴有休克者，**禁**做腹腔镜检查。

（7）子宫内膜病理检查：主要适用于阴道流血量较多的患者，目的在于排除同时合并妊娠流产。将宫腔排出物或刮出物做病理检查，切片中见到绒毛，可诊断为宫内妊娠，仅见蜕膜未见绒毛者有助于诊断异位妊娠。

4. 护理问题　①潜在并发症：出血性休克；②恐惧　与担心手术失败有关。

5. 护理措施

（1）手术治疗的护理

①术前护理：手术治疗（腹腔镜）是异位妊娠的主要处理原则。护士在严密监测病人生命体征的同时，做好术前准备。备皮上自剑突下，下至两大腿的上1/3，包括外阴部、两侧至腋中线；消化道准备：一般手术前1日灌肠1～2次，术前8小时禁食，术前4小时禁饮；术前晚可给病人适量的镇静药；对于严重内出血并发现休克的病人，护士应立即开放静脉，交叉配血，做好输血输液的准备。

②术后护理：**硬膜外麻醉者需去枕平卧6～8小时，如果病情稳定，次晨可采取半卧位；通常于术后24小时拔除尿管。避免做增加腹压的动作**。

（2）非手术治疗的护理

①严密观察病情：护士需密切观察患者的生命体征、一般情况，并重视患者的主诉，尤应注意阴道流血量与腹腔内出血量**不**成比例，当阴道流血量少时，不要误以为腹腔内出血量亦很少。护士应告诉患者，如出现出血增多、腹痛加剧、肛门坠胀感明显等应立即告知，以便给予相应处理。

②化学药物治疗的护理：化疗一般采用全身用药，也可采用局部用药。常用药物有甲氨蝶呤。在用药期间，应用B超和β－hCG进行严密监护，并注意病人的病情变化及药物毒副反应。

③休息护理：病人应卧床休息，**避免**腹部压力增大，从而减少异位妊娠破裂的机会。在病人卧床期间，护士需提供相应的生活护理。

④饮食护理：摄取足够的营养物质，尤其是富含铁蛋白的食物，如动物肝、鱼肉、豆类、绿叶蔬菜及黑木耳等，以促进血红蛋白的增加，增强病人的抵抗力。

⑤其他：护士应协助正确留取血标本，以监测治疗效果。

6. 健康教育

（1）教育病人保持良好的卫生习惯，勤洗浴、勤换衣，性伴侣稳定，防止发生盆腔感染。发生盆腔炎后须立即彻底治疗，以免延误病情。

（2）由于输卵管妊娠者中约有10%的再发生率和50%～60%的不孕率。因此，护士需告诉病人，下次妊娠时要及时就医，并且不宜轻易终止妊娠。

十、胎盘早期剥离

【复习指南】本部分内容有一定难度，历年必考，应作为重点复习。胎盘早期剥离的临床表现及护理措施应熟练掌握；病因、辅助检查及治疗要点应掌握。

妊娠20周后或分娩期，正常位置的胎盘在胎儿娩出前，部分或全部从子宫壁剥离，称为胎盘早剥，是妊娠晚期的一种严重并发症。

1. 病因

（1）血管病变：妊娠期高血压、慢性肾病或全身血管病变时，血管缺血坏死、破裂出血导致胎盘自子宫壁剥离。

（2）机械性因素：腹部受撞击、摔伤或行外倒转术纠正胎位、脐带过短或因脐带绕颈等均可造成胎盘早剥。

（3）子宫静脉压突然升高：妊娠晚期或临产后，孕妇长时间取仰卧位时，巨大的妊娠子宫压迫下腔静脉，回心血量减少，血压下降可发生仰卧位低血压综合征；而此时子宫静脉淤血，静脉压升高，导致蜕膜静脉床淤血或破裂，造成胎盘早剥。

（4）子宫内压力突然下降：羊水过多破膜后，短时间内大量羊水流出或双胎妊娠第1个胎儿娩出过快，均可使子宫内压突然下降致宫腔缩小而发生胎盘错位引起剥离。

（5）其他：吸烟、营养不良、吸毒（如可卡因）、孕妇有血栓形成倾向、子宫肌瘤（尤其是胎盘附着部位肌瘤）等与发生胎盘早剥有关。

2. 临床表现　胎盘早剥的临床特点是妊娠晚期突然发生的**腹部持续性疼痛，伴有或不伴有阴道出血**。根据胎盘剥离面的大小及出血量的多少分轻型和重型，其中剥离面小于1/3，以外出血为主者属于轻型；胎盘剥离面超过1/3，伴有较大的胎盘后血肿，常为内出血或混合性出血者属于重型。临床主要表现如下。

（1）腹痛：胎盘早剥的临床特点是妊娠晚期突然发生的**腹部持续性疼痛**。①轻型胎盘早剥，病人疼痛较轻微或无腹痛。②重型胎盘早剥，病人主要症状为突然发生的持续性腹部疼痛和（或）腰酸、腰背痛，其程度与胎盘后积血多少呈正相关。严重时可出现恶心、呕吐及面色苍白、出汗、脉弱及血压下降等休克征象。

（2）阴道出血：与前置胎盘不同，胎盘早剥病人的阴道出血多为有痛性。①轻型胎盘早剥，病人阴道出血量一般较多，色暗红，贫血体征不显著；②重型胎盘早剥，**可无阴道出血或少量阴道出血及血性羊水，**贫血程度与外出血量不相符。

（3）子宫强直性收缩：主要见于重型胎盘早剥者。①轻型胎盘早剥者子宫软，宫缩有间歇期，腹部压痛不明显或仅局部有压痛；②重型胎盘早剥者偶见宫缩，**子宫多处于高张状态，硬如板状，压痛明显，**胎位不正，子宫收缩间歇期不能放松，因此胎位触不清楚。

（4）皮肤、黏膜有出血倾向：重型胎盘早剥，特别是胎死宫内的病人可能发生弥散性血管内凝血与凝血功能障碍。临床上表现为皮下、黏膜或注射部位出血，子宫出血不凝，有时尚可发生血尿、咯血及呕血等现象。

3. 辅助检查

（1）产科检查：通过四步触诊判定胎方位、胎心情况、宫高变化、腹部压痛范围和程度等。

（2）B超检查：①正常的胎盘B超图像应紧贴子宫体部前壁、后壁或侧壁；②若胎盘与子宫壁之间有血肿时，在胎盘后方出现不止一个液性低回声区，并见胎盘增厚；③若胎盘后血肿较大，可见到胎盘胎儿面凸向羊膜腔，甚至能使子宫内的胎儿偏向对侧；④若血液渗入羊水中，羊水浑浊可见羊水回声增强；⑤重型胎盘早剥时可见胎心、胎动消失。但B超诊断胎盘早剥也有一定的局限性，当胎盘边缘已与子宫壁分离时，未形成胎盘后血肿，见不到上述图像。

（3）实验室检查：主要了解病人贫血程度及凝血功能。

4. 治疗要点　纠正休克、及时终止妊娠、防治并发症是胎盘早剥的处理原则。休克时迅速扩容，必要时输血。**胎盘早剥一旦确诊，必须及时终止妊娠**。终止妊娠的方法根据胎次、早剥的严重程度、胎儿宫内状态及宫颈口开大程度而定。此外，如出现凝血功能障碍、产后出血和急性肾衰竭等并发症积极进行处理。

5. 护理问题　①潜在并发症：弥散性血管内凝血；②恐惧　与胎盘早剥起病急、进展快，危及母儿生命有关；③预感性悲哀　与死产、切除子宫有关。

6. 护理措施

（1）纠正休克：护士应迅速建立静脉通路，积极扩容，**吸氧，迅速交叉配血，**必要时输入新鲜血，既能补充血容量，又可补充凝血因子。同时**密切监测胎儿状态**。

（2）**严密观察病情变化**：如果出现皮下、黏膜或注射部位出血，子宫出血不凝，甚至出现血尿、咯血及呕血等提示凝血功能障碍；如果出现少尿或无尿，提示急性肾衰竭；一旦发现，及时报告医生并配合处理。

（3）为终止妊娠做好准备：一旦确诊，应及时终止妊娠。终止方式则依孕妇病情轻重、胎儿宫内状态、产程进展、胎产式等具体状态决定，护士需为此做好相应的配合与准备。

（4）预防产后出血：分娩前应配血备用；分娩时建立静脉通路；分娩后及时给予宫缩药，并配合按摩子宫，必要时遵医嘱做切除子宫的术前准备。未发生出血者应预防晚期产后出血，密切监测生命体征。

（5）产褥期护理：①加强营养，纠正贫血。②更换消毒会阴垫，保持会阴清洁，防止感染。③根据孕妇身体情况给予母乳喂养指导，死产者及时给予退乳措施，可在分娩后24小时内尽早服用大剂量雌激素，少进汤类同时紧束双乳，水煎生麦芽当茶饮。针刺足临泣、悬钟等穴位等。

7. 健康教育　①孕妇应按时产检，如有妊娠期高血压、慢性高血压、慢性肾病等积极预防和处理；②妊娠晚期**避免仰卧位及腹部外伤**；③施行外倒转术时动作要轻柔；④处理羊水过多和双胎者时，避免子宫腔压力下降过快等。

十一、前置胎盘

【复习指南】本部分内容有一定难度，历年必考，应作为重点复习。前置胎盘的临床表现及护理措施应熟练掌握；病因、分类、辅助检查及治疗要点应掌握。

正常胎盘附着于子宫体部的前壁、后壁或侧壁。妊娠28周后若胎盘附着于子宫下段，甚至胎盘下缘达到或覆盖宫颈内口处，其位置低于胎儿先露部时，称为前置胎盘。

1. 病因与分类

（1）病因：①子宫内膜发育不良，产褥感染、多产、剖宫产或多次刮宫、子宫内膜炎等可造成子宫内膜发育不良，使蜕膜血管生长不良、营养不足，致使胎盘为摄取足够的营养而扩大面积，延伸到子宫下段，形成前置胎盘；②胎盘面积过大或胎盘形状异常，多见于多胎妊娠或巨大儿或有副胎盘延伸至子宫下段；③受精卵发育迟缓，到达子宫下段才具备植入能力，在该处生长发育而形成前置胎盘；④宫腔形态异常，见于子宫畸形或子宫肌瘤时；⑤其他，吸烟、吸毒者可引起胎盘的血流减少，缺氧使胎盘代偿性增大，从而增加前置胎盘的危险性。

（2）分类：按胎盘边缘与宫颈内口的关系，前置胎盘可分为3种类型。①完全性前置胎盘，又称中央性前置胎盘，宫颈内口全部为胎盘组织所覆盖，初次出血时间较早，约在妊娠28周，反复出血次数频繁，量较多；②部分性前置胎盘，宫颈内口部分为胎盘组织所覆盖；③边缘性前置胎盘，胎盘附着于子宫下段，边缘不超过宫颈内口，出血时间较晚，在妊娠37～40周，量也较少（图7－7）。

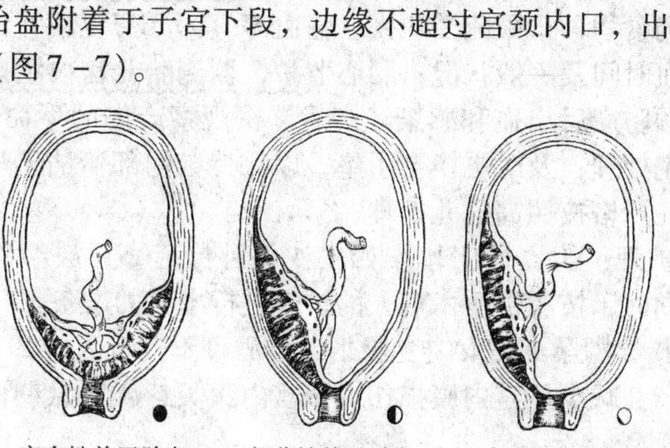

图7－7　前置胎盘的类型

2. 临床表现

(1) 无痛性阴道出血：妊娠晚期或临产时，**突发无诱因、无痛性阴道出血**是前置胎盘的典型症状。

(2) 贫血、休克：由于反复多次或大量阴道流血，可致病人出现贫血，贫血程度与阴道出血量及出血持续时间成**正比**，出血严重者可发生休克。

(3) 胎位异常：常见胎头高浮，其中以臀先露较为多见。

(4) 其他：分娩时子宫下段易撕裂引发产后出血。胎盘剥离面靠近宫颈口，细菌易经阴道上行发生产褥感染。

3. 辅助检查

(1) 产科检查：子宫大小与停经月份**一致**，胎方位清楚，先露高浮，胎心正常或异常，甚至消失。

(2) B超检查：可反复检查，是目前最安全、有效的**首选**方法，胎盘定位准确率达95%以上。

(3) 阴道检查：目前一般不主张应用，必须在输血、输液和做好手术准备的情况下方可进行。怀疑前置胎盘的个案，**禁做肛查**。

(4) 产后检查胎盘及胎膜：胎盘的前置部分可见陈旧性血块附着呈暗红色或黑紫色，如这些改变位于胎盘边缘且胎膜破口处距胎盘附着部位<7cm，则为部分性前置胎盘。如行剖宫产术，术中可直接了解胎盘附着的部位并确立诊断。

4. 治疗要点　以止血、纠正贫血和预防感染为主要的治疗原则。

(1) 期待疗法：适用于妊娠<36周或估计胎儿体重<2300g，阴道出血量不多，孕妇全身情况良好，胎儿存活者。住院期间需严密观察病情变化。

(2) 终止妊娠：适用于入院时出血性休克者，或期待疗法中发生大出血或出血量虽少，但妊娠已近足月或已临产者，应选择最佳方式终止妊娠。其中**剖宫产术**是处理前置胎盘的主要手段。阴道分娩适用于胎先露为头位、临产后产程进展顺利的边缘性前置胎盘者。

5. 护理问题　①潜在并发症：出血性休克；②有感染的危险　与前置胎盘剥离面靠近宫颈口，细菌易经阴道上行感染有关。

6. 护理措施

(1) 期待疗法的护理：①绝对卧床休息，尤以**左侧卧位**为佳；间断吸氧（每次1小时，每日3次），以提高胎儿血氧供应；避免各种刺激，**禁做阴道检查及肛查**。②纠正贫血，多食高蛋白及含铁丰富的食物，口服硫酸亚铁，输血等。③严密观察并记录孕妇生命体征，阴道流血的量、色、出血时间及一般状况；**胎心监护，监测胎儿宫内状态**，发现异常及时报告医生并配合处理。④预防产后出血和感染。产后严密观察产妇的生命体征及阴道出血情况，发现异常及时报告医生处理；及时更换会阴垫，以保持会阴部清洁干燥；胎儿娩出后，尽早使用宫缩药，对新生儿严格按照高危儿护理。

(2) 终止妊娠的护理：①立即安排孕妇去枕侧卧位；②开放静脉，配血，做好输血准备；③在抢救休克的同时，按腹部手术病人的护理进行术前的准备。

7. 健康教育　①指导围孕期妇女避免吸烟、酗酒等不良行为；②避免多次刮宫、引产或宫内感染；③防止多产，减少子宫内膜损伤或子宫内膜炎；④妊娠期出血，无论量多少均应及时就诊。

十二、羊水量异常

【复习指南】本部分内容有难度不大，历年必考，应作为重点复习。羊水量异常的定义、病因、临床表现及护理措施应熟练掌握；辅助检查及治疗要点应掌握。

（一）羊水过多

正常妊娠时，羊水量随着孕周的增加而增多，妊娠最后 2 ～ 4 周开始逐渐减少，足月时羊水量约 1000ml。凡在妊娠任何时期内羊水量**超过 2000ml** 者，称为羊水过多。

1. 病因　①多胎妊娠：**多胎妊娠**并发羊水过多者是单胎的 10 倍，尤以单卵双胎居多。②胎儿畸形：羊水过多孕妇中，约 25% 合并胎儿畸形，其中以中枢神经系统和上消化道畸形最为常见，如无脑儿、严重脑积水、脊柱裂胎儿及食管或小肠闭锁。③孕妇患病：糖尿病孕妇的胎儿血糖也增高，胎儿多尿而排入羊水中。ABO 或 Rh 血型不合的孕妇，由于血型不合时胎儿胎盘水肿、绒毛水肿影响液体交换，导致羊水过多。④胎盘脐带病变：胎盘绒毛血管瘤、脐带帆状附着等有时也可引起羊水过多。⑤特发性羊水过多：约有 30% 羊水过多者，未发现孕妇、胎儿或胎盘有任何异常。

2. 临床表现

（1）急性羊水过多：①较少见，多发生于妊娠 20 ～ 24 周；②羊水量急剧增多致使子宫急剧增大，膈肌抬高，病人出现呼吸困难甚至发绀，腹部因张力过大引起疼痛；③胀大的子宫压迫下腔静脉，导致下肢及外阴水肿、静脉曲张；④子宫明显大于妊娠月份，胎位不清，胎心遥远或听不清。

（2）慢性羊水过多：①较多见，多发生于妊娠晚期；②孕妇子宫大于妊娠月份，腹部膨隆、腹壁皮肤发亮、变薄，触诊时感到皮肤张力大，**胎位不清，胎心遥远或听不到**；③羊水过多孕妇容易并发妊娠期高血压疾病、胎位不正、早产等；④病人破膜后因子宫骤然缩小，可以引起胎盘早剥；⑤产后因子宫过大可引起子宫收缩乏力而致产后出血。

3. 辅助检查　①B 超：测量单一最大羊水暗区垂直深度，**＞ 7cm 即可考虑羊水过多**；②神经管缺陷胎儿的检测：此类胎儿可做羊水及母甲胎蛋白测定；③羊膜囊造影：用以了解胎儿有无消化道畸形。

4. 护理问题　①有胎儿受伤的危险　与破膜时易并发胎盘早剥、脐带脱垂、早产等有关；②焦虑　与胎儿可能有畸形的结果有关。

5. 护理措施

（1）一般护理：低盐饮食，防止便秘，避免增加腹压的动作（咳嗽、喷嚏）等。

（2）病情观察：①监测生命体征，定期测量宫高、腹围和体重，判断病情进展；②观察胎心、胎动及宫缩，及早发现胎儿窘迫；③人工破膜时，密切监测胎心及宫缩，及早发现胎盘早剥和脐带脱垂。

（3）羊水过多：行羊膜腔穿刺术时，注意无菌操作，应防止速度过多、过快，**一次放羊水量＜ 1500ml；放羊水后应在腹部放置沙袋或腹部加压包扎，以防血压骤降而发生休克**。

（二）羊水过少

妊娠足月时羊水量少于 **300ml** 者称为羊水过少，可发生于妊娠各期，但以妊娠晚期常见。羊水过少者约 1/3 有胎儿畸形，若羊水量少于 50ml，胎儿窘迫的发生率及围生儿的死亡率、剖宫产的概率均增高，应引起高度重视。

1. 病因　①母体因素：孕妇脱水、服用某些药物等；②胎儿畸形：以先天性泌尿系统异常最多见，泌尿系统畸形如胎儿先天肾缺如、肾发育不全、输尿管或尿道狭窄等导致的少尿或无尿；③胎盘功能异常：过期妊娠、胎儿宫内生长迟缓、胎盘退行性变、胎儿脱水及宫内慢性缺氧；④胎膜早破：羊水外漏速度超过羊水生成速度，导致羊水过少；⑤其他：如羊膜病变等因素与羊水过少的发生有一定关系。

2. 临床表现　①孕妇于**胎动时感觉腹痛**；②宫高、腹围小于同期正常妊娠孕妇；③子宫的敏感度较高，轻微的刺激即可引起宫缩；④临产后镇痛剧烈，宫缩不协调，宫颈口扩张缓慢，产程延长；⑤羊水过少者由于胎肺的膨胀发育，胎儿窘迫与新生儿窒息发生率较高。

3. 辅助检查　①产科检查：宫高、腹围增长缓慢；②B 超：测量单一最大羊水暗区垂直深度，**≤2cm 即可考虑羊水过少，≤1cm 为严重羊水过少**；③羊水直接测量：若破膜时羊水量＜300ml 即可确诊，羊水黏稠、浑浊、暗绿色，羊膜表面可见多个圆形或卵圆形结节可辅助诊断。

4. 护理问题　①有胎儿受伤的危险　与羊水过少导致胎儿粘连或宫内发育迟缓等有关。②恐惧　与担心胎儿畸形有关。

5. 护理措施

（1）一般护理：休息时采取**左侧卧位**，改善胎盘血液供应，积极预防胎膜早破。

（2）病情观察：①监测生命体征，定期测量宫高、腹围和体重，判断病情进展；②观察胎心、胎动及宫缩，及早发现胎儿窘迫；③发生羊水过少时若妊娠已经足月，应指导孕妇在短期内**重复测定羊水量**并监测胎心和胎动变化。

（3）羊水过少：可预防性羊膜腔灌注治疗，注意无菌操作，防止感染。

十三、多胎妊娠和巨大胎儿

【复习指南】本部分内容有难度不大，历年必考，应作为重点复习。多胎妊娠的临床表现、辅助检查及护理措施应熟练掌握；巨大胎儿定义及临床表现的应掌握。

（一）多胎妊娠

一次妊娠有多个胎儿时称为多胎妊娠。以双胎妊娠多见，可分为双卵双胎和单卵双胎。多胎妊娠与遗传、孕妇的年龄与胎次及应用促排卵药有关。妊娠期早孕反应较重，子宫大于妊娠周数，尤其是妊娠 24 周以后，易疲劳、呼吸困难明显、食欲缺乏、腰背部疼痛，孕妇自述多处胎动，而非固定于某一处；体检时宫底高度大于妊娠周数，**腹部可触及两个胎头**，多个肢体，胎动频繁且不固定，可闻及两个胎心音，且两者速率不一，相差＞10 次/分。**腹部 B 超可以确诊**。嘱病人加强营养（铁、钙、叶酸），少量多餐；多卧床休息，**最好采取左侧卧位，尤其是妊娠最后 2～3 个月，**以增加胎盘的血供，减少早产的机会；增加产前检查的次数，每次监测宫高、腹围和体重；腰背部疼痛时可局部热敷或做骨盆倾斜运动；分娩时严密观察产程和胎心率的变化，第一个胎儿娩出后立即断脐，协助扶正第二个胎儿的胎位，保持纵产式，若 15 分钟后仍无宫缩，可人工破膜或静脉滴注催产素；第二个胎儿娩出后应立即静脉滴注催产素、腹部放置沙袋或以腹带裹紧腹部，以防止腹压骤降引起休克。

（二）巨大胎儿

出生体重达到或超过 4000g 称为巨大胎儿，占出生总数的 6.4%。多见于父母身材高大、孕妇患轻型糖尿病、经产妇、过期妊娠等。临床表现为妊娠期子宫增大较快，妊娠后期孕妇可出现呼吸困难，自觉腹部及肋两侧胀痛等症状。常引起头盆不称、肩性难产、软产道损伤、新生儿产伤等不良后果。

十四、胎儿窘迫

【复习指南】本部分内容有一定难度，历年必考，应作为重点复习。胎儿窘迫的临床表现、辅助检查及护理措施应熟练掌握；病因及发病机制、治疗要点应掌握。

胎儿窘迫是指胎儿在宫内有**缺氧**征象，危及胎儿健康和生命。胎儿窘迫是一种综合症状，主要发生在临产过程，也可发生在妊娠后期。发生在临产过程者，可以是发生在妊娠后期的延续和加重。

1. 病因

（1）母体因素：孕妇患有高血压、慢性肾炎、妊娠期高血压疾病、重度贫血、心脏病、肺心病、高热、吸烟、产前出血性疾病和创伤、急产或子宫不协调性收缩、缩宫素使用不当、产程延长、子宫过度膨胀、胎膜早破等；或者产妇长期卧位，镇静药、麻醉药使用不当等。

（2）胎儿因素：胎儿心血管系统功能障碍、胎儿畸形，如严重的先天性心血管病、母婴血型不合引起的胎儿溶血，胎儿贫血、胎儿宫内感染等。

（3）脐带、胎盘因素：脐带因素有长度异常、缠绕、打结、扭转、狭窄、血肿、帆状附着；胎盘因素有植入异常、形状异常、发育障碍、循环障碍等。

2. 病理　胎儿窘迫的基本病生理变化是**缺血缺氧**引起的一系列变化。①缺氧**早期**：交感神经兴奋，胎儿血压上升及**胎心率加快**，大脑、肾上腺、心脏及胎盘血流增加，而肾、肺、消化系统等血流减少，出现羊水减少、胎儿发育迟缓等。②缺氧晚期：迷走神经兴奋，**胎心率减慢，羊水少，胎粪排出**（缺氧时肠蠕动加快，肛门括约肌松弛），可引起严重的脏器功能损害，尤其是**缺血缺氧性脑病**，甚至胎死宫内。此过程可以形成恶性循环，更加重母儿的危险。

3. 临床表现　以**胎心音改变、胎动异常及羊水胎粪污染或羊水过少**为主要临床表现，严重者胎动消失。

（1）急性胎儿窘迫：多见于分娩期，胎心率可加快或减慢；**羊水胎粪污染（Ⅰ度为浅绿色，Ⅱ度为黄绿色并浑浊，Ⅲ度为棕黄色并稠厚）**；胎儿头皮血 pH 下降，出现酸中毒。

（2）慢性胎儿窘迫：多见于妊娠末期，胎动减少或消失，胎儿生长受限，胎盘功能减退，羊水胎粪污染等。

4. 辅助检查　①胎盘功能检查：24 小时内孕妇尿 E_3 值急剧减少 30%～40%，或于妊娠末期连续多次测定 E_3 值＜10mg/24h。②胎心监测：轻微缺氧时，胎心率增快＞**160 次/分**；严重缺氧时，胎心率减慢**＜100次/分**；胎动时胎心率加速不明显，基线变异率＜3 次/分，出现晚期减速、变异减速等。③胎儿头皮血血气分析：pH ＜7. 20。

5. 治疗要点

（1）急性胎儿窘迫：①宫颈未完全扩张且不严重者，嘱产妇左侧卧位，给氧，如胎心率变为正常，可继续观察；②如宫颈口开全，胎先露部已达坐骨棘平面以下 3cm 者，应尽快助产经阴道娩出胎儿；③如因缩宫素使宫缩过强造成胎心率减慢者，应立即停止使用，继续观察；④病情紧急或经上述处理无效者，立即行剖宫产结束分娩。

（2）慢性胎儿宫内窘迫者：首先应指导孕妇采取左侧卧位，间断吸氧，积极治疗各种合并症或并发症，密切监护病情变化。如果无法改善，则应在促使胎儿成熟后迅速终止妊娠。

6. 护理问题　①气体交换受损（胎儿）　与胎盘子宫的血流改变、血流中断（脐带受压）或血流速度减慢（子宫－胎盘功能不良）有关；②焦虑　与胎儿窘迫状态有关；③预期性悲哀　与胎儿可能死亡有关。

7. 护理措施　①孕妇取左侧卧位，间断吸氧。严密监测胎心变化（15 分/次）或进行胎心监护，注意胎心变化形态；②做好术前准备，如宫颈口开全、胎先露部已达坐骨棘平面以下 3cm 者，应尽快手术助产娩出胎儿；③做好新生儿抢救和复苏的准备；④心理护理。

十五、胎膜早破

【复习指南】本部分内容难度不大，历年必考，应作为重点复习。胎膜早破的临床表现及护理措施应熟练掌握；健康教育应掌握。

胎膜早破是指在临产前胎膜自然破裂，是常见的分娩期并发症，可导致早产及围生儿死亡率增加，可使孕妇的宫内感染率和产褥感染率增加。

1. 病因　缺乏维生素 C、锌及铜；下生殖道感染上行引起胎膜炎；胎先露不能衔接（头盆不称、胎位异常）；羊膜腔内压力增高（多胎妊娠、羊水过多）；宫颈内口松弛；机械性刺激（创伤、妊娠后期性交）。

2. 临床表现

（1）症状：孕妇突感**有较多液体自阴道流出，**可混有胎脂及胎粪，继而少量间断性排出。当咳嗽、打喷嚏、负重等腹压增加时羊水即流出，严重者可造成**脐带脱垂**。

（2）体征：行肛诊检查，**触不到羊膜囊**，上推胎儿先露部可见到流液量增多。

3. 辅助检查

（1）阴道液酸碱度检测：正常阴道液 pH 4.5～5.5；羊水 pH 7.0～7.5；尿液 pH 5.5～6.5。用 pH 试纸检测，若流出液 **pH≥7.0** 为阳性，胎膜早破的可能性较大。

（2）阴道窥镜检查：可见液体自宫颈口流出或阴道后穹隆有较多混有胎脂和胎粪的液体。

（3）阴道液涂片检查：有**羊齿状结晶**为阳性。

（4）羊膜镜检查：看不到前羊膜囊，可直接看到胎先露部。

4. 护理问题　①有感染的危险　与胎膜破裂后，下生殖道内病原体上行感染有关；②有胎儿受伤的危险　与脐带脱垂和早产儿肺部不成熟有关。

5. 护理措施

（1）为防止脐带脱垂，胎膜早破胎先露未衔接的住院待产妇**应绝对卧床，采取左侧卧位，注意抬高臀部（头低足高位）**，防止脐带脱垂造成胎儿缺氧或宫内窘迫。

（2）**密切观察胎心率的变化**，监测胎动及胎儿宫内安危。定时观察羊水性状、颜色、气味等。头先露者，如为混有胎粪的羊水流出，则是胎儿宫内缺氧的表现，应及时给予吸氧等处理。若孕龄＜35 孕周，**遵医嘱静脉滴注地塞米松 10mg，以促进胎肺成熟**。若孕龄＜37 周，已临产，或孕龄＜37 周，破膜 12～18 小时后尚未临产者，均可按医嘱采取措施，尽快结束分娩。

（3）每日用 1‰苯扎溴铵（新洁尔灭）**棉球擦洗会阴部两次；勤换会阴垫，防止上行性感染**；按医嘱一般于胎膜破裂后 **12 小时**给予抗生素预防感染；严密观察孕妇的生命体征，进行白细胞计数检查，了解是否存在感染。

6. 健康教育　嘱孕妇妊娠后期禁止性交；避免负重及腹部受到碰撞；宫颈内口松弛者应卧床休息，并遵医嘱于妊娠 **14～16 周**行宫颈环扎术。同时注意指导其补充足量的维生素及钙、锌、铜等元素。

十六、妊娠期合并症

【复习指南】本部分内容有一定难度，历年必考，应作为重点复习。妊娠合并心脏病和妊娠合并糖尿病的护理措施应熟练掌握；妊娠合并贫血的护理措施应掌握。

（一）妊娠合并心脏病

妊娠合并心脏病（包括妊娠前已患有的心脏病、妊娠后发现或发生的心脏病）是妇女在围生期患有的一种严重的妊娠合并症，极易诱发心力衰竭，患者表现为心率加快，咳嗽、咳痰、呼吸困难、头晕、乏力、尿量减少，部分病人会出现食欲缺乏、腹水、颈静脉怒张、下肢水肿等症状。

1. 妊娠、分娩对心脏病的影响　**妊娠 32～34 周、分娩期及产褥期的最初 3 天**是患有心脏病的孕妇最危险的时期。

（1）妊娠期：孕妇总血容量平均增加 30%～45%，于妊娠第 6 周开始增加，**32～34 周达到高峰**，可引起心排血量增加和心率加快。

（2）**分娩期：是孕妇血流动力学变化最显著的阶段，**子宫收缩使大量血液进入体循环，是心脏负担最重的阶段。第一产程中，每次子宫收缩 250～300ml 的血液被挤入体循环，回心血量增加，使心排血量增加 20%；第二产程中，分娩时产妇用力屏气动作使肺循环阻力增加，除子宫收缩外，腹肌和骨骼肌的收缩使外周循环阻力增加，心脏前后负荷均增加；第三产程，胎儿娩出后，腹压突然下降，大量血液流向内脏，回心血量减少，继而胎盘娩出，胎盘循环停止，子宫收缩使子宫血窦内 500ml 血液突然进入体循环，回心血量骤增。

（3）产褥期：产后 3 日内体循环血量仍有一定程度的增加。

2. 心脏病对妊娠、分娩的影响　心脏病不影响患者受孕。若心功能Ⅰ～Ⅱ级，无心力衰竭病史，可在密切监护下妊娠；若心功能Ⅲ～Ⅳ级，既往有心力衰竭病史、严重心律失常、风湿活动、肺动脉高压、法洛四联症者不宜妊娠。心脏病孕妇多以**剖宫产**终止妊娠。

3. 护理措施

（1）非孕期：判断患者是否适宜妊娠，对不宜妊娠者，指导患者采取有效措施严格**避孕**。

（2）妊娠期

①根据患者的**心功能分级**确定患者是否可以继续妊娠。

②加强孕期保健：定期产前检查或家庭访视，妊娠 20 周前每 2 周 1 次，妊娠 20 周后，尤其是 32 周后每周 1 次。妊娠的 **32～34 周**心脏负担最重，心功能Ⅰ～Ⅱ级者，应在妊娠 36～38周提前入院待产。识别早期心力衰竭的征象：轻微活动后即有胸闷、心悸，甚至呈端坐呼吸；休息时心率＞110 次/分，呼吸＞20 次/分；肺底部出现少量持续性湿啰音，咳嗽后不消失。

③预防心力衰竭：休息时应采取**左侧**卧位或半卧位，睡眠每天＞10 小时，午睡 2 小时，30 周后完全卧床休息。给予高热量、高维生素、低盐低脂饮食，**整个孕期孕妇体重增加＜10kg**。预防治疗诱发心力衰竭的各种因素，尤其是上呼吸道感染，使用输液泵严格控制输液滴速。积极给予健康宣教与心理支持。

（3）分娩期：①产妇取左侧卧位，避免仰卧，防止仰卧位低血压综合征发生。分娩时采取**半卧位**，臀部抬高，下肢放低。吸氧、胎心监护，随时评估孕妇的心功能状态，正确识别早期心力衰竭的症状及体征。②缩短第二产程，减少产妇体力消耗。宫缩时**不宜**用力，宫口开全后需行产钳术或胎头吸引术缩短产程。③胎儿娩出后，立即在腹部放置沙袋，持续24小时，静脉或肌内注射缩宫素10～20U，禁用麦角新碱，输血输液时使用输液泵。

（4）产褥期：①产后72小时严密监测生命体征，取半卧位或左侧卧位，在心脏功能允许的情况下，鼓励其早期下床活动，防止血栓形成。②心功能Ⅰ～Ⅱ级的产妇可以母乳喂养，但应避免疲劳。Ⅲ级或以上者，应及时回乳。③保持外阴部清洁，防止便秘，可预防性使用抗生素及协助恢复心功能药物。④不宜再妊娠者，在剖宫产的同时行结扎术，或产后1周做绝育术。未做绝育术者应建议采取适宜的避孕措施。

（二）妊娠合并糖尿病

1. 分类　妊娠合并糖尿病包括两种类型：①糖尿病合并妊娠（20%），妊娠前已被确诊的糖尿病妇女合并妊娠或妊娠前糖耐量异常，妊娠后发展为糖尿病，分娩后仍为糖尿病的病人。②妊娠期糖尿病（80%），妊娠期首次发病或发现的糖尿病，包含了一部分妊娠前已患有糖尿病但孕期首次被诊断的病人。分娩后血糖可恢复正常，但20%～50%的病人将来发展为2型糖尿病。

2. 妊娠、分娩对糖尿病的影响

（1）低血糖及肾糖阈下降：妊娠分娩时对葡萄糖的需要量增加，而摄入量不足或消耗过大容易造成低血糖；妊娠期肾血流量增加，肾小球滤过率增加，但肾小管重新收率不增加，肾糖阈的下降，使尿糖增加。

（2）胰岛素需要量增加，糖耐量降低：妊娠中随着血容量的增加，造成胰岛素的相对不足，使胰岛素的需要量增加；孕妇对胰岛素的敏感性随妊娠周数的增加而减少，从而降低糖耐量。

（3）酮症酸中毒：妊娠期由于激素变化，脂解作用增强，极易发生酮症酸中毒。

3. 糖尿病对妊娠、分娩的影响

（1）对孕妇的影响：受孕率低，流产率高，妊娠并发症多，感染率高，易发生羊水过多。

（2）对胎儿的影响：巨大儿、畸形儿、早产、胎儿生长受限的发生率均高。

（3）对新生儿的影响：新生儿呼吸窘迫综合征和低血糖的发病率增加，原因是胎儿胰岛素分泌增加形成高胰岛素血症：一方面使胎儿肺表面的活性物质减少，导致肺不成熟；另一方面胎儿出生后诱发低血糖。

4. 辅助检查

（1）两次或两次以上空腹血糖≥5.8mmol/L，可诊断GDM。

（2）建议于妊娠**24～28周**进行糖筛查试验：将葡萄糖50g溶于200ml水中，5分钟内口服完，服后1小时血糖≥7.8mmol/L为糖筛查异常，应检查空腹血糖。空腹血糖正常者再行OGTT试验。

（3）口服葡萄糖耐量试验（OGTT）：禁食12小时后查空腹血糖，将75g葡萄糖溶于200～300ml水中5分钟内喝完，其诊断标准为：空腹5.6mmol/L，1小时10.3mmol/L，2小时8.6mmol/L，3小时6.7mmol/L，若大于或等于两项异常可诊断为糖尿病。

5. 护理措施

（1）非孕期：显性糖尿病妇女在妊娠前应寻求产前咨询，以减少畸形儿及并发症的发生。

（2）妊娠期：①严格监测血糖，维持空腹血糖＜7.0mmol/L，餐后血糖＜10.0mmol/L；②指导孕妇自我监测胎动，若每12小时＜10次则表示胎儿宫内缺氧；③控制饮食，预防夜间低血糖；④适当运动，以有氧运动最好，于餐后1小时进行，使孕期体重增加控制在10～12kg较为理想；⑤孕妇**不宜**口服降糖药物，以胰岛素治疗为主，指导孕妇掌握注射胰岛素的正确方法。

（3）分娩期：①尽量推迟终止妊娠的时间至近**38～39周**，若有异常则在促进胎儿肺成熟后立即终止妊娠；②入院待产者，可遵医嘱给予**缩宫素＋0.9%生理盐水500ml静脉滴注，10滴/分开始**；③准备阴道分娩者，鼓励产妇左侧卧位，产程＜12小时；④严密监测血糖，保证血糖＞5.6mmol/L；⑤新生儿无论体重大小均按高危儿处理，注意保暖和吸氧，**密切监测血糖**，在30分钟后定时滴服25%葡萄糖液防止低血糖。

（4）产褥期：根据产妇血糖情况调整胰岛素用量；预防产褥感染；鼓励轻症糖尿病产妇实施母乳喂养，尽早吸吮，按需哺乳；重症不宜哺乳，应及时给予退乳并指导人工喂养。

（三）妊娠合并贫血

50%以上孕妇合并贫血，而缺铁性贫血最为常见，占妊娠期贫血的95%。

1. 贫血对母体的影响　妊娠加重贫血程度，而贫血增加妊娠风险。重度贫血可导致贫血性心脏病、妊娠期高血压疾病性心脏病、产后出血、失血性休克、产褥感染等。

2. 贫血对胎儿影响　缺铁时，铁通过胎盘运转为单向运输，因此一般情况下胎儿缺铁情况不太严重。若严重缺铁，可造成胎儿生长受限、胎儿窘迫、早产、死胎或死产等。

3. 相关检查　①血象为小细胞低色素性贫血，血红蛋白＜100g/L，红细胞＜3.5×10^{12}L，即可诊断为贫血。白细胞计数及血小板计数均在正常范围。②血清铁＜5.37μmol/L，总铁结合力＞64.44μmol/L，血清铁下降可以出现在血红蛋白下降以前，是缺铁性贫血的早期表现。③骨髓象为红细胞系统增生活跃，中晚幼红细胞增多。

4. 护理措施

（1）妊娠期：①注意劳逸结合，依据贫血的程度安排工作及活动量。②给予高铁、高蛋白质及高维生素C的食物，如动物肝、瘦肉、蛋类、葡萄干及菠菜、甘蓝等深色蔬菜。但蔬菜、谷类、茶叶中的磷酸盐、鞣酸等影响铁的吸收，应注意饮食搭配。③建议妊娠**4个月**后于餐中或餐后口服铁剂。④监测血常规，注意胎儿发育状况，积极预防各种感染。

（2）分娩期：中、重度贫血孕妇产前遵医嘱给予维生素K_1、卡巴克洛、维生素C等药物，并应配血备用。血红蛋白＜60g/L，且接近预产期或短期内需要进行剖宫术者，采用输血治疗。严密观察输血速度和总量，以防发生左心衰竭。

（3）产褥期：①按医嘱补充铁剂，纠正贫血并继续应用抗生素预防和控制感染；②指导母乳喂养，不能母乳喂养者，指导掌握人工喂养方法。采用正确的回乳方法。

十七、产力异常

【复习指南】本部分内容有一定难度，历年必考，应作为重点复习。产力异常的临床表现、辅助检查及护理措施应熟练掌握；病因及发病机制、治疗要点应掌握。

正常宫缩有一定节律性、极性和一致性，并有相应的强度和频率。出现异常时，则称为产力异常，分为宫缩乏力或宫缩过强两种，以宫缩乏力最常见。

宫缩可自分娩开始时即微弱无力，也可在开始时正常，其后逐渐变弱，前者称为“原发性宫缩乏力”，后者称为“继发性宫缩乏力”。两者的原因及临床表现相似，但后者多继发于机械性梗阻。

1. 病因 **宫缩乏力的常见病因**如下。

（1）精神因素：多见于初产妇，尤其是35岁以上的初产妇。发生于产妇精神过于紧张或对分娩怀有恐惧心理，致大脑皮质功能失调，影响对宫缩正常调节。

（2）产道与胎儿因素：临产后，当骨盆异常或胎位异常时，胎儿先露部下降受阻，胎先露不能紧贴子宫下段及宫颈内口，不易反射性引起宫缩，常见于头盆不称、臀位及横位等。

（3）子宫因素：各种原因导致子宫壁过度膨大，使子宫肌纤维过度拉伸，或炎症刺激使子宫肌纤维变性，或子宫疾病、子宫发育不良、子宫畸形等均可影响子宫收缩力，致子宫收缩力减弱。

（4）内分泌因素：临产后，雌激素水平下降而孕激素水平下降缓慢，乙酰胆碱减少或子宫对乙酰胆碱的敏感性降低，可造成子宫收缩乏力。

（5）药物影响：临产后，大量镇静药或镇痛药物的使用，可使子宫平滑肌松弛，抑制了宫缩，诱发子宫收缩乏力。

（6）其他：产妇体质虚弱或产中消耗过多，也可诱发子宫收缩乏力。

宫缩过强常与急产、缩宫素使用不当或产妇精神过度紧张致产程延长有关。

2. 临床表现 宫缩乏力常使产程延长，如超过24小时，称为“滞产”。子宫收缩力弱，张力减低，收缩持续时间短而间歇长，即使在收缩时宫壁也不太硬，产妇多无不适，但产程过长可出现精神焦虑及疲乏。如胎膜未破，对胎儿多无不良影响。

宫缩强，间歇短，在间歇期子宫张力较大，产妇感剧烈腹痛往往烦躁不安，进食很少，不能充分休息，多伴有肠胀气、呕吐及尿潴留等。因子宫肌壁持续紧张，影响胎盘血循环，胎儿可发生宫内窒息，甚至因缺氧死亡。由于子宫壁某部肌肉呈痉挛性不协调收缩，可出现局限性环形狭窄。此环可出现在子宫的任何部分，但较常发生在子宫上、下段交界处及宫颈外口，多围绕胎体的较小部分，如颈、腰或肢体等处，常发生于反复过度的局部刺激之后。阴道检查可扪及坚硬而无弹性的狭窄环、位置固定，其上、下部分子宫肌肉不紧张，与子宫破裂先兆的病理性收缩环有本质区别。根据头盆是否对称，可出现两种不同后果：①宫缩强而频，如无头盆不称，宫颈口常迅速开大，先露部迅速下降，胎儿娩出全过程可在3小时内完成者，称为“急产”，多见于经产妇。②因分娩过快，常致措手不及，易发生严重产道损伤、胎盘或胎膜残留、产后出血及感染。由于宫缩过频，致使胎盘血循环受影响，易发生胎儿窘迫、死产或新生儿窒息等。此外，胎头通过产道过快，也可引起颅内损伤。如注意不够，胎儿有可能产出时坠地受伤及发生脐带断裂出血等。

3. 治疗要点和护理措施

（1）宫缩乏力：首先应详细检查有无分娩梗阻，有梗阻者应做相应的处理，无梗阻者应多加安慰鼓励，注意营养及休息，必要时给镇静药，并注意水及电解质平衡。产程超过24小时或破膜已12小时，应给抗生素预防感染。经上述处理，产妇在获得数小时的休息后，宫缩一般可好转，顺利结束分娩。如无效，可试以下方法刺激并加强宫缩：①灌肠或导尿。热肥皂水灌肠，可促进宫缩。排尿有困难者可导尿。②针刺三阴交、合谷，兴奋手法，或合谷穴注射维生素 B_{12} 5～50mg。③人工破膜。胎头已衔接，宫颈口开大2～3cm无头盆不称者，可人工刺破胎膜，使先露部与子宫下段及宫颈紧贴，以反射性引起宫缩，破膜时间应选在两次宫缩之间。④**缩宫素2.5U或5U加于5%葡萄糖500ml内静脉滴注**，可引起强烈宫缩。开始每分钟10～15滴，如不见宫缩加强，可渐加快，最多以每分钟不超过40滴为宜。

滴入时应严密注意宫缩、先露部下降及胎心音变化情况，如收缩过强或胎心率变化，应减慢或停止静脉滴注。切忌一次大量使用，以免引起强直性宫缩，致胎儿窒息死亡，可造成子宫破裂。使用前必须除外头盆不称及胎位不正。胎头高浮者忌用。

经上述处理后，宫缩多能转强，宫颈口渐开，胎儿顺利娩出。如无效，应考虑手术助产。无论从阴道分娩或剖宫取胎，均应注意预防产后宫缩乏力性出血。

（2）宫缩加强：对阵缩过强及有急产史者，应加强观察并提前做好接生准备，也要做好预防产后出血及新生儿窒息急救的准备。阵缩过强，可给氧气吸入或肌内注射阿托品0.5mg，以防因胎盘血液循环受影响而危急胎儿生命。消毒不严者，母子均应给抗生素预防感染，必要时给婴儿预防注射破伤风抗毒素，产后仔细检查产道，密切观察新生儿有无颅内出血及感染。

如因头盆不称或因其他原因使分娩受阻，子宫可出现强直性收缩，上段有过度的收缩与缩复，变肥厚，下段极薄且有压痛。因子宫上、下段肌壁厚薄相差悬殊，在交界处可出现一环形浅沟，称为“**病理性缩复环**”，为子宫破裂先兆，同时常伴有血尿，如不及时处理，必将发生子宫破裂。胎儿存活者可剖宫，如已死亡可酌情毁胎。

十八、产道异常

【复习指南】本部分内容有一定难度，历年必考，应作为重点复习。产道异常的临床表现、辅助检查及护理措施应熟练掌握；病因及发病机制、治疗要点应掌握。

产道包括骨产道和软产道，是胎儿娩出的通道。产道异常通常包括骨产道异常或软产道异常。**骨产道异常**包括骨盆狭窄和骨盆畸形。**软产道异常**包括外阴异常、阴道异常和宫颈异常。

（一）病因及临床表现

1. 骨产道异常

（1）骨盆入口平面狭窄：分级包括

①临界性狭窄：骶耻外径18cm，骶耻内径11.5cm，入口前后径10cm，绝大多数产妇可以自然分娩；

②相对性狭窄：骶耻外径17.55～16.5cm，骶耻内径11～10cm，入口前后径9.5～8.5cm，产妇必须经过充分试产后，才能确定能否经阴道分娩；

③绝对性狭窄：骶耻外径≤16cm，骶耻内径9.5cm，入口前后径≤8cm，产妇必须以剖宫产结束分娩。

（2）中骨盆平面狭窄：诊断依据为坐骨棘中度或重度突出；坐骨切迹底部宽度＜4.5cm；耻坐径＜8cm；中骨盆前后径＜10cm；坐骨结节间径＜7.5cm。中骨盆平面狭窄产妇多表现为产程进展至活跃期或第二产程出现延长或停滞，继发性宫缩乏力，持续性枕横位或枕后位。由于产程延长，容易并发胎儿窘迫及产妇衰竭。

（3）骨盆出口平面狭窄：单纯骨盆出口平面狭窄临床上很少见，多伴有中骨盆平面狭窄。当耻骨弓角度变小，坐骨结节间径狭窄，耻骨弓下三角间隙不能被利用，胎头被迫后移，利用后三角间隙娩出，坐骨结节间径＋后矢状径＜15cm，就意味着后三角间隙也不足以让胎头娩出。如果骨盆出口前后径＜10cm，足月的胎儿是无法经阴道娩出的。

2. 产道异常

（1）外阴异常：包括会阴坚韧、外阴水肿及外阴瘢痕。

（2）阴道异常：包括阴道闭锁、阴道横隔、阴道纵隔、阴道尖锐湿疣、阴道囊肿或肿瘤等。

（3）宫颈异常：包括宫颈外口粘连、宫颈水肿、宫颈坚韧、宫颈肿瘤等。

（4）子宫异常：包括子宫肌瘤和子宫畸形。

（二）治疗要点

1. 狭窄骨盆 在分娩过程中，应对整个骨盆大小、形态、胎儿大小、胎方位及产力情况综合分析，才能正确估计经阴道分娩的可能性有多大。

（1）骨盆入口平面狭窄：一般轻度头盆不称，跨耻征可疑阳性，预计胎儿体重＜3000g，可予以充分试产。经2～4小时试产，如胎头下降入盆，产程有进展，可经阴道分娩，为试产成功；相反，如产力正常，胎头不入盆，产程无进展，为试产失败，应考虑剖宫产。

（2）中骨盆平面狭窄：产程中出现异常情况，应及时行阴道检查，对持续胎位异常者可试行手法纠正胎位，使之适应产道形态。经纠正胎位并加强宫缩等处理后，胎头继续下降，达到盆底，可行阴道助产或自然分娩。如手法纠正胎位失败，或经上述处理后，观察2～3小时，产程仍不进展，应行剖宫产。

（3）骨盆出口平面狭窄：若骨盆出口横径＋后矢状径＞15cm，胎儿体重＜3000g，部分产妇可充分利用出口后三角，经阴道自然分娩。若两径线之和＜15cm，应做好剖宫产的术前准备。

2. 软产道异常

（1）外阴异常

①会阴坚韧：多见于初产妇，尤其是35岁以上高龄初产妇更为多见。分娩时应做预防性会阴侧斜切开。

②外阴水肿：分娩时妨碍胎先露下降，容易造成软组织损伤、感染、伤口愈合不良等。临产前局部可用50%硫酸镁湿热敷，改善局部水肿，临产后可在严密消毒下进行多点针刺放液，产时行会阴切开术；产后加强局部护理，预防感染。

③外阴瘢痕：如瘢痕范围仅限于外阴，胎头可达盆底，可行会阴切开缝合术。如瘢痕范围过大，妨碍胎头下降，应行剖宫产术。

（2）阴道异常

①阴道闭锁：瘢痕广泛而坚韧者，可妨碍胎头下降，不宜试产，应以剖宫产为宜。

②阴道横隔：厚的横膈可阻止胎先露下降，行剖宫产术。

③阴道纵隔：如纵隔肥厚坚韧。阻碍胎先露下降，可于纵隔中部剪断，分娩结束后再修剪残余纵隔，用肠线或合成线毯边或间断缝合残端。

④阴道尖锐湿疣：以剖宫产为宜。

⑤阴道囊肿或肿瘤：如瘤体较大，可能妨碍分娩者，应行剖宫产。待产后再处理原有病灶。若为单纯性阴道囊肿，可经阴道穿刺抽出囊液，以利于娩出胎儿。

（3）宫颈异常

①宫颈外口粘连：行阴道检查时用手指轻轻扩张宫口，使粘连分离。

②宫颈水肿：处理时可先用手法旋转异常胎位，解除胎头对宫颈的压迫，还可用1%普鲁卡因10ml于宫颈两侧注射。如经上述处理后宫颈口扩张缓慢或停滞，应行剖宫产。

③宫颈坚韧：可用1%普鲁卡因宫颈封闭，或地西泮10mg缓慢静脉推注，若仍不能缓解，可改行剖宫产。

④宫颈肿瘤：常见有宫颈肌瘤和宫颈癌。较大的子宫下段或宫颈肌瘤应行剖宫产。患宫

颈癌时应行剖宫产。产后可根据癌肿的期别、大小、有无扩散等进一步处理。

⑤子宫异常：常见有子宫肌瘤和子宫畸形。大部分妊娠合并子宫肌瘤并不影响分娩的进程。子宫畸形合并妊娠常见有双子宫、双角子宫、子宫纵隔和残角子宫妊娠。

（三）护理措施

1. 专人监护，保证良好产力。关心产妇的饮食，营养和休息，必要时补充水分、电解质、维生素 C，少肛查，禁灌肠。

2. 提供心理支持。让产妇和家属积极参与分娩方式的选择和产程的管理，解除因未知而造成的焦虑。

3. 密切观察胎儿情况及产程进展，勤听胎心。

4. 注意子宫破裂先兆。

5. 预防感染及产后出血。

十九、胎位异常

【复习指南】本部分内容有一定难度，历年必考，应作为重点复习。胎位异常的临床表现、辅助检查及护理措施应熟练掌握；病因及发病机制、治疗要点应掌握。

胎位异常是造成难产的常见因素之一。分娩时枕前位（正常胎位）占 90%，而胎位异常占 10%，即除**枕前位**外，其余均为异常胎位。

1. 临床表现

（1）持续性枕后位、枕横位：临产后胎头衔接较晚及俯屈不良，由于枕后位的胎先露部不易紧贴子宫下段及宫颈内口，常导致协调性宫缩乏力及宫颈口扩张缓慢。因枕骨持续位于骨盆后方压迫直肠，产妇自觉肛门坠胀及排便感，致使宫颈口尚未开全时过早使用腹压，容易导致宫颈前唇水肿和产妇疲劳，影响产程进展。持续性枕后位常致活跃期晚期及第二产程延长。

（2）胎头高直位：由于临产后胎头不俯屈，进入骨盆入口的胎头径线增大，胎头迟迟不衔接，使胎头不下降或下降缓慢，宫口扩张也缓慢，致使产程延长，常感耻骨联合部位疼痛。

（3）面先露：因胎头极度仰伸，入盆受阻，胎体伸直，宫底位置较高。颏前位时，在孕妇腹前壁容易扪及胎儿肢体，胎心由胸部传出，故在胎儿肢体侧的下腹部听得清楚。颏后位时，于耻骨联合上方可触及胎儿枕骨隆突与胎背之间有明显凹沟，胎心较遥远而弱。

（4）臀先露：孕妇常感肋下有圆而硬的胎头。由于胎臀不能紧贴子宫下段及宫颈内口，常导致宫缩乏力，宫口扩张缓慢，致使产程延长。

（5）**肩先露**：胎肩不能紧贴子宫下段及宫颈内口，缺乏直接刺激，容易发生宫缩乏力；胎肩对宫颈压力不均，容易发生胎膜早破。子宫收缩继续增强，子宫上段越来越厚，子宫下段被动扩张越来越薄，由于子宫上下段肌壁厚薄相差悬殊，形成环状凹陷，并随宫缩逐渐升高，甚至可以高达脐上，形成**病理性缩复环**，是子宫破裂的先兆，若不及时处理，将发生子宫破裂。

2. 治疗要点及护理措施

（1）持续性枕后位、枕横位：在骨盆无异常、胎儿不大时，可以试产。试产时应严密观察产程、产妇状况，注意胎头下降、宫颈口扩张程度、宫缩强弱及胎心有无改变。注意预防感染等。

（2）胎头高直位胎头：高直前位时，若骨盆正常、胎儿不大、产力强，应给予充分试产机会，加强宫缩促使胎头俯屈，胎头转为枕前位可经阴道分娩或阴道助产，若试产失败再行剖宫产术结束分娩。胎头高直后位因很难经阴道分娩，一经确诊应行剖宫产术。

（3）前不均倾位：当确诊为前不均倾位，除极个别胎儿小、宫缩强、骨盆宽大可给予短时间试产外，均应尽快以剖宫产结束分娩。

（4）面先露颏前位：若无头盆不称，产力良好，有可能自然分娩；若出现继发性宫缩乏力，第二产程延长，可用产钳助娩，但会阴后－斜切开要足够大。若有头盆不称或出现胎儿窘迫征象，应行剖宫产术。持续性颏后位时，难以经阴道分娩，应行剖宫产术结束分娩。若胎儿畸形，无论颏前位或颏后位，均应在宫颈口开全后行穿颅术结束分娩。

（5）臀先露：妊娠30周前，臀先露多能自行转为头先露。若妊娠30周后仍为臀先露应予矫正；分娩期应根据产妇年龄、胎产次、骨盆类型、胎儿大小、胎儿是否存活、臀先露类型及有无合并症，于临产初期做出正确判断，决定分娩方式。

（6）肩先露：妊娠后期发现肩先露应及时矫正；分娩期根据胎产次、胎儿大小、胎儿是否存活、宫颈口扩张程度、胎膜是否破裂、有无并发症等，决定分娩方式。

二十、产后出血

【复习指南】本部分内容有一定难度，历年必考，应作为重点复习。产后出血的临床表现、辅助检查及护理措施应熟练掌握；病因及发病机制、治疗要点应掌握。

胎儿娩出后24小时内出血量超过500ml者为产后出血。产后出血是分娩期的严重并发症，是产妇死亡的重要原因之一，在我国居产妇死亡原因的首位。

1. 病因

（1）子宫收缩乏力：是产后出血的最主要原因。

（2）胎盘因素：胎盘剥离不全、胎盘剥离后滞留、胎盘嵌顿、胎盘粘连、胎盘植入、胎盘和（或）胎膜残留等原因均可影响子宫正常收缩而导致产后出血。

（3）软产道裂伤。

（4）凝血功能障碍。

2. 临床表现

（1）症状：产后出血的主要临床表现为阴道流血量过多。产妇面色苍白、出冷汗，主诉口渴、心慌、头晕，怕冷，寒战，打哈欠，懒言或表情淡漠，呼吸急促，甚至烦躁不安，很快转入昏迷状态。

（2）体征：血压下降，脉搏细数，子宫收缩乏力性出血及胎盘因素所致出血者，子宫轮廓不清，触不到宫底，按摩后子宫收缩变硬，停止按摩又变软。

3. 辅助检查

（1）评估产后出血量。

（2）测量生命体征与中心静脉压：观察血压下降情况，若改变体位时收缩压下降＞10mmHg，脉率增加＞20次/分，提示血容量丢失20%～25%；呼吸短促，脉细数，体温开始可低于正常，随后也可增高，通过观察体温变化情况以识别感染征象。中心静脉压测定结果若低于2cmH_2O提示右心房充盈压力不足，即静脉回流不足，血容量不足。

（3）腹部检查：因宫缩乏力或胎盘因素所致出血，子宫软，轮廓不清，按摩子宫时阴道有大量出血。

（4）软产道检查：检查会阴、阴道穹窿部及宫颈有无裂伤血肿。并对会阴裂伤进行分度。必要时肛检，了解血肿及裂伤程度。

（5）胎盘检查：检查胎盘及胎膜的完整性，检查胎盘边缘有无中断的血管，胎盘表面有无陈旧性血块附着，胎膜破裂口距胎盘边缘的距离等。

（6）实验室检查：检查产妇的血常规，出、凝血时间，凝血酶原时间及纤维蛋白原测定等结果。

4. 治疗要点 针对原因迅速止血、补充血容量纠正休克，以及防治感染。对因子宫收缩乏力造成的出血，加强宫缩是最迅速有效的方法；对软产道损伤造成的出血，及时准确地修补、缝合裂伤可有效止血；对因胎盘因素或凝血功能障碍所致的出血应迅速采取相应措施，控制出血。

5. 护理措施

（1）预防产后出血。

（2）针对原因止血，纠正失血性休克，控制感染。

二十一、羊水栓塞

【复习指南】本部分内容有一定难度，历年必考，应作为重点复习。羊水栓塞的临床表现、辅助检查及护理措施应熟练掌握；病因及发病机制、治疗要点应掌握。

羊水栓塞是指在分娩过程中羊水突然进入母体血液循环引起急性肺栓塞、过敏性休克、弥散性血管内凝血、肾衰竭或猝死的严重的分娩期并发症。

1. 病因 羊水栓塞是由于污染羊水中的有形物质（胎儿毳毛、角化上皮、胎脂、胎粪）和促凝物质进入母体血液循环而引起。

2. 临床表现

（1）呼吸循环衰竭：根据病情分为暴发型和缓慢型两种。暴发型为前驱症状之后，很快出现呼吸困难、发绀。急性肺水肿时有咳嗽、咳粉红色泡沫痰、心率快、血压下降甚至消失。少数病例仅尖叫一声后出现心搏、呼吸骤停而死亡。缓慢型的呼吸循环系统症状较轻，甚至无明显症状，待至产后出现流血不止、血液不凝时才被诊断。

（2）全身出血倾向：部分羊水栓塞病人经抢救度过了呼吸循环衰竭时期，继而出现DIC，表现为大量阴道流血为主的全身出血倾向，如黏膜、皮肤、针眼出血及血尿等，且血液不凝。但是部分羊水栓塞病例在临床上缺少呼吸循环系统的症状，起病即以产后不易控制的阴道流血为主要表现，容易被误认为子宫收缩乏力引起产后出血。

（3）多系统脏器损伤：本病全身脏器均受损害，除心脏外，肾是最常受损害的器官。由于肾缺氧，出现尿少、尿闭、血尿、氮质血症，可因肾衰竭而死亡；脑缺氧时病人可发生烦躁、抽搐、昏迷。

3. 辅助检查 非特异性检查，如心电图、血氧饱和度监测、凝血功能检查等；特异性检查，如母体循环或肺组织中羊水成分的检测、母血清及肺组织中的神经氨酸－N－乙酰氨基半乳糖抗原检测、组织抗凝因子的测定、肺组织中肥大细胞的测定等。

4. 治疗要点 治疗原则：羊水栓塞抢救成功的关键在于**早诊断、早处理**，以及早用肝素和及早处理妊娠子宫。

（1）抗过敏，出现过敏性休克应用大剂量皮质激素，常选用地塞米松20～40mg，静脉滴注。

（2）吸氧，应争取行正压持续给氧。

（3）尽早解除肺动脉高压，改善缺氧，预防急性右心衰竭、末梢循环衰竭和急性呼吸衰竭。

（4）抗休克。

（5）抗凝治疗，尽早使用肝素。

（6）预防心力衰竭，防治多器官损伤。

（7）及时正确使用抗生素，以预防感染。

5. 护理措施

（1）严密观察病情变化。观察尿的排出量和性质，及时反映情况，采取措施，防止肾功能衰竭。

（2）专人护理，保持呼吸道通畅，保持导尿管通畅。

（3）胎儿不能及时娩出，应立即做好剖宫产手术前的准备，行剖宫产结束分娩。

（4）宫颈口已开全或接近开全时发病应及时做好阴道分娩及手术助产，准备娩出胎儿。

（5）产后对无法控制的阴道流血患者，予以子宫切除术，做好腹部全子宫切除手术的前后准备和护理。切除子宫可减少胎盘剥离面大血窦的出血，控制病情不再继续恶化。

二十二、子宫破裂

【复习指南】本部分内容有一定难度，历年必考，应作为重点复习。子宫破裂的临床表现、辅助检查及护理措施应熟练掌握；病因及发病机制、治疗要点应掌握。

1. 病因　子宫破裂可以分为瘢痕子宫破裂与非瘢痕子宫破裂。子宫破裂的普遍危险因素包括梗阻性难产、催产、创伤、胎盘植入、多产等；瘢痕子宫破裂的一些特殊危险因素包括与前次剖宫产的伤口位置、与前次剖宫产采用的缝合方式、与前次剖宫产术后切口愈合情况、与剖宫产的次数、与两次妊娠间隔的时间长短等均有关。

2. 临床表现

（1）妊娠期：子宫破裂多发生于**妊娠中晚期**，妊娠早期少见。①妊娠早期，多为瘢痕子宫的破裂，少见。多表现为“安静状态破裂”，容易漏诊。②妊娠中晚期，此时发生的子宫破裂亦多为瘢痕子宫破裂，偶尔为穿透性胎盘植入并子宫破裂。患者常表现腹痛、阴道流血及恶心、呕吐等。

（2）**分娩期：**最常见，此期子宫破裂既可为瘢痕性，也可为非瘢痕性。

①非瘢痕子宫破裂，常在分娩时发生，多见于产程长、梗阻性难产的病例。先兆子宫破裂主要表现为产妇烦躁不安、下腹胀痛难忍，并有排尿困难、血尿和少量阴道出血。腹部检查可以发现**病理性缩复环**。

②瘢痕子宫破裂，发生子宫体破裂时的临床表现同非瘢痕子宫破裂，发生子宫下段破裂则往往为不完全子宫破裂，其特征为子宫下段切口瘢痕裂开，出血少，容易漏诊。

（3）产后期：此期的子宫破裂很少见，可能为瘢痕子宫在生产时发生破裂，但在产后常规检查时才发现，也可能为非瘢痕子宫破裂。

3. 辅助检查

（1）胎心监护：子宫破裂前较为肯定的表现为胎儿心率各种减速的出现，特别是晚期减速持续较长时间且不恢复。

（2）超声检查：是诊断子宫破裂及先兆子宫破裂最为有效的手段。

（3）腹腔穿刺及后穹窿穿刺：该项检查可以明确腹腔内有无出血，但是一般这项检查阳性的病人，其症状及体征也往往较明显，多可诊断。

（4）阴道检查：由于阴道检查常可加剧损伤，因此，除了产后疑有子宫破裂者需检查宫腔要进行此项操作外，一般不提倡。

（5）血清甲胎蛋白和肌酸激酶检测：对于诊断胎盘植入并子宫破裂有重要意义，血清中异常增高的甲胎蛋白和肌酸激酶可作为妊娠期提示穿透性胎盘的生化指标。

（6）磁共振成像：由于能较为清楚地显示胎儿、胎盘及子宫的关系，是子宫破裂超声确诊的重要补充手段。

4. 治疗要点　在子宫破裂发生的**30 分钟**内施行外科手术是降低围生期永久性损伤及胎儿死亡的主要治疗手段。根据情况判断孕妇是否可以继续妊娠，进而选择合适的手术方式，最大限度减少对母婴的损害。

5. 护理措施　密切观察病情，配合医生手术，防止感染等的发生。

二十三、产褥感染

【复习指南】本部分内容有一定难度，历年必考，应作为重点复习。产褥感染的临床表现、辅助检查及护理措施应熟练掌握；病因及发病机制、治疗要点应掌握。

产褥感染是指分娩时及产褥期生殖道受病原体感染，引起局部和全身的炎性应化，是产妇死亡的四大原因之一。

1. 病因　任何削弱产妇机体免疫力的因素均可诱发产褥感染。

2. 临床表现　发热、疼痛、异常恶露为产褥感染的三大主要症状。

3. 治疗要点　积极控制感染，并纠正全身状况。

4. 护理措施

（1）采取半卧位或抬高床头，促进恶露引流，炎症局限，防止感染扩散。

（2）做好病情观察与记录，包括生命体征、恶露的颜色、性状与气味，子宫复旧情况，腹部体征及会阴伤口情况。

（3）保证产妇获得充足休息和睡眠；给予高蛋白、高热量、高维生素饮食；保证足够的液体摄入。

（4）鼓励和帮助产妇做好会阴部护理，及时更换会阴垫，保持床单及衣物清洁，促进舒适。

（5）正确执行医嘱，注意抗生素使用间隔时间，维持血液有效浓度。配合做好脓肿引流术、清宫术、后穹窿穿刺术的准备及护理。

（6）对病人出现高热、疼痛、呕吐时按症状进行护理，解除或减轻病人的不适。

（7）操作时严格执行消毒隔离措施及无菌技术原则，避免院内感染。

（8）做好心理护理，解答产妇及家属的疑问，让其了解产褥感染的症状、诊断和治疗的一般知识，减轻其焦虑。为婴儿提供良好的照顾，提供母婴接触的机会，减轻产妇的焦虑。鼓励产妇家属为病人提供良好的社会支持。

（9）做好健康教育与出院指导，培养良好的卫生习惯，便后清洁会阴，会阴垫，会阴清洁用物及时清洗消毒。指导饮食、休息、用药、定时复查等自我康复保健护理。

二十四、晚期产后出血

【复习指南】本部分内容有一定难度，历年必考，应作为重点复习。晚期产后出血的临床表现、辅助检查及护理措施应熟练掌握；病因及发病机制、治疗要点应掌握。

晚期产后出血也称继发性产后出血，是指分娩24小时后产褥期内发生的子宫大量出血。或指产后24小时至产褥末期的异常阴道流血。在产后6周以后的出血则包括分娩原因以外的月经、流产等。晚期产后出血的发生率为0.2%～0.7%，多发生于产后1～2周，也可迟至分娩后6～8周。常常表现为一次性大出血或为持续或间断的少量至中等量的阴道出血。

1. 病因　引起晚期产后出血的主要原因是胎盘或和胎膜残留及宫腔感染、胎盘原附着部复旧不全。

2. 临床表现　临床表现主要为阴道出血、失血性休克、继发性贫血，有的失血过多，休克时间长，还可并发DIC。症状的轻重视失血量、速度及原来体质和贫血与否而不同。短期内大出血，可迅速出现休克。

3. 辅助检查　血、尿常规，了解感染与贫血情况。宫腔分泌物培养或涂片检查。B超检查能了解宫腔内有无残留物、子宫切口愈合状况等。若有宫腔刮出物或切除子宫标本，应送病理检查以明确诊断。

4. 治疗要点

（1）少量或中等量阴道流血，应给予足量广谱抗生素、子宫收缩药及支持疗法和中药治疗。

（2）疑有胎盘、胎膜、蜕膜残留或胎盘附着部位复旧不全者，刮宫多能奏效，操作力求轻柔，备血并做好开腹手术的术前准备。刮出物应送病理检查，以明确诊断。术后继续给予抗生素及子宫收缩药。

（3）剖宫产术后阴道流血，少量或中等量应住院给予抗生素并严密观察。阴道大量出血需积极抢救，此时刮宫手术应慎重，因剖宫产组织残留机会甚少，刮宫可造成原切口再损伤导致更多量出血。近年来，经皮股动脉插管行子宫动脉栓塞及髂内动脉栓塞治疗晚期产后出血效果较好。必要时应开腹探查，若组织坏死范围小，炎性反应轻，患者又无子女，可选择清创缝合及髂内动脉、子宫动脉结扎法止血而保留子宫。否则，宜切除子宫，由于病灶在子宫下段，切除子宫必须包括子宫体及部分宫颈，故宜行低位子宫次全切除术，或行子宫全切术。

（4）产道软组织损伤或血肿，应及时缝合止血。清除血肿，结扎出血点，不能缝合时可在阴道内填塞纱布压迫止血。阔韧带内血肿，多由子宫不全破裂所致，应行剖腹探查术。

第八章　新生儿和新生儿疾病

一、足月新生儿的特点及护理

【复习指南】本部分内容有一定难度，历年必考，应作为复习重点内容。足月新生儿的特殊生理状态、正常新生儿护理应熟练掌握。

1. 正常新生儿的特点

（1）外观特点：正常足月新生儿是指胎龄满37～42周出生，出生体重在2500～4000g，无任何畸形和疾病的活产婴儿。胎龄超过42周（294天）以上的新生儿称为过期产儿。正常新生儿体重在2500g以上（约3000g），身长在47cm以上（约50cm），哭声洪亮，肌肉有一定张力，四肢屈曲，皮肤红润，胎毛少，耳软骨发育好，指（趾）甲达到或超过指（趾）端，乳晕清楚，乳头突起，乳房可扪到结节，有较深的足纹，男婴睾丸下降，女婴大阴唇覆盖小阴唇。

（2）生理特点

①呼吸系统：由于呼吸中枢发育不成熟，新生儿呼吸节律常不规则，频率较快，40次/分左右，以腹式呼吸为主。

②循环系统：胎儿出生后血液循环发生巨大变化，通过脐带结扎，胎盘－脐血循环终止；随着呼吸建立和肺膨胀，肺血管阻力降低，肺血流增加；从肺静脉回流到左心房的血量显著增加，压力增高，使卵圆孔功能性关闭；由于PaO_2增高，动脉导管收缩，出现功能性关闭，完成胎儿循环向成人循环的转变。新生儿心率波动较大，100～150次/分，平均120～140次/分，血压平均为70/50mmHg（9.3/6.7kPa）。

③消化系统：新生儿吞咽功能已经完善，但由于食管下端括约肌松弛，胃呈水平位，幽门括约肌较发达，容易发生溢乳和呕吐；消化道已能分泌大部分消化酶，只是淀粉酶至出生后4个月才能达到成人水平；出生后10～12小时开始排胎粪，呈墨绿色，2～3天内排完，若超过24小时还未见胎粪排出应检查是否为肛门闭锁及其他消化道畸形；新生儿肝葡萄糖醛酸转移酶的活力较低，多数新生儿出现生理性黄疸，同时对某些药物解毒能力低下，易出现药物中毒。

④血液系统：足月儿出生时白细胞较高，第3天开始下降；由于胎儿肝内维生素K储存量少，凝血因子活性低，出生后应常规注射维生素K_1。

⑤泌尿系统：一般出生后24小时内排尿，如出生后48小时无尿需要查明原因；新生儿肾排磷功能较差，容易出现低钙血症。

⑥神经系统：新生儿期间视觉、听觉、味觉、触觉、温度觉发育良好，痛觉、嗅觉（除对母乳外）相对较差；出生时已具有原始的神经反射（如觅食反射、吸吮反射、握持反射、拥抱反射等），于出生后3～6个月消失；新生儿巴氏征、克氏征、佛斯特征阳性属于正常现象。

⑦免疫系统：新生儿可通过胎盘获得免疫球蛋白IgG，因此新生儿对一些传染性疾病如麻疹有免疫力而不易感染；而IgA和IgM不能通过胎盘获取，人乳的初乳中含较高免疫球蛋白IgA，应提倡母乳喂养，提高新生儿抵抗力；新生儿白细胞对真菌的杀灭能力较低，这是新生儿易患感染的原因。

⑧体温调节：新生儿体温调节功能差，皮下脂肪较薄，体表面积相对较大，容易散热，产热主要依靠棕色脂肪的代谢；室温过高时足月儿能通过皮肤蒸发和出汗散热，但如体内水分不足，血液浓缩而容易出现“脱水热”（一般无须做特殊处理，只要及时补充水分，很快体温就可恢复正常），室温过低可引起硬肿症；由于出生后环境温度较宫内低，新生儿出生后1小时内体温可降2.5℃，如环境温度适中，体温逐渐回升，并在36～37℃波动。新生儿适中温度与胎龄、日龄和出生体重有关。

⑨能量、水和电解质需要量：出生后第1周，新生儿总能量需要为每天50～75kcal/kg（209.2～313.8kJ/kg），以后逐渐增至每日100～120kcal/kg（418.4～502.1kJ/kg）；每日液体维持量第1天60～80ml/kg，第2天80～100ml/kg，第3天以后100～140ml/kg；足月儿每日钠需求量为1～2mmol/kg，10天后钾的日需要量为1～2mmol/kg；新生儿容易发生酸碱失衡，特别是易发生代谢性酸中毒，需及时纠正。

2. 新生儿的特殊生理状态

（1）生理性体重下降：新生儿出生后数日内会出现体重下降，但一般不超过10%，出生后10天左右恢复到出生时体重。

（2）生理性黄疸：新生儿肝葡萄糖醛酸转移酶活力较低，多数新生儿出现生理性黄疸。

（3）乳腺肿大：出生后第3～5天，男、女新生儿均可发生乳腺肿大，切勿挤压，以免感染。一般出生后2～3周消退。

（4）“马牙”和“螳螂嘴”：新生儿上颚中线和齿龈缘上常有黄白色小斑点，俗称“马牙”，于出生后数周至数月自行消失；新生儿面颊部有脂肪垫，俗称“螳螂嘴”，有利于吸乳，不应挑割，以免感染。

（5）假月经：有些女婴因妊娠后母体雌激素进入胎儿体内，出生后突然中断导致其出生后5～7天阴道可见血性分泌物，可持续1周，称为假月经，一般不必处理。

（6）粟粒疹：新生儿出生后3周内，可在鼻尖、鼻翼、面颊部出现细小的、白色的或黑色的、突出在皮肤表明的皮疹，系新生儿皮脂腺功能未完全发育成熟所致，多自行消退，一般不必处理。

3. 正常新生儿的护理

（1）保持呼吸道通畅：新生儿开始呼吸前迅速清除口、鼻部的黏液及羊水，避免出现吸入性肺炎；保持新生儿舒适体位，避免颈部前屈或过度后仰，俯卧时头侧向一侧；专人看护，检查鼻孔是否通畅，避免异物阻塞或遮挡口鼻部。

（2）维持体温稳定：采取不同的措施对新生儿进行保暖，使新生儿处于适中温度。保暖方法有戴帽、母体胸前怀抱、母亲袋鼠式怀抱、应用热水袋等。新生儿室应安置在阳光充足、空气流通的朝南区域，保持室温在22～24℃、相对湿度在55%～65%，空间适宜。

（3）预防感染：一般新生儿分娩后立即结扎脐带，消毒处理好残端。脐带脱落前应注意脐部有无渗血，保持脐部不被污染。脐带脱落后应注意有无分泌物及肉芽，有分泌物者先用3%过氧化氢溶液棉签擦拭，再用0.2%～0.5%的碘伏棉签擦拭，并保持干燥，严格执行消毒隔离制度；保持脐部清洁干燥，不被污染；做好皮肤护理：每天沐浴1次，以保持皮肤清洁和促进血液循环，检查脐带、皮肤完整性，每次大便后用温水清洗会阴及臀部。

（4）合理喂养：鼓励早哺乳，按需哺乳；人工喂养者，奶具专用并严格消毒，奶汁流速以连续滴入为宜；奶量以喂奶后安静、不吐、无腹胀和理想的体重增长为标准。定时、定秤测量体重，以了解营养状况。

（5）确保安全：避免让新生儿处于危险环境（如高空台面、可触及的热源、电源、尖锐物品等）。

（6）新生儿筛查：一般是婴儿出生后3天采取足跟血的纸片法进行遗传性疾病筛查，其目的是对患病的新生儿在临床症状尚未表现之前或表现轻微时给予筛查，得以早期诊断、早期治疗，防止机体组织器官发生不可逆的损伤。

二、早产儿的特点及护理

【复习指南】本部分内容有一定难度，历年必考，应作为重点复习内容。早产儿的特点和护理应重点掌握。

1. 早产儿的特点

（1）外观特点：早产儿体重大多在2500g以下，身长不到47cm，哭声轻，颈肌软弱，四肢肌张力低下，皮肤红嫩，胎毛多，耳壳软，指（趾）甲未达到指（趾）端，乳晕不清，足纹少，男婴睾丸未降或未完全下降，女婴大阴唇不能覆盖小阴唇。足月儿和早产儿的外观特点鉴别见表8－1。

表8－1　足月儿和早产儿的外观特点鉴别

项目	体重、身长	皮肤	肌张力	生殖器
足月儿	体重在2500g以上（约3000g），身长在47cm以上（约50cm）	皮肤红润，胎毛少，耳软骨发育好，指（趾）甲达到或超过指（趾）端，有较深的足纹	肌肉有一定张力，四肢屈曲	乳晕清楚，乳头突起，乳房可扪到结节，男婴睾丸下降，女婴大阴唇覆盖小阴唇
早产儿	多在2500g以下，身长不到47cm	皮肤红嫩，胎毛多，耳壳软，指（趾）甲未达到指（趾）端，足纹少	颈肌软弱，四肢肌张力低下	乳晕不清，男婴睾丸未降或未完全下降，女婴大阴唇不能覆盖小阴唇

（2）生理特点

①呼吸系统：早产儿呼吸中枢发育不成熟，呼吸浅表而不规则，常出现呼吸暂停现象；如呼吸停止时间达15～20秒，或虽不到15秒，但伴有心率减慢并出现发绀及四肢张力的下降称为呼吸暂停；早产儿肺发育不成熟，表面活性物质缺乏，易发生肺透明膜病。

②循环系统：早产儿心率快，血压低于足月儿。

③消化系统：早产儿发生乳汁吸入、胃食管反流和溢乳、胎粪延迟排出的概率较高。早产儿生理性黄疸较重，血清胆红素最高界值可达256μmol/L（15mg/dl），易引起核黄疸、低血糖和低蛋白血症，同时由于肝功能不完善，肝内维生素K依赖凝血因子的合成少，易发生出血症；由于早产儿的胎粪形成较少和肠蠕动乏力，易发生胎粪延迟排出。

④血液系统：早产儿血小板数量较足月儿略低，贫血常见；维生素K、铁及维生素D贮存较足月儿低，早产儿更易发生出血、贫血和佝偻病。

⑤泌尿系统：早产儿可出现低钠血症、糖尿、在用普通牛奶人工喂养时，因为酪蛋白含量较高，可发生晚期代谢性酸中毒。

⑥神经系统：早产儿容易发生缺氧导致缺氧缺血性脑病，此外，由于早产儿脑室管膜下存在发达的胚胎生发层组织，因而易导致颅内出血。

⑦免疫系统：早产儿皮肤娇嫩，屏障功能弱，体液及细胞免疫功能均很不完善，IgG和补体水平较低，极易发生各种感染。

⑧体温调节：早产儿体温调节功能更差，产热量少，易散热，同时汗腺发育不成熟和缺乏寒冷发抖反应，因此，早产儿的体温易随环境温度变化而变化，且常因寒冷而导致硬肿症的发生。

2. 早产儿的护理

（1）维持有效呼吸：保持呼吸道通畅，早产儿仰卧时可在肩下放置小的软枕，避免颈部弯曲、呼吸道梗阻；出现发绀时查明原因，同时给予氧气吸入，吸入氧浓度以维持动脉血氧分压在50～80mmHg（6.7～10.7kPa）或经皮血氧饱和度在88%～93%为宜，一旦症状改善立即停用；呼吸暂停者给予拍打足底、托背、刺激皮肤等处理；反复发作者，可遵医嘱给予氨茶碱静脉输注。

（2）维持体温稳定：根据早产儿的体重、成熟度及病情，采取不同的保暖措施，加强体温监测。一般体重＜2000g者，应尽早置婴儿暖箱保暖，体重＞2000g在箱外保暖者，应给予戴帽保暖，以降低氧耗量和散热量。保持室温在24～26℃、相对湿度在55%～65%。

（3）预防感染：严格执行消毒隔离制度，防止交叉感染。严格控制入室人数，室内物品定期更换消毒，强化洗手意识，每次接触早产儿前后要洗手，严格控制医源性感染。

（4）合理喂养：早哺乳，防止低血糖；提倡母乳喂养，无法母乳喂养者以早产儿配方乳为宜；奶量根据早产儿耐受力而定，以不发生胃潴留及呕吐为标准；吸吮能力差和吞咽不协调者可用间歇鼻饲喂养、持续鼻饲喂养，能量不足者以静脉高营养补充并合理安排，补液与喂养时间交叉，尽可能减少血糖浓度波动；出生后应及时补充维生素K、维生素A、维生素C、维生素D、维生素E，从2个月开始补充铁剂。

（5）密切观察病情：早产儿病情变化快，常出现呼吸暂停等生命体征的改变，应密切监测各项指标。若早产儿摄入量不足或疾病影响需药物治疗及补液时，要加强补液管理。配制液体时，剂量要绝对精准；在输液过程中严格控制补液速度，定时巡回记录，防止高血糖、低血糖的发生。

（6）健康教育：鼓励父母参与照顾患儿的活动，如抱抚、亲自喂奶等；指导父母正确冲调奶粉、沐浴、预防接种、门诊随访等相关事宜，以使他们得到良好的信息支持并树立照顾患儿的信心。

三、新生儿窒息

【复习指南】本部分内容有一定难度，历年必考，应作为重点复习。新生儿窒息的临床表现、辅助检查及护理措施应熟练掌握；病因及病理、治疗要点应掌握。

新生儿窒息是指胎儿因缺氧发生窘迫或娩出过程中引起的呼吸、循环障碍，以致出生后1分钟内无自主呼吸或未能建立规律性呼吸，而导致低氧血症和混合性酸中毒。

1. 病因及病理生理

（1）病因

①孕母因素：孕母患有全身性疾病；孕母有妊娠高血压综合征；孕母吸毒、吸烟；孕母年龄＞35岁或＜16岁。

②胎盘和脐带因素：前置胎盘、胎盘早剥、胎盘老化等；脐带受压、打结、绕颈等。

③分娩因素：难产；产程中药物使用不当等。

④胎儿因素：早产儿、小于胎龄儿、巨大儿；先天畸形；羊水或胎粪吸入气道等；胎儿宫内感染所致神经系统受损等。

（2）病理生理

①呼吸改变：原发性呼吸暂停，胎儿或新生儿窒息缺氧时，初起1～2分钟呼吸深快，如缺氧未及时纠正，随即转为呼吸抑制和反射性心率减慢，此为原发性呼吸暂停，此时患儿肌张力存在，血管轻微收缩，血压升高，循环尚好，但有发绀，如及时给氧或予以适当刺激，有时甚至在外界帮助下仍能恢复呼吸。继发性呼吸暂停，如缺氧持续存在，则出现喘息样呼吸，心率继续减慢，血压开始下降，肌张力消失，面色苍白，呼吸运动减弱，最终出现一次深度喘息而进入继发性呼吸暂停，如无外界正压呼吸帮助则无法恢复而死亡。

②各器官缺血与缺氧改变。

③血液生化和代谢改变。

2. 临床表现

（1）胎动及胎心率异常：早期有胎动增加，胎儿心率增快，≥160次/分；晚期胎动减少甚至消失，胎心率变慢或不规则，＜100次/分，羊水被胎粪污染呈黄绿色或墨绿色。

（2）Apgar评分异常：Apgar评分是临床上评价新生儿窒息程度的简易方法，内容包括心率、呼吸、对刺激的反应、肌张力和皮肤颜色5项，每项0～2分，总分10分，8～10分为正常，4～7分为轻度窒息，0～3分为重度窒息。出生后1分钟评分可区别窒息程度，5分钟及10分钟评分有助于判断复苏效果和预后，见表8－2。

表8－2　新生儿Apgar评分

项目	2分表现	1分表现	0分表现
心率	心搏有力，大于100次/分	心搏微弱，小于100次/分	听不到心音
呼吸	呼吸规律，哭声响亮	呼吸缓慢而不规则或哭声无力	没有呼吸
对刺激的反应	弹足底或插鼻管后有啼哭、打喷嚏或咳嗽	只有皱眉等轻微反应	毫无反应
肌张力	四肢活动有力	四肢略有屈曲	四肢松弛
皮肤颜色	全身皮肤红润	躯干皮肤红润，四肢皮肤青紫	全身皮肤青紫或苍白

（3）各器官受损表现：窒息、缺氧缺血造成多器官性损伤，但发生的频率和程度则常有异常。可出现心血管系统、呼吸系统、泌尿系统等多器官受损。

3. 辅助检查

（1）血气分析：可显示呼吸性酸中毒或代谢性酸中毒，当胎儿头皮血pH≤7.25时提示胎儿有严重缺氧，需准备各种抢救措施。出生后应多次监测pH、$PaCO_2$和PaO_2，作为应用碱性溶液和供氧的依据。

（2）其他：根据病情需要还可以选择性监测血糖、血电解质、血尿素氮及肌酐等生化指标。

4. 治疗要点

（1）预防及积极治疗孕母疾病。

（2）早期预测：估计胎儿娩出后有窒息危险时提前做好准备工作。

（3）及时复苏：根据ABCDE复苏方案。A：清理呼吸道；B：建立呼吸，增加通气；C：维持正常循环，保证足够心搏出量；D：药物治疗；E：评价和环境（保温）。其中ABC 3步最为重要，A是根本，B是关键，评价和保温贯穿于整个复苏过程。

（4）复苏后处理：评估患儿情况，注意维持内环境稳定，控制惊厥，治疗脑水肿。

5. 护理问题

（1）自主呼吸障碍　与羊水、气道分泌物吸入导致低氧血症和高碳酸血症有关。

（2）体温过低　与缺氧有关。

（3）焦虑（家长）　与病情危重及预后不良有关。

6. 护理措施

（1）复苏护理：严格按照 A→B→C→D 步骤进行，顺序不能颠倒。

①A 通畅气道（要求在出生后 15～20 秒内完成）：新生儿娩出后即置于远红外或其他方法预热的保暖台；温热干毛巾擦干头部及全身；摆好体位，肩部以布卷垫高 2～2.5cm，使颈部轻微伸仰；立即吸净口、咽、鼻黏液，吸引时间不超过 10 秒，先吸口腔再吸鼻腔黏液。

②B 建立呼吸：触觉刺激（拍打足底和摩擦婴儿背部促使呼吸出现），正压通气（触觉刺激无自主呼吸建立或心率＜100 次/分，立即用复苏器加压给氧，如无规律性呼吸须进行气管插管正压通气）。

③C 恢复循环：气管插管正压通气 30 秒后，心率＜60 次/分或心率在 60～80 次/分不再增加，应同时进行胸外心脏按压。

④D 药物治疗：胸外心脏按压 30 秒不能恢复正常循环时，建立有效的静脉通路，遵医嘱给予肾上腺素；如心率仍＜100 次/分，可根据病情酌情用纠酸、扩容药，有休克症状者可给多巴胺。

（2）复苏后监护：全面监护并做好相关记录，监测内容为体温、呼吸、心率、血压、尿量、肤色和窒息所导致的神经系统症状；注意酸碱失衡、电解质紊乱、大小便异常、感染和喂养等问题。认真观察并做好相关记录。

（3）保温：在整个治疗过程中注意患儿的保温，可将患儿置于远红外保暖床上，病情稳定后置暖箱中保暖或热水袋保暖，维持患儿肛温 36.5～37℃。

四、新生儿颅内出血

【复习指南】本部分内容难度不大，历年必考，应作为重点复习。新生儿颅内出血的临床表现、护理措施及健康教育应熟练掌握；病因及发病机制、治疗要点应了解。

1. 病因及发病机制

（1）产伤性颅内出血：分娩过程中胎头所受压力过大、局部压力不均或头颅在短时间内变形过速者均可导致大脑膜、小脑幕撕裂而致硬脑膜下出血；脑表面静脉撕裂常伴有蛛网膜下腔出血。

（2）缺氧缺血性颅内出血

①缺氧和酸中毒直接损伤毛细血管内皮细胞，使其通透性增加或破裂出血。

②缺氧和酸中毒损伤脑血管自主调节功能，形成压力被动性脑血流，当体循环压力升高时，脑血流量增加而致毛细血管破裂。相反在血压下降时，脑血流量减少而致缺血性改变，缺血坏死区内可有出血灶。

③早产儿在大脑侧脑室和第四脑室周围的室管膜下及小脑软脑膜下的外颗粒层均留存有胚胎生发层基质，该组织是一个未成熟的毛细血管网，其血管壁仅有一层内皮细胞，缺乏胶原组织支撑，小毛细血管脆弱，当动脉压突然升高时即可导致毛细血管破裂出血，室管膜下血液向内可穿破室管膜引起脑室内出血，脑室周围纤溶系统活跃，故向外可扩散到白质致脑实质出血。

（3）其他：不适当输注高渗液体、频繁吸引和气胸等均可使血压急剧上升引致脑血流变化而造成颅内出血。新生儿肝功能不成熟，凝血因子不足，也是引起出血的一个原因，此外一些出血性疾病也可引起新生儿颅内出血。

2. 临床表现

（1）常见症状：颅内出血的症状和体征与出血部位及出血量有关。一般出生后 1～2 天内出现。表现为：①意识形态改变如激惹、过度兴奋或表情淡漠、嗜睡、昏迷等；②眼症状如凝视、斜视、眼球上转困难、眼震颤等；③颅内压增高表现如脑性尖叫、前囟隆起、惊厥等；④呼吸改变出现呼吸增快、减慢、不规则或暂停等；⑤肌张力改变，早期肌张力增高以后减低；⑥瞳孔不对称，对光反应差。

（2）各类颅内出血的特点

①硬脑膜下出血：多数为产伤所致，天幕、大脑镰撕裂和大脑表浅静脉破裂所造成的急性大量出血，在数分钟或几小时内神经系统症状恶化、呼吸停止而死亡；亚急性者，在出生 2 小时后出现症状，以惊厥为主，有局灶性脑征，如偏瘫、眼斜向瘫痪侧等；亦有症状在新生儿期不明显，而在出生数月后产生慢性硬脑膜下积液，有惊厥发作、发育迟缓和贫血等。

②原发性蛛网膜下腔出血：出血起源于蛛网膜下腔的桥静脉，典型症状是在出生后第 2 天发作惊厥，发作间歇情况良好，大多数预后良好，个别病例可因粘连而出现脑积水后遗症。少量出血者可无症状；大量出血者常于短期内死亡。

③脑室周围 - 脑室内出血：多见于早产儿。

④小脑出血：多发生在胎龄＜32 周的早产儿，常合并肺透明膜病、肺出血，临床症状不典型，大多数有频繁呼吸暂停、心动过缓，最后因呼吸衰竭而死亡。

3. 辅助检查　脑脊液检查、影像学检查、CT 和 B 超检查等有助于诊断和判断预后。

4. 治疗要点

（1）止血：选择使用维生素 K_1、酚磺乙胺、卡巴克络和巴曲酶等。

（2）镇静、止痉：选用地西泮、苯巴比妥等。

（3）降低颅内压：颅内压增高者可选用呋塞米。如有瞳孔不等大、呼吸节律不整、叹息样呼吸或双吸气等，可静脉滴注甘露醇，用药剂量根据病情决定。

（4）应用脑代谢激活药：若出血停止后，可应用胞磷胆碱、脑活素静脉滴注，10～14 天为 1 个疗程。恢复期可给吡拉西坦。

（5）外科处理：足月儿有症状的硬脑膜下出血，可用腰椎穿刺针从前囟边缘进针吸出积血。脑积水早期有症状者可行侧脑室穿刺引流，进行性加重者行脑室 - 腹腔分流。

5. 护理问题

（1）潜在并发症：颅内出血。

（2）低效性呼吸型态　与呼吸中枢受损有关。

（3）有窒息的危险　与惊厥、昏迷有关。

（4）体温调节无效　与体温调节中枢受损有关。

6. 护理措施

（1）密切观察病情，降低颅内压：①严密观察病情，注意生命体征、神态、瞳孔变化。密切观察呼吸型态，及时清除呼吸道分泌物，避免外界因素阻碍患儿气道通畅。仔细耐心观察惊厥发生的时间、性质。密切观察并记录阳性体征，随时与医生取得联系。②保持绝对静卧，抬高头部，减少噪声及一切不必要的治疗和护理操作，操作要轻、稳、准，尽量**减少对**

患儿移动和刺激，减少反复穿刺，防止加重颅内出血。

（2）合理用氧：根据缺氧程度给予吸氧，注意用氧的方式和浓度，维持血氧饱和度在85%～95%即可，防止氧浓度过高或用氧时间过长导致氧中毒。呼吸衰竭或严重的呼吸暂停时需气管插管、机械通气等。

（3）维持体温稳定：体温过高时应予以物理降温，体温过低时用远红外床、暖箱或热水袋保暖。

7. 健康教育

（1）向家长讲解颅内出血的严重性及会出现的后遗症。给予安慰，减轻家长的焦虑。

（2）鼓励坚持治疗和随访，发现有后遗症时，尽早带患儿进行功能训练和智力开发，减轻脑损伤影响。

（3）遵医嘱服用吡拉西坦、脑活素等营养神经细胞的药物，协助脑功能恢复。

五、新生儿黄疸

【复习指南】本部分内容难度不大，历年必考，应作为重点复习。新生儿黄疸的临床表现、护理措施及健康教育应熟练掌握；病因、护理问题及治疗要点了解。

1. 病因及分类　是指因胆红素（大部分未结合胆红素）在体内积聚而引起皮肤黏膜黄染的现象。有生理性和病理性之分。

（1）生理性黄疸：由于新生儿胆红素代谢特点，50%～60%的足月儿和＞80%的早产儿在出生后2～3天出现黄疸，4～5天可达高峰，一般情况良好，足月儿2周内即可消退，早产儿可延至3～4周。

（2）病理性黄疸：出生24小时内即可出现黄疸程度重、黄疸持续时间长、黄疸退而复现。引起病理性黄疸的主要原因分为感染性和非感染性。感染性原因包括新生儿肝炎、新生儿败血症及其他感染。非感染性原因包括新生儿溶血症、胆道闭锁、母乳性黄疸、遗传性疾病、药物性黄疸等。

2. 临床表现

（1）生理性黄疸：①黄疸色泽，轻者呈浅黄色，重者颜色较深，但皮肤红润黄里透红；②黄疸部位多见于躯干、巩膜及四肢近端，一般不过肘、膝；③新生儿一般情况好，无贫血，肝脾不大，肝功能正常，不发生胆红素脑病；④早产儿生理性黄疸较足月儿多见，黄疸程度较重消退也较迟。

（2）病理性黄疸：①黄疸程度，除面部、躯干外，还可累及四肢及手、足心。②黄疸颜色，以未结合胆红素升高为主，呈橘黄色或金黄色，以结合胆红素升高为主，呈暗绿色或阴黄。③伴随表现，溶血性黄疸多伴有贫血、肝脾大、出血点、水肿、心力衰竭；感染性黄疸多伴有发热、感染中毒症状及体征；梗阻性黄疸多伴有肝大，大便色发白，尿色黄。④全身症状，重症黄疸时可发生，表现为反应差、精神萎靡、厌食、肌张力低，继而易激惹、高声尖叫、呼吸困难、惊厥或角弓反张、肌张力增高等。

3. 辅助检查　血清胆红素检测是新生儿黄疸诊断的重要指标。新生儿病理性黄疸的血清胆红素＞205.2～256.5μmol/L（12～15mg/dl），或每日上升超过85μmol/L（5mg/dl）。

4. 治疗要点

（1）找出病理性黄疸的原因，采取相应的治疗措施，积极治疗基础疾病。

（2）降低血清胆红素，给予蓝光治疗。

（3）提早喂养，诱导正常菌群的建立，口服妈咪爱，减少肠肝循环，保持大便通畅，减少肠壁对胆红素的再吸收。

（4）保护肝，控制感染。

（5）适当选用酶诱导剂，输入血浆和白蛋白，降低游离胆红素。

5. 护理问题

（1）皮肤黄染　与体内胆红素过多有关。

（2）皮肤完整性受损　与皮疹有关。

（3）有感染的危险　与新生儿抵抗力下降有关。

（4）潜在并发症：胆红素脑病。

6. 护理措施

（1）观察皮肤颜色，根据皮肤黄染的部位、范围和深度，估计血清胆红素增高的程度，判断其有无核黄疸发生。

（2）给予光照疗法。进行蓝光辅助治疗时，患儿入箱前需进行皮肤清洁，禁忌在皮肤上涂粉或油类；剪短指甲，防止抓破皮肤；双眼佩戴遮光眼罩，避免光线损伤视网膜；脱去患儿外衣裤，全身裸体，只用一次性尿布遮盖会阴部，男婴注意保护阴囊。治疗中密切观察蓝光疗法常见的不良反应如发热、腹泻、皮疹、维生素 B_2 缺乏有无发生。

（3）提早喂养，刺激肠道蠕动，促进大便和胆红素排出。

（4）观察体温、脉搏、呼吸及有无出血倾向，患儿哭声、吸吮力、肌张力的变化，以判断有无胆红素脑病的发生。

（5）遵医嘱给予补液和白蛋白治疗，纠正酸中毒，防止胆红素脑病的发生。

7. 健康教育

（1）讲解黄疸病因及临床表现，以了解病情的转归，取得家长的配合，既往有新生儿溶血症流产或死胎的孕妇，应讲解产前检查及胎儿宫内治疗的重要性，防止新生儿出生时溶血症的发生。

（2）对胆红素后遗症者，应给予康复治疗和护理的指导，母乳性黄疸的患儿，母乳喂养**可暂停 1～4 天或改为隔次母乳喂养**，黄疸消退后再恢复母乳喂养。红细胞酶缺陷者，忌食蚕豆及其制品，患儿衣物保管时勿放樟脑丸，并注意药物的选用，以免诱发溶血。

六、新生儿寒冷损伤综合征

【复习指南】本部分内容难度不大，历年必考，应作为重点复习。新生儿寒冷损伤综合征的临床表现、护理措施及治疗要点应熟练掌握；病因、护理问题及健康教育应了解。

1. 病因及发病机制　新生儿寒冷损伤综合征简称新生儿冷伤，主要由受寒引起。其临床特征是低体温和多器官功能损伤，严重者出现皮肤和皮下脂肪变硬和水肿，此时又称新生儿硬肿症。**寒冷、早产、感染**和**窒息**为**主要病因**。

（1）新生儿体温调节与皮下脂肪组成特点：新生儿体温调节功能不足。①体温调节中枢发育不成熟。②皮肤表面积相对较大，血流丰富，易于失热。③能量贮备少，产热不足，尤以早产儿、低出生体重儿和小于胎龄儿为明显。④以棕色脂肪组织的化学产热方式为主，缺乏寒战等物理产热方式。因此，新生儿期易发生低体温。⑤新生儿皮下脂肪组织的饱和脂肪酸比未饱和脂肪酸多，前者熔点高，当受寒或其他原因引起体温降低时，皮脂容易发生硬化，出现硬肿症。

（2）寒冷损伤：寒冷环境或保温不当可使新生儿失热增加，当产热不抵失热时体温随即下降，继而引起外周小血管收缩，皮肤血流量减少，出现肢端发冷和微循环障碍，更进一步引起心功能低下表现。低体温和低环境温度导致缺氧、各种能量代谢紊乱和代谢性酸中毒，严重时发生多器官功能损伤。

（3）其他：新生儿严重感染（肺炎、败血症、化脓性脑膜炎等），早产，颅内出血和红细胞增多症等也易发生体温调节和能量代谢紊乱，出现低体温和硬肿。

2. 临床表现　本病多发生在冬、春寒冷季节，以出生3日内或早产新生儿多见。发病初期表现为体温降低、吮乳差或拒乳、哭声弱等症状；病情加重时会发生硬肿和多器官损害体征。

（1）低体温：体核温度（肛门内5cm处温度）常降至35℃以下，重症＜30℃。

（2）硬肿：因皮脂硬化和水肿形成，其特点为皮肤硬肿，紧贴皮下组织，不能移动，有水肿者压之有轻度凹陷。硬肿发生顺序是：小腿→大腿外侧→整个下肢→臀部→面颊→上肢→全身。

（3）多器官功能损害：早期常有心音低钝、心率缓慢、微循环障碍表现；严重时可出现休克、DIC、急性肾衰竭和肺出血等多器官功能衰竭的表现。

3. 治疗要点

（1）复温：是低体温患儿治疗的关键。复温原则是逐步复温，循序渐进。

（2）支持疗法：足够的热量有利于体温恢复，根据患者情况选择经口喂养或静脉营养。但应注意严格控制输液量及速度。

（3）遵医嘱合理用药：有感染者选用抗生素。纠正代谢紊乱。有出血倾向者用止血药，高凝状态时考虑用肝素，但DIC已发生出血时不宜用肝素。休克时除扩容纠正酸中毒外，可用多巴胺。

4. 护理问题

（1）体温过低　与新生儿体温调节功能低下、寒冷、早产、感染、窒息等有关。

（2）营养失调：低于机体需要量　与吸吮无力、热量摄入不足有关。

（3）有感染的危险　与免疫、皮肤黏膜屏障功能低下有关。

（4）皮肤完整性受损　与皮肤硬肿、水肿有关。

（5）潜在并发症：肺出血、DIC。

（6）知识缺乏：家长缺乏正确保暖及育儿知识。

5. 护理措施

（1）复温：目的是在体内产热不足的情况下，通过提高环境温度（减少散热或外加热），以恢复和保持正常体温，可以将患儿放置已预热的暖箱，也可以采用温水浴、热水袋、电热毯或母亲怀抱等方式复温，但要防止烫伤。

（2）合理喂养：轻者能吸吮者可经口喂养，吸吮差可使用滴管、鼻饲或静脉营养保证能量供给。

（3）保证液体供给，严格控制补液速度：使用输液泵控制速度，无条件者应加强手控滴速。建立输液记录卡，每小时记录输入量及速度，根据病情加以调节，以防止输液速度过快引起心力衰竭和肺出血。

（4）预防感染：做好消毒隔离工作，加强皮肤护理，更换体位，防止体位性水肿和坠积性肺炎，尽量减少肌内注射防止皮肤破损引起感染。

（5）观察病情：注意体温、脉搏、呼吸、硬肿范围及程度、尿量、有无出血症状等，认真记录护理，备好抢救药物和设备，一旦发生病情变化，能分秒必争组织有效的抢救。

6. 健康教育　认真讲解有关硬肿症的疾病相关知识，指导患儿家长加强护理，保暖，保持适宜的环境温度和湿度，鼓励母乳喂养，保证足够的热量。

七、新生儿缺氧缺血性脑病

【复习指南】本部分内容难度不大，历年必考，应作为重点复习。新生儿缺氧缺血性脑病临床表现、护理措施及健康教育应熟练掌握；病因及治疗要点了解。

1. 病因及发病机制　新生儿缺氧缺血性脑病是指由于各种围生期因素引起的缺氧和脑血流减少或暂停而导致胎儿和新生儿的脑损伤，是新生儿窒息后的严重并发症。本病病情重，病死率高，少数幸存者可产生永久性神经功能缺陷，如智力障碍、癫痫、脑性瘫痪等。

（1）缺氧：①围生期窒息；②反复呼吸暂停；③严重的呼吸系统疾病；④右向左分流型先天性心脏病等。其中，围生期窒息是引起新生儿缺氧缺血性脑病的主要原因。

（2）缺血：①心搏停止或严重的心动过缓；②重度心力衰竭或周围循环衰竭。

2. 临床表现　主要表现为意识改变及肌张力变化，严重者可伴有脑干功能障碍。根据病情不同可分为轻度、中度、重度。

（1）轻度：主要表现为兴奋、激惹，肢体及下颏可出现颤动，吸吮反射正常，拥抱反射活跃，肌张力正常，呼吸平稳，前囟平，一般不出现惊厥。上述症状一般在出生后 2 小时内明显，3 天内逐渐消失，预后良好。

（2）中度：表现为嗜睡、反应迟钝，肌张力减低，肢体自发动作减少可出现惊厥。前囟张力正常或稍高，拥抱反射和吸吮反射减弱，瞳孔缩小，对光反应迟钝。足月儿上肢肌张力减退较下肢重，表明病变累及矢状窦旁区；早产儿表现为下肢肌张力减退比上肢重，则是因脑室周围白质软化所致。症状在出生后 24 小时内明显，病情恶化者嗜睡程度加深甚至昏迷，反复抽搐，可留有后遗症。脑电图检查可见癫痫样波或电压改变，诊断常发现异常。

（3）重度：意识不清，常处于昏迷状态，肌张力低下，肢体自发动作消失，惊厥频繁，反复呼吸暂停，前囟张力高，拥抱反射、吸吮反射消失，瞳孔不等大或瞳孔放大，对光反应差，心率减慢。脑电图及影像学诊断明显异常。脑干诱发电位也异常。重度患儿死亡率高，存活者多数留有后遗症。

3. 治疗要点

（1）支持方法：①供氧，遵医嘱选择适当的给氧方法；②纠正酸中毒，应改善通气以纠正呼吸性酸中毒，在此基础上使用碳酸氢钠纠正代谢性酸中毒；③维持血压，保证各脏器的血液灌注，可用多巴胺和多巴酚丁胺；④维持血糖在正常高值，但应注意防止高血糖，因为缺氧脑组织血糖过高所造成的组织酸中毒的危害甚至比低血糖更为严重；⑤控制补液量。

（2）控制惊厥：首选苯巴比妥钠，负荷量为 20mg/kg，15～30 分钟静脉滴注，若不能控制惊厥 1 小时后可加用 10mg/kg，每日维持量为 3～5mg/kg。地西泮（安定）的作用时间短，疗效快，在上述药物疗效不明显时可加用，剂量为 0.1～0.3mg，静脉滴注，两药合用时应注意抑制呼吸的可能性。

（3）治疗脑水肿：有颅内高压者可选用呋塞米静脉注射，可使用甘露醇静脉滴注。

（4）亚低温治疗：采用人工诱导方法将体温下降 2～4℃，减少脑组织的基础代谢，保护神经细胞。降温的方式可以采用全身性或选择性头部降温，前者能迅速、稳定地将脑部温度降到预期的温度，但易出现新生儿硬肿症，而后者能避免其缺点，又能发挥脑保护作用。目前亚低温治疗新生儿缺氧缺血性脑病，仅适用于足月儿，对早产儿尚不宜采用。

4. 护理问题

（1）低效性呼吸型态　与缺血缺氧致呼吸中枢受损有关。

（2）潜在并发症：颅内压升高、呼吸衰竭。

（3）有失用性综合征的危险　与缺血缺氧导致的后遗症有关。

5. 护理措施

（1）给氧：及时清除呼吸道分泌物，保持呼吸道通畅，选择合适的给氧方式，根据患儿缺氧情况，可给予鼻导管吸氧或头罩吸氧，如缺氧严重，可考虑气管插管及机械辅助通气。

（2）监护：严密监护患儿的呼吸、血压、心率、血氧饱和度等，注意观察患儿的神志、瞳孔、前囟张力及抽搐等症状，观察药物反应。

（3）亚低温治疗的护理

①降温：亚低温治疗时采用循环水冷却法进行选择性头部降温，起始水温保持在10～15℃，直至体温降至35.5℃时开启体部保暖，头部采用覆盖铝箔的塑料板反射热量。脑温下降至34℃时间应控制在30～90分钟，否则将影响效果。

②维持体温：亚低温治疗是使头颅温度维持在34～35℃，由于头部的降温，体温也会相应地下降，易引起新生儿硬肿症等并发症，因此，在亚低温治疗的同时必须注意保暖，可给予远红外或热水袋保暖。远红外保暖时，肤温控制设定在35～35.5℃，肤温探头放置于腹部。热水袋保暖，使热水袋的水温维持在50℃左右，冷却后及时更换，且应防止发生烫伤。在保暖的同时要保证亚低温的温度要求。患儿给予持续的肛温监测，以了解患儿体温波动情况，维持体温在35.3℃左右。

③亚低温治疗结束后，必须给予复温。

④监测生命体征，认真记录24小时出入量。

（4）早期康复干预：对疑有功能障碍者，将其肢体固定于功能位。早期给予患儿动作训练和感知刺激的干预措施，促进脑功能的恢复。向患儿家长耐心细致地解答病情，以取得理解；恢复期指导家长掌握康复干预的措施，以得到家长最佳的配合，并坚持定期随访。

八、新生儿脐炎

【复习指南】本部分内容难度不大，历年必考，应作为重点复习。新生儿脐炎的临床表现、治疗要点及护理措施应熟练掌握；病因、护理问题应了解。

1. 病因　因为断脐时或者出生后处理不当而被金黄色葡萄球菌、大肠埃希菌或溶血性链球菌等侵染脐部所致的局部炎症。

2. 临床表现　脐带根部出现红肿，脐带脱落后伤口不能愈合，脐窝湿润，以后脐周围皮肤出现红肿，脐窝有浆液脓性分泌物，味臭，病情危重者会出现败血症，并有全身中毒症状。患儿可出现发热、吃奶差、精神不好等。慢性脐炎局部会形成脐部肉芽肿，呈小樱红色肿物突出，常流黏性分泌物。

3. 治疗要点

（1）轻症，选择**3%的过氧化氢和75%的乙醇溶液清洗**，或者应用抗生素局部湿敷及抗生素药膏外敷。致病菌为金黄色葡萄球菌，治疗应首选红霉素。

（2）脓液较多，出现局部扩散或出现全身症状时，根据细菌培养选择合适的抗生素。

（3）脐部有肉芽肿，可选用10%的硝酸银溶液局部擦揉。

4. 护理问题

（1）皮肤完整性受损　与脐炎感染性病灶有关。

（2）潜在并发症：可能并发败血症、腹膜炎。

5. 护理措施

（1）密切观察脐带有无潮湿、渗液或者脓性分泌物，如有应及时处理。

（2）向家长讲解正确的消毒方法，应由脐带的根部从里向外环形消毒，保持局部干燥。

（3）脐带残端脱落后，注意观察脐窝内有无樱红色的肉芽肿增生。

（4）选用吸水性好的尿布，避免大小便污染。

（5）进行婴儿脐部护理时，应先洗手，注意婴儿腹部保暖。

（6）脐带残端长时间部脱落，应观察是否是断脐结扎不牢，应考虑重新结扎。

九、新生儿低血糖

【复习指南】本部分内容难度不大，历年必考，应作为重点复习。新生儿低血糖的临床表现、护理措施及健康教育应熟练掌握；病因及发病机制、治疗要点了解。

1. 病因及发病机制　新生儿低血糖一般是指足月儿出生3天内全血血糖1.67mmol/L，3天后为2.2mmol/L；低体重儿出生3天内血糖1.1mmol/L，1周后为2.2mmol/L。目前认为，凡全血血糖＜2.2mmol/L都应诊断为新生儿低血糖。

（1）葡萄糖产生过少和需要量增加：①早产儿、小于胎龄儿，主要与肝糖原、脂肪、蛋白贮存不足和糖原异生功能低下有关；②败血症、寒冷损伤、先天性心脏病，主要由于能量摄入不足，代谢率高，而糖的需要量增加，糖原异生作用低下所致。③先天性内分泌和代谢缺陷病常出现持续顽固的低血糖。

（2）葡萄糖消耗增加：多见于糖尿病母亲婴儿、Rh溶血病、窒息缺氧及婴儿胰岛细胞增生症等，均由高胰岛素血症所致。

2. 临床表现　无症状或无特异性症状，表现为反应差或烦躁、喂养困难、哭声异常、肌张力低、激惹、惊厥、呼吸暂停等。经补充葡萄糖后症状消失、血糖恢复正常。如反复发作需考虑糖原累积症、先天性垂体功能不全和胰高血糖素缺乏症等。

3. 辅助检查　常用微量纸片法测定血糖，异常者采静脉血测定血糖以明确诊断。对可能发生低血糖者可在生后进行持续血糖监测。对持续顽固性低血糖者，进一步做血胰岛素、胰高血糖素、T_4、TSH、生长激素及皮质醇等检查，以明确是否患有先天性内分泌疾病或代谢性缺陷病。

4. 治疗要点　无症状低血糖可给予进食葡萄糖，如无效改为静脉输注葡萄糖。对有症状患儿都应静脉输注葡萄糖。对持续或反复低血糖者除静脉输注葡萄糖外，结合病情给予氢化可的松静脉滴注，胰高血糖素肌内注射或泼尼松口服。

5. 护理问题

（1）营养失调：低于机体需要量　与摄入量不足、消耗增加有关。

（2）潜在并发症：呼吸暂停。

6. 护理措施

（1）喂养：出生后能进食者尽早喂养，根据病情给予10%葡萄糖或吸吮母乳。

（2）早产儿或窒息儿：应尽快建立静脉通路，保证葡萄糖输入。

（3）监测：定期监测血糖，静脉输注葡萄糖时及时调整输注量及速度，用输液泵控制并每小时观察记录1次。

（4）观察病情变化：注意有无震颤、多汗、呼吸暂停等，有呼吸暂停者及时处理。

十、新生儿低血钙

【复习指南】本部分内容难度不大，历年必考，应作为重点复习。新生儿低血钙的临床表现、护理措施及治疗要点应熟练掌握；病因、护理问题及健康教育了解。

1. 病因及发病机制　新生儿低钙血症是新生儿惊厥的常见原因之一，主要与暂时的生理性甲状旁腺功能低下有关。血清总钙低于1.8mmol/L或游离钙低于0.9mmol/L即为低钙血症。胎盘能主动向胎儿转运钙，故胎儿通常血钙不低。妊娠晚期母血甲状旁腺激素（PTH）水平高，分娩时脐血总钙和游离钙均高于母血水平（早产儿血钙水平低），故使胎儿及新生儿甲状旁腺功能暂时受到抑制。出生后因来源于母亲钙的供应中断，而外源性钙的摄入又不足，加之新生儿PTH水平较低，骨质中钙不能入血，故导致低钙血症。

（1）早期低血钙：是指发生于出生后3天内，多见于早产儿、小于胎龄儿、糖尿病及母亲患妊娠高血压综合征所生的婴儿。

（2）晚期低血钙：是指发生于出生3天后，高峰在第1周末，多见于牛乳喂养的足月儿。主要是由于牛乳中磷含量高，钙磷比例不适宜，故不利于钙的吸收。同时新生儿肾小球滤过率低，而肾小管对磷的重吸收能力较强，导致血磷过高、血钙沉积于骨，发生低钙血症。

（3）先天性永久性甲状旁腺功能不全：是由于新生儿甲状旁腺先天缺如或发育不全所致，为X－连锁隐性遗传。

2. 临床表现　症状可轻重不同，与血钙浓度不一定平行，多出现于出生后5～10天。主要表现为烦躁不安、肌肉抽动及震颤，手腕内屈，踝部伸直，可有惊跳及惊厥等，喉痉挛不常见。惊厥发作时常伴有呼吸暂停和发绀。早产儿出生后3天内易出现血钙降低，通常无明显体征，可能与其发育不完善、血浆蛋白低和酸中毒时血清游离钙相对较高等有关。血钙和尿钙检查有助于诊断。

3. 辅助检查　血清总钙＜1.75mmol/L，血清游离钙＜0.9mmol/L，血清磷＞2.6mmol/L，碱性磷酸酶多正常。必要时还应检测母血钙、磷和PTH水平。心电图显示Q－T间期延长（早产儿＞0.2秒，足月儿＞0.19秒）提示低钙血症。

4. 治疗要点　静脉或口服补钙。晚期低血钙患儿应给予母乳或配方乳。甲状旁腺功能不全者除补钙外，加服维生素D。

5. 护理问题

（1）有窒息的危险　与低血钙造成的喉痉挛有关。

（2）知识缺乏：与缺乏育儿知识有关。

6. 护理措施

（1）遵医嘱补钙，10%葡萄糖酸钙静脉注射或静脉滴注时均要用5%或10%葡萄糖液稀释至少1倍，推注要缓慢，经稀释后药液推注速度＜1ml/min，并予心电监护，以免注入过快引起呕吐和心脏停搏及导致死亡等毒性反应。如心率＜80次/分应停用。

（2）静脉用药整个过程应确保输液通畅，以免药物外溢而造成局部组织坏死。一旦发现药液外溢，应立即拔针停止注射，局部用硫酸镁湿敷。

（3）口服补钙时，应在两次喂奶间期给药，禁忌与牛奶搅拌在一起，影响钙吸收。

（4）备好吸引器、氧气、气管插管、气管切开等急救物品，一旦发生喉痉挛等紧急情况，便于争分夺秒组织抢救。

7. 健康教育　介绍育儿知识，鼓励母乳喂养，多晒太阳。在不允许母乳喂养的情况下，应给予母乳化配方奶喂养，保证钙的摄入。或牛奶喂养期间，加服钙剂和维生素D。

十一、新生儿溶血病

【复习指南】本部分内容难度不大，历年必考，应作为重点复习。新生儿溶血病的病因及发病机制、临床表现、护理措施应熟练掌握；治疗要点了解。

新生儿溶血病是指母婴血型不合，母血中血型抗体通过胎盘进入胎儿循环，发生同种免疫反应导致胎儿、新生儿红细胞破坏而引起的溶血。

1. 病因和发病机制

（1）ABO血型不合：多为母亲O型，婴儿A型或B型。如母为AB型或婴儿为O型则均不会发生溶血。

（2）Rh血型不合。

2. 临床表现　①黄疸；②贫血；③肝脾大；④胎儿水肿；⑤胆红素脑病，一般发生在出生后2～7天，早产儿尤易发生。

3. 治疗要点

（1）产前治疗：可采用孕妇血浆置换术、宫内输血。

（2）新生儿治疗：包括换血疗法、光照疗法、纠正贫血及对症治疗。

4. 护理措施

（1）疾病的评估。

（2）黄疸的监测及评估：每4～6小时监测血清胆红素，判断其发展速度。观察患儿有无胆红素脑病的早期表现。

（3）保证充足的营养供给：耐心喂养患儿，黄疸期间患儿容易发生吸吮无力、食欲缺乏，护理人员应按需调整喂养方式，保证奶量的摄入。

（4）光疗的护理：光疗时注意保护患儿安全。

（5）换血的护理：严格按照新生儿换血指征进行新生儿换血。

十二、新生儿败血症

【复习指南】本部分内容难度不大，历年必考，应作为重点复习。新生儿败血症的病因及发病机制、临床表现、护理问题和护理措施应熟练掌握；治疗要点了解。

1. 病因与发病机制

（1）自身因素。

（2）病原菌：我国仍以葡萄球菌、大肠埃希菌为主。

（3）感染途径：新生儿败血症感染可以发生在产前、产时或产后。产后感染往往与细菌从脐部、皮肤黏膜损伤处及呼吸道、消化道等侵入有关。

2. 临床表现　早期表现为精神不佳、食欲不佳、哭声弱、体温异常等，转而发展为精神萎靡、嗜睡、不吃、不哭、不动，面色欠佳，出现病理性黄疸、呼吸异常。

3. 辅助检查　外周血监测，血培养，直接涂片找细菌，病原菌抗体检测，急相蛋白和红细胞沉降率检查等有助于明确诊断。

4. 治疗要点

（1）选择合适的抗菌药物：早期、联合、足量、静脉应用抗生素。

（2）对症、支持治疗：保暖、供养、纠正酸中毒及电解质紊乱，保证能量及水的供给。

5. 常见护理问题

（1）体温调节无效　与感染有关。

（2）皮肤完整性受损　与脐炎、脓疱疮等感染性疾病有关。

（3）营养失调：低于机体需要量　与吸吮无力、食欲缺乏及摄入不足有关。

6. 护理措施

（1）维持体温稳定：当体温过高时，予以物理降温，一般不予以药物降温。调节环境温度，松开包被，多喂开水和温水浴，体温即可下降。

（2）保证抗菌药物有效进入体内，注意药物毒副作用。

（3）及时处理局部病灶。

（4）保证营养供给。

（5）观察病情。

7. 健康教育　指导家长正确喂养和护理患儿，保持皮肤的清洁。

十三、新生儿破伤风

【复习指南】本部分内容难度不大，历年必考，应作为重点复习。新生儿破伤风的临床表现、护理措施应熟练掌握；病因及发病机制、治疗要点了解。

1. 病因和发病机制

（1）破伤风杆菌为革兰阳性厌氧菌。

（2）接生时用未消毒的剪刀、线绳来断脐，结扎或包裹脐端时消毒不严，使破伤风杆菌侵入脐部。

2. 临床表现　起病时，患儿神志清醒，往往哭吵不安，因咀嚼肌首先受累，患儿口张不大，吸吮困难，随后牙关紧闭、面肌痉挛，出现苦笑面容；双拳紧握、上肢过度屈曲、下肢伸直，呈角弓反张。

3. 治疗要点　①中和毒素；②控制痉挛；③控制感染；④保证营养；⑤对症治疗。

4. 常见护理问题

（1）有窒息的危险　与呼吸肌、喉肌痉挛有关。

（2）喂养困难　与面肌痉挛、张口困难有关。

（3）有受伤的危险　与反复抽搐有关。

（4）体温过高　与骨骼肌强直性痉挛产热增加、感染有关。

5. 护理措施

（1）控制痉挛，保持呼吸道通畅

①药物应用：遵医嘱注射破伤风抗毒素（用前需做皮试）、镇静药等。

②建立静脉通路。

③病室环境：患儿应单独安置、专人看护。病室要求避光、隔音。给患儿戴避光眼镜，减少不必要的刺激；必要的操作最好在使用止痉药后有条理地集中完成。

④用氧。

⑤密切观察病情变化。

（2）保证营养。

（3）防止继发感染和损伤

①口腔护理。

②皮肤护理。

③脐部护理：用消毒剪刀剪去残留脐带的远端并重新结扎，近端用3%过氧化氢或1∶4000高锰酸钾溶液清洗后涂以碘酒。保持脐部清洁、干燥。遵医嘱用破伤风抗毒素3000U做脐周封闭，以中和未进入血液的游离毒素。

（4）维持体温正常：体温过高时予以物理降温，根据医嘱使用抗生素。

6. 健康教育　对患儿家长讲授有关育儿知识，指导家长做好脐部护理。

第九章　泌尿生殖系统疾病

一、泌尿生殖系统解剖生理、常见症状及诊疗操作护理

【复习指南】本部分内容有一定难度，历年必考，应作为重点复习。泌尿生殖系统的解剖生理、常见症状及护理、诊疗操作应熟练掌握；诊疗操作护理、小儿泌尿系统解剖生理特点应掌握。

1. 泌尿系统的解剖生理

（1）肾：泌尿系统由肾、输尿管、膀胱和尿道等器官组成。其中，肾是人体重要的生命器官，右肾略低于左肾，它的基本单位是肾单位，由肾小体和肾小管组成。肾小体是由肾小球及肾小囊构成的球状结构。肾小球也称血管球，包括入球小动脉、毛细血管丛、出球小动脉和系膜组织。肾小囊包绕肾小球，分为脏、壁两层。肾小管分为近端小管、细段和远端小管。肾小管的主要功能有重吸收功能、分泌和排泄功能、浓缩和稀释功能。肾小球旁器由球旁细胞、致密斑和球外系膜细胞组成。肾的生理功能：①肾小球的滤过功能；②肾小管功能（重吸收功能、分泌排泄功能、浓缩和稀释功能）；③肾的内分泌功能：可以分泌肾素（主要由球旁细胞产生）、前列腺素（主要由肾髓质的间质细胞产生）、激肽释放酶、**1α－羟化酶和促红细胞生成素**。其中，促红细胞生成素具有促进骨髓造血细胞和原红细胞的分化成熟、促进网织红细胞释放入血及加速血红蛋白合成等作用。

（2）输尿管：是一对细长的管道，有3个生理性狭窄：输尿管的起始部、跨越髂血管处和输尿管膀胱壁段。

（3）膀胱：是储存尿液的囊状器官，成人膀胱的一般容量为300～500ml。

（4）尿道：男性尿道起始于膀胱的尿道内口，终止于尿道外口，而女性尿道宽、短、直，因此易患尿路感染。

2. 常见症状

（1）肾源性水肿

①常见症状：肾小球疾病引起的水肿，按其发生机制分为：a. **肾炎性水肿，水肿多从颜面部开始，重者可波及全身，为非凹陷性水肿**，主要由肾小球滤过率下降而肾小管重吸收功能相对正常，导致水钠潴留而产生的水肿，常见于肾小球肾炎等。b. **肾病性水肿，多从下肢部位开始，常为全身性、体位性和凹陷性**，主要由长期大量蛋白尿造成血浆蛋白减少，血浆胶体渗透压降低引起，常见于肾病综合征等。

②护理措施：严重水肿的患者应卧床休息。限制钠盐的摄入（每天以2～3g为宜）。记录24小时出入液量，监测尿量变化，定期测量患者体重等。用药护理：长期使用利尿药，应监测血清电解质和酸碱平衡情况，观察有无低钾血症（表现为肌无力、腹胀、恶心及心律失常等）、低钠血症（无力、恶心、肌痛性痉挛、嗜睡等）、低氯性碱中毒（呼吸浅慢、手足抽搐、烦躁和谵妄等）。此外，注意呋塞米等利尿药具有耳毒性，若长期使用，可引起耳鸣、眩晕及听力丧失等。此外，嘱咐患者经常变换体位，防止压疮发生。

（2）尿路刺激征：**尿频、尿急、尿痛**，可伴有排尿不尽感及下腹坠痛。

（3）肾性高血压。

（4）尿异常：①少尿和无尿，少尿是指尿量＜**400ml**；无尿是指尿量＜**100ml**。②多尿，

每日尿量＞**2500ml**。③夜尿增多。④蛋白尿，尿蛋白含量持续＞**150mg/d**，称为蛋白尿；若持续＞**3.5g/d**，称大量蛋白尿。⑤血尿，镜下血尿是指尿沉渣高倍视野红细胞＞3个，或1小时尿红细胞计数超过10万；肉眼血尿是指尿外观呈血样或洗肉水样。⑥白细胞尿、脓尿和菌尿，**白细胞尿或脓尿指尿液每高倍视野白细胞**＞5个，或新鲜尿液白细胞计数超过40万；菌尿指尿细菌培养菌落计数＞10^5/ml。⑦管型尿，管型阴性指12小时尿沉渣蛋白质＜50mg，红细胞＜50万个，白细胞＜100万个，管型＜5000个。

（5）肾区痛：可表现为肾区胀痛或隐痛、肾区压痛和叩击痛。

3. 诊疗护理操作　实验室检查如下。

（1）尿液检查：包括尿沉渣定量检查和尿细菌学培养。尿细菌学培养需注意：①在应用**抗菌药之前或停用抗菌药5天之后**留取尿标本；②留取尿液时应严格无菌操作；③尿标本需在1小时内做细菌培养。

（2）肾功能检查：包括肾小球滤过功能和肾小管功能测定。内生肌酐清除率是检查肾小球滤过功能的常用指标之一。

（3）免疫学检查。

（4）肾活组织检查。

4. 小儿泌尿系统解剖生理特点

（1）肾：小儿年龄越小，肾相对越大，婴儿肾位置较低，2岁以后下极才达到髂嵴以上，故2岁以下健康小儿腹部触诊可扪及肾。肾具有排泄代谢产物，调节水、电解质、酸碱平衡及维持内环境稳定的功能。新生儿出生时，肾单位数量已达到成人水平。多数新生儿在**出生后24小时内开始排尿**。

（2）输尿管：婴儿输尿管长而弯曲，易扩张受压导致梗阻，从而诱发泌尿道感染。

（3）膀胱：婴儿膀胱位置相对较高，腹部触诊易扪及膀胱。

（4）尿道：女婴尿道较短，外口暴露，且接近肛门，易发生上行感染。

二、肾小球肾炎

【复习指南】本部分内容有一定难度，历年必考，应作为重点复习。急、慢性肾小球肾炎的病因、临床表现、治疗要点及护理措施应熟练掌握；辅助检查、健康教育应掌握。

（一）急性肾小球肾炎

1. 病因与发病机制　急性肾小球肾炎常发生于由**溶血性链球菌**引起的上呼吸道感染或皮肤感染后，其发病机制是由于链球菌的胞壁成分或某些分泌蛋白刺激机体产生抗体，形成免疫复合物，种植于肾小球，从而发生免疫反应引起肾炎症。本病的病理类型为**毛细血管内增生性肾炎**。

2. 临床表现　本病好发于儿童，尤其是2～6岁，以男孩多见。发病前常有前驱感染。

（1）尿液改变：①尿量减少；②**血尿，常为首发症状**，几乎见于所有病人，常呈肉眼血尿；③蛋白尿，病人多表现为轻、中度，每日尿蛋白不超过3.5g。

（2）水肿：主要由肾小球滤过率下降导致水钠潴留引起，表现为晨起眼睑水肿，可有双下肢水肿。

（3）高血压、肾功能异常及潜在并发症：心力衰竭、高血压脑病等。

（4）肾功能异常：可出现一过性氮质血症，而后可恢复正常，少数病人会出现肾衰竭症状。

（5）潜在并发症：心力衰竭、急性肾衰竭及高血压脑病等。

3. 辅助检查

（1）尿液检查：常有镜下血尿、白细胞管型、上皮细胞管型等，尿蛋白多为 +～ ++ 。

（2）抗链球菌溶血素“O”抗体测定：常在链球菌感染后的 2～3 周出现。

（3）血清补体：发病初期总补体和补体 C_3 均明显下降，8 周后恢复正常。

（4）肾功能检查：可出现一过性的血尿素氮升高。

4. 治疗要点　急性肾小球肾炎应以**对症处理、卧床休息**为主，积极预防并发症和保护肾功能，发生肾衰竭者可做透析治疗。

（1）急性期患者应卧床休息，待**肉眼血尿消失、水肿消退和血压恢复正常**。

（2）饮食上应限制水钠摄入，若水肿明显者，应使用利尿药治疗。

（3）控制感染，**尤其是上呼吸道感染者**，应选用抗生素（如青霉素、头孢菌素等）。若反复发作的慢性扁桃体炎，待病情稳定后行扁桃体摘除术，手术前后 2 周应使用青霉素预防感染。

5. 护理问题

（1）体液过多　与肾小球滤过率下降导致水钠潴留有关。

（2）有皮肤完整性受损的危险　与皮肤水肿有关。

（3）活动无耐力　与水肿有关。

（4）潜在并发症：急性肾衰竭、高血压脑病。

6. 护理措施

（1）饮食护理：饮食上应严格限制纳的摄入，一般盐的摄入量应＜**3g/d**。此外，还应控制水和钾的摄入，并根据肾功能调整蛋白质的摄入量，同时给予足够的热量和维生素。

（2）注意休息：急性期病人应**绝对卧床休息 2～3 周**，待**肉眼血尿消失、水肿消退及血压恢复正常**后方可增加活动量。

（3）病情观察：记录 24 小时出入量，监测尿量变化，定期测量病人体重，观察水肿情况，并密切监测病人生命体征，尤其是血压变化。若患者出现烦躁不安、呼吸困难、心率增快等，立即通知医生，遵医嘱给予处理，以防并发症发生。

（4）药物方面：遵医嘱使用利尿药，观察药物不良反应。

7. 健康指导　向病人介绍本病的发病原因，指导病人注意保暖、讲究卫生，做好呼吸道隔离，防止扁桃体炎、猩红热等，讲究卫生，保持皮肤清洁，以预防感染。一旦发生链球菌感染，应积极给予抗生素治疗。告知病人在患病期间应加强休息，避免重体力劳动，待临床症状消失后，若蛋白尿、血尿仍存在，应做定期随访，监测病情。同时教会病人能正确测量每天出入量、体重等。

（二）慢性肾小球肾炎

1. 病因与发病机制

（1）病因：慢性肾炎多数由原发性肾小球疾病发展而来，**少数**由急性链球菌感染后所致。

（2）发病机制：①原发病导致持续性进行性肾实质受损；②高血压引起肾小动脉硬化性损伤；③由于肾小球毛细血管高灌注、高滤过导致的肾小球硬化；④长期大量蛋白尿导致肾损伤；⑤脂质代谢异常导致肾病变。

2. 临床表现　慢性肾小球肾炎病程较长，发病初期常无明显症状，呈进行性发展，以青中年男性多见。

（1）蛋白尿和血尿出现较早，大多数病人表现为轻度蛋白尿和镜下血尿；少数病人可出现大量蛋白尿和肉眼血尿。

（2）水肿，患者常表现为眼睑或下肢的轻、中度水肿。

（3）多数病人可有不同程度的高血压。

3. 辅助检查

（1）尿液检查：多数尿蛋白为+～+++，尿蛋白定量为1～3g/24h，可有红细胞管型。

（2）血常规检查：早期多为正常或轻度贫血，晚期血红蛋白明显下降。

（3）肾功能检查：晚期血肌酐和血尿素氮增高，内生肌酐清除率明显下降。

（4）B超检查：晚期双肾缩小，皮质变薄（**颗粒固缩肾**）。

4. 治疗要点　慢性肾小球肾炎的治疗原则是防止肾功能进行性恶化、改善临床症状及防止并发症。

（1）饮食：应选择**低蛋白、低磷饮食**，目的是减轻肾小球毛细血管高灌注、高压力和高滤过状态，从而延缓肾小球硬化和肾功能减退。若病人有明显水肿和高血压，应给予低盐饮食。

（2）控制血压：控制血压要根据蛋白尿程度而定，**尿蛋白≥1g/d者，血压最好控制在125/75mmHg以下，尿蛋白＜1g/d者，最好控制在130/80mmHg以下**。首选降压药物为血管紧张素转化酶抑制药和血管紧张素Ⅱ受体拮抗药，如卡托普利、氯沙坦等。

（3）使用抗血小板药物：如阿司匹林和双嘧达莫，此类药物在一定程度上可以降低尿蛋白。

（4）避免引起肾损害的各种原因：①预防感染；②禁用肾毒性药物，如**氨基糖苷类抗生素、磺胺类**等；③防止高脂血症、高尿酸血症的发生。

5. 护理问题

（1）体液过多　与肾小球滤过率下降导致水钠潴留有关。

（2）有营养失调的危险：低于机体需要量　与低蛋白饮食有关。

（3）有皮肤完整性受损的危险　与皮肤水肿、营养不良有关。

（4）焦虑　与疾病反复发作、预后不良有关。

（5）潜在并发症：慢性肾衰竭。

6. 护理措施

（1）患者应注意休息，尤其严重水肿者应卧床休息，以增加肾血流量和尿量。对于下肢明显水肿者，应将下肢抬高，以增加静脉回流，减轻水肿。

（2）慢性肾小球肾炎病人应选择优质**低蛋白**、低磷、易消化的清淡饮食，同时补充维生素和锌的摄入，以刺激食欲，注意进行适当活动，增加机体抵抗力。

（3）慢性肾小球肾炎应控制血压，可阻止肾小球硬化，缓解症状。

（4）注意皮肤护理，对于长期卧床水肿患者，应定时翻身，防止压疮的发生。

（5）做好心理护理，护理人员应鼓励患者配合治疗，解除紧张情绪，增加战胜疾病的信心。

（6）药物不良反应的观察。使用利尿药，应注意有无电解质、酸碱平衡紊乱、高凝状态的出现。服用降压药时，应严格按规定剂量，并防止直立性低血压。应用血管紧张素转化酶抑制药，应防止高血钾，有无持续性干咳等。

（7）记录24小时出入液量，监测病人生命体征，注意尿量变化，定期监测病人体重和血常规等。

7. 健康教育

（1）嘱患者注意饮食，给予优质蛋白摄入，如牛奶、鱼等，同时补充维生素等，保证热量供给。

（2）指导患者疾病相关知识及护理措施，如定时监测血压变化、控制饮水量等。

（3）指导患者注意个人卫生，以防泌尿道感染，嘱患者休息，避免受凉，适当运动，以增加机体抵抗力。

（4）避免使用对肾功能有毒害的药物，如庆大霉素、链霉素、磺胺类药物等，注意药物不良反应及预后。

（5）嘱患者定期随访，指导患者随时监测身体变化和生命体征，如有无水肿、血压变化等情况。

三、原发性肾病综合征

【复习指南】本部分内容有一定难度，历年必考，应作为重点复习。原发性肾病综合征的临床表现、辅助检查、治疗要点及护理措施应熟练掌握；病理生理、护理问题及健康教育应掌握。

1. 病理生理　肾病综合征是指由各种肾疾病所致的，以**大量蛋白尿、低蛋白血症、水肿、高脂血症（统称“三高一低”）**为临床表现的一组综合征。大量蛋白尿是原发性肾病综合征最根本的病理生理变化，而低蛋白血症、水肿、高脂血症均是蛋白尿的结果。原发性肾病综合征的发病机制为免疫介导性炎症所致的损害，主要的病理类型有微小病变、系膜增生性肾小球肾炎、膜性肾病、局灶节段性肾小球硬化、系膜毛细血管性肾小球肾炎。不同人群的肾病综合征其病理类型和病因也有所不同，表现如下：①儿童多为微小病变型肾病；②青少年多为系膜增生性肾小球肾炎、局灶节段性肾小球硬化、细末毛细血管性肾小球肾炎；③中老年多为膜性肾病。

2. 临床表现　原发性肾病综合征的发病与其病理类型有关，其表现如下。

（1）大量蛋白尿：典型的肾病综合征可有大量选择性蛋白尿（**尿蛋白＞3.5g/d**），发生机制为肾小球滤过膜对血浆蛋白（主要是**白蛋白**）的通透性增高，导致尿蛋白增多，形成大量蛋白尿，是肾病综合征的标志。

（2）低蛋白血症：是肾病综合征必备的第二特征，主要由大量白蛋白从尿中丢失导致，**血清白蛋白低于30g/L**。

（3）**水肿：是肾病综合征最突出的体征，**由于**血浆胶体渗透压下降**所致。患者表现为逐渐加重的全身水肿，初始晨起**眼睑、面部**、踝部可见水肿，随着病情逐渐发展，水肿可波及全身，并出现胸腔积液、腹水、心包积液、纵隔积液、阴囊或阴唇水肿，也可出现肺水肿。

（4）高脂血症：以**高胆固醇血症**最为常见。高脂血症可导致动脉粥样硬化，血栓形成或发生栓塞。

（5）并发症：①**感染，**是肾病综合征常见的并发症，感染部位以呼吸道、泌尿道最常见；②血栓、栓塞，由于高脂血症、抗凝和纤溶系统失衡，导致血管内血栓形成和栓塞，其中以肾静脉血栓最常见；③急性肾衰竭，由于肾间质高度水肿压迫肾小管，导致肾小管高压所致；④电解质紊乱，出现“三低”，即低钠、低钾和低钙血症。

3. 辅助检查

（1）尿液检查：尿蛋白定性一般为 +++～++++，24 小时尿蛋白定量＞**3.5g**。**大量蛋白尿是诊断本病最主要的条件**，可见透明管型。

（2）血液检查：血浆白蛋白＜30g/L，血液中的胆固醇、三酰甘油、低密度脂蛋白和极低密度脂蛋白均增高，但血 IgG 可降低。其中尿蛋白＞3.5g/d、血浆白蛋白＜30g/L 为诊断的必要条件。

（3）肾功能检查：内生肌酐清除率可降低或正常，血肌酐、尿素氮可正常或升高。

（4）肾超声检查：双侧肾可正常或缩小。

4. 治疗要点

（1）一般治疗：①肾病综合征病人应注意休息，但**不应长期卧床**，避免血栓形成，保持适度的床上及床旁活动；②饮食上应给予高热量、**优质蛋白、低脂、高维生素、低盐及富含纤维素**的食物。

（2）对症治疗：①利尿消肿，多数病人通过限水、限钠可达到利尿消肿的效果；②减少尿蛋白，应用血管紧张素转化酶抑制药或血管紧张素Ⅱ受体拮抗药，降低肾小球内压达到减少尿蛋白的作用；③降脂，肾病综合征高脂血症可加速肾小球疾病的发展，增加心、脑血管病的发生率，因此应给予降脂治疗。

（3）**抑制免疫与炎症反应**：为肾病综合征的**主要**治疗方法，常用的药物有：①糖皮质激素，使用原则是起始足量、缓慢减药和长期维持。目前临床上常用的糖皮质激素药物如泼尼松，它可以抑制免疫反应，减轻肾小球滤过膜损害。②细胞毒药物，如环磷酰胺，用于激素依赖性或激素抵抗型肾病综合征。③环孢素，用于激素抵抗和细胞毒药物难治性肾病综合征。

5. 护理问题

（1）体液过多　与低蛋白血症有关。

（2）营养失调：低于机体需要量　与大量蛋白尿等有关。

（3）有感染的危险　与机体抵抗力下降有关。

（4）有皮肤完整性受损的危险　与水肿等有关。

（5）潜在并发症：急性肾衰竭、脑血管病等。

6. 护理措施

（1）注意休息，严重水肿的病人应卧床休息，下肢明显水肿者，卧床休息时将下肢抬高，以增加静脉回流，减轻水肿。

（2）饮食方面：一般给予**优质蛋白、高热量、低脂、高膳食纤维、富含维生素及铁、钙**的食物。另外，还应注意低盐饮食，要求每日**钠盐摄入量＜3g**，患者有明显水肿时应禁盐。

（3）预防感染：①告知病人预防感染的重要性，保持环境及全身皮肤等清洁，及时更换内衣，保持床铺清洁、整齐，被褥松软，经常翻身；②加强营养，增强抵抗力；③注意保暖，尽量减少探视人群，尤其是上呼吸道感染者；④严重水肿者应尽量避免肌内注射，以防药液外渗，导致局部潮湿、糜烂或感染；⑤密切监测生命体征，注意测体温、查血常规等。

（4）观察药物疗效及不良反应：①泼尼松应用过程中严格遵医嘱，注意激素的不良反应，如库欣综合征、骨质疏松等；②应用利尿药期间应观察尿量，以防发生电解质紊乱；

③使用免疫抑制药（如环磷酰胺）治疗时，注意白细胞数下降、脱发、胃肠道反应及**出血性膀胱炎**等，用药期间要多饮水和定期查血常规。

7. 健康教育

（1）疾病知识指导：肾病综合征病程长，患者心理负担大，护理人员可以给患者讲解疾病的相关知识，帮助患者消除顾虑。

（2）饮食指导：宜进食低盐低脂、高纤维素、**正常量**优质蛋白、清淡易消化饮食。**蛋白质0.8～1g/（kg·d）**，以**动物蛋白**为主（如瘦肉、海参、鱼蛋、奶等）。脂肪：多为**不饱和脂肪酸**（如豆油、菜籽油等）。**胆固醇＜200mg/d**，避免高胆固醇食物（如肥肉、蛋黄、鱿鱼、虾脑、蟹黄等）。**低盐饮食，钠＜2g/d**，不食腌制品，及含钠高的食品和调味品，包括咸鸭蛋、咸菜等，病情稳定时，不必严格限盐，适当补充维生素D和钙，缺铁时补铁。

（3）休息与活动：注意休息，日常生活中避免过度劳累和精神紧张，保证充足的睡眠。疾病恢复期，适当运动，劳逸结合。

（4）用药指导：①泼尼松应用过程中，严格遵照医嘱用药，勿自行减量或停用激素。观察激素的不良反应。②应用利尿药期间应观察尿量，注意补充电解质，防止发生电解质紊乱。③使用免疫抑制药（如环磷酰胺）治疗时，注意观察不良反应。④应用抗凝药过程中，若出现口腔、皮肤黏膜、胃肠道等出血倾向时，应及时遵医嘱减量并予以处理，必要时停药。

（5）日常生活指导：①皮肤的护理，保持皮肤清洁、干燥，定期翻身，观察水肿变化。②指导病人学会对疾病的自我监测，记录24小时出入量，观察尿量变化情况等。③定期门诊复查，监测血、尿指标，根据医生的指导停药或减药；④预防感染，保持室内空气清新，不去人群拥挤的场所等。

四、慢性肾衰竭

【复习指南】本部分内容有一定难度，历年必考，应作为重点复习。慢性肾衰竭的病因、临床表现、护理问题、护理措施应熟练掌握；辅助检查、治疗要点、健康教育应掌握。

1. 病因　慢性肾衰竭是由各种原发性或继发性慢性肾疾病进行性进展引起的肾小球滤过率下降和肾损害，出现以代谢产物潴留，水、电解质和酸碱平衡紊乱为主要表现的临床综合征，其终末期为尿毒症。慢性肾衰竭常见的病因有肾小球肾炎、糖尿病肾病、高血压肾小动脉硬化、肾小管间质性疾病、肾血管疾病、遗传性肾病等。而**在我国，原发性肾小球肾炎居首位**，其次为糖尿病肾病、高血压肾小动脉硬化、狼疮性肾炎、梗阻性肾病、多囊肾等。**在国外，糖尿病肾病占首位**。

2. 临床表现

（1）消化系统：**食欲缺乏**是慢性肾衰竭病人**最早、最常**出现的症状。此外，病人多有恶心、呕吐、呃逆、腹泻等，尿毒症晚期病人呼出气体中有**尿味**。

（2）心血管系统：①高血压，大部分病人均有不同程度的高血压，主要由水钠潴留导致，也与肾素活性增高有关；②心力衰竭，是慢性肾衰竭常见死亡原因，与高血压、水钠潴留、贫血、尿毒症性心肌病等有关；③**心包炎**，表现为胸痛、心前区可听到心包摩擦音，多与尿毒症毒素沉着有关，**提示预后不良**；④动脉粥样硬化，与高血压、脂质代谢紊乱等因素有关，病人常有高三酰甘油血症及轻度胆固醇升高。

（3）呼吸系统：酸中毒时表现为深而长的呼吸。代谢产物潴留可引起尿毒症性支气管炎、胸膜炎等。

（4）血液系统：慢性肾衰竭病人有轻至中度贫血，且多为**正细胞、正色素性贫血**。贫血的主要原因是由于肾**促红细胞生成素生成减少**，同时由于缺铁、营养不良等因素可加重贫血，并有出血现象（如鼻出血）等。

（5）精神、神经系统：慢性肾衰竭病人早期精神萎靡、疲乏、失眠，逐渐出现精神异常、幻觉、抑郁，甚至昏迷。

（6）骨骼系统：慢性肾衰竭可引起肾性骨营养不良症，又称肾性骨病。**肾性骨病**是由于缺乏活性维生素 D_3、继发性甲状旁腺功能亢进、营养不良等因素引起。

（7）皮肤表现：皮肤失去光泽、干燥、脱屑等，其中，皮肤瘙痒是慢性肾衰竭病人最难治的并发症。

（8）性功能障碍：女性病人月经不规则甚至闭经。男性病人常有阳痿现象。

（9）感染：是慢性肾衰竭主要死因之一。以**肺部、泌尿系统感染**多见。

（10）水、电解质和酸碱平衡失调：①多尿、夜尿多，患者呕吐或腹泻，易引起脱水，导致水、钠潴留，出现水肿、高血压甚至心力衰竭。②高血钾及低血钾，由于利尿、呕吐、腹泻可出现低血钾。终末期病人常发生**高血钾**，也是慢性肾衰竭病人最危险的电解质紊乱。③代谢性酸中毒，因肾对酸、碱平衡的调节能力下降，导致酸性代谢产物在体内潴留。④低钙血症与高磷血症，由于尿磷排出减少，出现高磷血症。钙缺乏主要与钙摄入不足、活性维生素 D 缺乏、高磷血症等有关。

3. 辅助检查

（1）尿常规：尿比重下降且固定，严重者尿比重固定在 1.01 ～ 1.02，尿沉渣中可见不同程度的红细胞、颗粒管型和蜡样管型。**蜡样管型**的出现标志肾衰竭进展至严重阶段，对确诊有意义。

（2）血常规：血红蛋白和红细胞计数均下降，白细胞和血小板可正常或偏低。

（3）生化检查：血浆白蛋白降低，血钾和血钠可增高或降低，肾衰竭终末期常伴有**低钙高磷血症、代谢性酸中毒**等。

（4）影像学检查：B 超显示双肾体积缩小，肾皮质回声增强。

（5）肾功能检查：血肌酐、血尿素氮和尿酸增高，而内生肌酐清除率降低。

4. 治疗要点

（1）积极治疗原发病，如高血压、糖尿病肾病等。

（2）营养治疗：保证足够的能量摄入，主要是少吃肉、豆制品等这类富含丰富蛋白质的食物，即**低蛋白饮食**。

（3）降压治疗：控制高血压，使用对肾毒不良反应小、对肾功能有延缓作用的理想降压药物，包括利尿药、血管紧张素转化酶抑制药等，如肾素依赖性高血压，应**首选**血管紧张素转化酶抑制药。

（4）纠正贫血：常用重组人类**促红细胞生成素**，用法为每次 2000 ～ 3000U，每周 2 ～ 3 次，皮下注射。同时应补充铁剂和叶酸。

（5）纠正水、电解质、酸碱平衡紊乱：水肿者应限制水和钠盐的摄入，可使用透析法防治高钾血症，若患者发生代谢性酸中毒，可给予 5% 碳酸氢钠纠正，严重者应进行透析疗法。

（6）肾性骨病治疗：控制钙、磷代谢失常，若血磷高、血钙低，**应限制磷的摄入，**于进餐时可口服碳酸钙。若血磷正常、血钙低，可给予骨化三醇口服，不仅有利于纠正低钙血症，还可以治疗继发性甲状旁腺功能亢进。

(7) 控制感染：应结合细菌培养和药物敏感试验选择抗生素。

(8) 肾替代疗法：肾替代疗法包括肾移植和透析疗法，肾移植是目前治疗终末期肾衰竭最有效的方法。

5. 护理问题

(1) 体液过多　与肾小球滤过率降低导致水、钠潴留有关。

(2) 营养失调：低于机体需要量　与蛋白质摄入不足等有关。

(3) 有感染的危险　与营养不良、机体免疫功能下降有关。

(4) 潜在并发症：高钾血症、代谢性酸中毒等。

(5) 有皮肤完整性受损的危险　与水肿、机体抵抗力下降有关。

6. 护理措施

(1) 饮食护理：饮食治疗在慢性肾衰竭病人中具有重要的意义，慢性肾衰竭病人应限制蛋白质的摄入，给予**高热量、低优质蛋白、富含维生素、低磷高钙**饮食。高热量低蛋白食物如麦淀粉、藕粉、薯类、粉丝等。日常生活中，做好口腔护理，增加食欲。

(2) 休息：病情较轻者，应适当活动，避免劳累。病情较重或发生并发症者，应绝对卧床休息。对于长期卧床的患者，应嘱咐其做床上被动或主动运动，以防静脉血栓的形成。

(3) 皮肤护理：应保持皮肤清洁，禁用刺激性强的肥皂进行皮肤清洁，避免皮肤过于干燥。

(4) 预防感染：监测体温变化，慢性肾衰竭病人体温＞37.5℃时即存在感染，另外注意观察患者有无寒战、咳脓性痰、食欲缺乏等症状，各种侵入性的操作要注意无菌，保持病室通风并进行空气消毒，加强个人卫生。

(5) 维持和监测水电解质平衡：严格记录24小时出入量；注意有无胸腔、心包积液的表现；观察体重和水肿情况；监测电解质变化。

(6) 用药护理：使用对肾功能毒性小的药物，并观察药物的不良反应。

7. 健康教育

(1) 心理指导：指导病人采取积极的治疗态度，消除心理恐惧。

(2) 饮食指导：①采用**低蛋白饮食**，不仅能减轻肾负担，还可延缓肾功能恶化，患者可采用优质蛋白饮食，即富含必需氨基酸的蛋白质（如牛奶、鸡蛋、鱼、肉等）；②给予高热量的饮食，以减少体内蛋白质的消耗；③有高血压、心力衰竭、尿少、水肿的患者应限制水、盐的摄入。

(3) 活动与休息的指导：适当休息，**避免**重体力活动，严重者应绝对卧床休息。

(4) 皮肤的护理：指导病人及家属做好个人卫生，定期更换衣物，保持皮肤干燥、清洁，卧床病人应做好皮肤护理，防止压疮及其他并发症的发生。

(5) 用药指导：遵医嘱用药，不可自行增减药或停药，并注意用药后的不良反应。

(6) 出院指导：①出院后保持生活规律，注意休息，适当运动，避免劳累。②注意保暖，防止受凉，避免使用对肾有毒性作用的药物。③对伴有高血压肾病患者，应定期测量和记录血压，做到按时按量服药，保证血压控制在合理范围（血压控制目标为：**尿蛋白＞1.0g/d时，血压应＜125/75mmHg；尿蛋白＜1.0g/d时，血压应＜130/80mmHg**）。④定期复查尿素氮、肌酐，如病情有变化，及时住院治疗。

五、急性肾衰竭

【复习指南】本部分内容有一定难度，历年必考，应作为重点复习。急性肾衰竭的临床表现、护理问题、护理措施应熟练掌握；病因、健康教育应掌握。

1. 病因

（1）肾前性急性肾衰竭：由肾血流量灌注不足引起的肾功能损害。常见的病因有**血容量不足、心排血量减少**、过敏性休克、肾血管收缩及肾自身调节受损。

（2）肾性急性肾衰竭：由肾实质的器质性病变所致。常见病因包括**急性肾小管坏死**（为最常见的急性肾衰竭类型）、急性间质性肾炎、肾血管疾病等。

（3）肾后性急性肾衰竭：由尿路梗阻所致，常见病因包括**前列腺增生、肿瘤、输尿管结石**等。

2. 临床表现　急性肾衰竭病程可分为 3 期：起始期、维持期（少尿期）、恢复期。

（1）起始期：一般持续几小时至几天，此期肾还未发生实质性损伤，可预防。

（2）少尿期：一般持续 7～14 天。①少尿：是指 24 小时尿量少于 400ml；无尿是指 24 小时尿量少于 100ml。②进行性氮质血症：由于体内蛋白质代谢产物不能由肾充分排出，血肌酐绝对值升高，称为**氮质血症**，主要表现为恶心、呕吐、食欲缺乏、腹泻等。③**消化系统症状：为急性肾衰竭的首发症状**，患者可有恶心、呕吐、腹泻等。④呼吸系统疾病：患者常有呼吸困难、咳嗽、胸痛等。⑤血液系统症状：患者可有贫血、血小板减少、出血等。⑥**感染：**是急性肾衰竭少尿期常见且严重的并发症，常见感染部位为肺部、泌尿道及全身等。⑦**高钾血症：**是急性肾衰竭少尿期死亡的首要原因。⑧代谢性酸中毒、低钠血症、低氯血症、高磷血症、低钙血症、脑水肿及心力衰竭等。

（3）恢复期：一般持续 1～3 周可逐渐恢复正常。

3. 辅助检查

（1）尿液检查：尿蛋白多为 +～++，尿少（尿量＜400ml/d），尿比重低且固定，＜1.015，尿沉渣中可见颗粒管型、白细胞等。尿液外观浑浊、尿色深。尿肌酐/血肌酐常＜10，肾衰竭指数常＞1。

（2）血液检查：血尿素氮和血肌酐升高，血钾浓度升高，血钠、血钙浓度降低，而血磷浓度升高。

（3）B 超检查：超声检查可作为急性肾衰竭的**首选**检查方法，以排除尿路梗阻和肾疾病。

4. 护理问题

（1）体液过多　与肾小球滤过率下降有关。

（2）营养失调：低于机体需要量　与限制蛋白质摄入有关。

（3）有感染的危险　与机体抵抗力下降有关。

（4）潜在并发症：高钾血症、代谢性酸中毒等。

5. 护理措施

（1）密切观察病情变化：急性肾衰竭常以心力衰竭、高钾血症、感染为主要死亡原因，应注意生命体征变化，及时发现患者病情变化，并告知医生。

（2）注意休息：**急性肾衰竭患者应绝对卧床休息**，经常变换体位，预防压疮的发生。

（3）加强营养：急性肾衰竭患者应**限制水、盐、钾、磷和蛋白质的摄入量**，保证足够的热量，以减少组织蛋白的分解。嘱患者进食优质蛋白质饮食，以清淡为主。血钾高者应限制钾的摄入。

（4）准确记录出入量，每日定时测体重，以检查有无水肿情况。

（5）预防感染：①提供清洁舒适的病室环境；②定期测量生命体征（尤其体温），观察有无感染的征象；③做好口腔、皮肤黏膜及泌尿道等护理；④严格执行无菌操作。

（6）高血钾的预防与处理：**①避免含钾高的食物和药物，如紫菜、菠菜、坚果、山药等。②禁用库存血。③预防和控制感染。④及时纠正代谢性酸中毒**。⑤$K^+>6.5$mmol/L，脉律不齐、肌无力，心电图表现为QRS波明显增宽，T波高尖，应采取紧急措施：10%葡萄糖酸钙10ml稀释后缓慢静脉注射，以拮抗K^+对心肌的毒性作用；5% $NaHCO_3$ 100～200ml静脉滴注或11.2%乳酸钠40～200ml静脉注射，纠酸，促进K^+向细胞内转移；50%葡萄糖溶液50ml+普通胰岛素6～12U静脉注射，促进糖原合成，促K^+向细胞内转移；口服降钾药：钠型离子交换树脂15～30g或20%甘露醇100ml或大黄等，每日3～4次；透析疗法。

（7）心理护理：稳定患者情绪，讲解疾病知识及治疗方法，解除患者紧张情绪。

6. 健康教育

（1）心理指导：加强患者对疾病的认识，提高自我保健，稳定患者情绪。

（2）饮食指导：向患者讲解饮食注意事项，**忌食**一些豆类、豆制品及其他植物蛋白含量高的食物，食用**低盐、高热量和高维生素**饮食，加强营养，增强抵抗力。

（3）预防疾病：慎用氨基糖苷类等肾毒性抗生素。遵医嘱服药，不能擅自停药或减量，注意用药过程中应定期复查肝、肾功能。

（4）出院指导：恢复期病人加强营养，应锻炼身体，增强抗病能力。注意个人清洁卫生，注意保暖，防止受凉；避免妊娠、手术、外伤等。密切监测生命体征和身体情况，如水肿、高血压、发热、乏力、食欲缺乏、贫血等，强调监测肾功能、尿量的重要性，并教会患者测量记录尿量的方法，嘱咐患者定期随访。

六、泌尿系结石

【复习指南】本部分内容有一定难度，历年必考，应作为重点复习。泌尿系结石的病理、临床表现、辅助检查、护理措施、膀胱结石应熟练掌握；病因、治疗要点应掌握。

1. 病因　泌尿系结石包括肾结石、输尿管结石、膀胱结石和尿道结石。肾结石和输尿管结石属于上尿路结石，膀胱结石和尿道结石属于下尿路结石，临床上以**上尿路结石**比较多见。

（1）流行病学方面：大多数结石主要成分是晶体，其中大部分成分是草酸钙，其次是磷酸盐，另外还有一些尿酸和尿酸盐。我国以草酸钙、磷酸钙或其混合物为主的结石多见。流行病学研究显示，泌尿系结石与性别、年龄、职业、环境、气候、饮食和疾病等有关，泌尿结石可发生在任何年龄，以20～50岁多见，居住于沙漠、山区和炎热地带的人们泌尿系结石的发病率较高。

（2）全身性因素：①新陈代谢紊乱，体内某种代谢紊乱，如甲状腺功能亢进，可以导致尿中含钙量较高，尿酸、胱胺酸代谢异常也可形成尿酸结石和胱氨酸结石；②尿的酸碱度，在碱性的尿液中，磺胺类药物的结晶容易溶解，而磷酸盐结晶则易于沉淀，形成结石；③营养不良，饮食结构不合理，如经常食用动物内脏，可使尿中钙和尿酸的含量增加，导致结石；④长期卧床，长期卧床者骨质脱钙，尿钙增加，尿流不畅，容易发生尿石症。

（3）局部性因素：①尿路梗阻；②尿路感染，感染产生的脓细胞、坏死组织的菌落都能成为结石的核心；③尿路异物，尿液中晶体易附着在异物上而形成结石。

2. 病理　输尿管有3个生理性狭窄：肾盂输尿管连接处、输尿管跨越髂血管处和输尿管膀胱壁段，以输尿管下1/3处最多见（图9－1）。结石进入输尿管时，易在生理性狭窄处停留，形成输尿管结石。尿结石可引起尿路梗阻、黏膜直接损伤，导致炎症和出血，引起肾脓肿。结石可阻塞肾盂输尿管连接处，引起肾盂积水，肾实质萎缩改变。结石的病理生理与结石的部位、大小、数目、是否合并感染和梗阻的程度有关。尿路结石以**草酸钙结石**最常见。

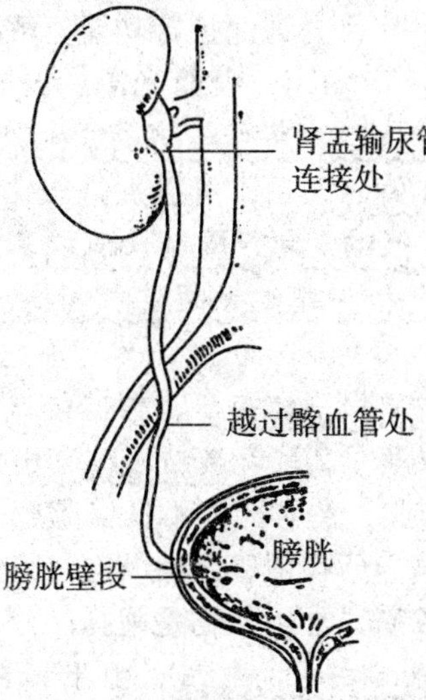

图9－1　输尿管的生理性狭窄

3. 临床表现　上尿路结石包括肾和输尿管结石，以单侧多见，其临床表现与结石大小、部位、有无活动、梗阻、感染等有关。

（1）疼痛：大多数肾结石患者可有腰痛，而结石大、移动小的肾盂、肾盏结石可无明显的临床症状，若结石导致输尿管完全梗阻时，患者可出现肾绞痛，典型的表现为腰部和上腹部**刀割样阵发性绞痛，常在深夜至凌晨发作**，疼痛可放射到同侧下腹部、会阴和大腿内侧，发作时，患者面色苍白、坐卧不安、出冷汗甚至休克。

（2）血尿：患者疼痛时，**常伴发肉眼血尿或镜下血尿**，以镜下血尿常见。

（3）恶心、呕吐：输尿管结石引起尿路完全性梗阻时，使输尿管管腔内压力增高，管壁局部扩张、痉挛和缺血。由于输尿管与肠有共同的神经支配而导致恶心、呕吐。

（4）膀胱刺激征：尿路结石伴有感染或输尿管膀胱壁段结石时，可有尿频、尿急、尿痛。

（5）并发症：结石继发急性肾盂肾炎或肾积脓时，可有畏寒、发热、寒战等全身症状。结石所致肾积水，可在上腹部扪及增大的肾。双侧上尿路结石引起双侧尿路完全性梗阻，或孤立肾上尿路完全性梗阻时，可导致无尿，出现尿毒症。

4. 辅助检查

（1）询问病史：仔细询问患者病史，确认疼痛的性质、位置及其放射的部位，有无家族史等。

（2）实验室检查：尿常规检查可见到肉眼或镜下血尿，伴有感染时有脓尿。感染性尿结石病人尿细菌培养呈阳性。

（3）影像学检查：①B超检查，能显示结石的特殊声影，有助于对囊性病变、占位性病变、肾积水和结石等病变的诊断。②X 线检查，泌尿系 X 线检查可以了解肾外形、结石大小、数目、形态、部位、肾盂形状、大小等。**泌尿系平片**能发现 95% 以上的结石，但**纯尿酸结石不显影**。③CT 平扫，**很少**作为结石病人首选的诊断方法，能发现以上检查不能显示的或较小的输尿管中、下段结石。④放射性核素肾显像，能评价治疗前肾功能的受损状况和治疗后肾功能恢复状况等。⑤内镜检查，包括肾镜、输尿管镜和膀胱镜检查。通常在泌尿系平片未显示结石，排泄性尿路造影有充盈缺损而不能确诊时，借助于内镜可以明确诊断和治疗。

5. *治疗要点* 上尿路结石的治疗目的为保护肾功能，解除尿路梗阻。

（1）一般治疗：适用于直径小于 6mm，表面光滑、无尿路梗阻、无感染、纯尿酸结石的病人，通过多饮水、多运动、食物疗法将结石自行排出。①**大量饮水，**每日饮水 2500～4000ml，是防治尿路结石简单而有效的方法，可以促进较小结石自行排出，减少尿路感染。②饮食治疗，给予**低钙、低蛋白、低钠**饮食，**限制含草酸多的食物**，如菠菜、甜菜、巧克力等，同时**忌食**动物内脏、各种肉类和鱼虾类等高蛋白食物；对于胱氨酸结石患者，应限制蛋、奶、花生等食物的摄入。

（2）药物治疗：①尿酸结石，口服别嘌呤醇，根据血、尿的尿酸值调整药量；口服枸橼酸氢钾钠或碳酸氢钠片，以碱化尿液。②胱氨酸结石，口服枸橼酸氢钾钠或碳酸氢钠片，以碱化尿液。治疗无效者，应用青霉胺，注意药物不良反应。

（3）控制感染：根据尿细菌培养药物敏感试验，选择合适的抗菌药物控制感染。

（4）**解痉镇痛**：主要治疗肾绞痛，常用药物是阿托品等。

（5）体外震波碎石：适用于 1cm 左右的结石，由于其直径远大于输尿管内径，一般无法自行排出体外，需要进行体外震波碎石，将大结石击成体积较小的结石，利用尿流冲刷作用逐一排出体外。体外震波碎石的禁忌证，如结石远端尿路梗阻、凝血机制异常、妊娠、严重心脑血管病、急性尿路感染等。

（6）手术治疗：①输尿管镜取石，大部分输尿管结石可以通过输尿管镜手术取出体外，尤其对于体外震波碎石无效的患者，可以采用输尿管镜手术；②经皮肾镜手术取石，适用于直径＞2.5cm 的肾盂结石、鹿角形结石、结石远端尿路梗阻、残留结石等；③膀胱镜输尿管取石，适用于直径＞2cm 的输尿管结石，或经输尿管镜取石失败者；④开放手术，使用于结石远端存在梗阻、部分泌尿系畸形、结石嵌顿紧密及其他治疗无效的尿石症病人。

6. *膀胱结石* 包括原发性膀胱结石和继发性膀胱结石，前者多发于男性，与低蛋白饮食有关，后者见于良性前列腺增生、神经源性膀胱等。膀胱结石典型的临床表现是**排尿突然中断，同时伴排尿困难和膀胱刺激症状，常有终末血尿**，并发感染时可有脓尿。膀胱镜检查能直接见到结石，并能发现膀胱病变。膀胱结石主要采用手术取石，包括经尿道膀胱镜取石和耻骨上膀胱切开取石，前者主要用于结石直径小于 2cm 的患者。

7. *尿道结石* 典型表现为**排尿困难、点滴状排尿、尿痛，可见排尿初期血尿**。

8. *护理措施*

（1）缓解疼痛：①密切观察病人疼痛的部位、性质、程度、伴随症状及生命体征；②疼痛发作时嘱病人应卧床休息；③镇痛，采用分散病人注意力、深呼吸等方法缓解疼痛，不能缓解时，遵医嘱应用镇痛药物。

（2）保持尿路通畅

①多饮水、多活动：鼓励非手术治疗的病人**大量饮水**，以达到冲洗和稀释尿液的目的；

在病情允许的情况下，适当做一些运动，以促进结石排出。

②体位，结石位于中肾盏、肾盂、输尿管上段者，碎石后取头高足低位，上半身抬高；结石位于肾下盏者，碎石后取头低位。左肾结石取右侧卧位，右肾结石取左侧卧位，同时叩击肾区，利于碎石由肾盏进入输尿管。巨大肾结石碎石后可因短时间内大量碎石突然填充输尿管而发生堵塞，引起感染，严重者引起肾功能改变，因此，碎石后应采取**患侧卧位**，以利结石随尿液逐渐排出。非开放性手术的病人经内镜钳夹碎石后，也可适当变换体位，促进排石。

（3）并发症的观察、预防和护理

①**血尿**：观察血尿变化情况，遵医嘱应用止血药物，肾实质切开者应卧床休息，减少出血机会。

②预防感染：注意监测病人的生命体征、尿液颜色和性状及尿液检查结果。鼓励病人**多饮水**，有利于感染的控制。

③做好伤口及引流管的护理：经皮肾镜取石术后常规留置肾盂造瘘管，要妥善固定，以防造口管脱出，观察造口管的位置，不得高于肾造口，以防逆流引起感染，注意引流管有无压迫、折叠等，同时观察引流液的颜色、性状和量等，并做好记录，**术后3～5天**，若引流尿液转清，体温正常，可考虑拔管。拔管前先夹闭**24～48小时**，观察有无排尿困难等。

④有感染者，遵医嘱应用抗菌药物控制感染。

七、泌尿系损伤

【复习指南】本部分内容难度不大，但历年常考，应作为重点复习。肾损伤应熟练掌握；膀胱损伤、尿道损伤应掌握。

1. 肾损伤　按病因分为开放性损伤和闭合性损伤，临床上以闭合性损伤最为多见，肾损伤最常见的原因是由撞击、跌倒、肋骨骨折等直接暴力导致腹部或腰背部受到外力冲撞或挤压而成。根据肾损伤的程度，闭合性损伤可以分为肾挫伤、肾部分裂伤、肾全层裂伤和肾蒂损伤（图9－2）。肾损伤临床表现：①**血尿，是肾损伤最常见的症状**，肾损伤病人大多有血尿，但**血尿与损伤程度不一致**，如肾挫伤可见肉眼血尿，严重的肾裂伤（如肾蒂血管断裂），血尿不明显或无血尿。②**疼痛**，若血块通过输尿管时，可出现肾绞痛，多位于患侧的腰腹部；尿液进入腹腔时，患者可出现腹痛等。③可触及**腰、腹部包块**。④并发症，若血块及尿液外渗激发感染时，患者可出现发热甚至休克。实验室检查：尿常规可见大量红细胞，红细胞与血细胞比容持续降低，提示有活动性出血，故血尿是诊断肾损伤的重要依据。处理原则：对于非手术治疗的患者（肾挫伤和肾部分裂伤），应嘱咐患者**绝对卧床休息**，抗感染、遵医嘱合理应用止血药物、补充血容量等。肾损伤实施肾修补手术或肾部分切除术的适应证是：提示有内出血的、血尿逐渐加重、腰腹部肿块明显增大、有腹腔脏器损伤等。肾损伤的护理措施：**嘱病人绝对卧床休息2～4周，待病情稳定、血尿消失可离床活动，不宜过早下床，3个月内不宜重体力活动**，严密监测生命体征及病情变化，预防感染等。

2. 膀胱损伤　按病因分为开放性损伤和闭合性损伤，医源性损伤多为闭合性的。膀胱损伤按病理分为膀胱挫伤和膀胱破裂，膀胱挫伤局部有出血或血肿，无尿外渗，可出现血尿。膀胱破裂分为腹膜内型和腹膜外型。腹膜内型多见于膀胱后壁和顶部损伤，伴有腹膜破裂，尿液进入腹膜，出现尿外渗和腹膜刺激征。腹膜外型多见于膀胱前壁损伤，腹膜完整，尿液外渗至膀胱周围，出现不能排尿或少量血尿。膀胱损伤临床表现为**腹痛、血尿、排尿困难、休克**（多由骨盆骨折引起出血所致）、尿瘘等。**膀胱造影**可作为膀胱损伤的主要检查手段。膀胱损伤的处理原则是：症状轻者，可**留置尿管7～10日，合理使用抗生素预防感染**；严重者，尽早实施膀胱造口手术。膀胱造口管一般留置**10日**左右拔除，拔管前先行夹闭管道。膀胱损伤的护理措施：做好心理护理、伤口护理及尿管护理，预防感染。

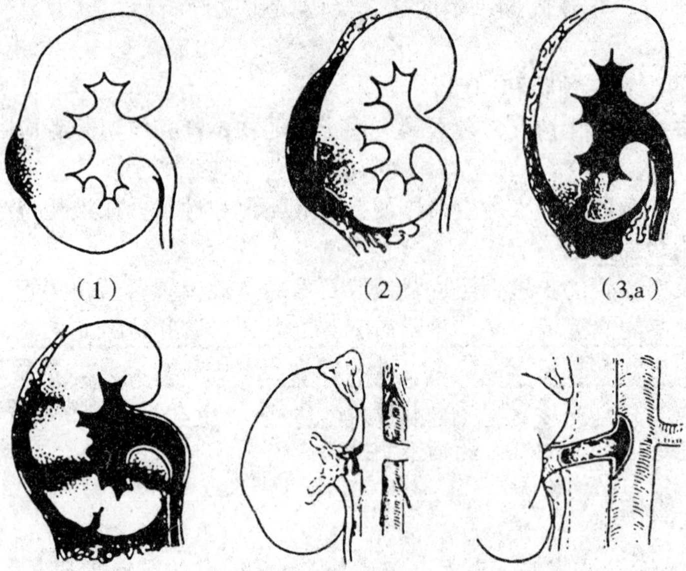

（1）　（2）　（3,a）

（3,b）　（4,a）　（4,b）

图9－2　肾损伤的类型

3. 尿道损伤　多见于男性，尿道损伤是泌尿外科常见的急症。按尿道损伤的部位可分为前尿道损伤和后尿道损伤。前尿道损伤多发生于**球部（如会阴部骑跨伤时常引起球部损伤）**，后尿道损伤多发生于**膜部（常由骨盆骨折引起）**。尿道损伤按病理类型分为尿道挫伤、尿道裂伤和尿道断裂。尿道损伤的临床表现为**疼痛、尿道外口滴血、排尿困难甚至尿潴留**。尿道损伤的辅助检查：导尿可以检查尿道是否连续、完整。

八、尿路感染

【复习指南】本部分内容有一定难度，历年必考，应作为重点复习。尿路感染的病因、临床表现、治疗要点、护理问题及护理措施应熟练掌握；尿路感染的辅助检查、健康教育应掌握。

1. 病因　尿路感染是由各种病原微生物引起的尿路急、慢性炎症，以育龄妇女、老年人和抵抗力低下者多见，尿路感染的主要致病菌是**大肠埃希菌**。尿路感染根据发生的部位分为上尿路感染（**肾盂肾炎**）和下尿路感染（膀胱炎和尿道炎）。尿路感染的感染途径如下。

（1）上行性感染：**约90%的尿路感染属于上行性感染**，其病原菌多为**大肠埃希菌**，是由尿道经膀胱、输尿管而上行到肾。

（2）血行性感染：血行性感染较少见，常见的病原菌有**金黄色葡萄球菌**，当肾组织受损，细菌经血循环入侵肾。

（3）易感因素：①尿路梗阻，各种原因引起的尿路梗阻，如肾及输尿管结石、尿道狭窄、泌尿系肿瘤等均可引起尿潴留，使细菌容易繁殖而产生感染。②妊娠子宫压迫输尿管使尿液排泄不畅而致尿路感染。③泌尿系统畸形，如肾发育不全、多囊肾等，导致细菌感染。④尿道器械检查，导尿、膀胱镜检查、手术均可引起局部黏膜损伤，将致病菌带入致感染；⑤机体抵抗力低下，全身疾病如糖尿病、高血压、慢性肾疾病等使机体抵抗力下降，易发生尿路感染。

2. 临床表现

（1）膀胱炎：主要表现为**尿频、尿急、尿痛**等**膀胱刺激症状**，少数病人有血尿或肉眼血尿。

（2）急性肾盂肾炎：多数病人除了尿频、尿急、尿痛等**膀胱刺激症状**外，伴有**腰痛或肾区不适**，可有寒战、高热、头痛、食欲缺乏等**全身症状**，膀胱炎病人并发症较少，当细菌毒力强时，可发生肾周围脓肿和肾乳头坏死，病人出现高热、剧烈腰痛和血尿等。

（3）无症状性菌尿：是指有真性菌尿但无尿路感染的症状，多见于老年人和孕妇。

3. 辅助检查

（1）尿常规：尿中白细胞显著增加，白细胞数常**＞5个/HP**，红细胞也增加，如果出现**白细胞管型**，并有明显的全身感染症状、腰痛、肋脊角压痛等，提示有肾盂肾炎。

（2）尿细菌学检查：尿细菌定量培养菌落数**≥10^5/ml**，常采取新鲜清洁中段尿。

（3）影像学检查：可行腹部平片、尿路造影检查，以确定有无结石、梗阻等，但是对于尿路感染急性期不宜做尿路造影检查。

4. 治疗要点

（1）急性膀胱炎：病原菌大多为大肠埃希菌，治疗宜选用毒性低的药物，如磺胺类及喹诺酮类等，如氧氟沙星，**连用**3天。对于妊娠妇女、老年人、糖尿病患者等应连续使用抗菌药物7天，在停用抗菌药物7天之后，需要做尿细菌培养。如果为真性细菌尿，应继续治疗2周。

（2）急性肾盂肾炎：急性肾盂肾炎患者口服抗菌药物**至少14天**，可选用喹诺酮类、头孢菌素类等，一般在用药72小时无效后，重新做药敏试验。若治疗后病情好转，于退热后继续用药3天，再改口服抗菌药物治疗达2周。急性肾盂肾炎的疗效评价标准：①有效，治疗后查尿细菌培养为阴性；②治愈，治疗后尿细菌培养为阴性，停药后2周、6周再次复查仍为阴性；③无效，治疗后尿细菌培养为阳性，或治疗后尿细菌培养为阴性，但是停药后2周、6周尿细菌为阳性。

（3）无症状性菌尿：如果非妊娠妇女和老年人出现无症状性菌尿时，可以不予治疗。若是妊娠妇女和儿童出现无症状性菌尿时必须治疗，可以选择肾毒性较小的药物，如头孢类、喹诺酮类等。

（4）再发性尿路感染：再发感染包括复发和重新感染，重新感染多见。在停药6周内再次引发的感染是**复发**，而在停药6周后再次引发的感染属于**重新感染**，可以根据药敏试验，选择有效的杀菌力强的抗菌药物。

5. 护理问题

（1）疼痛　与肾的炎症有关。

（2）排尿障碍　与泌尿系感染有关。

（3）体温过高　与细菌感染有关。

（4）潜在并发症：肾周脓肿等。

6. 护理措施

(1) 环境与休息：保持病室环境清洁、安静，急性期患者应卧床休息，症状减轻后可适当活动，患者应保持心情放松，减轻患者的焦虑。

(2) 饮食方面：嘱咐患者宜食清淡、易消化的食物。避免刺激性食物，不能进食者，可静脉补充营养，做好口腔护理，在无禁忌的情况下，**指导患者多饮水，一般每日饮水量在2500ml以上**，有利于排尿，减少感染的机会。

(3) 做好皮肤护理：发热患者出汗后要及时更换衣物和床单，注意会阴部清洁，教会患者正确清洁会阴的方法，洗澡选用**淋浴**的方式。

(4) 观察病情变化：监测患者体温的变化，并做好记录，如出现高热、腰痛加剧，应考虑是否并发肾周脓肿、肾乳头坏死等并发症，应及时通知医生并给予处理。

(5) 降温：患者出现高热，体温达38.5℃以上者，可给予冰敷、乙醇擦浴等物理降温，并注意观察和记录物理降温的效果。

(6) 疼痛护理：患者出现疼痛时，嘱其卧床休息，采取**屈曲位**，尽量**不要取站立位或坐位**，以免加剧疼痛。另外还可进行膀胱区热敷或按摩，以缓解疼痛。

(7) 休息与活动：加强运动，提高机体防御能力，增强体质。在发热、尿路感染急性期，应卧床休息，恢复期参加适量的体育活动，但不宜过度劳累。

(8) 指导患者正确留取尿标本：①**应用抗生素前或停药5天后留取**；②**留取晨起第一次尿**，使尿在膀胱内存留6～8小时；③**严格无菌操作，清洁外阴，但勿用消毒剂清洗**；④**尿在1小时内送检**；⑤避免尿液被白带或月经污染。

(9) 养成良好的生活习惯：保持会阴部清洁，用温开水清洗，尽量**不要**长期使用消毒剂，反复尿路感染可口服抗菌药，多饮水，勤排尿，以防感染。

(10) 心理护理：护理人员向患者解释尿路感染的病因及预后，减轻患者紧张、焦虑的情绪。

(11) 用药护理：正确留取尿培养并及时送检，根据药敏试验结果选择合适的抗菌药物，患者应遵医嘱按时、按量、按疗程服药，勿随意停药或减药，向病人解释用药的目的和作用、用法、注意事项及不良反应。如服用磺胺类药物，嘱患者**多饮水，减少磺胺结晶的形成**。氨基糖苷类抗生素对肾和听神经有一定的毒性作用，可引起耳聋等。

7. 健康教育

(1) 疾病预防指导：①向患者讲解疾病知识，使其了解尿路感染的病因、发病机制、临床表现及治疗方法等；②注意个人卫生，尤其注意保持会阴部及肛周皮肤的清洁；③急性期，注意休息，避免劳累，坚持体育锻炼，增加机体抵抗力；④**多饮水，勤排尿是最实用而有效的预防方法**。

(2) 用药指导：患者应遵医嘱按时、按量、按疗程服药，勿随意停药或减药，正规用药后24小时症状即可好转，如经72小时治疗仍无效，根据药敏试验更改抗菌药物，并定期复查。

附：小儿尿路感染

【复习指南】本部分内容难度不大，历年常考。小儿尿路感染的临床表现、护理问题及护理措施应熟练掌握；小儿尿路感染的辅助检查、治疗要点、健康教育应掌握。

小儿尿路感染主要有3种表现形式：肾盂肾炎、膀胱炎、无症状性菌尿。由于婴幼儿尿道短而宽（女婴尤短），接近肛门，易被污染而导致上行感染。另外，小儿输尿管弯曲度大，容易发生尿路梗阻，同时病原微生物入侵，尤其是大肠埃希菌，使菌体黏附于泌尿道上皮，引起上行感染。小儿尿路感染的临床表现：①**肾盂肾炎，以全身感染为主要症状**，患者出现高热（体温＞38.5℃）、寒战、惊厥、呕吐、恶心、腹泻等。对严重尿路感染者伴有明显中毒症状。②**膀胱炎，患者有尿频、尿急、尿痛**、排尿困难、排尿不尽、尿失禁等症状。③无症状性菌尿，是指小儿尿培养阳性，而无任何不适症状，女孩儿多见。小儿尿路感染处理原则：急性期应卧床休息，**多饮水**，进食清淡、易消化食物，补充蛋白质和热量，以增加营养，加强机体抵抗力。对于病原体感染者，根据尿培养选择合适的抗生素，如头孢类药物，疗程一般为7～14天，无效者应重新做药敏试验和尿培养，更换新的抗生素。对于无症状性菌尿小儿，一般无须治疗，若患儿合并感染、尿路梗阻等，先给予10～14天常规治疗，待菌尿转阴后，可以给予小剂量长期预防用药。小儿尿路感染的护理：指导患儿多饮水、勤排尿，不要憋尿，保持会阴部清洁，养成良好的卫生习惯。

九、良性前列腺增生

【复习指南】本部分内容有一定难度，历年必考，应作为重点复习。良性前列腺增生的临床表现、护理问题及护理措施应熟练掌握；良性前列腺增生的辅助检查、治疗要点、健康教育应掌握。

1. 临床表现　前列腺增生是中老年男性常见的疾病之一，**多见于前列腺尿道移行带，临床上有无症状取决于梗阻的部位，与增生的程度不成比例**。具体表现如下。

（1）尿频，夜尿增多：**尿频是前列腺最常见的早期症状**，夜间较明显。夜尿次数增加，但是每次尿量不多，前列腺增生合并感染时，可有尿频、尿急、尿痛等膀胱刺激症状。

（2）**进行性排尿困难**：是前列腺增生**最主要、最典型**的症状。具体表现是：排尿迟缓、断续、尿细而无力、射程短、尿后滴沥、排尿时间延长。

（3）尿潴留、尿失禁：前列腺增生患者因气候变化、劳累、饮酒等，使前列腺突然充血导致尿潴留。

（4）血尿：前列腺黏膜上毛细血管充血，当膀胱收缩时可以引起肉眼血尿，急性尿潴留留置尿管时，也可见血尿。

（5）肾功能损害：由于肾积水导致肾功能破坏，患者可有食欲缺乏、贫血、嗜睡等肾功能损害的症状。

2. 辅助检查

（1）直肠指诊：可触及增大的前列腺，表面光滑，质韧有弹性，边缘清楚，中间沟消失。

（2）B超检查：可测量前列腺体积、测定膀胱残余尿量。

（3）尿流率检查：可判定排尿的梗阻程度，检查时要求排尿量在150～200ml，若最大尿流率＜15ml/s，提示排尿不畅；若＜10ml/s，提示梗阻严重。

（4）血清前列腺特异抗原（PSA）测定：有助于排除前列腺癌。

3. 治疗要点

（1）前列腺增生无明显症状者，无需治疗。

（2）药物治疗：常用的药物有特拉唑嗪、抗激素等。

（3）手术治疗：前列腺增生梗阻严重、残余尿量较多，经药物治疗无效的可考虑手术治疗。手术方式有经尿道前列腺切除术、耻骨上经膀胱前列腺切除术等。

（4）其他：如激光治疗、经尿道气囊高压扩张术等。

4. 护理问题

（1）排尿障碍　与膀胱梗阻有关。

（2）疼痛　与膀胱痉挛、手术切口等有关。

（3）潜在并发症：感染、出血、尿失禁等。

（4）睡眠型态紊乱　与夜尿增多有关。

5. 护理措施

（1）术前护理：①心理护理，向患者解释前列腺增生的治疗方法，理解患者的痛苦，消除患者思想顾虑，鼓励病人战胜疾病的信心；②饮食护理，为避免急性尿潴留的发生，嘱患者进食粗纤维、易消化食物，**禁饮酒及禁食辛辣刺激性食物**，避免受凉、劳累，鼓励患者**多饮水，勤排尿**，必要时留置导尿管引流尿液；③用药护理，注意用药的情况及药物的不良反应。服用药物之后，患者可出现头晕等症状，嘱患者在临睡前服药，服药后卧床休息，以防跌倒。

（2）术后护理：①密切监测病人的生命体征、意识变化等。②术后6小时患者无恶心、呕吐，嘱其可进流食，留置尿管期间，鼓励病人多饮水，以防感染。③膀胱冲洗，术后用25～30℃的生理盐水持续膀胱冲洗**3～7天**，根据尿液颜色调节冲洗速度，防止发生稀释性低钠血症，同时密切观察冲洗管道是否通畅，及引流液的颜色和量等。

（3）并发症的护理：①经尿道切除病人因术中大量冲洗液被吸收，血容量急剧增加，出现**稀释性低钠血症**，病人可出现恶心、呕吐、烦躁、肺水肿至脑水肿等，此时，应立即吸氧、给予脱水药、纠正低钠血症等；②尿失禁、出血，尿失禁多为暂时性的，一般无需治疗，为缓解症状，患者可做膀胱部位热敷等。

（4）引流管拔管的护理：①经尿道切除术（TURP）术后**5～7天**，尿液清澈，即可拔管；②耻骨后引流管术后**3～4天**，引流量少时即可拔管；③耻骨上前列腺切除术后**7～10天**可拔管；④膀胱造口患者，尿管留置**10～14天**后可拔除。

6. 健康教育

（1）生活指导：嘱患者进食易消化、含粗纤维多的食物，预防便秘；**术后1～3个月避免剧烈活动**，如跑步、骑自行车、性生活等，防止继发出血。

（2）康复指导：术后患者仍有排尿异常现象，复查尿常规、B超等。指导病人做提肛训练，以尽快恢复尿道括约肌功能。

（3）心理指导：前列腺经尿道切除后1个月，经膀胱切除后2个月，可恢复性生活。

（4）定期复查：定期做尿流动力学、前列腺B超检查等。

十、女性生殖系统炎症

【复习指南】本部分内容有一定难度，历年必考，应作为重点复习。滴虫性阴道炎的临床表现、治疗原则，外阴阴道假丝酵母菌的临床表现、治疗要点；老年性阴道炎的临床表现、治疗要点应熟练掌握；细菌性阴道炎、宫颈炎及急、慢性盆腔炎应掌握。

（一）外阴炎

1. 病因

（1）月经血、阴道分泌物、尿液、产后恶露等可引起外阴炎症。

（2）月经期使用卫生巾等引起会阴部潮湿，可导致外阴炎。

2. 临床表现　**外阴瘙痒、红肿、灼热感，**于活动时加重，查体局部有充血、糜烂等。

3. 辅助检查　**可用 0.9% NS 湿片法进行阴道分泌物检查**。

4. 处理原则

（1）病因治疗：寻找病因，如糖尿病引起的外阴炎，则积极治疗糖尿病。若由尿瘘引起的则及时修补漏孔。

（2）局部治疗：保持外阴部清洁，每日可用**1∶5000 的高锰酸钾**坐浴。

5. 护理问题

（1）焦虑　与外阴瘙痒有关。

（2）皮肤完整性受损　与炎症分泌物刺激有关。

（3）疼痛　与外阴炎症有关。

6. 护理措施

（1）指导病人坐浴的正确方法，通常使用 1∶5000 的高锰酸钾坐浴，每日 2 次，每次 15～30 分钟。坐浴后可涂抗生素软膏，急性期病人可进行局部物理治疗。

（2）健康指导：指导病人保持外阴清洁、干燥，注意个人卫生，注意不与他人共用浴巾、浴盆，不穿类似织品的内裤，患者用过的卫生用品，应清洗、消毒。尤其是经期和产褥期，**忌食辛辣、刺激性食物，给予清淡饮食，**加强营养，增强体质，增加机体抵抗力。局部瘙痒，严禁抓挠，**忌用肥皂**等刺激性用品。告知患者有关外阴炎的相关知识，消除紧张情绪，缓解压力，保持良好的心态，增加战胜疾病的信心。

（二）前庭大腺炎

1. 病因　前庭大腺位于两侧大阴唇下 1/3 深部，在性生活、分娩等情况下易污染外阴导致感染。育龄妇女多见。主要的病原体是葡萄球菌、链球菌、大肠埃希菌和肠球菌等，随着性传播疾病的增加，淋病奈瑟菌和沙眼衣原体已成为常见的病原体。

2. 临床表现　炎症多发生于**一侧，**病人可见**局部肿胀、疼痛、发热**等症状，患侧前庭大腺开口处可见白色小点，当脓肿形成时，疼痛加剧，局部可触及波动感。

3. 护理措施　急性期病人应卧床休息，保持个人卫生，脓肿切开后，局部用引流条引流，注意无菌操作，保持切口清洁、干燥。

（三）滴虫阴道炎

1. 临床表现　滴虫阴道炎是由阴道滴虫引起的，病人感染初期可无症状，典型的症状是**稀薄的泡沫状阴道分泌物增多及外阴瘙痒。**分泌物可呈脓性、黄绿色，有臭味。患者常常感到外阴及阴道口处瘙痒或灼热感、性交痛等。妇科检查可见病人阴道黏膜充血，白带增多，呈黄白色稀薄泡沫状液体。

2. 治疗要点

（1）全身用药：可用**甲硝唑，**疗效好，性伴侣应同时治疗。孕妇、哺乳期妇女禁用。

（2）局部用药：先用肥皂棉球擦洗阴道壁，并用 0.02% 高锰酸钾溶液或温开水冲洗阴道，再用 **1% 乳酸或 0.5% 醋酸**洗后擦干。可将甲硝唑阴道泡腾片塞入阴道，每晚 1 次。

3. 护理问题

（1）焦虑　与滴虫性阴道炎引起的外阴瘙痒等有关。

（2）疼痛　与炎症刺激有关。

4. 护理措施

（1）指导病人注意个人卫生：保持外阴清洁、干燥，外阴部破损处禁抓挠，治疗期间禁止性生活。

（2）饮食指导：忌食辛辣刺激食物。

（3）检查指导：做分泌物培养之前**24～48小时**禁止性交、阴道灌洗等。

（4）用药护理：向病人讲解甲硝唑不良反应，如食欲缺乏、恶心、呕吐、皮疹等，服药期间**禁饮酒**。甲硝唑可通过胎盘达到胎儿体内，故孕妇**孕20周前禁用**。

（5）指导病人正确阴道用药：告知病人用**酸性药液冲洗阴道后再塞药**的原则。

（6）告知病人坚持、正规治疗的重要性。

5. 健康教育

（1）指导病人配合检查，告知病人治愈的标准。

（2）指导病人养成良好的卫生习惯，防止疾病的发生。

（四）外阴阴道假丝酵母菌

1. 病因　由假丝酵母菌引起的外阴炎症，80%～90%为白假丝酵母菌，它是一种条件致病菌，适宜在酸性环境下生长，其传播方式是：内源性感染，为其主要传播途径。假丝酵母菌寄生在口腔、肠道、阴道内，可相互自身传染。另外，性交可直接传染、通过接触衣物间接传染等。常见的诱发因素有：长期使用抗生素、糖尿病患者及大量使用免疫抑制剂等。

2. 临床表现　表现为**外阴瘙痒、灼痛、性交痛及尿痛**，可有阴道分泌物，呈**豆渣样**。

3. 辅助检查

（1）革兰染色法：为首选的检查方法。

（2）**阴道分泌物悬滴检查**：可找到芽孢和假菌丝。

4. 治疗要点

（1）消除诱因：积极治疗诱发外阴阴道假丝酵母菌的疾病及因素，如糖尿病、长期使用抗生素等。

（2）局部用药：单纯外阴阴道假丝酵母菌以局部短程**抗真菌药物**为主，常用的药物有克霉唑栓、**制霉菌素**等。复杂性的可将用药延长至7～14天。

（3）全身用药：不能耐受局部用药者，可口服药物，如酮康唑等。

5. 护理问题

（1）焦虑　与反复发作、有传染性有关。

（2）皮肤完整性受损　与阴道黏膜糜烂有关。

（3）舒适的改变　与外阴瘙痒、灼痛有关。

6. 护理措施

（1）健康指导。指导病人养成良好的卫生习惯，保持会阴部清洁，用过的卫生用品要用开水烫洗。

（2）用药指导。向病人讲解用药的目的和方法，为提高疗效，可用**2%～4%碳酸氢钠坐浴**或引导用药。

（3）为防止疾病传染，病人治疗同时应和性伴侣一同治疗。

（4）妊娠合并感染者，禁止口服唑类药物，可用克霉唑栓。

7. 健康教育

（1）向病人讲解外阴阴道假丝酵母菌的病因和护理措施。

（2）教育病人注意卫生习惯，避免长期使用抗生素。

（3）指导病人坚持用药和用药的正确方法，并按时复查。

（五）老年性阴道炎

1. 病因　常见于绝经后的妇女，绝经后卵巢功能减退，雌激素水平降低，阴道黏膜变薄，pH升高，抵抗力下降，易引发阴道炎症。

2. 临床表现　患者**阴道分泌物增多，白带呈稀薄黄色或血性**。尿痛、尿失禁、外阴瘙痒等。

3. 治疗原则　可用酸性溶液如**1%乳酸或0.1%～0.5%醋酸**冲洗阴道，增加阴道酸度，抑制细菌生长。

4. 护理措施

（1）指导病人注意个人卫生，保持会阴部清洁、干燥。

（2）指导病人加强体育锻炼，增加机体抵抗力。

（3）治疗期间可用1∶5000高锰酸钾液坐浴，向病人讲解用药的目的及注意事项。

（4）向病人讲解该病的预防知识，定期复查。

（六）婴幼儿外阴阴道炎

1. 病因　婴幼儿阴道炎是由大肠埃希菌、葡萄球菌、淋病等引起的，常见于5岁以下的幼女。由于婴幼儿外阴未发育、卫生习惯不良、大便污染等容易引起阴道炎症。

2. 临床表现　外阴痛痒、婴儿烦躁不安、阴道口黏膜充血等。

3. 护理措施

（1）保持外阴清洁、干燥。

（2）养成良好的卫生习惯，便后及时清洗。

（3）注意用药及药物不良反应。

（七）细菌性阴道病

细菌性阴道病是育龄妇女最常见的阴道感染性疾病，是一种由各种厌氧菌、支原体等引起的混合感染，多数患者可无任何症状和体征。细菌性阴道病常与宫颈炎、盆腔炎、妇科手术后感染有关。临床表现：阴道分泌物增多、有臭味、外阴瘙痒、疼痛等。相关检查：常规妇科检查、阴道分泌物检查等。治疗：目前认为治疗细菌性阴道炎**最有效的药物是甲硝唑、替硝唑**，注意用药过程中不良反应及用药方法。

（八）宫颈炎

1. 病因　宫颈炎包括宫颈阴道部炎症和宫颈管黏膜炎症，临床上以**宫颈管黏膜炎**多见。由于宫颈易受分娩、性交等方面带来的损伤，同时宫颈管抗感染能力差，易被病原菌入侵导致宫颈炎。病原体主要为性传播疾病的病原体，包括**淋病奈瑟菌、沙眼衣原体**。

2. 临床表现　多数病人可无症状，有症状者主要是阴道分泌物增多，患者外阴处感瘙痒、灼热感、性交后出血等。妇科检查：患者宫颈黏膜可见充血、水肿，甚至宫颈糜烂。宫颈糜烂根据糜烂面积大小分为3度：①轻度，糜烂面积小于整个宫颈面积的1/3；②中度，糜烂面积占整个宫颈面积的1/3～2/3；③重度，糜烂面积占整个宫颈面积的2/3以上。

3. 处理原则　针对病原体给予足量抗生素治疗。目前**物理治疗**是临床**最常用**的有效治疗方法。

4. 护理措施

（1）一般护理：指导患者注意个人卫生，保持会阴部清洁、干燥。按医嘱规范、足量应用抗生素。

（2）物理治疗：常用的物理治疗方法是激光治疗、冷冻等。注意治疗前应常规做宫颈刮片检查，以排除早期宫颈癌，治疗选择在**月经干净后3～7天**进行，术后要保持外阴清洁，**4～8周内**禁性生活、盆浴。并于两次月经干净后的3～7天复查。

（3）指导妇女定期做妇科检查：采取积极有效的措施，达到预防宫颈炎的效果。

（九）急性盆腔炎和慢性盆腔炎

1. 病因　盆腔炎多发生在性活跃期、有月经的妇女，盆腔炎分为急性盆腔炎和慢性盆腔炎。引起盆腔炎的高危因素有年龄、不良性行为、下生殖道感染、宫腔内手术、经期卫生不良等。

2. 临床表现

（1）急性盆腔炎：常见症状是**下腹痛、发热、阴道分泌物增多**。腹痛为持续性、活动或性交后加重。重者患者可有寒战、高热、食欲缺乏等表现。盆腔检查：阴道充血，宫颈口可见大量**脓性臭味分泌物**，穹窿有明显触痛，宫颈充血、水肿，子宫两侧压痛明显。

（2）慢性盆腔炎：患者可感下腹坠痛、腰骶部酸痛。

3. 治疗原则

（1）嘱患者注意卧床休息，指导患者取**半卧位**，有利于脓液积聚于子宫直肠陷凹使炎症局限。

（2）给予**高热量、高蛋白、高维生素**饮食，加强营养，增强机体抵抗力。

（3）指导患者注意卫生习惯，尤其是月经期，注意性生活卫生，经期禁止性交，以防感染。

（4）严密监测患者体温变化情况，如发生高热，应及时给予物理降温。

（5）向患者讲解盆腔炎的预防及治疗相关知识，消除患者对疾病的恐惧及不适症状带来的焦虑情绪。

（6）指导患者定期随访，尤其对淋病奈瑟菌和沙眼衣原体感染者，可在治疗后**4～6周**复查病原体。

十一、功能失调性子宫出血

【复习指南】本部分内容有一定难度，历年必考，应作为重点复习。功能失调性子宫出血的临床表现、护理问题及护理措施应熟练掌握。

1. 病因　按病因分为无排卵型功血和有排卵型功血，绝大多数为无排卵型功血，此类型功血好发于青春期和绝经过渡期。

2. 临床表现　无排卵型功血表现为子宫不规则出血，月经周期紊乱，经期长短不一。有排卵型功血好发于生育期妇女，主要由黄体功能异常（黄体功能不全和黄体萎缩不全）引起，临床表现为：①黄体功能不全，**月经周期缩短、月经频发**；②黄体萎缩不全，**月经周期正常、经期延长**。

3. 辅助检查

（1）诊断性刮宫：能达到止血的目的，同时能明确子宫内膜病理诊断。于**月经前3～7天或月经来潮6小时内刮宫**，以确定排卵或黄体功能。如显示子宫内膜增生过长，说明雌激素高，孕激素不足，考虑黄体功能不全。

（2）宫腔镜检查：可以直接观察子宫内膜情况。

（3）基础体温测定：是测定排卵的简单易行方法。如为单向体温，则提示无排卵。

（4）宫颈黏液检查：如经前仍可见羊齿状结晶，则提示无排卵。

4. 治疗原则　功能性子宫出血治疗原则是止血、纠正贫血、调整月经周期和防止感染。

（1）无排卵型功血：**首选性激素**以达到止血的目的，如孕激素、雌激素、口服避孕药。孕激素疗法又称“子宫内膜脱落法”或“药物刮宫”，可使增生期的子宫内膜转化为分泌期，撤药后出血；雌激素疗法又称“子宫内膜修复法”，提高雌激素浓度，子宫内膜增生，创面修复止血。对于大出血和子宫内膜癌的病人，可选用**刮宫术，既可快速止血，又有诊断价值，适用于绝经过渡期且病程长的育龄女性**。

（2）有排卵型功血：应用氨甲环酸、酚磺乙胺等药物进行止血，以及行子宫全切术。

5. 护理措施

（1）一般护理：嘱病人进食高蛋白、高维生素和富含铁的食物，以加强营养。出血期间应卧床休息，避免劳累。注意个人卫生，保持会阴部清洁，以防感染。

（2）密切观察病情变化：遵医嘱正确用药，并好做心理护理。

十二、痛经

【复习指南】本部分内容难度不大，但历年常考，应作为重点复习。应掌握痛经的病因、临床表现、治疗原则及护理措施。

痛经是指行经前后或月经期出现**下腹部疼痛、坠胀，伴有腰酸**或其他不适症状。

1. 病因　痛经分为原发性痛经和继发性痛经，原发性痛经是指生殖器官无器质性病变，与月经时子宫内膜释放前列腺素含量高有关。继发性痛经是指由盆腔器质性病变引起的。

2. 临床表现

（1）原发性痛经多在青春期出现，常在初潮后 1～2 年内发生。

（2）疼痛一般在月经来潮后开始，最早出现在经前 12 小时，以月经第 1 天疼痛最剧烈。疼痛常呈痉挛性。

（3）患者疼痛剧烈，可有恶心、呕吐、腹泻、头晕等症状。

3. 治疗原则　痛经在女性中是常见的症状，有部分女性在婚后，痛经会缓解或消失，故无须治疗，若疼痛难耐，可给予镇痛药物。月经期应注意生理卫生、**避免受凉**、合理休息、保证营养等。

十三、围绝经期综合征

【复习指南】本部分有一定难度，历年必考，应作为重点复习。围绝经期的病因、临床表现、处理原则应熟练掌握，护理措施、健康教育应掌握。

1. 病因　绝经提示卵巢功能衰退、生殖功能终止。围绝经期是指妇女绝经前后一段时间，出现与绝经有关的内分泌学、生物学及临床特征起至绝经 1 年内的时期。绝经是指**月经完全停止 1 年以上，**多发生于 45～55 岁。围绝经期由于性激素减少，最早出现卵巢功能减退，然后为下丘脑和垂体功能减退。

2. 临床表现

（1）月经变化：出现**月经紊乱，**如月经频发（月经周期短于 21 天）、月经稀发（月经周期超过 35 天）、不规则子宫出血及闭经等。

（2）全身症状：主要表现为**潮红、潮热，**为围绝经期常见且典型的症状。多在夜间、活动进食、情绪激动时出现。

（3）自主神经失调：常出现心悸、头晕、耳鸣等。

（4）精神方面：抑郁、焦虑、记忆减退等。

（5）代谢障碍：出现骨质疏松，易发生骨折等。

（6）皮肤和毛发的改变：皮肤皱纹增加、干燥、皮肤色素沉着、出现斑点。

3. 辅助检查

（1）妇科检查：生殖器官出现不同程度的萎缩性改变。

（2）**分段诊断性刮宫**：是围绝经期病人**首选**的方法。

4. 护理措施

（1）心理护理：围绝经期综合征可因精神神经紊乱而加重症状，因此对其先进行心理疏导。帮助病人理解围绝经期是一个正常的生理过程，向患者讲解围绝经期综合征的保健知识，以乐观积极的态度对待身体生理功能的变化，消除焦虑和紧张情绪，接受激素替代疗法（主要是雌激素和孕激素）。

（2）对围绝经期妇女进行饮食和运动的指导：加强营养，坚持体育锻炼，预防感染。适当的增加**钙质和维生素 D** 摄入，减少因雌激素水平降低引起的骨质疏松。

十四、子宫内膜异位症

【复习指南】本部分有一定难度，历年必考，应作为重点复习。子宫内膜异位症的临床表现、辅助检查应熟练掌握，病因、护理措施、健康教育应掌握。

子宫内膜异位症是指子宫内膜出现在子宫腔被覆内膜及宫体肌层以外的其他部位时，称为子宫内膜异位症。最常见的是卵巢子宫内膜异位症，又称卵巢巧克力囊肿。

1. 病因

（1）种植学说：经血子宫内膜细胞随着血流入盆腔，种植在卵巢和盆腔腹膜。

（2）体腔上皮化生学说：在炎症或卵巢激素的刺激下，盆腔腹膜或卵巢生发上皮被激活为子宫内膜样组织而形成子宫内膜异位症。

2. 临床表现

（1）痛经：为主要症状，特点是**继发性痛经且进行性加重**，疼痛多为下腹部和腰骶部，部分病人可有直肠刺激症状，表现为大便次数增多。痛经常于月经来潮 1～2 天出现，经期第 1 天较重，以后逐渐减轻。

（2）月经失调：由于卵巢排卵障碍和黄体功能不全，多数病人出现**经量增多、经期延长**等。

（3）不孕：病人因盆腔粘连、子宫后倾等导致不孕。

3. 辅助检查

（1）妇科检查：子宫内膜异位症病人，除了双合诊检查外，还必须进行三合诊检查。

（2）**腹腔镜检查**：是目前公认的诊断子宫内膜异位症的**最佳方法**。

4. 处理原则　子宫内膜异位症以手术为主，药物辅助。

（1）药物治疗：遵医嘱口服避孕药、孕激素类药物、孕三烯酮等性激素药物达到缓解痛经的目的。

（2）手术治疗：适用于药物治疗无效、病变加重，其中腹腔镜手术是子宫内膜异位症首选的治疗方法。目前，**腹腔镜确诊、手术联合药物治疗是内膜异位症治疗的“金标准”**。手术方式有以下3种：①保留生育功能手术，适用于药物治疗无效、年轻和有生育要求的患者。具体的手术方式是切除病灶、保留子宫、一侧或双侧卵巢。②保留卵巢功能手术，切除病灶和子宫，保留卵巢或部分卵巢。③根治性手术，切除病灶、双侧附件，适用于盆腔粘连严重的病人。

5. 护理措施

（1）经期一般**不做**盆腔检查，禁止性生活。

（2）宫颈手术应在月经干净后的**3～7天**进行，负压吸引术最好**不做**。

（3）治疗期间监测病人症状的变化、月经改变及身体情况的变化，向病人介绍药物治疗的作用及注意事项。

（4）嘱病人出院后定期复查，并给予妊娠指导。

十五、子宫脱垂

【复习指南】本部分有一定难度，历年必考，应作为重点复习。子宫脱垂的临床分度、临床表现应熟练掌握，病因、处理原则、护理措施应掌握。

子宫脱垂是指子宫从正常位置沿阴道下降，宫颈外口达坐骨棘水平以下甚至子宫全部脱出阴道口以外。

1. 病因

（1）**分娩损伤**：为子宫脱垂的**最主要**原因。

（2）长期腹压增加：如长期慢性咳嗽，排便困难，盆、腹腔巨大肿瘤等，腹压增加，压迫子宫下移。

（3）盆底组织发育不良

2. 临床分度　子宫脱垂分为3度：①Ⅰ度，轻型为宫颈外口距处女膜缘＜4cm，未到达处女膜缘。重型为宫颈外口已达处女膜缘，在阴道口可见宫颈。②Ⅱ度，轻型为宫颈已脱出阴道口外，宫体仍在阴道内；重型为宫颈及部分宫体已脱出阴道口外。③Ⅲ度，宫颈及宫体全部脱出阴道口外（图9-3）。

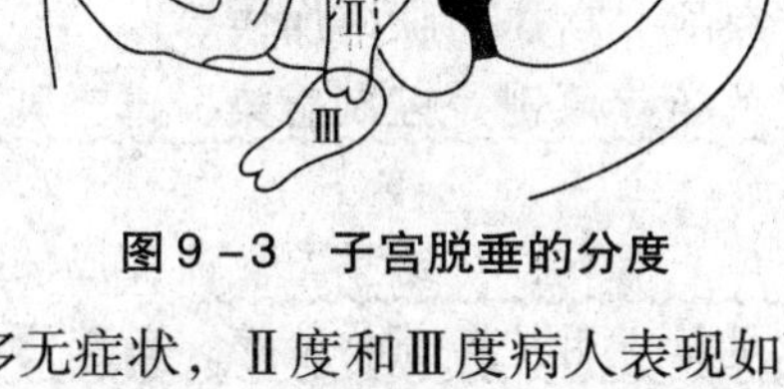

图9-3　子宫脱垂的分度

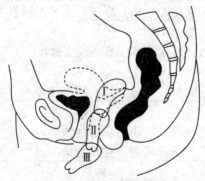

3. 临床表现　Ⅰ度病人多无症状，Ⅱ度和Ⅲ度病人表现如下。

（1）**下坠感和腰背酸痛**：常常在久站、走路、重体力劳动后出现，休息后减轻。

（2）肿物自阴道脱出：腹压增加时，阴道会**有肿物脱出**。轻者于平卧位后可消失，严重者不能回缩的，可用手还纳。

（3）排便异常：病人可有尿潴留、排尿困难，并发感染时，可有尿频、尿急、尿痛等膀胱刺激症状。

4. 处理原则

（1）非手术治疗：适用于Ⅰ度轻型子宫脱垂、不能耐受手术者。常用的方法有：①支持疗法，加强营养，嘱患者注意休息，**避免重体力劳动**，加强盆底肌锻炼；②子宫托治疗，维持子宫和阴道壁在阴道内，不易脱出；③盆底肌锻炼，增加盆底肌张力，可减轻压力性尿失禁，但对Ⅲ度脱垂者不适用。

（2）手术治疗：采取阴道前后壁修补术、宫颈部分切除术及经阴道全子宫切除术等，适用于对非手术治疗无效或Ⅱ度和Ⅲ度子宫脱垂者。

5. 护理措施

（1）一般护理：①向病人讲解疾病的相关知识、注意事项及预后，指导患者卧床休息，减少下床活动，**避免长时间站立、久蹲**。指导病人**加强盆底肌锻炼**，如做提肛运动等，以防子宫脱垂。②加强营养，指导患者进食**高蛋白、高维生素、高热量**饮食，以增强抵抗力。③保持会阴部清洁，每日用1∶5000高锰酸钾液坐浴。

（2）术前准备：术前5天开始进行阴道准备，对于Ⅰ度脱垂病人，每日用1∶5000高锰酸钾液坐浴。Ⅱ度和Ⅲ度子宫脱垂伴溃疡者，行阴道冲洗后局部涂40%紫草油。术前3天进食无渣饮食，术前晚餐后禁食。术前晚及术日晨给予**清洁灌肠各一次**。

（3）术后准备：术后嘱病人卧床休息**7～10天**，留置尿管10～14天。术后去枕平卧**6小时**后协助翻身，监测生命体征。观察伤口有无渗血、疼痛。

（4）出院指导：术后一般休息3个月，**6个月内避免重体力劳动，禁止盆浴及性生活**，定期复查。

十六、急性乳腺炎

【复习指南】本部分内容难度不大，但历年常考，应作为重点复习。急性乳腺炎的病因、处理原则、护理措施、健康教育应熟练掌握，临床表现、护理措施应掌握。

1. 病因　急性乳腺炎以**初产妇**多见，发生在**产后3～4周**。

（1）**乳汁淤积**：是急性乳腺炎最常见的原因。主要原因有乳头发育不良、乳汁过多和乳管不通畅。

（2）细菌入侵：乳头破裂或皲裂是细菌入侵的主要途径，主要的致病菌是**金黄色葡萄球菌**。

2. 临床表现

（1）局部症状：患侧乳房胀痛，局部有**红、肿、热**等炎症表现，常有淋巴结肿大，感染严重者可并发脓毒症。

（2）全身症状：病人可有寒战、高热、脉搏加快等。

3. 治疗要点　急性乳腺炎的治疗原则是**控制感染、排空乳汁**。脓肿形成前给予抗菌药物治疗，脓肿形成后则需切开引流。

（1）一般治疗：患侧乳房停止哺乳，协助排空乳汁，局部热敷以促进炎症消散。

（2）抗感染治疗：早期、足量应用抗菌药物治疗，**首选青霉素类**。

（3）手术治疗：脓肿形成后应及时**切开引流**，为避免损伤乳管，切口应呈**放射状**（图9－4）。若脓腔较大，可在脓腔的**最低部位**放置引流条。

4. 护理问题

（1）疼痛　与急性乳腺炎症有关。

（2）发热　与乳腺炎症有关。

（3）焦虑　与影响哺乳有关。

（4）知识缺乏：缺乏哺乳期乳房保健知识。

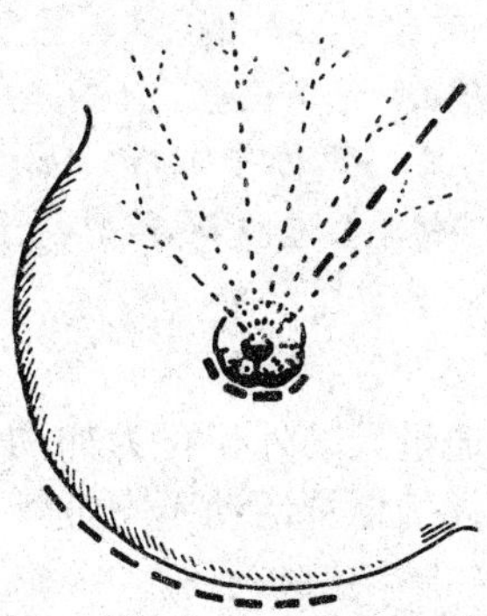

图9－4　乳房脓肿的切口

5. 护理措施

（1）一般护理：严密监测患者的生命体征，定时测量和记录体温，若体温过高，遵医嘱给予抗生素控制感染，此外还应暂停哺乳，借助吸乳器使乳汁排空。以利于炎症消散，可做热敷，水肿明显者，可用**25%硫酸镁**湿热敷。嘱患者卧床休息，保持室内空气清新，宜进食清淡、易消化的食物。当感染严重或并发乳瘘时，应予断乳。

（2）术后护理：保持伤口引流通畅，注意手术部位的清洁等，观察引流液颜色、量等。

6. 健康教育

（1）养成定时哺乳、婴儿不含乳头睡等习惯；每次哺乳时**尽量让婴儿吸净**，如有淤积，应及时用吸乳器吸空乳汁，**哺乳后应清洗乳头**，保持乳头清洁，防止细菌侵入。妊娠期应经常用肥皂水及温水清洗两侧乳头；妊娠后期每日清洗；哺乳前后应清洗乳头，并应注意婴儿口腔卫生。

（2）如有乳头破损，应停止哺乳，定期排空乳汁，局部涂抗生素软膏，待伤口愈合后再哺乳。

（3）对于乳头内陷者，妊娠期应每日挤捏、提拉乳头，多数乳头内陷者可以纠正，防止乳汁淤积。

第十章　精神障碍

一、精神障碍症状学

【复习指南】本部分内容难度不大，但历年常考，应作为重点复习。临床中常见精神障碍的特点，其中认知障碍、情感障碍、意志障碍典型特点应熟练掌握；精神症状检查的方法，精神症状的影响因素应掌握。

（一）概述

精神症状是指异常的精神活动通过人的外显行为如动作、表情、言语等表现出来，是大脑生理功能异常的具体表现，但异常的精神活动不完全等于精神症状。

（二）常见的神经症状

1. 认知障碍

（1）感觉障碍

①**感觉过敏**：对外面一般强度的刺激感受性增加。常见于焦虑症的患者。

②感觉减退：对外面一般强度的刺激感受性降低。多见于抑郁状态、木僵状态、器质性精神障碍等。

③内感性不适：患者感觉身体内部各种不舒服或不能承受的异样感觉，如虫爬感、游走感、挤捏感等，患者不能用言语准确描述和定位，伴有明显的焦虑症状。多见于精神分裂症、抑郁状态、躯体形式障碍、器质性精神障碍等。

（2）知觉障碍：精神科常见的症状有**知觉障碍**，是大多数精神障碍的主要症状。

①**错觉**：在特定条件下产生的对客观事物的歪曲知觉。正常人在情绪过度紧张或疲劳过度的情况下也可产生错觉。常见于焦虑症、器质性精神障碍等。

②幻觉：没有相应的客观刺激作用于人的感觉器官而出现的虚幻的知觉体验。**幻觉**是精神病患者最常见的症状之一。幻觉是一种主观体验，主体的感受与知觉相似，这是一种比较严重的知觉障碍。根据感觉器官不同可分为幻听、幻视、幻嗅、幻味、幻触、内脏性幻觉等。临床上最为常见的幻觉是**幻听**。

（3）感知综合障碍：患者能感知客观事物，但对个别属性如距离、空间位置、大小、形状等产生错误的感知，多见于癫痫所致精神障碍、抑郁症等。

2. 思维障碍　思维障碍常见的类型有思维联想障碍、思维逻辑障碍和思维内容障碍。

（1）联想障碍：是指联想的数量、结果、速度、表达方式都发生异常情况。常见的类型如下。

①**思维奔逸**：是指患者联想速度过快，可出现音联、意联及心境高涨等现象。常见于躁狂发作。

②思维迟缓：是指联想的速度缓慢，患者表现出沉默寡语、语量减少、反应迟钝等症状，多见于抑郁发作。

③思维贫乏：是指联想数量减少，词汇与概念频发，多见于精神分裂症。

④**思维松弛**：患者意识清楚，但思维内容散漫，对问题的叙述不切题，联想内容缺乏逻辑性，他人不易理解。多见于精神分裂症。

⑤**思维破裂**：患者意识清晰，概念之间联想断裂，患者言语或书写结构完整，但句子之

间毫无关联。多见于精神分裂症。

⑥思维不连贯：患者意识障碍，出现破裂性思维，言语杂乱无章，毫无主题。多见于感染中毒所致的躯体疾病而产生的精神障碍或器质性精神障碍。

(2) 联想途径异常

①病理性赘述：患者思维过程中抓不住主题，反反复复地做不必要的细节描述。给人一种谈话“啰唆”“东扯西拉”的感觉，患者最终还是会回到主题。多见于癫痫所致精神障碍。

②思维中断：又称思维阻滞，是指患者思维过程突然停顿，说话突然停顿，片刻又重复说话。多见于精神分裂症。

(3) 联想形式障碍

①持续言语：患者思维活动在某一概念上停滞不前，表现为给患者提出一系列问题时，每次重复第一次回答时所说的话。常见于癫痫所致精神障碍或器质性精神障碍。

②重复言语：患者说话时多次重复一句话的最后几个字。多见于癫痫所致精神障碍或器质性精神障碍。

③**刻板言语**：思维原地不动，概念转换困难，患者表现为机械地重复一些没有意义的词或句子。多见于精神分裂症。

④**模仿言语**：患者刻板地模仿周围人说话。多见于精神分裂症紧张型。

(4) 思维自主性异常

①思维插入：又称思维被强加。患者认为头脑中有某种想法是别人通过某种方法强加于他的，也就是脑子里插入了别人的想法。多见于精神分裂症。

②强制性思维：又称思维云集。是指思维不受患者支配，大量想法强制性地涌现在患者脑中。多见于精神分裂症。

③**强迫观念**：也称强迫性思维。患者脑中反复、不受控制地出现同一内容的思维，患者明知此没有必要，但总是挥之不去，伴有明显的压抑观念。见于强迫症，也可见于精神分裂症。

(5) 思维逻辑障碍

①病理性象征性思维：患者将一个简单的具体概念与抽象概念混淆，如不解释别人无法理解。多见于精神分裂症。

②语词新作：患者自创文字、语言、符号来表达一种含义。多见于精神分裂症。

③逻辑倒错：推理缺乏逻辑性，因果倒置，推理离奇古怪。

④**矛盾思维**：同一时间患者脑中出现两种相反的，矛盾的对立的概念，患者无法判断哪对哪错。见于精神分裂症，也可见于强迫性神经症。

(6) 思维内容障碍：**妄想**是最常见的思维内容障碍，是病理性的歪曲信念，具有个人独特性。妄想有以下特征：信念歪曲、坚信不疑、内容为个人所独有。妄想一般分为夸大妄想、罪恶妄想、被害妄想等，主要见于精神分裂症。

3. 注意障碍

(1) 注意增强：主要指的是主动注意的增强，见于偏执型精神分裂症、焦虑症、抑郁症等。

(2) 注意涣散：主动注意力不集中。多见于儿童多动综合征、精神分裂症、焦虑症。

(3) 注意减退：主动与被动注意兴奋性降低，注意广度缩小，注意稳定性下降。多见于焦虑症、脑器质性精神障碍患者。

（4）注意转移：主动注意不能持久，注意稳定性下降，易受外界环境的影响而注意对象不断转换。多见于躁狂发作。

（5）注意狭窄：是指注意范围的显著缩小，可见于意识障碍患者。

4. 记忆障碍

（1）遗忘：是指部分或全部地不能回忆过去的经验，主要指回忆过程障碍，可分为顺行性遗忘与逆行性遗忘。

（2）**错构**：是记忆的错误，对过去曾经历过的事件，特别是在时间上出现错误回忆，并坚信不疑。多见于老年性痴呆和酒精中毒性精神障碍。

（3）虚构：由于遗忘，患者以想象的、未曾亲身经历过的事件来填补自身经历的记忆空白。其讲述的内容常常变化，易受暗示。多见于各种原因引起的痴呆。

（4）记忆增强：对患病前不能回忆且不重要的事都能回忆起来，多见于躁狂发作、轻躁狂或偏执型精神障碍患者。

（5）记忆减退：记忆的识记、保持、再认和回忆四个过程普遍减退。

5. 智能障碍

（1）精神发育迟滞：是指个体生长发育成熟以前，大脑发育不良，随之智能发育也停留在一定的阶段。同年龄相比其智能明显低于正常人的智力水平；同时伴有社会功能障碍。

（2）**痴呆**：由于器质性病变导致患者无意识障碍，但后天获得的智能、记忆和人格的全面受损，甚至生活不能自理，并伴有情感淡漠、行为幼稚等精神症状。**可见于阿尔茨海默病**。

6. 意识障碍　可分为以下几种类型。

（1）意识清晰度降低

①嗜睡：患者在安静环境下经常处于睡眠状态，接受刺激后可醒转，能进行正常的交谈，刺激一旦消失患者又入睡，体检无异常发现。属于意识清晰度轻微降低。

②意识模糊：患者反应迟钝、思维缓慢，有定向障碍，能回答简单问题，但对复杂问题不知所措；吞咽及对光反射尚存在。多见于躯体疾病所致精神障碍。属于意识清晰度轻度受损。

③昏睡：患者对一般刺激没有反应，只有强痛刺激才引起防御性反射，对光、吞咽反射仍存在，可出现不自主运动及震颤。

④昏迷：意识完全丧失。以痛觉反应和随意运动消失为特征，任何刺激均不能引起反应，吞咽、对光反射均消失。可分为浅昏迷、深昏迷等。多见于严重的脑部疾病及躯体疾病的濒死期。

（2）意识内容变化

①谵妄：患者意识清晰度下降，表现出大量的错觉、幻觉。以幻视较常见，多数表现为周围环境定向力丧失，谵妄状态往往昼轻夜重，意识恢复后可有部分遗忘或全部遗忘。常见于躯体疾病所致精神障碍及中毒所致精神障碍。

②**朦胧状态**：是指患者意识范围缩窄伴有意识清晰度降低。表现为表情呆板，也可出现焦虑或欣快感，有定向障碍。多见于癫痫所致精神障碍、脑外伤。

③梦样状态：患者意识清晰度下降并沉溺于幻觉幻想中，与外界失去联系。常见于感染中毒性精神障碍和癫痫所致的精神障碍。

（3）自我意识障碍

①人格解体：患者产生不真实体验，觉察不到自己躯体的存在或精神活动。多见于精神分裂症。

②双重人格：患者在同一时间内体验到完全不同的两种自我。

③交替人格：患者在不同时刻体验到两个不同的自我存在。

④人格转换：患者自称为另一个人或动物，否定原来的自我，但没有语言和行为的转换。

7. 自知力丧失　自知力是指患者对自己精神疾病的认识和判断能力。自制力缺乏是精神病特征性的表现，也是判断患者精神疾病是否痊愈的一项重要指标之一。临床上自知力障碍多见于精神分裂症、双相情感障碍患者。

8. 情感障碍

（1）情感高涨：正性情绪增强，患者常表现为与环境不相符的愉快感，伴有语音高昂、滔滔不绝、联想奔逸、意志活动增多。多见于躁狂症。

（2）情绪低落：持续的与环境不相符的负性情绪，患者表情忧愁、唉声叹气，甚至出现自杀念头，伴有思维迟缓、动作减慢。时间可长达数周、数月或更长时间。多见于抑郁症。

（3）焦虑：患者无故的担心发生威胁自身安全和其他不良后果的心境体验，伴有坐立不安、搓手顿足、惶惶不可终日等行为表现，可出现心搏加快、紧张性出汗等交感神经兴奋的表现。常见于焦虑症。

（4）恐惧：患者可针对某一特定的场地或人，出现紧张、害怕并有回避的现象。多见于恐怖性神经症。

（5）情感淡漠：患者对外界刺激缺乏相应的情感反应，表现为缺乏相应的内心体验和外部的非语言表现。多见于精神分裂症。

（6）情感倒错：患者情感表现与内心体验不协调，该高兴时反而悲伤。多见于精神分裂症。

（7）情感幼稚：是指成人的情感反应如同小孩一般幼稚，缺乏理性控制。多见于癔症和精神分裂症。

9. 意志行为障碍

（1）意志增强：患者出现病态情感、情绪高涨、思维奔逸，可以持续坚持某些行为。多见于躁狂发作、偏执性精神障碍等。

（2）意志减弱：患者表现出情感淡漠或意志活动的减少，缺乏主动性。常见于药物成瘾性精神障碍、抑郁症及精神分裂症。

（3）意志缺乏：患者表现对任何活动都缺乏动机，生活处于被动状态，伴有情感淡漠和思维贫乏。多见于精神分裂症和痴呆。

（4）**木僵**：患者长时间保持一种固定姿势，言语、动作行为减少或完全抑制，患者可出现不进食、不自主排便等。可见于严重的抑郁症、紧张型精神分裂症。

（5）**蜡样屈曲**：是指木僵患者出现肢体任人摆布，较长时间一个姿势维持不动。如将仰卧患者头部抬高，患者也不动，可维持很长时间，称为“空气枕头”。见于紧张型精神分裂症。

（6）缄默症：患者问语不答，偶尔用手示意。常见于紧张型精神分裂症。

（7）违拗症：患者对要求他做的动作表现为抗拒及相反的行为。见于紧张性精神分裂症。

（8）刻板动作：患者刻板、反复重复某一单调动作，与刻板言语同时出现。多见于紧张型精神分裂症。

（9）模仿动作：患者无目的地模仿他人动作，见于紧张型精神分裂症。

（10）作态：患者做出幼稚的、古怪的动作、姿势或表情，多见于青春型精神分裂症。

二、精神分裂症

【复习指南】本部分内容有一定难度，历年必考，应作为重点复习。精神分裂症的临床表现、护理问题、护理措施及健康教育应熟练掌握；病因及治疗要点应掌握。

精神分裂症是一种常见的重性精神病，其病因不明，该病具有情感、认知、思维和行为等多方面的障碍。本病的主要特征是精神活动与现实不符，与周围环境不协调。多见于青壮年，患者无智力和意识障碍。病情多迁延不愈。

1. 病因

（1）社会心理因素：主要包括不良的生活事件、经济状况、发病前性格等，在精神分裂症发病中可能起到了诱发和促进作用。

（2）遗传因素：分子遗传学研究患者亲属中的患病率高于一般人群数倍，血缘关系越近，患病率越高，提示了遗传与精神分裂症有关。目前普遍认为，精神分裂症可能是常染色体隐性遗传，发病是由若干基因的叠加作用所致。

2. 临床表现　早期主要表现为个性改变、类神经症症状及语言和行为的变化，随着病情进展，特征性和常见症状逐渐显现。

（1）思维障碍

①思维内容障碍

a. **妄想**：是精神分裂症最常见的症状之一。主要以关系妄想、被害妄想和影响妄想最为常见。此外，还可见夸大妄想、嫉妒妄想、疑病妄想、钟情妄想、自罪妄想、非血统妄想等。妄想内容与患者的生活经历、教育程度和社会背景有一定的联系。妄想可分为原发性和继发性，继发性妄想常发生于幻觉等基础之上。

b. 精神分裂症妄想：以**原发性妄想**为主，为该病的特征性症状。

c. **精神分裂症妄想的主要特点**：内容离奇，逻辑荒谬，发生突然；妄想范围有不断扩大和泛化趋势或具有特殊意义；患者对妄想的内容多不愿主动暴露，往往企图隐蔽。

②被动体验：精神分裂症患者支配感丧失，患者感觉到自己的躯体、思维和情感均受他人控制，甚至感到有某种高科技仪器、电波或一种超自然的奇怪的力量在控制自己。这种体验常与被害妄想联系起来，坚信自己内心体验或所思所想尽人皆知（内心被揭露感）。

③思维联想障碍：**思维联想过程缺乏连贯性和逻辑性**，是精神分裂症最具有特征性的障碍。特点是患者在意识清楚的情况下，思维联想散漫或分裂，缺乏具体性和现实性。表现为思维松弛或散漫、思维贫乏、破裂性思维、思维奔逸、思维云集和思维中断等。

④思维逻辑障碍：表现为在判断、推理过程中丧失具体概念所规定的含义及不同概念的差别，违反逻辑和语法规则，其言论令人费解。患者还有语词新作、逻辑倒错性思维等症状。

（2）情感障碍：精神分裂症患者**情感迟钝、淡漠**，情感反应与思维内容及外界刺激不协调。最早出现的是较细致的情感，如对同事缺少关怀、同情，对亲人不知体贴。接着是对周围事物的情感反应变得迟钝或平淡，对一般人能引起鲜明的、生动的情感反应的刺激缺乏相应的情感反应。随着疾病的发展，患者的情感体验日益贫乏，对一切无动于衷，甚至对那些使一般人产生莫大悲哀和痛苦的事件，也表现得心如止水，不能激起情感共鸣。少数患者可表现为情感倒错。

（3）意志行为障碍

①最常见的症状是**意志的下降或衰退**，表现为活动减少、缺乏主动性，行为被动，对社交、工作和学习缺乏主动性，如不主动与人交往，行为懒散等。严重时患者行为极其被动，终日卧床或呆坐，不知料理个人卫生。随着意志活动越来越减退，患者日益孤僻离群，脱离现实。

②个别患者会出现紧张综合征，以全身肌张力增高为主。紧张综合征是精神分裂症紧张型的典型表现，患者可出现**紧张性木僵和紧张性兴奋**。严重时患者保持一固定姿势，不语不动、不进食、不排便，头与枕头间可隔一定的距离（空气枕头），肢体随意摆布并保持固定位置（蜡样屈曲）。木僵患者可突然出现冲动行为，为紧张性兴奋。

（4）幻觉和感知觉障碍

①幻觉：大多数患者均会出现幻觉，最常见的是**幻听**，以言语性幻听多见。患者听见邻居、同事或陌生人说话，内容往往可使患者不愉快。具有特征性的是听见两个或几个声音在议论患者，彼此争吵（争论性幻听），或以第三人称评论患者（评论性幻听），或是威胁患者、命令患者（命令性幻听）。有时患者想什么，幻听就重复什么（思维鸣响）。患者的行为常受幻听支配。如与声音进行对话、发怒或冲动、伤人、毁物、自杀；或喃喃自语，作侧耳倾听状；或沉醉于幻听之中，自笑、自语。精神分裂症也可出现幻视，形象往往很逼真，颜色、大小、形状清晰可见。也会出现幻触、幻味、幻嗅。

②感知综合障碍：常见有精神人格解体（感到精神活动不存在或不属于自己）、躯体人格解体（躯体某部分不存在或不属于自己的身体）、现实人格解体（对环境缺乏真实感）3类。人格解体特点内容多变，不固定或多种内容同时或交替出现。

3. 治疗要点　精神分裂症的治疗以药物治疗为主，心理社会治疗、物理治疗为辅；做到早期干预，早期治疗。精神分裂症的治疗主要是减低复发率，最大限度改善患者社会功能，而提高生活质量。

（1）药物治疗：患者应规范用药，强调早发现、早诊断、早治疗，低剂量起始，逐渐加量、足量足疗程的“全病程治疗”的原则。急性期治疗时间为6～8周；巩固期治疗需要维持3～6个月，维持期间剂量应个体化。常用的药物如下。

①**氯丙嗪**：该药为经典抗精神病药物。用于治疗妄想、幻觉、思维障碍、紧张综合征等疗效较好。可有效地减少该病的复发。不良反应有不能改善认知，抑郁症状疗效不确切，可引发锥体外系反应。由于该药的不良反应较多，患者服药的依从性差。

②**氯氮平**：该药目前是治疗精神分裂症的一线药物。氯氮平为非典型抗精神病药物，不但对患者阳性症状疗效明显外，对阴性症状、认知症状和情感症状都有效。该药不良反应较少，特别是锥体外系不良反应明显低于氯丙嗪，患者服用的依从性高，降低再入院的概率，提高患者的生活质量。

（2）物理治疗：治疗精神分裂症兴奋躁动、冲动伤人的患者、紧张性木僵者、药物治疗无效或不能耐受药物治疗的患者，可使用电抽搐治疗。需要注意的是，电抽搐治疗可引起患者短暂的记忆受损。

（3）心理社会治疗：心理社会干预是治疗精神分裂症必不可少的方法。主要包括心理治疗、家庭干预、社会技能训练、社区服务等。心理治疗可帮助患者解决心理问题和危机干预；技能训练可帮助患者恢复社会功能和掌握疾病的管理能力；家庭干预为建立一个有利于患者疾病治疗和康复的家庭环境；社区服务为患者提供各种可能的服务，使患者能够适应在社区中的正常生活，促进患者身心康复。

4. 护理问题　主要包括：有自杀的危险；有暴力行为的危险；营养失调：低于机体需要量；睡眠型态紊乱；思维过程改变；生活自理缺陷及语言沟通障碍等。

5. 护理措施

（1）自杀行为的护理

①与患者建立治疗性信任关系，根据患者病情和情况与他讨论自杀的问题，帮助放弃自杀打算，掌握解决问题的方法。及时排解患者心理压力，安排患者与家属及朋友接触，减少隔离感。

②将患者安置于重病室，活动应在护士视线范围内，严格执行护理巡视制度，严重自伤自杀患者应进行一对一监护；清查患者身上及床单位有无各种危险物品及遗书和字条等。

③密切观察患者自杀先兆，严重自伤自杀患者应连续评估自杀的危险性，床头卡等位置做好防自杀特殊标识；对有计划的患者，要详细询问地点、方式、时间，获得自杀工具方法和发生自杀行为的可能性。

④保证患者遵医嘱按时服药，确保各项治疗措施的进行；发药时应仔细检查口腔，防止患者藏药拒服或蓄积后一次吞服。

⑤保证患者适当的营养、睡眠和休息，指导患者适当参加活动，向家属交代注意事项，避免发生意外。

⑥一旦发生自伤自杀，立即隔离患者进行抢救，做好自伤自杀后的心理疏导，了解患者心理变化，制订进一步防范措施。

（2）暴力行为的护理

①凡处于急性兴奋状态，有冲动行为的患者，应安置在单人房间，派专人护理，必要时可用约束带暂行保护性约束。

②对攻击性很强的患者，可由两人或多人前去护理，一人实施护理，其他人从旁协助并做安全防护，不使用刺激性语言，避免动作力度过大导致误解。

③加强安全检查，防止意外发生。一切危险物品应妥善保管，防止遗失。凡可藏身之处，如门后、床下、厕所、浴室等应不时巡查，以防患者自缢或溺水。严格执行发药和药品管理制度，严防患者藏药。密切观察病情，及时发现患者伤人先兆。

④做好生活护理，督促饮水进食，保证睡眠和休息。当患者兴奋吵闹很长时间后突然安静入睡，要防止衰竭等意外情况发生。

（3）营养失调护理

①拒食的护理：对怀疑饭菜有毒的患者，可由护理人员先尝食或给予多份饭菜任其自选一份，以消除其疑虑；对有罪恶妄想认为不配进食的患者，可将饭菜混拌似残羹剩饭让其安心进食；对有命令性幻听而拒食的患者，可设法分散其注意力并督促进食；对兴奋躁动不能安心进食的患者应单独进食或予以约束协助进食；对木僵患者，宜进食半流质或易消化食物，并由护理人员协助进行，以防吞咽困难发生噎食；协助诱导无效时可遵医嘱给予静脉输液或鼻饲。

②乱食的护理：对食欲旺盛、暴饮暴食的患者，应控制其饮食；对抢食和狼吞虎咽的患者应挑出食物中的骨头、鱼刺，并劝说患者细嚼慢咽；对精神衰退、痴呆患者，应加强食品管理，防止摄入不洁食物。

③进食困难的护理：对锥体外系药物不良反应严重患者，宜给予营养丰富的流质或半流质食物，必要时由护理人员协助其进食。

(4) 睡眠型态紊乱的护理：针对不同原因的失眠、嗜睡、睡眠倒错患者实施有针对性护理措施。

(5) 幻觉状态的护理：密切观察患者的言行举止，辨别哪些言行与幻觉相关；对于整日沉浸于幻觉中的患者，应加强日常生活自理能力的督促；帮助患者了解并接受幻觉，不轻易批评患者的幻觉，不强化患者的幻觉。在病情稳定或基本康复时，向患者讲解幻觉的基本知识，使其了解幻觉的性质及对当事人的影响。

(6) 妄想状态的护理

①被害妄想患者，常常不安心住院，拒绝治疗，甚至自伤、伤人、毁物或逃跑。护理这样的患者，要有耐心，多讲道理，并适当限制其活动范围。

②罪恶妄想患者，认为自己罪大恶极，不配活着，情绪低落，为了“赎罪”，常常低头下跪，不断检讨，严重者自残、自杀。护理人员应密切观察病情变化，限期休息防止过劳，防止其自残、自杀事故发生。

③疑病妄想患者，常认为自己患有不治之症，并有许多躯体不适主诉，严重者认为脏器腐烂了，身体只剩下躯壳了。对此类患者，护理人员态度要温和耐心，细听其倾诉，同情其感受，督促其进食，必要时给予暗示治疗。

④关系妄想患者，总觉得周围的人和事与己有关，是针对自己。护理时，言谈要谨慎，嘱周围人注意自己的言行，尽量避免成为被牵连者，防止因关系妄想而受到攻击。

(7) 木僵的护理

①要执行保护性医疗措施，避免不良刺激，不要在患者周围谈论不利于患者的事情。

②患者安排在单独房间或隔离病房，防止其他患者干扰和伤害；注意观察患者的病情变化，当由木僵状态转入紧张性兴奋状态时，要防止冲动伤人等意外事件发生。

③有的木僵患者可在夜深人静时主动进食或如厕，护理人员可在床旁准备食物和手纸，给予提供“方便”，在其行动时不要惊扰患者。

④对长期木僵卧床患者，要做好口腔护理、大小便护理、皮肤护理。要经常按摩及活动肢体，防止压疮，防止肌肉萎缩，并保持肢体于功能位。

(8) 不合作的护理

①关心、尊重患者，与患者建立良好的护患关系，获得信任，加深了解。

②运用沟通技巧，引导患者表达其思想与情感。

③在条件许可情况下满足其合理要求。

④巧妙实施健康教育，如给其他患者做健康教育，让其在旁边听，促使患者对疾病有正确认识。

⑤给药时要监督患者服下，防止暗藏药物。

⑥密切观察病情变化，防止冲动伤人、逃跑等意外发生。

(9) 生活自理能力缺陷的护理

①对生活懒散或生活不能自理的患者，与其共同制订生活技能训练计划，督促患者按计

划实施。鼓励患者自理生活，促使形成良好的生活习惯。鼓励参加工娱活动、劳动技能训练。

②引导患者树立生活目标，激发生活动力，提升自尊水平。

③对严重生活不能自理患者，护理人员应在饮食、卫生等日常生活方面予以协助。

(10) 社交障碍的护理

①与患者共同制订社交技能训练计划，计划要切合患者的实际，一旦制定就要督促实施。强化患者在社交方面的进步。

②护理人员主动与患者沟通，认真倾听，积极回应，表达关注，态度平等尊重。

③鼓励患者积极参加文体活动、劳动技能竞赛，训练其沟通与表达能力。

(11) 语言沟通障碍的护理

①对沉默不语或思维贫乏患者，要密切观察其非言语行为，护理人员要多引导患者说话，鼓励其表达。

②对思维破裂患者，要耐心倾听，不能让外界环境转移其注意力，鼓励患者把话说完。护理人员表达要简单明了，语句宜短。

③对文化程度低或方言重的患者，不要嘲笑，尽量用通俗易懂的词句或对方能听得懂的方言与其交谈。

④引导、鼓励沉浸于白日梦状态的患者积极参与工娱活动，将其注意力转移到现实生活中来，并锻炼其言语表达能力。

6. 健康宣教

(1) 用药指导：坚持服药是减少复发最有效的手段。向患者及家属讲解药物治疗相关知识，使患者了解规律服药与疾病预后的关系，使其认识到抗精神病药的重要性，消除患者对服药的错误认知和对不良反应的曲解，提高患者服药的依从性。

(2) 健康指导：向患者及家属讲解精神分裂症的性质、发病原因、主要临床表现、治疗方法、预后与转归。告诉患者精神分裂症具有反复发作倾向，首次治疗要做到足量全疗程治疗；保持和谐的家庭关系；告诉患者社交训练、生活技能训练对回归社会的重要性。养成规律的生活习惯及出院后面对生活压力等困境时如何自我调节与应对。

(3) 预防复发：向患者及家属讲解复发的早期症状，注意观察患者行为表现，如睡眠障碍、情绪障碍、头痛、头晕、疲乏、心悸等，应及时到医院就诊。

三、抑郁症

【复习指南】本部分内容有一定难度，历年必考，应作为重点复习。抑郁症的临床表现、护理问题、护理措施及健康教育应熟练掌握；治疗要点应掌握。

抑郁症是情感性精神障碍的常见类型，精神疾病自杀率最高的是抑郁症。女性多于男性，男女比例为1∶2，男性抑郁症患者自杀死亡率明显高于女性。

1. 临床表现　抑郁症的表现是多方面的，“三低症状”是抑郁症患者典型的临床表现（**情感低落、思维迟缓、意志活动减退**）。

(1) 抑郁状态的特征症状是**抑郁心境**。患者表现为心境不佳，苦恼、沮丧、无乐趣，无用处，兴趣缺乏，部分患者伴有焦虑、激越症状。抑郁可随时间、地点发生变化，早晨较重，傍晚症状缓解，是抑郁症的典型症状。但大多数时间情绪低落。

(2) 患者可出现自我评价过低，患者过分贬低自己，患者有无用感、无价值感等症状，随着病情的加重患者可产生罪恶妄想，认为自己罪孽深重，应受到惩罚。

（3）患者精神活动呈显著、持久、普遍的抑制症状，表现出思维迟缓、思路闭塞、联想抑制、思考吃力，主观感到精力不够、疲乏，不能完成日常小事，丧失劳动能力。注意力困难，记忆力减退，生活也不能自理，严重患者可达木僵程度。

（4）患者通常有自杀观念和行为抑郁。随着病情进展自杀观念逐渐产生，随着症状加重，自杀念头日趋强烈。因此，**自杀是抑郁症患者最危险的症状**，应提高警惕。偶尔患者会出现"扩大性自杀"，患者可在杀死数人后再自杀，导致极严重的后果。

（5）患者有躯体症状，常有不明原因的躯体不适感，如食欲缺乏、不明原因的疼痛、睡眠障碍、心悸、胸闷、消化不良、胃肠胀气等，**睡眠障碍是抑郁患者突出的躯体症状**，主要表现为早醒、中途觉醒及末期失眠。

（6）其他症状，患者可出现癔症、人格解体、现实解体等症状。也可出现抑郁性的假性痴呆。

2. 治疗要点

（1）心理治疗：心理治疗应贯穿于整个治疗过程，主要以心理咨询为主要形式，配合以家庭干预及家庭教育。

（2）药物治疗：抑郁症是复发率较高的疾病，倡导足量、全程治疗。急性期治疗6～8周；恢复期在药物剂量不变的情况下，治疗至少4～6个月；首次抑郁发作维持治疗为6～8个月；有2次以上的复发，特别是近5年有2次发作者应一般至少2～3年，多次复发者主张长期维持治疗。常用抗抑郁药物主要有传统三环类抗抑郁药（阿米替林）、单胺氧化酶抑制药、选择性5-羟色胺再摄取抑制药（舍曲林）等。抗抑郁的药物在使用中应注意以下几点：①个体化；②尽量单一用药；③足量、全疗程；④逐渐增加剂量；⑤症状缓解勿立即停药；⑥辅助心理治疗。

3. 护理问题　主要包括有自伤（自杀）的危险，睡眠型态紊乱，应对不良及焦虑等。

4. 护理措施

（1）安全护理

①密切观察患者病情变化及行为言语的异常，防止患者自杀或自伤行为。

②做好危险物品管理，妥善安置患者，能预防意外事件发生的重要措施。

（2）用药护理：防止患者服用药物自杀。护理人员要在监督下完成患者每日3次的药物治疗任务，防止患者藏药或大量吞服药物造成不良后果。患者在服用百忧解时，需注意观察胃肠道紊乱不良反应。鼓励患者多喝水，吃富含纤维素高的食物，一般在2周内症状会逐渐缓解。不能擅自停药或减少药量。

（3）生活护理：护理人员可从饮食、睡眠、生活起居等方面予以特异性护理。

（4）心理护理

①建立有效的治疗性沟通，鼓励患者抒发内心体验。护理人员应具有高度的耐心和同情心，学会倾听患者的心声。避免采用训斥性语言。

②当抑郁症患者做出自杀选择时，医护人员应毫不回避地同患者谈论有关自杀的问题，以及探讨自杀对个人、家庭和他人的影响。

③应重视非语言沟通，对患者起到很好的安抚作用。

5. 健康教育

（1）患者教育：为患者讲解抑郁症的相关疾病知识，使用通俗易懂的言语，指导患者掌握疾病复发的先兆症状及如何预防。为患者讲解维持量药物治疗的重要性和常见的不良反应，鼓励患者坚持服药，不得擅自停药或增减药量，定期门诊复查；鼓励患者积极参加家庭和社会活动，锻炼自理能力和社会适应能力。教会患者正确面对生活中的各种应激源。

（2）家属教育：指导家属帮助患者进行药物管理及督促患者按时服药。为患者创造良好的家庭氛围和人际关系，家属应密切观察患者的病情变化和用药的不良反应，保护患者免受伤害或避免患者发生自伤等行为。避免患者精神刺激，增强战胜疾病的信心。

四、焦虑症

【复习指南】本部分内容有一定难度，历年必考，应作为重点复习。焦虑症的临床表现、护理问题、护理措施及健康教育应熟练掌握；治疗要点应掌握。

1. 临床表现　焦虑症又称焦虑性神经症，是以焦虑为主要特征的神经症。表现为没有事实根据也无明确客观对象和具体观念内容的恐惧不安的心情，同时伴有自主神经症状、肌肉紧张及运动性不安。分为惊恐障碍和广泛性焦虑两种。是以持续的、广泛的紧张不安或以反复发作的惊恐不安为典型特征的一种焦虑障碍。

（1）广泛性焦虑：又称慢性焦虑，是临床常见的表现形式。可发生在任何年龄阶段，以40岁左右的人群多见。可包括以下几个症状。

①情绪症状：在没有明显诱因情况下，患者常常出现与现实情境不符的过分担心、紧张或害怕，这种紧张害怕没有明确的对象和内容。焦虑和烦恼是该病的核心症状。

②自主神经症状：患者发病时会出现胸闷、心慌、呼吸急促、尿频、出汗、震颤或口干、面部发红或苍白、胃部不适、恶心、腹痛、腹泻等躯体方面的症状。焦虑症的其中一个常见表现是胸骨后压缩感。

③运动症状：患者可出现坐立不安、烦躁、来回走动、很难静下心来。患者自感战栗，可见眼睑、面肌或手指震颤等。

④警觉性增高：患者注意力难以集中，对外界过于敏感，睡眠质量下降，易激惹，甚至出现惊跳反应。

⑤其他症状：患者可能合并抑郁、莫名恐惧、疲劳、惊恐发作等症状。

（2）惊恐障碍：也称急性焦虑障碍。发病突然不可预测，可自行缓解，时间多在5～20分钟。有以下特点。

①惊恐发作：患者突然出现强烈恐惧，伴有濒死感或失控感。同时会伴有躯体不适，如胸闷、心慌、呼吸困难、出汗、全身发抖、手足麻木、胃肠道不适、头晕等症状，因而大声呼救或逃离等，大约60%的患者因担心再次发作而紧张不安，并采取回避行为。

②突然发病：10分钟内可达高潮，不到1小时可自行缓解，患者意识清楚，能回忆发病经过。

③焦虑和烦恼：表现为对未来可能发生的、难以预料的某种危险或不幸事件的经常担心，是焦虑症的核心症状。患者常有恐慌的预感，终日心烦意乱，坐卧不宁，忧心忡忡，好像不幸即将降临在自己或亲人的头上。

2. 治疗要点　以心理治疗为主，配合药物治疗。

（1）心理治疗

①心理疏导：为患者讲解该病的性质，让患者对疾病具有一定的自知力，可降低患者对疾病的焦虑。

②认知行为疗法：包括焦虑控制训练和认知重建。对导致焦虑的认知成分，则运用认知重建，矫正患者的歪曲认知，进行矫治。

③生物反馈疗法：利用生物反馈信息训练患者放松，以减轻焦虑，对治疗广泛焦虑障碍有效。

（2）药物治疗

①苯二氮䓬类：使用广泛，有效。缺点是长期大剂量可引起药物依赖和突然撤药时出现戒断症状。

②丁螺环酮：对广泛焦虑障碍有效，但起效较苯二氮䓬类慢，较少产生药物依赖和戒断症状。

③抗抑郁药物：对负性情绪和认知症状较苯二氮䓬类为佳。

3. 护理问题　常见的护理问题包括焦虑、恐惧、睡眠型态紊乱等。

4. 护理措施

（1）针对焦虑的护理措施

①对患者的焦虑程度及躯体情况进行全面细致的评估。

②接触患者时一定要尊重、同情、关心和理解患者，与患者建立信任协调的护患关系；语言亲切，但要简明扼要；注意倾听患者的诉说。

③帮助患者适应新环境，改善环境对患者的不良影响，尽量排除其他患者的不良干扰，满足患者的合理需求。

④教会患者应对焦虑的方法，教导放松技巧；鼓励患者以语言表达的方式疏泄情绪；督导患者进行放松调适；鼓励其多参加工娱治疗活动，扩展生活领域及兴趣范围。目的是转移注意力，减轻焦虑情绪。

⑤帮助患者认识焦虑时所呈现的行为模式，护理人员要接受患者的病态行为，不加以限制和批评；鼓励患者回忆或自己描述恐惧时的感觉，以减轻患者的心理负担。

（2）针对恐惧的护理措施

①评估患者的恐惧程度，分析引起恐怖的原因。

②患者有恐惧感时，及时给予帮助、陪伴，增加患者安全感。

③帮助患者学习减少恐惧情绪的技巧，转移注意力。

④增强患者的应激能力。

（3）惊恐发作的护理

①急性发作期：立即帮助患者脱离应激源和当前环境，陪伴及安抚患者，确保治疗和护理措施的进行；与其他患者进行隔离，避免影响和传播；有敌意及伤人倾向的患者，可采取保护性约束。

②间歇期：教会患者关于惊恐发作的知识，帮助患者辨别引起惊恐发作的应激源，可采取内感性暴露的方式缓解症状，并通过调整呼吸及体力活动减轻恐惧感。

（4）生活护理：协助患者生活自理，做好安全护理，维持正常的作息。

5. 健康教育

（1）患者教育：讲解与焦虑症状相关疾病知识，以取得患者的充分配合。教会患者自我放松技巧及分散注意力技巧。

（2）家属教育：讲解疾病相关知识，取得家属的社会支持。教会家属如何营造轻松的家庭环境及简单的心理治疗技巧，避免患者焦虑症状的发生。

五、强迫症

【复习指南】本部分内容有一定难度，历年必考，应作为重点复习。强迫症的临床表现、护理问题、护理措施及健康教育应熟练掌握；治疗要点应掌握。

强迫症是以反复出现强迫观念和强迫动作为基本特征的一类神经症性障碍。发病高峰为青少年期，年龄在15～20岁，男性发病率多于女性。其特点是有意识的自我强迫和反强迫并存，两者强烈冲突使患者感到焦虑和痛苦。

1. 临床表现　**强迫症的基本症状是强迫观念和强迫行为**。

（1）强迫观念：为核心症状，最常见；是反复出现的、难以摆脱的思维和联想。其临床特征是害怕和不确定的痛苦体验，或者有不确定或不完美的不适感。

①强迫怀疑：患者已完成的某件事的可靠性有不确定感，需要反复检查、核对；明知毫无必要，但又不能摆脱。如门窗是否关好等。

②强迫性穷思竭虑：对一些常见的事情、现象或与己无关的事反复思考，自知毫无现实意义，但不能自控。

③强迫联想：也称强迫行对立思维，患者脑子里出现一个观念或看到一句话，便不由自主地联想起完全相反的另一个观念或语句。如看到“寒冷”就联想到“温暖”。

④强迫意向：感到一种强烈的内在冲动要去做某种违背自己心愿的事情，如在天桥上看到下面有火车开过来，就出现想跳下去自杀的念头，但并未发生相应的行动。

⑤强迫回忆：不由自主地在意识中反复呈现曾经经历过的事件，因无法摆脱而感到痛苦。

（2）强迫动作：继发于强迫观念，是为了减轻强迫观念所致的焦虑而出现的不自主的顺应或屈从性行为。

①强迫检查：为减轻强迫性怀疑引起的焦虑而采取的措施。常表现为反复检查门窗、煤气是否关好等，严重者检查数十遍依然不放心。

②强迫清洗：多源于怕受到污染而患上某种疾病，表现为反复洗手、洗衣物、消毒家具等。

③强迫询问：指患者常表现为不相信自己，而反复询问他人，以获得解释与保证。

④强迫性仪式动作：常以一些无实际意义的仪式动作来完成某些非常简单的生活行为。行毕如此，如被打断就要重新来过，否则就会产生焦虑不安。

2. 治疗要点

（1）药物治疗：**氯米帕明**是常用的抗强迫药物，一般2～3周开始显效，对强迫症状和伴随的抑郁症状都有治疗作用。选择性5-HT再摄取阻滞药（包括氟西汀、氟伏沙明、帕罗西汀、舍曲林），氯米帕明均属治疗强迫障碍的一线药物。药物治疗时间不宜短于6个月，从小剂量开始。

（2）心理治疗：包括支持性心理治疗、解释性心理治疗、精神分析及行为治疗，对强迫症患者有重要意义。对强迫障碍患者进行耐心细致的解释和心理教育，使患者了解其疾病的性质，克服性格缺陷，有助于减轻患者的焦虑。

3. 护理问题　包括焦虑、皮肤完整性受损、知识缺乏等。

4. 护理措施

（1）建立有效的护患沟通，及时掌握患者的病情变化，满足患者的合理要求，赢得信任；耐心倾听患者对疾病体验的诉说。注意语言使用，防止伤害患者的自尊心。

（2）在患者了解、接受症状和相互信任的基础上，让其共同参与护理计划的制订，能够使患者感受到被关注、被信任和支持，会减少其焦虑情绪和无助感。

（3）以预防法、自我控制法、阳性强化法等行为治疗理论为指导，帮助患者减少和控制症状。

（4）密切观察强迫症状行为对躯体的损害情况，采取相应的保护措施；对自身伤害严重时，立即给予制止，对伤害部位及时进行处理。

5. 健康教育

（1）患者教育：向患者讲解疾病相关知识，帮助患者分析疾病发生的原因，找出患者自身的性格弱点，指导患者完善个人人格的科学方法，寻求良好的支持系统，以帮助患者所发生的强迫行为，及时得以纠正。

（2）家属教育：使患者家属了解疾病的相关知识，找出家庭生活环境及教育方式中的缺陷，建立良好的家庭教育环境，使患者家属掌握简单的心理治疗方法，为强迫症患者进行必要的家庭心理疏导。

六、癔症

【复习指南】本部分内容有一定难度，历年必考，应作为重点复习。癔症的临床表现、护理问题、护理措施及健康教育应熟练掌握；治疗要点应掌握。

癔症又称分离（转换）性障碍、歇斯底里，是一类由精神因素，如重大生活事件、内心冲突、情绪激动、暗示或自我暗示等作用于易病个体引起的一组病症。多发于 16～30 岁，女性较男性多见。

1. 临床表现

（1）解离性障碍：对过去经历与当今环境和自我身份的认知部分或完全不相符合，是癔症比较常见的表现形式。

①分离性遗忘症：患者没有大脑器质性损害，而对自己经历的重大事件突然失去记忆；被遗忘的事件有选择性，且常与精神创伤有关。

②分离性漫游：患者突然从家中或工作场所出走到外地；此时患者意识范围缩小，患者给人清醒的感觉，能自理并进行简单的人际交流，但自我身份识别障碍。历时几十分钟至几天，清醒之后对病中经过不能回忆。

③分离性身份识别障碍：患者表现为两种或两种以上的人格交替出现，不同人格之间转换突然，对自己原来的身份遗忘并以另一种身份进行日常社会活动，每种人格都很完整甚至对立，首次发作与精神创伤关系密切。

④分离性木僵状态：在出现较深的意识障碍时，如在创伤性体验或精神创伤后，患者在相当长时间维持固定的姿势，呈木僵或亚木僵状态，仰卧或坐着，数十分钟可缓解。

⑤分离性附体状态：发病时患者意识范围缩小，当事人处于自我封闭状态，其注意和意识活动局限于当前环境的 1～2 个方面。患者的言谈举止都似被外界力量控制，类似鬼神附体，但有别于迷信活动的鬼神附体，该过程患者本身不可控。

分离性木僵状态和分离性附体状态是分离性精神病的两个部分，是解离性障碍最严重的表现形式。

（2）转化性障碍：精神刺激引起的情绪反应以躯体症状的形式表现出来。其特点是多种检查均不能发现神经系统和内脏器官有相应的器质性损害。

①运动障碍：可表现为动作减少、增多或异常运动。患者可出现以下症状：a. 肢体瘫痪，可表现单瘫、截瘫或偏瘫。b. 肢体震颤、抽动和肌阵挛，表现为肢体粗大颤动，或不规则抽动。c. 起立不能、步行不能，患者双下肢可活动，但不能站立，扶起则需人支撑，或双足并拢呈雀式跳行式行走。d. 缄默症、失声症，患者不用言语表达意见或回答问题，但可用书写或手势与人交谈；想说话，但发不出声音，或只能用耳语或嘶哑的声音交谈时，检查却无发生系统障碍，则称失声症。

②抽搐发作：常于情绪激动或受到暗示时突然发生。缓慢倒地或卧于床上，呼之不应，全身僵直，肢体一阵阵抖动，或在床上翻滚，或呈角弓反张姿势或揪发捶胸咬人，数十分钟可自行缓解。

③感觉障碍：可表现为躯体感觉缺失、过敏或异常，或视觉障碍、听觉障碍。可出现：a. 感觉缺失，患者可表现为手套或袜套式感觉消失，可为痛觉、听觉、触觉、温觉等的消失，且缺失范围与神经分布不一致；b. 感觉过敏，使局部皮肤敏感，轻抚都会感到痛感；c. 感觉异常，如患者咽部有梗阻感、异物感；d. 视觉、听觉障碍，表现为患者突然失明、失聪，但视觉诱发电位、听觉诱发电位均正常。

2. *治疗要点*　*癔症的症状是功能性的，因此以心理治疗为主*。

（1）心理治疗：**暗示治疗**是治疗癔症的经典方法。还有行为治疗、催眠治疗、分析性心理治疗、解释性心理治疗及家庭治疗。

（2）药物治疗：根据患者病情选择对症的药物。主要是服用适当抗焦虑、抗抑郁药，*抽搐发作时可选用地西泮*。

3. *护理问题*　包括恐惧、睡眠型态紊乱、自我保护能力改变及有失用综合征的危险等。

4. *护理措施*

（1）**心理护理**：*是癔症的主要护理措施之一*。尤为重要的是，掌握并能较好地应用各种有关暗示方法和技巧来协助医生和患者，采用支持心理治疗方法，调动患者的积极性，激发患者对生活的热情及战胜疾病的信心。

（2）对有暴力行为（对自己和他人）的患者：避免用过激的言辞刺激患者或过分地关注患者。要注意说话的方式，使语言既有威慑力让患者听从，又不对患者心理构成恶性刺激。患者发作时，尽可能地维持好患者周围的环境，使之安静，避免嘈杂，减少过多人的围观，以减轻患者发作的程度，也有利于治疗护理的顺利进行。*对有强烈自杀企图行为的患者，遵医嘱给予***保护性约束。提供安全的治疗环境，必要时清除所有危险品，24 小时专人陪护**。对极度兴奋、躁动、强烈的情绪反应的患者要严密监护，必要时遵医嘱应用镇静药物。

（3）对有受伤危险（出现漫游等行为）的患者：*最好能做好有专人看护，不让患者独居一室，晚上房门要上锁。不在患者居住的房间内放置危险品，以减少安全隐患。为患者佩戴可以表明身份的证件，以防走失后发生意外*。

（4）对有失用综合征的患者：出现瘫痪时，要帮助患者认清这种病症的性质。以坚定患者战胜疾病的信心，赢得患者的合作。为皮肤受压部位进行按摩护理，防止压疮发生。

（5）注意倾听患者主诉，接纳其症状及其感受，保持不批判的态度来接纳患者躯体症状，耐心倾听患者的诉说，以减轻患者内心的痛苦。

（6）做好家属工作，争取家庭和社会对患者的支持。

（7）保证患者的入量和营养，协助患者料理生活，但要以暗示法逐渐训练患者自身的生活能力。

（8）鼓励其多参加工娱治疗活动，发泄过多的精力，转移注意力，转移对躯体的注意力，并在活动中使患者能够体现出自己的价值。

5. 健康教育

（1）患者教育：帮助患者充分认识自己，挖掘出自身性格上的弱点，以及性格与疾病的关系。教会患者科学的完善性格，合理处理紧张的人际关系。指导患者理智地处理的问题。

（2）家属教育：要个性化的、有针对性地帮助患者家属了解癔症的相关常识，使患者能从社会支持中获得更有效的帮助。教会家属在患者发作时紧急、有效的处理方法，避免患者意外发生。

七、睡眠障碍

【复习指南】本部分内容有一定难度，历年必考，应作为重点复习。睡眠障碍的临床表现、护理问题、护理措施及健康教育应熟练掌握；治疗要点应掌握。

人类的睡眠和觉醒是与自然界昼夜变化是大致同步的一种生物节律。睡眠的发生和调节机制非常复杂，至今没有完全清楚。

1. 病因　睡眠障碍的原因复杂，可以概括为以下几个方面。

（1）心理素质：遗传、高龄、敏感、多疑、做事要求完美，生活过于严谨，容易情绪化、性格急躁等性格特点的人容易罹患失眠。

（2）诱发因素：各种生活事件（包括正性与负性事件），外界环境的影响，如声响、环境的改变、光线刺激等；躯体的病痛，如疼痛、瘙痒、频繁咳嗽、夜尿、吐泻、饥饿等；兴奋性药物如咖啡因、茶碱、甲状腺素、抗震颤麻痹药等。

（3）维持因素：包括对卧室或床形成负性条件反射、不良睡眠卫生习惯、依赖镇静催眠药物、继发性获益等因素。

2. 临床表现　睡眠障碍包括**失眠症，嗜睡症，发作性睡病，异常睡眠**（梦魇症、夜惊症、睡行症）。

（1）失眠症：是最常见的睡眠障碍，为一种以失眠为主的睡眠质量不满状况，其他症状均继发于失眠。至少每周发生3次，并至少已持续1个月。不是由于躯体疾病或精神障碍症状导致的继发性失眠；几乎以失眠为唯一症状，如难以入睡、睡眠不深、多梦、早醒，或醒后不易再睡，醒后不适感、疲乏，不能使人精神振作，难以恢复精力，或白天困倦等。对睡眠时间、质量的不满引起明显的苦恼或社会功能受损，如记忆力下降，注意力不集中，疲乏困倦，工作或学习效率下降，情绪不稳等。

（2）嗜睡症：不存在失眠量不足的情况下出现不可抑制的嗜睡、睡眠过多或睡后不能缓解疲劳，可伴有抑郁情绪，主观体验是精神萎靡不振。影响工作、生活和学习，使患者烦恼。脑电波检查为正常的睡眠波形。

（3）发作性睡病：也称觉醒不全综合征，目前原因不明。表现为在发作时常1～2分钟进入睡眠状态，持续时间为数分钟或数十分钟。部分患者没有先兆，直接从清醒进入睡眠状态且发作不分场合，有可能在工作中进入睡眠状态，发生危险。

（4）异常睡眠：是指睡眠和觉醒过程中发生的异常现象。包括梦魇症、夜惊症、睡行症。

①梦魇症：是指在睡眠过程中被噩梦惊醒，并能清醒回忆梦境，梦的内容常涉及患者的生存、安全及尊严等。多发生于后半夜，影响睡眠。使白天出现头昏脑涨、注意力不集中等症状。

②睡惊症：一种常见于幼儿的睡眠障碍，指在夜间睡眠后突然出现的极度恐惧和惊恐发作，如睡眠中突然惊叫、坐起、哭喊，表情恐惧，呼吸急促，心率增快，伴有大汗。醒后梦境不可回忆，可重复发作，每次持续1～10分钟。

③睡行症：又称**梦游症**，是指睡眠和觉醒状态同时存在的一种意识模糊状态。发作时一般不语，问话不答或答非所问，无法交谈，患者表情茫然、双目凝视，难以唤醒。此时患者防卫能力低下，极易出现危机患者安全甚至生命的状况。多见于生长发育期儿童，可反复发作，持续数分钟至数十分钟，次日不能回忆。

3. 治疗要点

（1）失眠症

①病因治疗：积极寻找引起失眠的原因并对症处理。

②药物治疗：合理使用镇静催眠药物，一般选择半衰期短、不良反应和依赖性较少的抗焦虑、镇静催眠药物，疗程最好为1～2周。催眠药物常用**苯二氮䓬类**。

③心理治疗：消除患者紧张焦虑情绪及教会患者自我放松训练。

（2）嗜睡症

①药物治疗：主要是对症治疗，消除发病的诱导因素。还可适当给予中枢神经兴奋剂如哌甲酯等。

②其他治疗：调整作息，帮助患者白天安排短时小睡，可减少嗜睡发作的频率，辅以支持疗法和疏导疗法。

（3）发作性睡病

①药物治疗：主要是对症治疗，以减少症状的发作，常用药物为中枢神经兴奋剂如哌甲酯、匹莫林等。

②调整作息：建立规律性的生活，白天定时小睡，以减少患者发作的次数。

（4）异常睡眠：治疗主要是减少发作次数和防止发作时发生意外。偶尔几次发作无须药物治疗，频繁发作可在睡前服用地西泮，可控制或减少发作。尽量减少白天和睡前的精神应激因素，有预防发作的效果。规律生活，避免过度劳累和高度紧张，以养成良好的睡眠习惯。

4. 护理问题

（1）睡眠型态紊乱　与社会心理因素刺激、焦虑、睡眠环境改变、药物影响有关。

（2）疲乏　与失眠、异常睡眠引起的不适有关。

（3）焦虑　与睡眠紊乱有关。

（4）恐惧　与梦魇、幻觉有关。

（5）绝望　与睡眠障碍有关。

（6）应对无效　与失眠有关。

5. 护理措施

（1）对失眠患者的护理：失眠患者主要以心理护理为主，通过各种心理护理措施，帮助患者认识失眠，纠正不良睡眠习惯，重建规律、高质量睡眠。

（2）其他睡眠障碍的护理

①保证患者安全：对家属及患者进行健康宣教，加强其对该病的认识，增强其安全意识，睡行症的患者要保证睡眠环境安全，防走失、防摔伤。嗜睡、发作性睡病的患者，避免从事因睡眠障碍可导致意外的工作。

②消除心理恐惧：帮助患者及家属正确认识疾病，了解该病的实质、特点、发生原因等，帮助患者消除恐惧、害怕心理，树立战胜疾病的信心。

③减少发作次数：帮助患者及家属认识和探索疾病的诱发因素，尽量减少可能诱使疾病发作的因素。

八、阿尔茨海默病

【复习指南】本部分内容有一定难度，历年必考，应作为重点复习。阿尔茨海默病的临床表现、护理问题、护理措施及健康教育应熟练掌握；治疗要点应掌握。

阿尔茨海默病也称老年痴呆症，简称AD。是一种渐进性大脑退行性疾病。该病是脑器质性精神障碍最常见的一种类型，是由脑变性病所致的精神障碍。其发病率随着年龄的增长可显著增高。

1. 病因、发病机制

（1）病因：阿尔茨海默病与遗传因素及个性特点、重大不良事件、应激因素等社会心理因素相关，与脑血管病变、感染、外伤、肿瘤、营养不良、噪声或躯体活动过少也有一定关系。

（2）发病机制：该病发病机制尚不明确，认为是老化、遗传和环境多种因素的共同结果。

①大脑皮质萎缩：以海马结构为主，其次以前额叶、颞叶及顶叶受累多见。

②遗传因素：该病具有一定的家族聚集性。

③神经元改变：数量减少或丧失，星形细胞增生，大量神经元细胞缠结、老年斑或神经元纤维结，是其特征性的病理改变。

④胆碱能功能受损：胆碱乙酰化酶及乙酰胆碱含量明显减少。

2. 临床表现　AD起病隐袭，病程发展缓慢。临床表现为**持续进行性的记忆、智力障碍，伴有言语、视空间技能障碍、人格改变及心境障碍**。轻度的近事遗忘和性格改变是本病的早期症状，随后理解、判断、计算、概括等智力活动全面下降，导致不能工作或操持家务，直至终日卧床不起，生活不能自理，发音困难，口齿不清，言语杂乱。具体表现如下。

（1）**认知功能障碍**：阿尔茨海默病的核心症状、首发症状或早期最突出的症状是**记忆力障碍**。其特点是近期事件遗忘首先出现，短时记忆、记忆保存和学习新知识困难。表现为丢三落四，严重时刚说过的话转眼就忘记。随着病情发展，出现远期记忆障碍，记不清自己的经历，记不清亲人的姓名及关系。各期表现如下。

①早期表现：学习新知识能力明显下降，**近期记忆**的损害最为明显，远期记忆受损不明显。早期可出现人格改变，患者表现为主动性差，不愿活动，自私，对周围环境漠不关心，对他人缺乏热情，患者对病情不肯承认。抑郁情绪是AD患者最常见的心境障碍，可发生在该病的早期。

②中期表现：患者的远期和近期记忆力均受损，可因记忆减退出现错构和虚构，出现时间、地点定向障碍。患者语言障碍明显、理解力受损、判断力差、分析能力丧失、逻辑和推

理能力也明显受损。可出现妄想，被害妄想、嫉妒妄想等症状。部分生活不能自理。

③晚期表现：患者记忆力受损严重，近期与远期记忆均受损，可出现部分神经系统症状。如缄默不语、随地大小便、行为儿童化表现等。患者活动逐渐减少，最终只能终日卧床，常因继发躯体疾病或衰竭而死亡。

（2）其他的精神症状：在认知功能障碍出现的同时，可伴随定向力障碍、徘徊与多动、妄想、幻觉、谵妄、人格改变等多种精神症状，又称痴呆的周边症状。

3. 治疗要点

（1）药物治疗：针对认知功能缺损的治疗。①抗胆碱酯酶药：如多奈哌齐（安理申），约50%的患者认知功能明显改善，不良反应有腹泻、恶心、睡眠障碍；石杉碱甲（哈伯因），我国研制的胆碱酯酶抑制药对认知功能、日常生活能力有改善，不良反应包括头晕、食欲缺乏、心动过缓；艾斯能，选择性地作用于脑皮质和海马的胆碱酯酶抑制药，延缓病情进展速度。②谷氨酸受体拮抗药：美金刚可以改善记忆。

（2）精神行为症状的治疗：减轻症状，如应用药物改善症状如抗焦虑药物、抗抑郁药及抗精神病药物。

（3）社会心理治疗：主要是尽可能维持患者的认知和社会生活功能，同时保证患者的安全和舒适。

4. 护理问题

（1）生活自理缺陷　与进行性发展有关。

（2）语言沟通障碍　与感觉性失语有关。

（3）社交障碍　与沟通障碍和思维过程改变有关。

（4）有受伤的危险　与行动能力下降有关。

5. 护理措施

（1）生活护理：注意了解患者的不同需求，提高其生活自理能力和生活质量。安排合理而有规律的生活，按时起床、就寝和进餐，使之生活接近正常规律，保证足够的休息和睡眠时间。卧床患者应定时翻身、按摩，预防压疮发生。

（2）安全护理：病室布置应简单实用，保持对患者适当的刺激，光线柔和。清除患者周围环境中的危险物品，注意预防跌倒、骨折和外伤。穿着轻便、防滑的软鞋底。填好安全卡（姓名、地址、联系人、电话等）并让其随身携带，以备走失时利于寻找。外出时需有人陪伴。对有收藏行为的患者，要耐心劝阻，防止吞食异物。卧床患者加床档防止坠床。对有自杀、自伤及攻击行为的患者，应密切观察其情绪反应，严禁单独活动，必要时采取**保护性约束**，专人护理。

（3）精神症状护理：及时记录患者发生精神症状的形式，发生时间，诱发因素，加重因素及有效护理的处理方法；减少环境的刺激，转移患者的注意力；为患者制订日常生活时间表，保持规律的生活节奏，鼓励患者做力所能及的事，如尽量让患者自己刷牙、洗脸、穿衣，以延缓功能退化；鼓励患者参加工娱活动，保持或恢复患者记忆，缓解或改善病情。

（4）噎食的护理：**噎食**又称急性食管堵塞，食物可因堵塞而误入气管，引起窒息。精神障碍疾病引起噎食的主要原因是抗精神病药物的锥体外系不良反应，出现吞咽肌肉运动不协调所致。表现为进食时突然严重呛咳、呼吸困难，面色苍白或青紫，甚至窒息死亡。预防的主要措施有：对有锥体外反应者可酌情给予拮抗药，选用流食或半流食，严重时专人喂食或鼻饲；集体用餐，便于及时发现和抢救；对暴食和抢食者，专人护理，单独用餐。发生噎食时应立即抢救，停止进食，保持呼吸道通畅。

（5）为照顾者提供支持：通过定期的家访和患者来院的互访，指导照顾者掌握与老年痴呆交流的方法。

6. 健康教育　阿尔茨海默病目前无治愈方法，因此健康教育**重在预防**。

（1）疾病知识指导：普及老年痴呆的相关知识，及早发现前驱症状，提前进行干预。

（2）生活指导：教会中、老年人一些预防老年痴呆的方法。均衡饮食，避免摄取过多的盐分及动物性脂肪。手的运动非常重要，常做一些复杂精巧的手工会促进脑的活力。可以让患者帮助做一些力所能及的家务劳动。避免过度喝酒、吸烟，生活有规律。要积极用脑，预防脑力衰退。保持年轻心态，保持良好的人际关系，保持积极向上的乐观情绪。为延缓记忆减退，家属可陪伴患者一起看过去的生活照片，帮助患者回忆往事。

附：精神障碍疾病的常用药物

见表 10－1。

表 10－1　精神障碍疾病的常用药物

药物分类	药名	作用	适应证	不良反应
多巴胺受体阻滞药	氯丙嗪（又称冬眠灵）	①临床应用最早的抗精神病药 ②具有显著的抗精神病性作用 ③有较强的镇静作用	①精神分裂症传统首选药物 ②心境障碍的躁狂发作 ③人工冬眠时有降温作用	①一般不良反应：直立性低血压、口干、心悸等 ②锥体外系反应（EPS）最为突出，患者可出现急性运动障碍（最常见帕金森综合征）和迟发性运动障碍
单胺能拮抗药	利培酮	①非典型抗精神病药物 ②新型抗精神病药物	①精神分裂症 ②各种精神病阳性症状（如幻觉、妄想、思维紊乱）和阴性症状（如反应迟钝、情绪淡漠等）	①常见不良反应：失眠、焦虑、头痛、口干 ②锥体外系症状（帕金森） ③偶尔出现（直立性）低血压、（反射性）心动过速或高血压的症状
5－HT_{2A} 受体阻滞药	氯氮平	①非典型抗精神病药物 ②具有明显的抗精神病作用	对精神分裂症的阳性、阴性症状有较好的疗效	最严重的不良反应可引起白细胞减少
选择性 5－HT 再摄取抑制药（SSRIs）	氟西汀	①抗焦虑 ②抗抑郁 ③抗强迫	①抑郁症首选药 ②强迫症首选药 ③广泛性焦虑症首选药	①胃肠道功能紊乱，如腹泻、恶心、呕吐、口干等 ②神经系统症状，如头痛、睡眠异常、头晕
三环类抗抑郁药（TCAs）	丙米嗪	①临床应用最早的抗抑郁药 ②抗焦虑	①适用于抑郁症的治疗，尤其是迟钝型抑郁 ②不宜用于焦虑性抑郁 ③也可用于小儿遗尿症	该药物不良反应较大，临床已限制使用 ①患者可出现口干、视物模糊等抗胆碱症状 ②帕金森（震颤） ③低血压

续表

药物分类	药名	作用	适应证	不良反应
苯二氮䓬类	阿普唑仑（又称佳静安定）	该药起效快，对急性焦虑效果明显	①催眠、镇静药物 ②治疗焦虑症，尤其是焦虑惊恐障碍效果较好	长期服用易成瘾，突然停药可出现戒断症状
非苯二氮䓬类（5－HT_{1A}受体部分激动药）	丁螺环酮	该药起效慢，不易成瘾	①适用于广泛性焦虑 ②可用于酒精依赖戒断症状的替代治疗	不良反应较小，可有头晕、失眠、口干等症状
胆碱酯酶抑制药	多奈哌齐（又称安理申）	①增加大脑中乙酰胆碱含量 ②改善脑血流 ③保护海马神经元	阿尔茨海默病的首选药物，尤其适用于轻度或中度的阿尔茨海默病痴呆症状的治疗	常见不良反应：恶心、腹泻、失眠、呕吐、肌肉痉挛、乏力、食欲缺乏

第十一章　损伤、中毒

一、损伤

【复习指南】本部分内容有一定难度，历年必考，应作为重点复习。损伤分类、创伤的护理应熟练掌握；影响创伤愈合的因素、临床表现及损伤的治疗要点应掌握。

1. 损伤的分类

（1）按皮肤完整性分类

①闭合性损伤：伤后皮肤黏膜完整。

a. 闭合性骨折：强暴力作用于骨组织所产生的骨断裂。

b. 闭合性内脏伤：强力传入体内后所造成的内脏损伤。

c. 挤压伤：人体肌肉多的部位，如双上下肢、躯干，受重物长时间挤压后所造成的损伤。

d. 震荡伤：头部受钝力打击所致的暂时性意识丧失，无明显或仅有轻微的脑组织形态变化。

e. 关节脱位和半脱位：关节部位受到不均匀的暴力作用后所引起的损伤。骨骼完全脱离关节面者称为完全性脱位，部分脱离关节面者称为半脱位。

f. 挫伤：最为常见，由钝器直接作用于人体软组织而发生的损伤。

g. 扭伤：因旋转、牵拉或肌肉猛烈而不协调地收缩等间接暴力，使关节突然发生超出生理范围的活动，造成肌腱、肌肉、筋膜、韧带、关节囊等组织撕裂、断裂或移位等。

②开放性损伤：损伤部位皮肤或黏膜有破损。

a. 擦伤：表面较粗糙的物体与皮肤快速摩擦造成的损伤。

b. 刺伤：多由尖锐物体所致，易伤及深部组织和脏器，容易发生感染，常见厌氧菌感染。

c. 切割伤：皮肤、皮下组织或深层组织受到刀刃、玻璃碎片等锐器划割而发生的破损裂伤，可造成血管、神经和肌腱等深部组织损伤。

d. 撕裂伤：由于急剧地牵拉或扭转导致浅表和深部组织的撕脱与断裂，伤口多不规则。

（2）按受伤组织分类：软组织、骨骼或内脏器官损伤等。

（3）按受伤部位分类：四肢损伤、颅脑、颌面部、颈部、胸（背）部、腹（腰）部、骨盆和脊柱脊髓等。

（4）按伤情轻重分类

①轻度：伤及局部软组织，只需小手术治疗或局部处理。多不影响学习、生活和工作。

②中度：广泛软组织损伤、四肢长骨骨折及一般腹腔脏器损伤等，需手术治疗，但一般无生命危险。

③重度：是指生命受到威胁或治愈后留有严重残疾者。

2. 影响创伤愈合的因素

（1）局部因素：伤口感染是最常见的影响因素。如若创伤范围大、坏死组织多、异物存留、局部血液循环障碍、局部制动不足、包扎或缝合过紧、伤口引流不畅、伤口位于关节处等也不利于伤口愈合。

（2）全身性因素：主要影响因素有营养不良、老年人、大量使用细胞增生抑制药（如皮质激素等），合并有糖尿病、结核、肿瘤等慢性疾病及出现全身严重并发症（如 MODS）等时，也常延迟伤口愈合。

3. 临床表现　因创伤的原因、部位、程度等不同，在临床上的表现也不一样。

（1）局部表现

①疼痛：疼痛的程度与创伤性质、部位、范围、程度、个人耐受力及炎症反应强弱等有关。疼痛于活动时加剧，制动后减轻，常在受伤 2～3 天后有所缓解。

②伤口和出血：开放性创伤多有伤口和出血。创伤原因不同，伤口特点就不同，如切割伤的伤口较整齐，擦伤的伤口多较浅，刺伤的伤口小而深，撕裂伤的伤口多不规则。受伤程度和部位不同，出血量不同，若有小动脉破裂，可出现喷射状出血。

③肿胀：因局部出血及液体渗出所致，常伴有皮肤淤血青紫。当肿胀严重时可致局部或远端肢体血供障碍。

④功能障碍：因局部组织结构破坏、疼痛、肿胀或神经系统损伤等原因所致。

⑤瘀斑。

（2）全身表现

①体温上升：中、重度创伤的病人常会有发热，体温一般不超过 38.5℃，并发感染时可有高热，脑损伤致中枢性高热时患者体温可达 40℃。

②全身炎症反应综合征：主要表现为患者的心率快＞90 次/分，体温＞38℃或＜36℃，呼吸快＞20 次/分或 $PaCO_2$ ＜32mmHg。

4. 治疗要点

（1）现场要首先解决危及生命的紧急问题，如心搏骤停、窒息等。

（2）保持呼吸道通畅，给予氧气吸入，迅速建立静脉通路为患者补充液体。

（3）镇静镇痛，因剧烈疼痛可诱发或加重休克。

（4）**开放性创伤在伤后 12 小时内注射破伤风抗毒素，并合理使用抗菌药物**。

①开放性损伤：大多数需要手术处理。a. 清洁伤口，可以直接缝合。b. 污染伤口，清创时间越早越好，**伤后 6～8 小时是最佳时间**。若伤口污染较重或超过 8～12 小时后处理，应在清创后伤口放置引流条并行延期缝合。c. 感染伤口，已发生感染，此时要先引流，再行更换敷料。

②闭合性损伤：a. 单纯软组织损伤者，予以局部制动，患肢要抬高，局部冷敷，12 小时后改用热敷。b. 局部如有血肿形成时应在无菌操作下穿刺抽吸，并加压包扎。c. 闭合性骨折和脱位者，需进行复位、固定。d. 合并重要脏器、组织损伤者，要进行手术处理。

（5）结合支持治疗，保护重要脏器功能。

（6）预防创伤后压力综合征，给予心理支持。

5. 护理措施

（1）急救护理

①抢救生命：在现场经简单的评估，必须优先抢救的急症，立即就地救护。如心搏和（或）呼吸骤停、窒息、大出血、张力性气胸和休克等。其措施主要如下。

a. 保持呼吸道通畅：立即解开病人衣领，清理呼吸道，置通气管、给氧等；

b. 心肺复苏；

c. 止血及封闭伤口；

d. 建立静脉通路，快速补液；

e. 监测生命体征：现场救护中，应时刻注意生命体征、意识的变化。

②包扎伤口及止血：用无菌敷料或清洁布料包扎，压迫止血、保护伤口、固定骨折、减少污染、减轻疼痛。如有腹腔内脏脱出，勿轻易还纳，以防污染。

③固定：肢体骨折或脱位可使用夹板、就地取材进行固定，以防止再损伤、减轻疼痛，方便搬运。较重的软组织损伤也应局部固定制动。

④快速、安全、平稳地转送伤员。

（2）维持有效循环血量：①密切监测意识、基本生命体征、CVP 和尿量等，做好记录。②有效止血后，迅速建立 2～3 条静脉输液通道；给予输液、输血或应用血管活性药物等，尽快补充有效循环血量并维持循环的稳定。

（3）缓解疼痛：肢体受伤时维持有效固定和制动姿势，避免因活动而加重疼痛。疼痛严重者遵医嘱使用镇静、镇痛药物。

（4）妥善护理伤口

①开放性伤口清创术后护理：伤肢抬高制动，注意观察伤口有无出血、感染征象、引流是否通畅，肢端循环情况；定时更换伤口敷料。遵医嘱应用破伤风抗毒素及抗菌药物。

②闭合性损伤病人的护理：软组织损伤，抬高或平放受伤肢体，12 小时内予以局部冷敷和加压包扎，以减少局部组织的出血和肿胀。伤后 12 小时起可热敷，以促进组织对血肿和炎症的吸收。

（5）并发症的观察与护理

①感染：开放性损伤易发生感染，要及早行清创术，使用抗菌药物和破伤风抗毒素。若伤口已感染，及时进行引流、换药。

②挤压综合征：凡四肢或躯干肌肉丰富的部位长时间受压致肌肉组织缺血性坏死，继而引起肌红蛋白血症、肌红蛋白尿、高血钾和急性肾衰竭为特点的全身性改变，称为挤压综合征，又称 Bywaters 综合征，其临床表现为当局部压力解除后，肢体主动活动及被动牵拉活动引起弹性减弱、疼痛、皮温下降、感觉异常，出现肢体肿胀、压痛、在 24 小时内出现茶褐色尿或血尿等改变，应及时报告医生并配合处理。

a. 早期患肢禁止抬高、按摩及热敷。

b. 遵医嘱应用碳酸氢钠及利尿药，防止肌红蛋白阻塞肾小管；对行腹膜透析或血液透析治疗的肾衰竭病人做好相应护理。

c. 协助医生切开减压，清除坏死组织。

（6）健康教育

①加强安全防护意识，避免受伤。一旦受伤，及时到医院就诊，接受正确的处理，以免延误抢救。

②伤后恢复期：积极配合，加强功能锻炼，促进机体功能恢复，防止关节僵硬和肌肉萎缩等并发症的发生。

二、烧伤

【复习指南】本部分内容有一定难度，历年必考，应作为重点复习。烧伤的临床表现、护理措施及健康教育应熟练掌握；病理生理、治疗要点及护理问题应掌握。

1. 病理生理

（1）急性体液渗出期：此期由于血管活性物质的释放和体液的大量渗出，易发生低血容量休克，临床上又称为休克期。组织烧伤后的立即反应是体液渗出，伤后2～3小时最为急剧，8小时为最高峰，随后逐渐减轻，至48小时渐趋稳定并开始回吸收。

（2）感染期：从烧伤渗出液回吸收开始，感染的风险就已存在并持续到创面完全愈合。此阶段为烧伤并发全身性感染的又一峰期。

（3）修复期：烧伤后组织修复在炎症反应的同时即已开始。创面的修复与烧伤的面积、深度及感染的程度有关。浅度烧伤大多数可自行修复，没有瘢痕；深Ⅱ度烧伤靠残存的上皮岛融合修复，若没有感染，3～4周逐渐修复，有瘢痕；Ⅲ度烧伤形成瘢痕或挛缩，可导致肢体功能障碍和畸形，需要皮肤移植修复。

（4）康复期：深度创面愈合后，可形成瘢痕，严重者影响外观和功能，需要锻炼和整形恢复；深Ⅱ度和Ⅲ度创面愈合后，常有瘙痒或疼痛、反复出现水疱，甚至破溃，并发感染，形成残余创面，需要很长时间才恢复；严重大面积深度烧伤愈合后，由于大部分汗腺被毁，机体热调节体温能力下降，在夏季，这类伤员多感全身不适，常需2～3年的调整适应过程。

2. 临床表现

（1）烧伤面积：目前国内多采用中国新九分法和手掌法。

①中国新九分法（图11－1）：将全身体表面积划分为11个9%的等份，另加1%，其中头颈部为9%（1个9%。头部3%，面部3%，颈部3%）；双上肢为18%（2个9%。双手5%，双前臂6%，双上臂7%）；躯干（包括会阴）为27%（3个9%。躯干前13%，躯干后13%，会阴1%）；双下肢（包括臀部）为46%［5个9%＋1%。双臀：5%（男）、6%（女），双大腿21%，双小腿13%，双足：7%（男）、6%（女）］。儿童头较大，下肢相对短小，可按下法计算：头颈部面积＝［9＋（12－年龄）］%，双下肢面积＝［46－（12－年龄）］%。

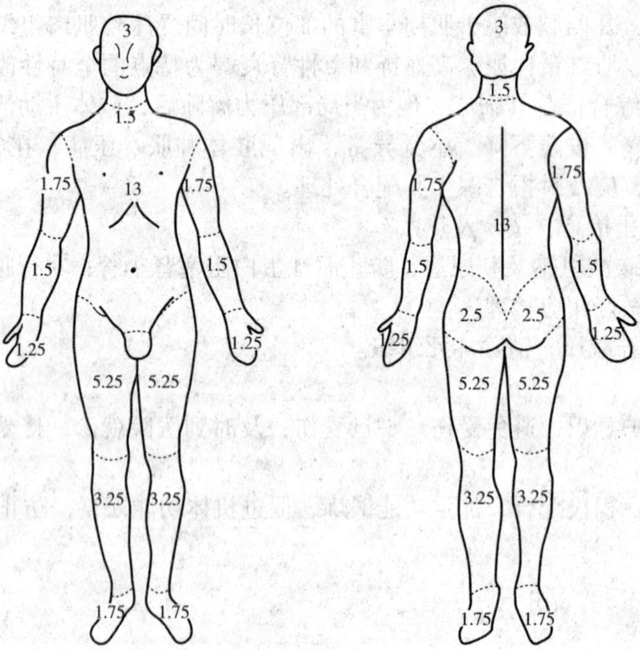

图11－1 成人体表各部所占百分比（%）示意图

②手掌法：用病人自己的手掌测量其烧伤面积，不分年龄或性别，将五指并拢。单掌的掌面面积占体表面积的1%。此法适用于小面积烧伤的评估，也可用于辅助九分法评估烧伤面积。

（2）烧伤深度及严重程度判断（图11-2）。

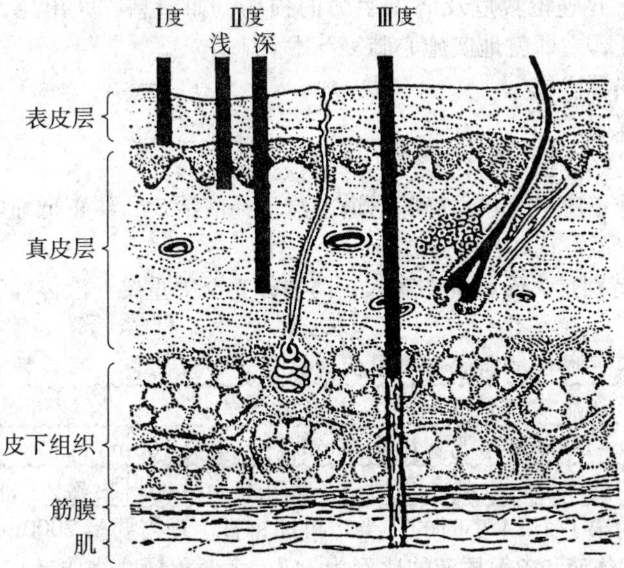

图11-2　热烧伤深度分度示意图

Ⅰ度：表皮浅层组织损伤，皮肤红斑，干燥、灼痛，无水疱，3～7天脱屑愈合。

Ⅱ度（浅）：表皮全层、真皮浅层组织损伤，局部红肿明显，疼痛剧烈；有大小不一的水疱，疱壁薄，创面基底潮红，1～2周内愈合，多有色素沉着，无瘢痕。

Ⅱ度（深）：真皮深层组织损伤，水肿明显，痛觉迟钝，拔毛痛；水疱较小，疱壁较厚，创面基底发白或红白相间，3～4周愈合，常有瘢痕形成和色素沉着。

Ⅲ度：皮肤全层，皮下、肌肉或骨骼损伤，痛觉消失，创面无水疱，干燥如皮革样坚硬，呈蜡白或焦黄色甚至炭化，形成焦痂，痂下可见树枝状栓塞的血管，3～4周或焦痂自然脱落，愈合后留有瘢痕或畸形。

①轻度烧伤：Ⅱ度烧伤总面积在9%以下。

②中度烧伤：Ⅱ度烧伤面积在10%～29%，或Ⅲ度烧伤面积不足10%。

③重度烧伤：烧伤总面积30%～49%，或Ⅲ度烧伤面积10%～19%；或总面积、Ⅲ度烧伤面积虽未达到上述范围，但若合并有休克、吸入性损伤或有较重复合伤者。

④特重烧伤：烧伤总面积在50%以上，或Ⅲ度烧伤面积在20%以上，或存在较重的吸入性损伤、复合伤等。

（3）全身表现：小面积、浅度烧伤无全身症状，大面积、重度烧伤病人伤后48小时内，易发生低血容量性休克，患者烦躁不安，口渴喜饮，呼吸短促，尿少或恶心呕吐。严重者出现面色苍白，身疲肢冷，淡漠嗜睡，呼吸气微，体温不升，血压下降，脉微欲绝或微细。感染发生后可出现体温骤升或骤降，呼吸急促、心率加快、创面骤变，白细胞计数骤升或骤降，其他化验指标都可能变化。

（4）吸入性损伤表现：吸入性损伤又称呼吸道烧伤，是指吸入火焰、蒸汽或化学性烟尘、气体等所引起的呼吸系统损伤。往往都有面、颈和前胸部烧伤，鼻毛烧焦，口唇肿胀等；声音嘶哑和喘鸣；刺激性咳嗽，呈铜锣声，伴有疼痛感。痰中有碳屑，痰中带血；呼吸困难，鼻翼扇动；可能出现中毒症状，表现为意识障碍甚至抽搐、昏迷等。

3. 治疗要点

（1）现场急救：迅速抢救危及病人生命的损伤，如窒息、大出血、开放性气胸、中毒等。若心搏呼吸停止，立即就地实施心肺复苏术。

①迅速脱离致热源。

②保护创面和保暖。

③保持呼吸道通畅。

④其他救治措施：应尽快建立静脉通道，给予补液治疗，纠正低血容量，镇静镇痛，尽快转送。

（2）严重烧伤特别是大面积烧伤病人，防治休克至关重要。液体疗法是防治休克的主要措施。

①补液总量：根据烧伤早期体液渗出的规律估计补液总量。国内通常按病人的烧伤面积和体重计算补液量。伤后第1个24小时：补液量 = 体重（kg）× 烧伤面积 × 1.5ml（儿童为1.8ml，婴儿为2ml）+ 2000ml（儿童60～80ml/kg，婴儿100ml/kg）。补液应遵循先快后慢、先晶后胶、交替输入的原则，补液总量的一半应在伤后8小时内输入。伤后第2个24小时：电解质液和胶体液为第1个24小时的一半，再加每日生理需要量2000ml。

②补液种类：**胶体液和电解质液的比例为1∶2**，大面积深度烧伤者与小儿烧伤其比例可改为1∶1。胶体液首选血浆，紧急抢救时可用低分子量的血浆代用品，但总用量不宜超过1000ml，Ⅲ度烧伤病人可适量输全血。电解质溶液首选平衡盐液，并适当补充碳酸氢钠溶液。

（3）处理创面：主要目的是清洁、保护创面，防治感染，促进创面愈合；减少瘢痕产生，最大限度恢复功能。

（4）防治感染：烧伤感染来源有外源性与内源性感染，常见病菌有铜绿假单胞菌、金黄色葡萄球菌、大肠埃希菌、白色葡萄球菌等。近年来真菌感染逐渐增多。

4. 护理问题

（1）有窒息的危险　与头面部、呼吸道或胸部等部位烧伤有关。

（2）体液不足　与烧伤创面渗出液过多、血容量减少有关。

（3）皮肤完整性受损　与烧伤导致组织破坏有关。

（4）有感染的危险　与皮肤完整性受损有关。

（5）悲伤　与烧伤后毁容、肢残及躯体活动障碍有关。

（6）转送患者：宜尽早转运。严重患者待病情平稳后再转送。

5. 护理措施

（1）维持有效呼吸：①及时清除呼吸道分泌物，吸氧，鼓励病人深呼吸，用力咳嗽、咳痰；②气道分泌物多者，定时翻身、叩背，以利分泌物排出，必要时吸痰；③密切观察呼吸情况，若病人出现刺激性咳嗽、咳黑痰、呼吸困难、呼吸频率增快，血氧饱和度下降等表现时，做好气管插管或气管切开术的准备，并加强术后护理。

（2）维持有效循环血量：①烧伤较轻者口服淡盐水或烧伤饮料（100ml液体中含食盐0.3g、碳酸氢钠0.15g、糖适量）；②重度烧伤者建立2～3条静脉通道，遵循“**先晶后胶，先盐后糖，先快后慢**”的输液原则合理安排输液种类。液体复苏有效的指标是：①成人每小时尿量为30ml，小儿每千克体重每小时不低于1ml；②病人安静，无烦躁不安；③无明显口渴；④脉搏、心搏有力，脉率在 120 分钟以下，小儿脉率在 140 分钟以下；⑤收缩压维持在 90mmHg、脉压在 20mmHg 以上，中心静脉压为 5 ～ 12cm H_2O；⑥呼吸平稳。

（3）加强创面护理，促进愈合

①包扎疗法护理：抬高肢体并保持各关节功能位，保持敷料清洁和干燥。注意观察患侧肢体末梢血液循环情况，如肢端动脉搏动、颜色及温度。

②暴露疗法护理：注意隔离，防止交叉感染。保持创面干燥，定时翻身，交替暴露受压创面。极度烦躁或意识障碍者，适当约束肢体，防止抓伤。控制室温于 28 ～ 32℃，湿度 70% 左右。

（4）防治感染：遵医嘱及早应用抗菌药物，采取消毒隔离措施，防止交叉感染；加强营养。

6. 健康教育

（1）宣传防火、灭火和自救等安全教育知识。

（2）创面愈合过程中，烧伤部位在 1 年内避免太阳暴晒，避免使用刺激性肥皂清洗，水温不宜过高，不能用手搔抓。可在已愈合创面涂抹润滑剂，穿纯棉内衣。

（3）指导康复训练，最大程度恢复机体的生理功能。

（4）指导患者进行正确的功能锻炼，以主动运动为主，被动运动为辅。指导生活自理能力训练，使患者重新适应生活和环境，树立重返工作岗位的信心。

三、休克

【复习指南】本部分内容有一定难度，历年必考，应作为重点复习。休克的临床表现、治疗要点及护理措施应熟练掌握；病因与分类、病理生理应掌握。

1. 分类与病因

（1）分类：**休克按病因可将其分为低血容量性休克、感染性休克、心源性休克、神经源性休克和过敏性休克 5 类，其中，低血容量性休克与感染性休克在外科最常见**。

（2）病因

①低血容量性休克：各种原因引起短时间内大量出血或体液积聚在组织间隙，由有效循环血量降低所致。

②感染性休克：致病菌革兰阴性菌释放的内毒素与体内的补体、抗体或其他成分结合，可引起血管痉挛，损伤血管内皮细胞；同时内毒素可促使体内多种炎性介质释放，引起 SIRS，而 SIRS 进一步发展就可导致休克。

2. 病理生理

（1）微循环障碍

①微循环收缩期：在休克早期，机体有效循环血量锐减时，血压下降，刺激主动脉弓和颈动脉窦压力感受器引起血管舒缩中枢加压反射，交感－肾上腺轴兴奋引起大量儿茶酚胺释放及肾素－血管紧张素分泌增加，使心搏加快，心排血量增加；有些脏器小血管、微血管平滑肌收缩，以保障脑、心等重要脏器的供血，出现少灌多流。此期又称休克代偿期，在此期采取复苏措施，祛除病因，比较容易纠正休克。

②微循环扩张期：休克没有纠正，随病情发展，组织严重缺氧处于无氧状态，产生大量酸性代谢产物，同时一些使毛细血管括约肌松弛的介质也被释放出来，出现多灌少流，回心血量减少，血压下降，心、脑等重要器官灌注不足，**休克为抑制期**。

③微循环衰竭期：随病情进一步发展，进入不可逆的阶段，甚至发生 DIC。

（2）代谢改变

①能量代谢障碍：由于组织灌注不足和细胞缺氧，体内葡萄糖以无氧酵解为主，机体能量极度缺乏。

②代谢性酸中毒：随着无氧代谢的加重，乳酸盐不断增加，同时肝因灌注量减少，处理乳酸的能力减弱，使乳酸在体内的清除减少而致血液内含量增多引起代谢性酸中毒。

（3）炎症介质释放和细胞损伤：感染、严重损伤等可刺激机体释放大量炎症介质，包括白介素、肿瘤坏死因子等，形成瀑布样级放大反应。

（4）内脏器官的继发损伤：因为持续的缺氧、缺血，细胞发生变性、坏死，导致内脏器官功能障碍，甚至衰竭。若两个或两个以上器官或系统同时或序贯发生功能衰竭，称为多器官功能障碍综合征，是休克主要的死因。

3. *临床表现*　按照休克的病程发展，其临床表现分为休克代偿期和休克抑制期两个阶段。

（1）休克代偿期：又称休克早期，身体有一定代偿作用。表现为烦躁不安、精神紧张、面色苍白、四肢湿冷、脉搏加快、呼吸增快；但血压变化不大，脉压缩小；尿量减少或正常。若及时处理，休克可纠正。反之，病情继续发展，进入休克抑制期。

（2）休克抑制期：此期病人意识改变明显，表现为反应迟钝或表情淡漠，甚至出现意识模糊或昏迷。可有口唇肢端发绀、四肢冰冷、脉搏细速、血压进行性下降。严重者全身皮肤、黏膜明显发绀，四肢厥冷、尿少或无尿、脉搏微弱、血压测不出。当病人出现进行性呼吸困难、烦躁、发绀，给氧但不能改善呼吸状态，则提示并发 ARDS。当病人皮肤、黏膜出现瘀斑或鼻腔、内脏、牙龈出血，则提示并发 DIC。此时病人常继发 MODS 进而死亡。

休克不同程度的临床表现见表 11－1。

表 11－1　休克不同程度的临床表现

休克程度	脉搏	血压	尿量	估计失血量
轻度	＜100 次/分	收缩压正常或升高，舒张压升高，脉压减小	正常	20% 以下（800ml 以下）
中度	100～120 次/分	收缩压 70～90mmHg	尿少	20%～40%（800～1600ml）
重度	速而细弱	收缩压 70mmHg	尿少或无尿	40% 以上（1600ml 以上）

4. *治疗要点*

（1）一般急救

①现场救护：及时控制大出血，如局部压迫或扎止血带等，必要时使用抗休克裤。

②保持呼吸道通畅：及时清除呼吸道异物，给氧，必要时气管插管或气管切开。

③取休克体位：头和躯干抬高 20°～30°、下肢抬高 15°～20°，以此来增加回心血量。

（2）补充血容量：原则是及时、快速、足量。根据动脉血压、尿量和中心静脉压，结合病人皮肤温度、末梢循环、脉率及毛细血管充盈时间等情况计算补液量。通常先输入扩容迅速的晶体液（如平衡盐溶液），再输入扩容作用持久的胶体液（如羟乙基淀粉）。当实验室检查血细胞比容低于 25%～30% 时，给予浓缩红细胞；当患者有大量出血时可以快速输注全血。

（3）积极处理原发病。

（4）纠正酸碱平衡失调：因为酸性环境有利于氧与血红蛋白解离，增加组织氧供，有助于休克复苏，如果不是很严重的酸性环境无须积极纠正。但重度休克在经扩容治疗后仍有严重的代谢性酸中毒者，需使用 5% 碳酸氢钠。

（5）应用血管活性药物

①血管收缩药：常用去甲肾上腺素、多巴胺和间羟胺等。

②血管扩张药：常用酚妥拉明、酚苄明、阿托品、山莨菪碱和东莨菪碱等。但只能在血容量已基本补足而病人发绀、四肢厥冷、毛细血管充盈不良等循环障碍未见好转时才考虑使用。

③强心药：最常用的是强心苷，如毛花苷 C（西地兰）。

（6）DIC 的治疗：休克发展到 DIC 阶段，需应用肝素抗凝治疗。

（7）皮质类固醇的应用：严重休克及感染性休克病人可使用皮质类固醇大剂量静脉滴注，如地塞米松 1～3mg/kg，一般只用 1～2 次，以防过多应用引起不良反应。但对严重休克者，可考虑适当延长应用时间。

5. 护理措施

（1）迅速补充血容量，维持体液平衡。

①建立静脉通路：迅速建立 2 条以上静脉输液通道，快速大量补液（除心源性休克外）。

②合理补液：根据动脉血压和中心静脉压两个参数做综合分析，判断其异常的原因并作相应处理。若血压及中心静脉压均低，提示血容量严重不足，应予以大量快速补液；若血压降低而中心静脉压升高，则提示有心功能不全或血容量超负荷，应减慢补液速度，限制补液量，以防肺水肿及心功能衰竭。

③监测病人各项生命体征。

④准确记录出入量，作为后续治疗的依据。

⑤动态监测尿量与尿比重：若病人尿量＞30ml/h，提示休克好转。

（2）改善组织灌注，促进气体正常交换。

①取休克体位。

②使用抗休克裤。

③使用血管活性药物要从低浓度、慢速度开始，根据血压调整药物浓度和泵注速度；若发现注射部位红肿、疼痛，应立即更换注射部位；血压平稳后，逐渐降低药物浓度、减慢速度后撤除，以防突然停药引起不良反应。

④维持有效的气体交换：保持呼吸道通畅，予以吸氧，严重呼吸困难者，协助医生行气管插管或气管切开，尽早用呼吸机辅助呼吸；密切观察病人的呼吸频率、节律、深浅度及面唇色泽变化。

（3）维持正常体温：监测病人体温，低体温病人给予保暖，高热病人予以物理降温。

（4）观察和防治感染。

①严格按照无菌技术原则执行各项护理操作；

②避免误吸所致肺部感染，给予雾化，吸痰；

③做好会阴护理，预防泌尿系统感染；

④有创面或伤口者，及时更换敷料，保持创面或伤口清洁干燥；

⑤遵医嘱合理应用抗生素。

（5）预防皮肤受损和意外受伤：病情许可时，协助病人每 2 小时翻身、叩背 1 次，按摩受压部位皮肤以预防压疮；适当约束。

四、咬伤

【复习指南】本部分内容有一定难度，历年必考，应作为重点复习。咬伤的临床表现、护理问题及护理措施应熟练掌握；治疗要点及健康教育应掌握。

1. 临床表现

（1）犬咬伤：感染病毒后是否发病与潜伏期的长短、咬伤的部位、入侵病毒的数量、毒力及机体抵抗力有关。潜伏期短者10天，长者达1～2个月。咬伤越深、越接近头面部，其潜伏期越短、发病率越高。

①症状：发病初期时伤口周围麻木、疼痛，逐渐扩散到整个肢体；继之出现发热、烦躁、乏力、恐水、怕风、咽喉痉挛；最后导致肌瘫痪、昏迷、循环衰竭甚至死亡。

②体征：有利齿造成的深而窄的伤口，出血，伤口周围组织水肿。

（2）蛇咬伤：蛇毒含有多种毒性蛋白质、多肽及酶类。可引起肌肉麻痹和呼吸麻痹、出血、溶血、休克或心力衰竭等。

①局部表现：局部伤处疼痛，肿胀蔓延迅速，淋巴结肿大，皮肤出现血疱、瘀斑，甚至局部组织坏死。

②全身表现：全身虚弱、口周感觉异常、肌肉震颤，或发热恶寒、烦躁不安、头晕目眩、言语不清、恶心呕吐、吞咽困难、肢体软瘫、腱反射消失、呼吸抑制，最后导致循环呼吸衰竭。部分病人伤后可因广泛的毛细血管渗漏引起肺水肿、低血压、心律失常；皮肤黏膜及伤口出血，血尿、尿少，出现肾功能不全及多器官功能衰竭。

2. 治疗要点

（1）局部处理

①若为犬咬伤，咬伤后迅速彻底清洗伤口极为重要。伤口较浅者，用2%碘酊和75%乙醇消毒后包扎即可；伤口较深时需立即彻底清创，用大量生理盐水、0.1%苯扎溴铵或3%过氧化氢溶液反复冲洗伤口，伤口不予缝合或包扎，以利引流。

②若为蛇咬伤，伤口上方绑扎，阻断毒素吸收；伤口局部抽吸、冲洗、清创，促进毒素排出；伤口周围用胰蛋白酶局部封闭，破坏蛇毒。

（2）全身治疗：对于犬咬伤治疗如下。

①免疫治疗：于伤后当日、3天、7天、14天、28天各注射1次狂犬病疫苗。严重咬伤如头、面、颈、上肢等，经彻底清创后，需在伤口底部及其四周注射狂犬病免疫球蛋白。可联合使用干扰素，以增强保护效果。

②防治感染：对于蛇咬伤可使用中药解毒，注射抗蛇毒血清。也可使用破伤风抗毒素和抗菌药物防治感染；使用呋塞米、甘露醇等利尿药，加快蛇毒排出，减轻中毒症状；积极抗休克、改善出血倾向，治疗心、肺、肾等功能障碍。

3. 护理问题

（1）有窒息的危险　与咽喉肌痉挛发作有关。

（2）体液不足　与水分摄入不足及丢失有关。

（3）有感染的危险　与伤口污染严重有关。

（4）恐惧　与咬伤、生命受到威胁及担心预后有关。

（5）皮肤完整性受损　与咬伤、组织结构破坏有关。

（6）潜在并发症：感染、多脏器功能障碍。

4. 护理措施　对于犬类咬伤护理措施如下。

（1）急救护理

①伤肢绑扎：咬伤后忌奔跑，伤肢制动、放置低位，立即用布带等绑扎伤肢的近心端，松紧以能阻断淋巴、静脉回流为度。

②伤口排毒：现场用大量清水冲洗伤口及其周围皮肤，挤出毒液，并将肢体放在低位，以利于伤口渗液引流。

③局部冷敷：可减轻疼痛，减慢毒素吸收，降低毒素中酶的活性。3～4小时后改用冰袋冷敷，持续24～36小时。

④破坏毒素：根据伤口局部反应大小，用胰蛋白酶2000～5000U加入0.05%普鲁卡因或注射用水20ml做局部环形封闭，能够降解蛇毒。

（2）预防和控制痉挛，保持呼吸道通畅。

（3）保持病室安静，专人护理，各种检查、治疗及护理尽量集中进行，或在应用镇静药后进行。一旦发生痉挛，立即遵医嘱使用镇静药物等；及时清除口腔及呼吸道分泌物，保持呼吸道通畅。

（4）补液以维持水电解质及酸碱平衡。

（5）预防感染，遵医嘱应用抗菌药物并观察用药效果。患肢下垂，保持伤口清洁和引流通畅。严格执行接触性隔离制度。

（6）观察病情。密切监测病人生命体征、意识、面色、尿量及伤肢温度的变化等。

（7）心理护理。安慰病人，告知咬伤的治疗方法及治疗效果，帮助病人树立战胜疾病的信心，以减轻恐惧，保持情绪稳定，积极配合治疗和护理。

5. 健康教育

（1）宣传狂犬病的预防措施，加强对犬的管理。

（2）教育儿童不要接近、抚摸或挑逗猫、犬等动物，以防发生意外。若儿童被犬抓伤，应尽早注射狂犬病疫苗。

（3）宣传被犬或其他动物咬伤后的急救措施。

（4）宣传毒蛇咬伤的有关知识，强化自我防范意识。在野外作业时，做好自我防护。勿轻易尝试抓蛇或玩蛇。露营时选择空旷干燥地面，晚上在营帐周围点燃火焰。

五、腹部损伤

【复习指南】本部分内容有一定难度，历年必考，应作为重点复习。腹部损伤的临床表现、辅助检查及护理措施应熟练掌握；护理问题应掌握。

1. 病因及分类　根据腹壁伤口可分为开放性和闭合性伤口。开放性损伤以肝右上腹多见，闭合性损伤以脾左上腹多见。

2. 临床表现

（1）实质性脏器损伤

①症状：肝、脾、胰、肾等实质性脏器或大血管损伤时，以腹腔内（或腹膜后）出血症状为主，病人表现为脉率加快、面色苍白，严重时脉搏微弱、血流动力学不稳定、尿量减少，甚至出现失血性休克；腹痛：多呈持续性，一般不严重。腹膜刺激征并不剧烈。但若肝、脾受损导致胆管、胰管断裂，胆汁或胰液漏入腹腔可出现剧烈的腹痛和明显的腹膜刺激征。肩部放射痛常提示肝（右）或脾（左）损伤，在头低位数分钟后尤为明显。

②体征：移动性浊音是内出血晚期体征，对早期诊断帮助不大。肾损伤时可出现血尿。肝、脾包膜下破裂或系膜、网膜内出血腹部触诊可扪及腹部肿块。

（2）空腔脏器损伤

①症状：胃肠道、胆道、膀胱等空腔脏器破裂时，主要表现为弥漫性腹膜炎，病人出现

恶心、呕吐，伴持续性的剧烈腹痛，稍后出现体温升高、脉率增快、呼吸急促等全身性感染症状；严重者可发生感染性休克。空腔脏器损伤也可有某种程度的出血，但出血量一般不大，除非邻近的大血管有合并损伤，可出现呕血、黑粪等，直肠损伤时可出现鲜红色血便。

②体征：有典型腹膜刺激征，其程度因空腔脏器内容物的不同而不同。胃液、胆汁或胰液对腹膜的刺激最强，肠液次之，血液最轻。空腔脏器破裂后病人可有气腹征，腹腔内游离气体常致肝浊音界缩小或消失；因肠麻痹肠鸣音减弱或消失，而出现腹胀；直肠损伤时直肠指检可发现直肠内出血，有时还可扪及直肠破裂口。

3. 辅助检查

（1）实验室检查：实质性脏器破裂出血可有红细胞、血红蛋白、血细胞比容下降，白细胞计数则略见升高；空腔脏器破裂时，白细胞计数可明显上升。**血尿是泌尿器官损伤的重要标志。胰腺损伤时多有血/尿淀粉酶值升高**。

（2）影像学检查：B超对内脏的外形、大小、腹腔内积液、肝脾包膜下出血的检查有一定帮助。立位腹部平片可**观察到膈下游离气体**，及某些脏器的大小、形态和位置的改变，但处于休克状态病人，不宜行此项检查。有条件的还可以进行CT检查、选择性动脉造影、腹腔镜检查等。

（3）诊断性腹腔穿刺术和腹腔灌洗术：诊断阳性率可达90%以上。禁忌证：①严重腹内胀气；②妊娠后期；③既往手术或炎症造成腹腔内广泛粘连；④躁动不能合作者。

诊断性腹腔穿刺术：①若为不凝血，提示为实质性脏器或大血管破裂所致的内出血，因腹膜的去纤维作用使血液不凝固；②若抽得血液迅速凝固，多为误入血管或血肿所致；③胰腺或胃十二指肠损伤时，穿刺液中淀粉酶含量增高。

诊断性腹腔灌洗术：①肉眼见灌洗液为血性、含胆汁、胃肠内容物或证明是尿液；②显微镜下，红细胞计数超过$100 \times 10^9/L$或白细胞计数超过$0.5 \times 10^9/L$；③淀粉酶超过100Somogyi单位；④灌洗液涂片发现细菌。

（4）诊断性腹腔镜探查：主要用于临床难以确诊时，其损伤比剖腹探查小。

4. 护理问题

（1）体液不足　与损伤致腹腔内出血，严重腹膜炎、呕吐、禁食等有关。

（2）急性疼痛　与腹部损伤有关。

（3）潜在并发症：损伤器官再出血、腹腔脓肿、休克。

（4）焦虑或恐惧　与意外创伤所致的疼痛、出血及担心疾病预后有关。

5. 治疗要点与护理措施

（1）腹部损伤合并多发性损伤：首先处理危及生命的情况。可行以下措施：①心肺复苏，注意保持呼吸道通畅；②止血；③合并有张力性气胸，配合医生行胸腔穿刺排气；④迅速建立2条以上有效的静脉输液通路，根据医嘱及时输液，必要时输血；⑤对有开放性腹部损伤者，妥善处理伤口，如伴腹内脏器或组织自腹壁伤口突出，可用消毒碗覆盖保护，切勿在毫无准备的情况下强行回纳。

（2）非手术治疗护理/术前护理

①迅速安置好患者，不随便搬动，以免加重伤情，每15～20分钟监测生命体征是否存在失血休克现象。

②建立静脉通道，补充血容量，预防休克，给予广谱抗生素以预防或治疗可能存在的内感染。

③严密观察有无压痛、反跳痛等腹膜刺激征，肝浊音界有无缩小或消失，有无移动性浊音等。

④加强与患者的沟通，做好心理护理。

⑤体位：半卧位可以促使腹内渗出液积聚于盆腔，减少吸收、减轻中毒症状并利于引流，同时使膈肌下移，腹肌松弛，减轻腹胀对呼吸和循环的影响，休克病人取休克卧位。

⑥禁食，胃肠道穿孔的病人必须胃肠减压。妥善固定胃肠减压装置，保持胃管通畅，维持有效负压在 20～30cmH_2O。

⑦做好各项术前准备。

（3）术后护理

①术后 24 小时内密切观察患者生命体征、意识、出入量的变化，严密观察有无腹腔内出血。

②妥善固定腹腔内引流管，保持引流通畅，经常挤捏引流管以防血块堵塞，观察引流量、颜色、性状，准确记录。

③患者取半卧位，进行正确的叩背、咳嗽，避免切口的疼痛与裂开。

④协助危重患者翻身以预防压疮的发生。

⑤对留置尿管者，要加强尿道护理，防止逆行感染。

⑥对胃肠道、胆道手术来说，术后需禁食，有效的胃肠减压可降低胃肠压力，减轻腹胀，促进切口愈合。肛管排气后可拔出胃管。了解胃液的性质和量，观察病人有无消化道合并症。

⑦并发症的观察与护理：

a. 禁止随意搬动病人，以免诱发或加重出血。

b. 密切观察和记录生命体征及面色、神志、末梢循环情况，观察腹痛的性质、持续时间和辅助检查结果的变化。若病人腹痛缓解后又突然加剧，同时出现烦躁、面色苍白、肢端温度下降、呼吸及脉搏增快、血压不稳或下降等表现，腹腔引流管间断或持续引流出鲜红色血液，血红蛋白和血细胞比容降低，常提示腹腔内有活动性出血。一旦出现以上情况，通知医生并协助处理。建立静脉通路，积极抗休克，同时做好急症手术的准备。

六、急性一氧化碳中毒

【复习指南】本部分内容有一定难度，历年必考，应作为重点复习。一氧化碳中毒临床表现、辅助检查、护理措施、治疗要点及健康教育应熟练掌握；发病机制、护理问题应掌握。

1. 发病机制　一氧化碳与血红蛋白的亲和力比氧与血红蛋白的亲和力大 240 倍，而碳氧血红蛋白的解离速度仅为氧合血红蛋白的 1/3600。碳氧血红蛋白不仅不能携带氧，而且还影响氧合血红蛋白的解离，阻碍氧的释放和传递，导致低氧血症，引起组织缺氧。一氧化碳还影响细胞内氧的弥散，抑制细胞呼吸。急性一氧化碳中毒导致脑缺氧后，脑血管迅即麻痹扩张，脑容积增大。脑内三磷腺苷（ATP）在无氧情况下迅速耗尽，钠钾泵不能正常运转，钠离子蓄积于细胞内，导致细胞内水肿。血管内皮细胞肿胀，又造成脑血液循环障碍，进一步加剧了脑组织缺血缺氧。随着酸性代谢产物增多及血脑屏障通透性增高，发生细胞间质水肿。缺氧和脑血液循环障碍，可促使血栓形成、缺血性软化灶或广泛的脱髓鞘病变，致使一部分急性一氧化碳中毒病人经假愈期后，又出现迟发性脑病。

2. 临床表现　见表11－2。

表11－2　一氧化碳中毒的临床表现

	血液碳氧血红蛋白浓度	临床表现	预后
轻度	10%～20%	头晕、头痛、乏力、恶心、呕吐、心悸、四肢无力甚至意识模糊、晕厥等	及时脱离一氧化碳的环境，吸入新鲜空气，症状一般很快消失
中度	30%～40%	胸闷、呼吸困难、烦躁、神志不清、谵妄、视物模糊、脉速、多汗、运动失调、腱反射减弱、嗜睡、浅昏迷等，**口唇黏膜可呈樱桃红色**，瞳孔对光反射、角膜反射变迟钝	病人经积极治疗可以恢复正常，且无明显并发症
重度	＞50%	迅速出现昏迷、抽搐、面色苍白、血压下降、心律失常、心力衰竭、呼吸抑制、肺水肿，各种反射消失，可呈去大脑皮质状态。还可发生脑水肿伴惊厥、上消化道出血、吸入性肺炎等	病人死亡率高，抢救存活者多有不同程度的后遗症

3. 辅助检查

（1）抽血化验血液碳氧血红蛋白测定。

（2）脑电图检查：可见弥漫性低波幅慢波，与缺氧性脑病进展相平行。

（3）头部CT检查：可发现大脑皮质下白质，包括半卵圆形中心与脑室周围白质密度减低或苍白球对称性密度减低。

4. 治疗要点

（1）现场急救：将病人迅速脱离一氧化碳环境，转移到空气新鲜处，保持呼吸道通畅，如发生心搏呼吸骤停，应立即进行CRP。

（2）氧疗：①吸氧，神志清楚的病人用面罩或鼻导管吸氧，氧流量5～10L/min；②高压氧治疗，可降低死亡率，缩短昏迷时间和病程，减少神经、精神后遗症，预防肺水肿。

（3）防治脑水肿：严重中毒时，在积极纠正缺氧同时应给予脱水及利尿药等。

（4）对症支持治疗：如有出现高热及抽搐，则采用物理降温，体温保持在32℃左右，必要时可用冬眠药物。有频繁抽搐，**首选地西泮**。昏迷、呼吸障碍病人应保持呼吸道通畅，必要时可行气管插管或气管切开，进行呼吸机辅助呼吸。

（5）预防继发感染，维持水、电解质及酸碱代谢平衡。

5. 护理问题

（1）疼痛：头痛　与一氧化碳中毒致脑缺氧有关。

（2）急性意识障碍、昏迷　与一氧化碳中毒累及神经有关。

（3）心排血量减少　与心肌缺氧有关。

（4）气体交换受损　与肺泡气体交换减弱有关。

（5）潜在并发症：有迟发性脑病的危险。

（6）体液不足　与呕吐有关。

（7）有感染的危险　与抵抗力下降有关。

（8）知识缺乏：缺乏对一氧化碳毒性的认识。

6. 护理措施

（1）立即将病人拖离现场，清理呼吸道分泌物，保持呼吸道通畅，吸氧，时间一般不应超过24小时，避免发生二氧化碳潴留和氧中毒。

（2）建立静脉通路，按医嘱给予输液和药物治疗。

（3）取半卧位以增加回心血量，预防休克。

（4）高热并昏迷和抽搐病人，降温和解痉的同时应注意保暖，防止自伤和坠伤。

（5）高压氧护理，重症病人应及早采用高压氧治疗。了解病人的中毒情况及病史，观察病人生命体征。注意保暖，严禁火种、易燃、易爆物品进入氧舱。轻度中毒病人，加压阶段进行吞咽、咀嚼等动作，保持咽鼓管通畅，避免中耳、鼓膜气压伤，保持呼吸道通畅，及时清除呼吸道分泌物。如带有输液，开始加压时，要将液体平面调低，观察输液滴数变化。

（6）病情观察：基本生命体征、瞳孔大小、液体出入量及滴速等，防治脑水肿、肺水肿及水、电解质代谢紊乱等并发症发生，密切观察高热和抽搐病人，防止坠床和自伤。

7. 健康教育　加强预防一氧化碳中毒的宣传。居室内火炉要安装管道、烟囱，并定期检查，其室内结构要严密，防止泄漏，室外结构要通风良好。定期检测一氧化碳浓度，我国规定空气中一氧化碳最高浓度允许为30mg/m³。进入高浓度一氧化碳环境内执行紧急任务时，要戴好特制的一氧化碳防毒面具，系好安全带。出院时留有后遗症的病人，应鼓励其继续治疗；痴呆或智力障碍病人，应嘱其家属悉心照顾，并教会家属对病人进行语言和肢体锻炼的方法。

七、有机磷杀虫药中毒

【复习指南】本部分内容有一定难度，历年必考，应作为重点复习。有机磷杀虫药中毒的临床表现、辅助检查、护理措施、治疗要点及健康教育应熟练掌握；发病机制、护理问题应掌握。

1. 发病机制　正常情况下，胆碱能神经兴奋所释放的递质－乙酰胆碱不断被胆碱酯酶水解为乙酸及胆碱而失去活性。有机磷杀虫药可抑制体内胆碱酯酶的活性，进入人体后能与体内胆碱酯酶迅速结合形成磷酰化胆碱酯酶，后者化学性质比较稳定，且无分解乙酰胆碱的能力，从而使体内乙酰胆碱大量蓄积，引起胆碱能神经先兴奋后抑制的一系列毒蕈碱样、烟碱样和中枢神经系统症状，严重者可昏迷甚至因呼吸衰竭而死亡。

2. 临床表现　急性中毒发病时间与毒物种类、剂量和侵入途径密切相关。口服中毒者多在**10分钟至2小时内发病；吸入中毒者可在30分钟内发病；皮肤吸收中毒者常在接触后2～6小时发病**。

（1）烟碱样症状：又称N样症状，是由于乙酰胆碱在横纹肌神经肌肉接头处过度蓄积，持续刺激突触后膜上烟碱受体所致。临床表现有颜面、眼睑、舌、四肢和全身横纹肌发生肌纤维颤动，甚至强直性痉挛。病人常有肌束颤动、抽搐、牙关紧闭、全身紧束压迫感，后期可出现肌力减退和瘫痪，甚至呼吸肌麻痹，引起周围性呼吸衰竭，并且会有血压增高、心搏加快和心律失常。此类症状不能用阿托品对抗。

（2）毒蕈碱样症状：又称M样症状，出现最早，主要是副交感神经末梢兴奋所致，表现为平滑肌痉挛和腺体分泌增加。临床表现有恶心、呕吐、全身湿冷、腹痛、腹泻、多汗、流泪、大小便失禁、尿频、心搏减慢、瞳孔缩小（严重时呈针尖样缩小）、支气管痉挛和分泌物增加、咳嗽、气促，严重病人可出现肺水肿。此类症状可用阿托品对抗。

（3）中枢神经系统症状：中枢神经系统受乙酰胆碱刺激后可有头痛、头晕、疲乏、共济失调、烦躁不安、谵妄、抽搐和昏迷等表现，部分病人发生呼吸、循环衰竭而死亡。

3. 中毒程度　见表11－3。

表11－3　有机磷杀虫药中毒程度及表现

轻度中毒	头晕、头痛、呕吐、恶心、视物模糊，全血胆碱酯酶活力一般在50%～70%
中度中毒	除上述症状外，还可出现肌纤维颤动，瞳孔明显缩小、轻度呼吸困难、大汗、腹痛、意识清楚或轻度障碍，全血胆碱酯酶降至30%～50%
重度中毒	除上述症状外发生肺水肿、惊厥、昏迷及呼吸机麻痹，全血胆碱酯酶降至30%以下

4. 辅助检查

（1）全血胆碱酯酶活力测定：是诊断有机磷杀虫药中毒的特异性实验指标，对判断中毒程度、疗效和预后均极为重要。一般以正常人的全血胆碱酯酶活力值为100%，降至70%以下即有意义，但需注意的是，全血胆碱酯酶活力活性下降程度并不与病情轻重完全呈正向关系。

（2）尿中有机磷杀虫药分解产物测定：如对硫磷和甲基对硫磷在体内氧化分解生成对硝基酚，敌百虫分解转化为三氯乙醇，检测尿中的对硝基酚或三氯乙醇有助于中毒的诊断。

5. 治疗要点

（1）迅速清除毒物：立即将病人撤离中毒现场。口服中毒者用清水反复洗胃，直至洗出液清亮为止，然后用硫酸钠导泻。

（2）紧急复苏：快速清除呼吸道分泌物，保持呼吸道通畅。

（3）应用解毒剂：应用原则为早期、足量、联合、重复用药。

抗胆碱药：根据病情每10～30分钟或1～2小时给药一次，直至毒蕈碱样症状消失或病人出现“阿托品化”表现，再逐渐减量或延长间隔时间。阿托品化的表现包括：①瞳孔较前扩大；②颜面潮红；③皮肤干燥、腺体分泌物减少、无汗、口干；④肺部湿啰音消失；⑤心率增快。

胆碱酯酶复能剂：能使被抑制的胆碱酯酶恢复活力，中毒后若没有及时使用胆碱酯酶复能剂，那么被抑制的胆碱酯酶将在数小时或2～3天就变成不可逆性的老化酶，胆碱酯酶复能剂对这种老化酶没有作用，所以要早期并足量地应用。**目前常用碘解磷定、氯解磷定、双复磷**。

（4）对症治疗：重度有机磷杀虫药中毒病人常伴有低钾血症、酸中毒、严重心律失常、休克、DIC、MODS、消化道出血、肺内感染等多种并发症，应及时予以对症治疗。

6. 护理问题

（1）清理呼吸道无效　与患者呕吐、抽搐有关。

（2）急性意识障碍、昏迷　与一氧化碳中毒累及神经有关。

（3）体液不足　与呕吐有关。

（4）潜在并发症：脑水肿、肺水肿、呼吸衰竭。

（5）知识缺乏：缺乏对一氧化碳毒性的认识。

7. 护理措施

（1）即刻护理措施：及时有效地清除呼吸道分泌物，正确维护气管插管、气管切开和呼吸机的应用等。

（2）洗胃护理：①洗胃要及早、彻底和反复进行，直到洗出的胃液无农药味并澄清为止。②若不能确定有机磷杀虫药种类，则用清水或0.45%盐水彻底洗胃。③敌百虫中毒时应选用清水洗胃，忌用碳酸氢钠溶液和肥皂水洗胃。对硫磷忌用1∶5000高锰酸钾溶液。④洗胃过程中应密切观察病人生命体征的变化，若发生呼吸、心搏骤停，应立即停止洗胃并进行抢救。

（3）用药护理

①阿托品："阿托品化"和阿托品中毒的剂量接近，因此使用过程中应严密观察病情变化，区别"阿托品化"与阿托品中毒。忌用呼吸中枢抑制药物，如吗啡、巴比妥等。

②胆碱酯酶复能剂：早期用药，边洗胃边应用特效解毒剂，首次应足量给药。

（4）病情观察：在抢救过程中应严密观察病人的生命体征，即使在"阿托品化"后亦不应忽视。瞳孔缩小为有机磷杀虫药中毒的体征之一，瞳孔扩大则为达到"阿托品化"的判断指标之一。

8. 健康教育　加强预防有机磷杀虫药中毒的宣传。喷洒农药时要做好防护。凡接触农药的衣物、器物均需要用清水反复冲洗。接触农药过程中出现头晕、流涎、胸闷、恶心、呕吐等有机磷中毒先兆时立即就医。出院时留有后遗症的病人，应鼓励其继续治疗。

八、镇静催眠药中毒

【复习指南】本部分内容难度不大，考试内容较少。急性镇静催眠药中毒的临床表现、护理措施、治疗要点及健康教育应熟练掌握；发病机制应掌握。

1. 发病机制

（1）苯二氮䓬类：目前研究认为，苯二氮䓬类与苯二氮䓬受体结合后，可加强γ-氨基丁酸与γ-氨基丁酸受体结合的亲和力，使与γ-氨基丁酸受体偶联的氯离子通道开放，增强γ-氨基丁酸对突触后的抑制功能。

（2）巴比妥类：与苯二氮䓬类作用机制相似，但两者的作用部位不同。苯二氮䓬类主要选择性作用于边缘系统，影响患者记忆力和情绪。巴比妥类主要作用于网状结构上行激活系统而引起意识障碍。巴比妥类对中枢神经系统的抑制有剂量-效应关系，随着剂量的增加，其作用逐步表现为镇静、催眠、麻醉，以致延脑中枢麻痹。

（3）非巴比妥非苯二氮䓬类：其对中枢神经系统的作用机制与巴比妥类药物相似。

（4）吩噻嗪类：主要作用于网状结构，抑制中枢神经系统多巴胺受体，抑制脑干血管运动和呕吐反射、阻断α-肾上腺素能受体、抗组胺、抗胆碱能等。

2. 临床表现

（1）巴比妥类中毒：①轻度中毒，表现为嗜睡状态可唤醒，患者的注意力不集中、记忆力减退、言语不清，有判断力和定向力障碍、步态不稳，各种反射存在，生命体征一般正常。②中度中毒，表现为昏睡或浅昏迷，腱反射消失、呼吸浅而慢、角膜反射、咽反射仍存在，眼球震颤，血压仍可正常。③重度中毒，表现为进行性中枢神经系统抑制，由嗜睡到深昏迷。呼吸浅慢甚至停止、血压下降甚至休克、体温不升、肌张力下降、腱反射消失、胃肠蠕动减慢、皮肤可起大疱。可并发肺炎、肺水肿、脑水肿、急性肾衰竭而威胁生命。

（2）苯二氮䓬类中毒：中枢神经系统抑制较轻，主要表现为嗜睡、头晕、言语不清、意识模糊、共济失调。很少出现长时间深度昏迷、呼吸抑制、休克等严重症状。如果出现严重症状，应考虑是否同时合并其他药物中毒。

(3) 非巴比妥非苯二氮䓬类中毒：临床表现与巴比妥类中毒相似，但各有其特点。①可出现心律失常，局部有刺激性，口服时胃部烧灼感；②格鲁米特中毒，意识障碍有周期性波动，有抗胆碱能神经症状，如瞳孔散大等；③甲喹酮中毒，可有明显的呼吸抑制，出现锥体束征，如腱反射亢进、肌张力增强、抽搐等；④甲丙氨酯中毒，常有血压下降。

(4) 吩噻嗪类中毒：最常见表现为锥体外系反应，震颤麻痹综合征；不能静坐；急性肌张力障碍反应，如斜颈、吞咽困难、牙关紧闭、喉痉挛等；其他可表现为嗜睡、低血压、休克、心律失常、瞳孔散大、口干、尿潴留、肠蠕动减慢，甚至出现昏迷、呼吸抑制等，全身抽搐少见。

3. 辅助检查　诊断不明确者可取胃内容物、血/尿样送检，做镇静催眠药定性或定量检查。

4. 治疗要点

(1) 保持呼吸道通畅。

(2) 维持正常血压。

(3) 监测生命体征，及时发现心律失常并酌情应用抗心律失常药。

(4) 促进意识恢复：给予葡萄糖、维生素 B_1 和纳洛酮。

(5) 迅速清除毒物：①洗胃，口服中毒者早期用清水洗胃，服药量大者即使服药超过6小时仍需洗胃；②药用炭及导泻，常给予硫酸钠导泻，不用硫酸镁导泻；③碱化尿液、利尿；④血液透析、血液灌流。

(6) 治疗并发症：如肺炎、肝功能损害、急性肾衰竭等，给予相对应的治疗。

5. 护理措施

(1) 保持呼吸道通畅，仰卧位时头偏向一侧，预防呕吐物或痰液阻塞气道。

(2) 观察病人意识状态、瞳孔大小、对光反应、监测生命体征。

(3) 观察药物作用、不良反应及病人的反应。

(4) 营养不易维持的病人，可由鼻饲补充营养及水分。

(5) 对服药自杀病人，要有人陪伴，以防止其再度自杀。

6. 健康教育　镇静催眠药处方的使用、保管应严加控制，特别是对情绪不稳定或精神不正常者，应慎重用药，要防止药物的依赖性。向失眠者宣教导致睡眠紊乱的原因及避免失眠的常识。长期服用大量镇静催眠药的病人，包括长期服用苯巴比妥的癫痫病人，不能突然停药，应逐渐减量后停药。

九、酒精中毒

【复习指南】本部分内容难度不大，考试内容较少。急性酒精中毒的临床表现、护理措施、治疗要点及健康教育应熟练掌握；发病机制应掌握。

1. 发病机制

(1) 抑制中枢神经系统功能：乙醇具有脂溶性，可透过大脑神经细胞膜并作用于细胞膜上的某些酶，影响脑细胞功能。乙醇对中枢神经系统的作用呈剂量依赖性。小剂量可产生兴奋效应。随着剂量增加，可依次抑制小脑、网状结构和延髓，引起共济失调、昏睡、昏迷、呼吸或循环衰竭。

(2) 干扰代谢：乙醇在肝代谢生成的代谢产物可影响体内多种代谢过程，使乳酸增多、酮体蓄积，导致代谢性酸中毒及糖异生受阻，引起低血糖症。

2. 临床表现　见表 11－4。

表 11－4　酒精中毒临床表现

	血乙醇浓度	表现
兴奋期	＞500mg/L	有兴奋、多语、欣快感、喜怒无常、情绪不稳，可有粗鲁行为或攻击行为，也可沉默、孤僻，颜面潮红或苍白，呼出气带酒味
共济失调期	＞1500mg/L	肌肉运动不协调，行动笨拙、眼球震颤、视物模糊、步态不稳，言语含糊不清、恶心、呕吐、嗜睡等
昏迷期	＞2500mg/L	病人昏迷状态，颜面苍白、皮肤湿冷、体温低、心率快、血压下降、瞳孔散大、口唇发绀，呼吸慢而有鼾声，严重者可发生呼吸、循环衰竭而危及生命。也可因咽部反射减弱，饱餐后呕吐，导致窒息或吸入性肺炎而死亡

3. 治疗要点

（1）对症支持：轻症病人，卧床休息，注意保暖，可自行恢复。兴奋躁动病人应予适当约束，以免摔伤或撞伤，可用小剂量地西泮，禁用吗啡、氯丙嗪及苯巴比妥类镇静药。

（2）清除毒物：催吐、洗胃、导泻。应用葡萄糖溶液、维生素 B_1、维生素 B_6 等，以促进乙醇氧化为醋酸，达到解毒目的。血乙醇浓度＞5000mg/L，应及早行血液透析或腹膜透析治疗。

（3）应用纳洛酮 0.4～0.8mg，缓慢静脉注射，以保护大脑功能。

4. 护理措施

（1）保暖，维持正常体温。

（2）维持水、电解质、酸碱平衡。

（3）维持循环功能。

（4）昏迷病人应注意保持呼吸道通畅，供氧充足，适当约束，防止坠床。

5. 健康教育　开展反对酗酒的宣传教育。创造替代条件，加强文娱体育活动。早期发现嗜酒者，早期戒酒，进行相关并发症的治疗和康复治疗。

十、中暑

【复习指南】本部分内容有一定难度，历年必考，应作为重点复习。中暑的临床表现、治疗要点、健康教育及护理措施应熟练掌握；病因及发病机制及护理问题应掌握。

1. 病因

（1）机体产热增加：身体在高温或在强热辐射下长时间劳动，机体产热增加，容易发生热蓄积，如果没有足够的防暑降温措施，就容易发生中暑。

（2）机体散热减少：在湿度较高和通风不良的环境下重体力的劳动也可发生中暑。

（3）机体热适应能力下降：机体对热的适应能力下降，发生代谢紊乱而发生中暑。

（4）中暑的常见诱因：营养不良、疲劳、老年人、体弱、肥胖、失水失盐、最近有过发热、饮酒、饥饿、穿不透气衣裤、甲状腺功能亢进、水土不服、糖尿病、帕金森病、心血管病、广泛皮肤损害、先天性汗腺缺乏症、应用阿托品等。

2. 发病机制　正常人体的体温调节中枢是下丘脑，体内产热与散热处于动态平衡，体温维持在 37℃左右。当空气干燥、气温超过 35℃时，蒸发散热几乎成为机体最重要也是唯一的散热方式。当机体产热大于散热或散热受阻，则体内就有过量热蓄积，产生高热，引起组织损害和器官功能障碍。

3. 临床表现

（1）先兆中暑：在高温环境下工作一段时间后，出现头晕、头痛、大汗、口渴、注意力不集中、眼花、耳鸣、胸闷、心悸、恶心、四肢无力、体温正常或略升高。将病人及时转移到阴凉通风处安静休息，补充水、盐，短时间即可恢复。

（2）轻度中暑：除上述先兆中暑症状加重外，有发热（体温升高到38℃以上），出现面色潮红，大量出汗，皮肤灼热等表现；或出现面色苍白、皮肤四肢湿冷、血压下降、脉搏增快等虚脱表现。进行及时有效处理，常常于数小时内恢复。

（3）重度中暑：包括热痉挛、热衰竭和热射病3型。

①热痉挛：多见于健康青壮年人。在高温环境下进行剧烈劳动，大量出汗后出现肌肉痉挛性、对称性和阵发性疼痛，持续约3分钟后缓解，常在活动停止后发生。多发生在咀嚼肌、四肢肌肉、腹直肌，最常见于腓肠肌，也可发生于肠道平滑肌，无明显体温升高。热痉挛也可为热射病早期表现。

②热衰竭：此型最常见，多见于老年人、儿童和慢性疾病病人。在严重热应激时，由于体液和体钠丢失过多、补充不足所致。表现为多汗、疲乏、无力、眩晕、恶心、呕吐、头痛等。可有明显脱水征，如心动过速、直立性低血压或晕厥。可出现呼吸增快、肌痉挛。体温可轻度升高，无明显中枢神经系统损害表现。热衰竭可以是热痉挛和热射病的中间过程，如不治疗可发展为热射病。

③热射病：是一种致命性急症，主要表现为高热（直肠温度≥41℃）和神志障碍。早期受影响的器官依次为脑、肝、肾和心脏。临床上根据发病时病人所处的状态和发病机制分为劳力型热射病和非劳力型热射病。

4. 辅助检查　应紧急行血生化检查、动脉血气分析及尿常规检查。血清电解质检查可有高钾、低钠、低氯血症。尿常规可有不同程度的蛋白尿、血尿、管型尿改变。血尿素氮、血肌酐可升高。严重病例常出现肝、肾、胰腺和横纹肌损害的实验室改变。

（1）热射病：白细胞总数和中性粒细胞比例增高、尿常规可见管型及蛋白、血尿素氮、乳酸脱氢酶等增高。

（2）热痉挛：血清钠、氯降低。

（3）热衰竭：血液浓缩、高钠血症。

5. 治疗要点

（1）将病人脱离高温环境，松解外衣。

（2）迅速降温是抢救重度中暑的关键，降温速度决定病人预后。使用物理方法给病人降温，口服含盐清凉饮料或淡盐水。

（3）纠正水、电解质紊乱：发生早期循环衰竭的病人，可酌情输入5%葡萄糖盐水，但速度不宜过快，并加强观察，以防发生心力衰竭。

（4）及时发现和防治器官功能不全。

（5）适当应用抗生素预防感染。

6. 护理措施

（1）及时清除鼻咽分泌物，保持气道通畅，充分供氧。

（2）血压过低病人取平卧位，心力衰竭病人取半卧位。

（3）将病人安置在20～25℃空调房间内，以增加辐射散热。

（4）将冰袋放置在腹股沟、颈动脉、腋窝，及时更换，避免同一部位长时间直接接触，以防冻伤。

（5）用乙醇、冰水用力按摩病人四肢及躯干，并应顺着动脉走行方向进行，大动脉处应适当延长时间，以提高降温效果。禁擦拭胸部、腹部及阴囊处。

（6）体内中心降温：适用于重度中暑、体外降温无效者。用冰盐水200ml注入胃内或灌肠；或用4℃、5%葡萄糖盐水1000～2000ml静脉滴注，开始滴注速度应稍慢，30～40滴/分，病人适应低温后再增快速度，但应密切观察，以免发生急性肺水肿。

（7）有条件者可用低温（10℃）透析液进行血液透析。

（8）密切观察降温效果。

（9）经治疗后体温下降、四肢末梢转暖、发绀减轻或消失，则提示治疗有效；高热而四肢末梢厥冷、发绀，提示病情加重。

（10）对症护理。①口腔护理：应加强口腔护理，以防感染与溃疡；②皮肤护理：高热大汗者应及时更换衣裤及被褥，注意皮肤清洁卫生，定时翻身，防止压疮，按摩增加血液循环；③高热惊厥护理：应置病人于保护床内，必要时约束，防止坠床和碰伤，床边备开口器与舌钳以防舌咬伤。

7. 健康教育　在烈日下行走或工作时，应戴草帽，穿宽松透气浅色衣服；田间劳动者，尽量缩短或避开烈日下暴晒的时间；高温作业处，应有隔热、通风、通信、防暑降温等措施。高温季节应特别注意老年人、慢性疾病病人及产妇，应保持室内通风。

十一、淹溺

【复习指南】本部分内容难度不大，考试内容较少。淹溺的临床表现、健康教育治疗要点及护理措施应熟练掌握；病因及发病机制应掌握。

1. 病因与发病机制　人淹没于水中后，本能地出现反射性屏气和挣扎，避免水进入呼吸道。但由于缺氧，被迫深呼吸，从而使大量水进入呼吸道和肺泡，阻滞气体交换，加重缺氧和二氧化碳潴留，造成严重缺氧、高碳酸血症和代谢性酸中毒。根据发生机制可分为：①湿性淹溺，是指人入水后，喉肌肉松弛，吸入大量水分，充塞呼吸道和肺泡发生窒息。水大量进入呼吸道数秒钟神志丧失，发生呼吸停止和心搏停止。湿性淹溺占淹溺者的80%～90%。根据吸入的水质又分为淡水淹溺和海水淹溺。②干性淹溺，是指人入水后，因受强烈刺激（惊慌、恐惧、骤然寒冷等），引起喉痉挛导致窒息，呼吸道和肺泡很少或无水吸入，占淹溺者的10%～20%。

2. 临床表现

（1）症状：淡水淹溺者可有头痛或视觉障碍、剧烈咳嗽、胸痛、呼吸困难、咳粉红色泡沫样痰。海水淹溺者口渴感明显，最初数小时可有寒战、发热。

（2）体征：颜面肿胀，皮肤发绀，球结膜充血，口鼻充满泡沫或泥污。淡水淹溺者常出现精神状态改变，烦躁不安，抽搐、昏迷和肌张力增加。呼吸表浅、急促或停止。肺部可闻及干、湿啰音，偶尔有喘鸣音。心律失常、心音微弱或消失。腹部膨隆，四肢厥冷。有时可伴头、颈部损伤。

3. 辅助检查

（1）血尿检查：淹溺者常有白细胞轻度增高，海水淹溺者出现血液浓缩，轻度高钠血症或高氯血症，可伴血钙、血镁增高。淡水淹溺者可出现血液稀释或红细胞溶解，出现低钠、低氯血症，血钾升高，血和尿中出现游离血红蛋白。重者出现DIC的实验室检测指标异常。

（2）心电图检查：常有窦性心动过速、非特异性ST段和T波改变，病情严重时出现完全性心脏传导阻滞、窦性心律失常。

（3）动脉血气分析：约75%病例有明显混合型酸中毒；不同程度低氧血症。海水淹溺者肺水肿加重，血液浓缩，血清钠、钙、镁、氯、钾均增高。淡水淹溺者血液容量增加，出现溶血，血清钾增高，血清钠、钙、氯降低。

（4）X线检查：X线胸片常显示斑片状浸润，有时出现典型肺水肿征象。

4. 治疗要点

（1）缺氧时间和程度是决定淹溺预后最重要的因素。施救者应镇静，抢救者应从淹溺者背后接近，一手托着他的头颈，将面部托出水面，或抓住腋窝仰游，将淹溺者救上岸。救护时应防止被淹溺者紧紧抱住。

（2）通气和供氧是最重要的紧急抢救措施。从水中救出后，对无反应淹溺者立即实施心肺复苏，迅速清除异物。

（3）患者恢复呼吸后，及时复温，并注意监测有无低血容量，掌握输液的量和速度。

（4）纠正低血容量、水电解质和酸碱失衡。

（5）对症处理：积极防治脑水肿、感染、急性肾衰竭等并发症的发生。

5. 护理措施

（1）迅速将病人安置于抢救室内，换下湿衣裤，注意保暖。

（2）保持呼吸道通畅，给予高流量吸氧，根据情况行气管插管并予机械通气。

（3）建立静脉通路，严格控制输液速度，从小剂量、低速度开始，防止短时间内进入大量液体，加重血液稀释和肺水肿。对海水淹溺者切忌输入生理盐水。

（4）复温护理，可采用热水袋、热辐射、覆盖保暖毯或将病人置于温暖环境等方法进行体外复温，有条件者可采用体内复温法。复温速度要求稳定、安全，重度低温病人复温速度应加快。

（5）密切观察生命体征、意识和尿液的变化。

（6）消除病人的焦虑与恐惧心理，解释治疗措施及目的，使其能积极配合；对自杀淹溺的病人应尊重其隐私，注意引导他们正确对待人生、事业、他人等，提高心理承受能力。同时做好其家属的思想工作，协同帮助病人消除自杀念头。

十二、细菌性食物中毒

【复习指南】本部分内容有一定难度，历年必考，应作为重点复习。细菌性食物中毒的临床表现、辅助检查、治疗要点、健康教育及护理措施应熟练掌握；发病机制及病理改变、流行病学应掌握。

1. 发病机制及病理改变　细菌性食物中毒根据发病机制可分为毒素型、感染型和混合型。细菌或毒素随受污染食物进入人体，是否发病和病情轻重与食物受细菌和毒素污染的程度、进食量、机体抵抗力等因素有关。肠毒素可致水样腹泻；细菌内毒素引起发热等全身中毒症状；部分细菌导致黏液血便。按临床表现可分为胃肠型和神经型两大类。胃肠型食物中毒在临床上最多见。

2. 流行病学

（1）传染源：副溶血性弧菌主要寄居在海洋生物的体表上，所以主要传染源为海产品。

（2）传播途径：经消化道传播。

（3）人群易感性：普遍易感，病后不产生持久免疫力，可重复感染。

（4）流行特征：本病有明显的季节性，多发生在夏秋季节。发病比较集中，多以暴发和集体发病的形式出现。

3. 临床表现　以先呕吐后腹泻的急性胃肠炎症状为主要表现，为自限性疾病。潜伏期短，副溶血弧菌为6～12小时，金黄色葡萄球菌为1～6小时，沙门菌为4～24小时，大肠埃希菌为2～20小时。一般起病急，先有腹部不适，继而出现脐周、上腹部持续性或阵发性绞痛；随后恶心、呕吐，呕吐物多为食物，也有胆汁，部分含血液或黏液，金黄色葡萄球菌性食物中毒呕吐最为严重，呕吐物含胆汁；进而患者开始出现腹泻，每天数次至数十次，多为黄色稀水或黏液样便，出血性大肠埃希菌引起的食物中毒粪便可为血水样便。少数病人还可出现畏寒、乏力、发热、头痛等症状。病程短，在1～3天可恢复。

4. 治疗要点

（1）适当休息，接触隔离。

（2）腹痛剧烈者可用解痉剂阿托品0.5mg肌内注射或口服溴丙胺太林。

（3）酸中毒患者酌情给予5%碳酸氢钠或11.2%乳酸溶液。

（4）休克者给予抗休克治疗。血压下降者给予升压药。

（5）病情严重伴有高热或排黏液脓血便者，可根据不同病原菌选用敏感抗菌药物，如沙门菌食物中毒可选用喹诺酮类或氯霉素，副溶血性弧菌食物中毒可选用氯霉素和四环素或喹诺酮类，大肠埃希菌食物中毒可选用阿米卡星。

5. 护理措施

（1）急性期卧床休息，以减少体力消耗。

（2）严密观察呕吐与腹泻的次数、量及性质，及时送检；监测患者的生命体征，严格记录24小时出入量。

（3）及时清理呕吐物、清水漱口，保持口腔清洁及床单位的整洁，禁食。

（4）腹部保暖。

（5）鼓励病人多饮水或淡盐水，或遵医嘱静脉输入生理盐水和葡萄糖盐水。

（6）休克患者予以抗休克处理。

（7）及时遵医嘱用药，并观察用药后反应。

6. 健康指导

（1）做好饮食卫生，加强食品卫生管理，宣传预防细菌性食物中毒的卫生知识。

（2）定期开展卫生运动，消灭苍蝇、蟑螂、老鼠等传播媒介，防止食品被污染。

（3）发现可疑病例及时送诊。

十三、小儿气管、支气管异物

【复习指南】本部分内容难度大，历年必考，应作为重点复习。小儿气管、支气管异物阻塞呼吸道的判断、Heimlich手法应熟练掌握。

1. 异物阻塞呼吸道的判断　意识清楚者，进食时突然强力咳嗽，呼吸困难，或无法说话和咳嗽，出现痛苦表情和用手掐住自己的颈部，以示痛苦和求救者；目睹异物被幼儿吸入；患儿不能说话或呼吸，面色、口唇青紫，失去知觉等征象。

2. Heimlich 手法

（1）婴幼儿倒提拍背法：将患儿骑跨并俯卧于施救者的上臂，头低于躯干，手握住其下颌固定头部，并将上肢放在施救者的大腿上，然后用另一手的掌根部用力拍击患儿两肩胛骨之间的背部。

（2）胸部手指冲击法：使患儿平卧、面向上，躺在硬板床或地面上，施救者立于一旁或立于足侧，将中指和示指放在患儿的剑突下和脐上的腹部，快速向上冲击压迫，重复冲压，直至异物排出。

（3）意识丧失的患儿：可以按照心搏骤停 BLS 救治流程施救，但每次给予人工呼吸，需要检查口腔，看有无可见异物，直至异物排出。

十四、破伤风

【复习指南】本部分内容有一定难度，历年必考，应作为重点复习。破伤风的临床表现、健康教育、治疗要点及护理措施应熟练掌握；病因及发病机制、辅助检查应掌握。

1. 病因与病理生理

（1）致病菌为破伤风梭菌，是革兰阳性厌氧性芽孢梭菌。平时存在于人畜的肠道内，随粪便排出体外，以芽孢状态分布于自然界，广泛存在于灰尘、粪便和土壤中。破伤风梭菌不能侵入正常皮肤和黏膜，一旦发生开放性损伤，可直接侵入人体伤口发生感染。尤其是伤口窄而深、局部缺血、异物存留、组织坏死、填塞过紧、引流不畅或同时混有其他需氧菌感染等导致伤口缺氧，当机体抵抗力弱时，更利于破伤风的发生。

（2）破伤风梭菌的主要致病因素为外毒素（**痉挛毒素和溶血毒素**）。溶血毒素可引起局部组织坏死和心肌损害。痉挛毒素与神经组织有特殊亲和力，可经血液循环和淋巴系统作用于脊髓前角细胞和脑干运动神经核，抑制突触释放抑制性传递介质。运动神经元因失去中枢抑制而兴奋性强，致使随意肌紧张与痉挛；同时可阻断脊髓对交感神经的抑制，交感神经过度兴奋，引起血压升高、心率加快、体温升高、大汗等症状。

2. 临床表现

（1）潜伏期：通常为 7 ～ 8 天，最短 24 小时，最长可达数月。潜伏期越短，预后越差。新生儿破伤风常在断脐后 7 天左右发病，故俗称七日风。

（2）前驱期：表现为乏力、张口困难、烦躁不安、头晕、头痛、咀嚼无力、打哈欠，局部肌肉发紧、酸痛、反射亢进等。以张口困难为主要特征。

（3）发作期：典型症状是肌肉紧张性收缩（肌强直、发硬）并伴有阵发性强烈痉挛，通常最先受影响的肌群是咀嚼肌，出现咀嚼不便、张口不便，甚至牙关紧闭；病情进一步加重出现**苦笑面容、颈项强直、角弓反张**。膈肌受影响时表现为通气困难，呼吸暂停。在肌肉紧张性收缩的基础上，任何轻微的刺激，如光线、声音、碰触、饮水等，均可诱发全身肌群强烈的阵发性痉挛。发作时，病人呼吸急促、口吐白沫、大汗淋漓、流涎、口唇发绀、牙关紧闭、磨牙、头颈频频后仰，手足抽搐不止。每次发作持续数秒或数分钟不等，间歇时间长短不一。发作时病人意识清楚，十分痛苦。

3. 治疗要点　采取积极的综合治疗措施，包括消除毒素来源、中和游离毒素、控制和解除肌痉挛，防治并发症。

（1）消除毒素来源：伤口进行彻底的清创，敞开伤口充分引流，并用3%过氧化氢溶液冲洗，同时肌内注射青霉素120万U，每6～8小时1次，或大剂量静脉输入，可抑制破伤风梭菌。

（2）中和游离毒素：早期使用破伤风抗毒素，常规用量2万～5万U，肌内注射或加入5%葡萄糖注射液缓慢输入，剂量不宜过大，用药前皮试。破伤风人体免疫球蛋白早期应用有效，用法为3000～6000U肌内注射，一般只用1次。

（3）控制和解除肌痉挛：是治疗的重要环节。给予镇静药，降低其对外界刺激的敏感性，控制或减轻痉挛。可根据病情交替使用镇静、解痉药物。

（4）防治并发症：是降低破伤风病人病死率的重要措施。

①保持呼吸道通畅，持续低流量吸氧，及时补充水、电解质。

②抽搐频繁，药物不易控制的严重病人，保持呼吸道通畅，避免发生窒息。

③肺不张、肺部感染等，尽早气管切开、吸痰，必要时行呼吸机辅助呼吸。

④加强营养支持，必要时输注血浆、人血白蛋白或新鲜全血。

4. 护理问题

（1）有窒息的危险　与持续性呼吸肌痉挛、误吸、痰液堵塞气道有关。

（2）有受伤的危险　与强烈的肌痉挛有关。

（3）有体液不足的危险　与反复肌痉挛消耗、大量出汗有关。

（4）潜在并发症：肺不张、肺部感染、尿潴留、心力衰竭。

5. 护理措施

（1）单人隔离病室，温度在15～20℃，湿度在60%，房间保持安静，遮光，避免各类干扰，减少探视。

（2）保持呼吸道通畅，协助病人定时翻身、叩背，以利排痰。

（3）病人进食时注意避免呛咳、误吸；频繁抽搐者，禁止经口进食。

（4）使用带护栏的病床，必要时加用约束带，以防止痉挛发作时病人坠床和自我伤害；关节部位放置软垫保护，防止肌腱断裂和骨折；抽搐时，应用合适的牙垫，防止舌咬伤。

（5）保持静脉通路通畅，遵医嘱补液。

（6）加强营养，进食应少量多次。

（7）设专人护理，每4小时测量体温、脉搏、呼吸各1次。观察、记录病人抽搐发作的次数、时间、症状。注意病人意识、尿量的变化。

（8）遵医嘱及时、准确使用TAT、破伤风人体免疫球蛋白、镇静解痉药物、抗菌药物、降温药等，并观察记录用药后的效果。

（9）破伤风梭菌具有传染性，严格执行接触隔离制度。

6. 健康教育

（1）加强自我保护意识，避免皮肤受伤。避免不洁接产，以防止发生新生儿及产妇破伤风等。

（2）出现下列情况应及时到医院就诊，注射破伤风抗毒素：①任何较深而窄的外伤切口，如木刺、锈钉刺伤；②伤口虽浅，但沾染人畜粪便；③医院外未经消毒处理的急产或流产；④陈旧性异物摘除术前。

（3）儿童应定期注射破伤风类毒素或百白破三联疫苗，以获得主动免疫。

（4）破伤风抗毒素一般在受伤24小时内注射生效。

十五、肋骨骨折

【复习指南】本部分内容有一定难度，历年必考，应作为重点复习。肋骨骨折的临床表现、治疗要点应熟练掌握。

1. 临床表现

（1）症状：肋骨骨折断端可刺激肋间神经产生局部疼痛，当深呼吸、咳嗽或转动体位时疼痛加剧；由于肋骨骨折损伤程度不同，可有不同程度的呼吸困难、发绀或休克等；部分病人可因肋骨折断向内刺破肺组织而出现咯血。

（2）体征：受伤胸壁肿胀，可有畸形；多根多处肋骨骨折者，伤处可见反常呼吸运动（图 11－3）；局部明显压痛，挤压胸部疼痛加重，甚至产生骨擦音；部分病人出现皮下气肿。

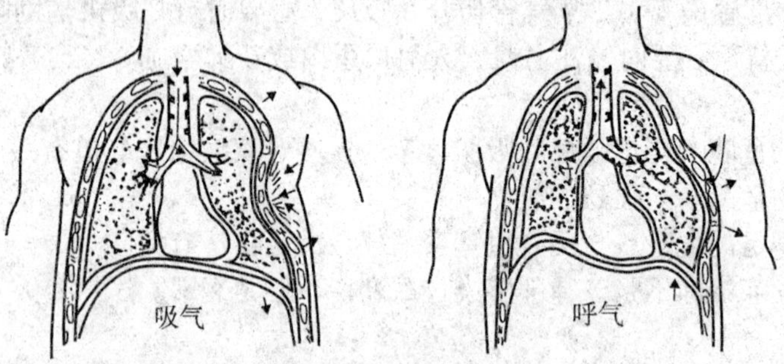

图 11－3　胸壁软化区的反常呼吸运动

2. 治疗要点

（1）闭合性肋骨骨折

①直接用弹性胸带固定：可采用多带条胸带或宽胶布条叠瓦式固定胸廓，以减少肋骨断端活动，减轻疼痛。此方法适合闭合性单根单处肋骨骨折的病人，也可用于胸背部、胸侧壁多根多处肋骨骨折且胸壁软化范围小而反常呼吸运动不严重的病人。牵引固定，即在患侧胸壁放置牵引支架，或用厚棉垫加压包扎，以减轻或消除胸壁的反常呼吸运动，促进患侧肺复张，此法适用于多根多处肋骨骨折，胸壁软化范围大、反常呼吸明显的连枷胸病人。近年来也有经电视胸腔镜直视下导入钢丝的方法固定连枷胸。

②镇痛：必要时可口服布洛芬、可待因、吗啡、地西泮等镇痛镇静药，也可用病人自控镇痛装置。

③建立人工气道：对有多根多处肋骨骨折、咳嗽无力、不能有效排痰或呼吸衰竭者，应实施气管插管或切开，以抽吸痰液、给氧和施行呼吸机辅助呼吸。

④预防感染：合理应用抗生素。

（2）开放性肋骨骨折：此类病人除与闭合性肋骨骨折相关处理外，还需及时处理伤口。

①清创与固定：开放性肋骨骨折胸壁伤口需彻底清创，用不锈钢丝对肋骨断端行内固定术。

②肋骨骨折致胸膜穿破者，需做胸腔闭式引流术。

3. 护理措施

（1）现场急救，抢救生命，对于出现反常呼吸者，可用厚棉垫加压包扎以减轻或消除胸壁的反常呼吸运动。

（2）鼓励病人咳出分泌物和血性痰，对气管插管或切开，呼吸机辅助通气者，加强呼吸道护理。

（3）遵医嘱给予胸带，肋骨带或者宽胶带固定，必要时给予镇痛。患者咳嗽时，协助或指导双手按压患侧胸壁。

4. 健康指导

（1）指导有效咳嗽，练习腹式呼吸。

（2）肋骨骨折的患者3个月复查。

（3）注意休息和补充营养。

十六、常见四肢骨折

【复习指南】本部分内容有一定难度，历年必考，应作为重点复习。骨折的临床表现、辅助检查、并发症及护理措施应熟练掌握；骨折的定义、病因与分类、愈合过程与影响因素、治疗要点掌握。

（一）骨折概述

1. 定义、病因与分类

（1）定义和病因：是指骨的完整性和连续性中断。可由创伤和骨骼疾病所致，如交通事故、跌倒、骨髓炎等。

（2）分类：根据骨折的程度和形态可分为不完全骨折和完全骨折。根据骨折处是否与外界相通可分为开放性骨折和闭合性骨折。根据骨折端的稳定程度分为稳定性骨折与不稳定性骨折。

2. 临床表现

（1）全身表现：通常来说会出现发热，移动时骨折部位和合并伤口出现疼痛。

（2）一般表现：疼痛、肿胀和瘀斑、功能障碍，查体可发现畸形、反常活动及骨擦音或骨擦感。

3. 辅助检查　实验室检查与影像学检查。

4. 并发症

（1）早期并发症：休克、脂肪肺栓塞综合征、重要内脏器官损伤、重要周围组织损伤、骨筋膜室综合征。

（2）晚期并发症：坠积性肺炎、压疮、下肢深静脉血栓（多见于骨盆骨折或下肢骨折）、感染、缺血性骨坏死、缺血性肌挛缩、急性骨萎缩、关节僵硬（骨折和关节损伤最常见的并发症）、损伤性骨化（又称骨化性肌炎）、创伤性关节炎等。

5. 骨折愈合过程及影响因素

（1）骨折的愈合：是一个连续并且复杂的过程，分为3个阶段：①血肿炎症机化期，约在骨折2周完成；②原始骨痂形成期，一般需4～8周；③骨板形成塑形期。

（2）影响愈合的因素：局部因素，骨折的数量、类型，骨折部位的血供，及周围软组织的损伤程度等；患者的年龄、健康及营养状况等；骨折固定不牢固、不恰当的功能锻炼及治疗操作不当等。

6. 急救与治疗要点

（1）在现场要用最简单、有效果的方法先抢救生命，保护患肢快速离开，再进行下一步的治疗。

（2）治疗要点

①复位：是骨折治疗的首要步骤。

②固定：外固定、内固定以及石膏绷带固定。

③功能锻炼：早期（伤后1～2周）患肢肌肉舒缩活动；中期（伤后3～6周）骨折远近关节活动；晚期（伤后6～8周）进行受累关节的活动。

7. 辅助检查

（1）X线：对骨折有确诊的价值。

（2）CT或MRI：可明确骨折的类型和脊髓的损伤程度。

（二）常见的四肢骨折

1. 肱骨干骨折

（1）定义：是发生在肱骨外科颈下1～2cm至肱骨髁上2cm内的骨折，此处骨折容易造成桡神经损伤。

（2）临床症状：患侧上臂疼痛、肿胀、皮下瘀斑，畸形，反常活动等。

（3）护理措施：①遵医嘱使用镇痛药；②用吊带或三角巾将患肢托起；③尽早功能锻炼，方法是手指的伸屈和用力地握拳，同时进行前臂和上臂肌肉的主动舒缩运动。

2. 肱骨髁上骨折

（1）临床表现

①症状：受伤后肘后凸起，患肢处于半屈曲位，可有皮下瘀斑。

②体征：局部明显压痛和肿胀，有骨摩擦音及反常活动，肘部可扪到骨折断端，肘后三角关系正常。前臂表现为局部肿胀、剧痛、皮肤苍白、发凉、麻木，桡动脉搏动减弱或消失，被动伸指疼痛等。由于肘后方软组织较少，骨折断端锐利，屈曲型骨折端可刺破皮肤形成开放骨折。

（2）治疗要点：手法复位外固定；切开复位内固定；康复治疗。

3. 桡骨远端伸直型骨折（Colles骨折）

（1）病因：多因跌倒后手掌着地、腕关节背伸、前臂旋前而受伤。

（2）临床表现：从侧面看腕关节呈“银叉”畸形，从正面看呈“枪刺”样畸形（图11－4）。

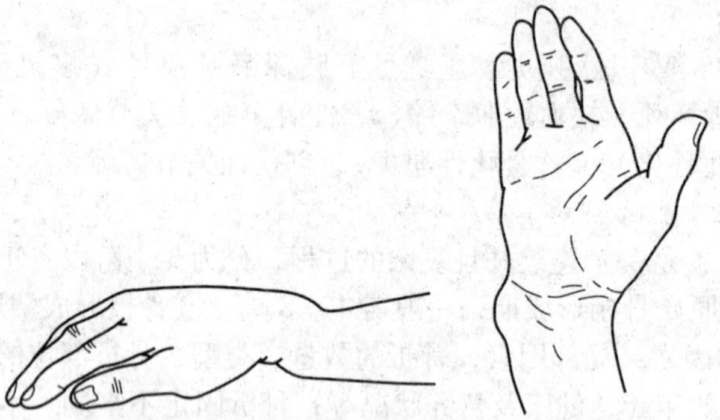

图11－4　伸直型桡骨远端骨折后畸形

4. 股骨颈骨折　临床表现：中老年人有摔倒受伤史，伤后感髋部疼痛，下肢活动受限。嵌插骨折病人受伤后仍能行走，但数日后髋部疼痛逐渐加重，活动后更痛，甚至完全不能行走，提示可能由受伤时的稳定骨折发展为不稳定骨折。患肢缩短，出现外旋畸形。头下型和经颈型属于关节囊内骨折，股骨头的血液循环大部分中断，因而骨折不易愈合和易造成**股骨头缺血坏死**。

5. 股骨干骨折　多见于青壮年，患肢畸形明显，出现反常活动，骨擦音。因失血量多，会出现休克症状。

6. 胫腓骨干骨折　胫骨上1/3骨折可至胫后动脉损伤，引起下肢严重缺血甚至坏死；胫骨中1/3骨折可引起骨筋膜室压力升高，胫前和腓肠肌区有张力增加。

7. 四肢骨折的护理措施

（1）加强基础护理，卧硬板床，保持床单位的卫生。

（2）提供营养丰富、易消化的饮食，适量纤维及多饮水防止便秘及泌尿系感染和结石。

（3）骨折病人疼痛原因很多，针对不同原因和时间进行护理。

①骨折断端移动刺激周围软组织引起的疼痛，固定前不要移动病人或临时牢固固定，轻搬少动。

②由于肿胀压迫引起疼痛，抬高患肢，早期冷敷减少血液循环减轻水肿镇痛，并防止出血，晚期热敷促进血液循环消除水肿、镇痛。

③前臂和小腿骨折要警惕骨筋膜室综合征。

④石膏型内的疼痛，要分析原因，严禁向石膏内塞纱布、棉花，如石膏压迫引起，需要拆除石膏，以免形成压疮。

（4）观察患肢肿胀、疼痛、制动情况，抬高患肢或功能位。病情严重的病人要观察全身变化，有无出血、休克等，发现异常情况，及时报告并遵医嘱进行处理。

（5）预防感染，开放性骨折处理不当易致感染，预防方法是早期彻底清创，全身应用抗生素，加强营养。

（6）加强与病人交流，倾听病人述说，了解病人的苦衷，关心、安慰病人，增强治疗的信心。

8. 健康教育

（1）功能锻炼：告知病人及家属要坚持功能锻炼及其重要性。

（2）安全指导：指导病人及家属在安全的环境下进行功能锻炼及生活。

（3）复查：定期到医院复查。

十七、骨盆骨折

【复习指南】本部分内容有一定难度，历年必考，应作为重点复习。

1. 临床表现　髋部肿胀、疼痛，不敢坐起或站立。骨盆分离试验与挤压试验阳性，肢体长度不对称，会阴部有瘀斑等。

2. 辅助检查　**X线检查可显示骨折类型及移位情况，但骶髂关节情况以CT检查更为清晰。只要情况允许，骨盆骨折病人都应做CT检查**。

3. 治疗要点

（1）卧床休息，骨盆环单处骨折用多头带固定骨盆环形固定，以减轻疼痛。

（2）牵引。

（3）手术治疗、手术复位及内固定，再加上外固定架。

4. 护理问题

（1）组织灌注量不足　与骨盆损伤、出血有关。

（2）潜在并发症：出血性休克、膀胱损伤、尿道损伤、直肠损伤或神经损伤等。

（3）皮肤完整性受损的危险　与骨盆骨折和活动障碍有关。

5. 护理措施

（1）先抢救生命，首先对休克病人进行抗休克治疗，然后处理骨折。

（2）并发症护理

①对于腹膜后血肿，护士应严密观察生命体征，立即建立静脉输液通路，并且建议将静脉通路建立在上肢或颈内，以便补液，遵医嘱输血；

②对于内脏损伤者，观察有无腹痛、腹胀或腹膜刺激征等表现，及时发现和处理内脏损伤；

③若膀胱或后尿道损伤，观察有无血尿、无尿或急性腹膜炎表现，及时处理并发症。

（3）使用骨盆兜带悬吊牵引进行护理。

（4）体位护理。

6. 健康指导　指导患者适当活动，制订计划并有效实施。对于长期卧床的患者，指导其深呼吸，进行肢体肌肉的等长舒缩。

十八、颅骨骨折

【复习指南】本部分内容有一定难度，历年必考，应作为重点复习。颅骨骨折的临床表现、辅助检查、护理问题及护理措施应熟练掌握；辅助检查及治疗要点、健康教育应掌握。

1. 临床表现

（1）颅盖骨折：线性骨折发生率最高，局部压痛、肿胀，伴有局部骨膜下血肿，凹陷性骨折好发于额、顶部，多为全层凹陷，局部可扪及下陷区，部分病人只有内板凹陷，若骨折片损伤脑功能区，可出现偏瘫、失语、癫痫等神经系统症状。

（2）颅底骨折：多为强烈的间接暴力所致。常为线性骨折，主要表现为皮下或黏膜下瘀斑、脑脊液外漏和脑神经损伤3个方面。颅底骨折一般属于开放性骨折，其临床特征见表11－5。

表11－5　颅底骨折的临床特征

骨折部位	瘀斑部位	脑脊液外漏	损伤脑神经
颅前窝	熊猫眼征 兔眼征	自口、鼻流出	嗅神经——嗅觉障碍 视神经——视觉减退
颅中窝	耳后乳突区	自耳道流出	面神经——周围性面瘫 听神经——耳鸣、听力障碍
颅后窝	耳后及枕下部、咽后壁	漏至乳突后皮下及胸锁乳突肌	偶有9～12对脑神经损伤

2. 辅助检查

（1）X线检查：颅盖骨折依靠头颅X线摄片确诊，凹陷性骨折可显示骨折片陷入颅内的深度；颅底骨折X线摄片检查价值不大。

（2）CT检查：有助于了解骨折情况和有无合并脑损伤。

3. 治疗要点

（1）颅盖骨折：单纯线性骨折或凹陷性骨折下陷较轻，一般无须特殊处理；合并脑损伤或大面积骨折片陷入颅腔导致颅内压升高有脑疝的可能者、骨折片压迫脑重要部位引起神经功能障碍者、开放性粉碎性凹陷骨折者，则需手术整复或摘除嵌入的骨片。

（2）颅底骨折：本身无须特殊处理，重点是预防颅内感染。出现脑脊液漏时即为开放性损伤，应使用TAT及抗生素预防感染。大部分脑脊液漏在伤后1～2周自愈，4周以上仍未停止，可行手术修补。若压迫视神经，应尽早手术减压。

4. 护理问题

（1）有感染的危险　与脑脊液外漏有关。

（2）潜在并发症：颅内出血、颅内压增高、颅内低压综合征。

5. 护理措施

（1）预防颅内感染：取半坐卧位，头偏向患侧。每日2次清洁、消毒外耳道、鼻腔或口腔，劝告病人勿挖鼻、抠耳。同时预防颅内逆行感染，避免颅内压骤升。

（2）并发症的观察与处理

①脑脊液漏：鉴别血性脑脊液与血性渗出液。可用化验检查。若为脑脊液漏，应在鼻前庭或外耳道口放置干棉球，便于计量。

②颅内继发性损伤：严密观察病人的意识、生命体征、瞳孔及肢体活动等情况，及时发现颅内压增高及脑疝的早期迹象。

③颅内低压综合征：可遵医嘱补充大量水分以缓解症状。

④避免颅内压骤升：无用力咳嗽、屏气排便、打喷嚏等。

6. 健康教育

（1）避免局部碰撞，以免损伤脑组织，嘱咐病人在伤后半年左右行颅骨成形术。

（2）若出现头痛、频繁呕吐、发热、意识模糊等应及时就诊。

附：骨科患者的一般护理

【复习指南】本部分内容有一定难度，历年必考，应作为重点复习。

1. 骨科牵引术

（1）定义：利用牵引力和反牵引力作用于骨折部，达到复位或维持复位固定的治疗方法。包括骨牵引、皮牵引和兜带牵引。

（2）适应证：适用于骨折、关节脱位的复位及维持复位后的稳定；炎症肢体的制动和抬高；挛缩畸形的矫正治疗和预防；防止骨骼病变；骨和关节疾病治疗前准备。

2. 骨科牵引术的护理

（1）生活护理：协助病人满足正常基本生理需要。

（2）保持牵引的有效性

①皮牵引时胶布绷带保持紧绷。

②牵引重锤保持悬空，不可随意放松牵引绳、增减及移去牵引重量。

③保持对抗牵引力，颅骨牵引时，应抬高床头；下肢牵引，抬高床尾15°～30°。

④肢体牵引时每日测量两侧肢体的长度，避免发生过度牵引。

（3）维持有效血液循环，密切观察患者肢体末梢血液循环情况。

（4）及时观察受压处的皮肤，可以使用压疮贴予以保护。

（5）骨牵引时，伤口以无菌敷料覆盖，牵引针眼处每日滴75%乙醇2次。

3. 石膏固定的护理

（1）石膏干固前

①自然风干，从硬固到完全干固24～72小时搬运。

②搬运及翻身时，用手掌平托石膏固定的肢体，维持肢体的位置，避免石膏折断。

③病人需卧硬板床，用软枕妥善垫好石膏。术后8小时内患者不要翻身，8～10小时后协助翻身。石膏背心及人字形石膏病人勿在头及肩下垫枕，避免胸腹部受压。四肢包扎石膏

时抬高患肢，适当支托，以防肢体肿胀及出血。

④寒冷季节注意保暖，未干固的石膏需要覆盖毛毯时应用支架托起。

（2）石膏干固后

①保持有效固定、清洁、干燥。

②观察末端血液循环，注意评估“5P”征：疼痛（pain）、苍白（pallor）、感觉异常（paresthesia）、麻痹（paralysis）及脉搏消失（pulseless）。出现以上症状时立即报告医生。

③肢体肿胀消退或肌肉萎缩失去固定作用时，应重新更换，以防骨折错位。

（3）并发症的观察及护理

①骨筋膜室综合征：好发于前臂掌侧和小腿，四肢骨折部位骨筋膜室内的压力增高，导致肌肉和神经因急性缺血而产生一系列早期综合征，应密切观察石膏固定肢体的末梢血循环及脉搏。

②压疮：应保持床单位的清洁、干燥，每2小时协助患者翻身1次，更换体位。如出现局部持续疼痛，要警惕压疮的发生。

③化脓性皮炎：主要表现为局部持续性疼痛、形成溃疡、有恶臭及脓性分泌物流出或渗出时，应及时开窗检查及处理。

④石膏综合征：部分行躯干石膏固定的病人可能出现反复呕吐、腹痛甚至呼吸窘迫、面色苍白、发绀、血压下降等表现，称为石膏综合征。嘱病人少量多餐，避免过快过饱及进食产气多的食物等。

⑤失用综合征：由于肢体长期固定、缺乏功能锻炼，导致肌萎缩；关节内纤维粘连致关节僵硬；大量钙盐逸出骨骼可致骨质疏松。因此，石膏固定期间，应加强肢体的功能锻炼。

4. 骨科患者功能锻炼的护理　功能锻炼是骨科治疗的重要组成部分，是促进肢体功能恢复、预防并发症的重要保证。骨科病人的康复训练应遵循循序渐进、动静结合、主动与被动运动相结合的原则，护士与病人共同讨论并制订病人个性化的功能锻炼方案，从而充分调动病人的主观能动性，争取早期、科学合理地进行康复训练。通常骨科病人的功能锻炼分3个阶段。

（1）初期：术后1～2周，此功能锻炼应以肌肉等长舒缩运动为主，主要目的是促进肢体血液循环，消除肿胀，防止失用综合征。

（2）中期：术后2周可配合简单的器械或支架辅助锻炼。

（3）后期：此期要加强关节活动范围和肌力的锻炼，并配合理疗、按摩针灸等物理治疗和外用药物熏洗，促进恢复。

第十二章　肌肉骨骼系统和结缔组织疾病

一、腰腿痛及颈肩痛

【复习指南】本部分内容有一定难度，历年必考，应重点复习。颈椎病、腰椎间盘突出症的护理措施应熟练掌握；颈椎病、腰椎间盘突出的病因、临床表现及治疗要点应掌握。

（一）颈椎病

1. 临床表现

（1）神经根型颈椎病

①症状：颈肩痛，活动受限，向上肢放射，有诱因及加重因素如咳嗽、喷嚏，颈部活动时疼痛加重。皮肤感觉改变。上肢腱反射减弱或消失，肌力减退、手指不灵活。

②体征：上肢牵拉试验阳性，压头试验阳性。

（2）脊髓型颈椎病：最严重的类型。

①症状：颈部无不适，手麻木、动作笨拙、步态不稳、踩棉花感；躯干部紧束感、肌力减退。

②体征：肌腱反射亢进，Hoffmann 征、髌阵挛、Babinski 征等阳性，后期有大小便功能障碍、浅反射减弱或消失。

（3）椎动脉型颈椎病

①症状：眩晕最常见，颈部活动时诱发或加重；猝倒是特有的症状；头痛为发作性胀痛，以枕部、枕顶部为主，可放射至颞部。

②体征：颈部压痛、活动受限。

（4）交感神经型颈椎病

①交感神经兴奋表现：耳鸣、听力下降、心律失常、血压增高等；

②交感神经抑制表现：头晕、眼花、血压下降。

2. 护理问题

（1）低效型呼吸型态　与颈髓水肿、植骨块脱落或术后颈部水肿有关。

（2）有受伤的危险　与头晕、视物旋转有关。

（3）潜在并发症：术后出血、脊髓神经损伤。

（4）躯体活动障碍、自理缺陷　与颈部活动受限、神经根受压有关。

3. 护理措施

（1）术前护理

①术前训练

a. 呼吸功能训练：练习深呼吸、吹气球等；术前 1 周戒烟。

b. **气管食管推移训练**：适用于颈椎前路手术，开始于术前 3～5 天。

c. 俯卧位训练：适用于后路手术，以每日 3 次，每次 30～40 分钟开始，逐渐增至每次 3～4 小时，每日 1 次。

②安全护理：预防跌倒。

（2）术后护理

①密切观察生命体征：呼吸困难是前路手术最危急的并发症（术后 1～3 天发生）。

②体位：颈部制动。

③并发症的观察及护理

a. 术后出血：多见于术后当日，尤其是12小时内，因此术后注意观察生命体征，伤口敷料及引流液情况。

b. 脊髓神经损伤：术后1～2天内明显好转或消失，术后应及时观察。

c. 植骨块脱落、移位：多见于术后5～7天，因此应重视体位护理。

④功能训练：术后1天，可进行各关节主动及被动活动；术后3～5天，可戴支架下地活动。

4. 健康教育

(1) 纠正不良姿势。

(2) 保持良好睡眠体位。

(3) 选择合适枕头：中间低，两端高，头颈压下后一拳高，长度超过肩宽10～16cm。

(4) 避免外伤。

(5) 加强功能锻炼。

（二）腰椎间盘突出症

1. 临床表现 腰椎间盘突出最易发生的部位是L_4～L_5及L_5～S_1间隙，因为该部位腰椎负重比较大，而且活动范围比较大，容易发生退变。

(1) 病因病理：①椎间盘退行性变；②长期震动；③过度负荷；④外伤；⑤妊娠。⑥其他，如遗传等。

(2) 症状：①腰痛是最早出现的症状；②下肢痛放射痛，坐骨神经痛，下腰部向臀部、大腿后方、小腿外侧直到足部的放射痛；③间歇性跛行；④马尾综合征，双侧大小腿、足跟后、会阴部感觉迟钝，大小便功能障碍。

(3) 体征：①腰椎侧凸；②腰部活动障碍，前屈时明显；③压痛、叩痛；④直腿抬高及加强试验阳性，下肢感觉、运动、反射减弱；⑤跟腱反射下降或消失。

2. 治疗要点

(1) 非手术治疗（80%～90%）：①绝对卧床休息3周。②骨盆牵引（7～15kg）2周。③硬膜外腔类固醇注射及髓核溶解法。局部注射药物治疗可减轻神经根周围的炎症、粘连。④物理治疗：理疗、针灸。

(2) 手术治疗：有10%～20%的病人需要手术治疗。手术指征：①急性发作，具有明显马尾神经症状；②诊断明确，经系统的非手术治疗无效，或非手术治疗有效但经常反复发作且疼痛较重，影响工作和生活；③病史虽不典型，但影像学检查证实椎间盘对神经或硬膜囊有严重的压迫；④合并腰椎管狭窄症。

手术类型：根据椎间盘位置和脊柱的稳定性选择手术类型。①椎板切除术和髓核摘除术是最常用的手术方式；②椎间盘切除术；③脊柱融合术；④经皮穿刺髓核摘除术。

3. 护理问题

(1) 慢性疼痛 与突出的椎间盘压迫神经、肌肉痉挛、手术有关。

(2) 躯体活动障碍 与神经根受压有关。

(3) 潜在并发症：肌肉萎缩、神经根粘连、脑脊液漏等。

4. 护理措施

(1) 术前护理

①卧硬板床：卧床时抬高床头20°，侧卧位屈髋屈膝双腿分开，下垫衬垫。避免颈椎弯曲。

②佩戴腰围：保护腰椎及制动。

③保持有效牵引：预防压疮，检查压迫部位皮肤有无疼痛、红肿、破损等。

④有效镇痛。

⑤完善术前准备。

⑥心理护理：安慰患者。

（2）术后护理

①观察病情：观察生命体征，下肢皮肤颜色、温度、感觉及运动；观察伤口敷料及渗出液体颜色、性状、量等。

②体位护理：术后平卧，2小时后轴线翻身。

③引流管护理（固定、通畅、观察）。

④功能锻炼。

a. 四肢肌肉、关节的锻炼：防止关节僵硬。

b. **直腿抬高锻炼**：术后1天，每次15～30分钟，每日2～3次。

c. 腰背肌锻炼：术后7天五点支撑，1～2周后三点支撑。

d. 行走训练：卧床2周后戴腰围或辅助支架下床活动。

⑤并发症的观察与护理（**神经根粘连、脑脊液漏**最常见）：监测生命体征；加强引流液观察；预防颅内感染。

5. 健康教育

（1）保持正确坐、卧、立、行及劳动姿势，变换体位，合理用力，采取保护措施。

（2）加强营养。

（3）佩戴腰围，加强保护。

（4）积极参加体育活动。

二、骨和关节化脓性感染

【复习指南】本部分内容有一定难度，历年必考，应重点复习。化脓性骨髓炎、化脓性关节炎的临床表现应熟练掌握；病因及治疗要点应掌握。

（一）化脓性骨髓炎

化脓性骨髓炎是由化脓菌引起的骨膜、骨皮质及骨髓组织的炎症。

1. 病因　本病感染主要源于血源性感染、创伤后感染、邻近病灶感染。急性血源性化脓性骨髓炎多见于儿童，抵抗力下降时易发生，好发于长管状骨的干骺端。

2. 临床表现

（1）症状

①全身中毒症状：明显、起病急骤，体温达39℃以上。

②局部症状：红、肿胀、疼痛、功能障碍。形成深部组织炎症时疼痛增加、红肿热范围增大。

（2）体征：患肢局部皮肤温度增高，有压痛。

3. 治疗要点　处理关键是早诊断与早治疗。

（1）非手术治疗

①全身治疗：补液、降温、营养支持、抗生素（早期、足量）应用；

②局部治疗：皮牵引、石膏托固定。

（2）手术治疗：开窗减压引流、局部钻孔引流。

（二）化脓性关节炎

化脓性关节炎是指发生于关节内的化脓性感染。

1. 病因

（1）致病菌：金黄色葡萄球菌最常见（85%）。

（2）感染途径：血源性感染、直接蔓延、创伤后感染。

2. 临床表现

（1）症状：明显，起病急骤，体温达39℃以上。全身中毒症状严重。

（2）体征

①浅表关节病变：红、肿、热、痛，关节积液，浮髌试验阳性；

②深部关节病变：髋关节内旋受限，常处于屈曲、外旋、外展位。

3. 治疗要点　早期诊断、早期治疗是治疗感染、保全关节功能和生命的关键。

①**非手术治疗**：a. 抗生素治疗；b. 全身治疗；c. 局部治疗，关节腔穿刺减压术、关节腔灌洗、患肢制动。

②**手术治疗**：关节镜手术、关节切开引流及关节矫形术。

三、脊柱及脊髓损伤

【复习指南】本部分内容有一定难度，历年必考，应重点复习。脊柱、脊髓损伤应熟练掌握；脊髓损伤的病因、临床表现及治疗要点应掌握。

（一）脊柱损伤

1. 病因　大多数脊柱骨折由间接暴力引起。

2. 临床表现

（1）症状

①骨折表现：局部疼痛、瘀斑、活动受限等；

②腹膜后血肿：腹胀、腹痛、肠蠕动减慢等。

（2）体征：局部压痛和肿胀；活动受限和脊柱畸形。

3. 治疗要点

（1）急救处理：休克、相关脏器损伤，首先抢救生命。

（2）卧硬板床休息：平仰硬板床，在骨折部位下加枕垫。

（3）复位固定

①稳定骨折：颈椎骨折，可采用枕颌带牵引、颅骨牵引与头颈胸石膏固定，牵引重量3～5kg，2～3周后用头颈胸石膏固定3个月；

②胸-腰椎单纯压缩骨折：手法复位并用包过伸位石膏背心固定；

③不稳定骨折：手术复位与内固定。

（4）功能锻炼：腰背肌后伸锻炼。

4. 护理措施

（1）预防压疮：定时翻身；保持床单位清洁、干燥、平整、舒适；加强营养。

（2）脊髓损伤的观察与预防。

（3）指导功能锻炼：卧床3天后腰背肌锻炼，3个月后可下地。

（二）脊髓损伤

1. 临床表现

（1）脊髓损伤：①受伤平面以下弛缓性瘫痪，2～4周后逐渐变为痉挛性瘫痪；②颈髓损伤，四肢瘫痪；③胸、腰髓损伤，截瘫。

（2）脊髓圆锥损伤：下肢感觉、运动功能正常，会阴部皮肤鞍状感觉减退或消失，大小便功能及性功能障碍。

（3）马尾神经损伤：受损平面以下的感觉和运动功能障碍，膀胱和直肠功能障碍。

2. 并发症

（1）呼吸道感染和呼吸衰竭。

（2）泌尿生殖道感染和结石。

（3）压疮。

（4）体温失调。

3. 治疗要点

（1）非手术治疗

①固定制动：枕颌带牵引或持续颅骨牵引。

②药物治疗：激素治疗，地塞米松（持续 2 周）或甲泼尼龙冲击疗法（只适用于受伤 8 小时内患者）；脱水：20% 甘露醇（持续 5～7 天）；高压氧治疗。

（2）手术治疗：手术指征如下。①脊柱骨折－脱位有关节突交锁者；②脊柱骨折复位不满意，或仍有不稳定因素；③影像学显示有碎骨片凸出椎管压迫脊髓；④截瘫平面不断上升（提示活动性出血）。

4. 护理措施

（1）维持有效呼吸，防止呼吸道感染。

（2）加强病情观察。

（3）给予氧气吸入。

（4）保持呼吸道通畅，做好气管插管或切开护理，辅助咳嗽排痰。

（5）控制感染，遵医嘱使用抗生素。

（6）避免加重脊髓损伤。

①搬动：合并有休克的病人应就地抢救，不宜立即搬动；

②翻身：**采用轴式翻身**。

（7）维持正常体温。

（8）泌尿系护理。

①留置或**间歇导尿**，2～3 周后改为定时开放；

②预防泌尿系感染，大量饮水 2000～4000ml/d；

③清洁会阴部，每日 2～4 次；

④每日冲洗膀胱，每周更换导尿管；

⑤人工排尿，3 周后拔除导尿管后。

（9）预防便秘。

①饮食：多饮水，进食富含高纤维食物。

②训练排便：饭后 30 分钟做腹部按摩；每日定时训练病人反射性排便。

（10）加强皮肤护理。

（11）进行功能锻炼。

四、关节脱位

【复习指南】本部分内容有一定难度，历年必考，应重点复习。关节脱位的临床表现应熟练掌握；辅助检查、护理问题及护理措施应掌握。

关节脱位是指构成关节的骨关节面失去正常对合关系，俗称脱臼。上肢关节脱位多于下肢关节脱位，肩关节脱位最多见。

1. 临床表现

（1）症状：关节处肿胀、疼痛，压痛明显，关节活动功能丧失。

（2）特有体征

①畸形：短缩、伸长、旋转畸形等，关节的正常骨性标志发生改变。如肩关节脱位呈“方肩畸形”，肘关节脱位时肘部明显畸形，肘后三点关系失常。

②弹性固定：固定于异常位置；被动活动时可感到弹性阻力。

③关节盂空虚：移位的关节头在异常位置。

（3）并发症：合并复合伤、休克、关节内外骨折；晚期：骨化性肌炎或创伤性关节炎等。

2. 辅助检查　常用X线检查：确定脱位的类型、程度，有无合并骨折。

3. 治疗要点

（1）复位：主要采用手法复位（伤后3周内进行）。手术复位适应证：①合并关节内骨折；②软组织嵌入；③陈旧性脱位；④手法难以复位或复位失败者。

（2）固定：复位后行适当外固定，一般为2～3周。

（3）功能锻炼：鼓励早期活动，固定解除后，逐步扩大活动范围，切忌粗暴的被动活动。

4. 护理问题

（1）疼痛　与关节损伤及神经受压有关。

（2）躯体移动障碍　与关节弹性固定、疼痛、制动有关。

（3）潜在并发症：血管、神经受损。

（4）有皮肤完整性受损的危险　与外固定压迫局部皮肤有关。

5. 护理措施

（1）体位：抬高患肢并保持患肢于关节功能位，以利静脉回流，减轻肿胀。

（2）妥善复位：被动活动恢复正常，骨性标志恢复，X线片示已复位，有效固定2～3周。

（3）缓解疼痛：24小时内局部冷敷，消肿镇痛。24小时后局部热敷，减轻肌肉痉挛引起的疼痛；避免加重疼痛的因素；镇痛。

（4）固定时间：脱位合并骨折、陈旧性脱位或习惯性脱位，适当延长。

（5）病情观察：有无邻近血管和神经受压表现。

（6）保持皮肤完整性：使用石膏固定或牵引病人，避免因固定物压迫而损伤皮肤。经常更换体位，预防压疮。

（7）功能锻炼：以主动锻炼为主。

（8）心理护理：生活上给予帮助，加强沟通。

五、风湿热

【复习指南】本部分内容有一定难度，历年必考，应重点复习。风湿热的临床表现应熟练掌握；辅助检查、护理问题及护理措施应掌握。

1. 病因　病因复杂，主要与感染、免疫、代谢、内分泌、地理环境、遗传、退行性病变、肿瘤因素有关，机制尚未明确。发病与A组溶血性链球菌感染有关，有反复发作倾向，是一种自身免疫性疾病。

2. 临床表现

（1）呈发作与缓解相交替的慢性病程。

（2）病变累及多系统。

（3）关节炎：多关节炎是常见的初发症状，发生率达75%以上，急性发作时受累关节出现红、肿、灼热、疼痛和活动受限。

（4）心脏炎：心脏炎为儿童风湿热最重要的表现。

（5）环形红斑：一般在风湿热的后期出现，常分布于躯干和四肢近端，如大腿内侧，呈淡红色边缘轻度隆起的环形或半环形红晕。

（6）皮下结节：多在关节的伸面骨质隆起部位，与皮肤无粘连，表面无红肿，常伴有严重的心肌炎。

（7）Sydenham舞蹈症：是由于锥体外系受累所致，为风湿热的后期表现，一般发生在A组溶血性链球菌感染后2个月或以上。多见于女性患者，儿童多于成人。表现为面部肌肉和四肢不自主的动作和情绪不稳定，出现挤眉、伸舌、眨眼、摇头、转颈；肢体伸直和屈曲、内收和外展、旋前和旋后。

常见关节疾病受累特点见表12－1。

表12－1　常见关节疾病受累特点

	类风湿关节炎（RA）	强直性脊柱炎	骨性关节炎	痛风
首发	腕、近端指间、掌指关节	膝、髋、踝	膝、腰、远端指间关节	第1跖趾关节
疼痛	持续且休息后加重	休息后加重	活动后加重	夜间重
肿胀	软组织为主	软组织为主	骨性肥大	关节腔积液
畸变	常见	部分	小部分	少见
演变	对称性多关节炎（4个以上关节）	不对称下肢大关节炎，少关节炎	负重关节症状明显	反复发作

3．辅助检查

（1）一般性检查：包括血常规、尿常规、肝肾功检查等。

（2）自身抗体检测：对风湿病的诊断和鉴别诊断，尤其是CTD早期诊断有价值。①抗核抗体（ANA）及ANA谱，诊断SLE特异性较高；②类风湿因子（RF），对RA诊断有局限性，RF滴度可判断RF的活动性；③抗中性粒细胞胞质抗体（ANCA），对血管炎诊断及活动性有价值；④抗磷脂抗体（APL），可见于SLE、干燥综合征、混合性结缔组织病等；⑤抗角蛋白抗体，对RA诊断有较高特异性。

（3）关节镜和关节液检查。

（4）影像学检查。

（5）其他：肌电图、活组织检查等。

4．护理问题

（1）疼痛：慢性关节疼痛　与局部炎性反应有关。

（2）皮肤完整性受损　与关节疼痛、僵硬及关节、肌肉功能障碍有关。

（3）组织灌注无效：外周组织　与肢端血管痉挛、血管舒缩功能调节障碍有关。

5．护理措施

（1）慢性关节疼痛：保持关节的功能卧位；协助病人减轻疼痛。

（2）皮肤完整性受损：①饮食，给予足够蛋白质、维生素和水分；保持皮肤清洁，忌用碱性肥皂；光敏感者避免阳光直射。②避免接触刺激性物品；避免诱发风湿病症状的药物，如普鲁卡因胺、肼屈嗪等。③用药，非甾体抗炎药、糖皮质激素、免疫抑制药。

（3）组织灌注无效：避免寒冷；避免吸烟、饮咖啡导致交感神经兴奋；避免情绪激动和劳累；用药护理，如局部涂硝酸甘油膏。

6. 治疗要点

（1）休息：急性期应卧床休息2周，若无心脏受累，可逐渐恢复活动，2周后达正常活动水平。

（2）抗风湿治疗：抗风湿药物治疗心脏炎时宜早期使用肾上腺皮质激素治疗，无心脏炎患儿可用阿司匹林。

①阿司匹林：每日80～400mg/kg，最大量3g/d，分次口服，两周后逐渐减量，持续4～8周。阿司匹林的不良反应有恶心、呕吐、消化道出血、肝功能损害等，不良反应严重时可考虑停药或改用激素。

②肾上腺皮质激素：首选泼尼松，每日用量2mg/kg，最大量为60mg/d，分次口服，2～4周后减量，总疗程8～12周。

③控制链球菌感染：大量青霉素静脉注射，持续2～3周。

（3）对症治疗

①凡发生心力衰竭者，均视为风湿热活动伴严重心脏炎，应立即给予肾上腺皮质激素治疗，并可慎重使用洋地黄制剂，宜用快速制剂，剂量偏小，不必达到洋地黄化，不宜维持给药，以防发生洋地黄中毒，并加用卡托普利（巯甲丙脯酸）；

②同时应用吸氧、利尿及低盐饮食，注意限制液体入量。

（4）舞蹈病时可加用镇静药，注意环境安静，并给予心理治疗。

（5）关节肿痛时应予以制动。

7. 健康教育

（1）避免诱因：预防感染，避免寒冷潮湿。

（2）休息与活动：避免剧烈运动。

（3）皮肤护理：保持皮肤清洁，做好个人卫生。

（4）用药指导：坚持定期复查，遵医嘱用药，学会观察药物的不良反应，阿司匹林宜饭后服用，避免出现消化道不良反应，如胃部不适、恶心、呕吐等。

（5）正确认识疾病：了解疾病有关知识。

六、类风湿关节炎

【复习指南】本部分内容有一定难度，历年必考，应重点复习。类风湿关节炎的临床表现、治疗要点、护理措施应熟练掌握；病因与发病机制、病理、辅助检查、护理问题及健康教育应掌握。

类风湿关节炎（RA）是以侵蚀性、对称性多关节炎为主要临床表现的慢性、全身性自身免疫性疾病。

1. 病因与发病机制

（1）病因：①感染，微生物感染是RA的诱发和启动因素；②遗传因素，HLA－DR4单倍型与RA发病有关。

（2）发病机制：①RA是免疫系统紊乱所致的炎症反应性疾病；②体液免疫和细胞免疫共同参与时，细胞免疫更突出。

2. 临床表现

（1）关节表现：滑膜炎和关节结构破坏。典型表现为对称性多关节炎，主要侵犯小关节，其中腕关节、近端指间关节、掌指关节最常见。具体关节表现为：①**晨僵**，RA突出表现。持续时间与关节炎症程度成正比，是观察本病活动的指标之一；②痛与压痛，关节痛往往是最早的关节症状，呈对称性、持续性，时轻时重，伴有压痛；③肿胀，中指间关节呈梭形肿胀是RA的特征；④畸形，晚期出现掌指关节半脱位、手指的尺侧偏斜、天鹅颈畸形等；⑤功能障碍，肿痛和结构破坏引起关节活动障碍。

（2）关节外表现：①**类风湿结节**，是本病较特异的皮肤表现；见于20%～30%的病人；提示处于活动期。②**类风湿血管炎**，关节外损害的基础，多影响中小血管。③器官受累。呼吸系统，类风湿性尘肺（CAPLAN综合征）；循环系统，心包炎最常见；神经系统，因神经受压所致，正中神经、尺神经、桡神经最常受累；血液系统，正细胞正色素贫血、活动期血小板增多、FELTY综合征；其他，干燥综合征，偶有肾病变。

3. 辅助检查

（1）血液检查：①有轻至中度贫血；②活动期血小板增多，白细胞及分类等正常；③活动期可有红细胞沉降率增快、C反应蛋白增高。

（2）免疫学检查：①RF，是一种自身抗体，分IgM型、IgG型、IgA型，IgM型多见，滴度与活动性和严重性成正比，特异性差；②抗角蛋白抗体谱，有较高特异性，包括抗核周因子抗体（APF）、抗角蛋白抗体（AFA）、抗环瓜氨酸抗体（CCP）；③血清补体，急性期和活动期常增高，有血管炎者降低。

（3）关节滑液检查：滑液量超过3.5ml，黏度差，含糖低。

（4）关节X线检查：手指和腕关节X线摄片最有价值。①Ⅰ期，周围软组织肿胀，关节端骨质疏松；②Ⅱ期，关节间隙因软骨破坏变得狭窄；③Ⅲ期，关节面出现虫凿样改变；④Ⅳ期，关节半脱位和破坏后的纤维骨性强直。

（5）类风湿结节活检：典型病理改变有助于诊断。

4. 治疗要点

（1）治疗目的：减轻或消除因关节炎引起的关节肿痛、压痛、晨僵等；控制疾病发展，缓解症状；保护关节功能，降低关节畸形率。

（2）一般治疗：休息、关节制动（急性期）、关节功能锻炼（恢复期）、物理疗法等。

（3）药物治疗：①非甾体抗炎药，控制关节肿痛、晨僵和发热；②慢作用抗风湿药，改善和延缓病情，与非甾体类抗炎药联合应用，首选甲氨蝶呤；③肾上腺糖皮质激素，仅限于活动期有关节外症状，或关节炎明显而又不能为非甾体类抗炎药所控制，或慢作用药未起效者。

5. 护理问题

（1）有失用综合征的危险　与关节疼痛、畸形引起功能障碍有关。

（2）悲伤　与疾病久治不愈关节可能致残、影响生活质量有关。

（3）疼痛：慢性关节疼痛　与关节炎性有关。

（4）自理缺陷　与关节功能障碍、疼痛、疲乏有关。

6. 护理措施　①休息与体位：急性活动期应卧床休息，不宜绝对卧床，保持关节功能位；②晨僵护理：鼓励病人晨起后行温水浴，或用热水浸泡僵硬关节，而后活动关节，夜间睡眠戴弹力手套保暖；③预防关节失用：类风湿关节炎缓解期间，为了保持关节功能，防止关节畸形，应指导病人锻炼活动；④用药护理；⑤病情观察：了解关节疼痛的部位、性质等；⑥心理护理：安慰患者，鼓励患者自我护理。

7. 健康教育

（1）疾病指导：强调休息和治疗性锻炼的重要性，养成良好的生活习惯。

（2）用药指导与病情监测：指导病人用药方法和注意事项，遵医嘱用药，严密观察用药不良反应，如镇痛抗炎药会引起胃肠道不适反应。

七、系统性红斑狼疮

【复习指南】本部分内容有一定难度，历年必考，应重点复习。系统性红斑狼疮的治疗要点、护理措施、健康教育应熟练掌握；系统性红斑狼疮的病因、临床表现及治疗要点应掌握。

1. 病因　本病病因未明，可能与遗传、性激素、环境等有关。

（1）遗传因素：系统性红斑狼疮（SLE）为多基因相关疾病。

（2）雌激素：20～40岁女性、妊娠早期和产后6周易发。

（3）环境：①日光；②食物，含补骨脂素食物（如芹菜、无花果等）增强光敏性，含联胺基团食物（如烟熏食物、蘑菇等）诱发，含L－刀豆素食物（苜蓿类种子、豆荚类）与之有关；③药物，普鲁卡因胺、异烟肼、氯丙嗪、甲基多巴等；④病原微生物，与病毒感染有关。

2. 临床表现

（1）全身症状：多数病人有各种热型的发热。

（2）皮肤与黏膜：表现多种多样，最具特征者为面部蝶形红斑；急性期可有口腔溃疡；部分可有脱发和雷诺现象；皮损多无瘙痒。

（3）肌肉骨骼：指、腕、膝关节对称性肿痛，多无关节骨破坏，关节肿痛通常是SLE的首发症状；可有肌痛、肌无力、肌炎。

（4）肾：几乎所有的SLE病人均有肾损害。狼疮肾是SLE最常见和严重的临床表现；慢性肾衰竭是SLE死亡常见原因；慢性肾炎和肾病综合征为最常见表现。

（5）心血管：心包炎最常见，可为纤维蛋白性或渗出性心包炎；可有心肌炎、心内膜炎（疣状心内膜炎）、心肌缺血、动脉血栓。

（6）肺与胸膜：可出现急性狼疮性肺炎、肺间质病变、弥漫性肺泡出血、肺动脉高压、肺梗死等；单侧或双侧胸膜炎。

（7）神经系统：神经精神狼疮（NP－SLE），病理基础为血管炎的微血栓、针对神经细胞的自身抗体；NP－SLE提示病变处于活动期，病情严重且预后不良；可表现为神经精神症状和脊髓损伤。

（8）消化系统：可有消化道症状、肝损害、急腹症；消化道症状与肠壁和肠系膜的血管炎有关。

（9）血液系统：大部分活动性SLE有慢性贫血，仅10%属溶血性贫血；白细胞减少，40%病人白细胞减少或淋巴细胞绝对数减少；约有20%的病人伴有血小板减少；伴有无痛性轻度至中度淋巴结肿大：以颈部和腋窝多见。

（10）眼部病变：结膜炎、葡萄膜炎、眼底病变和视神经损害等；眼底病变与视网膜血管炎有关。

（11）其他：伴抗磷脂抗体综合征，表现为动脉或静脉血栓形成、习惯性流产、血小板减少等；可伴有干燥综合征，血清抗SSB、抗SSA抗体阳性。

3．辅助检查

（1）一般检查：血象、蛋白尿、血尿、各种管型尿；红细胞沉降率增快，肝、肾功能异常等。

（2）免疫学检查：抗核抗体谱包括的项目及各自的特征：①抗核抗体（ANA），对 SLE 的敏感性高达 95%，是目前 SLE 最佳筛查指标，特异性低。②抗 dsDNA 抗体，诊断 SLE 标记性抗体之一；出现在活动期；抗体含量与疾病活动性密切相关，与预后有关。③抗 Sm 抗体，诊断 SLE 标记性抗体之一，特异性高，敏感性低；与活动性无关，用于早期或不典型病人诊断。④抗 RNP 抗体，与雷诺现象和肌炎相关。⑤抗 SSA 及 SSB 抗体，合并干燥综合征的诊断，母亲所产婴儿易患 SLE。⑥抗 rRNP 抗体，提示 SLE 活动，NP－SLE 或其他重要脏器损害。

（3）补体：补体低下，尤其是 C3 低下常提示有 SLE 活动。

（4）狼疮带试验：阳性代表 SLE 活动。

（5）肾活组织病理检查：指导狼疮性肾炎的治疗。

4．治疗要点　SLE 病人宜早期诊断，早期治疗。

（1）糖皮质激素：抑制炎症，抑制免疫反应。①目前治疗重症自身免疫性疾病的首选药物；②**激素冲击疗法**，用于急性暴发性狼疮，如狼疮肾急进性肾炎肾衰竭、NP－SLE 的癫痫发作或明显精神症状、急性溶血性贫血等。一般选用泼尼松或甲泼尼龙。

（2）免疫抑制药：加用可减少 SLE 暴发和减少激素剂量，常用环磷酰胺。

（3）非甾体抗炎药：①主要用于发热、关节肌肉疼痛、关节炎、浆膜炎等，而无明显内脏或血液病变的轻症病人；②有肾炎者慎用。

（4）其他：抗疟药－皮疹；雷公藤总苷；生物制剂。

5．护理措施

（1）一般护理：①避免诱因，日晒、妊娠分娩、口服避孕药、手术等；②饮食，高糖、高蛋白、高维生素；忌食芹菜、无花果、蘑菇、烟熏食物及刺激性食物。注意口腔护理；急性活动期应绝对卧床休息；监测生命体征。

（2）用药护理：①糖皮质激素、免疫抑制药、非甾体抗炎药。②氯喹，视网膜退行性变。③雷公藤，性腺有毒性；肝损害；胃肠反应；白细胞减少等。

6．护理问题

（1）皮肤完整性受损　与疾病所致的血管炎性反应等因素有关。

（2）疼痛：慢性关节疼痛　与自身免疫反应有关。

（3）口腔黏膜受损　与自身免疫反应、长期使用激素等因素有关。

（4）潜在并发症：慢性肾衰竭。

（5）焦虑　与病情反复发作、迁延不愈及多脏器受损有关。

7．健康教育

（1）疾病知识指导：避免诱发因素如日晒、妊娠、分娩、口服避孕药及手术等。避免日晒和寒冷刺激，外出时可戴帽子，穿长袖衣裤。

（2）皮肤护理指导：保持皮肤清洁干燥，每天用温水冲洗或擦洗，忌用碱性肥皂，避免使用化妆品及化学药品，防止刺激皮肤。

（3）用药指导：坚持按医嘱治疗。

（4）生育指导：妊娠前 3 个月至妊娠期应用环磷酰胺、甲氨蝶呤、硫唑嘌呤可影响胎儿生长发育，故必须停用以上药物至少 3 个月方能妊娠。

八、骨质疏松症

【复习指南】本部分内容有一定难度，历年必考，应重点复习。骨质疏松的护理问题、护理措施应熟练掌握；骨质疏松的病因、临床表现及治疗要点应掌握。

1. 病因　老年人较青壮年更易患骨质疏松症，主要是骨吸收障碍及其影响因素。包括：妊娠和哺乳、性激素、活性维生素 D、降钙素（CT）、甲状旁腺素、细胞因子；骨形成及其影响因素：遗传因素、钙摄入量、生活方式或生活环境、骨重建功能衰退。

2. 临床表现　①骨痛和肌无力。②椎体压缩。③骨折是最常见和最严重的并发症，多见于脊柱、髋骨和前臂，髋骨骨折最常见，而且危害也最大；骨量丢失超过 20% 以上。

3. 治疗要点

（1）一般治疗

①适当运动，防止跌倒。

②合理膳食：包括补充足够蛋白质，增加含钙丰富食品，增加维生素 D、维生素 A、维生素 C 及含铁丰富食品，少饮咖啡、浓茶、酒，不吸烟。

③补充钙剂和维生素 D：钙剂包括碳酸钙、葡萄糖酸钙、枸橼酸钙，成年人每天摄入钙 800～1200mg；维生素 D 需每天摄入400～600U，满足生理需要。

（2）特殊治疗

①性激素补充：雌激素是绝经后骨质疏松的首选药；雄激素用于老年男性病人。

②抑制骨吸收药物：二膦酸盐，其机制主要是通过抑制破骨细胞，增加骨密度，注意在停药后应给钙剂和维生素 D，且有血栓疾病和肾功能不全者禁用。

③介入治疗。

4. 护理问题

（1）有受伤的危险　与骨质疏松导致骨骼脆性增加有关。

（2）疼痛：骨痛　与骨质疏松有关。

（3）躯体活动障碍　与骨骼变化引起活动范围受限有关。

5. 护理措施

（1）预防跌倒：加强日常生活护理。

（2）心理护理：安慰并鼓励患者。

（3）用药护理：①服用钙剂，应空腹服用；不与绿色蔬菜一起服用；多饮水减少结石形成。②性激素，在医生指导下使用，剂量准确并与钙剂合用。使用雌激素时应定期做妇科检查，反复阴道出血时减量甚至停药；应用雄激素时定期检测肝功能。③二膦酸盐，晨起空腹用，同时饮水 200～300ml；服药后至少半小时不能进食，也不能平卧；不要咀嚼或吮吸药片，防止发生口咽部溃疡。④服用钙素应观察不良反应。⑤疼痛，遵医嘱应用镇痛药、肌肉松弛药、抗炎药，并观察用药后的反应。

（4）休息：使用硬板床，卧床休息数天至 1 周。

（5）对症处理：①使用骨科辅助物；②物理疗法。

6. 健康教育

（1）疾病预防指导：采取合理的生活方式和饮食习惯。

（2）预防跌倒的指导：宣传教育和保护措施。

（3）用药指导：按医嘱用药，坚持按医嘱治疗。

第十三章　肿瘤

一、总论

【复习指南】本部分内容难度不大。临床表现、辅助检查及放疗患者的护理措施应熟练掌握；病因及病理、治疗要点应掌握。

1. 病因　目前认为肿瘤是环境因素和基因相互作用引起的，是多种因素协同作用的结果，基因改变是肿瘤在分子水平上的最直接病因。

（1）环境因素：①物理因素，包括电离辐射、紫外线等，对易感个体作用明显；②化学因素，化学致癌物种类繁多；③生物因素，主要为病毒。

（2）机体因素：①遗传因素，是指遗传与人类肿瘤的关系虽无直接证据，但肿瘤有遗传倾向性，即遗传易感性；②某些激素与肿瘤发生有关，如雌激素和催乳素与乳腺癌有关，雌激素与子宫内膜癌有关，生长激素可以刺激癌的发展；③免疫因素，具有先天或获得性免疫缺陷者易发生恶性肿瘤；④心理社会因素，人的性格、情绪、工作压力及环境变化等，可通过影响人体内分泌、免疫功能等而诱发肿瘤。

2. 病理

（1）恶性肿瘤的发展过程：可分为癌前期、原位癌及浸润癌 3 个阶段，一般情况下，致癌因素作用 30～40 年，经 10 年左右的癌前期阶段恶变为原位癌。原位癌可历时 3～5 年，在促癌因素作用下发展成浸润癌。浸润癌的病程一般 1 年左右，但低度恶性者可达 10 年左右。从病理形态上看，癌前期表现为上皮增生明显，伴有不典型增生；原位癌通常指癌变细胞局限于上皮层、未突破基底膜的早期癌；浸润癌指原位癌突破基底膜向周围组织浸润、发展，破坏周围组织的正常结构。

（2）细胞的分化：肿瘤细胞的分化程度不同，其恶性程度和预后亦不同。恶性肿瘤细胞可分为高分化、中分化和低分化（或未分化）3 类，或称Ⅰ、Ⅱ、Ⅲ级。

（3）生长方式：主要呈浸润性生长，肿瘤沿组织间隙、神经纤维间隙或毛细血管扩展，边界不清，实际扩展范围远较肉眼所见大，局部切除后极易复发。

（4）生长速度：恶性肿瘤生长快、发展迅速、病程较短。良性肿瘤恶变时亦可逐渐增大，合并出血、感染时短期内增大明显。

（5）转移方式：有 4 种，即直接蔓延、淋巴转移、血行转移、种植性转移。

（6）肿瘤的分期：恶性肿瘤的临床分期有助于合理制订治疗方案，正确评价治疗效果，判断预后。国际抗癌联盟提出 **TNM 分期法，T 指原发肿瘤、N 为淋巴结、M 为远处转移**。根据肿块大小、浸润深度在字母后标以 0～4 的数字表示肿瘤发展程度，1 代表小，4 代表大，0 代表无；有远处转移为 M_1，无为 M_0，根据 TNM 的不同组合，诊断为Ⅰ、Ⅱ、Ⅲ、Ⅳ期。临床无法判断肿瘤体积时以 T_x 表示。各种肿瘤 TNM 分类的具体标准由各专业会议协定。

3. 临床表现　肿瘤的临床表现取决于肿瘤的性质、发生组织、所在部位及发展程度。一般早期多无明显症状。不同类型的肿瘤表现不同，但又有共性。

（1）局部表现

①肿块：常是体表或浅在肿瘤的首要症状，因肿瘤性质不同而致硬度、移动度及边界均可不同。位于深部或内脏肿块不易触及，但可出现脏器受压或空腔器官梗阻等症状。

②疼痛：是因为肿块的膨胀性生长、破溃或感染等使末梢神经或神经干受到刺激或压迫，出现局部刺痛、跳痛、烧灼痛、隐痛或放射痛，常难以忍受，尤以夜间明显，空腔脏器肿瘤可致痉挛而产生绞痛。

③溃疡：是体表或者空腔脏器的肿瘤生长迅速，可因血液供应不足继发坏死或因继发感染发生溃疡，有时会有恶臭或血性分泌物。

④梗阻：是因为空腔脏器或邻近器官的肿瘤生长，导致空腔脏器器官堵塞或肿瘤直接压迫邻近器官导致梗阻，出现不同的临床表现。

⑤出血：是体表与体外相交通的肿瘤，发生破溃和血管破裂导致的出血。发生在上消化道会出现呕血或黑粪，发生在下消化道会出现血便或黏液便，在胆道与泌尿道发生时除了血便和血尿外还常伴有局部绞痛，肺癌可发生咳血或血痰，肝癌破裂可发生腹腔内出血。

⑥浸润与转移：出现区域淋巴肿大、局部静脉曲张、肢体水肿，如果出现骨转移会有疼痛、硬结或者病理性骨折的表现。

（2）全身症状：早期多无明显的全身症状，或仅有非特异性表现，如消瘦、乏力、体重下降、低热、贫血。肿瘤晚期病人会出现全身衰竭，呈**恶病质状**。

4. 辅助检查

（1）实验室检查：①常规检查，包括血、尿及大便常规检查等；②血清学检查，用生化方法可测定人体内肿瘤细胞产生的，分布在血液、分泌物、排泄物中的肿瘤标志物；③免疫学检查，人类肿瘤抗原首先是在恶性黑色素瘤上确定的；④基因或基因产物检查，核酸中碱基排列具有极其严格的特异序列，基因诊断利用此特征，根据检测样品中有无特定序列以确定是否存在肿瘤或癌变的特定基因，从而做出诊断。

（2）影像学检查：X线、超声、造影、放射性核素、电子计算机断层扫描（CT）、磁共振成像（MRI）和正电子发射断层影像（PET）等各种检查方法可明确有无肿块，肿块部位、形态、大小等性状，有助于肿瘤的诊断及其性质的判断。

（3）内镜检查：应用金属或光导纤维内镜直接观察空腔器官、胸腔、腹腔、纵隔等部位的病变，同时可取细胞或组织行病理检查，并能对小的病变如息肉做摘除治疗，还可向输尿管、胆总管或胰管插入导管做X线造影检查。常用的有食管镜、胃镜、纤维肠镜、直肠镜、乙状结肠镜、气管镜、腹腔镜、纵隔镜、膀胱镜、阴道镜、子宫镜等。

（4）病理学检查：包括细胞学检查和组织学检查两部分，是目前确定肿瘤的直接而可靠的依据。

①临床细胞学检查：取材方便、易被接受、应用广泛，包括体液自然脱落细胞，肿瘤细胞易于脱落，可取胸腔积液、腹水、尿液沉渣、痰液等进行涂片；黏膜细胞，食管拉网、胃黏膜洗脱液，宫颈刮片及内镜下肿瘤表面刷脱细胞；细针吸取或B超引导穿刺吸取涂片。

②病理组织学检查：一般需行手术切除取活检或术中快速冰冻切片送检。

5. 治疗要点　肿瘤治疗多采用综合治疗方法，包括手术治疗、化学治疗、放射治疗、生物治疗、中医中药及内分泌治疗等。根据肿瘤性质、发展程度和全身状态而选择。

（1）手术治疗：手术治疗目前是切除实体肿瘤的最有效方法，根据手术应用的目的分为不同种类。

①预防性手术：用于治疗癌前病变，防止其发生恶变或发展为进展期癌。

②诊断性手术：是指经不同方式明确诊断以后再进行相应的治疗。

③根治性手术：是指切除全部肿瘤组织及可能累及的周围组织和区域淋巴结，以求达到

彻底治愈的目的。

④姑息性手术：是属于解除或减轻症状的手术，适用于恶性肿瘤已经超越根治性手术的切除范围。

⑤减瘤手术：是指对于体积较大、单纯手术无法根治的恶性肿瘤，宜行大部切除，术后继以化疗、放疗、生物治疗等以控制残余的肿瘤细胞。但减瘤手术仅适用于原发病灶大部切除后，残余肿瘤能用其他治疗方法有效控制者，如卵巢癌、睾丸癌等。减瘤手术后结合化疗等控制残余癌的方法，与根治性手术后辅以针对体内可能存在的微小转移灶所使用的辅助化疗有本质的区别。经减瘤手术后，体内瘤负荷减小，有利于采用化疗或放疗杀伤残余的肿瘤细胞。

⑥复发或转移灶手术：应根据具体情况及手术、化疗、放疗对其疗效而定，凡能手术者应考虑再行手术。

⑦重建和康复手术：对于恶性肿瘤病人来说，生活质量极其重要，外科手术在病人术后的重建和康复方面起着重要的作用。

（2）化学治疗：简称化疗，是一种应用特殊化学药物杀灭恶性肿瘤细胞或组织的治疗方法，是中晚期肿瘤病人综合治疗中的重要手段。某些肿瘤可因长期化疗缓解，如颗粒细胞白血病、部分霍奇金病、肾母细胞瘤、乳腺癌等。化疗药物种类很多，应根据肿瘤特性、病理类型选用敏感的药物并制订联合化疗方案。

（3）放射治疗：简称放疗，是一种无选择性的损伤性治疗，即治疗过程对肿瘤和正常组织器官产生同样的破坏作用。放疗是利用放射线的电离辐射作用，破坏或杀灭肿瘤细胞，从而达到治疗目的的一种方法，是治疗恶性肿瘤的主要手段之一，目前约 70% 的恶性肿瘤病人在病程不同时期因不同的目的需要接受放射治疗。

（4）生物治疗：是应用生物技术改善个体对肿瘤的应答反应及直接效应的治疗，包括免疫治疗和基因治疗两种。

（5）中医中药治疗：应用中医扶正法、化瘀散结、清热解毒、通经活络等原理，以中药补益气血、调理脏腑，配合手术及放、化疗，促进肿瘤病人的康复。中医中药治疗的方法有膏药、贴敷、针灸等外治方法，也有中药、食疗等内治方法。

（6）内分泌治疗：某些肿瘤的发生和发展与体内激素水平密切相关，可进行内分泌治疗，如增添激素或内分泌去势治疗等。

6. 放疗病人的护理

（1）防止皮肤、黏膜损伤：病人放疗期间应注意以下方面。①照射野皮肤忌摩擦、理化刺激，**忌搔抓**；保持清洁干燥，**禁用肥皂洗澡**、粗毛巾搓擦，局部用软毛巾吸干。②穿着柔软的棉质衣服，及时更换。③局部皮肤出现红斑瘙痒时禁搔抓，禁用乙醇、碘酒等涂擦。④照射野皮肤有脱皮时，禁撕脱，应让其自然脱落，一旦撕破难以愈合。⑤外出时戴帽，避免阳光直接暴晒，减少阳光对照射野皮肤的刺激。

（2）预防感染：①监测病人有无感染症状和体征，每周查 1 次血常规；②严格执行无菌操作，防止交叉感染；③指导并督促病人注意个人卫生，如口腔清洁等；④外出时注意保暖，防止感冒诱发肺部感染；⑤鼓励病人多进食，增加营养，提高免疫力。

（3）照射器官功能障碍的预防和护理：肿瘤所在器官或照射野内的正常组织受射线影响可发生一系列反应，如膀胱照射后可出现血尿，胸部照射后形成放射性肺纤维变，胃肠道受损后出血、溃疡和形成放射性肠炎等。放疗期间加强对照射器官功能状态的观察，对症护理，有严重不良反应时报告医生，暂停放疗。

二、食管癌

【复习指南】本部分内容有一定难度，历年必考，应作为重点复习。食管癌的临床表现、辅助检查及护理措施应熟练掌握；病因及病理、治疗要点及健康教育应掌握。

1. 病因及病理

（1）病因：**食管癌好发于40岁以上的男性**，病因至今尚未明确，可能与亚硝胺、真菌、遗传因素、基因、营养不良、微量元素缺乏、饮食习惯、食管慢性炎症、黏膜损伤及慢性刺激有关。

（2）病理：95%以上为鳞状上皮癌。中胸段食管癌最多见，其次为下胸段及上胸段贲门部腺癌，可向上延伸累及食管下段。

（3）转移途径：直接扩散、淋巴转移、血行转移。其中**淋巴转移**是最主要的转移方式。

2. 临床表现　早期：常无明显症状，在吞咽粗硬食物时可能有不同程度的不适感觉，包括哽噎感，胸骨后烧灼样、针刺样或牵拉样疼痛。

3. 中晚期　以进行性吞咽困难为主要表现，先是难咽干硬食物，继而只能进半流食、流食，最后滴水难进。随着肿瘤发展，食管癌可侵犯邻近器官或向远处转移，出现相应晚期症状。

4. 辅助检查

（1）食管吞钡造影：常见的征象有病变段食管管腔狭窄、管壁僵硬、充盈缺损、黏膜紊乱、溃疡龛影等，可以指示食管病变位置、梗阻程度及胃排空功能等重要信息。

（2）内镜及超声内镜检查：此检查直观可靠，可直接观察病变，准确进行定位，同时还可以对病变进行活检，对病变的定性有重要意义。

（3）放射性核素检查：对早期食管癌的发现有帮助。

（4）气管镜检查：如果肿瘤在隆嵴以上可以应用气管镜检查，同时应重点查看腹腔脏器及淋巴结有无转移。

（5）胸部CT检查：对食管癌的分期、病变切除可能性的判断等均有帮助。

5. 治疗要点

（1）内镜治疗：食管原位癌可在内镜下行黏膜切除，术后5年生存率可达86%～100%。

（2）手术治疗：是治疗食管癌的首选方法。如果全身情况和心肺功能良好，无明显转移征象，可选择手术治疗。针对切除可能性小的较大鳞癌而全身情况良好的病人，可以先做放疗，待肿瘤缩小再手术。常见的手术方式有：①左开胸切口，食管胃胸内吻合术；②左开胸左颈二切口，食管胃颈部吻合术；③右胸腹正中颈部三切口，食管胃颈部吻合术；④不开胸采用颈部和腹部切口，行经食管裂孔的食管切除和食管胃颈部吻合术。

（3）放射治疗：①与手术治疗综合应用，术前放疗，间隔2～3周再手术治疗。对术中切除不完全的残留癌组织处做金属标记，一般在术后3～6周开始放疗。②单纯放疗，多适用于颈段、胸上段食管癌；也可用于有手术禁忌证而病变时间较短的病人。

（4）化学疗法：食管癌对化疗药物敏感性差，可以与其他方法联合应用提高疗效。

（5）其他：免疫治疗和中药治疗也有一定的疗效。

6. 护理问题

（1）营养失调：低于机体需要量　与进食量减少或者不能进食、癌肿消耗增加等有关。

（2）体液不足　与吞咽困难、水分摄入不足有关。

（3）焦虑　与对癌症的恐惧和担心愈后有关。

（4）潜在并发症：肺不张、肺炎、出血、吻合口瘘、乳糜胸等。

7. 护理措施

（1）术前护理①心理护理。②加强营养，如病人可以进食，鼓励进食高热量、高蛋白、高维生素饮食；如病人仅能进流食而营养状况较差，可以遵医嘱给予补液。③术前准备。呼吸道准备，告知患者戒烟，指导有效咳嗽及腹式呼吸；胃肠道准备，注意口腔卫生，术前日禁食和洗胃、洗肠，术前放置胃管及十二指肠营养管。

（2）术后护理

①术后严密监测生命体征变化。

②术后早期吻合口处于充血水肿期，需禁食3～4日，禁食期间胃肠减压，注意静脉补液。停止胃肠减压后可以进食，先试饮水，无不适可进全清流食、半流食，逐渐过渡到普食，告知病人少食多餐，细嚼慢咽，进食不宜过多，不宜过快。

③呼吸道护理。遵医嘱吸氧，病情平稳后取半卧位，鼓励并协助病人咳嗽排痰。术后第1天每1～2小时鼓励病人深呼吸、吹气球促进肺膨胀。

④胃肠道护理。术后3～4天胃肠减压保持通畅，避免打折受压弯曲，若术后6～12小时引出大量鲜血或血性液，病人出现烦躁，血压下降，脉搏增快，尿少等提示吻合口出血，需立即通知医生，配合医生紧急处理。

⑤并发症的预防和护理。观察出血量，认真记录引流液的颜色、性质、量；吻合口瘘是食管癌术后极为严重的并发症，多发生在术后5～10天，病死率高达50%，密切观察病人有无呼吸困难、胸腔积液和全身中毒症状，如高热、寒战、休克等吻合口瘘的临床表现；乳糜胸是食管、贲门癌术后比较严重的并发症。

8. 健康教育

（1）疾病预防：预防大于治疗，如减少饮用水中的亚硝酸盐及其他有害物质；积极治疗食管上皮增生；避免进食生冷硬烫的食物；在高发人群中做普查和筛查。

（2）饮食指导：根据手术方式不同，向病人讲解术后进食时间，指导病人合理饮食及注意事项，预防并发症。

（3）活动与休息：劳逸结合，保证充足的睡眠，逐渐增加活动量。术后不宜下蹲大小便，防止发生直立性低血压。

（4）遵医嘱随诊，**定期复查**。

三、胃癌

【复习指南】本部分内容有一定难度，历年必考，应作为重点复习。胃癌的转移途径、临床表现、辅助检查及护理措施应熟练掌握；病因及病理、治疗要点及健康教育应掌握。

1. 病理生理与分型、转移途径

（1）病理生理与分型：50%以上的胃癌好发于胃窦部，其次为贲门部，发生在胃体者较少。

①大体分型：可分为早期和进展期胃癌。早期胃癌，癌组织限于黏膜层和黏膜下层，无论是否有淋巴结转移，称为早期胃癌。其分型简化为3型：隆起型、平坦型、凹陷型，微小胃癌为早期胃癌的始发阶段，以直径0.5cm以下胃癌为微胃癌，0.5～1.0cm胃癌为小胃癌，统称为微小胃癌。胃黏膜活检时诊断为胃癌，而手术切除标本经病理节段性连续切片组织病

理学检查未能发现癌组织称为一点癌，通常认为是微小胃癌的特殊罕见表现。进展期胃癌，癌组织浸润达肌层或浆膜层称为进展期胃癌，也称为中、晚期胃癌，一般把癌组织浸润肌层称为中期，超肌层称为晚期胃癌。其大体分型为4型，分别为息肉型、无溃疡型、有浸润溃疡型、弥漫浸润型。

②组织学分型：分为上皮型肿瘤和类癌两种。其中上皮型肿瘤包括腺癌、鳞腺癌、鳞状细胞癌、未分化癌和不能分类的癌。

（2）转移扩散途径：①直接浸润，是胃癌的主要扩散方式之一；②淋巴转移，是胃癌的主要转移途径，早期胃癌可有淋巴转移，进展期胃癌的淋巴转移率高达70%左右；③血行转移，多发生在晚期，以肝转移较为多见；④腹腔种植转移，女性可发生卵巢转移性肿瘤，可形成大量癌性腹水。

2. 临床表现

（1）症状：早期胃癌常无明显症状，部分病人可有上腹隐痛、嗳气、反酸、食欲缺乏等消化道症状，无特异性。病情加重会出现上腹疼痛、食欲缺乏、呕吐、乏力、消瘦等症状。不同位置的胃癌表现也不同，贲门底胃癌可有胸骨后疼痛和进行性哽噎感，幽门附近的胃癌可表现为呕吐宿食，肿瘤破溃血管后可有呕血和黑粪。

（2）体征：胃癌早期无明显体征，仅有上腹疼痛和不适。晚期可扪及肿块。出现远处转移时，可有肝大、腹水、锁骨上淋巴结肿大。

3. 辅助检查

（1）纤维胃镜检查：是诊断早期胃癌的有效方法。采用带有超声探头的胃镜，有助于了解肿瘤浸润深度及周围脏器和淋巴结有无转移。

（2）X线钡餐检查：此检查的优点在于可发现较小而浅表的病变。

（3）腹部超声：主要用于观察胃的邻近器官受浸润及淋巴结转移情况。

（4）螺旋CT检查：有助于胃癌的诊断和术前分期。

（5）实验室检查：粪便隐血试验常呈持续性阳性。

4. 治疗要点

（1）手术治疗：分为根治性手术和姑息性切除术。

①根治性手术：适用于早期胃癌病变局限，淋巴转移较少，可行内镜下胃黏膜切除术、腹腔镜或开腹胃部分切除术。

②姑息性切除术：适用于癌肿广泛浸润并转移、不能完全切除者。通过手术可以解除症状，延长生存期，包括姑息性胃切除术、胃空肠吻合术、空肠造口术等。

（2）化学治疗：是最主要的辅助治疗方法。目的在于杀灭残留的亚临床癌灶或术中脱落的癌细胞，提高综合治疗效果。

（3）其他治疗：包括放射治疗、热疗、免疫治疗、中医中药治疗等。

5. 护理问题

（1）营养失调：低于机体需要量　与长期食欲缺乏、消化吸收不良及癌肿导致的消耗增加有关。

（2）焦虑/恐惧　与对癌症的恐惧和担心治疗效果及愈后有关。

（3）潜在并发症：出血、十二指肠残端破裂、吻合口瘘等。

6. 护理措施

（1）术前护理：①心理护理。②改善营养状况，根据病人的饮食习惯，制定合理的食谱。鼓励进食高热量、高蛋白、高维生素、低脂肪、易消化的少渣饮食；如病人仅能进食流食而营养状况较差，可以遵医嘱给予补液，必要时输血浆或全血。③术前胃肠道准备，对幽门梗阻的病人，应告知禁食，术前3日起每晚用生理盐水洗胃，减轻胃黏膜水肿。术前3日给病人口服胃肠道不吸收的抗菌药物，必要时遵医嘱清洁灌肠。

（2）术后护理

①术后病情观察：**严密监测生命体征变化及神志、尿量和引流液颜色、性质、量**。

②体位：麻醉未完全清醒时给予去枕平卧位，头偏向一侧，清醒后给予半卧位，有利于呼吸，减轻切口张力，减轻疼痛和不适。

③禁食、胃肠减压：术后早期应禁食，应用胃肠减压引出肠道内的积气积液，减轻腹胀，有利于切口愈合。

④营养支持：禁食水期间，认真记录24小时出入量，遵医嘱补液，合理安排输液顺序；早期肠内营养支持，根据病人的个体状况，合理制订营养支持方案，注意喂养管的护理，妥善固定，保证鼻饲管通畅，勿打折受压弯曲，不能脱出，注意控制营养液的温度、浓度和速度；待肠蠕动恢复后即可拔出胃管逐渐恢复饮食，少食多餐，从流食逐渐过渡到正常饮食，每次进食后注意观察患者有无腹部不适；早期活动，术后24小时床上翻身，活动四肢，术后2日可下床活动，适当增加活动量。

⑤并发症的预防和护理：观察出血量，认真记录引流液的颜色、性质、量；十二指肠残端破裂多发生在术后24～48小时，临床表现为突发性上腹剧痛、发热和腹膜刺激征；吻合口瘘是胃大部分切除术后早期最严重的并发症之一，多发生在术后1周内，临床表现为高热、脉速等全身中毒症状，腹膜炎及引流管引流出肠内容物的浑浊液体。

7. 健康教育

（1）给患者讲解胃、十二指肠溃疡的相关知识，使其能更好地配合手术等治疗和护理。

（2）指导病人积极乐观的重要性，要学会自我调节，注意劳逸结合，戒烟戒酒等。

（3）指导药物的正确服用，包括服药时间、方式、计量及药物的不良反应。

（4）饮食应少量多餐，进食高蛋白、低脂饮食，补充铁剂和维生素，少食辛辣刺激，生冷过硬的食物，少食腌制食品。

（5）遵医嘱随诊，**定期复查**。

四、原发性肝癌

【复习指南】本部分内容难度较大，历年必考，应作为重点复习。原发性肝癌的临床表现、辅助检查及护理措施应熟练掌握；病因病理、治疗要点、护理问题及健康教育应掌握。

1. 病因　原发性肝癌的病因尚未完全明确，可能与下列因素有关。

（1）肝硬化：肝癌合并肝硬化的比例很高。

（2）病毒性肝炎：临床上肝癌病人常有急性肝炎→慢性肝炎→肝硬化→肝癌的病史，**90%的肝癌患者既往患有乙型肝炎**。

（3）黄曲霉毒素：可以诱发动物肝癌。

（4）饮水污染：污水中已发现如水藻毒素等多种致癌或促癌物质。

（5）其他：亚硝胺、烟酒、肥胖等可能与肝癌发病有关；肝癌还有明显的家族聚集性。

2. 病理生理

（1）病理分型：①按病理形态可分为结节型、巨块型和弥漫型3种；②组织学分型可分为肝细胞癌、肝内胆管细胞癌和两者同时出现的混合型肝癌3类。

（2）转移途径：主要转移途径如下。①门静脉系统转移：是最常见的转移途径；②肝外血行转移：其部位最多见于肺，其次为骨、脑等；③淋巴转移：肝癌转移至肝门淋巴结最多，其次为胰周、腹膜后、主动脉旁和左锁骨上淋巴结；④直接浸润转移：肝癌向横膈及附近器官直接蔓延浸润也不少见；⑤腹腔种植性转移：癌细胞脱落植入腹腔引起腹膜转移和血性腹水。

3. 临床表现

（1）症状：①**肝区胀痛**是最常见和最主要的症状，半数以上病人以此为首发症状；②消化道症状表现食欲缺乏、腹胀、恶心、呕吐或腹泻等，易被忽视，且早期不明显；③全身症状出现消瘦、乏力、发热；④伴癌综合征，即肝癌组织本身代谢异常或癌肿引起的内分泌或代谢紊乱的综合征，较少见，主要有低血糖、红细胞增多症、高胆固醇血症及高钙血症。

（2）体征：①肝大与肿块，为中、晚期肝癌最主要体征；②黄疸和腹水见于晚期病人。

4. 辅助检查

（1）实验室检查：①甲胎蛋白是诊断原发性肝癌最常用的方法和最有价值的肿瘤标志物；②各种血清酶检查对原发性肝癌的诊断缺乏专一性和特异性，只能作为辅助指标；③肝功能及病毒性肝炎检查，肝功能异常、乙肝标志或HCV－RNA阳性，常提示有原发性肝癌的肝病基础，有助于HCC的定性诊断。

（2）影像学检查：①B超检查，是诊断肝癌最常用的方法，可作为高发人群首选的普查工具或用于术中病灶定位；②CT和MRI检查，能显示肿瘤的位置、大小、数目及其与周围器官和重要血管的关系，有助于制订手术方案。

（3）肝动脉造影：此方法肝癌诊断准确率最高，可达95%左右。

（4）肝穿刺活检：B超引导下细针穿刺活检可以获得肝癌的病理学确诊依据，具有确诊的意义，但危险性较大。

5. 治疗要点

（1）手术治疗

①肝切除术适应证：全身状况良好，心、肺、肾等重要内脏器官功能严重障碍，肝功能代偿良好、转氨酶和凝血酶原时间基本正常；肿瘤局限于肝的一叶或半肝以内而无严重肝硬化；第一、二肝门下腔静脉未受侵犯。

②肝切除禁忌证：有明显黄疸、腹水、下肢水肿、远处转移及全身衰竭等晚期表现和不能耐受手术者。

（2）非手术治疗：局部消融治疗、肝动脉栓塞化疗、放疗、生物治疗、中医中药治疗及系统治疗等。

6. 护理问题

（1）焦虑　与担心手术效果及预后有关。

（2）急性疼痛　与手术创伤有关。

（3）营养失调：低于机体需要量　与癌肿消耗及胃肠道功能紊乱有关。

（4）知识缺乏　与缺乏疾病相关知识有关。

（5）潜在并发症：消化道或腹腔内出血、肝性脑病、膈下积液或脓肿、肺部感染等。

7. 护理措施

（1）术前护理

①心理护理。

②疼痛护理：分散病人注意力，遵医嘱应用镇痛药物。

③改善营养状况：进食高蛋白、高热量、高维生素、易消化饮食。合并肝硬化有肝功能损害者，应适当限制蛋白质摄入，必要时可给予肠内外营养支持，输血浆或白蛋白等，补充维生素 K 和凝血因子等，以改善贫血、纠正低蛋白血症和凝血功能障碍，提高手术耐受力。

④保肝治疗：戒烟戒酒，保证充足的休息，遵医嘱应用保肝药物。

⑤维持体液平衡：遵医嘱合理补液与利尿。

⑥预防出血。

⑦做好术前准备。

（2）术后护理

①术后观察生命体征：术后严密监测生命体征变化，观察有无出血，出血是肝切除术后常见的并发症之一。

②给予舒适体位：一般病人麻醉未完全清醒时给予去枕平卧位，头偏向一侧，血压平稳后给予半卧位，**术后 1～2 天应绝对卧床休息，以免出血**。

③引流管的护理：保持引流通畅，避免打折、受压、弯曲及堵塞，认真记录引流液的颜色、性质、量，如果肝周引流管引出鲜红血性液体 **100～300ml**，若血性液体增多，应警惕腹腔内出血，及时报告医生做好再次手术止血的准备。

④并发症的预防与护理：**膈下积液与脓肿**是肝切除术后严重的并发症，常见于术后 1 周左右，病人出现体温下降后升高或者术后发热不退，同时伴右上腹部胀痛、呃逆、脉速、白细胞计数升高，中性粒细胞达 90% 以上等，B 超可明确诊断，由医生给予穿刺引流，遵医嘱应用降温药物及抗生素。**胆汁漏**是因肝断面小胆管渗漏或胆管结扎线脱落、胆管损伤所致。注意观察术后有无腹痛、发热和腹膜刺激症状，切口有无胆汁渗出，腹腔引流液有无含胆汁，如有上述表现，应高度怀疑胆汁漏，立即调整引流管，保持引流通畅，并注意观察引流液的量与性质变化；如发生局部积液，应尽早 B 超定位穿刺置管引流，如发生胆汁性腹膜炎，尽早手术。

8. 健康教育

（1）疾病相关知识讲解，预防大于治疗，不吃霉变食物，肝癌高发人群应定期体检。

（2）心理护理，告知患者及家属树立战胜疾病的信心。

（3）饮食指导，多吃高蛋白、高热量、高维生素、易消化的食物，若有腹水、水肿，应控制水和食盐的摄入量。

（4）定期复查，以便早期发现癌肿复发或者转移。

五、胰腺癌

【复习指南】本部分内容有一定难度，历年必考，应作为重点复习。胰腺癌的临床表现、辅助检查、护理问题及护理措施应熟练掌握；治疗要点及健康教育应掌握。

1. 临床表现 早期无特异性症状，仅有上腹部不适、饱胀感、食欲缺乏等消化不良的症状。

（1）症状

①上腹痛：是最早期的症状，疼痛有时可向肩背部或腰背部放射，晚期会出现持续性剧

烈疼痛，向腰背部放射，日夜不止，若疼痛出现在左上腹或脐周多属晚期。

②**黄疸**：是主要症状，约80%的胰腺癌病人在发病过程中出现黄疸，以**胰头癌病人最常见**。黄疸呈进行性加重，可伴有皮肤瘙痒、茶色尿和陶土样便。黄疸伴无痛性胆囊增大称库瓦西耶征，对诊断胰头癌有诊断意义。

③消化道症状：早期有食欲缺乏、上腹饱胀感、消化不良、腹泻等症状，部分患者出现恶心、呕吐。当癌肿浸润或压迫十二指肠时出现上消化道梗阻或消化道出血。

④消瘦、乏力同时伴有贫血、低蛋白血症等。

⑤其他症状：还可出现发热、胰腺炎发作、糖尿病等。

（2）体征：肝大、胆囊肿大、胰腺肿块，可在左上腹或脐周闻及血管杂音，晚期出现腹水或锁骨淋巴结肿大等。

2. 辅助检查

（1）实验室检查：继发胆道下端梗阻，血清胆红素可显著增高，主要为直接胆红素含量增高，其他如血清淀粉酶升高，空腹血糖升高等；诊断胰腺癌常用的肿瘤标志物有癌胚抗原、胰胚抗原、糖链抗原，糖链抗原对胰腺癌的敏感性和特异性较好。

（2）影像学检查

①B超检查：是首选检查方法，可发现直径≥2.0cm的胰腺癌，可显示胆、胰管扩张；

②内镜超声检查：能发现直径≤1.0cm的小胰腺癌；

③CT检查：是诊断胰腺癌重要的方法，可明确胰腺形态、肿瘤部位，肿瘤与邻近血管的关系及后腹膜淋巴转移情况；

④经内镜逆行胰胆管造影：可显示胆管或者胰管狭窄或扩张并可以进行活检，同时还可以经内镜放置鼻胆管或内支架引流，以减轻胆道压力和黄疸；

⑤经皮肝穿刺胆囊造影和经皮肝穿刺胆囊引流术：适用于深度黄疸且肝内胆管扩张者，可清楚地显示梗阻部位、梗阻上方胆管扩张程度及受累胆管改变等；

⑥磁共振检查：显示胰腺的肿块效果比CT更好，诊断胰腺癌敏感性和特异性较高；

⑦MRCP：可显示胰腺胆管扩张、梗阻情况，具有重要的诊断意义。

（3）细胞学检查：行ERCP检查可收集胰液查找癌细胞，是很有价值的诊断方法。

3. 治疗要点

（1）手术切除：是治疗胰腺癌的最有效方法。手术方式有：①胰十二指肠切除术，是腹外科最复杂的手术之一，胰头癌可行胰十二指肠切除术；②保留幽门的胰十二指肠切除术，适用于无幽门上下淋巴结转移、十二指肠切缘无癌细胞残留的壶腹部周围癌；③胰体尾部切除术，适用于胰体尾部癌。

（2）姑息性手术：对不能手术切除胰腺癌可行胆－肠内引流术或经内镜放置内支架，以解除黄疸；伴有十二指肠梗阻的患者可做胃－空肠吻合术，以保证消化道通畅；对不能手术的患者还可以做区域性介入治疗。

（3）辅助治疗：化疗、介入治疗、基因治疗及免疫治疗。

4. 护理问题

（1）营养失调：低于机体需要量　与食欲缺乏、呕吐及癌肿消耗增加有关。

（2）焦虑/恐惧　与对癌症的恐惧和担心治疗效果及愈后有关。

（3）急性疼痛　与胰管梗阻、癌肿侵犯腹膜后神经丛及手术创伤有关。

（4）潜在并发症：感染、胰瘘、胆瘘、出血、血糖异常等。

5. 护理措施

（1）术前护理

①心理护理：多数病人就诊时已经是中、晚期，应解除病人的焦虑，给病人讲解疾病相关知识，使病人配合治疗和护理。

②改善营养状况：指导病人进食高热量、高蛋白、高维生素、低脂饮食，营养不良者可给予肠内和肠外营养，改善病人的营养状况。

③疼痛的护理：遵医嘱应用镇痛药保证睡眠和休息。

④改善肝功能：遵医嘱应用保肝药、复合维生素 B 等；静脉输注高渗葡萄糖加胰岛素和钾盐，增加肝糖原准备；黄疸的患者可以静脉输入维生素 K_1 改善凝血功能。

⑤肠道准备：术前可以应用抗生素预防术后感染。

（2）术后护理

①术后病情观察：严密监测生命体征变化及腹部体征、伤口和引流液颜色、性质、量，认真记录 24 小时出入量，必要时监测 CVP 及每小时尿量。

②营养支持：术后早期应禁食水，禁食水期间遵医嘱给予肠外营养支持，必要时输入人血白蛋白，拔出胃管后可进流食、半流食逐渐过渡到正常饮食。

③并发症的观察与护理：主要包括感染、胰瘘、胆瘘、出血、血糖异常等。感染以腹腔内局部细菌感染最常见，若病人免疫力低下，还可能并发全身感染，术后严密观察病人有无发热、腹痛及腹胀、白细胞计数升高等，遵医嘱应用抗生素；**胰瘘**是胰十二指肠切除术后最常见的并发症和死亡的主要原因，病人出现腹痛、持续腹胀、发热、腹腔引流管或者伤口流出无色清亮液体时，警惕发生胰瘘，给予患者半卧位，保持引流通畅，应禁食水，胃肠减压，静脉泵入生长抑素；当病人出现发热、腹痛及腹胀等腹膜炎的表现或者引流液呈黄绿色胆汁样时提示发生**胆瘘**，报告医生及时处理；当血糖异常时应动态监测血糖，出现血糖偏高时可以应用胰岛素，血糖偏低出现**低血糖反应时，补充葡萄糖**。

6. 健康教育

（1）自我监测，年龄在 40 岁以上的患者，短期内会出现持续性上腹疼痛、腹胀、黄疸、食欲缺乏、消瘦等症状时，需进行胰腺疾病筛查。

（2）合理饮食，戒烟酒，少食多餐，均衡饮食。

（3）按计划化疗，化疗期间定期复查血常规。

（4）遵医嘱随诊，定期复查。

六、大肠癌

【复习指南】本部分内容有一定难度，历年必考，应作为重点复习。大肠癌的病理、临床表现、辅助检查及护理措施应熟练掌握，治疗要点及健康教育应掌握。

1. 病理与分型

（1）大体分型：①隆起型，是指肿瘤主体向肠腔内突出，呈结节状、菜花状或息肉状隆起，大的肿块表面易发生溃疡；②溃疡型，是最常见的，肿瘤中央形成溃疡，溃疡底部深度可达或超过肌层；③浸润型，是指肿瘤沿肠壁各层呈浸润生长，局部肠壁增厚，表面黏膜褶皱增粗、不规则或消失变平；④胶样型，是部分黏液腺癌的肿瘤组织形成大量的黏液，使肿瘤剖面呈半透明的胶状。

（2）组织学分型：腺癌和腺鳞癌，大肠癌可以一个肿瘤出现 2 种和 2 种以上的组织类型，且分化程度也不完全一致，这是大肠癌的组织学特征。

（3）扩散和转移方式：①直接浸润，癌细胞可向 3 个方向浸润扩散，环状浸润、肠壁深层及沿纵轴浸润；②淋巴转移是大肠癌最常见的转移途径；③血行转移，多转移至肝。

2. 临床表现

（1）结肠癌：①排便习惯的改变，是最早出现的症状，多为大便次数增多、排便不成形或者稀便；如果出现肠梗阻时，会出现腹泻和便秘交替出现；当癌肿发生溃疡、出血及感染时会出现血便、脓性或者黏液性便。②腹痛，也是最常见的早期症状。③腹部肿块，以右半结肠癌多见（表 13－1）。④肠梗阻症状，是晚期症状。⑤全身症状，病人可出现贫血、消瘦、乏力、低热等全身症状。

表 13－1　右半结肠癌和左半结肠癌的鉴别点

	鉴别点
右半结肠癌	①以腹部肿块为主；②便秘、腹泻交替；③贫血、乏力等
左半结肠癌	①肿块向肠壁浸润；②肠梗阻症状明显

（2）直肠癌：早期仅有少量便血或者排便习惯的改变。病情发展或者伴有感染时会出现：①直肠刺激症状，当癌肿刺激直肠产生频繁便意，引起排便习惯改变，便前常有肛门下坠，里急后重和排便不尽感，晚期可出现下腹痛；②黏血便，为直肠癌病人最常见的临床症状；③肠腔狭窄；④转移症状，当癌肿穿透肠壁，侵犯前列腺、膀胱时可发生尿路刺激征、血尿、排尿困难等；浸润骶前神经则发生骶尾部、会阴部持续性剧痛、坠胀感。女性直肠癌可侵及阴道后壁，引起白带增多；若穿透阴道后壁，则可导致直肠阴道瘘，可见粪质及血性分泌物从阴道排出。发生远处脏器转移时，可出现相应脏器的病理生理改变及临床症状。

3. 辅助检查

（1）**直肠指诊**：是诊断直肠癌最主要和最直接的方法，女性直肠指诊应行阴道检查和双合诊检查。

（2）实验室检查：粪便隐血试验可作为初筛方法和普查手段；癌胚抗原对大肠癌的诊断比较有意义。

（3）影像学检查：①钡剂灌肠检查，是结肠癌的重要检查方法；②B 超和 CT 检查，可了解直肠癌的浸润深度及淋巴转移情况，还可提示有无腹腔种植转移、是否侵犯邻近组织器官或肝、肺转移灶等；③MRI 检查，对直肠癌的分期及术后盆腔、会阴部复发的诊断较 CT 优越。

（4）内镜检查：是诊断大肠癌最有效最可靠的方法。

4. 治疗要点

（1）手术治疗：是直肠癌患者较常采取的治疗方法，主要有姑息性及根治性两种手术方式。①姑息性手术疗法：一般是在癌细胞无法进行根治的情况下所采取的，适用于中、晚期直肠癌患者，是把癌肿的肠段进行有限切除的方式；②根治性手术疗法：主要根据患者的身体特点采取不同的方式，包括结肠癌根治术和直肠癌根治术，直肠癌根据其部位、大小、活动度、细胞分化程度等，手术方式也不同。Miles 术式与 Dixon 术式的鉴别见表 13－2。

表 13-2　Miles 与 Dixon 术式的鉴别点

术式	区别
Miles	①部位：腹膜返折线以下；②乙状结肠永久性造口；③切除范围：全部直肠、肠系膜、肛管与肛门及肛门括约肌
Dixon	①部位：腹膜返折线以上；②临时性横结肠或回肠造口；③切除范围：要求远端切缘距癌肿下缘 2cm

（2）非手术治疗：包括放疗、化疗、中医中药及其他治疗。

（3）其他：免疫治疗对预防和治疗转移癌有一定疗效。

5. 护理问题

（1）营养失调：低于机体需要量　与癌肿消耗增加、手术创伤及放化疗反应等有关。

（2）焦虑/恐惧　与对癌症的恐惧和担心结肠造口影响生活和工作有关。

（3）自我形象紊乱　与结肠造口排便方式改变有关。

（4）知识缺乏：缺乏疾病相关护理知识。

（5）潜在并发症：切口感染、吻合口瘘、泌尿系统损伤及感染、造口并发症及肠粘连等。

6. 护理措施

（1）术前护理：①心理护理；②改善营养状况，指导病人进食高蛋白、高热量、高维生素、易消化的营养丰富的少渣饮食，必要时输血，输入白蛋白；③肠道准备，术前给予清洁灌肠或者自服导泻药，术前 3 天开始口服肠道消炎药。

（2）术后护理

①术后病情观察：严密监测生命体征变化。

②体位：麻醉未完全清醒时给予去枕平卧位，头偏向一侧，清醒后给予半卧位，有利于引流。

③饮食：术后早期禁食水，胃肠减压，待肛门排气排便或者造口开放后可拔出胃管进流食逐渐过渡到半流食、普食。

④活动：术后早期告知患者床上翻身，活动四肢，2～3 天后即可下床活动。

⑤引流管护理：保持引流管通畅，避免打折、受压、弯曲、堵塞，认真记录引流液的颜色、性质、量。

⑥造口护理：造口开放前注意观察造口处肠黏膜的血液循环，观察有无肠端回缩、出血、坏死等；术后 3 日开放造口，造口开放以后观察造口的活力，颜色呈鲜牛肉红色，造口高度应突出皮肤 1～2cm，造口形状呈椭圆形或者圆形；给予正确使用和更换造口装置；帮助病人接纳并主动参与造口护理。

⑦并发症的预防和处理：a. 切口感染，注意观察切口敷料，如有污染及时更换，遵医嘱应用抗生素；b. 吻合口瘘，表现为腹痛或者腹痛加重，可有明显的腹膜炎体征，引流管可观察到浑浊液体，一旦发生及时报告医生，给予相应处理，必要时行手术。

7. 健康教育

（1）做好筛查工作，早发现早治疗，积极预防和治疗直肠的各种慢性炎症及癌前病变。

（2）注意调节饮食，多吃新鲜蔬菜水果，多吃粗纤维的食物，避免进食高脂肪及辛辣刺激的食物。

（3）保持心情愉快，适当锻炼身体，生活规律。

（4）携带造口的病人，指导患者造口的相关护理注意事项，避免自我封闭，增强其信心。

（5）告知病人每3～6个月门诊定期复查。

七、肾癌

【复习指南】本部分内容难度不大，历年必考，应作为重点复习。肾癌的临床表现、辅助检查及护理措施应熟练掌握；病因及病理、治疗要点及健康教育应掌握。

1. 病因　肾癌的病因尚未清楚。吸烟可能是肾癌的危险因素，目前认为还与环境污染、职业暴露、染色体畸形、抑癌基因缺失等有关。

2. 病理

（1）组织学分型：肾癌有3种基本细胞类型，即透明细胞、颗粒细胞和梭形细胞，均来源于肾小管上皮细胞，单个癌内可有多种细胞。

（2）转移途径：肾癌最常见的转移部位是肺，也可转移至肝、骨骼、脑、肾上腺等，淋巴转移最先到肾蒂淋巴结。

3. 临床表现

（1）**肾癌三联症**：血尿、腰痛、肿块。

（2）副瘤综合征：常表现发热、高血压、红细胞沉降率增快、高钙血症、高血糖、红细胞增多、肝功能异常、消瘦及恶病质等。

（3）转移症状：病理性骨折、咳嗽、咯血、神经麻痹等。

4. 辅助检查

（1）**B超检查**：能够准确区分肿瘤和囊肿，可以查出1cm以上的肿瘤，发现肾癌的敏感性高。是目前普查肾肿瘤的主要方法。

（2）X线检查：泌尿系统平片可见肾增大。

（3）**CT、MRI检查**：CT是目前诊断肾癌最可靠的方法，可明确肿瘤大小，部位，邻近器官有无受累等，有助于肿瘤的分期和手术方式的确定。MRI对肾癌的诊断与CT相似。

5. 治疗要点

（1）根治性切除术：是最主要的治疗方法。近年开展的腹腔镜肾癌根治术的优点是创伤小，术后恢复快。

（2）其他：免疫治疗对预防和治疗转移癌有一定疗效。

6. 护理问题

（1）营养失调：低于机体需要量　与长期血尿及癌肿消耗增加及手术创伤有关。

（2）焦虑/恐惧　与对癌症的恐惧和担心治疗效果及愈后有关。

（3）潜在并发症：出血、感染。

7. 护理措施

（1）术前护理：①心理护理；②改善营养状况，指导病人进食营养丰富的食品，改善就餐环境，促进病人的食欲。

（2）术后护理

①术后病情观察：严密监测生命体征变化及神志、尿量和引流液颜色、性质、量。

②卧床与休息：麻醉未完全清醒时给予去枕平卧位，头偏向一侧，清醒后给予健侧卧位，肾全部切除的患者需卧床3～5天，肾部分切除术的患者需卧床**1～2周，预防术后出血**。

③并发症的观察与护理：出血，术后监测血压、脉搏、呼吸及体温变化，观察意识，若病人引流液较多、颜色鲜红，同时血压下降、脉速常提示出血，应遵医嘱给予止血药物治疗，输液和输血，出血不止应手术止血。一般肾癌根治术，腹膜后引流管术后**7天**考虑拔除。

④感染：术后保持切口敷料干燥清洁，如有污染及时更换，遵医嘱应用抗生素，嘱患者多饮水。

8. 健康教育

（1）给患者讲解肾癌的相关知识，使之能更好地配合手术等治疗和护理。

（2）保证充足的休息，适当锻炼身体，避免重体力活动，告知患者戒烟，加强营养，增强体质。

（3）遵医嘱随诊，定期复查B超、CT和血尿常规，及时发现肾癌复发或转移。

八、膀胱癌

【复习指南】本部分内容难度不大，历年必考，应作为重点复习。膀胱癌的临床表现、辅助检查及护理措施应熟练掌握；病因病理、护理问题、治疗要点及健康教育应掌握。

1. 病因

（1）长期接触某些致癌物质：化学物质有2－萘胺、联苯胺、4－氨基双联本、4－硝基双联苯等。某些职业人员，如从事燃料、纺织、皮革、橡胶、油漆、印刷等工作的人员发生膀胱癌的危险性较大。

（2）吸烟：是最常见的因素，大约1/3的膀胱癌与吸烟有关。

（3）膀胱慢性感染与异物长期刺激：也会增加膀胱癌的危险。

（4）其他：长期大量服用镇痛药如非那西丁、内源性色氨酸的代谢异常等，均可能成为膀胱癌的病因或诱因。

2. 临床表现

（1）症状：①血尿是膀胱癌的最常见和最早出现的症状，常表现为**间歇性无痛性肉眼血尿**，可自行减轻或停止，让病人误以为病情好转或治愈而延误治疗；②膀胱刺激征，尿频、尿急、尿痛，多为膀胱癌的晚期表现；③三角区及膀胱颈部肿瘤可梗阻膀胱出口，造成排尿困难，甚至尿潴留，骨转移病人有骨痛，腹膜后转移或者肾积水可出现腰痛。

（2）体征：多数病人无明显体征。当肿瘤增大到一定程度时可触及腹部肿块，发生肝转移或者淋巴转移时可扪及肿大的肝或锁骨上淋巴结。

3. 辅助检查

（1）尿脱落细胞学检查：在病人的新鲜尿液中，易发现脱落的肿瘤细胞，简便易行，所以该检查可作为血尿的初步筛选，也可以用于肿瘤治疗的效果评价。

（2）影像学检查：①B超检查，膀胱充盈的情况下可以看到肿瘤的位置、大小等特点；②CT、MRI检查，除能观察到肿瘤的位置、大小外，还能观察到肿瘤与膀胱壁的关系，可以发现肿瘤浸润膀胱壁深度及局部转移肿大的淋巴结；③IVU可了解肾盂、输尿管有无肿瘤及膀胱肿瘤对上尿路的影响，如有患侧肾积水或肾影响不良，常提示肿瘤已侵及输尿管口，膀胱造影可见膀胱缺损。

（3）膀胱镜检查：是诊断膀胱癌最直接、最重要的方法，镜下可以取组织做病理学检查。

4. 治疗要点

（1）手术治疗：①经尿道膀胱肿瘤切除术，切除范围包括肿瘤基底部分周围2cm的膀胱黏膜。②膀胱部分切除术，切除范围包括距离肿瘤2cm以内的全层膀胱壁，如肿瘤累及输尿管口，切除后需做输尿管膀胱吻合术。③根治性膀胱切除术，适用于反复发作、多发或侵犯膀胱颈、三角区的膀胱肿瘤，切除包括膀胱、前列腺和精囊。膀胱切除术后需要行尿流改道和膀胱替代，最常用的是回肠或结肠代替膀胱术。

（2）化学治疗：有全身化疗及膀胱灌注化疗等方式，全身化疗的适用于有转移的晚期病人，为预防复发对保留膀胱的患者术后可选用膀胱内灌注化疗药物。

（3）放射治疗：作为辅助治疗，但治疗效果尚未确定。

5. 护理问题

（1）焦虑与恐惧　与对癌症的恐惧、害怕手术和担心治疗效果及愈后有关。

（2）自我形象紊乱　与膀胱切除术、尿流改道术后排尿方式的改变有关。

（3）潜在并发症：出血、感染、尿瘘。

6. 护理措施

（1）术前护理

①疾病知识及心理护理：给病人讲解手术、尿流改道术对治疗的重要性，告知病人术后尿流改道可自行护理且不影响日常生活，同时鼓励家属多关心支持病人，增强病人战胜疾病的信心；

②饮食与营养：指导病人进食高热量、高蛋白、高维生素、易于消化的饮食，必要时遵医嘱给予静脉补液；

③肠道准备：行肠道代替膀胱者需做肠道准备，术前3日进食少渣半流食，术前1～2日起进食无渣流食，口服肠道不吸收抗生素，术前1日及术晨进行肠道清洁；

④其他：术前2周开始戒烟，积极治疗呼吸道感染。

（2）术后护理

①术后病情观察与体位：严密监测生命体征、神志及尿量的变化，生命体征平稳后取半卧位，利于引流和呼吸。

②引流管的护理：观察各个引流管的颜色、性质、量，认真记录，发现异常及时通知医生处理。

③代膀胱冲洗：为预防代膀胱的肠黏液过多可适当增加次数，方法是病人术后3日开始行代膀胱冲洗，每日1～2次，如果肠黏液过多可适当增加次数，病人取平卧位，用生理盐水或5%的碳酸氢钠溶液作为冲洗液，温度控制在36℃左右，每次用注射器抽取30～50ml溶液，连接代膀胱造口管注入冲洗液，低压缓慢冲洗，并开放导尿管引出冲洗液，反复多次，直至冲洗液澄清即可。

④造口护理：及时清理造口及周围皮肤黏液，保证尿液顺利流出，术后造口周围皮肤可见白色粉末状晶体，是细菌分解尿酸而成，可先用醋酸清洗后用清水清洗。

⑤并发症的观察与护理：**出血**时患者会出现血压下降、脉搏加快，引流引出鲜血，每小时超过100ml以上及时报告医生；感染，观察病人体温变化，保持切口敷料干燥清洁，如有

渗出及时更换敷料，更换引流袋应严格执行无菌操作原则，遵医嘱应用抗生素；发生尿瘘时病人会出现体温升高，腹痛，白细胞计数升高等感染迹象，应取半卧位，保持引流通畅，盆腔引流可连接负压吸引器，遵医嘱应用抗生素，通常情况下尿瘘可自行愈合，如不能控制者由医生手术处理。

⑥膀胱灌注化疗的护理：主要用于保留膀胱的病人，术后早期每周 1 次，告知病人灌注前 4 小时禁饮水，排空膀胱，常规消毒外阴及尿道口，置入导尿管，将化疗药或者 BCG 溶于生理盐水 30 ～ 50ml 经导尿管注入膀胱 1 ～ 2 小时，协助病人 15 ～ 30 分钟变换体位 1 次，分别取俯、仰、左、右侧卧位，灌注后告知病人多饮水，每日饮水量要保证在 2500 ～ 3000ml，起到生理性冲洗膀胱的作用，减轻化疗药对尿道黏膜的刺激。

7. 健康教育

（1）自我护理：给患者讲解尿袋的相关护理知识。

（2）原位新膀胱训练：①逐渐提高贮尿功能，夹闭导尿管，初期每 30 分钟放尿 1 次，逐渐延长至 1 ～ 2 小时，放尿前收缩会阴轻压下腹部，感受膀胱充盈感；②肛提肌训练，待拔除所有引流管后，即可进行肛提肌训练以锻炼会阴部和盆底肌肉（收缩会阴及肛门，30 次为 1 组，每天完成 30 组）；③定时排尿，最初每 2 小时排尿 1 次，选择坐位排尿以增加腹部压力，夜间应用闹钟每 2 小时闹醒，每次确保将尿液排尽，3 ～ 6 个月后逐渐延长排尿间隔为 3 ～ 4 小时，改为站立排尿（如有尿失禁情况，夜间可用尿不湿）；④坚持每日饮水 2 ～ 3L，以训练膀胱的充盈量。

（3）定期复诊：保留膀胱手术的患者，告知其每 3 个月复查膀胱镜 1 次，2 年无复发者可以每半年复查 1 次；根治性手术后遵医嘱终身随访。

九、宫颈癌

【复习指南】本部分内容有一定难度，历年必考，应作为重点复习。宫颈癌的临床表现、辅助检查、腹部手术的一般护理、会阴部手术的一般护理应熟练掌握。

1. 病因及病理

（1）病因：发病因素目前尚不清楚，目前认为可能是多种因素综合引起，包括不良性行为及婚育史（早婚、早育、多产、性乱史），病毒感染（HPV），其他（吸烟、种族等）。

（2）病理：根据肿瘤的组织来源分为鳞状细胞癌（80% ～ 85%）、腺癌和腺鳞癌。按宫颈病变的发生和发展可分为宫颈上皮内瘤变（CIN）和宫颈浸润癌。

2. 临床表现

（1）阴道流血：主要表现为接触性阴道流血。

（2）阴道排液：多为白色或血性、稀薄如水样或米泔样排液，伴恶臭。

（3）疼痛：晚期病人可出现持续性腰骶部或坐骨神经痛。

3. 辅助检查

（1）妇科检查：通过双合诊或三合诊可见不同临床分期病人的局部体征。

（2）宫颈刮片细胞学检查：此检查是目前发现宫颈癌前期病变和早期宫颈癌的普查常用方法。

（3）碘试验。

（4）阴道镜检查。

（5）宫颈和宫颈管活体组织检查：该方法是确诊宫颈癌前期病变和宫颈癌的最可靠方法。

(6) 宫颈锥切术：适用于宫颈刮片检查多次阳性而宫颈活检阴性者；或宫颈活检为原位癌需要确诊者。

4. 治疗要点　根据临床分期、病人年龄、生育要求和全身情况等综合分析制订治疗方案。采用以手术和放疗为主、化疗为辅的综合治疗方案。

5. 护理问题

(1) 恐惧　与确诊宫颈癌需要进行手术治疗有关。

(2) 排尿异常　与宫颈癌根治术后影响膀胱正常张力有关。

6. 护理措施

(1) 一般护理：①鼓励病人摄入足够的营养；②指导病人维持个人卫生，每日冲洗会阴2次，便后及时冲洗外阴并更换会阴垫。

(2) 术前护理：术前3天选用消毒剂或氯己定等消毒宫颈及阴道。

(3) 术后护理：密切观察病人生命体征及出入量，认真观察引流液性状及量，按医嘱于术后48～72小时取出引流管，术后7～14天拔尿管。拔尿管前3天进行膀胱功能训练促使恢复正常排尿功能。

7. 健康教育

(1) 疾病预防：加强防癌检查的普及力度，30岁以上妇女每1～2年应进行1次宫颈刮片检查，及早发现并治疗。

(2) 出院指导：随访时间为出院后1年内第1个月进行首次随访，以后每2～3个月1次；出院后第2年，每3～6个月1次；出院后第3～5年，每半年复查1次；自第6年开始，每年复查1次，随访中注意有无任何症状及时随诊。

附：妇科手术患者的一般护理

(一) 腹部手术患者的一般护理

1. 手术前准备

(1) 心理支持。

(2) 术前指导：①术前向病人解释术前准备的内容及手术相关事宜；②积极处理术前合并症，保证手术按期进行；③术前指导病人摄入高蛋白、高热量、高维生素及低脂肪全营养饮食。

2. 手术前1日护理

(1) 皮肤准备：采用顺毛、短刮方式进行备皮，范围是上自剑突下，下至两大腿上1/3处及外阴部，两侧至腋中线。

(2) 消化道准备：术前1日灌肠1～2次或口服缓泻药；术前8小时禁食，术前4小时禁水。有肠道转移者需从术前3日开始进无渣半流饮食并按医嘱给肠道抑菌药物。

3. 手术日护理

(1) 常规安置导尿管。

(2) 子宫全切术者，手术日晨阴道常规冲洗后分别用2.5%碘酒、75%乙醇消毒宫颈口，擦干后再用1%甲紫涂宫颈及阴道穹窿进行标记，并用大棉球擦干。

4. 手术后护理

(1) 体位：根据手术及麻醉方式决定病人的术后体位。病情稳定的病人术后次晨可采取半卧位。

（2）观察生命体征和尿量：密切观察病人术后的生命体征和尿量并进行记录，如有异常及时上报。

（3）观察切口情况和留置管：观察切口有无渗血、渗液，采用腹带包扎腹部；观察引流管情况，引流液一般24小时内不超过200ml，性状为淡血色或浆液性，引流量逐渐减少。

（4）术后常见并发症：①腹胀，多因术中肠管受到激惹所致，如术后48小时肠蠕动仍未恢复应排除麻痹性肠梗阻的可能；可采用生理盐水低位灌肠、热敷、术后早期下床活动等预防或减轻腹胀；②泌尿系统感染，包括尿潴留和尿路感染，前者多数因排尿习惯改变或术后留置尿管的机械刺激所致，可术后鼓励病人定时排尿，增加液体入量等帮助建立排尿反射，后者术后出现尿路刺激征时按医嘱进行尿培养确定是否有泌尿道感染，相应采用抗生素治疗；③切口血肿、感染、裂开，切口出血较多或压痛明显、肿胀、有波动感时应考虑切口血肿，如遇异常情况及时报告医生协助处理。

5. 出院准备　①术后2个月避免增加盆腔充血活动；②避免阴道冲洗和性生活；③出现异常情况及时报告医生；④定期复查。

（二）外阴、阴道手术患者的一般护理

1. 术前准备

（1）心理准备：注意保护病人隐私，减轻病人羞怯感，理解病人，耐心解答疑问并给予指导。

（2）全身情况准备：正确评估病人全身情况，如有合并症应给予纠正。

（3）健康教育：向病人讲解疾病相关知识及术前术后注意事项。

（4）皮肤准备：每日清洗外阴，于术前1日行皮肤准备，备皮范围上至耻骨联合上10cm，两侧至腋中线，下至外阴部、肛门周围、臀部及大腿内侧上1/3。

（5）肠道准备：术前3天进少渣饮食，按医嘱给肠道抗生素，术前1日禁食，给予静脉补液；术前日晚及术晨行清洁灌肠。

（6）阴道准备：为防止术后感染，在术前3日开始阴道准备，行阴道冲洗或坐浴，每日2次，常用1∶5000的高锰酸钾、0.2%的碘伏或1∶1000苯扎溴铵溶液；术晨用消毒液行阴道消毒。

2. 手术后护理

（1）体位：根据不同手术采取相应的体位。处女膜闭锁及有子宫的先天性无阴道病人术后采取半卧位；外阴癌行外阴根治术后的病人采取平卧位；行阴道前后壁修补或盆壁修补术后的病人采取平卧位，禁止半卧位。

（2）切口护理：术后密切观察会阴切口有无渗血、红、肿、热、痛等炎性反应；注意阴道分泌物的量、性、色、味；注意保持外阴清洁、干燥，每日行外阴擦洗2次，排便后清洁外阴防止感染。

（3）肠道护理：控制首次排便时间，防止感染。

（4）避免增加腹压：避免增加腹压的动作（长期下蹲、用力大便、咳嗽），以防影响伤口愈合。

（5）出院指导：一般休息3个月；禁止性生活及盆浴；保持外阴部清洁；避免重体力劳动及增加腹压；出院后定期复诊，如有病情变化及时就诊。

十、子宫肌瘤

【复习指南】本部分内容难度不大，历年常考，应作为重点复习。子宫肌瘤的临床表现、治疗要点应掌握。

1. 病因及病理

（1）病因：确切病因尚未明确，可能与女性性激素长期刺激有关。

（2）病理：多为单个或多个球形实质性包块，肌瘤的颜色和硬度与所含纤维组织多少有关；镜检下细胞大小均匀，排列成漩涡状或栅状。

2. 临床表现

（1）月经改变：浆膜下肌瘤、肌壁间小肌瘤常无明显症状；大的肌壁间肌瘤可致月经周期缩短，经期延长，经量增多；黏膜下肌瘤可导致月经量过多，经期延长等，长期月经量过多可导致患者伴有不同程度的贫血。

（2）下腹部肿块：逐渐增大的黏膜下肌瘤可于下腹正中扪及块物。

（3）白带增多：肌壁间肌瘤可伴有盆腔充血致白带增多。

（4）腹痛、腰酸、下腹坠胀：常腹痛，可伴有腰酸、下腹坠胀感，月经期加重。带蒂肌瘤发生蒂扭转时可出现急性腹痛。

（5）压迫症状：当肌瘤增大时可压迫邻近器官，出现尿频、尿急、便秘等症状。

（6）不孕或流产：子宫肌瘤可能影响精子进入宫腔，妨碍受精、孕卵着床，造成不孕或流产。

3. 辅助检查

（1）妇科检查：通过双合诊或三合诊发现不同类型子宫肌瘤的局部体征。

（2）其他：肌瘤体积较小、症状不明显者可借助探针、子宫输卵管造影、B 超显像及内镜等辅助检查方法协助诊断。

4. 治疗要点　根据病人的年龄、症状、肌瘤大小和数目、生长部位及对生育功能的要求等情况进行全面分析后选择合适的治疗方案。

（1）非手术治疗：肌瘤小、症状不明显，或已围绝经期的女性可每半年定期复查，加强随访观察；肌瘤小于 2 个月妊娠子宫大小，症状不明显或较轻者，近绝经期或全身情况不宜手术者，排除子宫内膜癌后可采用药物对症治疗。

（2）手术治疗：是目前子宫肌瘤的主要治疗方法。适应证包括：月经过多致继发贫血，药物治疗无效；严重腹痛、性交痛或慢性腹痛、合并蒂肌瘤扭转引起的急性腹痛；有膀胱、直肠压迫症状；导致不孕或反复流产的唯一原因者；肌瘤生长较快怀疑恶变者。常见的手术方式有：①肌瘤切除术；②子宫切除术；③新微创治疗术。

5. 护理问题

（1）知识缺乏：缺乏子宫切除术后保健知识。

（2）个人应对无效　与选择子宫肌瘤治疗方案的无助感有关。

6. 护理措施

（1）提供信息，增强信心：①讲解有关疾病知识，纠正病人错误认识；②帮助病人合理利用资源及支持系统，减轻无助感；③消除病人不必要的顾虑，增强康复信心。

（2）积极处理，缓解不适：①严密观察生命体征变化；②协助医生完成血常规及凝血功能检查；③收集会阴垫，评估出血量；④遵医嘱给予止血药和子宫收缩药；⑤对症治疗缓解尿潴留、便秘症状；⑥手术前进行常规护理。

（3）鼓励病人参与决策过程。

（4）子宫肌瘤合并妊娠者的护理：子宫肌瘤合并妊娠者应及时就诊，主动接受并配合医疗指导。子宫肌瘤合并中晚期妊娠者需要定期接受孕期检查，多能自然分娩，不需急于干预；若肌瘤导致难产发生时应按医嘱做好剖宫产术前准备及术后护理。

7. 健康教育

（1）随访指导：采取非手术治疗的病人，护士要使其明确随访的时间、目的及联系方式，主动配合按时接受随访指导。

（2）用药指导：向病人讲明药物名称、用药目的、剂量、方法及可能出现的不良反应及应对措施。

（3）术后随访：手术后1个月返院进行术后复查，全面评估身心状况。

十一、卵巢肿瘤

【复习指南】本部分内容难度不大，历年常考。卵巢肿瘤的并发症应熟练掌握；病因、临床表现、治疗要点及健康教育应掌握。

1. 病因　卵巢肿瘤可发生于任何年龄，约1/4的卵巢恶性肿瘤病人有家族史，卵巢癌的发病可能与高胆固醇饮食、内分泌因素有关。

2. 临床表现

（1）卵巢良性肿瘤：初期肿瘤较小，病人多无症状；当肿瘤增大时可感腹胀或扪及肿块，较大肿瘤可出现压迫症状。

（2）卵巢恶性肿瘤：早期多无自觉症状；晚期可出现肿块及腹水、腹痛或下腹疼痛、不规则阴道流血，病人呈明显消瘦、贫血等恶病质现象。

3. 并发症

（1）蒂扭转：约10%卵巢肿瘤发生蒂扭转。典型症状为突然发生一侧下腹剧痛，常伴恶心、呕吐甚至休克。一经确诊应尽快手术。蒂的组成：骨盆漏斗韧带、输卵管、卵巢固有韧带。

（2）破裂：包括外伤性破裂和自发性破裂，可发现病人腹部压痛、腹肌紧张，可有腹水征。

（3）感染：病人表现为腹膜炎征象，应先用抗生素，后手术切除肿瘤。

（4）恶变：肿瘤短期内迅速生长应考虑恶变可能，诊断后尽早手术。

4. 治疗要点　一经确诊首选手术治疗。手术范围根据肿瘤性质、病变累及范围和病人年龄、生育要求等多方面综合考虑。

5. 护理问题

（1）焦虑　与发现盆腔包块有关。

（2）身体意象紊乱　与切除子宫、卵巢有关。

（3）营养失调：低于机体需要量　与癌症、化疗药物的治疗反应有关。

6. 健康教育

（1）随访指导：卵巢癌易复发，病人需长期接受随访和监测。

（2）预防保健：①提倡高蛋白、富含维生素A的饮食，避免高胆固醇饮食，高危人群预防性口服避孕药；②普查防治，30岁以上女性每年进行一次妇科检查，高危人群每半年一次；③乳腺癌、子宫内膜癌、胃肠癌等患者术后随访中定期接受妇科检查，确定有无卵巢转移癌。

十二、绒毛膜癌

【复习指南】本部分内容有一定难度，历年常考。绒毛膜癌的转移部位及治疗要点应熟练掌握；临床表现及护理措施应掌握。

1. 临床表现　大多数绒毛膜癌经血行播散，临床症状和体征视转移部位而异。最常见的转移部位是肺（80%），其次是阴道（30%）、盆腔（20%）、肝（10%）、脑（10%）等，各转移部位共同特点是局部出血。

（1）肺转移：常见症状为咳嗽、血痰或反复咳嗽、胸痛及呼吸困难。转移灶较小时可无任何症状。

（2）阴道转移：常累及阴道前壁，局部表现紫蓝色结节，破溃后引起不规则阴道流血。

（3）肝转移：表现为上腹部或肝区疼痛。

（4）脑转移：预后凶险，按病情进展分为瘤栓期、脑瘤期、脑疝期。

（5）其他转移：包括脾、肾、膀胱、消化道等。

2. 治疗要点　以化疗为主，手术和放疗为辅。

3. 护理问题

（1）角色紊乱　与较长时间住院和接受化疗有关。

（2）潜在并发症：肺转移、阴道转移、脑转移。

4. 护理措施

（1）阴道转移者：①禁止做不必要的检查和窥阴器检查，卧床休息、密切观察阴道转移灶情况；②配血备用，准备好各种抢救器械和物品；③若发生破溃大出血及时通知医生配合抢救，保持外阴清洁，严密观察阴道出血情况及生命体征，同时观察有无感染及休克。

（2）肺转移者：①卧床休息，呼吸困难者给予半卧位并吸氧；②按医嘱给予镇静药及化疗药物；③大量咯血时立即让病人取头低患侧卧位并保持呼吸道通畅，配合医生进行止血抗休克治疗。

（3）脑转移者：①尽量卧床休息、防止意外损伤；②密切观察颅内压增高症状；③按医嘱给药；④采取必要护理措施预防跌倒、吸入性肺炎、压疮等。

十三、葡萄胎及侵蚀性葡萄胎

【复习指南】本部分内容有一定难度，历年必考，应作为重点复习。葡萄胎及侵蚀性葡萄胎的临床表现、随访指导应熟练掌握；病因及病理、治疗要点、护理问题及护理措施应掌握。

1. 病因

（1）葡萄胎：完全性葡萄胎可能与年龄（＜20 岁及＞35 岁）、葡萄胎既往史、营养因素（维生素 A 缺乏）、感染因素、细胞遗传异常有关；部分性葡萄胎可能与口服避孕药和不规则月经有关，但与年龄和饮食因素无关。

（2）侵蚀性葡萄胎：多继发于葡萄胎后，仅少数继发于流产或足月产后。

2. 病理

（1）葡萄胎：病变局限于子宫腔内，不侵入肌层，也不发生远处转移。完全性葡萄胎水泡状物占满整个宫腔，无胎儿及其附属物；部分性葡萄胎仅部分绒毛变为水泡，常合并胚胎或胎儿组织，胎儿多已死亡或多伴有畸形。

（2）侵蚀性葡萄胎：大体检查可见子宫肌壁内有水泡状组织。当侵袭子宫浆膜层时可见子宫表面出现紫蓝色结节；镜下可见绒毛结构及滋养细胞增生和分化不良。

3. 临床表现

（1）葡萄胎：完全性葡萄胎病人最常见的症状为停经 8～12 周开始出现不规则阴道流血，血中可发现水泡状物。半数病人因葡萄胎迅速增长及宫腔内积血可导致子宫异常增大、变软。患者妊娠呕吐出现时间早，症状严重，持续时间长。妊娠期高血压疾病征象多发生于子宫异常增大和 hCG 水平异常升高者。大量 hCG 刺激可导致卵巢黄素化囊肿，其破裂或扭转时可导致急性腹痛。少数病人可出现甲状腺功能亢进征象；部分性葡萄胎患者除阴道流血外其症状不典型。

（2）侵蚀性葡萄胎：葡萄胎清宫后、流产或足月产后出现不规则阴道流血，量多少不定，也可表现为一段时间的正常月经后再停经然后又出现阴道流血。葡萄胎排空后 4～6 周子宫复旧不全或不均匀增大。卵巢黄素化囊肿可持续存在，若发生扭转或破裂可出现急性腹痛。少数伴有假孕症状。

4. 治疗要点

（1）葡萄胎：一旦确诊及时清除宫腔内容物，如黄素化囊肿蒂扭转且卵巢血供发生障碍应手术切除患侧卵巢。

（2）侵蚀性葡萄胎：化疗是侵蚀性葡萄胎的主要治疗方法，手术和放疗为辅。

5. 护理问题

（1）葡萄胎

①焦虑　与担心清宫手术及预后有关。

②自尊紊乱　与分娩的期望得不到满足及对将来妊娠担心有关。

③有感染的危险　与长期阴道流血、贫血造成免疫力下降有关。

（2）侵蚀性葡萄胎：角色紊乱　与较长时间住院和接受化疗有关。

6. 护理措施

（1）葡萄胎：①心理护理；②严密观察病情，观察每次阴道排出物，一旦发现水泡状组织及时送检；③做好术前准备及术中护理，采用吸刮术进行清宫，刮出物选取靠近宫壁组织送检。

（2）侵蚀性葡萄胎：①严密观察生命体征变化；②做好治疗配合；③减轻不适；④心理护理。

7. 健康教育

（1）葡萄胎

①运动与饮食指导：摄取高蛋白、富含维生素 A、易消化饮食；适当活动，保证充足的睡眠时间和质量。

②每次刮宫术后禁止性生活及盆浴 1 个月防止感染。

③预防性化疗：年龄＞40 岁、刮宫前 hCG 值异常升高、刮宫后 hCG 不进行性下降、子宫比相应的妊娠月份明显大或短期迅速增大、黄素化囊肿直径＞6cm、出现可疑的转移灶或不能按时随访病人可采用预防性化疗。

④随访指导：内容包括 hCG 定量测定，葡萄胎清空后每周 1 次，直至连续 3 次，正常后每月 1 次持续至少半年，此后可每半年 1 次，共随访 2 年；同时注意月经是否规律、有无阴

道异常流血，有无咳嗽、咯血及其他转移灶症状，定时做妇科检查等；⑤避孕，随访期间严格避孕1年，首选避孕套，可选口服避孕药，一般不选用宫内节育器。

（2）侵蚀性葡萄胎：①运动与饮食指导，摄取高蛋白、高维生素、易消化饮食，增强机体抵抗力；注意休息，不过分劳累；②注意外阴清洁，防止感染，节制性生活，做好避孕指导；③出院后严密随访，2年内的随访同葡萄胎，2年后仍需每年1次，持续3～5年，随访内容同葡萄胎。

十四、白血病

【复习指南】本部分内容有一定难度，历年必考，应作为重点复习内容。白血病的病因、急性白血病的临床表现、辅助检查、护理问题、护理措施及慢性白血病的临床表现应熟练掌握。

（一）分类

1. 急性白血病　起病急、进展快、病程短、仅为数月，细胞分化停滞在较早阶段，骨髓和外周血中以原始和早期幼稚细胞为主。可分为急性淋巴细胞白血病（急淋）、急性非淋巴细胞白血病（急非淋）或急性髓系白血病。

2. 慢性白血病　起病缓、进展慢、病程长、可达数年，细胞分化停滞在较晚阶段，骨髓和外周血中多为较成熟的幼稚细胞和成熟细胞。临床常见的有慢性粒细胞白血病及慢性淋巴细胞白血病，少见类型有毛细胞白血病、幼淋巴细胞白血病等。

（二）病因

白血病病因目前尚不明确，可能与生物因素（病毒感染及自身免疫功能异常）、化学因素（有毒化学物质）、放射因素（X线、电离辐射等）、遗传因素（家族性白血病）、其他血液病（淋巴瘤、多发性骨髓瘤等）有关。

（三）急性白血病

1. 临床表现

（1）贫血：常为首发症状、呈进行性加重，半数病人就诊时已为重度贫血。部分病人因月经过多或拔牙后出血不止而就医被发现。

（2）发热：持续发热是急性白血病最常见的症状和就诊的主要原因之一，大多数病人发热由继发感染所致，也是导致急性白血病病人死亡最常见的原因之一，主要表现为持续低热或高热甚至超高热，可伴有畏寒或寒战及出汗等；同时白血病本身可导致肿瘤性发热，主要表现为持续性低至中度发热，可有高热。

（3）出血：病人在整个病程中都有不同程度的出血，明显的出血倾向也是就诊的主要原因之一，出血可发生于全身任何部位，以皮肤瘀点、瘀斑、鼻出血、牙龈出血、月经过多等常见。急性早幼粒细胞白血病容易并发DIC，是急性白血病亚型中出血倾向最明显的一种。

（4）器官和组织浸润的表现：①急性白血病可有轻中度肝脾大；②骨骼、关节痛是白血病常见的症状，可出现胸骨下段局部压痛；③可有牙龈增生、肿胀；皮肤可出现蓝灰色斑丘疹；④化疗药物可导致中枢神经系统白血病，轻者表现为头痛、头晕，重者可呕吐、视盘水肿、视物模糊、抽搐、昏迷等。

2. 辅助检查

（1）血象：白细胞过高或过低，血涂片分类检查可见数量不等的原始和幼稚细胞，约50%的病人血小板过低。

（2）骨髓象：骨髓穿刺检查是急性白血病必查项目和确诊的主要依据。多数病人骨髓象呈增生明显活跃或极度活跃，可形成“裂孔”现象。原始细胞占全部骨髓有核细胞的30%以上一般可做出诊断。

（3）细胞化学：主要用于急淋、急粒及急单白血病的诊断与鉴别诊断。

3. 治疗要点

（1）对症治疗：当病人出现高白细胞血症时（表现为呼吸窘迫、低氧血症、头晕、反应迟钝、中枢神经系统出血等），可使用血细胞分离机同时给予化疗药物和碱化尿液；防治感染是降低死亡率的关键，如出现发热及时查明原因使用抗生素；严重贫血者可吸氧，输浓缩红细胞，改善贫血；血小板过低者可输单采血小板悬液；嘱病人多饮水或静脉补液防治尿酸性肾病；纠正水、电解质及酸碱平衡失调。

（2）化学药物治疗：化疗是目前白血病治疗的最主要方法，也是造血干细胞移植的基础。急性白血病化疗过程分为诱导缓解和缓解后治疗两个阶段。

（3）造血干细胞移植：可采用自体或异体移植，造血干细胞移植治疗急性白血病的疗效高于普通化疗。

4. 护理问题

（1）有受伤的危险：出血　与血小板减少、白血病细胞浸润有关。

（2）有感染的危险　与正常粒细胞减少、化疗有关。

（3）悲伤　与急性白血病治疗效果差、死亡率高有关。

（4）活动无耐力　与急性白血病治疗效果差、死亡率高有关。

（5）潜在并发症：化疗药物的不良反应。

5. 护理措施

（1）出血护理：①病情观察，注意观察病人出血的情况，及时发现并处理；②避免增加出血的危险或加重出血，应做好病人的休息与饮食指导；③出血明显者可遵医嘱输血或输注血浆制品。

（2）感染护理：①做好保护性隔离，对于粒细胞缺乏的病人尽量减少探视，避免交叉感染；②若病人出现感染征象，协助医生进行处理并遵医嘱应用抗生素。

（3）化疗患者护理

①预防静脉炎及组织坏死：合理应用静脉，首选中心静脉置管；静脉注射前先用生理盐水冲洗确定无误后缓慢推注，药物输注完毕后再次用生理盐水冲洗；如药物外渗立即停止输注，回抽皮下药液，评估外渗情况进行解毒、封闭、涂抹软膏并局部冷敷、抬高外渗部位；若发生静脉炎局部血管禁止静脉注射，患处防止受压。

②骨髓抑制防护：每次化疗疗程结束后复查骨髓象，了解治疗效果，避免应用其他抑制骨髓的药物；一旦出现骨髓抑制，需加强贫血、感染和出血的预防、观察和护理。

③消化道反应的防护：良好的进餐环境和休息，选择合适的进餐时间，减轻胃肠道反应，饮食指导，少食多餐。

④口腔护理：减少溃疡面感染，促进愈合。加强口腔护理，教会病人漱口液和溃疡用药的方法。口腔炎是急性白血病患者常见的感染。

（四）慢性白血病

1. 临床表现

（1）慢性期：起病缓，早期常无自觉症状，随病情发展可出现乏力、低热、多汗或盗汗、体重减轻等代谢亢进表现；脾大为最突出体征；多数病人伴有胸骨中、下段压痛。

（2）加速期：主要表现为原因不明的高热、虚弱、体重下降、脾迅速肿大，骨、关节痛及逐渐出现贫血、出血。

（3）急变期：其表现与急性白血病类似。

2. 护理措施

（1）疼痛护理：①病情观察，每天测量病人脾大小，注意有无压痛，观察有无脾破裂的表现；②缓解脾胀痛，尽量卧床休息，左侧卧位；指导病人少食多餐，尽量避免弯腰和碰撞腹部。

（2）预防尿酸性肾病：①病情观察，化疗期间定期检查各项指标注意观察是否有血尿或腰痛发生，一旦出现血尿停止用药并检查肾功能；②补充水分，鼓励病人多饮水，化疗期间保证饮水量3000ml/d以上；③用药护理，遵医嘱口服别嘌醇抑制尿酸形成，告知病人每半小时排尿1次，持续5小时。

十五、骨肉瘤

【复习指南】本部分内容有一定难度，历年必考，应作为重点复习内容。骨肉瘤的临床表现、护理问题、护理措施应熟练掌握。

1. 临床表现

（1）早期：局部隐痛，可发生在肿瘤出现之前；骨端近关节处见肿块，伴有压痛，局部皮肤温度高，静脉怒张。

（2）晚期：疼痛由间断性疼痛演变为持续性剧烈疼痛，夜间尤为明显；肿块增大时累及关节，出现关节活动受限，可伴病理学骨折；晚期肺转移发生率较高。

常见骨肿瘤特点区分见表13－3。

表13－3　常见骨肿瘤特点区分

	性质	好发人群	好发部位
骨软骨瘤	良性	青少年	长骨干骺端，如股骨远端、胫骨近端、肱骨近端
骨巨细胞瘤	交界性	20～40岁，女性略多	长骨干骺端和椎体，特别是股骨远端、胫骨近端
骨肉瘤	恶性	青少年	股骨远端、胫骨近端和肱骨近端的干骺端

2. 辅助检查

（1）实验室检查：血清碱性磷酸酶、乳酸脱氢酶中度至大幅度升高。

（2）影像学检查：出现Codman三角；随肿瘤迅速增长可出现“日光射线”形态。

3. 治疗要点　明确诊断后采用以手术为主的综合治疗，及时进行新辅助化疗。截肢平面应超过患骨的近侧关节。

4. 护理问题

（1）恐惧　与担心肢体功能丧失和预后不良有关。

（2）疼痛　与肿瘤浸润压迫周围组织、病理性骨折、手术创伤、术后幻肢痛有关。

（3）躯体活动障碍　与疼痛、关节功能受损及制动有关。

（4）自我形象紊乱　与手术和化疗引起的不良反应有关。

（5）潜在并发症：病理性骨折。

5. 护理措施

（1）术前护理：①心理护理，鼓励患者积极配合治疗，提供心理支持，促进病人配合术前准备；②缓解疼痛，指导病人采取适当体位、避免诱发或加重疼痛的操作，与患者共同讨论缓解疼痛的有效措施，按医嘱进行药物镇痛。

（2）术后护理

①促进关节功能恢复：术后患肢抬高，预防肿胀，保持功能位，预防畸形，膝部手术后采用膝关节屈曲15°，髋部手术采用髋关节外展中立或内旋，防止发生内收、外旋脱位；术后早期卧床休息，避免过度活动，根据康复情况开始适当活动；教会病人正确使用拐杖、轮椅协助活动。

②提供康复相关知识：术前2周指导下肢手术病人做股四头肌等长收缩锻炼；术后48小时开始做肌肉等长收缩训练促进血液循环；行人工关节置换术者术后一般不需要外固定，2～3周后开始关节功能训练；术后3周进行患处远侧和近侧关节活动；术后6周进行重点关节活动，扩大活动范围；可采用辅助理疗利用器械进行功能锻炼。

③预防病理性骨折：搬运病人过程应轻柔避免暴力，翻身予以协助，注意保护患肢，防止跌倒，如发生骨折按骨折常规处理。

④截肢术后护理：术后24～48小时抬高患肢预防肿胀，下肢截肢者每3～4小时俯卧20～30分钟，仰卧时不可抬高患肢，术后残肢应用牵引或夹板固定在功能位置防止关节挛缩；严密观察和预防术后出血、伤口感染等并发症，如渗血量多可采用棉垫加弹性绷带加压包扎，出血量大时须立即以沙袋压迫术区或在出血部位的近心端扎止血带压迫止血，术后出现伤口剧痛并伴体温升高，局部波动感可能有深部感染，需及时查找原因进行治疗；绝大多数截肢患者存在幻肢痛，护士应正确引导病人注视残肢，调节心理平衡；术后2周伤口愈合后开始功能锻炼。

6. 健康指导

（1）心理指导：指导病人保持平稳心态，促使病人逐渐接受和坦然面对自身形象。

（2）康复指导：帮助病人制订康复锻炼计划，指导病人按计划锻炼，调节肢体适应能力，指导病人正确使用各种助行器，以最大程度恢复病人的生活自理能力。

（3）自我监测：教会病人自我检查和监测，定期复诊，按时接受化疗，如有异常及时就医。

十六、颅内肿瘤

【复习指南】本部分内容难度不大，应作为重点复习。颅内肿瘤的临床表现、辅助检查及护理措施应熟练掌握；病因及病理、治疗要点及健康教育应掌握。

1. 分类

（1）原发性肿瘤：神经胶质瘤、脑膜瘤、垂体腺瘤、听神经瘤、颅咽管瘤。

（2）转移性肿瘤：多来源肺、乳腺、甲状腺、消化道等部位的恶性肿瘤。

2. 病理　颅内肿瘤的病因尚不明确。大量研究表明，细胞染色体上存在的癌基因加上各种后天诱因可使其发生。

3. 临床表现

（1）颅内压增高：90%以上的病人可出现颅内压增高症状和体征，通常呈慢性、进行性加重。若未得到及时治疗，轻者可发生视神经萎缩，约80%的病人引发视力减退，重者可引起脑疝。

（2）局部症状和体征：是脑瘤直接刺激、压迫和损坏脑组织而出现的局部神经功能紊乱的表现，因肿瘤部位不同，可出现意识障碍、癫痫发作、进行性运动或者感觉障碍、视力或视野障碍及共济运动失调等。位于脑干部位的肿瘤，早期可出现局部症状，而颅内压增高的症状出现较晚。

4. 辅助检查　CT 或 MRI 是诊断颅内肿瘤的首选方法，CT 或 MRI 发现腺垂体瘤，需要做血清内分泌激素的测定方可确诊。

5. 治疗要点

（1）降低颅内压：常用治疗方法有脱水、激素治疗、冬眠低温和脑脊液外引流等，来缓解症状，为手术治疗争取时间。

（2）手术治疗：是最直接、最有效的方法。若肿瘤不能完全切除，可行内压减压术、外减压术和脑脊液分流术等，以降低颅内压，延长生命。

（3）放射治疗：适用于肿瘤位于重要功能区或部位深不宜手术者，或者病人全身情况差不允许手术及对放射治疗比较敏感的颅内肿瘤。

（4）化学治疗：为重要的综合治疗方法之一。

（5）其他治疗：如免疫治疗、基因、中医中药治疗等。

6. 护理问题

（1）自理缺陷　与肿瘤压迫导致肢体瘫痪及开颅手术有关。

（2）潜在并发症：颅内压增高、颅内积液和假性囊肿、脑脊液漏、尿崩症。

7. 护理措施

（1）术前护理：颅内肿瘤的病人有各种神经功能障碍，术前认真评估，协助医生做好各项检查。对失语的患者选择有效的沟通方式，给予病人及家属心理护理，加强生活护理，特别是视、听觉障碍、面瘫、偏瘫的患者，预防跌倒及坠床，经口鼻蝶窦入路的手术病人做好剃胡须和剪鼻毛的准备。

（2）术后护理

①加强生活护理：保持口腔清洁，每日给予 2 次口腔护理。

②体位：幕上开颅术的病人术后应取健侧卧位，减轻切口压力；幕下开颅术后早期取去枕侧卧位或者侧俯卧位；经口鼻蝶窦入路的术后取半卧位有利于引流。后脑组织神经受损、吞咽功能障碍者只能取侧卧位，以免口咽部分泌物误入气管。体积较大的肿瘤切除术后，因颅腔留有较大空隙，24～48 小时内手术区应给予高位，以免翻动使脑和脑干移位，搬动病人或者为其翻身时，应有人扶持头部使头部颈部成一直线，防止头颈部过度扭曲或者震动。

③饮食护理：术后次日可进流食，以后逐渐过渡到半流食，普食。

④并发症的预防与护理：颅内压增高，术后密切观察生命体征、意识、瞳孔、肢体功能障碍和颅内压的变化，遵医嘱给予甘露醇和地塞米松等降低颅内压；颅内积液和假性囊肿，术后放置引流管引流；脑脊液漏，注意观察伤口、鼻、耳等处有无脑脊液漏，经蝶手术后避免剧烈咳嗽，以防止脑脊液鼻漏，若出现脑脊液漏应及时告知医生，做好相应的处理；尿崩症主要发生于鞍上手术后，病人出现多尿、多饮、口渴，每日尿量＞4000ml，尿比重低于 1.005，遵医嘱给予神经垂体治疗时，准确记录 24 小时出入量，根据尿量增减和血清电解质的水平调节用药剂量，尿量增多时，注意补钾。

8. 健康教育

（1）疾病的预防：适当休息，坚持锻炼，做到劳逸结合；保持积极乐观的心态，积极自理个人生活；合理饮食，多食高热量、高蛋白、高维生素、低脂肪、低胆固醇，少食动物脂肪、腌制的食物、少食辛辣刺激的食物，戒烟戒酒。

（2）疾病康复：神经功能缺损或者肢体活动障碍的患者，进行辅助治疗，加强肢体功能锻炼与看护，避免意外伤害。

（3）遵医用药，按时复查，如病情加重应及时就诊。

十七、乳腺癌

【复习指南】本部分内容难度较大，历年必考，应作为重点复习。乳腺癌的临床表现、辅助检查及护理措施应熟练掌握；病因病理、治疗要点及健康教育应掌握。

1. 病因　乳腺癌的病因尚未完全明确，可能与下列因素有关。

（1）激素作用：乳腺是多种内分泌激素的靶器官，其中雌酮及雌二醇对乳腺癌的发病有直接关系，20 岁之前发病较少，20 岁以后发病上升，45～50 岁较高，绝经后发病率继续上升，很可能与年老者雌酮含量升高有一定关系。

（2）家族史：一级亲属中有乳腺癌病史者的发病危险性是普通人群的 2～3 倍。

（3）月经婚育史：月经初潮年龄早、绝经年龄晚、不孕及初次足月产年龄较大者发病概率增加。

（4）乳腺良性疾病：多数认为乳腺小叶有上皮高度增生或不典型增生可能与本病有关。

（5）其他：饮食与营养、环境和生活方式对乳腺癌的发病均有影响。

2. 病理生理

（1）病理分型：①非浸润性癌，属于早期乳腺癌，预后较好。②早期浸润性癌，仍属早期乳腺癌，预后较好。③浸润性特殊癌，分化较高，预后尚可。④浸润性非特殊癌，约占乳腺癌类型的 80%，一般分化低，预后较上述类型差，尚需结合疾病分期等因素判断预后。包括浸润性小叶癌、浸润性导管癌、硬癌、髓样癌、单纯癌、腺癌等。

（2）转移途径：局部浸润和淋巴转移。淋巴转移的顺序：①癌细胞经胸大肌外侧淋巴管→同侧腋窝淋巴结→锁骨下淋巴结→锁骨上淋巴结→胸导管（左）或右淋巴管→静脉→远处转移；②癌细胞沿内侧淋巴管→胸骨旁淋巴结→锁骨上淋巴结→静脉→远处转移。前一条途径更为多见，腋窝淋巴结转移最常见。

3. 临床表现

（1）乳房肿块：早期表现为患侧乳房出现无痛性、单发小肿块，病人常在洗澡或更衣时无意中发现。肿块多位于乳房外上象限，质硬、表面不光滑，与周围组织分界不清，在乳房内不易被推动。晚期可出现肿块固定、卫星结节、铠甲胸、皮肤破溃，破溃出血伴有恶臭味，易出血。

（2）**乳房外形的改变**：随着肿瘤生长乳房外形会出现酒窝征（肿瘤累及 Cooper 韧带所致）、乳头内陷（肿瘤入侵乳腺管，使乳腺管变短所致）、**橘皮样改变（皮下淋巴管堵塞，淋巴回流障碍所致）**。

（3）转移征象：①淋巴转移，最初多见于患侧腋窝，少数散在、肿大的淋巴结，质硬、无痛、可被推动，继而逐渐增多并融合成团，甚至与皮肤或深部组织粘连。②血行转移，乳腺癌转移至肺、骨、肝时，可出现相应症状。如肺转移可出现胸痛、气急，骨转移可出现局部骨疼痛，肝转移可出现肝大或黄疸等。

4. 辅助检查

（1）影像学检查：①X线检查，常用的方法是钼靶X线和干板照相，钼靶X线可以作为普查方法，是早期发现乳腺癌的最有效方法；②B超检查，主要鉴别囊性和实性病灶，为肿瘤定性诊断提供依据；③磁共振检查，敏感性较高，在国外及国内一些大城市已经广泛应用于乳腺癌的早期诊断。

（2）活组织病理检查：目前常用细针穿刺细胞学检查，多数病例可获得较肯定的细胞学诊断，但有一定局限性。疑为乳腺癌者，可将肿块连同周围乳腺组织一并切除，做快速病理检查。乳头溢液未触及肿块者，可行乳腺导管内镜检查或乳管造影，亦可行乳头溢液涂片细胞学检查。乳头糜烂疑为湿疹样乳腺癌时，可行乳头糜烂部刮片或印片细胞学检查。

5. 鉴别诊断

（1）乳腺纤维腺瘤：肿瘤大多为圆形或椭圆形，边界清楚，活动度大，发展缓慢。

（2）慢性乳腺炎及脓肿：常有脓肿形成，触之为肿块，边缘不清，呈囊性感，可有轻压痛，与周围组织有轻度粘连感。

（3）乳腺囊性增生病：乳腺囊性增生病表现为乳房胀痛、肿块可呈周期性，与月经周期有关。

（4）浆细胞性乳腺炎：60%以上浆细胞性乳腺炎呈急性炎症表现，肿块大时皮肤可呈橘皮样改变。40%的病人开始即为慢性炎症，表现为乳晕旁肿块，边界不清，可有皮肤粘连和乳头凹陷。

（5）乳腺结核：是由结核杆菌所致乳腺组织的慢性炎症，局部表现为乳房内肿块，肿块质硬偏韧，部分区域可有囊性感。肿块边界有时不清楚，活动度可受限，可有疼痛，但无周期性。

（6）乳腺恶性淋巴瘤：表现为迅速增大的肿块，有时可占据整个乳房，肿块呈巨块或结节状、分叶状，边界清楚，质坚，有弹性，与皮肤及乳房等无粘连。

6. 护理问题

（1）自我形象紊乱　与乳腺癌切除术造成乳房缺失和术后瘢痕形成有关。

（2）有组织完整性受损的危险　与留置引流管、患侧上肢淋巴引流不畅、头静脉被结扎、腋静脉栓塞或感染有关。

（3）知识缺乏：缺乏有关术后患侧上肢功能锻炼的知识。

7. 护理措施

（1）术前护理：①鼓励病人树立战胜疾病的信心，向患者讲解疾病的相关知识，同时向其丈夫进行心理辅导，鼓励夫妻双方坦诚相待，取得丈夫的理解、关心和支持；②终止妊娠和哺乳，以减轻激素的作用；③术前准备，做好常规检查和术区皮肤准备。

（2）术后护理

①观察生命体征：术后严密监测生命体征变化，观察切口敷料情况，观察病人有无胸闷、呼吸困难等。

②给予舒适体位：一般病人麻醉未完全清醒时给予去枕平卧位，头偏向一侧，清醒后给予半卧位，有利于呼吸和引流。

③伤口护理：术后应用弹力绷带加压包扎7～10天，观察皮肤血供情况，皮瓣血液循环是否正常及患侧上肢远端血液循环情况，如有异常及时报告医生。

④引流管护理：保持引流通畅，避免打折、受压、弯曲及堵塞，认真记录引流液的颜

色、性质、量。

⑤患侧上肢肿胀的护理：避免患者过度负重或外伤，保护患侧上肢，平卧时患侧上肢下方垫枕抬高10°～15°，肘关节轻度屈曲；半卧位时屈肘90°放于胸腹部；下床活动时用吊带托或用健侧手将患侧上肢抬高于胸前，需要他人扶持时只能扶健侧，以防腋窝皮瓣滑动而影响愈合；避免患侧上肢下垂过久。

⑥**患侧上肢功能锻炼**：术后24小时内可活动手指和腕部；术后1～3天进行上肢肌肉等长收缩，用健侧上肢或他人协助患侧上肢进行屈肘、伸臂等锻炼，逐渐过渡到肩关节的小范围前屈、后伸运动（前屈＜30°，后伸＜15°）；术后4～7天鼓励病人用患侧手洗脸、刷牙、进食等，并做以患侧手触摸对侧肩部及同侧耳朵的锻炼；术后1周皮瓣基本愈合后，开始做肩关节活动，以肩部为中心，前后摆臂，指导病人做患侧上肢功能锻炼时应根据病人的实际情况而定，一般以每日3～4次、每次20～30分钟为宜，循序渐进，逐渐增加功能锻炼的内容。术后7天内不上举，10天内不外展肩关节，不要以患侧肢体支撑身体。

8. 健康教育

（1）活动：术后早期避免患侧上肢搬动或者提重物，**坚持功能锻炼**。

（2）避孕：术后**5年内**避免妊娠，防止复发。

（3）坚持放疗及化疗：增强自身免疫力，加强营养。

（4）乳房自检：①视诊，站在镜前取各种姿势（两臂放松垂于身体两侧、向前弯腰或双手上举置于头后），观察双侧乳房的大小和外形是否对称；有无局限性隆起、凹陷或皮肤橘皮样改变；有无乳头回缩或抬高等。②触诊，乳房较小者平卧，乳房较大者侧卧，肩下垫软薄枕或将手臂置于头下进行触诊。一侧手的示指、中指和无名指并拢，用指腹在对侧乳房进行环形触摸，要有一定的压力。从乳房外上象限开始检查，依次为外上、外下、内下、内上象限，然后检查乳头、乳晕，最后检查腋窝有无肿块，乳头有无溢液。若发现肿块和乳头溢液，应及时到医院做进一步检查。

十八、子宫内膜癌

【复习指南】本部分内容有一定难度，历年必考，应作为重点复习。子宫内膜癌的临床表现、辅助检查及护理措施应熟练掌握；病因及病理、治疗要点及健康教育应掌握。

1. 病因及病理

（1）病因：确切病因仍不清楚，目前认为可能有雌激素依赖型和非雌激素依赖型两种发病类型，前者发生可能是缺乏孕激素拮抗而长期接受雌激素刺激的情况下导致子宫内膜增生症甚至发生癌变。

（2）病理：大体分为弥散型和局灶型；镜检下可见4种类型：内膜样腺癌（占80%～90%）、腺癌伴鳞状上皮分化、透明细胞癌、浆液性腺癌。

2. 临床表现

（1）阴道流血：主要表现为绝经后不规则阴道流血；尚未绝经者可表现为经量增多、经期延长或月经紊乱。

（2）阴道排液：多为血性或浆液性分泌物，合并感染则有脓性或脓血性排液，伴恶臭。

（3）疼痛：晚期病人可出现下腹及腰骶部疼痛。

3. 辅助检查

（1）妇科检查：早期病人盆腔检查时无明显异常。随病程进展，可发现子宫增大，质稍软；晚期偶见癌组织自宫颈口脱出，质脆，触之易出血。

（2）分段诊断性刮宫：此检查是目前早期诊断子宫内膜癌最常用且最有价值的诊断方法，能有效鉴别子宫内膜癌和子宫颈管腺癌，同时可明确癌肿累及部位。采用该方法时要求刮宫顺序为先环刮宫颈管后探宫腔，再行宫腔搔刮内膜，分瓶标记送检。

（3）细胞学检查：供筛选检查用。

（4）宫腔镜检查：可直观子宫腔及宫颈管内有无病灶存在、了解病灶生长情况，并在直视下取可疑组织送检，但该方法有促进癌组织扩散的可能。

（5）B 超检查：阴式 B 超为临床诊断提供参考。

4. 治疗要点　早期以手术治疗为主，按需选择辅助治疗；晚期可采用手术、放射、药物等综合治疗方案。

（1）手术治疗：是治疗子宫内膜癌的首选方法。常见的手术方式有：①全子宫切除术及双侧附件切除术；②广泛子宫切除术及双侧附件切除术；③肿瘤细胞减灭手术等。

（2）放射治疗：根据病情需要于术前或术后加用放射治疗提高疗效。

（3）药物治疗：①孕激素，适用于晚期或癌症复发者，手术不适应或年轻、早期、有生育要求者；②抗雌激素制剂，代表药物有他莫昔芬；③化学药物，适用于晚期不能手术或治疗后复发者。

5. 护理问题

（1）焦虑　与住院、需接受的诊治方案有关。

（2）知识缺乏：缺乏术前常规、术后锻炼及活动方面的知识。

（3）睡眠型态紊乱　与环境变化有关。

6. 护理措施

（1）一般护理：①为病人提供安静、舒适的睡眠环境，减少夜间不必要的治疗程序；②提供疾病知识，缓解焦虑；③必要时按医嘱使用镇静药。

（2）协助病人配合治疗：①为手术治疗病人进行腹部及阴道手术的护理。②将手术切除标本及时送检。③术后 6～7 天阴道残端羊肠线吸收或感染时可致残端出血，应密切观察并记录出血情况，告诉病人此期间减少活动。④放疗护理，接受盆腔内放疗者事先灌肠并留置导尿管，保持直肠、膀胱空虚状态，避免放射性损伤。⑤药物护理。采用药物治疗时告知病人药物的使用要求及不良反应，孕激素以高效、大剂量、长期应用为宜，其不良反应为水钠潴留、药物性肝炎等；他莫昔芬多为联合用药，不良反应有类似围绝经期综合征、骨髓抑制等。

7. 健康教育

（1）疾病预防：加强防癌检查的普及力度，中年妇女每年进行 1 次妇科检查，注意高危人群；严格掌握雌激素的用药指征；督促围绝经期、月经紊乱及绝经后出现不规则阴道流血者进行必要检查，及时发现并治疗。

（2）出院指导：随访时间为术后 2 年内每 3～6 个月 1 次；术后 3～5 年每 6～12 个月 1 次，随访中注意有无复发病灶，并根据病人康复情况调整随访时间。

十九、原发性支气管肺癌

【复习指南】本部分内容难度不大，历年必考，应作为重点复习。肺癌的临床表现、辅助检查及护理措施应熟练掌握；病因及病理、治疗要点及健康教育应掌握。

1. 病因　肺癌的病因尚未完全明确，可能与下列因素有关。

（1）**吸烟**：是肺癌重要的致病因素。烟草内含有多种致癌物质，吸烟量越多吸烟越久吸烟年龄越早，则肺癌发病率越高。

（2）化学物质：可导致肺癌的化学物质有石棉、铬、镍、铜、砷、二氯甲醚、氡、芥子体、氯乙烯、煤烟焦油和石油中的多环芳烃等。

（3）空气污染：包括室内和室外污染。室内污染主要是指煤、天然气等燃烧过程中产生的致癌物质；室外空气污染包括汽车尾气、工业废气、公路沥青在高温下释放的有毒气体。

（4）人体内在因素：免疫状态、代谢因素、遗传因素、肺部慢性感染、支气管慢性刺激、结核病史等都可能与肺癌发病有关。

（5）其他：长期、大剂量的电离辐射可引起肺癌。癌基因的活化或肿瘤抑制基因的丢失与肺癌的发病也有密切联系。

2. 病理　肺癌起源于**支气管黏膜上皮**，局限于基底膜内者称为原位癌。癌肿可以向支气管腔内或邻近的肺组织生长，并可以通过淋巴、血行转移或者直接向支气管转移扩散。肺癌的分布以右肺多于左肺，上叶多于下叶。起源支气管、肺叶支气管的癌肿，位置靠近肺门，称为中心型肺癌；起源肺段支气管以下的癌肿，位置在肺的周围部分，称为周围型肺癌。临床最常见的肺癌可分为两类，即非小细胞癌和小细胞癌。

3. 临床表现　肺癌的临床表现与癌肿的位置、大小、是否压迫和侵犯邻近器官及有无转移等密切相关。

（1）早期：多无明显表现，癌肿增大以后常出现以下表现。①咳嗽：最常见，为刺激性干咳或少量黏液痰，抗炎治疗无效，当癌肿继续长大引起支气管狭窄时，咳嗽加重，呈高调金属音，如果出现继发肺部感染会有脓性痰并且痰量增多；②血痰：以中心型肺癌多见，如果癌肿侵犯大血管会引起大咯血，但临床上较少见；③胸痛：早期表现为胸部不规则隐痛或钝痛；④胸闷、发热：当癌肿引起较大支气管不同程度的阻塞，发生阻塞性肺炎和肺不张，临床上会出现胸闷、局限性哮鸣音、气促和发热等症状。

（2）晚期：除发热、体重减轻、食欲缺乏、疲倦及乏力等全身症状外还会出现肿瘤压迫、侵犯邻近器官、组织或发生远处转移时的征象。

（3）非转移性全身症状：少数病人可出现肺转移性全身症状，如杵状指、多关节痛、骨膜增生等骨关节病综合征、重症肌无力、男性乳房发育、多发性肌肉神经痛等称为副癌综合征，副癌综合征可能与肺癌组织产生的内分泌物质有关，手术切除癌肿后这些症状可能会消失。

4. 辅助检查

（1）痰细胞学检查：是肺癌普查和诊断的一种简便有效的方法。肺癌表面脱落的癌细胞可随痰液咳出，所以痰液中出现癌细胞就可以确诊。

（2）影像学检查：胸部 X 线和 CT 检查可了解癌肿的大小及其肺叶、肺段、支气管的关系。5%～10% 无症状肺癌可在 X 线检查时被发现，CT 可发现 X 线检查隐藏区的早期癌变。

（3）纤维支气管镜检查：诊断中心型肺癌的阳性率较高，可直接观察癌肿的大小、部位及范围，还可以钳取或者穿刺病变组织做病理检查，也可以经支气管取肿瘤表面组织检查或者取支气管内分泌物进行细胞学检查。

（4）其他：胸腔镜、纵隔镜、经胸壁穿刺活检、转移灶活检、胸腔积液检查、肿瘤标志物检查、开胸探查、正电子发射断层扫描等。

5. *治疗要点* 临床上采用个体化的综合治疗。一般非小细胞癌以手术治疗为主，化疗和放疗为辅；小细胞癌则以化疗和放疗为主。

（1）手术治疗：可以彻底切除肺部原发癌肿病灶和局部及纵隔淋巴结，尽可能地保留健康的肺组织。

（2）放射治疗：从局部消除肺癌病灶，主要用于手术后残留的病灶和配合化学治疗。

（3）化学治疗：分化程度低的肺癌，尤其是小细胞癌对化学治疗特别的敏感，鳞癌次之，腺癌最差。化学治疗也可以单独用于晚期肺癌的病人以缓解症状，或者与手术、放射治疗综合应用，防止癌肿转移复发，提高治愈率。

（4）中医中药治疗：按照病人的临床症状、脉象、舌苔等辨证论治。

（5）免疫治疗：特异性免疫疗法和非特异性免疫疗法。

6. *护理问题*

（1）气体交换受损 与肺组织病变、手术、麻醉、肿瘤阻塞支气管、肺膨胀不全、呼吸道分泌物潴留、肺换气功能降低等因素有关。

（2）焦虑/恐惧 与对癌症的恐惧和担心治疗效果及愈后有关。

（3）营养失调：低于机体需要量 与肿瘤引起的机体代谢增加、手术创伤有关。

（4）潜在并发症：出血、感染、肺不张、心律失常、哮喘发作、支气管胸膜瘘、肺水肿、成人呼吸窘迫综合征。

7. *护理措施*

（1）术前护理

①改善肺泡的通气与换气功能，预防术后感染，告知病人戒烟；维持呼吸道通畅，支气管分泌物较多的患者可以行体位引流或者遵医嘱给予祛痰药和支气管扩张药治疗；机械通气治疗，呼吸功能失常者可以应用机械通气治疗；控制感染，注意口腔卫生，遵医嘱应用抗生素治疗；指导训练，指导病人深呼吸及有效咳嗽，预防肺部并发症的发生。

②纠正营养状况及补充水分，指导病人进食营养丰富的食品，改善就餐环境，促进病人的食欲。

③减轻焦虑。向患者讲解疾病有关的知识，主动关心体贴病人，给予病人心理安慰。

（2）术后护理

①观察生命体征：术后严密监测生命体征变化。

②给予舒适体位：一般病人麻醉未完全清醒时给予去枕平卧位，头偏向一侧，清醒后给予半卧位。

③维持呼吸道通畅：指导病人深呼吸及咳嗽，如果痰液不易咳出给予**叩背**，遵医嘱给予化痰药物应用，必要时给予吸痰。

④胸腔闭式引流的护理：观察引流液的颜色、性质、量。

⑤保持伤口敷料干燥、清洁。

⑥遵医嘱补液，维持体液平衡，合理安排输液顺序。

⑦休息与活动：术后1日病情平稳后可在床上活动，术后2日即可下床适当活动。

⑧并发症的预防和护理：a. 出血，若术后3小时内引流液＞100ml/h，鲜红色，有血凝块，伴有低血容量表现，提示有活动性出血，应加快补液速度，保持胸腔引流管通畅，必要时做好手术准备。b. 肺炎和肺不张，由于麻醉药物的不良反应使病人的膈肌受抑制，病人术后软弱无力及疼痛等导致病人不能有效咳嗽排痰，导致分泌物滞留堵塞支气管，引起肺炎

和肺不张，病人如果出现烦躁、脉快、发热、发绀、呼吸困难，且血气分析显示为低氧血症和高碳酸血症，即可诊断。立即行鼻导管深部吸痰或行支气管镜吸痰，必要时行气管切开。c. 心律失常，多发生在术后 4 日之内，与缺氧、出血、水电解质酸碱失衡有关，少数病人会出现心动过速、房颤、室性或者室上性期前收缩等心律失常的表现，应遵医嘱应用抗心律失常的药物治疗，密切观察心率、心律，严格掌握药物剂量、浓度、给药方法、速度，观察药物疗效及不良反应，控制输液速度及剂量。d. 支气管胸膜瘘，是肺切除术后严重的并发症之一，多发生于术后 1 周，出现发热、刺激性咳嗽或咳血痰、呼吸音减低、呼吸困难等症状，一旦发现上述症状，应立即报告医生，并协助处理。小瘘可自行愈合，但应延缓胸腔闭式引流的时间。e. 肺水肿，病人表现呼吸困难、发绀、心动过速、咳粉红色泡沫样痰等，一旦发生，立即减慢输液速度、控制液体入量、给氧、以 **50%** 乙醇湿化氧气、心电监护，遵医嘱给强心药、利尿药、镇静药及糖皮质激素等。

8. 健康教育

（1）早期诊断：40 岁以上人群应定期行胸部 X 线普查。

（2）戒烟：向病人讲解吸烟的危害，告知戒烟。

（3）疾病康复：①指导病人出院回家后数周内，坚持腹式呼吸及有效咳嗽，促进肺膨胀，告知病人半年内不能从事重体力活动；②注意口腔卫生，如有口腔疾病及时治疗，不可以居住在有灰尘及烟尘、化学刺激物品的环境里；③对需进行放疗和化疗的病人，指导其坚持继续治疗，定期复查。

（4）保持良好的营养状况，注意休息，适当活动，保持好心情。

第十四章　血液系统疾病病人的护理

一、血液及造血系统解剖生理、常见症状及护理

【复习指南】本部分内容比较难，历年常考。血液及造血系统的解剖生理、常见症状的护理措施应掌握。

1. 血液及造血系统解剖生理

（1）造血器官、组织

①造血器官：造血系统由骨髓、肝、脾、淋巴结及分散在全身各处的淋巴组织和单核－巨噬（网状内皮）细胞系统构成。胚胎早期肝、脾为主要的造血器官；胚胎后期骨髓是主要的造血器官。

②造血组织：包括造血干细胞、造血微环境、细胞因子。

（2）血液组成：①正常成人的血量，占体重的7%～8%，或相当于每千克体重60～80ml；②血液的组成，血细胞（红细胞、白细胞、血小板）、血浆（水、血浆蛋白等）。

2. 常见症状及护理

（1）出血或出血倾向

①休息：PLT＜50×10^9/L，应减少活动，增加卧床休息时间；严重出血或PLT＜20×10^9/L，必须绝对卧床休息。

②饮食：给予高热量、高蛋白、高维生素、易消化软食或半流质饮食；禁食过硬、粗糙的食物；避免口腔黏膜的损伤；保持大便通畅。进餐前后可用冷的苏打水含漱。

③病情观察：监测血压、脉搏、心率的变化，注意意识状态的改变及有关检查的结果，如有突然视物模糊、呼吸急促、喷射性呕吐，甚至昏迷，提示有颅内出血的可能。

④皮肤出血的预防及护理：避免肢体碰撞或外伤；沐浴或清洗时避免水温过高和过于用力擦洗；勤剪指甲；高热病人禁用乙醇擦浴降温；减少注射，避免用力拍打及揉擦，扎止血带不宜过紧和时间过长，拔针后延长按压时间，交替注射或穿刺部位。

⑤鼻出血的预防及护理：嘱病人不要用手挖鼻痂；少量出血时用消毒棉球或1∶1000肾上腺素棉球填塞鼻腔止血和局部冷敷。

⑥口腔、牙龈出血的预防及护理：用软毛牙刷刷牙，忌用牙签剔牙；避免食用煎炸、带刺或含骨头的食物、带壳的坚果类食物及质硬的水果等；细嚼慢咽。

⑦颅内出血的急救护理：立即去枕平卧，头偏向一侧；随时吸出呕吐物，保持呼吸道通畅；吸氧；迅速建立两条静脉通路，遵医嘱快速静脉滴注或静脉注射降低颅内压的药物，观察并记录病人的生命体征、意识状态、瞳孔、尿量的变化；避免搬动病人；使用冰枕、冰帽等头部降温。

（2）发热：①休息。卧床休息，采取舒适体位，减少机体消耗，必要时可吸氧，限制探视人员等。维持室温20～24℃，湿度55%～60%。②饮食护理。给予高热量、高维生素、营养丰富的半流质或软食，多饮水，＞2000ml/d，必要时遵医嘱静脉补液。③降温。高热病人可**优先给予物理降温，伴出血者禁用乙醇擦浴**，必要时遵医嘱给予药物降温。

（3）感染：①每日通风换气2次，每次30分钟，每日用紫外线照射进行空气消毒1～2次，每次20～30分钟，定期用消毒液擦拭家具、地面；②住单人病房，限制探视；③中性

粒细胞＜0.5×10^9/L，应行保护性隔离；④进行治疗护理操作时，严格执行无菌操作原则。

附一：小儿造血和血液特点

【复习指南】本部分内容有一定难度，历年常考。小儿造血的特点及小儿血液的特点应掌握。

1. 小儿造血特点

（1）胚胎期造血：①中胚叶造血期，卵黄囊是胎儿早期的主要造血器官，自胚胎第 3 周开始，至 12～15 周消失；②肝造血期，肝是胎儿中期主要的造血场所，自胚胎第6～8 周开始，4～5 个月时达高峰，6 个月后逐渐减退，约于出生时停止；③骨髓造血期，骨髓是胎儿后期主要的造血器官，在胚胎的第 6 周开始出现骨髓，至胎儿 4 个月开始造血，并迅速成为胎儿后期主要的造血器官，直至出生 2～5 周后成为唯一的造血器官。

（2）出生后造血：①骨髓造血，骨髓是出生后主要的造血器官。婴儿期所有骨髓均为红骨髓，全部参与造血，以满足生长发育的需要。幼儿期后红骨髓逐渐被脂肪组织（黄骨髓）所代替，黄骨髓具有潜在的造血功能，当发生感染及贫血而造血需要增加时可转变为红骨髓恢复造血功能。②髓外造血，指肝、脾、淋巴结恢复到胎儿时期的造血状态，出现肝、脾、淋巴结肿大，外周血中可见幼红细胞和（或）幼稚粒细胞。正常情况下，骨髓外造血极少，在婴幼儿期因缺乏黄骨髓，其造血的代潜力甚小，当发生感染或溶血性贫血等需要增加造血时，易出现骨髓外造血。这是小儿造血器官的一种特殊反应，感染或贫血矫正后即恢复正常。

2. 小儿血液特点

（1）红细胞数与血红蛋白量：①由于胎儿期处于相对缺氧状态，红细胞数及血红蛋白量较高，出生时红细胞数为（5.0～7.0）$\times10^{12}$/L，血红蛋白量为 150～220g/L。②出生后，一方面由于自主呼吸的建立，血氧分压升高，胎儿红细胞寿命较短，造成红细胞破坏增加（生理性溶血）；另一方面由于生长发育迅速，促红细胞生成素不足，循环血容量增加较快，至 2～3 个月时红细胞数降至 3.0×10^{12}/L，血红蛋白量降至 100g/L 左右，出现轻度贫血（生理性贫血）。此种贫血在早产儿发生更早，程度更重。“生理性贫血”呈自限性经过，至 12 岁时达到成人水平。

（2）白细胞数与分类：①出生时白细胞总数为（15～20）$\times10^9$g/L，出生后 6～12 小时可达（21～28）$\times10^9$/L，以后逐渐下降，1 周后平均为 12×10^9/L，婴儿期维持在 10×10^9/L 左右，**8 岁**后接近成人水平。②白细胞分类：中性粒细胞和淋巴细胞有两次交叉。出生时中性粒细胞占 60%～65%，淋巴细胞占 35%。随着白细胞总数的下降，中性粒细胞比例也相应下降，出生后 **4～6 天**两者比例相等；随后淋巴细胞比例逐渐上升约占 60%，中性粒细胞占 35%，至 **4～6 岁**时两者又相等。此后以中性粒细胞为主，逐渐达成人水平。

（3）血小板数：与成人差别不大，为（150～250）$\times10^9$/L。

（4）血红蛋白种类：出生时血红蛋白以胎儿血红蛋白（HbF）为主，约占 70%。出生后 HbF 迅速被成人血红蛋白（HbA）取代，至 4 月龄时 HbF＜20%，1 岁时 HbF＜5%，**2 岁**时达成人水平，HbF＜2%。

（5）血容量：小儿血容量相对较成人**多**，血容量占体重的比例：新生儿约为 10%，儿童为 8%～10%，成人为 6%～8%。

附二：小儿贫血的分度及分类

【复习指南】本部分内容有一定难度，历年常考。小儿贫血的分度及分类应掌握。

1. 小儿贫血的分度　根据血红蛋白的量分为轻、中、重、极重4度。①新生儿，轻度144～120g/L、中度120～90g/L、重度90～60g/L、极重度＜60g/L；②儿童，轻度120～90g/L、中度90～60g/L、重度60～30g/L、极重度＜30g/L。

2. 小儿贫血的分类

（1）贫血的病因学分类：临床最常用。①红细胞及血红蛋白生成不足，造血物质缺乏。如铁缺乏可致**缺铁性贫血**，维生素 B_{12}、叶酸缺乏可致**营养性巨幼细胞贫血**及维生素 B_6 缺乏、维生素C缺乏所致的贫血等；骨髓造血功能障碍见于再生障碍性贫血；其他见于慢性感染、炎症、肾病、铅中毒、恶性肿瘤等伴发的贫血。②溶血性贫血，内在因素如葡萄糖－6－磷酸脱氢酶（G－6－PD）缺陷症、地中海贫血、遗传性球形细胞增多症等；外在因素如新生儿溶血病，自身免疫性溶血性贫血，物理、化学、药物、中毒或感染等。③失血性贫血，见于消化性溃疡、肠道肿瘤、月经过多、痔疮等。

（2）贫血的细胞形态学分类：见表14－1。

表14－1　贫血的细胞形态学分类与临床类型

	MCV（fl）	MCH（pg）	MCHC（%）	临床类型
正细胞正色素性	80～94	28～32	32～38	**再生障碍性贫血**、急性失血性贫血、溶血性贫血
大细胞性	＞94	＞32	32～38	**巨幼细胞贫血**、骨髓增生异常综合征、维生素 B_1 缺乏
小细胞低色素性	＜80	＜28	＜32	**缺铁性贫血**、铁粒幼细胞性贫血、海洋性贫血

二、缺铁性贫血

【复习指南】本部分内容难度不大，历年必考，应作为重点复习。缺铁性贫血临床表现及护理措施应熟练掌握；病因、辅助检查及治疗要点应掌握。

缺铁性贫血（IDA）是各类贫血中**最常见**的一种，是指由于体内贮存铁缺乏，导致血红蛋白合成减少而引起的一种**小细胞低色素性**贫血。任何年龄均可发病，以6个月至2岁的小儿、生长发育期的儿童和育龄妇女发病率较高。

1. 病因

（1）铁摄入量不足：是妇女、儿童缺铁性贫血的主要原因。因婴幼儿、青少年、妊娠和哺乳期的妇女需铁量增加，饮食结构不合理或挑食、偏食，均可导致铁的摄入量不足。

（2）铁吸收不良：主要与胃肠功能紊乱或某些药物作用，导致胃酸缺乏或胃肠黏膜吸收功能障碍而影响铁的吸收。常见于**慢性萎缩性胃炎、胃大部切除**、胃空肠吻合术后、慢性肠炎（如溃疡性结肠炎、Crohn病等）、长期原因不明的腹泻、服用制酸剂及 H_2 受体拮抗药等。此外，**维生素C缺乏或餐后即饮浓茶**亦可造成铁吸收受阻。

（3）铁丢失过多：**慢性失血**是成人缺铁性贫血**最常见和最重要**的病因。反复多次或持续少量的失血，如消化性溃疡、肠息肉、肠道癌肿、月经过多（宫内放置节育环、子宫肌瘤、功能性子宫出血）、钩虫病、痔等，可增加铁的丢失，使体内贮存铁逐渐耗竭。此外，反复发作的阵发性睡眠性血红蛋白尿亦可因大量血红蛋白经尿中排出而致缺铁。其他如反复多次献血、血液透析等。

2. 临床表现　具体见表 14－2。

表 14－2　缺铁性贫血的临床表现

<table>
<tr><th colspan="2">类型</th><th>临床表现</th></tr>
<tr><td colspan="2">缺铁原发病的表现</td><td>消化性溃疡、慢性胃炎、溃疡性结肠炎、克罗恩病、功能失调性子宫出血、黏膜下子宫肌瘤</td></tr>
<tr><td rowspan="2">贫血的共有表现</td><td>一般表现</td><td>①疲乏、困倦、软弱无力是最常见、最早的表现
②皮肤黏膜苍白是贫血最突出的体征（以睑结膜、口唇、甲床、舌最常见）</td></tr>
<tr><td>系统表现</td><td>①神经系统：头晕、头痛、记忆力下降、注意力不集中
②呼吸系统：呼吸加快伴程度不同的呼吸困难
③循环系统：心悸、气促，活动后明显加重
④消化系统：消化不良、腹胀、食欲缺乏、腹泻或便秘</td></tr>
<tr><td rowspan="2">缺铁性贫血的特殊表现</td><td>组织缺铁表现</td><td>①皮肤：干燥、角化、皱缩、无光泽
②毛发：干枯易脱落
③指（趾）甲：脆薄易裂，反甲（匙状指）
④黏膜损害：口角炎、舌炎、舌乳头萎缩等
⑤消化系统：严重者吞咽困难（Plummer－Vinson 征）</td></tr>
<tr><td>神经、精神系统异常</td><td>①过度兴奋、激惹、头晕、头痛、记忆力及注意力下降
②异食癖（生米、冰块、泥土、石子）
③重者生长发育迟缓、智商下降</td></tr>
</table>

3. 辅助检查

（1）血象：典型血象呈**小细胞低色素性贫血**，血红蛋白减少＞红细胞减少更为明显。血片中可见红细胞体积小、中央淡染区扩大，网织红细胞计数正常或轻度增高。严重病例三系细胞均减少。

（2）骨髓象：骨髓增生活跃或明显活跃，以红系为主，尤以**中晚幼红细胞为主**，体积变小、核染色质致密，质少偏蓝色、边缘不整齐，血红蛋白形成不良呈**"核老质幼"**现象。粒系、巨核系无明显异常。

（3）铁代谢的生化检查：①**血清铁蛋白**（SF）＜12μg/L，是**早期诊断**贮存铁缺乏的一个常用指标；血清铁（ST）＜8.95μmol/L；转铁蛋白饱和度（TS）降低，＜15%；总铁结合力（TIBC）升高，＞64.44μmol/L。②**骨髓铁染色**反映单核－吞噬细胞系统中的贮存铁，可作为诊断缺铁的**金指标**。骨髓涂片用亚铁氰化钾染色（普鲁士蓝反应）后，在骨髓小粒中无深蓝色的含铁血黄素颗粒；幼红细胞内铁小粒减少或消失，铁粒幼红细胞＜15%。

（4）红细胞内卟啉代谢：游离原卟啉（FEP）＞0.9μmol/L（全血），锌原卟啉（ZPP）＞0.96μmol/L（全血），FEP/Hb＞4.5μg/L。

4. 治疗要点

(1) 病因治疗：是根治缺铁性贫血的**关键**所在，是治疗的前提和基础。积极治疗原发病；针对营养不足引起的缺铁性贫血，应增加含铁丰富的食物或铁强化食物；对幽门螺杆菌感染者，给予有效的抗菌药物治疗。

(2) 补铁治疗

①口服铁剂：首选，常用铁剂有硫酸亚铁、琥珀酸亚铁、富马酸亚铁等。治疗有效者1周左右**网织红细胞数**开始上升，**10天**左右渐达高峰；2周左右血红蛋白开始升高，1～2个月恢复至正常，此时仍需继续服用铁剂**3～6个月**进一步补足贮存铁。

②注射铁剂：适应证为口服铁剂后胃肠道反应严重而无法耐受、消化道疾病导致铁吸收障碍、病情要求需迅速纠正贫血者（如妊娠后期、急性大出血）；常用药物为右旋糖酐铁（科莫菲）；用药时需注意：注射铁剂前必须计算应补铁剂总量，避免过量导致铁中毒；首次给药需做皮试；深部肌内注射或稀释后静脉滴注。

(3) 中药治疗：可作为辅助性治疗，主要药物为山楂、陈皮、半夏、甘草等配伍服用。

5. 护理问题　①营养失调：低于机体需要量　与铁摄入不足、吸收不良、需要量增加或丢失过多有关；②活动无耐力　与贫血引起全身组织缺氧有关；③口腔黏膜受损　与贫血引起口腔炎、舌炎有关；④有感染的危险　与严重贫血引起营养缺乏和衰弱有关；⑤潜在并发症：贫血性心脏病。

6. 护理措施

(1) 休息与活动：根据贫血程度、发生速度及原发病的情况，制订休息与活动计划。

(2) 饮食护理：①纠正不良的饮食习惯，定时定量，细嚼慢咽，避免偏食或挑食；消化不良者，应少量多餐；口腔炎或舌炎者避免进食过热过辣的刺激性食物；饮茶宜在餐后2小时。②增加含铁丰富食物的摄入，鼓励病人多吃含铁丰富且吸收率较高的食物（如动物肉类、肝、血、蛋黄、海带与黑木耳等）或铁强化食物。③促进食物铁的吸收。适当补充肉、蛋类（蔬菜中铁吸收率低）；**避免与牛奶、浓茶、咖啡同服**，牛奶改变胃内酸性环境，浓茶及咖啡中鞣酸可与食物中铁结合妨碍食物中铁吸收；多吃富含维生素C的食物，也可加服维生素C。

(3) 口服铁剂的应用与指导：应向病人说明服用铁剂的目的，并给予必要的指导。①铁剂常见的不良反应有恶心、呕吐、胃部不适、排黑粪等胃肠道反应，可建议**餐后或餐中**服用，从小剂量开始。②**避免与牛奶、茶、咖啡、植物纤维、抗酸药、H_2受体拮抗药、钙片等同服**，以免抑制铁吸收；可与鱼、肉类、维生素C、乳酸或稀盐酸等酸性药物或食物**同服**，以促进铁吸收。③口服液体铁剂时，**须使用吸管，服后漱口，以避免牙齿染黑**。④服铁剂期间，粪便会**变黑**（铁与肠内硫化氢生成硫化铁），应告知病人以消除病人顾虑。⑤强调按剂量、按疗程服药。

(4) 注射铁剂的不良反应与护理：①局部肿痛、硬结形成，应采用**深部**肌内注射，经常更换注射部位；②皮肤发黑，不在皮肤暴露部位注射，抽取药液后，更换针头，采用"Z"形注射法勿按摩；③过敏反应，首次用药用0.5ml深部注射，同时备用肾上腺素，首次留观1小时。

(5) 原发病的治疗配合与护理：原发病的治疗是有效根治缺铁性贫血的**前提和基础**。

(6) 病情观察：关注病人的自觉症状，特别是原发病及贫血的症状和体征；饮食疗法与药物应用的状况；红细胞计数及血红蛋白浓度、网织红细胞；铁代谢的有关实验指标的变化等。

7. 健康教育

（1）疾病预防指导：①饮食指导，均衡饮食，荤素结合，用铁制器皿烹饪。②易患人群预防性补充，早产儿于出生后2个月补铁，足月儿于出生后4个月补铁，婴幼儿及时添加辅食（蛋黄、肝泥、肉末）；青少年避免挑食偏食；妊娠及哺乳期女性除了食物补充，必要时补充铁剂。③相关疾病的预防和治疗，如胃炎、溃疡、痔等。

（2）病情监测指导：一旦出现自觉症状加重，静息状态下呼吸、心率加快，不能平卧，下肢水肿或尿量减少，提示病情加重。

三、营养性巨幼细胞贫血

【复习指南】本部分内容难度不大，历年必考，应作为重点复习。营养性巨幼细胞贫血的病因、临床表现、辅助检查、治疗要点及护理措施应掌握。

营养性巨幼细胞贫血（MA）是指由于叶酸、维生素 B_{12} 缺乏（90%）或某些影响核苷酸代谢药物的作用，导致细胞核脱氧核糖核酸（DNA）合成障碍所引起的贫血。

1. 病因

（1）叶酸缺乏：①需要量增加，见于婴幼儿、妊娠及哺乳期妇女、感染、甲状腺功能亢进、恶性肿瘤、溶血性贫血、白血病等；②摄入量不足，主要与不合理的食物加工方法和偏食有关，**腌制食物、烹煮时间过长或温度过高**均可致食物中的叶酸大量破坏，**摄入的新鲜蔬菜与肉蛋制品不足**导致叶酸不足；③吸收障碍，小肠（尤其是空肠）炎症、长期腹泻、肿瘤及手术切除后及某些药物（异烟肼、乙胺嘧啶、甲氨蝶呤、苯妥英钠）和乙醇等，均可导致叶酸吸收不良；④叶酸排出增加，血液透析、酗酒。

（2）维生素 B_{12} 缺乏：①摄入量不足，由于维生素 B_{12} 每天需要量极少，常见于长期素食、偏食者。②吸收障碍，是维生素 B_{12} 缺乏**最常见**的原因。因内因子分泌减少或体内产生内因子抗体，导致内因子缺乏而使维生素 B_{12} 吸收减少（**恶性贫血**），见于慢性萎缩性胃炎、糜烂性胃炎、胃大部切除术后、胃体癌肿。③利用障碍，先天性钴胺素传递蛋白Ⅱ（TC Ⅱ）缺乏引起维生素 B_{12} 输送障碍，麻醉药一氧化氮可将钴胺氧化而抑制甲硫氨酸合成酶。

2. 临床表现

（1）营养性巨幼细胞贫血：绝大多数因叶酸、维生素 B_{12} 缺乏而致。

①血液系统表现：起病多缓慢，除贫血的一般表现外，严重者可因全血细胞减少而出现反复感染和（或）出血。少数病人可出现轻度黄疸，皮肤蜡黄。

②消化系统表现：食欲缺乏、恶心、腹胀、腹泻或便秘。舌乳头萎缩而令舌面光滑呈“**镜面样舌**”或舌质绛红呈“**牛肉样舌**”。部分病人可发生口角炎、舌炎而出现局部溃烂、疼痛。

③神经精神症状：特征性表现为表情呆滞、反应迟钝。其他如四肢乏力，对称性远端肢体麻木，触痛觉及深感觉障碍（振动觉和运动觉）；共济失调或步态不稳；肌张力增加、腱反射亢进和锥体束征阳性等。维生素 B_{12} 缺乏者有抑郁、失眠、记忆力下降、幻觉、谵妄、妄想甚至精神错乱、人格变态等。

（2）恶性贫血：由于**内因子缺乏**导致维生素 B_{12} 吸收障碍，可能与**自身免疫**有关。好发于50～70岁。**神经精神症状**较严重是其主要特点。

3. 辅助检查

（1）血象：典型血象呈**大细胞性贫血**，红细胞减少较血红蛋白减少更显著。网织红细胞正常或略升高；血涂片中红细胞大小不等，以**大卵圆形红细胞**为主，可见点彩红细胞，中性粒细胞核分叶过多（核右移）。

（2）骨髓象：骨髓增生活跃，**以红细胞系增生为主**，可见各阶段巨幼红细胞（胞体大，细胞核发育晚于细胞质，呈**“核幼质老”**）。粒细胞系和巨核细胞系也可见巨幼变。骨髓铁染色常增多。

（3）血清叶酸和维生素 B_{12} 浓度测定：为诊断叶酸及维生素 B_{12} 缺乏的**最重要**指标。血清叶酸＜6.8nmol/L（＜3ng/ml）、红细胞叶酸＜227nmol/L（100ng/L）和血清维生素 B_{12}（74pmol/L＜100mg/L）均有诊断意义。

（4）其他：胃液分析、胃壁细胞抗体及内因子抗体检测、维生素 B_{12} 吸收试验，均有助于恶性贫血的临床诊断。

4. 治疗要点

（1）病因治疗：是治疗巨幼细胞贫血的**关键**。

（2）补充性药物治疗

①叶酸，口服叶酸 5～10mg，每日 3 次，直至血象完全恢复正常。若同时伴有维生素 B_{12} 缺乏，单用叶酸可能加重神经系统损伤，需同时加用维生素 B_{12}。因胃肠道功能紊乱而吸收障碍者，可合并用四氢叶酸钙治疗。

②维生素 B_{12}，肌内注射维生素 B_{12} 500μg，每周 2 次；若无吸收障碍者，可口服维生素 B_{12} 片剂 500μg，每日 1 次，直至血象恢复正常。若有神经系统表现者，还需维持性治疗**半年到 1 年**。恶性贫血病人则需**终身**维持治疗。

5. 护理问题 ①营养失调：低于机体需要量 与叶酸、维生素 B_{12} 摄入不足、吸收不良及需要量增加有关；②活动无耐力 与贫血引起组织缺氧有关；③口腔黏膜受损 与贫血引起舌炎、口腔溃疡有关；④感知觉紊乱 与维生素 B_{12} 缺乏引起神经系统损害有关；⑤有感染的危险 与白细胞减少致免疫力下降有关。

6. 护理措施

（1）休息与活动：根据贫血程度、发生速度及原发病的情况，制订休息与活动计划。末梢神经炎、四肢麻木无力者，应注意局部保暖、避免受伤。出现共济失调者，行走要有人陪伴。

（2）饮食护理：①改变不良的饮食习惯，避免长期素食、偏食、挑食或酗酒；叶酸缺乏者应多吃绿叶蔬菜、水果、谷类和动物肉类等；维生素 B_{12} 缺乏者要多吃动物肉类、肝、肾、禽蛋及海产品。②减少食物中叶酸的破坏，提倡急火快炒、灼菜、凉拌或加工成蔬菜沙拉后直接食用；烹调时**不宜**温度过高或时间过长，且烹煮后**不宜**久置。③改善食欲，少量多餐、细嚼慢咽，进食温凉、清淡的软食；出现口腔炎或舌炎的病人，饭前、饭后用复方硼砂含漱液（朵贝液）或生理盐水漱口，以减少感染的机会并增进食欲。

（3）用药护理：①遵医嘱正确用药，肌内注射维生素 B_{12} 偶有**过敏反应**，甚至休克，要密切观察并及时处理。②治疗中由于大量血细胞生成，可使细胞外 K^+ 内移，造成低钾血症，特别是老年人、有心血管疾病、进食量过少者，须遵医嘱**预防性补钾**和加强观察。③一般情况下，有效治疗 1～2 天后病人食欲开始好转；2～4 天后**网织红细胞**增加，1 周左右达高峰并开始出现血红蛋白上升，2 周内白细胞和血小板可恢复正常。**4～6 周**后血红蛋白恢复正常。半年到1年后，病人的神经症状得到改善。

7. 健康教育

（1）疾病预防指导：采取科学合理的烹调方式；纠正不良饮食习惯；对高危人群或服用抗核苷酸合成药物病人（氨苯蝶啶、氨基蝶呤、乙胺嘧啶等），应预防性补充叶酸、维生素B_{12}。

（2）用药指导：向病人解释巨幼细胞贫血的治疗措施，说明坚持正规用药的重要性，指导病人按医嘱用药，定期门诊复查血象。

四、再生障碍性贫血

【复习指南】本部分内容难度不大，但历年必考，应作为重点复习。再生障碍性贫血的临床表现及护理措施应熟练掌握；病因及发病机制、辅助检查、治疗要点及健康教育应掌握。

再生障碍性贫血（AA），简称再障，是由多种原因导致造血干细胞的数量减少、功能障碍所引起的一类贫血，又称骨髓造血功能衰竭症。临床主要表现为骨髓造血功能低下，进行性贫血、感染、出血和全血细胞减少。可发生于各年龄段，老年人发病率较高；男、女发病率无明显差异。

1. 病因与发病机制

（1）病因：①药物及化学物质，为再障最常见的致病因素。药物以氯霉素最多见，但与剂量无关。化学物质以苯及其衍生物最为常见，如**油漆、塑料、染料、杀虫剂及皮革制品黏合剂**等。除杀虫剂外，这类化学物品的致病作用与剂量有关。②物理因素，长期接触各种电离辐射如X射线、γ射线及其他放射性物质。③病毒感染，以病毒性肝炎（丙肝）与再障的关系较明确。④遗传因素。⑤其他因素，少数阵发性睡眠性血红蛋白尿、系统性红斑狼疮、慢性肾衰竭等疾病可演变成再障。

（2）发病机制：①造血干祖细胞缺陷（“种子”学说），造血干细胞质与量的异常；②造血微环境异常（“土壤”学说），骨髓“脂肪化”，骨髓基质细胞受损的再障病人造血干细胞移植不易成功；③免疫异常（“虫子”学说），是再障的主要发病机制，T细胞功能异常亢进，细胞毒性T细胞直接杀伤和淋巴因子介导的造血干细胞过度凋亡引起的骨髓衰竭，多数病人用免疫抑制治疗有效。造血微环境与造血干祖细胞量的改变是异常免疫损伤的结果。

2. 临床表现　再障的临床表现与全血细胞减少有关，主要为**进行性贫血、出血、感染，但多无脾、淋巴结肿大**。

（1）重型再障（SAA）：起病急，进展快，病情重；少数可由非重型再障进展而来。

①贫血：苍白、乏力、头昏、心悸和气短等症状进行性加重。

②出血：皮肤可有出血点或大片瘀斑，口腔黏膜有血泡，有眼结膜出血、牙龈出血等。深部脏器出血时可见呕血、咯血、便血、血尿、阴道出血、眼底出血和颅内出血，后者常危及病人的生命。

③感染：多数病人有发热，体温在39℃以上，个别病人自发病到死亡均处于难以控制的高热之中。以呼吸道感染最常见，其次有消化道、泌尿生殖道及皮肤、黏膜感染等。感染菌种以革兰阴性杆菌、金黄色葡萄球菌和真菌为主，常合并败血症。

（2）非重型再障（NSAA）：起病和进展较缓慢，贫血、感染和出血的程度较重型轻，也较易控制。久治无效者可发生颅内出血。

3. 辅助检查

（1）血象：全血细胞减少，但三系细胞减少的程度不同，再障诊断指标应符合下列3项中的2项：①血红蛋白＜100g/L；②中性粒细胞绝对值（ANC）$<1.5\times10^9/L$；③血小板$<50\times10^9/L$。

（2）骨髓象：为确诊再障的主要依据。骨髓涂片可见较多脂肪滴。重型再障：骨髓增生低下或极度低下，粒、红细胞均明显减少，常无巨核细胞；淋巴细胞及非造血细胞比例明显增多。非重型再障：骨髓增生减低或呈灶性增生；三系细胞均有不同程度减少；淋巴细胞相对性增多。骨髓活检显示造血组织均匀减少，脂肪组织增加。

重型再障和非重型再障的鉴别见表14－3。

表14－3 重型再障和非重型再障的鉴别要点

判断指标		重型再障（SAA）	非重型再障（NSAA）
起病与进展		起病急，进展快，病情重	起病缓，进展慢，病情较轻
首发症状		感染、出血	贫血为主，偶有出血
贫血	程度	重，症状明显，易发生心力衰竭	轻，少有心力衰竭发生
	性质	正细胞正色素性贫血	正细胞正色素性贫血
出血	程度	重，不易控制	轻，易控制
	部位	除皮肤黏膜外多有内脏出血，甚至颅内出血而致死	以皮肤、黏膜为主，少有内脏出血
感染	严重程度	重	轻
	持续高热	突出而明显，难以有效控制	少见且易于控制
	败血症	常见，主要死因之一	少见
	感染部位	以呼吸道感染最常见，其次为消化道、泌尿道和皮肤黏膜感染等	上呼吸道、口腔牙龈
	主要致病菌	革兰阴性杆菌、金黄色葡萄球菌、真菌	革兰阴性杆菌及各类球菌
血常规（三系均减少）	中性粒细胞	$<0.5\times10^9/L$	$>0.5\times10^9/L$
	血小板计数	$<20\times10^9/L$	$>20\times10^9/L$
	网织红细胞	$<15\times10^9/L$	$>15\times10^9/L$
骨髓象（确诊主要依据）		骨髓增生低下或极度低下	骨髓增生低下或灶性增生
首选治疗方案		ATG/ALG＋CsA	雄激素
预后		不良，多于6～12个月内死亡	较好，经治疗后可长期存活，少数死亡

4. 治疗要点

（1）祛除病因：祛除及避免周围环境中的致病因素，注意饮食及环境卫生，SAA需要保护性隔离；避免诱发或加重出血；祛除一切可能导致骨髓损伤或抑制的因素，如**避免再次接触放射性物质、苯及其衍生物，停用或禁用有骨髓抑制作用的药物**。

（2）对症治疗：①控制感染，选择敏感的抗生素；重症病人多主张早期、足量、联合用药，必要时可输注白细胞混悬液。②控制出血，根据病情选用不同的止血方法或药物，如月经过多者，可于月经来潮前 7～10 天开始预防性用药，如达那唑、丙酸睾酮等；内脏出血（包括消化道出血、颅内出血等）或有内脏出血倾向者（如血小板＜20×10^9/L，且并发感染），可输注同血型浓缩血小板、新鲜冷冻血浆。③纠正贫血，血红蛋白低于 60g/L 伴明显缺氧症状者，可输注浓缩红细胞。

（3）免疫抑制疗法：①抗胸腺细胞球蛋白（ATG）或抗淋巴细胞球蛋白（ALG），用于治疗**重型**再障，具有抑制 T 淋巴细胞或非特异性自身免疫反应的作用；②环孢素（CsA），是再障治疗的一线药物，可选择作用于异常 T 淋巴细胞，解除骨髓抑制，适用于各种类型的再障。ATG 联合 CsA 的治疗方案已成为目前再障治疗的标准疗法之一。

（4）促进骨髓造血：①**雄激素**为目前治疗**非重型**再障的常用药，其机制是刺激肾产生促红细胞生成素，促进红细胞生成。常用药物有司坦唑醇（康力龙）、达那唑、十一酸睾酮（安雄）、丙酸睾酮，应根据药物的疗效和不良反应（男性化、肝功能损害等）调整疗程及剂量。②造血生长因子，主要用于重型再障。单用无效，多作为辅助性药物，常用药物有粒细胞－巨噬细胞集落刺激因子或粒细胞集落刺激因子。

（5）造血干细胞移植：主要用于重型再障。最佳移植对象是年龄 **40 岁以下**，无感染及其他并发症，包括骨髓移植、脐血输注及胎肝细胞输注等。异体骨髓输注时需用无滤网的输液器由中心静脉管输入；开始 15～20 分钟速度宜慢；无不适反应可调快滴速至 100 滴/分，要求在 30 分钟内将 300ml 骨髓输完；最后少量（5ml）骨髓弃去，以防脂肪栓塞。

5. 护理问题　①有感染的危险　与粒细胞减少有关；②活动无耐力　与贫血所致机体组织缺氧有关；③有受伤的危险：出血　与血小板减少有关；④身体意象紊乱　与雄激素的不良反应有关；⑤悲伤　与治疗效果差、反复住院有关；⑥知识缺乏：缺乏有关再障治疗及预防感染和出血的知识。

6. 护理措施

（1）休息与活动：指导病人根据病情做好休息与活动的自我调节。**若患者的血红蛋白较低，可以卧床休息为主，间断床边活动**。充足的睡眠与休息可减少机体的耗氧量；适当的活动可调节身心状况，提高病人的活动耐力，但过度运动会增加机体耗氧量，甚至诱发心力衰竭。睡眠不足、情绪激动则易于诱发颅内出血。

（2）饮食护理：给予高蛋白、高热量、富含维生素的清淡食物，必要时遵医嘱静脉补充营养素，提高病人的抗病能力。对已有感染或发热的病人，应鼓励其多饮水。

（3）预防感染

①呼吸道感染的预防：保持病室内空气清新，紫外线或臭氧照射消毒，每周 2～3 次，每次 20～30 分钟，物品清洁定期消毒。秋冬季节要注意保暖，防止受凉。限制探视人数及次数，避免到人群聚集的地方或与上呼吸道感染的病人接触。严格执行各项无菌操作。**粒细胞绝对值≤0.5×10^9/L 者，应给予保护性隔离**。

②口腔感染的预防：**餐前后、睡前、晨起漱口，**可用生理盐水、氯己定、复方茶多酚含漱液（口灵）或复方硼砂含漱液交替漱口。若口腔黏膜已溃疡，可增加漱口次数，并局部用维生素 E 或溃疡膜等涂敷。若并发真菌感染宜加用 2.5% 制霉菌素或碳酸氢钠液含漱。

③皮肤感染的预防：保持皮肤清洁、干燥。勤沐浴、更衣和更换床上用品。勤剪指甲。蚊虫蜇咬时应正确处理。避免抓伤皮肤。肌内、静脉内等各种穿刺时，要严格无菌操作。女性病人尤其要注意会阴部的清洁卫生，适当增加局部皮肤的清洗。

④肛周感染的预防：睡前、便后用1∶5000高锰酸钾溶液坐浴，每次15～20分钟。保持大便通畅，避免用力排便诱发肛裂，增加局部感染的概率。

（4）病情监测：主要是贫血、出血、感染的症状、体征和药物不良反应的自我监测。具体包括头晕、头痛、心悸、气促等症状，生命体征（特别是体温与脉搏），皮肤黏膜（苍白与出血），常见感染灶的症状（咽痛、咳嗽、咳痰、尿路刺激征、肛周疼痛等），内脏出血的表现（黑粪与便血、血尿、阴道出血等）。若有上述症状或体征出现或加重，提示有病情恶化的可能，应及时向医护人员汇报或及时就医。

（5）用药护理

①ATG和ALG：均为异种蛋白，治疗过程中可出现超敏反应（寒战、发热、多型性皮疹、高血压或低血压），血清病（如猩红热样皮疹、发热、关节痛、肌肉痛）。出血加重及继发感染等。用药前应做皮肤过敏试验；遵医嘱联合应用小剂量糖皮质激素；缓慢静脉滴注12～16小时。

②环孢素（CsA）：监测血药浓度及药物不良反应，如皮肤色素沉着、肝肾功能、牙龈增生及消化道反应等，以调整用药剂量及疗程。

③雄激素：丙酸睾酮为油剂，不易吸收，局部注射常可形成硬块，甚至发生无菌性坏死。故需采取**深部、缓慢、分层**肌内注射，**注意注射部位的轮换，经常检查局部有无硬结**，一旦发现须及时处理，如局部理疗等。雄激素的不良反应有面部痤疮、毛发增多、声音变粗、女性闭经、乳房缩小、性欲增加等，嘱病人用温水洗脸，避免用手搔抓痤疮，以免感染。长期应用雄激素类药物可对肝造成损害，用药期间应定期检查肝功能。一般情况下，治疗后**6个月内**可见药物治疗的效果。1个月左右网织红细胞开始上升，随之血红蛋白升高，经3个月后红细胞开始上升，而血小板上升则需要较长时间。因此，治疗期间应配合医生定期复查血象，了解血红蛋白、白细胞计数及网织红细胞计数的变化。

7. 健康教育

（1）疾病预防指导：①针对危险品的职业性接触者，如油漆工或喷漆工，从事橡胶与制鞋、传统印刷与彩印、室内装修的工人等，除了要加强生产车间或工厂的室内通风之外，做好个人防护，定期体检；②使用绿色环保装修材料，新近进行室内装修的家居，要监测室内的甲醛水平，不宜即时入住或使用；③使用农药或杀虫剂时，做好个人防护，加强锻炼，增强体质，预防病毒感染。

（2）疾病知识指导：再障患者高热伴抽搐时可采用头部或大血管处放置冰袋的方法降温。避免服用对造血系统有害的药物，如氯霉素、磺胺药、保泰松、安乃近、阿司匹林等，避免感染和加重出血。按时、按量、按疗程用药，不可自行更改或停用药物，定期复查血象。

五、血友病

【复习指南】本部分内容比较难，历年必考，应作为重点复习。血友病的临床表现及护理措施应熟练掌握；病因、辅助检查及治疗要点应掌握。

血友病是因遗传性凝血因子缺乏而引起的一组出血性疾病。分为血友病A和血友病B，其中以血友病A最为常见。

1. 病因　血友病A缺乏凝血因子Ⅷ和血友病B缺乏凝血因子Ⅸ，两者均为典型的X连锁隐性遗传病，男性发病，女性遗传。

2. 临床表现

（1）**出血：是血友病病人最主要的临床表现**。其中以血友病A最为严重。其特征是：幼年起病的自发性出血或轻微损伤后的延迟性、持久性、缓慢的渗血，如碰撞、切割、针刺或注射、运动性扭伤或拉伤、小手术（如拔牙）后；**肌肉及关节腔内**（负重关节）出血是血友病病人的特征。前者以下肢、前臂和臀部肌肉出血多见，多伴局部血肿形成；后者初期主要表现为关节腔内蚁咬感或针刺感，后期伴关节强直、僵硬、畸形而致残。

（2）血肿压迫的表现：血肿形成造成周围神经受压，可出现局部肿痛、麻木及肌肉萎缩；血肿压迫或阻塞气道，可引起呼吸困难甚至窒息；输尿管受压可引起排尿障碍。

3. 辅助检查　红细胞、白细胞及血小板计数大致正常；出血时间、血块回缩试验正常；凝血活酶生成障碍而出现凝血时间延长。

4. 治疗要点

（1）局部出血的处理：休息（制动）、局部压迫、冷敷及抬高患肢是局部深层组织血肿形成和关节腔出血病人最重要的非药物性治疗措施。深部组织出血应避免活动，早期加压冷敷或绷带压迫止血；关节出血可抬高和固定患肢，肌肉出血常为自限性，不主张血肿穿刺。

（2）**补充凝血因子**：是目前防治血友病病人出血**最重要**的替代性治疗。

（3）药物治疗：去氨加压素可促进内皮细胞释放凝血因子，可用于轻症血友病A病人，对血友病B病人无效。

5. 护理问题　①有受伤的危险：出血　与凝血因子缺乏有关；②有失用综合征的危险　与反复多次关节腔出血有关；③疼痛　与深部组织血肿或关节腔出血有关。

6. 护理措施

（1）预防出血：急性期应局部**制动**并保持肢体于功能位；肿胀未消退前避免患肢负重，适当增加卧床时间，避免过早行走或剧烈的接触性运动（拳击、足球、篮球）；不要穿硬底鞋或赤脚走路；尽量避免手术治疗，**术后应密切观察生命体征**，防止休克；穿刺拔针后局部按压5分钟以上，直至出血停止；禁止使用静脉留置套管针，以免针刺点渗血难止；注意口腔卫生防龋齿；遵医嘱用药，避免使用阿司匹林等有抑制凝血机制作用的药物。

（2）关节康复训练：针对病变关节进行科学合理的康复训练，是预防血友病病人发生关节失用的重要措施。

7. 健康教育　①重视遗传咨询、婚前检查和产前诊断，发现女性携带者，是减少血友病发病率的重要措施；②一般可于妊娠第13～16周进行羊水穿刺；③向患者说明本病为遗传病，需终身治疗。

六、特发性血小板减少性紫癜

【复习指南】本部分内容有一定难度，历年必考，应作为重点复习。特发性血小板减少性紫癜的临床表现、护理措施及健康教育应熟练掌握；病因、辅助检查及治疗要点应掌握。

特发性血小板减少性紫癜（ITP）又称自身免疫性血小板减少性紫癜，是最常见的一种血小板减少性疾病。主要由于血小板受到免疫性破坏，导致外周血中血小板数目减少。临床上以自发性的皮肤、黏膜及内脏出血，血小板计数减少、生存时间缩短和抗血小板特异性自身抗体形成，骨髓巨核细胞发育、成熟障碍等为特征。急性型多见于儿童，慢性型多见于40岁以下女性，男女之比约为1∶4。

1. 病因 ①感染：尤其是病毒感染，约80%的急性ITP病人在发病前2周左右有上呼吸道感染史；②免疫因素：是ITP发病的重要原因，与血小板自身抗体形成后血小板的过多破坏有关；③肝、脾与骨髓因素：其中以**脾**最为重要，不但是抗血小板抗体产生的主要部位，也是血小板被破坏的主要场所；④其他因素：多见于成年女性，与体内雌激素水平较高有关。

2. 临床表现

（1）急性型：①多见于儿童，病程多为自限性，常在数周内恢复，少数病程超过半年可转为慢性。②起病急，常有畏寒、发热，80%以上病人起病前1～2周有呼吸道感染史，特别是病毒感染史。③出血的表现，**全身**皮肤瘀点、紫癜及大小不等的瘀斑，常先出现于四肢，尤以下肢为多；当血小板＜20×10^9/L时可发生内脏出血，如呕血、便血、咯血、血尿、阴道出血等。**颅内出血**是本病致死的主要原因，多表现为突发剧烈头痛、意识障碍、抽搐，双侧瞳孔不等大、对光反射迟钝或消失等。④其他，若出血量过大或范围过广，可出现不同程度的贫血、血压降低或失血性休克。

（2）慢性型：①常见于40岁以下的成年女性，常可反复发作，持续数周、数月或数年不等，少有自行缓解。②起病隐匿或缓慢。③出血表现，出血相对较轻，主要表现为反复出现**四肢**皮肤散在的瘀点、瘀斑，牙龈出血或鼻出血，部分患者月经过多是唯一症状。部分病人可因感染等致病情突然加重而出现广泛且严重的内脏出血，也可因高热、情绪激动、高血压等而诱发颅内出血。④其他，长期月经过多可出现与出血严重程度相一致的贫血。反复发作者常有轻度脾大。

（3）难治性ITP：是指常规使用糖皮质激素、静脉注射免疫球蛋白和脾切除无效（包括不适合或拒绝脾切除的病人），或需较大剂量泼尼松才能维持安全的血小板水平的病人。占ITP病人的11%～35%。

3. 辅助检查

（1）血象：急性型发作期血小板常＜20×10^9/L，慢性型多为（30～80）$\times10^9$/L。反复出血或短期内失血过多者，红细胞和血红蛋白可出现不同程度的下降。白细胞多正常。

（2）骨髓象：增生不低下，巨核细胞增加或正常。急性型幼稚巨核细胞比例增多，胞体大小不一，以小型多见；慢性型颗粒型巨核细胞增多，胞体大小基本正常。有血小板形成的巨核细胞显著减少（＜30%），巨核细胞呈现成熟障碍。

（3）其他：束臂试验阳性、出血时间延长、血块收缩不良，而凝血机制及纤溶机制检查正常；90%以上病人血小板生存时间明显缩短。

急性型和慢性型血小板减少性紫癜的鉴别见表14－4。

表14－4 急性型和慢性型血小板减少性紫癜的鉴别要点

		急性型	慢性型
好发年龄		儿童	40岁以下的成年女性
起病形式		起病急，1～2周前多有呼吸道感染史	起病缓慢或隐匿
出血	程度	重	轻
	表现	**全身皮肤尤其是下肢及黏膜瘀点、瘀斑。内脏出血多见，甚至出现颅内出血**	**四肢皮肤及黏膜瘀点、瘀斑**，月经过多可为唯一症状，部分病人内脏出血甚至颅内出血

续表

	急性型	慢性型
其他症状	**贫血，甚至休克**	**贫血**
血常规	**血小板**＜20×10^9/L	**血小板**（30～80）$\times10^9$/L
骨髓象	幼稚巨核细胞增多，胞体大小不一，成熟巨核细胞＜30%	颗粒巨核细胞增多，胞体大小正常
其他检查	束臂试验阳性，出血时间延长，血块收缩不良，凝血机制正常，纤溶机制正常	

4. *治疗要点*

（1）一般疗法：*血小板明显减少*（＜20×10^9/L），*出血严重者应卧床休息*，防止创伤。避免应用降低血小板数量、抑制血小板功能及任何引起或加重出血的药物，有效控制高血压等。

（2）**糖皮质激素：为首选药物**。常用泼尼松，待血小板接近正常，可逐渐减量，并以*小剂量维持3～6个月*。

（3）脾切除：可减少血小板抗体产生及减轻血小板的破坏。术后并发症主要有栓塞、出血和感染等，因此ITP病人脾切除宜慎重选择。

（4）*免疫抑制药：一般不作首选*。用于以上治疗无效或疗效差者，可与糖皮质激素合用提高疗效及减少激素的用量。其中最常用的是长春新碱。

（5）急重症的处理：血小板计数＜20×10^9/L者、出血严重而广泛者、疑有或已发生颅内出血者、近期将实施手术或分娩者。紧急处理方法有输注血小板、大剂量甲泼尼龙、静脉输入免疫球蛋白、血浆置换。

5. *护理问题*　有受伤的危险：出血　与血小板减少有关。

6. *护理措施*

（1）出血情况的监测：*疑有颅内出血者，密切观察患者自觉症状、生命体征、神志及***血小板计数的变化***等，一旦发现***血小板计数＜10×10^9/L，***要及时通知医生配合救治*。

（2）病情监测：观察有无皮肤黏膜出血的情况，如瘀点、瘀斑、牙龈出血、鼻出血等；有无内脏出血的表现，如月经量明显增多、呕血或便血、咯血、血尿、头痛、视力改变等。一旦发现皮肤黏膜出血加重或内脏出血的表现，应及时就医。

（3）用药护理：*长期使用糖皮质激素会引起身体外形的变化、胃肠道反应或出血、诱发感染、骨质疏松等*。应向病人做必要的解释和指导，如餐后服药、自我监测粪便颜色、预防各种感染、监测骨密度或遵医嘱预防性用药等。静脉注射免疫抑制药、大剂量免疫球蛋白时，要注意保护局部血管并密切观察，一旦发生静脉炎要及时处理。

7. *健康教育*

（1）疾病知识指导：**加强营养，学会自我监测病情**。指导病人避免人为损伤而诱发或加重出血，**避免***服用可能引起血小板减少或抑制其功能的药物，特别是非甾体类抗炎药，如阿司匹林等*。保持充足的睡眠、情绪稳定和大便通畅，*有效控制高血压等均是避免颅内出血的有效措施*，必要时可予以药物治疗，如镇静药、安眠药或缓泻药等。

（2）用药指导：服用糖皮质激素者，*应告知必须按医嘱、按时、按剂量、按疗程用药，***不可自行减量或停药，如有不适随时就诊**。

七、过敏性紫癜

【复习指南】本部分内容有一定难度，历年必考，应作为重点复习。过敏性紫癜的临床表现应熟练掌握；病因、辅助检查治疗要点及护理措施应掌握。

过敏性紫癜是一种常见的血管变态反应性出血性疾病。主要表现为**非**血小板减少性皮肤瘀点或紫癜，可伴有腹痛、便血、关节痛、血尿及血管神经性水肿和荨麻疹等过敏表现，多为自限性。本病多见于儿童及青少年，男性略多于女性，以春秋季发病居多。

1. 病因

（1）**感染**：为**最常见**的病因和引起疾病复发的原因，以β溶血性链球菌引起的上呼吸道感染多见，形成免疫复合物沉积于血管。

（2）食物：主要是机体对异性蛋白质过敏所致，如鱼、虾、蟹、蛋及乳类等。

（3）药物：抗生素类（如青霉素、链霉素、红霉素、氯霉素及头孢菌素类），磺胺药类，异烟肼，阿托品，噻嗪类利尿药，解热镇痛药（如水杨酸类、保泰松、吲哚美辛）及奎宁类等。

（4）其他：寒冷刺激、花粉、尘埃、昆虫咬伤、疫苗接种等。

2. 临床表现

（1）**单纯型（紫癜型）：是最常见的临床类型**。主要表现为四肢皮肤瘀点、紫癜，以下肢（伸侧）及臀部最多见，呈对称性，可分批出现。

（2）腹型：为最具潜在危险和最易误诊的临床类型，除皮肤紫癜外，最常见的表现是腹痛，多位于脐周，下腹或全腹，呈突发的阵发性绞痛，可伴恶心、呕吐、腹泻、便血，肠鸣音活跃或亢进，无明显腹肌紧张及反跳痛。

（3）关节型：除皮肤紫癜外，出现关节肿胀、疼痛、压痛和功能障碍，呈游走性，无关节畸形，多见于膝、踝、肘及腕关节。

（4）肾型：是病情最为严重且预后相对较差的一种临床类型，多在紫癜发生后1周左右出现血尿或伴蛋白尿、管型尿，单纯蛋白尿少见。

3. 辅助检查　本病缺乏特异性实验室检查。血小板计数、出血时间及各项凝血实验均正常，半数以上病人束臂试验阳性。肾型或混合型可有血尿、蛋白尿、管型尿；消化道出血者粪便隐血试验阳性。

4. 治疗要点

（1）病因防治：寻找并去除各种致病因素，避免接触任何可能引起过敏的物质，如消除感染病灶，驱除肠道寄生虫，停用过敏药物、食物等。

（2）药物治疗：①一般性药物，应用抗组胺类药物，如异丙嗪、阿司咪唑（息斯敏）、氯苯那敏（扑尔敏）等；辅助性应用大剂量维生素C静脉滴注；曲克芦丁及钙剂静脉注射，以降低毛细血管壁的通透性。②糖皮质激素，对腹型和关节型疗效较好，对紫癜型及肾型疗效不明显，一般使用＜30天。常用泼尼松，该类药物具有较强的抗过敏、抑制免疫反应和降低毛细血管通透性的作用。③免疫抑制药，上述治疗效果不佳者可酌情使用，如环磷酰胺或硫唑嘌呤等。

（3）对症及其他治疗：①腹型病人，可皮下注射解痉药，如阿托品或山莨菪碱（654－2）以缓解腹痛；②上消化道出血者，按常规处理，禁食、制酸与止血、必要时输血；③肾型病人，特别是以肾病综合征为主要表现者，可联合应用糖皮质激素、免疫抑制药及抗凝药。

5. 护理问题　①有受伤的危险：出血　与血管壁的通透性和脆性增加有关；②疼痛：腹痛、关节痛　与局部过敏性血管炎性病变有关；③潜在并发症：慢性肾炎、肾病综合征、慢性肾衰竭；④知识缺乏：缺乏有关病因预防的知识。

6. 护理措施

（1）休息与活动：发作期病人均应增加卧床休息，避免过早或过多地行走活动。协助病人采取舒适体位，如腹痛者宜取屈膝平卧位等；关节肿痛者要注意局部关节的制动与保暖。

（2）饮食护理：避免过敏性食物（鱼、虾、蟹、蛋、乳类）的摄取，发作期可根据病情选择清淡、少刺激、易消化的普食、软食或半流质饮食。若有消化道出血，避免过热饮食，必要时禁食。

（3）用药护理：遵医嘱正确、规律给药。若使用糖皮质激素，应向病人及家属说明可能出现的不良反应，应加强护理，预防感染。用环磷酰胺时，嘱病人多饮水，注意观察尿量及尿色改变。出血严重或禁食者，建立静脉通道，遵医嘱静脉补液，做好配血与输血的各项护理。腹痛明显者必要时可遵医嘱使用解痉药或消炎镇痛药。

7. 健康教育

（1）疾病知识指导：注意休息、营养与运动，增强体质，预防上呼吸道感染。避免接触与发病有关的药物或食物，是预防过敏性紫癜的重要措施。饭前便后要洗手，避免食用不洁食物，以预防寄生虫感染。

（2）病情监测指导：教会病人对出血情况及伴随症状或体征的自我监测。发现新发大量瘀点或紫癜、明显腹痛或便血、关节肿痛、血尿、水肿、泡沫尿甚至少尿者，多提示病情复发或加重，应及时就医。

八、弥散性血管内凝血

【复习指南】本部分内容比较难，历年常考。弥散性血管内凝血的病因、临床表现、辅助检查、治疗要点及护理措施应掌握。

弥散性血管内凝血（DIC）是由多种致病因素激活机体的凝血系统，导致机体弥散性微血栓形成、凝血因子大量消耗并继发纤溶亢进，从而引起全身性出血、微循环障碍乃至单个或多个器官功能衰竭的一种临床综合征。本病多起病急，进展快，死亡率高，是临床急重症之一。早期诊断及有效治疗是挽救病人生命的重要前提和保障。

1. 病因　以感染最常见，其次是恶性肿瘤、病理产科、手术与创伤等所致。

2. 临床表现

（1）**出血**：是DIC最常见的临床表现之一。多突然发生，主要表现为广泛、多发的皮肤黏膜的自发性、持续性出血，伤口和注射部位的渗血，可呈大片瘀斑。严重者可有内脏出血，若为分娩或产后DIC，经阴道流出的血液可完全不凝或仅有很小的凝血块。

（2）低血压、休克或微循环障碍：轻症常表现为低血压，重症则出现休克或微循环障碍，且早期即可出现单个或多个重要器官功能不全，包括肾、肺及大脑等。

（3）**栓塞**：皮肤黏膜栓塞可使浅表组织缺血、坏死及局部溃疡形成；内脏栓塞常见于肾、肺、脑等，可引起急性肾衰竭、呼吸衰竭、颅内高压等，从而出现相应的症状与体征。

（4）溶血：一般较轻，早期不易察觉，也可表现为进行性贫血，贫血程度与出血量不成比例；大量溶血时还可出现黄疸、血红蛋白尿等。

3. 辅助检查　血小板计数减少，纤维蛋白原定量减少，凝血因子活性降低，抗凝血酶含量及活性降低；凝血酶原时间延长，纤溶酶及纤溶酶原激活物的活性增高；血浆鱼精蛋白副凝试验（3P试验）阳性。

4. 治疗要点

（1）祛除诱因，治疗原发病：是有效救治DIC的前提和基础。包括积极控制感染性疾病、产科及外伤处理、治疗肿瘤、防治休克、纠正电解质和酸碱平衡的紊乱等。

（2）抗凝疗法：是终止DIC、减轻器官功能损伤、重建凝血－抗凝血功能平衡的重要措施。

①肝素：是DIC首选的抗凝疗法。肝素治疗的指征包括：DIC早期（高凝期）；血小板及凝血因子急剧或进行性下降；迅速出现紫癜、瘀斑及其他部位的出血；微血管栓塞表现明显的病人（如出现器官功能衰竭）；消耗性低凝状态但基础病变短期内不能被去除者，在补充凝血因子的情况下使用。下列情况应慎用肝素：DIC后期，病人有多种凝血因子缺乏及明显纤溶亢进；蛇毒所致DIC（因蛇毒的促凝作用一般不能被普通肝素所拮抗）；近期有肺结核大咯血或消化性溃疡活动性大出血；手术后或损伤创面未经良好止血者。

②其他抗凝及抗血小板聚集药物：如复方丹参注射液、双嘧达莫、阿司匹林、低分子右旋糖酐、噻氯匹定等药物有辅助治疗价值。

（3）补充凝血因子和血小板：适用于血小板及凝血因子明显减少，且已进行基础病变及抗凝治疗，但DIC仍未能有效控制的病人。

（4）抗纤溶治疗：适用于继发性纤溶亢进为主的DIC晚期，常用药有氨基己酸、氨甲苯酸等。

5. 护理问题　①有受伤的危险：出血　与DIC所致的凝血因子被消耗、继发性纤溶亢进、肝素应用等有关；②潜在并发症：休克、多发性微血管栓塞。

6. 护理措施

（1）一般护理：卧床休息，根据病情采取合适的体位，休克病人取中凹卧位，呼吸困难严重者可取半坐卧位；注意保暖；加强皮肤护理，防压疮；协助排便，必要时保留尿管。遵医嘱进食流质或半流质饮食，必要时禁食。给予吸氧。

（2）监测实验室检查指标：是DIC救治的重要环节，应正确、及时采集和送检各类标本，关注检查结果，及时报告医生。

（3）病情观察：严密观察病情变化，及时发现休克或重要器官功能衰竭。定时监测病人的生命体征、神志和尿量变化，记录24小时出入量；观察皮肤的颜色与温、湿度；有无皮肤黏膜和重要器官栓塞的症状和体征，如肺栓塞表现为突然胸痛、呼吸困难、咯血；脑栓塞引起头痛、抽搐、昏迷等；肾栓塞可引起腰痛、血尿、少尿或无尿，甚至发生急性肾衰竭；胃肠黏膜出血、坏死可引起消化道出血；皮肤栓塞可出现手指、足趾、鼻、颈、耳部发绀，甚至引起皮肤干性坏死等。此外，应注意原发病的观察。

（4）抢救配合与护理：①迅速建立两条静脉通道，以保证抢救药物的应用和液体补充，注意维持静脉通路的通畅；②用药护理，遵医嘱正确配制和应用有关药物，尤其抗凝药的应用。

第十五章　内分泌、营养及代谢性疾病

一、内分泌系统解剖生理及常见症状体征

【复习指南】本部分内容难度不大，但历年常考。内分泌系统解剖生理、常见症状体征的护理措施应熟悉。

1. 内分泌系统的结构与功能

（1）内分泌系统的组成：内分泌系统由人体内分泌腺（**下丘脑、垂体、甲状腺、肾上腺、性腺、胰岛等**）及一些具有内分泌功能的器官、组织及细胞所组成的一个体液调节系统。

（2）常见的内分泌激素及其功能：①生长激素，由腺垂体分泌，刺激骨及身体组织的生长；②甲状腺激素，由甲状腺分泌，调节热能代谢，同时促进三大营养物质代谢，促进生长发育；③皮质醇，由肾上腺皮质分泌，参与物质代谢，抑制免疫功能，抗过敏、抗炎、抗毒素等；④醛固酮，由肾上腺皮质分泌，调节远端肾小管电解质含量，维持有效循环；⑤胰岛素，由胰岛 B 细胞分泌，促进葡萄糖的利用与转化，降低血糖。

2. 内分泌系统的常见症状与体征

（1）身材过高与矮小：身材矮小见于侏儒症、呆小症的病人；身材过高见于肢端肥大症、巨人症的病人。

（2）肥胖与消瘦：①肥胖，是指**实际体重超过标准体重的 20% 或体重指数（BMI）≥ 25kg/m²**，分为单纯性肥胖和继发性肥胖。继发性肥胖多见于下丘脑疾病、库欣综合征、胰岛素瘤、2 型糖尿病（肥胖型）、性腺功能减退症、甲状腺功能减退症、代谢综合征等。②**消瘦，指实际体重低于标准体重的 20% 或体重指数＜18.5kg/m²**，常见于甲状腺功能亢进症、1 型与 2 型糖尿病（非肥胖型）、肾上腺皮质功能减退症、嗜铬细胞瘤、内分泌腺的恶性肿瘤、神经性厌食症等。

（3）毛发改变：见于先天性肾上腺皮质增生、库欣综合征等。

（4）面容变化：甲状腺功能亢进病人可表现为眼球突出、颈部增粗；库欣综合征病人常有满月脸、痤疮和多血质貌；呆小症病人常表现为面色苍白，鼻短上翘或塌陷等。

（5）皮肤的变化：①皮肤黏膜色素沉着，多见于肾上腺皮质疾病病人，以摩擦处、掌纹、乳晕、瘢痕处明显；②皮肤紫纹和痤疮，**紫纹**是库欣综合征的**典型特征**之一。**病理性痤疮**见于库欣综合征、先天性肾上腺皮质增生症等。

二、单纯性甲状腺肿

【复习指南】本部分内容难度不大，但历年常考。单纯性甲状腺肿的临床表现、辅助检查及护理措施应熟练掌握；病因及发病机制、治疗要点应掌握。

单纯性甲状腺肿是指非炎症及肿瘤原因而导致的不伴有临床甲状腺功能异常的甲状腺肿。

1. 病因与发病机制

（1）地方性甲状腺肿：**最常见**的原因是**碘缺乏**，多见于山区和远离海洋的地区，或某些特定人群在机体碘需要量增加的情况下也可出现，如妊娠期、哺乳期、青春期等。

（2）散发性甲状腺肿：原因复杂。主要有：①外源性因素，食物中的碘化物、致甲状腺肿物质和药物等；②内源性因素，儿童先天性甲状腺激素合成障碍。

2. 临床表现　主要表现为**甲状腺肿大**，多无其他症状。早期甲状腺呈轻度或中度弥漫性肿大，表面光滑、质地较软、无压痛。随着病情缓慢发展，甲状腺进一步肿大可形成多发性结节。显著肿大时则引起压迫症状，如压迫气管出现呼吸困难，压迫食管引起吞咽困难，压迫喉返神经引起声音嘶哑。胸骨后甲状腺肿可引起上腔静脉回流受阻，出现面部肿胀、发绀、颈胸部浅静脉扩张等。

3. 辅助检查

（1）甲状腺功能检查：**血清总甲状腺素（TT_4）、血清总三碘甲腺原氨酸（TT_3）正常，TT_4/TT_3 的比值常增高。血清促甲状腺激素（TSH）水平一般正常。**

（2）血清甲状腺球蛋白（Tg）测定：**Tg 水平增高**，增高的程度与甲状腺肿的体积呈正相关。

（3）甲状腺摄^{131}I 率及 T_3 抑制试验：摄^{131}I 率增高但无高峰前移，可被 T_3 所抑制。但当甲状腺结节有自主功能时，可不被 T_3 抑制。

（4）甲状腺扫描：可见弥漫性甲状腺肿，常呈均匀分布。

4. 治疗要点

（1）碘剂治疗：由碘缺乏所致者，应补充碘剂。

（2）甲状腺制剂治疗：单纯性甲状腺肿的病人，可用甲状腺制剂补充内源性甲状腺激素（TH）的不足，抑制 TSH 的分泌。

（3）手术治疗：单纯性甲状腺肿一般不宜手术治疗。仅当出现压迫症状、药物治疗无好转者，或疑有结节癌变时给予手术治疗，术后需长期服用 TH 替代治疗。

5. 健康指导

（1）疾病预防指导：我国国家标准建议食盐加碘浓度为（35 ± 15）mg/kg，但应根据地区的自然碘环境有区别地推行，具有甲状腺遗传背景或潜在甲状腺疾病的个体不宜食用碘盐。在妊娠、哺乳、青春发育期应增加碘的摄入，以预防本病的发生。

（2）饮食指导：指导病人**多进食含碘丰富**的食物，如海带、紫菜等海产品，食用碘盐，以预防缺碘所致地方性甲状腺肿。**避免**摄入大量阻碍 TH 合成的食物，如卷心菜、花生、菠菜、萝卜等。

（3）用药指导与病情监测：嘱病人按医嘱长期服药，以免停药后复发。学会观察药物疗效及不良反应，如出现心动过速、呼吸急促、食欲亢进、怕热多汗、腹泻等甲状腺功能亢进表现时，应及时就诊。

三、甲状腺功能亢进症

【复习指南】本部分内容有一定难度，历年必考，应作为重点复习。甲状腺功能亢进症的临床表现、辅助检查、护理措施及健康教育应熟练掌握；病因及发病机制、治疗要点应掌握。

甲状腺功能亢进是指由多种病因导致甲状腺腺体本身产生**甲状腺激素过多**而引起的**甲状腺毒症**。甲状腺毒症：是指组织暴露于过量甲状腺激素条件下而发生的一组临床综合征。Graves 病（简称 GD）又称弥漫性毒性甲状腺肿：是一种伴 TH 分泌增多的器官**特异性自身免疫性疾病**。

1. 病因与发病机制

（1）遗传因素：GD有明显的**遗传倾向**，发现与组织相容性复合体基因相关。

（2）免疫因素：最主要的免疫异常是抑制性T淋巴细胞功能缺陷，辅助性T淋巴细胞功能相对增强，后者具有辅助B淋巴细胞合成甲状腺自身抗体的作用。与本病有关的最重要的抗体是针对甲状腺细胞TSH受体的特异性自身抗体，称为TSH受体抗体（TRAb）。

（3）环境因素：环境因素对本病的发生和发展有重要影响，如细菌感染、性激素、应激等，可能是疾病发生和病情恶化的重要诱因。

2. 临床表现

（1）甲状腺毒症表现

①**高代谢综合征**：由TH分泌增多导致交感神经兴奋性增高和新陈代谢加速，病人常有**疲乏无力、怕热多汗**、皮肤潮湿、**多食善饥、体重显著下降等**。

②精神神经系统：神经过敏、多言好动、**紧张焦虑、焦躁易怒**、失眠不安、**注意力不集中、记忆力减退，手眼睑震颤，**腱反射亢进。

③心血管系统：心悸、胸闷、气短。合并甲状腺毒症心脏病时，出现心动过速、心律失常和心力衰竭，常**以心房颤动等房性心律失常多见**。心搏出量增加可致收缩压增高、舒张压下降，**出现脉压增大**。

④消化系统：因胃肠蠕动增快出现排便次数**增多**。重者可有肝大，偶有黄疸。

⑤肌肉与骨骼系统：主要表现为周期性瘫痪。多见于青年男性，常在剧烈运动、高糖类饮食、注射胰岛素等情况下诱发，**主要累及下肢，伴有低钾血症**。

⑥生殖系统：女性常有月经减少或闭经。男性有勃起功能障碍，偶有乳腺发育。

⑦造血系统：外周血淋巴细胞比例增加，单核细胞增加，但白细胞总数减低。血小板寿命缩短，可伴发血小板减少性紫癜。

（2）甲状腺肿大：弥漫性、对称性肿大，但与病情程度不成比例，质软、无压痛，随吞咽动作上下移动。重要体征：甲状腺可触及震颤，闻及血管杂音。

（3）眼征：突眼的程度与病情不成比例。分为单纯性突眼和浸润性突眼。单纯性突眼表现为：①轻度突眼：突眼度不超过19～20mm；②Stellwag征：瞬目减少，眼神炯炯发亮；③Dalrymple征：上睑挛缩，睑裂增宽；④vonGraefe征：双眼向下看时，由于上眼睑不能随眼球下落，出现白色巩膜；⑤Joffroy征：眼球向上看时，前额皮肤不能皱起；⑥Mobius征：两眼看近物时，眼球辐辏不良。浸润性突眼，男性多见，表现为眼内异物感、畏光、流泪、复视等。

3. 特殊的临床表现和类型

（1）**甲状腺危象**：①与短时间内大量T_3、T_4释放入血有关。②**主要诱因**为应激状态，如感染、手术、放射性碘治疗等；严重躯体疾病等；口服过量TH制剂；严重精神创伤；手术中过度挤压甲状腺。③临床早期表现为原有的甲状腺功能亢进症状加重，并出现高热、大汗、**心动过速（140次/分以上）**、烦躁不安、谵妄、呼吸急促、恶心、呕吐、腹泻，严重者可有心力衰竭、休克及昏迷等。

（2）甲状腺毒症性心脏病：主要表现为心房颤动和心力衰竭。

（3）T_3型甲状腺毒症：多见于碘缺乏地区和老年人。

（4）妊娠期甲状腺功能亢进：有以下几种。①妊娠甲状腺功能亢进的诊断依赖血清FT_4、FT_3、TSH；②妊娠一过性甲状腺毒症，绒毛膜促性腺激素（hCG）与TSH具有相同的亚单位，过量的hCG能够刺激TSH受体产生妊娠一过性甲状腺毒症；③新生儿甲状腺功能亢进症，母体TRAb可透过胎盘刺激胎儿甲状腺引起新生儿甲状腺功能亢进；④产后GD，产后免疫抑制解除，易发GD。

（5）胫前黏液性水肿：属自身免疫性病变，水肿常见于胫骨前下1/3部位，也见于足背、踝关节、肩部、手背或手术瘢痕处，偶见于面部。

4. 辅助检查

（1）血清甲状腺激素测定：①血清游离甲状腺素（FT_4）与游离三碘甲状腺原氨酸（FT_3），是**临床诊断甲状腺功能亢进的首选指标**；②血清总甲状腺素（TT_4），是**甲状腺功能的基本筛选指标**；③血清总三碘甲状腺原氨酸（FT_3），为早期GD、治疗中疗效、观察及停药后复发的敏感指标，也是**诊断T_3型甲亢的特异性指标**。

（2）促甲状腺激素（TSH）测定：TSH是**反映甲状腺功能最敏感的指标**。

（3）促甲状腺激素释放激素（TRH）兴奋试验：GD时血T_3、T_4增高，反馈抑制TSH，故TSH细胞不被TRH兴奋。当静脉注射TRH 400μg后TSH升高者可排除本病；TSH不增高则支持甲亢的诊断。

（4）TSH受体抗体（TRAb）：是鉴别甲亢病因、诊断GD的重要指标之一。

（5）TSH受体刺激抗体（TSAb）：是鉴别甲亢病因、诊断GD的重要指标之一。

（6）影像学检查、B超、放射性核素扫描、CT、MRI等有助于甲状腺、异位甲状腺肿和球后病变性质的诊断，可根据需要选用。

5. 治疗要点

（1）抗甲状腺功能药物治疗

①适应证：病情轻、中度病人；甲状腺轻、中度肿大者；年龄20岁以下，或孕妇、高龄或由于其他严重疾病不宜手术者；手术前或^{131}I治疗前的准备；手术后复发而不宜进行^{131}I治疗者。

②常用药物：包括**硫脲类和咪唑类**两类。硫脲类有甲硫氧嘧啶（MTU）及丙硫氧嘧啶（PTU）等；咪唑类有甲巯咪唑（MMI）和卡比马唑（CMz，甲亢平）等。其作用机制是通过抑制甲状腺内过氧化物酶系及碘离子转化为新生态碘或活性碘，从而抑制TH的合成。**一般首选MMI，严重病例、甲状腺危象、妊娠、哺乳时首选PTU**。

（2）**^{131}I治疗**：甲状腺摄取^{131}I后释放β射线，通过破坏甲状腺滤泡上皮而减少TH的分泌。现已是欧美国家治疗成人甲亢的首选疗法。但可引起下列并发症：①**甲状腺功能减退，**是^{131}I治疗甲亢后的主要并发症，同时也是难以避免的结果；②放射性甲状腺炎，发生在^{131}I治疗后7～10天，严重者可给予阿司匹林或糖皮质激素治疗；③个别病人可诱发甲状腺危象；④有时可加重浸润性突眼。

（3）手术治疗：治愈率为95%左右，并发症为甲状旁腺功能减退和喉返或喉上神经损伤。

（4）甲状腺危象的防治：避免诱因，积极治疗甲状腺功能亢进是关键，尤其是防治感染和做好充分的术前准备工作。一旦发生需积极抢救。①抑制TH合成，首选PTU。②抑制TH释放，服PTU后再加用复方碘口服溶液。③β受体阻滞药普萘洛尔有抑制外周组织T_4转换为T_3的作用。④应用糖皮质激素，氢化可的松。⑤降低和清除血浆TH。上述治疗效果不满意时，可选用血液透析、腹膜透析或血浆置换等措施，迅速降低血浆TH浓度。⑥针对诱因治疗及对症支持治疗，监护心、脑、肾功能；纠正水、电解质和酸碱平衡紊乱；降温、给氧、防治感染；积极治疗各种并发症。

（5）Graves 眼病的治疗：治疗方法依病情程度而异，而有效控制甲亢则是治疗关键。

（6）妊娠期甲状腺功能亢进症的治疗：①ATD 治疗，首选 PTU，因该药不易通过胎盘；②手术治疗，发生在妊娠初期的甲状腺功能亢进，经 PTU 治疗控制症状后，可选择在妊娠 4～6 个月做甲状腺次全切除术；③哺乳期的 ATD 治疗，首选 PTU；④禁用 ^{131}I 治疗。

（7）甲状腺毒症心脏病的治疗：①ATD 治疗，立即给予足量 ATD，控制甲状腺功能至正常。② ^{131}I 治疗。③β 受体阻滞药，普萘洛尔有减慢心率、缩小脉压、减少心排血量的作用，可用于心房颤动和心动过速导致的心力衰竭。为克服普萘洛尔引起降低心肌收缩力的不良反应，需同时使用洋地黄制剂。

6. 护理问题

（1）营养失调：低于机体需要量　与代谢率增高导致代谢需求大于摄入有关。

（2）活动无耐力　与蛋白质分解增加、甲状腺毒症性心脏病、肌无力等有关。

（3）应对无效　与性格及情绪改变有关。

（4）有组织完整性受损的危险　与浸润性突眼有关。

（5）潜在并发症：甲状腺危象。

7. 护理措施

（1）饮食护理：给予**高热量、高蛋白、高维生素**及矿物质丰富的饮食。主食应足量，可以增加奶类、蛋类、瘦肉类等优质蛋白以纠正体内的负氮平衡，多摄取新鲜蔬菜和水果。鼓励病人**多饮水**，每天饮水 2000～3000ml 以补充出汗、腹泻、呼吸加快等所丢失的水分，但对并发心脏疾病者应避免因大量饮水而加重水肿和心力衰竭。避免摄入刺激性的食物及饮料，如浓茶、咖啡等，以免引起病人精神兴奋。减少食物中粗纤维的摄入，以减少排便次数。**避免进食含碘丰富的食物，应食用无碘盐**，忌食海带、紫菜等海产品，慎食卷心菜、菜花等易致甲状腺肿食物。

（2）**用药护理**：应指导病人正确用药，不可自行减量或停药，并密切观察药物的不良反应，及时处理。抗甲状腺药物的常见不良反应及处理措施：①粒细胞减少，多发生在用药后 2～3 个月内，严重者可致粒细胞缺乏症，因此必须指导病人定期复查血象。如**外周血白细胞低于 $3\times10^9/L$ 或中性粒细胞低于 $1.5\times10^9/L$ 应停药**，病人多有头晕、食欲缺乏、乏力，部分伴有感染症状，并遵医嘱给予促进白细胞增生药。②**药疹**，可用抗组胺药控制，不必停药。③其他，若发生中毒性肝炎、肝坏死、精神病等，应立即停药治疗。

（3）休息与活动：与病人及家属共同制订个体化活动计划，活动时以不感到疲劳为宜，适当增加休息时间，维持充足睡眠。

（4）生活护理：对大量出汗的病人应加强皮肤护理，随时更换浸湿的衣服及床单。

（5）病情观察：密切观察病人的高代谢症候群、甲状腺肿及眼征的动态变化，注意有无焦虑、烦躁、心悸等甲状腺功能亢进加重的表现，尤其注意有无甲状腺危象的征兆，必要时使用镇静药。注意观察基础代谢率｛BMI＝清晨静息状态下［脉率＋脉压（mmHg）］－111｝，评估甲亢的程度：正常为±10%；轻度甲亢，20%～30%；中度甲亢，30%～60%；重度甲亢，＞60%。

（6）心理护理：护士应鼓励病人**主动表达内心感受，理解和同情病人**，向患者家属解释病情，建立互信关系。**指导患者家属勿提供兴奋、刺激的消息**，使患者保持情绪稳定。

(7) 预防甲状腺危象

①避免诱因。

②病情监测：观察生命体征和神志变化。若原有甲亢症状加重，并出现发热（体温> 39℃）、严重乏力、烦躁、多汗、心悸、心率> 100 次/分、食欲缺乏、恶心、呕吐、腹泻、脱水等应警惕甲状腺危象发生，立即报告医生并协助处理。

③紧急处理配合：立即吸氧，绝对卧床休息，呼吸困难时取半卧位；及时准确给药，迅速建立静脉通路。按医嘱使用 PTU、复方碘溶液、β－肾上腺素能受体阻滞药、氢化可的松等药物。使用丙硫氧嘧啶及碘剂时注意观察病情变化，严格掌握碘剂的剂量，并观察中毒或过敏反应。准备好抢救药物，如镇静药、血管活性药物、强心药等；密切观察病情变化，定时测量生命体征，准确记录 24 小时出入量，观察神志的变化。

④对症护理：做好基础护理。

(8) 术后神经损伤：一般在 3～6 个月内可逐渐恢复。单侧喉返神经损伤表现为声音嘶哑；双侧喉返神经损伤表现为声带麻痹、失声、呼吸困难甚至窒息，需立即做气管切开。喉上神经外支损伤表现为声带松弛，音调降低；内支损伤表现为呛咳。

8. 健康教育

(1) 疾病知识指导：指导有关甲亢的知识和保护眼睛的方法和技巧，严禁用手挤压甲状腺以免 TH 分泌过多。

(2) 用药指导与病情监测：指导病人坚持遵医嘱按剂量、按疗程服药，不可随意减量和停药。脉搏减慢、体重增加是治疗有效的标志。若出现高热、恶心、呕吐、不明原因腹泻、突眼加重等甲状腺危象的可能症状，应及时就诊。

(3) 生育指导：对有生育需要的女性病人，应告知其妊娠可加重甲亢，宜治愈后再妊娠。妊娠期甲状腺功能亢进病人宜选用抗甲状腺药物治疗，禁用 ^{131}I 治疗，慎用普萘洛尔，加强胎儿监测。产后如需继续服药，则不宜哺乳。

(4) 社区－家庭支持。

四、甲状腺功能减退症

【复习指南】本部分内容难度不大，但历年常考。甲状腺功能减退症的临床表现、辅助检查及护理措施应掌握；病因及发病机制、治疗要点应熟悉。

甲状腺功能减退症，简称甲减，是由各种原因导致的低甲状腺激素血症或甲状腺激素抵抗而引起的全身性低代谢综合征，其病理特征是黏多糖在组织和皮肤堆积，表现为**黏液性水肿**。

1. 病因与发病机制

(1) 自身免疫损伤：最常见的是自身免疫性甲状腺炎引起 TH 合成和分泌减少，包括桥本甲状腺炎、萎缩性甲状腺炎、亚急性淋巴细胞性甲状腺炎和产后甲状腺炎等。

(2) 甲状腺破坏：包括甲状腺次全切除、^{131}I 治疗等导致甲状腺功能减退。

(3) 下丘脑和垂体病变：垂体外照射、垂体大腺瘤、颅咽管瘤及产后大出血引起的 TRH 和 TSH 产生和分泌减少所致。

(4) 碘过量：碘过量可引起具有潜在性甲状腺疾病者发生甲减，也可诱发和加重。

(5) 抗甲状腺药物使用：如锂盐、硫脲类等可抑制 TH 合成。

2. 临床表现

(1) 一般表现：易疲劳、**怕冷**、**体重增加**、**记忆力减退**、**智力低下**、**反应迟钝**、**嗜睡**

等。典型者可见**黏液性水肿面容**：表情淡漠、面色苍白，皮肤干燥发凉、粗糙脱屑，颜面、眼睑和手部皮肤水肿，声音嘶哑，毛发稀疏、眉毛外1/3脱落。

（2）肌肉与关节：肌肉乏力，暂时性肌强直、痉挛、疼痛，咀嚼肌、胸锁乳突肌、股四头肌及手部肌肉可有进行性肌萎缩。部分病人可伴有关节病变，偶有关节腔积液。

（3）心血管系统：心肌黏液性水肿导致心肌收缩力减弱、心动过缓、心排血量下降。由于心肌间质水肿、非特异性心肌纤维肿胀、左心室扩张和心包积液导致心脏增大，称之为甲减性心脏病。

（4）血液系统：主要表现为**贫血**。导致贫血的原因主要包括：①TH缺乏引起血红蛋白合成障碍；②肠道吸收铁障碍引起铁缺乏；③肠道吸收叶酸障碍引起叶酸缺乏；④恶性贫血是与自身免疫性甲状腺炎伴发的器官特异性自身免疫病。

（5）消化系统：常有厌食、腹胀、**便秘**等，严重者可出现麻痹性肠梗阻或黏液水肿性巨结肠。

（6）内分泌生殖系统：表现为性欲减退，女性病人常有月经过多或闭经。部分病人由于血清催乳素水平增高，发生溢乳。男性病人可出现勃起功能障碍。

（7）黏液性水肿昏迷：常见诱因包括寒冷、感染、手术、严重躯体疾病、中断TH替代治疗和使用麻醉、镇静药等。临床表现为嗜睡，低体温（体温＜35℃），呼吸减慢，心动过缓，血压下降，四肢肌肉松弛，反射减弱或消失，甚至昏迷、休克。

3. 辅助检查

（1）血常规及生化检查：多为轻、中度正细胞正色素性贫血。血胆固醇、三酰甘油、低密度脂蛋白常增高，高密度脂蛋白降低。

（2）甲状腺功能检查：血清TSH增高，TT_4、FT_4降低是诊断本病的必备指标。血清TT_3、FT_3可以在正常范围内，但严重病例中降低。

4. 治疗要点

（1）替代治疗：各种类型的甲减，均需用TH替代，永久性甲减者需终身服用。首选左甲状腺素口服。治疗的目标是用最小剂量纠正甲减而不产生明显不良反应，使血TSH和TH水平恒定在正常范围内。

（2）对症治疗：有贫血者补充铁剂、维生素B_{12}、叶酸等。胃酸低者补充稀盐酸，与TH合用疗效好。

（3）亚临床甲减的处理：亚临床甲减引起的血脂异常可促使动脉粥样硬化，部分亚临床甲减可发展为临床甲减。目前认为只要病人有高胆固醇血症、血清TSH＞10mU/L，就需要给予左甲状腺素治疗。

（4）黏液性水肿昏迷的治疗：①立即静脉补充TH，清醒后改口服维持治疗。②保温，给氧，保持呼吸道通畅，必要时行气管切开、机械通气等。③氢化可的松200～300mg/d，持续静脉滴注，待病人清醒后逐渐减量。根据需要补液，但补液量不宜过多。④控制感染，治疗原发病。

5. 护理措施

（1）饮食护理：给予高蛋白、高维生素、低钠、低脂肪饮食，细嚼慢咽，少量多餐。进食粗纤维食物，促进胃肠蠕动。桥本甲状腺炎所致甲状腺功能减退症者应**避免摄取含碘食物和药物**，以免诱发严重**黏液性水肿**。

（2）建立正常的排便型态。

（3）用药护理：必要时根据医嘱给予轻泻药，并观察大便的次数、性质和量，观察有无腹胀、腹痛等麻痹性肠梗阻的表现。

（4）注意病人保暖。

（5）病情观察：监测生命体征变化，观察病人有无寒战、皮肤苍白等体温过低表现及心律不齐、心动过缓等现象，并及时处理。

（6）黏液性水肿昏迷的护理：建立静脉通道，按医嘱给予急救药物。保持呼吸道通畅、吸氧，必要时配合医生行气管插管或气管切开。监测生命体征和动脉血气分析的变化，记录24小时出入量。注意保暖。

6. 健康教育

（1）疾病知识指导：告知病人发病原因及注意事项，注意个人卫生，冬季注意保暖，预防感染和创伤。慎用催眠、镇静、镇痛、麻醉等药物。

（2）用药指导：对需终身替代治疗者，向其解释终身坚持服药的必要性。**不可随意停药或变更剂量**。指导病人自我监测甲状腺激素服用过量的症状，如出现多食消瘦、脉搏＞100次/分、心律失常、体重减轻、发热、大汗、情绪激动等情况时，及时报告医生。替代治疗效果最佳的指标为**血TH恒定在正常范围内**，长期替代治疗者宜每**6～12个月检测1次**。

（3）病情监测指导：给病人讲解黏液性水肿昏迷发生的原因及表现，学会自我观察。若出现低血压、心动过缓、体温＜35℃等，应及时就医。指导病人定期复查肝肾功能、甲状腺功能、血常规等。

五、库欣综合征

【复习指南】本部分内容有一定难度，历年必考，应作为重点复习。库欣综合征的临床表现、辅助检查及护理措施应熟练掌握；病因及发病机制、治疗要点应掌握。

库欣综合征又称Cushing综合征，是由各种病因造成**肾上腺皮质分泌过量糖皮质激素（主要是皮质醇）**所致病症的总称。其中以**垂体促肾上腺皮质激素（ACTH）分泌亢进**所引起者最为多见，称为库欣病。

1. 病因与发病机制

（1）依赖ACTH的库欣综合征：①库欣病，最常见（70%）；②异位ACTH综合征，最常见的是肺癌（50%）。

（2）不依赖ACTH的库欣综合征：①肾上腺皮质腺瘤，多见于成人，男性相对多见；②肾上腺皮质癌，病情重，进展快；③不依赖ACTH的双侧性肾上腺小结节性增生，病人血中ACTH低或测不到，大剂量地塞米松不能抑制；④不依赖ACTH的双侧肾上腺大结节性增生。

2. 临床表现　库欣综合征有多种类型。①典型病例：主要表现为**向心性肥胖、满月脸、多血质，紫纹等**，多见于垂体性库欣病、肾上腺腺瘤、异位ACTH综合征中的缓进型；②早期病例：以高血压为主，肥胖、向心性不显著，尿游离皮质醇明显增高；③重型：主要特征为体重减轻、高血压、低血钾性碱中毒；④以并发症为主的病例：如心力衰竭、脑卒中、病理性骨折、精神症状或肺部感染等，库欣综合征容易被忽略。

3. 辅助检查

（1）皮质醇测定：血浆皮质醇水平增高且**昼夜节律消失**，即病人早晨血浆皮质醇浓度高于正常，而晚上不明显低于早晨。24小时尿17-羟皮质类固醇升高。

（2）地塞米松抑制试验：①小剂量地塞米松抑制试验，各型库欣综合征都不能被小剂量地塞米松抑制。②大剂量地塞米松抑制试验，尿 17－羟皮质类固醇或尿游离皮质类固醇能降到对照值的 50% 以下者，表示被抑制，病变大多为垂体性；不能被抑制者可能为原发性肾上腺皮质肿瘤或异位 ACTH 综合征。

（3）ACTH 兴奋试验：垂体性库欣病和异位 ACTH 综合征者常有反应，原发性肾上腺皮质肿瘤者多数无反应。

（4）影像学检查：包括肾上腺 B 超检查、蝶鞍区断层摄片、CT、MRI 等，可显示病变部位的影像学改变。

4. 治疗要点　本病治疗有手术、放疗、药物 3 种方法。经蝶窦切除垂体微腺瘤为治疗本病的**首选**方法，腺瘤摘除后可治愈，仅少数病人术后复发。

5. 护理措施　①休息与体位：合理的休息可避免水肿加重。平卧时可适当抬高双下肢，有利于静脉回流。②饮食护理：进食**低钠、高钾、高蛋白、低糖类、低热量的食物**，预防和控制水肿。鼓励病人多食柑橘类、枇杷、香蕉、南瓜等**含钾高**的食物。③应用利尿药的护理：水肿严重时，根据医嘱给予利尿药，观察水肿消退情况及不良反应，如出现心律失常、恶心、呕吐、腹胀等低钾症状和体征时，及时处理。④病情监测：监测病人水肿情况，每天测量体重的变化，记录 24 小时液体出入量，监测电解质浓度和心电图变化。⑤预防感染：保持病室环境清洁，严格执行无菌操作，预防上呼吸道感染。⑥皮肤与口腔护理：协助病人做好个人卫生，避免皮肤擦伤和感染，预防压疮发生。

六、糖尿病

【复习指南】本部分内容有一定难度，历年必考，应作为重点复习。糖尿病的临床表现、辅助检查及护理问题、护理措施及健康教育应熟练掌握；病因及发病机制、治疗要点要掌握。

（一）成人糖尿病

糖尿病（DM）是由遗传和环境因素相互作用而引起的一组以**慢性高血糖**为特征的代谢异常综合征。因胰岛素分泌和（或）作用缺陷，引起糖类、蛋白质、脂肪、水和电解质等代谢紊乱。随着病程延长可出现眼、肾、神经、心脏、血管等多系统损害，引起功能缺陷及衰竭。严重或应激时可发生酮症酸中毒、高血糖高渗状态等急性代谢紊乱。

1. 病因与发病机制　糖尿病的病因和发病机制至今未完全阐明。其病因包括遗传因素及环境因素两大类。发病机制包括不同病因导致胰岛 B 细胞分泌胰岛素缺陷和（或）外周组织对胰岛素利用不足，从而引起糖、脂肪及蛋白质等物质代谢紊乱。

（1）1 型糖尿病（T1DM）：绝大多数 1 型糖尿病是自身免疫性疾病，遗传因素和环境因素共同参与其发病过程。发病机制是某些外界因素作用于有遗传易感性的个体，激活一系列自身免疫反应，引起胰岛 B 细胞破坏和衰竭，体内胰岛素分泌不足进行性加重，导致糖尿病。其发病可分为 5 期：①第 1 期（遗传易感期）；②第 2 期（启动自身免疫反应）；③第 3 期（免疫学异常）；④第 4 期（进行性胰岛 B 细胞功能丧失）；⑤第 5 期（临床糖尿病）。

（2）2 型糖尿病（T2DM）：目前对 2 型糖尿病病因仍然认识不足，可能是一种特异性情况。其发生、发展分为 4 个阶段：①遗传易感；②胰岛素抵抗和 B 细胞功能缺陷；③糖耐量减低和空腹血糖调节受损；④临床糖尿病。

2. 临床表现 1型糖尿病与2型糖尿病的鉴别要点见表15－1。

表15－1 1型糖尿病与2型糖尿病的鉴别要点

	T1DM	T2DM（90%）
主要病因	自身免疫	遗传（胰岛素抵抗）
发病年龄	幼年和青年	成年和老年
体形	消瘦或正常	多肥胖
发病	急	缓慢
“三多一少”症状	较重	相对较轻
血胰岛素水平	显著低	轻度降低或正常
胰岛素治疗	依赖	不需依赖
自发性酮症酸中毒	有	少见

（1）代谢紊乱症候群

①**多尿、多饮、多食和体重减轻**：血糖升高引起渗透性利尿导致尿量增多；而多尿导致失水，使病人口渴而多饮水；由于机体不能利用葡萄糖，且蛋白质和脂肪消耗增加，引起消瘦、体重减轻；为补充糖分，维持机体活动，病人常易饥多食。

②皮肤瘙痒：由于高血糖及末梢神经病变导致皮肤干燥和感觉异常，病人常有皮肤瘙痒。女性病人可出现外阴瘙痒。

③其他症状：四肢麻木、酸痛、腰痛、性欲减退、阳痿不育、月经失调、便秘等。

（2）糖尿病急性并发症

①糖尿病酮症酸中毒（DKA）：糖尿病代谢紊乱加重时，脂肪动员和分解加速，大量脂肪酸在肝脏经β氧化产生酮体（大量乙酰乙酸、β－羟丁酸和丙酮），当酮体逐渐升高，超过体内调节能力时，便发生代谢性酸中毒，称为酮症酸中毒。以“高血糖、酮症、酸中毒”为特点，**出现意识障碍**时则称为糖尿病酮症酸中毒昏迷，为内科急症之一。常见诱因有：感染、胰岛素治疗不适当减量或治疗中断、饮食不当、妊娠、分娩、创伤、麻醉、手术、严重刺激引起应激状态等。临床表现：多数病人在发生意识障碍前感到疲乏、四肢无力、“三多一少”症状加重；随后出现食欲缺乏、恶心、呕吐，常伴头痛、嗜睡、烦躁、**呼吸深快有烂苹果味（丙酮味）**。病情进一步发展，出现严重失水、尿量减少、皮肤弹性差、眼球下陷、脉细速、血压下降、四肢厥冷。晚期出现昏迷。

②高血糖高渗状态（HHS）：以**严重高血糖、高血浆渗透压、脱水为特点，无明显酮症酸中毒，常有不同程度的意识障碍和昏迷**。多见于50～70岁的老年人。常见诱因有：感染、严重躯体疾病、血液或腹膜透析、静脉内高营养、不合理限制水分及某些药物等；与DKA相比，失水更严重，神经精神症状表现为嗜睡、幻觉、定向力障碍、偏盲、偏瘫等，最后陷入昏迷。

③感染：常表现为疖、痈等皮肤化脓性感染，及足癣、甲癣、体癣等皮肤真菌感染等。

④低血糖：一般人群血糖＜**2.8mmol/L**，糖尿病病人血糖值≤**3.9mmol/L**。低血糖有2种临床类型，即**空腹低血糖和餐后（反应性）低血糖**。前者主要见于胰岛素过多或胰岛素拮抗激素缺乏等，如口服磺脲类药物、使用外源性胰岛素、高胰岛素血症、胰岛素瘤等。后者多见于2型糖尿病初期餐后胰岛素分泌高峰延迟，大多数发生在餐后4～5小时，尤以单

纯进食糖类时为著。

（3）糖尿病慢性并发症

①糖尿病大血管病变：是糖尿病**最严重而明显**的并发症，是2型糖尿病的主要死因。主要表现为动脉粥样硬化。大、中动脉粥样硬化主要侵犯冠状动脉、大脑动脉和肢体外周动脉等，引起冠心病、缺血性或出血性脑血管病、肢体外周动脉硬化等。肢体外周动脉粥样硬化常以下肢动脉病变为主，主要表现为下肢疼痛、感觉异常和间歇性跛行，严重供血不足可致肢体坏疽。

②糖尿病微血管病变：微血管病变是糖尿病的特异性并发症，尤以肾和视网膜病变最为重要，一般见于病史超过10年者。糖尿病肾病是**1型糖尿病病人**的主要死亡原因。糖尿病视网膜病变是糖尿病病人**失明**的主要原因之一。

③**糖尿病神经病变：以周围神经病变最常见**，通常为对称性，下肢较上肢严重，病情进展缓慢。病人常先出现**肢端感觉异常**，如袜子或手套状分布，伴麻木、烧灼、针刺感或如踏棉垫感，有时伴痛觉过敏；随后有**肢体疼痛，**呈隐痛、刺痛，夜间及寒冷季节加重；后期累及运动神经，可有肌力减弱以至肌萎缩和瘫痪。此外自主神经损伤也较常见，表现为瞳孔改变，排汗和排泄异常等。

④糖尿病足：指与下肢远端神经异常和不同程度的周围血管病变相关的足部（踝关节或踝关节以下）感染、溃疡和（或）深层组织破坏。可分为神经性、缺血性和混合性3类。其**主要临床表现为足部溃疡与坏疽，**是糖尿病病人截肢、致残的主要原因之一。糖尿病足常见的诱因有：趾间或足部皮肤瘙痒而搔抓致皮肤溃破、水疱破裂、烫伤、碰撞伤、修足损伤及新鞋磨破伤等；自觉症状有冷感、酸麻、疼痛、间歇性跛行。临床通常采用Wagner分级法对糖尿病足的严重程度进行分级：0级为有发生足溃疡的危险因素，目前无溃疡；1级为表面溃疡，临床上无感染；2级为较深的溃疡，常有软组织炎，无脓肿或骨的感染；3级为深度感染，伴有骨组织病变或脓肿；4级为局限性坏疽；5级为全足坏疽。

（二）儿童糖尿病

1. 临床表现　儿童1型糖尿病起病较急剧，多数患儿常因感染、饮食不当或情绪激惹而诱发。典型症状为**多尿、多饮、多食和体重下降，即“三多一少”**。但婴儿多饮、多尿不易被察觉，很快可发生脱水和酮症酸中毒。学龄儿可因**遗尿或夜尿增多**而就诊。年长儿可表现为精神不振、疲乏无力、体重逐渐减轻等。约有40%患儿首次就诊即表现为**糖尿病酮症酸中毒**，常由于急性感染、过食、诊断延误或突然中断胰岛素治疗等而诱发，且年龄越小者发生率越高。酮症酸中毒患儿除多饮、多尿、体重减少外，还有恶心、呕吐、腹痛、食欲缺乏，并迅速出现脱水和酸中毒征象：皮肤黏膜干燥、呼吸深长、呼气中有酮味，脉搏细速、血压下降，随即可出现嗜睡、昏迷甚至死亡。体格检查除发现体重减轻、消瘦外，一般无阳性体征。

2. 特殊的自然病程

（1）急性代谢紊乱期：约20%患儿表现为糖尿病酮症酸中毒；20%～40%为糖尿病酮症，无酸中毒；其余仅表现为高血糖、糖尿和尿。从出现症状到临床确诊时间多在1个月以内。

（2）暂时缓解期：约75%患儿经胰岛素治疗后进入缓解期，表现为临床症状消失、血糖下降、尿糖减少或转阴。此时胰岛B细胞恢复分泌少量胰岛素，对外源性胰岛素的需要量减少，少数患儿甚至可以完全不用胰岛素。这种暂时缓解期一般持续数周，最长可达半年以上。此期应定期监测血糖、尿糖水平。

（3）强化期：经过缓解期后，患儿出现血糖增高和尿糖不易控制的现象，胰岛素用量逐渐或突然增多，称为强化期。在青春发育期，由于性激素增多等变化，增强了对胰岛素的拮抗，因此该期病情不甚稳定，胰岛素用量较大。

（4）永久糖尿病期：青春期后，病情逐渐稳定，胰岛素用量比较恒定，称为永久糖尿病。

3. 辅助检查

（1）尿糖测定：尿糖受肾糖阈的影响。尿糖阳性只提示血糖值超过肾糖阈（约10mmol/L），尿糖阴性不能排除糖尿病可能。

（2）血糖测定：血糖是诊断糖尿病的主要依据，也是监测糖尿病病情变化和治疗效果的主要指标。血糖测定的方法有：静脉血葡萄糖测定、毛细血管血葡萄糖测定和24小时动态血糖测定3种。

（3）葡萄糖耐量试验：当血糖值高于正常范围而又未达到诊断糖尿病标准或疑有糖尿病倾向者，需进行葡萄糖耐量试验。有口服葡萄糖耐量试验（OGTT）和静脉葡萄糖耐量试验（Ⅳ GTT）两种。

（4）糖化血红蛋白 A_1（$GHbA_1$）测定：可反映取血前8～12周血糖的总水平。

（5）血浆胰岛素和C－肽测定：主要用于胰岛B细胞功能的评价。

4. 诊断要点　目前国际上通用的是1999年由WHO提出的糖尿病诊断标准。

（1）空腹血浆葡萄糖（FPG）：空腹血糖正常值为＜6.1mmol/L；空腹血糖调节受损6.1～7.0mmol/L；糖耐量减低＜7.0mmol/L。空腹血糖≥7.0mmol/L或随机血糖检测≥11.1mmol/L诊断为糖尿病。DKA时糖尿病的诊断血糖多为16.7～33.3mmol/L，高渗高血糖综合征33.3～66.6mmol/L。儿童糖尿病诊断标准同成人。妊娠糖尿病标准为空腹≥5.1mmol/L，1小时PG≥10.0mmol/L，2小时PG≥8.5mmol/L。

（2）OGTT中2小时血浆葡萄糖（2小时PG）：2小时PG＜7.8mmol/L为正常，7.8～11.1mmol/L为糖耐量减低（IGT），≥11.1mmol/L考虑为糖尿病。

5. 治疗要点　糖尿病治疗原则为早期、综合、长期、全面达标及个体化。包括6个方面和4项措施：**糖尿病教育、运动锻炼、饮食治疗、药物治疗、自我监测和心理疏导**6个方面；降糖、降压、调脂和改变不良生活习惯4项措施。

（1）健康教育：是重要的基本治疗措施之一。

（2）饮食治疗：是所有糖尿病治疗的基础。

（3）运动疗法：既可减轻体重，又可提高胰岛素敏感性，改善血糖和脂代谢紊乱。

（4）口服药物治疗：主要包括3类。常用口服降糖药物比较见表15－2。

表15－2　常用口服降糖药物比较

	促胰岛素分泌药		增加胰岛素敏感性药物		α－葡萄糖苷酶抑制药
常用药物	磺脲类 格列苯脲（优降糖） 格列齐特（达美康） 格列喹酮（糖适平）	非磺脲类 瑞格列奈（诺和龙）	双胍类 二甲双胍（甲福明）	格列酮类 罗格列酮 吡格列酮	阿卡波糖（拜糖平）、伏格列波糖
药理作用	作用于胰岛B细胞表面的受体促进胰岛素释放	直接刺激胰岛B细胞分泌胰岛素	增强靶组织对胰岛素的敏感性，减轻胰岛素抵抗	增强靶组织对胰岛素的敏感性，减轻胰岛素抵抗	抑制小肠黏膜上皮细胞表面的α－葡萄糖苷酶而延缓糖类的吸收

续表

	促胰岛素分泌药		增加胰岛素敏感性药物		α－葡萄糖苷酶抑制药
适用证	①新诊断的 2 型非肥胖糖尿病 ②年龄＞40 岁、病程＜5 年、空腹血糖＜10mmol/L 者	餐后高血糖者	肥胖或超重的 T2DM 病人（第一线治疗药物）	肥胖或胰岛素抵抗的 T2DM 病人	餐后高血糖，T2DM 病人（一线治疗药物）
禁忌证	T1DM、严重 T2DM、儿童、孕妇	T1DM、严重 T2DM、儿童、孕妇	T1DM、年龄＞80 岁、碘造影、高热、严重感染、肝肾功能障碍、慢性胃肠病	T1DM、年龄＞65 岁、孕妇、儿童、心力衰竭、肝病、严重骨质疏松	孕妇、儿童、胃肠功能紊乱者
主要不良反应	低血糖	低血糖，体重增加	胃肠道症状，口中金属味	水肿，体重增加	腹胀，排气增多
用药注意事项	①从小剂量开始，对血糖在正常范围者没有降血糖作用 ②于餐前或进餐时口服，不进餐不服药	当血糖水平在 3～10mmol/L 时才有刺激作用	①治疗从小剂量开始，餐中或餐后服用 ②准备做静脉注射碘造影剂者，前后暂停服用至少 48 小时		①治疗从小剂量开始 ②应与第一口饭同食

（5）胰岛素

①适应证：1 型糖尿病；糖尿病伴急、慢性并发症者；2 型糖尿病病人经饮食、运动、口服降糖药物治疗血糖控制不满意者。

②制剂类型：胰岛素制剂一般为皮下或静脉注射液体，按作用快慢和维持作用时间长短，**可分为速效、短效、中效、长效、预混胰岛素 5 类**。速效和短效主要控制一餐后高血糖；中效胰岛素主要控制两餐后高血糖，以第二餐为主；长效胰岛素主要提供基础水平胰岛素；预混胰岛素为速效或短效与中效胰岛素的混合制剂。

③使用原则：胰岛素剂量取决于血糖水平、B 细胞功能缺陷程度、胰岛素抵抗程度、饮食和运动状况等。一般从小剂量开始，根据血糖水平逐渐调整。

④使用方法：联合用药，胰岛素＋磺脲类或双胍类或 α－葡萄糖苷酶抑制药。常规胰岛素治疗：早餐和晚餐前各注射 1 次混合胰岛素或早餐前用混合胰岛素，睡前用中效胰岛素。常用于 2 型糖尿病病人。强化治疗：1 型糖尿病或新诊断的 2 型糖尿病或 2 型糖尿病后期病人提倡早期使用胰岛素强化治疗，在短时间内把血糖控制在正常范围，这样可以改善高糖毒性，保护胰岛 B 细胞功能，但应警惕低血糖反应。2 岁以下幼儿、老年病人、已有晚期严重并发症者不宜采用。常用的强化治疗方案有 2 种：一种是每天多次注射胰岛素，3～4 次/天；另一种是持续皮下胰岛素输注，也称胰岛素泵，是一种更为完善的强化胰岛素治疗方式，以基础量和餐前追加量的形式，模拟生理胰岛素的持续基础分泌和餐时释放，保持体内胰岛素维持在一个基本水平，保证病人正常的生理需要。

⑤注意事项：采用强化治疗方案后，可能出现空腹血糖高，其原因是夜间胰岛素作用不

足，导致“黎明现象”或“Somogyi效应”。“**黎明现象**”是指夜间血糖控制良好，仅黎明短时间内出现高血糖，可能由于清晨皮质醇、生长激素等胰岛素拮抗激素增多所致。出现黎明现象的病人应该增加睡前胰岛素的用量。“**Somogyi效应**”是指夜间低血糖未发现，导致体内胰岛素拮抗激素分泌增加，进而发生低血糖后反跳性高血糖。出现Somogyi效应的病人应该减少睡前胰岛素的用量或改变剂型，睡前适量加餐。夜间多次（0、3、6时）血糖测定有助于鉴别晨起高血糖的原因。

（6）糖尿病急性并发症的治疗

①糖尿病酮症酸中毒的治疗：对于出现昏迷的病人应立即抢救，具体措施如下。

a. **补液**：输液是抢救DKA的**首要和关键**措施。补液通常使用生理盐水，先快后慢；如治疗前已有低血压或休克，应输入胶体溶液并进行抗休克处理。

b. **小剂量胰岛素治疗**：NS+0.1U/（kg·h）的短效胰岛素，以3.9～6.1mmol/L下降速度为宜，当血糖降至13.9mmol/L时，改输5%葡萄糖液并加入短效胰岛素（按每2～4g葡萄糖加1U胰岛素计算）。

c. **纠正电解质及酸碱平衡失调**：根据治疗前血钾水平及尿量决定补钾时机、补钾量及速度。重症酸中毒者应予小剂量的等渗碳酸氢钠（1.25%～1.4%）静脉输入，但补碱不宜过多过快，以避免诱发或加重脑水肿。

d. **防治诱因和处理并发症**：包括休克、严重感染、心力衰竭、心律失常、肾衰竭、脑水肿、急性胃扩张等。

②**高血糖高渗状态的治疗**：治疗基本同DKA。病情许可时，建议配合管喂或口服温开水，当血糖降至16.7mmol/L（300mg/d）时，即可改用5%葡萄糖溶液并加入普通胰岛素控制血糖。

③低血糖的治疗：**反复发生低血糖或较长时间的低血糖昏迷可引起脑部损伤，一旦确定病人发生低血糖，应尽快补充糖分，解除脑细胞缺糖症状**。神志清醒者，可给予含15～20g糖的糖水、含糖饮料或饼干、面包等，葡萄糖为佳；15分钟后测血糖如仍≤3.9mmol/L，再给予含15g糖的食物一份。如病情重，神志不清者，应立即给予静脉注射50%葡萄20ml，15分钟后测血糖如仍低于3.0mmol/L，继续给予50%葡萄糖60ml静脉注射。

（7）糖尿病慢性并发症的治疗

①糖尿病足：神经性足溃疡的治疗，处理的关键是彻底清创、引流、保湿、减轻压力、促进肉芽组织生长、促进上皮生长和创面愈合。缺血性病变的处理，静脉输入扩血管和改善血液循环的药物。

②糖尿病高血压、血脂紊乱和大血管病变：**血压应控制在130/80mmHg以下；如24小时尿蛋白大于1g，血压控制应低于125/75mmHg。低密度脂蛋白的目标值为＜2.6mmol/L（100mg/dl）**。

③糖尿病肾病：尽早应用**血管紧张素转化酶抑制药（ACEI）或血管紧张素Ⅱ受体阻滞药**（ARB），减少蛋白质摄入量，同时应尽早给予促红细胞生成素（EPO）纠正贫血，对早期肾病及肾功能不全的防治均有利。

④糖尿病视网膜病变：定期检查，必要时尽早使用激光光凝治疗。

⑤糖尿病周围神经病变：尚缺乏有效治疗方法，通常在综合治疗的基础上，采用多种维生素及对症治疗可改善症状。

（8）妊娠糖尿病：仅单纯饮食运动控制不佳者可采用短效和中效胰岛素治疗，忌用口服降糖药物。饮食治疗原则同非妊娠者，尽可能选择低血糖指数（GI）糖类，少量多餐。整个妊娠期间均应监测血糖、血压、肾功能情况、胎儿的生长发育及成熟情况。

6. 护理问题

（1）营养失调：低于或高于机体需要量　与胰岛素分泌或作用缺陷有关。

（2）有感染的危险　与血糖增高、脂代谢紊乱、营养不良、微循环障碍等因素有关。

（3）潜在并发症：糖尿病足、低血糖、酮症酸中毒、高血糖高渗状态。

7. 护理措施

（1）饮食护理

①控制总热量：根据不同体重和劳动强度估计每日所需总热量。例如：男性，176cm，体重85kg，办公室职员，请问每天需要的总能量为多少？标准体重 = 176 - 105 = 71kg；（85 - 71）/71 = 20%（肥胖）；办公室职员为轻体力劳动者，每千克体重每日所需热量为25～30kcal；总热量 = 71 ×（25～30）= 1775～2130kcal。

②食物的组成和分配：**总的原则是高糖类、低脂肪、适量蛋白质和高纤维的膳食**。糖类占饮食总热量的50%～60%；蛋白质含量一般不超过总热量的15%；脂肪约占总热量30%；每天胆固醇摄入量应在300mg以下。

（2）运动锻炼：运动锻炼的方式以有氧运动为主，如散步、慢跑、骑自行车、太极拳、球类活动等。最佳运动时间是餐后1小时（以进食开始计时）。运动不宜在空腹时进行，防止低血糖发生。运动中需注意补充水分，随身携带糖果，当出现低血糖症状时及时食用并暂停运动。在运动中若出现胸闷、胸痛、视物模糊等应立即停止运动，并及时处理。当**血糖＞14mmol/L**，应减少活动，增加休息。

（3）口服用药的护理：见表15 - 2。

（4）使用胰岛素的护理

①胰岛素的注射途径：包括静脉注射和皮下注射两种。注射工具有胰岛素专用注射器、胰岛素笔和胰岛素泵3种。

②使用胰岛素的注意事项：准确用药，熟悉各种胰岛素的名称、剂型及注射器作用特点；准确执行医嘱，按时注射。

③抽吸药顺序：长、短效或中、短效胰岛素混合使用时，**应先抽吸短效胰岛素，再抽吸长效胰岛素，然后混匀**。不可反向操作，以免将长效胰岛素混入短效内，影响其速效性。

④胰岛素的保存：未开封的胰岛素放于冰箱**4～8℃**冷藏保存，正在使用的胰岛素在常温下（不超过28℃）可使用28天，无须放入冰箱，应避免过冷、过热、太阳直晒，剧烈晃动等，否则可因蛋白质凝固变性而失效。

⑤注射部位的选择与更换：胰岛素采用皮下注射时，宜选择皮肤疏松部位，如上臂三角肌、臀大肌、大腿前侧、腹部等。**腹部**吸收最快，其次分别为上臂、大腿和臀部。如参加运动锻炼，不要选择在大腿、臂部等活动的部位。注射部位要**经常更换**，长期注射同一部位可能导致局部皮下脂肪萎缩或增生、局部硬结。如在同一区域注射，必须与上一次注射部位相距1cm以上，选择无硬结的部位，如产生硬结，可用热敷，但要避免烫伤。注射胰岛素时应严格无菌操作。

⑥注意监测血糖：注射胰岛素病人一般常规监测血糖，**2～4次/天**，如发现血糖波动过大或持续高血糖，及时通知医生。

⑦胰岛素泵的使用：使用胰岛素泵时应定期更换导管和注射部位，以避免感染及针头堵塞。每次注射前确认笔内是否有足够剂量，药液是否变质；每次使用前均应更换针头，注射后将针头丢弃。

⑧胰岛素不良反应的观察及处理：包括**低血糖反应（肝功能减退导致对胰岛素灭活能力降低使得老年糖尿病患者在使用胰岛素的过程中更易发生低血糖）**；过敏反应；注射部位皮下脂肪萎缩或增生（采用多点、多部位皮下注射和及时更换针头可预防其发生，若发生则停止该部位注射后可缓慢自然恢复）；水肿（胰岛素治疗初期可因水钠潴留而发生轻度水肿，可自行缓解）；视物模糊（部分病人出现，多为晶状体屈光改变，常于数周内自然恢复）。

（5）**控制血糖、血脂、血压、体重在理想范围**：将血脂、血压、体重控制在理想范围，能显著减少糖尿病大血管病变和微血管病变发生的风险。

（6）预防感染：①病情监测，注意观察病人体温、脉搏等变化。②预防上呼吸道感染，注意保暖，避免与肺炎、上呼吸道感染、肺结核等呼吸道感染者接触。③泌尿道的护理，勤用温水清洗外阴部，并擦干，防止和减少瘙痒和湿疹发生；若需导尿时，应严格执行无菌技术。④皮肤护理，保持皮肤的清洁，勤洗澡、勤换衣，洗澡时水温不可过热，香皂选用中性为宜，内衣以棉质、宽松、透气为好。皮肤瘙痒的病人嘱其不要搔抓皮肤。

（7）糖尿病足的护理

①评估病人有无足溃疡的危险因素。

②足部观察与检查，每日检查双足1次，了解足部有无感觉减退、麻木、刺痛感；观察足部皮肤有无颜色、温度改变及足背动脉搏动情况。

③保持足部清洁，避免感染，指导病人勤换鞋袜，每天清洗足部1次，10分钟左右；水温适宜，不能烫脚；洗完后用柔软的浅色毛巾（以便于观察）擦干，尤其是足趾间。皮肤干燥者必要时可涂羊毛脂，但不可常用，以免皮肤过度浸软。

④预防外伤，指导病人不要赤足走路；外出时不可穿拖鞋，以免踢伤；应选择轻巧柔软、透气性好的鞋子，穿之前应清除鞋子里的异物并保持里衬的平整；冬天**不要使用热水袋、电热毯或烤灯**保暖，谨防烫伤，同时应注意预防冻伤；夏天注意避免蚊虫叮咬。

⑤促进肢体血液循环，指导和协助病人采用多种方法促进肢体血液循环，如步行和腿部运动。避免盘腿坐或跷二郎腿。

⑥积极控制血糖，说服病人戒烟。足溃疡的预防教育应从早期指导病人控制和监测血糖开始。同时要说服病人戒烟，防止因吸烟导致局部血管收缩而进一步促进足溃疡的发生。

（8）低血糖的护理

①**加强预防**：护士应充分了解病人使用的降糖药物，并告知病人和家属不能随意更改降糖药物及其剂量；活动量增加时，要减少胰岛素的用量并及时加餐。容易在后半夜及清晨发生低血糖的病人，晚餐适当增**加主食或含蛋白质较高**的食物。速效或短效胰岛素注射后应**及时进餐**；病情较重，**可先进餐再注射胰岛素**。初用各种降糖药时要从小剂量开始，然后根据血糖水平逐步调整药物剂量。强化治疗应在病人进餐前后测血糖，并做好记录，以便及时调整胰岛素或降糖药用量。

②症状观察和血糖监测：观察病人有无低血糖的临床表现，尤其是服用胰岛素促泌剂和注射胰岛素的病人。老年人除应加强血糖监测外，对病人血糖不宜控制过严，一般**空腹血糖＜7.8mmol/L，餐后血糖＜11.1mmol/L**即可。强化治疗的病人，空腹血糖控制在4.4～6.7mmol/L，餐后血糖＜10.0mmol/L，其中晚餐后血糖5.6～7.8mmol/L，凌晨3时血糖不低于4mmol/L为宜。

③急救护理：一旦确定病人发生低血糖，应尽快给予糖分补充，解除脑细胞缺糖症状。同时了解发生的诱因，给予健康指导，以避免再次发生。

（9）酮症酸中毒、高血糖高渗状态的护理：①预防措施，定期监测血糖，应激状况时每天监测血糖。合理用药，不要随意减量或停用药物。保证充足的水分摄入。②病情监测：严密观察和记录病人的生命体征、24 小时出入量等。遵医嘱定时监测血糖、血钠和渗透压的变化。③急救配合与护理：立即开放两条静脉通路，准确执行医嘱，确保液体和胰岛素的输入；**绝对卧床休息**，注意保暖，给予持续**低流量吸氧**；加强生活护理，特别注意皮肤、口腔护理；昏迷者按昏迷常规护理。

8. 健康教育

（1）疾病预防指导：开展糖尿病社区预防，关键在于筛查出 IGT 人群，并进行干预性健康指导。

（2）疾病知识指导：让病人和家属了解糖尿病的病因、临床表现、诊断与治疗方法，提高病人对治疗的依从性。教导病人外出时随身携带识别卡，以便发生紧急情况时及时处理。

（3）病情监测指导：指导病人每 3～6 个月复检 HbA1c。血脂异常者每 1～2 个月监测 1 次，体重每 1～3 个月测 1 次。指导病人学习和掌握监测血糖、血压、体重指数的方法，了解糖尿病的控制目标。

（4）用药与自我护理指导：①指导病人口服降糖药及胰岛素的名称、剂量、给药时间和方法，教会其观察药物疗效和不良反应。使用胰岛素的病人，应教会病人或其家属掌握正确的注射方法。②指导病人掌握饮食、运动治疗具体实施及调整的原则和方法；教会病人生活规律，戒烟酒，注意个人卫生。③指导病人正确处理疾病所致的生活压力，树立起与糖尿病做长期斗争及战胜疾病的信心。④指导病人及家属掌握糖尿病常见急性并发症的主要临床表现、观察方法及处理措施。⑤指导病人掌握糖尿病足的预防和护理知识。

七、痛风

【复习指南】本部分内容有一定难度，历年必考。痛风的临床表现、治疗及护理措施应熟练掌握；病因及发病机制、辅助检查要点应掌握。

痛风是**慢性嘌呤代谢障碍**所致的一组异质性代谢性疾病。临床特点为**高尿酸血症、反复发作的痛风性关节炎、痛风石、间质性肾炎**，严重者呈关节畸形及功能障碍，常伴有尿酸性尿路结石。根据病因可分为原发性和继发性两类，其中以原发性痛风占绝大多数。

1. 病因与发病机制

（1）高尿酸血症的形成：**痛风的生化标志是高尿酸血症**。导致高尿酸血症的原因主要有：①尿酸生成过多；②肾对尿酸排泄减少，以肾小管尿酸的分泌减少最为重要。

（2）痛风的发生：仅有 10%～20% 高尿酸血症者发生痛风。当血尿酸浓度过高或在酸性环境下，尿酸可析出结晶，沉积在骨关节、肾和皮下组织等，导致痛风性关节炎、痛风肾和痛风石等。长期尿酸盐结晶沉积形成的异物结节即痛风石。**痛风性肾病也是痛风特征性病理变化之一**。

2. 临床表现

（1）无症状期：仅有血尿酸持续性或波动性增高。随着年龄增长，出现痛风的比率增加，症状出现与高尿酸血症的水平和持续时间有关。

（2）**急性关节炎期**：为痛风的**首发症状**。最易受累部位是拇指和第一跖趾关节，其后依次为踝、膝、腕、指、肘等关节。初次发作常呈自限性，一般经 1～2 天或数周自然缓解，缓解时局部偶可出现特有的脱屑和瘙痒表现。

（3）痛风石期：痛风石是痛风的一种特征性损害，由尿酸盐沉积所致。常多关节受累，且多见于关节远端，表现为以骨质缺损为中心的不对称的关节肿胀，僵硬及畸形，手足关节经常活动受限。痛风石以关节内、关节附近与耳轮常见，呈黄白色大小不一的隆起，小如芝麻，大如鸡蛋；初起质软，随着纤维增多逐渐变硬如石。

3. 辅助检查

（1）尿酸测定：**正常男性血尿酸为150～380μmol/L（2.5～6.4mg/dl），正常女性为100～300μmol/L（1.6～5.0mg/dl）**，更年期后接近男性。男性或绝经后妇女血尿酸＞420μmol/L（7.0mg/dl），绝经前女性＞350μmol/L（5.8mg/dl）则可确定为高尿酸血症。限制嘌呤饮食5天后，如每天小便中尿酸排出量＞3.57mmol（600mg），则提示尿酸生成增多。

（2）滑囊液或痛风石检查：急性关节炎期行关节腔穿刺，抽取滑囊液，在旋光显微镜下，可见白细胞内有双折光现象的针形尿酸盐结晶，是确诊本病的依据。

（3）其他检查：X线检查、CT检查、关节镜等有助于发现骨、关节的相关病变或尿酸性尿路结石影。

4. 治疗要点　目前尚无根治原发性痛风的方法。防治目的是：①控制高尿酸血症，预防尿酸盐沉积；②迅速终止急性关节炎发作，防止复发；③防止尿酸结石形成和肾功能损害。

（1）一般治疗：调节饮食，控制总热量摄入；限制嘌呤食物，严禁饮酒；适当运动，减轻胰岛素抵抗，防止超重和肥胖；多饮水，每天至少饮水2000ml，增加尿酸的排泄；避免使用抑制尿酸排泄的药物，如噻嗪类利尿药；避免各种诱发因素并积极治疗相关疾病等。

（2）无症状性高尿酸血症期的治疗：积极寻找病因和相关因素。

（3）急性痛风性关节炎期的治疗

①**秋水仙碱：治疗痛风急性发作的特效药**，其机制是抑制局部组织释放致炎因子，缓解炎症反应。对制止炎症、镇痛有特效，越早应用效果越好。

②非甾体类抗炎药：常用药物有吲哚美辛、布洛芬等，效果不如秋水仙碱，但较温和，症状消退后减量。

③糖皮质激素：上述两类药无效或禁忌时用。停药后易出现症状“反跳”，一般尽量不用。

（4）发作间歇期和慢性期处理

①促进尿酸排泄药，适合肾功能良好者。已有尿酸盐结石形成或每天尿酸排出量＞3.57mmol（600mg）时不宜使用。常用有丙磺舒、磺吡酮、苯溴马隆。用药期间要多饮水，并服碳酸氢钠每天3～6g，碱化尿液，使尿酸不易在尿中积聚形成结晶。

②抑制尿酸合成药，目前只有别嘌呤醇，通过抑制黄嘌呤氧化酶，使尿酸生成减少。适于尿酸生成过多或不适于排尿酸药者。

③其他，保护肾功能，关节治疗，较大痛风石或经皮溃破者可手术剔除。

5. 护理问题　疼痛：关节痛　与尿酸盐结晶沉积在关节引起炎症反应有关。

6. 护理措施

（1）休息：急性关节炎期，除关节红肿热痛和功能障碍外，病人常有发热，应绝对卧床休息，抬高患肢，避免受累关节负重。也可在病床上安放支架支托盖被，减少患部受压。待关节痛缓解**72小时**后，方可恢复活动。

（2）局部护理：手、腕或肘关节受累时，为减轻疼痛，可用夹板固定制动，也可在受累关节给予冰敷或25%硫酸镁湿敷，消除关节的肿胀和疼痛。痛风石严重时，可能导致局部皮肤溃疡发生，故要注意维持患部清洁，避免发生感染。

（3）饮食护理：控制总热量，蛋白质控制在1g/（kg·d）。**避免**进食高嘌呤食物，如动物内脏、鱼虾类、蟹类、肉类、菠菜、蘑菇、黄豆、扁豆、豌豆、浓茶等。饮食宜清淡、易消化，忌辛辣和刺激性食物。严禁饮酒，并指导病人进食碱性食物，如牛奶、鸡蛋、马铃薯、各类蔬菜、柑橘类水果，使尿液的pH在7.0或以上，减少尿酸盐结晶的沉积。

（4）病情观察：①观察疼痛的部位、性质、间隔时间等；②受累关节有无红肿热和功能障碍；③有无过度疲劳、寒冷、潮湿、紧张、饮酒、饱餐、足扭伤等诱发因素；④有无痛风石的体征，了解结石的部位及有无症状；⑤观察病人的体温变化，有无发热等；⑥监测尿酸的变化。

（5）心理护理：病人由于疼痛影响进食和睡眠，疾病反复发作导致关节畸形和肾功能损害，思想负担重，常表现出**情绪低落、忧虑、孤独，护士应向其讲解痛风的有关知识、饮食与疾病的关系，并给予精神上的安慰和鼓励**。

（6）用药护理：①秋水仙碱一般口服，但常有胃肠道反应。但静脉用药可产生严重的不良反应，如肝肾损害、骨髓抑制、脱发、白细胞减少等，孕妇及哺乳期间禁用；静脉使用秋水仙碱时，切勿外漏，以免造成组织坏死。②使用丙磺舒、磺吡酮、苯溴马隆者应多饮水、口服碳酸氢钠等碱性药。③使用别嘌呤醇者除有皮疹、发热、胃肠道反应外，还有肝损害、骨髓抑制等不良反应；肾功能不全者宜减半量应用。

八、小儿营养不良

【复习指南】本部分内容有一定难度，历年必考，应作为重点复习。小儿营养不良的临床表现、辅助检查及护理措施应熟练掌握；病因及发病机制、治疗要点应掌握。

蛋白质－能量营养不良是由多种原因引起的能量和（或）蛋白质长期摄入不足，不能维持正常新陈代谢而导致自身组织消耗的营养缺乏性疾病。**多见于3岁以下婴幼儿**。主要表现为**体重减轻、皮下脂肪减少和皮下水肿，常伴有各器官系统功能紊乱**。临床上常见3种类型：以能量供应不足为主的消瘦型；以蛋白质供应不足为主的水肿型及介于两者之间的消瘦－水肿型。

1. 病因

（1）膳食供给不足（原发性营养不足）：**我国儿童营养不良主要是因喂养不当所致**。如母乳不足，未及时添加其他乳品；奶粉配制过稀；突然停止喂奶未及时引入其他食物；长期以淀粉食品为主食；年长儿的不良饮食习惯等。

（2）疾病因素（继发性营养不良）：消化道畸形，迁延性腹泻，急、慢性传染病，过敏性肠炎，严重心、肝、肾疾病等造成营养素吸收不良或消耗增加。

2. 临床表现 **体重不增**是营养不良的早期表现。继之体重下降，皮下脂肪逐渐减少直至消失。**皮下脂肪层厚度**是判断营养不良程度的重要指标之一。皮下脂肪消耗的顺序**首先是腹部，其次为躯干、臀部、四肢，最后为面颊**。营养不良初期身高并无影响，但随着病情加重，身高亦低于正常。重度营养不良可有精神萎靡，反应差，体温偏低，脉细无力等表现。蛋白质严重缺乏时，可有凹陷性水肿。常见的并发症有营养性贫血、维生素及微量元素缺乏（维生素A缺乏和锌缺乏较常见）、各种感染特别是婴儿腹泻、自发性低血糖可致死亡。根据患儿体重及身高（长）减少情况，5岁以下儿童营养不良的分型和分度如下：

（1）**体重低下**：体重低于同年龄、同性别参照人群值的均值减2SD为体重低下。体重低于均值减2～3SD为中度；低于均值减3SD为重度。此项指标主要反映患儿有慢性或急性营养不良，但单凭此项指标不能区别急性还是慢性营养不良。

（2）生长迟缓：身高（长）低于同年龄、同性别参照人群值的均值减2SD为生长迟缓，身高（长）低于均值减2～3SD为中度；低于均值减3SD为重度。此项指标主要反映过去或长期慢性营养不良。

（3）消瘦：体重低于同性别、同身高（长）参照人群值的均值减2SD为消瘦。体重低于均值减2～3SD为中度；低于均数减3SD为重度。此项指标主要反映小儿近期、急性营养不良。

3. 辅助检查

（1）血清蛋白测定：**血清白蛋白浓度降低是特征性改变**，但其半衰期较长（19～21天）故不够灵敏。视黄醇结合蛋白（半衰期10小时）、前白蛋白（半衰期1.9天）、甲状腺结合前白蛋白（半衰期2天）和转铁蛋白（半衰期3天）等代谢周期较短的血浆蛋白质具有早期诊断价值。胰岛素样生长因子1（IGF1）不仅反应灵敏且受其他因素影响较小，是诊断蛋白质营养不良的较好指标。

（2）酶活性测定：血清淀粉酶、脂肪酶、胆碱酯酶、转氨酶等活力下降，经治疗可迅速恢复正常。

（3）其他：胆固醇、各种电解质及微量元素浓度皆可下降（低钾、低钙、低锌），生长激素水平升高。

4. 治疗要点　早期发现，早期治疗，采取综合性治疗措施，包括调整饮食及补充营养物质；消除病因，改进喂养方法；积极治疗原发病；控制继发感染；促进消化和改善代谢功能；纠正并发症。

5. 护理措施

（1）调整饮食：补充营养物质原则是：**由少到多、由稀到稠、循序渐进，逐渐增加饮食，直至恢复正常**。不可过早补充高蛋白食物以免引起腹胀。

（2）促进消化、改善食欲：遵医嘱给予各种消化酶和B族维生素口服；给予蛋白同化类固醇制剂如苯丙酸诺龙促进蛋白质合成，并能增加食欲；对食欲差的患儿可给予胰岛素注射，增加饥饿感以提高食欲；给予锌制剂，可提高味觉敏感度、增加食欲。

（3）预防感染：保持皮肤清洁、干燥，防止皮肤破损。

（4）观察病情：密切观察患儿的病情变化。观察有无低血糖、维生素A缺乏、酸中毒等临床表现并及时报告，做好急症抢救准备。治疗及护理开始后应每日记录进食情况，定期测量体重、身高（身长）及皮下脂肪厚度，以判断治疗效果。

6. 健康教育　向患儿家长介绍科学育儿知识，纠正患儿不良的饮食习惯；保证充足睡眠，坚持户外活动；预防感染；按时进行预防接种；先天畸形患儿应及时手术治疗；做好发育监测。

九、小儿维生素D缺乏性佝偻病

【复习指南】本部分内容有一定难度，历年必考，应作为重点复习。小儿维生素D缺乏性佝偻病的临床表现、辅助检查及护理措施应熟练掌握；病因及发病机制、治疗要点应掌握。

营养性维生素D缺乏性佝偻病是儿童体内维生素D不足，引起**钙、磷代谢失常**，产生的一种以**骨骼病变**为特征的全身慢性营养性疾病。主要见于**2岁以下婴幼儿**。

1. 病因与发病机制

（1）病因：①**围生期维生素D不足**。母亲妊娠后期维生素D营养不足、早产、双胎均可导致婴儿体内维生素D储存不足。②**日光照射不足，**最主要。③**生长速度快**。早产或双胎婴儿体内贮存的维生素D不足，且出生后生长速度较足月儿快，易发生本病。④**维生素D**

摄入不足。因天然食物及母乳中含维生素D少，婴儿若户外活动少也易患佝偻病。⑤疾病及药物影响。胃肠道或肝胆疾病影响维生素D吸收；肝、肾严重损害可致维生素D羟化障碍。

（2）发病机制：维生素D缺乏性佝偻病可以看成是机体为维持血钙水平而对骨骼造成的损害。维生素D缺乏造成肠道吸收钙、磷减少，血钙水平降低，甲状旁腺素（PTH）分泌增加以动员骨释放钙、磷，使血钙浓度维持正常或接近正常。但PTH同时也抑制肾小管重吸收磷，使尿磷排出增加、血磷降低。当血清钙、磷浓度不足时，骨骺端临时钙化带被新形成、未钙化的骨样组织沉积，失去正常的形态，成为参差不齐的阔带，骨骺端增厚，向两侧膨出，形成临床所见的肋骨"串珠"和"手、足镯"等体征，骨的生长停滞。扁骨和长骨骨膜下的骨质也矿化不全，骨皮质渐为不坚硬的骨样组织代替，骨膜增厚，骨质疏松，容易受肌肉牵拉和重力影响而发生弯曲变形，甚至病理性骨折；颅骨骨化障碍表现为颅骨变薄和软化、颅骨骨样组织堆积出现"方颅"。

2. 临床表现　本病最常见于3个月至2岁婴幼儿，主要表现为生长最快部位的骨骼改变、肌肉松弛及神经兴奋性改变。因此，年龄不同，临床表现不同。佝偻病的骨骼改变常在维生素D缺乏数月后出现，围生期维生素D缺乏的婴儿佝偻病出现较早。

（1）初期（早期）：多见于6个月以内，特别是3个月以内小婴儿。主要为神经兴奋性增高的表现，如易激惹、烦闹、常与室温季节无关的多汗，尤其头部多汗而刺激头皮，致婴儿摇头擦枕，出现枕秃。但这些并非佝偻病的特异症状。

（2）活动期（激期）：早期维生素D缺乏的婴儿未经治疗，继续加重，主要为骨骼改变和运动功能发育迟缓。

①头部：6月龄以内婴儿可见颅骨软化，即用手固定婴儿头部，指尖稍用力压顶骨后部或枕骨中央部，可有压乒乓球的感觉，故称"乒乓头"；7～8月龄时，变成"方盒样"头形（从上向下），即额骨和顶骨双侧骨样组织增生呈对称性隆起，严重时呈马鞍状或十字状头形。患儿前囟闭合延迟，出牙迟，牙釉质缺乏并易患龋齿。

②胸部：胸廓畸形多见于1岁左右婴儿。肋骨与肋软骨交界处因骨样组织堆积而膨大呈钝圆形隆起，上下排列如串珠状，称为佝偻病串珠，多见于7～10肋；膈肌附着部位的肋骨长期受膈肌牵拉而内陷，形成一条沿肋骨走向的横沟，称为郝氏沟；第7、8、9肋骨与胸骨相连处软化内陷，致胸骨柄前突，形成鸡胸，如胸骨剑突部向内陷，可形成漏斗胸。

③四肢：6个月以上患儿腕、踝部肥厚的骨骺形成钝圆形环状隆起，称佝偻病手、足镯；能站立或会行走的1岁左右患儿，由于骨质软化与肌肉关节松弛，双下肢因负重可出现下肢弯曲，形成严重的膝内翻（O形腿）、膝外翻（X形腿）畸形。

④脊柱：患儿会坐或站立后，因韧带松弛可致脊柱后凸或侧凸畸形。

⑤运动功能发育迟缓：由于低血磷致肌肉糖代谢障碍，使全身肌肉松弛，肌张力降低和肌力减弱，坐、立、行等运动功能发育落后，腹肌张力低下、腹部膨隆如蛙腹。

⑥神经、精神发育迟缓：重症患儿神经系统发育迟缓，表情淡漠，语言发育落后，条件反射形成缓慢；免疫力低下，易合并感染及贫血。

（3）恢复期：患儿经治疗及日光照射后，临床症状和体征逐渐减轻或消失。

（4）后遗症期：残留不同程度的骨骼畸形，或运动功能障碍。多见于2岁以后的儿童，临床症状消失。

3. 辅助检查

（1）X线检查：初期常无骨骼表现，X线检查可正常或钙化带稍模糊。激期X线长骨片显示**钙化带消失**，干骺端呈毛刷样、杯口状改变，骨骺软骨带增宽，骨密度降低，骨皮质变薄。治疗2～3周后骨骼X线改变有所改善，出现不规则的钙化线，以后钙化带致密增厚，后遗症期X线检查骨骼干骺端病变消失。

（2）血生化检查：初期血清25－［OH］D_3下降，PTH升高，血钙下降，血磷降低，碱性磷酸酶正常或稍高。激期除血清钙稍低外，其余指标改变更加明显。恢复期血钙、磷逐渐恢复正常，碱性磷酸酶需1～2个月降至正常。后遗症期血生化正常。

4. 治疗要点　治疗目的在于**控制病情活动，防止骨骼畸形**。以口服维生素D为主，激期2000～4000U，2～4个月后改为400～800U的预防剂量，治疗1个月后应复查结果，以排除抗维生素D佝偻病。另外，应注意加强营养，保证足够奶量，及时添加转乳期食品，坚持每日户外活动。膳食中钙摄入不足时，应适量补充钙剂。严重骨骼畸形者可于4岁后考虑手术治疗。

5. 护理措施

（1）户外活动：指导家长每日带患儿进行一定的户外活动。出生后**2～3周**即可带婴儿到户外活动，冬季也要保证**每日1～2小时**户外活动时间。

（2）补充维生素D：按时引入换乳期食物，给予富含维生素D、钙、磷和蛋白质的食物。遵医嘱供给维生素D制剂，注意维生素D过量的中毒表现。

（3）加强生活护理：预防感染，保持室内空气清新，温湿度适宜，阳光充足，避免交叉感染。

（4）预防骨骼畸形和骨折：衣着柔软、宽松，床铺松软，避免早坐、久坐、早站、久站和早行走，以防骨骼畸形。严重佝偻病患儿肋骨、长骨易发生骨折，应避免重压和强力牵拉。

（5）加强体格锻炼：对已有骨骼畸形的患儿可采取主动和被动的方法矫正。如胸廓畸形，可做俯卧位抬头展胸运动；下肢畸形可施行肌肉按摩。对于行外科手术矫治者，指导家长正确使用矫形器具。

6. 健康教育　给孕妇及患儿父母讲述有关疾病的预防、护理知识，鼓励孕妇多进行户外活动，选择富含维生素D、钙、磷和蛋白质的食物；新生儿出生2**周后**每日给予**维生素D 400～800U**；对于处于生长发育高峰的婴幼儿更应加强户外活动，给予预防量维生素D和钙剂，并及时引入换乳期食物。为了减少药量损失，取用鱼肝油时，可放少量温开水。

十、小儿维生素D缺乏性手足搐搦症

【复习指南】本部分内容有一定难度，历年必考，应作为重点复习。小儿维生素D缺乏性手足搐搦症的临床表现、辅助检查、护理措施及健康教育应熟练掌握；病因及发病机制、治疗要点应掌握。

维生素D缺乏性手足搐搦症是由于维生素D缺乏致血钙降低，而出现惊厥、手足肌肉抽搐或喉痉挛等神经肌肉兴奋性增高症状，**多见于6个月以下小婴儿**。

1. 病因与发病机制　维生素D缺乏时，血钙下降，而甲状旁腺不能代偿性分泌增加，则低血钙不能恢复，一般血清总钙量＜1.75～1.88mmol/L（7～7.5mg/dl）或钙离子＜1.0mmol/L（4mg/dl）时即可导致神经肌肉兴奋性增高，出现手足抽搐、喉痉挛甚至全身性惊厥的症状。维生素D缺乏时机体出现甲状旁腺功能低下的原因据推测为：婴儿体内维生素D缺乏的早期，甲状旁腺急剧代偿分泌增加，以维持血钙正常水平；当维生素D继续缺乏，甲状旁腺功能反应过度而疲惫，出现血钙降低。因此本病患儿同时存在甲状旁腺功能亢进所产生的佝偻病的表现和甲状旁腺功能低下的低血钙所致的临床表现。

2. 临床表现　主要表现为惊厥、**喉痉挛和手足搐搦**，并有不同程度的**活动性佝偻病**表现。

（1）隐匿型：血清钙多在1.75～1.88mmol/L，没有典型发作症状，可通过刺激神经肌肉引出体征。①面神经征，以指尖或叩诊锤轻叩患儿颧弓与口角间的面颊部，出现眼睑和口角抽动者为阳性，新生儿可呈假阳性；②腓反射，以叩诊锤叩击膝下外侧腓骨小头处的腓神经，引起足向外展者为阳性；③陶瑟征，以血压计袖带包裹上臂，充气使血压维持在收缩压与舒张压之间，5分钟之内出现手痉挛症状者为阳性。

（2）典型发作：血清钙<**1.75mmol/L**时可出现惊厥、喉痉挛和手足搐搦。①惊厥，最常见，见于婴儿期，突然发作，表现为四肢抽动，两眼上翻，面肌颤动，神志不清，发作时间可短至数秒，或长达数分钟。缓解后多入睡，醒后活泼如常。发作次数可数日1次或1日数次，发作轻时仅有短暂的眼球上窜和面肌抽动，神志清楚。②手足搐搦，多见较大婴幼儿，发作时手足痉挛呈弓状，双手腕部屈曲，手指强直，拇指内收掌心；足部踝关节伸直，足趾同时向下弯曲呈“芭蕾舞足”。③喉痉挛，婴儿多见，喉部肌肉及声门突发痉挛，呼吸困难，有时可突然发生窒息，甚至死亡。3种症状以惊厥最常见。

3. 治疗要点

（1）急救处理：立即吸氧，保持呼吸道通畅；迅速控制惊厥或喉痉挛，首选止痉并注射葡萄糖酸钙。喉痉挛者须立即将舌头拉出口外，并进行口对口呼吸或加压给氧，必要时行气管切开以保证呼吸道通畅。控制惊厥或喉痉挛可用10%水合氯醛保留灌肠，每次40～50mg/kg；或地西泮每次0.1～0.3mg/kg肌内注射或静脉注射。

（2）钙剂治疗：尽快给予**10%葡萄糖酸钙**5～10ml加入10%葡萄糖液5～20ml中，**缓慢静脉注射（>10分钟）或滴注**。惊厥反复发作时，可每日注射2～3次，不可皮下或肌内注射钙剂以免造成局部坏死。惊厥停止后改口服钙剂。

（3）维生素D治疗：急诊情况控制后，按维生素D缺乏性佝偻病治疗方法采用维生素D治疗。

4. 护理问题

（1）有窒息的危险　与惊厥及喉痉挛有关。

（2）营养失调：低于机体需要量　与维生素D缺乏有关。

5. 护理措施

（1）控制惊厥及喉痉挛：遵医嘱立即给予镇静药（首选苯巴比妥钠）、钙剂（10%葡萄糖酸钙）。静脉注射钙剂时需缓慢推注（10分钟以上）或滴注，并监测心率，以免血钙骤升，发生呕吐甚至心搏骤停；避免药液外渗，不可皮下注射或肌内注射，以免造成局部坏死。

（2）防止窒息：出现惊厥或喉痉挛者立即吸氧，做好气管插管或气管切开前准备。喉痉挛者立即将舌头拉出口外，同时将患儿头偏向一侧，清除口鼻分泌物，保持呼吸道通畅，避免吸入窒息；对已出牙的患儿，应在上、下门齿间放置牙垫，避免舌被咬伤，必要时行气管插管或气管切开。

（3）定期户外活动，补充维生素D。

（4）健康教育：指导家长合理喂养，教会家长惊厥、喉痉挛发作的处理方法，如使患儿平卧，松开衣领，颈部伸直，头后仰，以保持呼吸道通畅，同时呼叫医护人员。

第十六章　神经系统疾病

一、神经系统的结构和功能

【复习指南】本部分内容比较难，历年必考，应作为重点复习。神经系统的结构与功能应熟练掌握。

神经系统按解剖结构分为中枢神经系统（脑、脊髓）和周围神经系统（脑神经、脊神经）。

1. 周围神经系统

（1）脑神经：脑神经共有12对，其中第Ⅲ、Ⅳ、Ⅵ、Ⅺ、Ⅻ对脑神经为运动神经；**第Ⅰ、Ⅱ、Ⅷ对脑神经为感觉神经**；第Ⅴ、Ⅶ、Ⅸ、Ⅹ对为混合神经。所有脑神经运动核仅有第Ⅻ和第Ⅶ对脑神经核的下部为对侧大脑**半球支配**，其他均接受双侧大脑半球的支配。①嗅神经（Ⅰ）：传导嗅觉。②**视神经（Ⅱ）**：传导视觉。③**动眼神经（Ⅲ）**：使眼球上、下、内运动，收缩瞳孔括约肌。损伤可致眼外斜视、上睑下垂、瞳孔对光反射消失及瞳孔散大等。④**滑车神经（Ⅳ）**：调节眼球运动。损伤时，眼不能向外下斜视。⑤**三叉神经（Ⅴ）**：支配颜面部感觉和咀嚼运动。⑥**展神经（Ⅵ）**：支配眼球运动。损伤可引起眼内斜视。⑦**面神经（Ⅶ）**：主管面部的表情运动、特殊内脏感觉和躯体感觉。损伤导致中枢性面神经麻痹和周围性面神经麻痹。⑧**前庭蜗神经（Ⅷ）**：蜗神经传导听觉，损伤时表现为听力障碍和耳鸣。前庭神经损害表现为眩晕、眼球震颤及平衡障碍。⑨**舌咽神经（Ⅸ）**：主管味觉、唾液分泌、吞咽及呕吐反射。损伤可致舌后1/3感觉障碍、味觉丧失。⑩**迷走神经（Ⅹ）：是行程最长、分布范围最广**的脑神经，主管咽部的感觉和运动。损伤可表现为发音困难、声音嘶哑、呛咳、吞咽障碍、心动过速及内脏活动障碍等。⑪**副神经（Ⅺ）**：为运动神经，支配舌肌运动，损伤后伸舌时舌尖偏向患侧。⑫**舌下神经（Ⅻ）**：支配舌肌的运动，损伤后伸舌时舌尖偏向患侧。

（2）脊神经：脊神经是与脊髓相连的周围神经，共有31对，其中颈神经8对、胸神经12对，腰神经5对，骶神经5对，尾神经1对。

2. 中枢神经系统　中枢神经系统由脑和脊髓所组成。脑又分为大脑、间脑、脑干和小脑。

（1）大脑：由大脑半球、基底核和侧脑室组成。①额叶：与躯体运动、语言及高级思维活动有关。受损时主要引起随意运动、言语和精神活动方面的障碍。②顶叶：与躯体感觉、味觉、语言等有关。破坏性病变产生精细感觉障碍，刺激性病灶可出现局部抽搐发作。③颞叶：与听觉、语言和记忆有关。④枕叶：与视觉信息的整合有关。损害主要出现视觉障碍。⑤岛叶：与内脏感觉和运动有关。⑥边缘系统：与情绪、行为和内脏活动有关。损害时出现情绪变化、记忆丧失、意识障碍、幻觉、行为异常和智能改变。⑦内囊：为宽厚的白质层，位于尾状核、豆状核及丘脑之间。如完全损害，可出现对侧**“三偏征”**，即**偏瘫、偏身感觉障碍及偏盲**。⑧基底神经节：又称基底节，是锥体外系统的中继站，它与大脑皮质及小脑协同调节随意运动、肌张力和姿势反射，也参与复杂行为的调节。

（2）间脑：位于大脑半球与中脑之间，分为丘脑和下丘脑。**丘脑**是除嗅觉以外的感觉纤维上升至大脑的三级神经元所在地。破坏性病灶出现**对侧偏身感觉消失或减退**，刺激性病灶引起偏身疼痛；**下丘脑**对体重、体温、代谢、饮食、内分泌生殖、睡眠和觉醒的生理调节起重要作用，还与人的行为和情绪有关。损伤时可表现：**中枢性尿崩症、体温调节障碍、摄食异常、睡眠-觉醒障碍、生殖与性功能障碍、自主神经功能障碍、间脑癫痫**。

(3) 小脑：其功能为**维持身体平衡、调节肌张力、控制姿势步态和协调随意运动**。病变可引起平衡障碍、共济失调和构音障碍。

(4) 脑干：由中脑、脑桥和延髓组成。脑干是生命中枢，脑干网状结构能保持正常睡眠与觉醒。**脑干**病变的特点：**交叉性瘫痪、意识障碍、去大脑强直**、定位体征。

(5) 脊髓：脊髓是中枢神经的低级部分，呈椭圆形条索状，位于椎管内，为四肢和躯干的初级反射中枢。脊髓的正常活动在大脑的控制下进行。主要功能为：①传导功能，传导大脑与周围器官组织之间的神经冲动；②反射功能，失去大脑控制时，仍能自主完成较为简单反射活动，如牵张反射、屈曲反射、浅反射及膀胱反射、直肠反射等。

附一：小儿神经系统解剖、生理特点

【复习指南】本部分内容有一定难度，历年常考。小儿神经系统解剖及生理特点应掌握。

1. 脑　新生儿的脑出生时重量约为370g，占体重的10%～12%，有主要的沟和回，但脑沟较浅，回较宽，皮质较成人薄，细胞分化不全，神经髓鞘尚未完全形成，对外来刺激反应较慢且易泛化，遇到强刺激时易发生昏睡或惊厥等。**小儿脑的耗氧量占机体总耗氧量的比例较成人大得多，所以小儿对缺氧的耐受性较成人差**。

2. 脊髓　小儿脊髓在出生时结构已较完善，功能基本成熟。脊髓的发育与脊柱的发育是不平衡的，3个月胎儿两者等长，出生时脊髓的末端位于第3～4腰椎水平，4岁时才退到第1～2腰椎。**故婴幼儿时期做腰椎穿刺的位置要低，以第4～5腰椎间隙为宜，4岁以后可与成人相同，位于3～4腰椎间隙**。

3. 脑脊液　正常小儿脑脊液的量和压力随着年龄的增长和脑室的发育逐渐增加。外观：无色透明，在生理性黄疸期可呈微黄色。

附二：神经系统常见症状、操作及护理

【复习指南】本部分内容有一定难度，历年常考。神经系统常见症状及腰椎穿刺术应掌握。

(一) 头痛

1. 病因　引起头痛的病因很多，包括颅内和颅外因素。颅内因素有血管病变、脑外伤、占位性病变、感染等；颅外因素如高热、高血压、缺氧、神经衰弱、肾衰竭等。

2. 护理　避免诱因；指导病人运用理疗、按摩、引导式想象、听轻音乐等方法减轻头痛；指导病人遵医嘱正确用药；心理疏导。

(二) 意识障碍

是指人对外界环境刺激缺乏反应的一种精神状态。包括：意识模糊、谵妄、嗜睡、昏睡、浅昏迷、深昏迷。判断意识障碍的程度可以用格拉斯昏迷评定量表（表16-1）。最高15分，最低3分，分值越低病情越重。

表 16－1　格拉斯昏迷评定量表

A. 睁眼反应	B. 言语反应	C. 运动反应	评分
不睁眼	不语	无动作	1
疼痛引起睁眼	言语难辨	刺痛肢体过伸反应	2
呼之睁眼	言语错乱	刺痛肢体屈曲反应	3
自动睁眼	应答错误	对针痛能躲避	4
	定向正常	对针痛等定位	5
		能按指令动作	6

（三）感觉障碍

1. 病因　脑血管疾病、脑外伤、糖尿病、感染等。

2. 护理　采取保暖措施，但对患肢不能使用暖水袋保暖，以防烫伤；对有感觉障碍的病人要避免皮肤长期受压，防止压疮；对患肢按摩，给予主动及被动活动。

（四）运动障碍

1. 类型　包括瘫痪、僵硬、共济失调等。

2. 护理　树立病人战胜疾病的信心；协助患者定时翻身拍背，避免压疮；做好口腔护理，防止坠积性肺炎；制订针对性功能锻炼计划，改善肢体功能。

（五）腰椎穿刺术

1. 目的　检测脑脊液的压力和成分，协助诊断；向内注射药物，治疗疾病；腰麻；放脑脊液。

2. 禁忌证　穿刺部位有感染；脑疝；躁动；有脑脊液漏者。

3. 护理　术前备好用物，向病人解释，嘱病人排大小便后静卧；协助病人采取侧卧位，头前屈，膝关节屈曲，双手抱紧膝部，身体靠近床沿。嘱病人术中保持体位，避免乱动，过程中注意观察病人面色，心率及呼吸，如有异常及时处理；术后嘱病人去枕平卧 6 小时，预防颅内压降低引起的头痛，严格卧床期间密切观察生命体征变化。

附三：神经系统物理检查

【复习指南】本部分内容有一定难度，历年必考，应作为重点复习。生理反射、肌力的分级应熟练掌握；病理反射及脑膜刺激征应掌握。

（一）生理反射和病理反射

1. 出生时即存在，终身不消失的反射　角膜反射、瞳孔对光反射、吞咽反射、结膜反射等。

2. 出生时存在，以后逐渐消失的反射　**觅食反射、拥抱反射、吸吮反射、握持反射**等。

3. 出生时不存在，以后逐渐出现并终身存在的反射　腹壁反射、提睾反射及各种腱反射等。

4. 病理反射　包括巴宾斯基征、霍夫曼征、戈登征等。2 岁以下巴宾斯基征阳性可为生理现象，若单侧阳性或 2 岁以后出现为病理现象。

（二）脑膜刺激征

包括布鲁津斯基征、凯尔尼格征、颈强直等。

（三）肌力的分级

肌力的评估采用0～5级6级肌力记录法。

0级：肌肉没有任何收缩（完全瘫痪）。

1级：肌肉可以轻微收缩，但不能产生动作（不能活动关节）。

2级：肌肉收缩可以引起关节活动，可在床上平移，但不能抵抗重力。

3级：肢体可以抵抗重力但不能抵抗阻力。

4级：肢体可以抵抗阻力，但未达到正常。

5级：正常肌力。

二、颅内压增高

【复习指南】本部分内容难度不大，历年必考，应作为重点复习。颅内压增高的临床表现、护理措施应熟练掌握；治疗要点及护理问题应掌握。

颅内压增高是指颅腔容积缩小或颅腔内容物增加超过了颅腔可代偿的容量，颅内压持续高于2kPa，并出现头痛、呕吐和视盘水肿3项典型表现的综合征。成人颅内压正常值为0.7～2.0kPa，儿童为0.49～0.98kPa。

1. 病因　常见的有脑外伤、脑炎、脑缺血缺氧、脑出血、脑肿瘤、脑脓肿、颅骨凹陷性骨折、狭颅症及脑积水等。

2. 临床表现

（1）头痛：是最常见的症状，常在清晨和晚间出现，以胀痛和撕裂痛多见。头痛的部位常在前额、两颞部。当病人咳嗽、打喷嚏、用力、弯腰低头时，头痛加重。

（2）呕吐：常在剧烈头痛时出现，多呈喷射状，易发生于饭后，可伴有恶心，但与进食无关。呕吐后头痛可有所缓解。

（3）视盘水肿：由视神经受压、眼底静脉回流受阻引起，表现为视神经盘充血、隆起，视网膜静脉怒张、迂曲，早期一般对视力无影响，长期存在可使视力减退甚至失明。视盘水肿是颅内压增高的重要客观体征。**头痛、呕吐、视盘水肿**是颅内压增高的典型表现。

（4）生命体征改变：早期出现"两慢一高"，即**脉搏慢、呼吸深慢、血压升高**的改变，随着病情加重可出现血压下降，呼吸浅促或潮式呼吸，最终因呼吸循环衰竭而死。

（5）其他症状和体征：颅内压增高还可引起复视（展神经麻痹）、头晕、猝倒等。婴幼儿颅内压增高时可见头颅增大、囟门隆起、颅缝增宽、头皮静脉怒张。颅内压增高还常伴有意识障碍，急性颅内压增高表现为进行性意识障碍，慢性颅内压增高常有反应迟钝、表情淡漠等。

3. 辅助检查

（1）腰椎穿刺：可抽取脑脊液进行化验，还可直接测量颅内压力。但颅内压增高明显时应避免进行，以免引发**枕骨大孔疝**。

（2）影像学检查：头颅CT及MRI可以显示病变的位置、大小和形态，是寻找颅内压增高病因的重要参考。

4. 治疗要点

（1）手术治疗：手术祛除病因是治疗颅内压增高最根本和有效的方法。对有脑积水者可先行侧脑室体外引流术或病变侧颞肌下减压术来降低颅内压，待病因诊断明确后再手术治疗。

（2）非手术治疗：限制液体入量；使用高渗性脱水药，减轻脑水肿和降低颅内压；可同时使用利尿药如呋塞米脱水；应用糖皮质激素预防和缓解脑水肿；使用冬眠低温疗法减少脑的氧耗量；预防或控制感染；应用镇痛药，但禁用吗啡、哌替啶。

5. 护理问题

（1）有脑组织灌注无效的危险　与颅内压增高有关。

（2）有体液不足的危险　与剧烈呕吐有关。

6. 护理措施

（1）一般护理：给予氧气吸入，**床头抬高15°～30°**，以利颅内静脉回流，减轻脑水肿。昏迷病人取侧卧位，利于呼吸道分泌物排出。不能进食者，控制补液量，且输液速度不宜过快，以防加重脑水肿。

（2）用药护理：高渗性脱水药最常用20%甘露醇250ml，**半小时**内快速滴完，每日2～4次，以达到脱水**降低颅内压**的作用。同时应用利尿药如呋塞米效果更佳。停用脱水药时应逐渐减量或减少给药次数，防止颅内压反跳。应用糖皮质激素预防和缓解脑水肿，最常用的是地塞米松5～10mg静脉注射，每日2次。治疗中注意观察有无不良反应如感染、应激性溃疡等。

（3）冬眠低温治疗的护理：冬眠低温治疗是通过降低病人体温，以降低脑耗氧量，增加脑对缺血缺氧的耐受力、减轻脑水肿的一种治疗方法。老年人和儿童慎用，休克、房室传导阻滞或全身衰竭者禁用。应用时**先静脉滴注冬眠药物，**待病人进入冬眠状态，才可开始物理降温。降温速度不宜过快，以每小时下降1℃为宜，体温不可降至过低以防诱发心律失常。理想温度应降至肛温31～34 。在治疗期间严密观察生命体征变化，加强皮肤护理，防止压疮和冻伤发生。冬眠低温治疗时间一般为2～3天，停止治疗时先**停物理降温，再逐步减少药物剂量直至停用**，使其自然复温。

（4）防止颅内压骤然升高的护理

①保持病室安静，病人需要卧床休息，清醒病人不要突然坐起或提重物，不可情绪激动使血压升高从而使颅内压升高。

②保持呼吸道通畅，呼吸道梗阻时，用力呼吸可使胸腔内压力增高，也加重颅内高压；及时清除呼吸道分泌物，对昏迷的病人及咳痰困难者，行气管切开。

③剧烈咳嗽和用力排便均可使胸腹腔内压力骤然升高，可导致脑疝，因此，要预防和及时治疗感冒，避免咳嗽。多吃蔬菜和水果，以免发生便秘；已发生便秘者忌用力排便，可用开塞露、缓泻药或低压小量灌肠通便，禁忌高压大量灌肠，必要时戴手套掏出粪块。禁止腰穿。

④癫痫发作可加重脑缺氧及脑水肿，发作时应协助医生及时给予抗癫痫及降颅压处理。

（5）脑室引流的护理

①引流管的安置：引流管开口应高于侧脑室平面10～15cm，以维持正常的颅内压。移动病人时，应将引流管暂时夹闭，防止反流。

②控制引流速度和量：早期应适当抬高引流瓶（袋）的位置，减慢流速，每日引流量不应超过500ml，待颅内压力平衡后再降低引流瓶（袋）。

③观察记录脑脊液的颜色、量及性状：术后1～2天脑脊液可略呈血性，以后转为橙黄色，脑室内有出血时脑脊液中有大量血液，颜色逐渐加深，需紧急手术；颅内感染时脑脊液浑浊呈毛玻璃状或有絮状物，预后常不好。

④保持引流通畅：引流管避免受压和折叠，活动及翻身时避免牵拉。观察引流管是否通畅，若引流管内不断有脑脊液流出、管内的液面随病人呼吸、脉搏波动表明通畅；若引流管无脑脊液流出，应查明原因，必要时更换引流管。

⑤拔管：脑室引流管一般放置 3～4 天，不宜超过 5～7 天，以防颅内感染。拔管前先行头部 CT 检查，并夹闭引流管 24 小时，观察脑脊液循环是否通畅。如果病人出现头痛、呕吐等症状，立即开放夹闭的引流管，并告知医生。拔管时先夹闭引流管，防止逆流引起感染。

7. 健康教育　告知病人有不明原因的头痛并进行性加重，经一般治疗无效时要及时到医院进行检查，排除颅内压增高；对确诊有颅内压增高的病人告知，不得提重物、剧烈咳嗽、用力大便，避免颅内压急剧增加造成脑疝；对有神经系统后遗症的病人，做好有针对性的心理辅导，鼓励其积极配合治疗和进行功能锻炼，实现患者生活能力最大限度地恢复。

三、急性脑疝

【复习指南】本部分内容有一定难度，历年常考。急性脑疝的临床表现、治疗要点及急救护理应熟练掌握。病因及护理问题应掌握。

脑疝是指颅腔内某一分腔有占位性病变时，该分腔压力大于周围其他分腔的压力，于是脑组织从高压区向低压区移位，部分脑组织被挤入颅内生理孔隙中，导致脑组织、神经及血管等重要结构受压和移位，出现严重的临床症状和体征。脑疝是颅内压增高引起死亡的主要原因。可分为小脑幕切迹疝、枕骨大孔疝、大脑镰下疝 3 种类型，前两种最常见（图 16－1）。

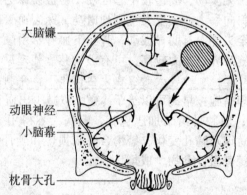

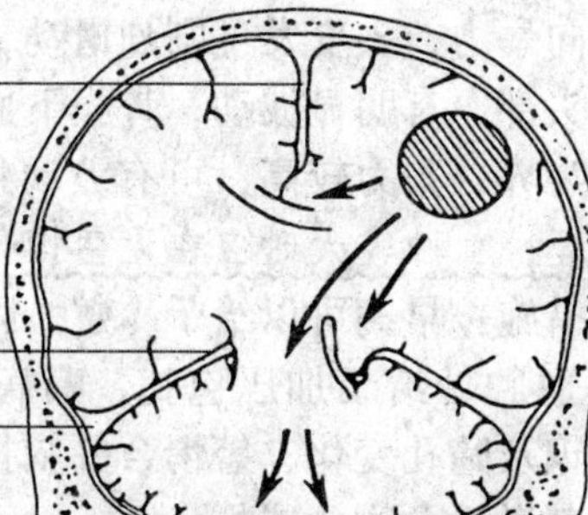

图 16－1　大脑镰下疝（上）、小脑幕切迹疝（中）和枕骨大孔疝（下）示意图

1. 病因　常见病因有颅内血肿、肿瘤、脓肿、寄生虫等可引起颅内压增高的病变。

2. 临床表现

（1）小脑幕切迹疝：典型表现为剧烈头痛，频繁呕吐，伴躁动不安，出现进行性意识障碍，脑疝初期患侧瞳孔缩小，随病情进展，患侧瞳孔逐渐散大，直接和间接对光反射消失。病变对侧肢体瘫痪、肌力增高、腱反射亢进，病理征阳性。若脑疝进行性恶化，会继之出现双侧瞳孔散大固定，对光反射消失，双侧肢体瘫痪，生命中枢功能紊乱，最终因呼吸循环衰竭而死亡。

（2）枕骨大孔疝：由于颅后窝容积较小，对颅内高压的代偿能力小，所以枕骨大孔疝比其他类型的**脑疝病情变化更要快**。但缺乏特征性表现，易被误诊。病人常有进行性颅内压增高的临床表现：剧烈头痛，以枕后部疼痛最甚，频繁呕吐、颈项强直等，生命体征改变出现较早，意识障碍出现较晚。病人**早期即可突发呼吸骤停而死亡**，这是与小脑幕切迹疝的不同之处。

3. *治疗要点* 一旦出现典型的脑疝表现，要立即给予脱水药20%甘露醇快速滴入，降低颅内压，尽快手术祛除病因；若难以确诊或虽确诊但病变无法切除者，可通过脑脊液分流术、侧脑室外引流术等姑息性手术来降低颅内压。

4. *护理问题*

（1）有脑组织灌注无效的危险　与颅内压增高、脑疝有关。

（2）潜在并发症：呼吸、心搏骤停。

5. *急救护理* 立即静脉快速滴入甘露醇、地塞米松、呋塞米等紧急降低颅内压，为手术争取时间。保持呼吸道通畅，给氧，对呼吸功能障碍者，立即气管插管行人工辅助呼吸，做好术前检查和术前准备。密切观察意识、生命体征及瞳孔变化，瞳孔的观察对判断病变部位有非常重要的意义。**当病人出现病侧瞳孔先小后大（进行性散大），对光反射迟钝或消失，对侧肢体瘫痪，应高度警惕小脑幕切迹疝的发生**。

四、头皮损伤

【复习指南】本部分内容难度不大，历年必考，应作为重点复习。头皮血肿和头皮撕脱伤的临床表现、处理原则应熟练掌握。

（一）头皮血肿

多由钝器伤所致，可分为皮下血肿、帽状腱膜下血肿、骨膜下血肿。皮下血肿常见于产伤或撞击伤，血肿体积小、无波动、周边较中心区硬，易被误诊为颅骨凹陷性骨折；帽状腱膜下血肿是由于头部受到斜向暴力，头皮发生剧烈滑动，撕裂血管所致，该处组织疏松，出血易扩散，甚至可蔓延至全头部，有明显波动；骨膜下血肿常由颅骨骨折或产伤引起，血肿多局限于某一颅骨，以骨缝为界，张力较高，可有波动感。处理原则：小的血肿一般7～14天可自行吸收，无需特殊处理；血肿较大时应在无菌操作下，穿刺抽出积血再**加压包扎**。感染的血肿，切开引流。护理措施：早期可以给予冷敷，以减少出血和疼痛，48小时后改用热敷，利于血肿吸收和消散；血肿处给予加压包扎，嘱病人不得用力按压揉搓，避免增加出血，密切观察生命体征、意识及瞳孔变化，警惕合并脑损伤和颅骨骨折；遵医嘱用药，注意休息，避免劳累，不吃辛辣刺激性食物，戒烟、酒。

（二）头皮裂伤

多为锐器或钝器打击所致，是常见的开放性头皮损伤。出血较多，严重者可引起失血性休克。处理措施可加压包扎止血，伤后24小时清创缝合，还应观察有无颅骨和脑损伤。

（三）头皮撕脱伤

多因长发被卷入转动的机器所致，使头皮自帽状腱膜下或连同骨膜一并撕脱，是最严重的头皮损伤。现场急救：对发生撕脱的部位进行加压包扎止血；保护创面，防止污染；严密观察是否有休克征象；简单处理后迅速送往医院进行救治。完全撕脱的头皮用无菌敷料包裹，隔水放入有冰块的容器随病人一同送入医院。

五、脑损伤

【复习指南】本部分内容有一定难度，历年必考，应作为重点复习。脑挫裂伤、颅内血肿的临床表现、辅助检查及护理措施应熟练掌握；脑震荡及颅脑损伤的护理措施应掌握。

（一）脑震荡

脑震荡是指头部受到撞击后，立即发生的一过性的神经功能障碍，无肉眼可见的神经病理改变，但在显微镜下可见神经组织结构紊乱。

1. 临床表现　病人在伤后立即出现短暂的意识障碍，一般不超过30分钟。同时可伴有皮肤苍白、出汗、血压下降、心动徐缓、呼吸浅慢、肌张力降低、各生理反射迟钝或消失等。清醒后大多不能回忆受伤时及受伤前一段时间的情况，而对往事记忆清楚，称为逆行性遗忘。

2. 辅助检查　脑脊液检查无红细胞，CT检查颅内无异常。

3. 治疗原则　脑震荡不需特殊治疗，一般卧床休息1～2周，适当给予镇痛、镇静药物，加强营养，多食健脑食品。多数病人2周内可恢复正常。

4. 护理措施　做好心理护理，向病人讲解有关疾病的知识，正确认识疾病，解除病人的紧张焦虑情绪；疼痛明显者遵医嘱给予镇痛、镇静药物；嘱病人注意休息，避免劳累，适量活动，保持良好心情；注意观察病情变化，及时发现合并症，及时处理。

（二）脑挫裂伤

脑挫裂伤包括脑挫伤及脑裂伤，前者脑组织受破坏较轻，软脑膜完整；后者指软脑膜、血管和脑组织同时有破裂，伴有蛛网膜下腔出血。两者常同时存在，合称为脑挫裂伤。

1. 临床表现

（1）意识障碍：伤后立即出现昏迷，昏迷时间可长达数小时、数日不等，严重者长期持续昏迷，是脑挫裂伤最突出的症状。

（2）局灶症状和体征：伤及脑皮质功能区，可出现如失语、偏瘫、抽搐等各功能区相应的症状；伤及额、颞叶前端的“哑区”，可无神经系统受损的症状和体征。

（3）头痛、呕吐：有蛛网膜下腔出血时还可出现脑膜刺激征，脑脊液检查有红细胞。

（4）颅内压增高和脑疝：因继发脑水肿和颅内出血所致。可使早期的意识障碍或偏瘫程度加重，或意识障碍好转后又加重。

2. 辅助检查　首选CT检查，可了解脑挫裂伤的部位、范围、脑水肿的程度及脑室受压情况；MRI检查有助于明确诊断；腰椎穿刺脑脊液中含大量红细胞，但颅内压明显增高者禁忌腰穿。

3. 处理原则　以非手术治疗为主，防治脑水肿、对症治疗、加强支持疗法和预防并发症。当经保守治疗无效，甚至出现脑疝迹象时，需手术治疗，以解除脑受压。

4. 护理措施　清醒者取**头高足低位**，床头抬高15°～30°，以利于颅内静脉回流，减轻脑水肿。昏迷者取侧卧位，以免呕吐物、分泌物误吸。保持呼吸道通畅，及时清除呼吸道分泌物，必要时行气管插管或气管切开，呼吸减弱或血氧低者，应及早给予呼吸机辅助呼吸。保持室内适宜的温度和湿度，避免呼吸道分泌物黏稠致排痰不利。使用抗生素防治感染。加强营养支持，严密观察意识、生命体征及瞳孔变化，做好各项基础护理，预防并发症。

5. 健康指导　向病人解释本病在恢复过程中可出现头痛、耳鸣、记忆力减退等症状，给予适当的安慰，帮助其尽早实现生活自理；对于有癫痫发作的病人，应指导其坚持服用抗癫痫药物至症状完全控制后1～2年，逐步减量后方可停药，中途不可自行停药。病人外出时要有人陪伴、不可进行登高、游泳等运动，以防发生意外；对遗留后遗症者，指导功能锻炼，最大限度提高病人的生活自理能力和社会适应能力。

（三）颅内血肿

颅内血肿是颅脑损伤中最多见、最严重的继发性病变。若未及时处理，可导致脑疝危及生命。按血肿所在部位分为硬脑膜外血肿、硬脑膜下血肿及脑内血肿。

1. 临床表现

（1）硬脑膜外血肿：进行性意识障碍是颅内血肿的主要症状，典型的意识障碍是伤后昏迷有“**中间清醒期**”，即原发性脑损伤的意识障碍清醒后，在一段时间后颅内血肿形成，因颅内压增高使病人再度出现昏迷。当幕上血肿＞20ml，幕下血肿＞10ml，病人常有颅内压增高症状，如头痛、恶心、剧烈呕吐等，还伴有血压升高、呼吸和心率减慢、体温升高等生命体征的改变。

（2）硬脑膜下血肿：分急性和慢性两种。急性硬脑膜下血肿脑实质损伤严重，原发性昏迷时间长，少有“中间清醒期”，较早出现颅内压增高和脑疝症状；慢性硬脑膜下血肿出血缓慢，病程较长，病人主要表现为慢性颅内压增高症状。

（3）脑内血肿：以进行性加重的意识障碍为主，若累及脑功能区可出现偏瘫、失语等症状。多因脑挫裂伤导致脑实质内血管破裂所致。

2. 辅助检查　CT检查可助诊断。

3. 处理原则

（1）手术治疗：颅内血肿一经确诊应立即手术，清除血肿，彻底止血。

（2）非手术治疗：若颅内血肿较小，病人无意识障碍和颅内压增高症状，或症状已明显好转者，可在严密观察病情下，采用脱水等非手术治疗。治疗期间如有病情恶化，应紧急手术治疗。

4. 护理措施

（1）密切观察病情：入院后先测生命体征，严密观察病人意识、瞳孔及神经系统病症等变化，一旦发现颅内压增高迹象，应采取措施降低颅内压，并做好术前准备。

（2）引流管的护理：术后病人应采取头低足高患侧卧位，以便充分引流。引流瓶（袋）应低于创腔30cm，注意观察引流液的颜色、性质和量，**保持引流管通畅**，避免弯曲，折叠或移位。术后3天行CT检查证实血肿消失后方可拔管。

（四）颅脑损伤的护理措施

1. 现场急救护理　①首先争分夺秒地抢救心搏呼吸骤停、开放性气胸、大出血等危及病人生命的伤情。失血严重者要及时给予补液。②及时清除口、鼻腔分泌物，以保持呼吸道通畅。禁用吗啡镇痛，以免抑制呼吸。③开放性脑损伤有脑组织从伤口膨出时，应用消毒纱布卷保护，再用纱布架空包扎，避免脑组织受压。争取在6～8小时内清创，在应用抗生素的前提下，可延长至72小时。

2. 用药护理　遵医嘱给予高渗性脱水药、利尿药、糖皮质激素等药物降低颅内压，减轻脑水肿。高渗性脱水药常用20%的甘露醇250ml半小时内滴完，利尿药常用呋塞米20mg静脉推注，糖皮质激素如地塞米松5～10mg静脉滴注或静脉推注。注意观察用药后的病情变化，为医生调整药量提供依据。

3. 饮食护理　病人应进食高热量、高蛋白、富含纤维素、维生素的食物。昏迷病人应禁食，早期采取肠外营养，伤后3天仍不能进食者，可置胃管给予鼻饲流质饮食，应控制水和盐的摄入。

4. 保持呼吸道通畅　病人应取头高足低侧卧位，利于颅内静脉回流，防止呕吐物、分泌物误吸。并及时清除呼吸道分泌物，注意按需吸痰。保持室内适宜的温度和湿度，避免呼吸道分泌物黏稠而排痰不利。使用抗生素防治感染。对于舌后坠者放置口咽通气管，必要时行气管插管或气管切开。呼吸微弱，换气量明显下降时，遵医嘱给予呼吸机辅助呼吸。

5. 心理护理 对病人和家属给予安慰，讲解有关疾病的相关知识，消除紧张、焦虑、恐惧情绪，树立战胜疾病的信心。并指导家属关心病人，细心观察病人的变化。

6. 密切观察病情，预防并发症 采用格拉斯昏迷评分法判断病人意识状态的变化；为了避免病人躁动，影响准确性，观察生命体征时应先测呼吸，再测脉搏，最后测血压。下丘脑或脑干损伤时常有中枢性高热，有继发感染时伤后数日会出现高热。注意观察瞳孔大小、形态和对光反射。瞳孔的变化是反映各种颅脑损伤病情的重要指标。颅脑损伤病人多有意识障碍，各种生理反应减弱或消失，抵抗力下降，易发生呼吸道感染、压疮、肌肉挛缩等并发症，应做好各项基础护理，给予主动或被动功能锻炼，做好康复指导，预防并发症。

六、脑血管疾病

【复习指南】本部分内容有一定难度，历年必考，应作为重点复习。脑血栓形成、脑栓塞、脑出血、蛛网膜下腔出血、短暂性脑缺血发作的临床表现、辅助检查及护理措施应熟练掌握；病因及发病机制、治疗要点应掌握。

（一）脑血栓形成

脑血栓形成即动脉粥样硬化性血栓性脑梗死，是临床最常见的脑血管疾病，也是脑梗死最常见的类型。是在脑动脉粥样硬化的基础上，脑动脉管腔狭窄、闭塞或形成血栓，引起该动脉供血范围内的脑组织血流中断而发生缺血、缺氧性坏死，出现相应的神经系统症状和体征。本病最常见的病因是脑动脉粥样硬化。

1. 临床表现 ①多见于50岁以上有**动脉粥样硬化、糖尿病、高血压、高血脂**的中老年人；②常在**安静或休息时**发病，**晨起发现**，起病缓慢，一般无意识障碍；③部分病人**发病前**有眩晕、肢体麻木、无力、一过性失语或短暂性脑缺血发作等**前驱症状**；④以**偏瘫、失语、偏身感觉障碍和共济失调**等局灶定位症状为主。

2. 辅助检查

（1）血液检查：有助于发现脑梗死的危险因素并对病因进行鉴别。血液检查包括血常规、血糖、血脂、肾功能、凝血功能、血流变等。

（2）影像学检查：①头颅CT检查，是最常用的检查。脑梗死发病24小时内一般无影像学改变，24小时后呈低密度影。发病后应尽早做颅脑CT检查，以鉴别早期脑梗死和脑出血。②MRI检查，可以发现脑干、小脑梗死及小灶梗死。对早期脑梗死的敏感性和特异性高。③血管造影，可以发现血管狭窄、闭塞和其他血管病变，但此检查对人体有创伤且费用、技术条件要求高，临床不作为常规检查。

3. 治疗要点

（1）急性期治疗：①早期溶栓：发病6小时内进行溶栓治疗，及时恢复血流和改善组织代谢，挽救梗死周围组织，避免坏死范围扩大。常用药物有尿激酶和重组组织型纤溶酶原激活药。溶栓期间要密切观察病人病情变化。②控制血压：维持病人血压较平时稍高水平，除非血压过高，不应用降压药物。血压持续过低时应补充血容量，必要时应用多巴胺、间羟胺等升压药。③防治脑水肿：脑水肿一般在发病后3～5天达高峰，当出现剧烈头痛、喷射性呕吐、意识障碍等颅内压增高征象时，常快速静脉滴注20%甘露醇，还可用呋塞米、10%复方甘油、白蛋白等。④控制血糖：急性期病人常有血糖升高，可能为应激反应或原有糖尿病的表现。⑤抗凝治疗：抗凝药物可预防脑卒中复发、改善预后。常用药物包括肝素、低分子肝素和华法林，急性期不推荐使用。⑥抗血小板聚集：可在发病48小时内口服阿司匹林或氯吡格雷，溶栓后24小时内不宜服用。⑦脑保护治疗：应用尼莫地平、依达拉奉、脑蛋白水解物、胞磷胆碱等药物，并采用亚低温治疗，但须注意脑血栓形成患者头部不宜放冰袋，以免影响脑供血。⑧高压氧舱治疗：对生命体征平稳的病人，宜尽早给予高压氧舱治疗。⑨改善脑循环：如桂利嗪（脑益嗪）可改善脑循环，但也可降低血压，故生命体征不稳定者禁用。⑩手术或介入治疗：对大面积脑梗死，可行外科手术减压或切除部分脑组织；颈动脉狭窄严重的病人可行血管成形术和血管内支架置入术。

（2）恢复期治疗：康复治疗是预防关节挛缩和肌肉萎缩重要的治疗手段，早期功能锻炼在发病后1周开始。运用各种康复手段如针灸、理疗，做好言语、认知、吞咽功能训练，合理使用支具，促进病人患肢功能恢复，逐渐自理，早日回归家庭和社会。

4. 护理问题

（1）躯体活动障碍　与运动中枢损害致肢体瘫痪有关。

（2）语言沟通障碍　与语言中枢损害有关。

（3）吞咽障碍　与意识障碍或延髓麻痹有关。

（4）焦虑/抑郁　与瘫痪、失语及担心疾病预后有关。

（5）有失用综合征的危险　与意识障碍、偏瘫所致长期卧床有关。

5. 护理措施

（1）饮食护理：进食时协助病人取半坐卧位，头部前屈，以减少逆流及误吸；选择低盐低脂营养丰富易消化的清淡饮食；对能吞咽的病人可选择空吞咽和吞咽食物交替进行，侧方吞咽、点头样吞咽的方法；对不能吞咽的病人，应予鼻饲流质饮食。

（2）预防窒息：病室环境要安静、舒适，病人进餐时不要讲话，注意力要集中，以免呛咳和误吸；病人**不可用吸管**饮水，用杯子饮水时，水量在半杯以上，以免增加误吸的危险；床旁备有吸引装置，当呛咳、误吸或呕吐时，立即取头侧位，及时清理分泌物和呕吐物，保持呼吸道通畅，预防窒息。

（3）用药护理：病人在应用溶栓和抗凝药物期间，应严格掌握药物剂量，观察有无黑粪、牙龈出血、皮肤出血等表现，随时监测血凝。密切观察症状和体征的变化，如病人病情加重，或出现严重头痛、血压增高、脉搏减慢、恶心呕吐等，应考虑继发颅内出血，立即停用溶栓和抗凝药物，紧急行头颅CT检查。在应用20%甘露醇脱水降颅压时，用药前检查药物有无结晶，有结晶时可加温完全溶解后使用，以免结晶阻塞肾小管引起急性肾衰竭。注意调节滴速，要求250ml 30分钟内滴完，用药后注意观察病人尿的量和颜色，记录24小时出入量；观察有无脱水速度过快所致头痛、呕吐，并与高颅压区别；定时复查血生化、肾功能和尿常规。

（4）心理护理：因本病病人需长时间依赖他人照顾，机体各功能恢复起来慢，病人易产生焦虑、悲观情绪，影响疾病的康复。护士应主动关心病人，鼓励其表达感受，解除病人思想顾虑。使病人和家属树立战胜疾病的信心。

6. 健康教育

（1）指导病人进食低盐、低脂、高蛋白、高维生素营养丰富的食物，戒烟、限酒；规律作息，坚持慢跑、散步等体育运动；应遵医嘱正确用药，控制血糖、血脂、血压和抗血小板聚集；对有短暂性脑缺血发作史的病人，指导其应缓慢起坐和转头，外出有人陪伴，注意保暖，防止感冒。

（2）向病人和家属讲解疾病的病因、早期症状和危险因素，指导病人遵医嘱正确规律用药。

（3）向病人和家属说明本病恢复需要较长的时间，要坚持锻炼，循序渐进，不可急于求成。鼓励病人从事力所能及的家务劳动，不过度依赖他人。

（4）与病人和家属一起制订有针对性的康复锻炼计划，讲解康复治疗的知识和功能锻炼的方法，并保持联系，根据康复情况及时调整方案。如因脑血栓引起尿失禁，告知为中枢神经障碍引起，应训练盆底肌。

（5）定期复查，如出现头晕、肢体麻木、短暂脑缺血发作等先兆表现时，应及时就诊。

（二）脑栓塞

与脑血栓形成相比较，脑栓塞的病变范围更大。脑栓塞引起的脑组织坏死分为缺血性、出血性和混合性，其中出血性梗死最常见，系栓子破裂移向远端，血流恢复后血液从最初栓塞造成血管壁损伤的动脉流出。

1. 病因

（1）心源性栓子：是脑栓塞最常见的病因。引起脑栓塞的疾病有：**心房颤动、风湿性心脏病**、心肌梗死、感染性心内膜炎、二尖瓣脱垂等。

（2）其他来源的栓子：像骨折后的脂肪栓塞、静脉穿刺后的空气栓塞、败血症的菌栓或脓栓、寄生虫虫卵等引起的感染性栓塞、癌栓塞等。

2. 临床表现　①安静与活动时均可发病，但多在活动中突然发病，起病急，多无前驱症状。②任何年龄均可发病，风湿性心脏瓣膜病所致以青壮年为主，冠心病及大动脉粥样硬化所致以中老年多见。③为脑血管疾病中起病最快的一种。局限性神经缺失症状多在数秒至数分钟内发展到高峰。④以偏瘫、失语、抽搐等局灶症状为主要表现，重者可表现为突发昏迷、全身抽搐，可因继发脑疝而死亡。与脑血栓形成相比，脑栓塞容易复发和出血，病情波动较大和严重。去除病因，消除栓子可预防和减少脑栓塞的复发。

3. 治疗要点

（1）脑栓塞治疗：同脑血栓形成的治疗，包括急性期的综合治疗和康复期的功能锻炼治疗。特别要注意进行溶栓治疗时应严格掌握适应证，以免并发脑出血。心源性栓塞易复发，急性期应卧床休息数周，少活动；感染性栓塞应用足量有效的抗生素，禁行溶栓或抗凝治疗，以防感染在颅内扩散；脂肪栓塞可应用肝素、低分子右旋糖酐及脂溶剂溶解脂肪；空气栓塞可指导病人采取头低足高左侧卧位。

（2）原发病的防治：积极治疗心脏原发疾病，控制心律失常，静脉穿刺避免空气进入，应用抗生素治疗感染，骨折病人及时手术，消除栓子来源，预防脑栓塞复发。

（3）抗凝、抗血小板聚集治疗：注意观察有无出血倾向，如果发生出血，立即停药，并给予止血，应用降颅压药物。

（三）脑出血

脑出血是指非外伤引起的自发性的脑实质内的出血，是常见的急性脑血管疾病，是病死率最高的脑卒中类型。大部分的脑出血是大脑半球出血，另外还有小脑和脑干出血。

1. 病因、发病机制

（1）病因：为脑实质内的出血，多发生在大脑，小脑，脑干的基底节、内囊和丘脑附近，以**内囊**处的出血最常见，高血压合并细小动脉硬化是最常见病因，也可由脑动脉粥样硬化、脑动脉瘤和动静脉畸形、脑动脉炎、血液病、梗死后出血、抗凝及溶栓治疗等引起。

（2）发病机制：长期高血压致脑细、小动脉变性硬化，管壁弹性降低，当情绪激动或活动时，在高血压的基础上，血压骤然升高，血管破裂出血。血液进入脑实质，破坏脑组织，产生一系列症状。出血量大的病人，常有颅内压升高，使脑组织受压移位，形成脑疝而死亡。

2. 临床表现

（1）临床特点：多见于50岁以上有高血压病史的男性，常于冬季发病；多在白天情绪激动、体力活动或用力排便时发病，多无前驱症状，发病时血压骤升。表现为剧烈头痛、头晕、喷射性呕吐、迅速出现意识障碍可伴有失语、抽搐、大小便失禁。

（2）壳核出血：最常见，多见于大脑中动脉的豆纹动脉。此类病人常有头和眼转向出血病灶侧，呈双眼“凝视病灶”状。同时可有出血灶对侧偏瘫、偏身感觉障碍和对侧同向偏盲的“三偏征”。轻症者意识多数清楚，重症者发病急，昏迷快而深，反复呕吐。如呕吐物为咖啡色，说明有应激性溃疡所致上消化道出血。双侧瞳孔不等大说明有脑疝的发生。

（3）丘脑出血：是由于丘脑穿通动脉或丘脑膝状体动脉破裂所致，病人常有“三偏征”，感觉障碍比运动障碍更明显，可伴有偏身自发性疼痛和感觉过敏。有特征性眼征，如两眼不能凝视和瞳孔对光反射迟钝等。还可出现语言障碍、记忆力减退、人格改变、情感障碍等。

（4）脑干出血：绝大多数为脑桥出血，脑桥是脑干出血最常见部位，是由于基底动脉的脑桥支破裂所致。出血量少时可无意识障碍，表现为头痛、呕吐、眩晕、复视、交叉性瘫痪，头和眼转向非出血侧，呈“凝视瘫肢”状；出血量大时常破入第四脑室，病人迅速昏迷、双侧瞳孔缩小呈针尖样、呕吐咖啡色样胃内容物、中枢性高热、解热镇痛药无效，物理降温疗法有效，中枢性呼吸衰竭，病情常迅速恶化，多数在48小时内死亡。中脑出血少见，延髓出血罕见。

（5）小脑出血：多由小脑上动脉破裂所致，发病突然，常表现为枕部剧烈头痛、眩晕、频繁呕吐和共济失调明显。出血量小者表现有病变侧共济失调、站立和步态不稳等，但无肢体瘫痪。当出血量较多时，可出现昏迷、双侧瞳孔缩小如针尖样，呼吸节律不规则，形成枕骨大孔疝而死亡。

（6）脑室出血：原发性脑室出血多由脉络丛血管或室管膜下动脉破裂所致，继发性脑室出血是指脑实质出血破入脑室。出血量较少时，可表现为头痛、呕吐、脑膜刺激征阳性，多无意识障碍及偏瘫、失语，易误诊为蛛网膜下腔出血。出血量大时，很快昏迷，双侧瞳孔缩小如针尖样、四肢肌张力增高、脑膜刺激征阳性、去脑强直发作，预后差，多迅速死亡。

（7）脑叶出血：出血以顶叶最常见。常表现为头痛、呕吐等，肢体瘫痪较轻，昏迷少见。

3. 辅助检查

（1）头颅CT检查：是确诊脑出血的**首选**辅助检查。可清晰、准确地显示出血的部位、出血量、脑水肿情况及有无破入脑室等情况。可看到边界清楚的**高密度影**。

（2）头颅MRI检查：比CT更易于识别脑血管畸形、肿瘤及血管瘤等病变。

（3）脑脊液检查：脑脊液压力增高，血液破入脑室者脑脊液呈血性。其他检查结合临床可确诊时一般不采用。

4. 治疗要点

（1）以积极控制脑水肿、降低颅内压和控制血压为主要措施。降低颅内压首选药物为20% 甘露醇，快速静脉滴注，每日 3～4 次，疗程 7～10 天。还可选用呋塞米静脉推注，甘油果糖 500ml 3～6 小时滴完，每日 1～2 次。

（2）卧床休息，床头抬高 30°，保持呼吸道通畅，吸氧，保持肢体的功能位，鼻饲，预防感染，密切观察生命体征变化。

（3）控制血压，脑出血急性期一般不用降压药物，而以脱水降颅压为主。但当血压≥200/110mmHg 时，要适当应用降压药物，以防再出血。控制血压稍高于发病前水平。血压的降低不宜过快，以免造成脑低灌注。

（4）应用止血药物治疗凝血障碍和应激性溃疡导致的消化道出血，常用的药物有氨甲苯酸、奥美拉唑、西咪替丁等。

（5）内科治疗无效或出血量大者，壳核出血＞30ml，小脑/丘脑出血＞10ml 可考虑行开颅血肿清除、脑室穿刺引流等手术治疗。一般认为手术应在发病后 6～24 小时内进行。术后避免头部翻转过剧，以免形成脑疝。

（6）亚低温疗法，可以减少脑的耗氧量，促进脑功能的恢复。

5. 护理问题

（1）有受伤的危险　与脑出血导致脑功能损害、意识障碍有关。

（2）潜在并发症：脑疝、上消化道出血。

（3）有失用综合征的危险　与脑出血所致意识障碍、运动障碍有关。

6. 护理措施

（1）降低颅内压，减轻脑水肿：维持或稳定病人的生命体征，及时应用脱水药降低颅内压，密切观察意识、瞳孔、生命体征的变化。当病人出现持续高热时，应给予物理降温，头部置冰袋或冰帽，降低脑组织的耗氧量。观察脑出血病人有无颅内进行性出血，当出现意识障碍呈进行性加重，剧烈头痛、频繁呕吐、烦躁不安、血压进行性升高、脉搏加快、呼吸不规则、一侧瞳孔散大，常提示发生脑疝，及时联系医生，迅速建立静脉通路，按医嘱快速静脉滴注 20% 甘露醇 250ml。限制液体摄入量，保持病人情绪稳定，避免剧咳、打喷嚏、躁动、用力排便使颅内压增高。

（2）一般护理：急性期应绝对卧床休息，尤其是发病后 1～2 天内避免搬动。病人取侧卧位，有利于分泌物的流出。头部抬高 15°～30°，以利颅内血液回流，减轻脑水肿。病室应保持安静，避免大声喧哗和强光刺激，限制亲友探视，各项护理操作均应轻柔。急性脑出血病人在发病 24 小时内禁食。24 小时后如病情平稳，可给予高蛋白、高维生素、清淡、易消化、营养丰富的流质或半流质饮食。昏迷者可鼻饲。保证有足够能量、蛋白质、维生素、纤维素摄入；入液量应适当控制，一般每日不超过 1500～2000ml；根据病人尿量调整水和电解质的量，保持体液和电解质的平衡。鼻饲者做好口腔护理，防止感染。鼻饲时注意鼻饲液的量、温度和速度，不宜过快、过多，温、度适宜。保持大便通畅，防止用力排便而导致颅内压增高，必要时按医嘱给予缓泻药，禁止大量不保留灌肠。对尿失禁或尿潴留病人应及时留置导尿，并做好相应的护理。

（3）保持呼吸道通畅：对昏迷较深病人，口腔放置通气管或用舌钳将舌头外拉，以防后坠造成窒息；随时给病人吸痰、翻身拍背，做好口腔护理，清除呼吸道分泌物，以防误吸。

准备好气管切开或气管插管包，必要时配合医生进行气管切开或气管插管，做好相应的术后护理。

（4）肢体功能恢复护理：急性期病人绝对卧床休息，肢体保持功能位。每2小时翻身一次，以免局部皮肤长时间受压。病情稳定后，可对瘫痪肢体关节进行被动功能锻炼，防止肢体肌肉失用性萎缩。

（5）密切观察病情：要严密观察瞳孔、意识和生命体征变化，病人出现剧烈头痛、喷射性呕吐、血压升高、脉搏减慢、意识障碍加重、瞳孔不等大、呼吸不规则等脑疝的先兆表现，应立即报告医生。并立即为病人吸氧并迅速建立静脉通道，遵医嘱快速静脉滴注20%的甘露醇，备好气管插管包、呼吸机、监护仪和抢救药品等。

7. 健康教育

（1）向病人和家属介绍有关疾病的基本知识，告知积极治疗原发病对防止再次发生出血性脑血管疾病的重要性。教会病人家属测量血压的方法，每日定时监测血压，发现血压异常波动及时就诊。

（2）指导病人保持情绪稳定和心态平和，避免精神紧张、情绪激动、用力排便及过度劳累等诱发因素，指导病人自我控制情绪、保持乐观心态。

（3）饮食宜清淡，摄取低盐、低脂、高蛋白、高维生素食物，避免刺激性食物及饱餐，多吃新鲜蔬菜和水果，不宜喝浓茶，戒烟酒。建立健康的生活方式，保证充足睡眠，适当运动，保持大便通畅。

（4）告知病人家属家庭支持对病人疾病恢复的意义，讲解尽早功能锻炼的意义，教会病人和家属自我护理的方法和康复训练技巧，使病人和家属认识到坚持主动或被动康复训练的意义。鼓励病人通过康复锻炼，尽可能恢复生活自理能力，告知病人坚持功能锻炼，本病症状可在1～3年得到改善。

脑梗死与脑出血的鉴别见表16－2。

表16－2　脑梗死与脑出血的鉴别

	脑梗死	脑出血
发病年龄	60岁以上多见	50～65岁多见
常见病因	动脉粥样硬化	高血压及动脉硬化
TIA史	多见	少见
发病状态	安静或睡眠中	活动中或情绪激动时
发病速度	缓慢，数小时或1～2天症状达高峰	快，数分钟至数小时症状达高峰
全脑症状	无或轻	多见（剧烈头痛、喷射性呕吐）
意识障碍	无或较轻	多见（较重，持续）
脑膜刺激征	无	可有（高颅压）
头颅CT	脑实质内低密度影	脑实质内高密度影
脑脊液	多正常	压力增高，多为血性

（四）蛛网膜下腔出血

原发性蛛网膜下腔出血是因多种原因导致脑表面或脑底部血管破裂，血液流入蛛网膜下腔引起的一种临床综合征。脑实质或脑室出血、硬膜下或硬膜外出血流入蛛网膜下腔，是继发性蛛网膜下腔出血。

1. 病因、发病机制

（1）病因：最常见病因是颅内动脉瘤，青少年多见于脑血管畸形。高血压、吸烟、过量饮酒、动脉瘤体积较大、多发性动脉瘤、既往动脉瘤破裂史等是颅内动脉瘤破裂出血的主要危险因素。

（2）发病机制：当脑动脉硬化时，动脉管壁受损，在血流冲击下，逐渐扩张形成梭形动脉瘤。脑动静脉畸形由发育异常引起，血管壁异常薄弱容易破裂。

2. 临床表现

（1）临床特点：各年龄组均可发病，但以青壮年多见，女性多于男性；多在情绪激动、剧烈活动、用力咳嗽或排便时发病，常无前驱症状，表现为突发剧烈的头部胀痛或爆裂样疼痛、喷射样呕吐、脑膜刺激征阳性。严重头痛是动脉瘤性蛛网膜下腔出血的典型表现，可持续头痛数日，14 天后逐渐减轻。如头痛再次加重，常提示动脉瘤再次出血；动静脉畸形性蛛网膜下腔出血头痛较轻。部分病人有眼底出血、视盘水肿或视网膜出血。发病后 2～3 天可有体温升高，老年病人临床症状不典型。

（2）并发症：①再出血，是严重的急性并发症，病死率高，以起病第 2 周发生率最高，表现为在病情稳定好转后再次加重。②脑血管痉挛，引起脑缺血性损伤，继发脑梗死。③脑积水，病人常于出血后 1 周内发生急性梗阻性脑积水。轻者表现为嗜睡、近记忆减退，重者出现头痛、呕吐、意识障碍等，随出血被吸收而好转。

3. 辅助检查

（1）头颅 CT 检查：是确诊蛛网膜下腔出血的首选检查。表现为蛛网膜下腔出现高密度影像。还可确认脑实质或脑室出血情况及是否伴脑积水或脑梗死，初步判断动脉瘤的位置。

（2）脑部血管造影：是确诊蛛网膜下腔出血病因，特别是颅内动脉瘤最有价值的检查方法。可清晰显示动脉瘤的位置、大小。

（3）脑脊液检查：腰椎穿刺进行脑脊液检查对确诊蛛网膜下腔出血最具诊断价值和特征性。肉眼观察脑脊液呈均匀一致血性，镜下可见大量红细胞。

4. 治疗要点

（1）一般治疗：脱水降颅压、控制脑水肿、调整血压、营养支持，预防感染。

（2）预防再出血的治疗：①绝对卧床休息，避免情绪激动、提重物、用力咳嗽和大便等一切可引起血压和颅内压增高的因素。烦躁者可给予地西泮、苯巴比妥等药物镇静。②控制血压，保持血压在正常或起病前水平。常用药物有尼莫地平、硝苯地平、乌拉地尔等。血压不可降得过低过快。③应用抗纤溶药物，抑制纤溶酶形成，防止动脉瘤周围的血块溶解引起再出血。常用的药物有氨基己酸、氨甲苯酸。

（3）预防脑血管痉挛：降颅压避免脱水过度，血压过低时脱水药要减量或停用，必要时应用升压药。静脉应用钙通道阻滞药。

（4）手术治疗：外科或介入手术切除动脉瘤是预防再出血的最好方法。

5. 护理问题

（1）疼痛：头痛　与脑水肿、颅内高压或继发性脑血管痉挛有关。

（2）恐惧　与剧烈头痛、担心再出血和疾病预后有关。

（3）自理缺陷　与长期卧床有关。

6. 护理措施

（1）一般护理：发病后4～6周绝对卧床休息，避免一切使血压和颅内压增高的危险因素，保持大便通畅，不可用力大便和咳嗽。保持情绪稳定，调整心态。保持病室安静，避免不良的声、光刺激，严格限制探视。

（2）饮食护理：给予病人低盐、低脂、高蛋白、高维生素食物，避免刺激性食物及饱餐，多吃新鲜蔬菜和水果，戒烟、酒。

（3）疼痛护理：采用深呼吸、听音乐、转移注意力等方法缓解疼痛，必要时遵医嘱应用镇痛镇静药。

（4）用药护理：甘露醇应快速静脉滴注，注意观察尿量，定期复查电解质，避免脱水过度；应用尼莫地平时可静脉泵入，控制泵入速度，密切观察有无不良反应发生。

（5）心理护理：向病人讲解疾病的过程与预后，耐心解释头痛原因及可能持续的时间，使病人了解随着出血停止和血肿吸收，头痛会逐渐缓解。使病人消除紧张、恐惧和焦虑心理，主动配合治疗。

7. 健康教育

（1）疾病知识指导：向病人和家属介绍疾病的病因、诱因、临床表现、病程和预后。告知病人及时和正确治疗的重要性。保持情绪稳定，避免诱因加重出血。积极配合治疗。

（2）再出血的预防：告知病人绝对卧床休息和保持情绪稳定对预防再出血的重要性。使病人积极配合治疗和护理。向病人和家属讲解再出血的表现，如有异常，及时就诊。女性病人2年内不宜妊娠。

（五）短暂性脑缺血发作

短暂性脑缺血发作（TIA）又称小中风，是由颅内动脉病变致脑动脉一过性供血不足引起的短暂性、局灶性脑或视网膜功能障碍，可反复发作，表现为供血区神经功能缺失的症状和体征。CT或MRI检查大多正常，数字减影血管造影或彩色经颅多普勒可发现血管狭窄、动脉粥样硬化斑。

1. 病因　主要病因是动脉粥样硬化，颈部和颅内大动脉尤其是动脉分叉处的粥样硬化斑块或其他来源的微栓子，随血流进入颅内动脉，引起颅内小血管被堵塞缺血而发病。

2. 临床表现　①好发于50～70岁，男性多于女性；②多为突然发病，持续时间短，多在1小时内恢复，最多不超过24小时，无后遗症；③多伴有高血压、心脏病、动脉粥样硬化、高血脂和糖尿病等脑血管疾病的高危因素；④颈内动脉系统阻塞，一般表现为偏瘫和面瘫、偏盲、单眼一过性失明、失语等；⑤椎－基底动脉系统阻塞表现为眩晕、恶心和呕吐、平衡失调、跌倒发作、交叉性瘫痪等。

3. 治疗要点　祛除病因、预防复发、保护脑功能，对诊断明确的明显狭窄或闭塞者可选用手术治疗。

（1）病因治疗：积极寻找病因，并降血糖血脂、控制血压、治疗心律失常、纠正血液成分异常、防止颈部过度活动等，对这些危险因素进行治疗。病因治疗是减少和预防TIA复发的关键。

（2）药物治疗：抗血小板聚集药如阿司匹林、氯吡格雷等，减少微栓子的形成，预防复发；抗凝药物如肝素、低分子肝素和华法林等，但不应作为常规治疗；拮抗药常用的有尼莫地平和盐酸氟桂利嗪等，防止血管痉挛，改善微循环；中药如丹参、川芎、三七、红花等。

（3）手术治疗：单侧重度颈动脉狭窄 70% 或药物治疗无效者可考虑行动脉血管成形术（PTA）和颈动脉内膜切除术（CEA）。

4. 护理问题与护理措施

（1）护理问题：①有跌倒的危险　与突发眩晕、一过性失明和平衡失调有关；②潜在并发症：脑卒中。

（2）护理措施：①向病人解释疾病知识，帮助病人消除恐惧心理。②指导病人发作时卧床休息，枕头不宜太高，以 15°～20° 为宜；转头时应缓慢，幅度不宜过大；避免重体力劳动，沐浴和外出应有家人陪同，防止发生意外；适当进行散步、慢跑、踩脚踏车等运动，以改善心功能，改善脑循环。③积极治疗原发病，给予低盐、低脂、低胆固醇饮食，生活规律，忌刺激性及辛辣食物。④指导病人遵医嘱正确服药，不可随意调整、更换或停用药物。告知病人药物的不良反应，用药期间定期检查凝血常规。密切观察有无出血倾向，及时测定出凝血时间及凝血酶原时间，如有异常及时处理。⑤观察和记录发作的持续时间、间隔时间和伴随症状，及症状有无减轻或加重，警惕完全性缺血性脑卒中的发生。

5. 健康教育

（1）疾病预防指导：指导病人采取低盐、低脂、低胆固醇、高维生素和适量蛋白质饮食，可多吃谷类、豆类、新鲜蔬菜、水果、鱼类等。忌食辛辣、油炸食物，戒烟、限酒。让病人和家属了解肥胖、吸烟、酗酒及不合理饮食与疾病发生的关系。嘱病人劳逸结合，保持情绪稳定。

（2）疾病知识指导：向病人和家属说明积极治疗本病的重要性。一定要正确治疗，不能任其自然发展，以免在数年内发展为脑卒中。向病人和家属介绍疾病的相关知识，告知病人及时治疗的必要，遵医嘱正确用药。积极治疗高血压、高血脂、糖尿病、脑动脉硬化等 TIA 的危险因素。定期复查，出现眩晕、复视、肢体麻木、无力等症状时及时就医。

七、三叉神经痛

【复习指南】本部分内容难度不大，历年必考，应作为重点复习。三叉神经痛的的临床表现、治疗要点及护理措施应熟练掌握。

1. 病因与发病机制　病因尚不明确，也许与三叉神经脱髓鞘产生的异位冲动有关，脑桥小脑角的占位性病变压迫三叉神经可引起继发性的三叉神经痛。

2. 临床表现　有年龄和性别倾向，多发生在 40 岁以上，女性多于男性。多单侧发病。以三叉神经分布区内闪电样反复发作的剧痛为特点，口角、鼻翼、颊部和舌部等处最敏感，轻触可诱发，故有“触发点”之称。每次发作时间数秒至 2 分钟，发作来去突然，间歇期正常。本病可缓解，但极少自愈。

3. 治疗要点　迅速有效的镇痛是治疗关键。卡马西平是治疗本病的首选药物。其次可选用苯妥英钠、氯硝西泮、氯丙嗪等。还可采用射频电凝治疗、乙醇或甘油封闭治疗、手术治疗。

4. 护理措施　保持环境安静，室内光线柔和，尽可能减少刺激诱发或加重疼痛；鼓励病人采用指导式想象、听音乐、读报等分散注意力，放松心情，减轻疼痛；指导病人遵医嘱正确用药，不得随意更换药物或停药。

八、急性炎症性脱髓鞘性多发性神经病

【复习指南】本部分内容有一定难度，历年必考，应作为重点复习。急性炎症性脱髓鞘

性多发性神经病的临床表现、辅助检查及治疗要点应熟练掌握；病因及护理措施应掌握。

1. 病因　本病又称吉兰-巴雷综合征，病因不明，但一般认为是免疫介导的周围神经病。有资料显示其发病可能与感染空肠弯曲菌有关。

2. 临床表现　①一年四季都可发病，各年龄组均可发病，男性发病率略高于女性。多数病人发病前有上呼吸道或消化道感染症状，少数有疫苗接种史。②急性或亚急性起病，首发症状常为四肢对称性无力，症状常于数日至2周达高峰。③出现弛缓性瘫痪，严重病例可累及呼吸肌而致呼吸麻痹。腱反射减低或消失，病理反射阴性。④肢体感觉异常，如麻木、刺痛和不适感，感觉缺失或减退呈手套袜子样。⑤其他，如面瘫、面色潮红、手足肿胀等。

3. 辅助检查　主要为腰椎穿刺脑脊液化验。典型的脑脊液改变为**细胞数正常，而蛋白质明显增高**（为神经根的广泛炎症反应），称为**蛋白-细胞分离现象**，为本病的重要特点。

4. 治疗要点

（1）辅助呼吸：**呼吸麻痹**是吉兰-巴雷综合征的主要危险，因此，应严密观察病情，对有呼吸困难者及时进行气管插管、气管切开和人工辅助呼吸。

（2）病因治疗：①血浆交换疗法，可直接去除血浆中的致病因子，减轻临床症状，减少并发症；②应用大剂量的免疫球蛋白静脉滴注治疗急性病例，可获得与血浆置换相近的效果，而且安全；③糖皮质激素，因效果不佳，已不主张应用，但对慢性吉兰-巴雷综合征的治疗仍有良好的效果；④对考虑有胃肠道空肠弯曲菌感染者，可用大环内酯类药物治疗。

（3）对症治疗，预防并发症。

5. 护理问题与护理措施

（1）低效型呼吸型态　与周围神经损害、呼吸肌麻痹有关。①给予持续低流量氧气吸入；②保持呼吸道通畅；③床头常备吸引器、气切包及呼吸机，以便随时抢救；④密切观察血压、脉搏、呼吸、血氧饱和度变化，当出现呼吸困难、出汗、口唇发绀等缺氧症状时应立即处理；⑤给予心理支持，主动关心病人，耐心倾听病人的感受，消除紧张情绪。

（2）躯体活动障碍　与四肢肌肉进行性瘫痪有关。①饮食护理：给予高蛋白、高维生素、高热量且易消化的软食，不能经口进食者应及时插胃管，给予鼻饲流质饮食；②用药护理：嘱病人遵医嘱正确服药，向病人讲解药物的作用、使用时间方法，注意观察有无不良反应；③并发症的预防：指导和协助病人定时翻身拍背、活动肢体、按摩腹部，以防肺部感染、肢体挛缩和肌肉失用性萎缩、深静脉血栓形成、便秘等并发症；④做好生活护理，制订有效的功能锻炼计划。

（3）清理呼吸道无效　与肌麻痹致咳嗽无力、肺部感染所致分泌物增多等有关。

（4）潜在并发症：深静脉血栓形成。

九、帕金森病

【复习指南】本部分内容有一定难度，历年必考，应作为重点复习。帕金森病的临床表现、护理措施应熟练掌握；病因、护理问题、健康教育、治疗要点应掌握。

1. 病因　本病的病因不明，目前认为帕金森病可能是多因素综合作用所致。

（1）年龄老化：本病多见于中老年人，尤其是60岁以上人群。研究显示多巴胺能神经元的含量和功能都随着年龄的增长而下降。但正常神经系统老化只是促发因素。

（2）环境因素：长期接触除草剂、杀虫剂、某些化工品是引发本病的可能原因之一。

（3）遗传因素：有报道10%的帕金森病人有家族史，本病有家族聚集现象。

2. 临床表现 常于60岁以后发病，男性稍多于女性，起病缓慢，进行性发展。

（1）**静止性震颤**：多为首发症状。从一侧上肢开始，拇指对手指和掌屈曲的有规律的不自主震颤，呈“搓丸样”动作。静止时明显，做动作时减轻，睡眠时消失。随病程逐渐蔓延至下颌、唇、面、四肢。

（2）肌强直：大多数从一侧上肢或下肢近端开始，向远端、对侧及全身肌肉蔓延。本病的肌强直，屈肌和伸肌肌张力都增高，被动关节运动时阻力始终增高，大多数病人伴有震颤，可感到均匀的阻力中有断续停顿，称为“齿轮样肌强直”，这是由于肌强直与静止性震颤叠加所致。

（3）运动迟缓：病人随意动作减慢、减少。以开始的动作困难和缓慢为表现。如行走时开始和停止均有困难。面肌强直使面部表情呆板，手指精细动作系裤带、鞋带等很难完成，写字越写越小。

（4）姿势步态异常：呈“**慌张步态**”，迈步后碎步，往前冲，越走越快，不能立刻停步。

3. 治疗要点

（1）药物治疗：早期无需用药，当疾病影响日常生活和工作时，适当的药物治疗可不同程度地减轻症状，并可因减少并发症而延长生命。以替代性药物如复方左旋多巴、多巴胺受体激动剂等效果较好。但不能完全控制疾病的进展。常用药物有：①抗胆碱能药物，苯海索、苯甲托品等，可协助维持纹状体的递质平衡。②金刚烷胺，能促进神经末梢释放多巴胺，并阻止其再吸收。③复方左旋多巴，是治疗帕金森最基本、最有效的药物。通过血-脑屏障，增强左旋多巴的疗效和减少其外周不良反应。临床常用药物为多巴丝肼。而左旋多巴用于轻症患者，对肌肉僵直效果较好。④多巴胺受体激动药，常用药物有普拉克索和吡贝地尔，能直接激动纹状体，产生和多巴胺相同的作用。

帕金森病常用药物的作用、不良反应及注意事项见表16-3。

表16-3 帕金森病常用药物的作用、不良反应及注意事项

	多巴丝肼 卡左双多巴控释片	普拉克索 吡贝地尔	恩他卡朋	司来吉兰	苯海索	盐酸金刚烷胺
作用	补充黑质纹状体内多巴胺的不足	直接激动纹状体，产生类多巴胺的药物	抑制左旋多巴和多巴胺的分解	阻止脑内多巴胺释放	抗胆碱，协助维持纹状体递质平衡	促进神经末梢释放多巴胺
不良反应	恶心、呕吐、便秘、眩晕、幻觉、开-关现象、异动症	恶心、呕吐、便秘、眩晕、直立性低血压、精神障碍	恶心、呕吐、不自主动作、尿黄、神志混乱	恶心、呕吐、眩晕、不自主动作、做梦	恶心、呕吐、便秘、眩晕、口干、眼花、小便困难	恶心、呕吐、眩晕、失眠、水肿、玫瑰斑、惊厥

续表

	多巴丝肼 卡左双多巴控释片	普拉克索 吡贝地尔	恩他卡朋	司来吉兰	苯海索	盐酸金刚烷胺
注意事项	避免嚼服；避免与高蛋白食物同服；避免突然停药，出现开-关现象时于饭前30分钟或饭后1小时服用	首次服药后应卧床休息，多喝水；避免开车或操作机械；尽量在上午服药	与多巴丝肼或卡左双多巴控释片一起服用	尽量在上午服药；溃疡病人慎用	不可立即停药，需缓慢减量，以免症状恶化	尽量在黄昏前服用；心脏病及肾衰竭病人禁用

（2）外科治疗：适应证为长期药物治疗疗效明显减退，并出现异动症的病人。手术方法有立体定向神经核毁损术和脑深部电刺激术。但手术只是改善症状，不能根治，术后仍需药物治疗。

（3）康复治疗：对病人进行语言、肢体运动、进食等训练和指导，改善病人生活质量，减少并发症。

4. 护理问题

（1）躯体活动障碍　与黑质病变、锥体外系功能障碍所致震颤、肌强直、体位不稳、随意运动异常有关。

（2）自尊低下　与震颤、流涎、面肌强直等身体形象改变和言语障碍、生活依赖他人有关。

（3）知识缺乏：缺乏本病相关知识　与药物治疗知识。

（4）营养失调：低于机体需要量　与吞咽困难、饮食减少、震颤所致机体消耗量增加有关。

（5）潜在并发症：外伤、压疮、感染。

5. 护理措施

（1）生活护理：指导和鼓励病人自我护理，做自己力所能及的事情；协助病人洗漱、进食、沐浴、大小便料理和做好安全防护；卧床病人垫气垫床，定时翻身、拍背，预防压疮；生活用品方便病人使用；指导病人采用手势、笔纸、画板等与他人沟通；指导病人多进食含纤维素多的食物，多吃新鲜蔬菜、水果，多喝水，顺时针按摩腹部，保持大小便通畅。

（2）饮食护理：给予高热量、高维生素、高纤维素、低盐、低脂、适量优质蛋白的易消化饮食，补充各种营养素，戒烟、酒。由于高蛋白饮食和槟榔都可降低药效，不宜食用。主食以五谷类为主，多选粗粮，多食新鲜蔬菜、水果，多喝水，适当的奶制品和瘦肉类、蛋、豆类；少吃油、盐、糖，每日补充钙质。进食或饮水时抬高床头，保持坐位或半坐位；提供安静的进食环境，并给予病人充足的时间，不催促、打扰病人进食。因疾病给病人进食带来的各种不便，应给予易消化、易咀嚼的细软、无刺激性的软食或半流质饮食，少量多餐；对于不能进食、饮水反呛的病人要及时插胃管。

（3）用药护理：告知病人本病需长期服药甚至终身服药，让病人了解常用药物的种类、用法、注意事项及不良反应的观察与处理。用药原则：从小剂量开始，逐步缓慢加量直至有效维持；服药期间尽量避免使用氯丙嗪、维生素 B_6、利血平、氯氮革（利眠宁）、奋乃静等药物，以免降低药物疗效或导致直立性低血压。服药过程中要仔细观察震颤、肌强直和语言功能、其他运动功能的改善程度，以确定药物疗效。在长期服药期间可能会出现症状加重或疗效减退，有可能出现“开－关现象”“剂末现象”和“异动症”，告诉病人其表现形式和应对方法。

（4）运动护理：与病人和家属共同制订切实可行的具体锻炼计划。①疾病早期，主要表现为震颤，应鼓励病人积极参与各种活动，坚持适当运动锻炼，如养花、下棋、散步、打太极拳、体操等，注意保持身体和各关节的活动强度与最大活动范围，**预防关节强直**。②疾病中期，要有计划有目的地锻炼，不可知难而退，以防功能加速衰退。如病人感到起坐有困难，应反复多次练习；练习走路时要目视前方，集中注意力，保持步行的幅度与速度，鼓励病人步行时两腿尽量保持一定距离，**尽量迈大步**；提醒病人切忌碎步急速移动、边走边说、起步时拖步，以防跌倒。③疾病晚期，病人常已卧床不起，应帮助病人采取舒适体位，被动关节活动，按摩四肢肌肉。

（5）安全护理：对震颤未能控制、日常生活动作笨拙的病人，避免拿热水、热汤，谨防烧伤、烫伤；对有精神异常、意识障碍或智能障碍的病人应专人陪护。禁止病人自行使用锐利器械和危险品；智能障碍的病人应安置在有严密监控的区域，避免坠床、坠楼、走失等意外发生。

（6）心理护理：随着病程延长，病人丧失劳动能力，生活自理能力逐渐下降，病人常产生焦虑、恐惧甚至绝望心理。护士应观察病人的心理反应，鼓励病人表达并倾听他们的感受，及时给予引导，使其保持良好心态，并指导家属关心体贴病人，创造良好家庭氛围。

6. 健康教育

（1）皮肤护理指导：病人因震颤和不自主运动，出汗多，衣物应勤洗，保持皮肤卫生；中晚期因运动障碍，卧床时间增多，应勤翻身勤擦洗，预防压疮。

（2）康复训练指导：指导病人发展兴趣爱好，坚持适当的运动，如散步、打太极拳、做体操等；做力所能及的家务劳动，坚持主动运动，加强进食、洗漱、穿脱衣服等日常生活动作训练，应尽量自理。

（3）安全指导：指导病人避免各种登高操作，防止各种意外受伤；避免接触热水，以防烫伤等。

（4）照顾者指导：照顾者应协助病人进食、服药和日常生活；督促病人按时按量正确服药；及时识别病情变化，积极预防并发症。

（5）就诊指导：定期复查，病情加重或变化及时就诊。

十、癫痫

【复习指南】本部分内容比较难，历年必考，应作为重点复习。癫痫的临床表现、治疗要点、辅助检查、护理措施及健康教育应熟练掌握。

1. 临床表现　癫痫的共性：①短暂性，每次发作持续时间为数秒或数分钟，一般不超过20分钟，除了癫痫持续状态；②刻板性，每次发作的临床表现几乎完全一样；③发作性，突然发生与恢复，间歇期正常；④重复性，第一次发作后，经过不同间隔时间会有多次的发作。

（1）单纯部分性发作：以局部症状如感觉障碍或节律性抽搐为特征，无意识障碍。

（2）复杂部分性发作：主要特征为有意识障碍，占成人癫痫发作的50%以上，病人表现为咀嚼、吸吮、摸索等动作的重复。

（3）全面强直－阵挛发作：也称大发作，以**意识丧失、双侧强直后出现阵挛（全身对称性抽搐）**为主要临床特征。先有瞬间麻木、无意识的动作为先兆，再出现意识丧失、跌倒在地，随后出现全身骨骼肌持续收缩：头后仰，眼球上翻，上肢曲肘，下肢伸直，牙关紧闭，喉部痉挛，唾液和支气管分泌物增多，心率增快、血压升高，瞳孔扩大及对光反射消失。持续10～20秒，随之全身肌肉阵挛，约1分钟突然停止。呼吸首先恢复，心率、血压和瞳孔渐至正常。肌张力松弛，意识逐渐清醒。从发作开始至意识恢复历时5～10分钟。醒后病人常感头痛、头晕和疲乏无力，对抽搐过程不能回忆。

（4）失神发作：表现为意识短暂丧失，停止正在进行的活动，呼之不应，发作过程持续5～10秒，清醒后无不适，继续原来的动作，对发作无记忆。儿童期起病，青春期前停止发作。

（5）癫痫持续状态：是指一次癫痫发作**持续30分钟以上**，或连续发作间期意识或神经功能未完全恢复，仍处于昏迷状态。可见于任何类型的癫痫，但通常是指大发作持续状态。最常见的原因是不适当地停药，也可因治疗不规范、感染、精神刺激、过度劳累、饮酒、孕产等诱发。

2. 辅助检查　EEG是诊断癫痫最重要的辅助检查方法。常规脑电图记录时间短，目前可应用24小时脑电图检测。

3. 治疗要点

（1）病因治疗：对有明确病因者首先进行病因治疗，如手术切除颅内肿瘤、药物治疗寄生虫感染，纠正低血糖、低血钙等。

（2）癫痫发作时治疗：应立即让病人就地平卧，保持呼吸道通畅，有条件时给予吸氧，防止外伤，应用**地西泮**缓慢静脉注射控制发作。

（3）合理用药：半年内发作2次以上者，一经诊断即应用药。尽可能单一用药，剂量由小到大，控制发作后必须坚持长期服用药物，指导病人分次、餐后服药，不可随意减量或停药，停药前应缓慢减量。一般来说，全面强直－阵挛发作完全控制4～5年后，失神发作停止半年后可考虑停药。

（4）癫痫持续状态的治疗：在给氧、做好防护的同时，应迅速控制发作是治疗的关键。首选**地西泮**10～20mg缓慢静脉注射，如出现呼吸抑制，则需停止注射，必要时应用呼吸兴奋药。另外还可应用10%水合氯醛加等量植物油保留灌肠和苯妥英钠溶于生理盐水静脉注射。对病人进行心电、血压、呼吸、脑电的监测，保持呼吸道通畅，必要时行气管切开。做好并发症的预防，加强营养支持。

4. 护理问题

（1）有窒息的危险　与癫痫发作时意识丧失、喉痉挛、气道分泌物增多有关。

（2）有受伤的危险　与癫痫发作时意识丧失、判断力丧失有关。

（3）知识缺乏：缺乏长期、正确服药的知识。

（4）潜在并发症：脑水肿、酸中毒、水和电解质紊乱。

5. 护理措施

（1）保证病人安全：病人癫痫发作时首要的救治措施是**保持呼吸道通畅**。应迅速将病人就地平卧，头偏向一侧，松开领带、衣扣和腰带，取下义齿，及时清除口腔和鼻腔分泌物，放置压舌板，必要时用舌钳将舌拖出，防止舌后坠。移走周围危险物体，以免抽搐时碰撞造成外伤；发作间歇期给病人创造安全、安静的休养环境，保持室内光线柔和，无刺激；床边加用床档；床旁桌不放置危险物品，保证病人的安全。

（2）用药护理：向病人强调遵医嘱长期或终身用药的重要性，告知少服、漏服药物可能导致的危险性。指导病人分次、餐后服用，以减少胃肠道反应。向病人和家属介绍常见不良反应，当有不良反应发生时及时就医。不可自行减量、停药和更换药物。

（3）心理护理：护士应仔细观察病人的心理反应，关心病人，鼓励其表达感受，指导其面对现实，采取积极的应对方式，消除紧张、焦虑、抑郁、淡漠、易怒等不良情绪，增强治愈疾病的信心。使其积极配合长期药物治疗，以防癫痫发作、发生癫痫持续状态或发展为难治性癫痫。

（4）病情观察：密切观察生命体征及意识、瞳孔变化并记录。癫痫发作时应由专人守护，加保护性床档，必要时用约束带适当约束。遵医嘱缓慢静脉注射地西泮，快速静脉滴注甘露醇，注意观察用药效果和有无呼吸抑制、肾损害等不良反应。

6. 健康教育

（1）疾病知识指导：病人应充分休息，避免劳累，保证充足的睡眠。参加适量运动，如散步、慢跑，打羽毛球、网球、乒乓球等。不能参加**游泳、登山、跳水**等运动，也尽量不骑自行车，防止发作时摔伤，或出现交通事故；少看电视，禁止玩电子游戏。给予清淡饮食，少量多餐，避免辛辣刺激性食物，戒烟、酒。应尽可能避免有可能诱发癫痫的环境或行为。

（2）用药指导：嘱病人坚持长期、规律、正确用药，切忌突然停药、减药、漏服药及自行换药，如病情有反复或加重，应尽快就诊。指导病人坚持定期复查。

（3）安全与婚育：病人不应从事攀高、游泳、驾驶等工作。指导病人外出时随身携带写有病人信息的卡片。病情未控制时，外出应有家人陪同，佩戴安全帽。男女双方有癫痫，或一方有癫痫，另一方有家族史者不宜结婚。患有癫痫的女性病人**在癫痫治愈前不宜生育，**特发性癫痫且有家族史的女性病人，不宜生育。

十一、化脓性脑膜炎

【复习指南】本部分内容有一定难度，历年必考，应作为重点复习。化脓性脑膜炎的临床表现、辅助检查及护理措施应熟练掌握；病因及发病机制、治疗要点及健康教育应掌握。

化脓性脑膜炎又称急性细菌性脑膜炎，是由各种化脓性细菌感染引起的脑膜炎症，其临床特点为发热、头痛、呕吐、烦躁不安、嗜睡、昏迷、惊厥、颈项强直、脑脊液呈化脓性改变。儿童机体抵抗力差，血－脑屏障发育不完善，易发生本病，尤以婴幼儿感染最多见，本病诊治不及时，病死率较高，幸存儿也很多留下严重的后遗症。

1. 病因　化脓性脑膜炎常见的致病菌为脑膜炎奈瑟菌。儿童机体免疫功能较低，血脑屏障较差，故易被致病菌侵袭。

2. 临床表现　化脓性脑膜炎在小儿任何年龄均可发病，多发生在5岁以下。急性起病，多数经呼吸道感染，也可由肠道、皮肤黏膜、新生儿脐部等感染。

（1）感染性全身性中毒症状：于发病前数日常有上呼吸道炎症或胃肠道症状，继之高热、头痛、精神不振，小婴儿表现易激惹、烦躁不安。

（2）神经系统表现：①进行性意识改变，出现精神萎靡、嗜睡、昏睡、昏迷。②脑膜刺激征，颈强直、克尼格征及布鲁津斯基征阳性，其中以颈强直最常见。③颅内压增高征，持续性剧烈头痛、喷射性呕吐、畏光、惊厥；前囟饱满，张力增高；当出现双侧瞳孔不等大、对光反射迟钝或消失、呼吸衰竭时，应警惕**脑疝**的发生。

（3）新生儿化脓性脑膜炎：症状与体征不典型。由于颅缝及囟门未闭，对颅内高压有一定缓冲作用，颅内压增高征及脑膜刺激征不明显，以感染中毒症状为主。表现与败血症相似，体温可高可低、心率慢、拒乳、尖叫、凝视、惊厥、青紫。

（4）并发症：部分患儿在病程中可并发硬脑膜下积液、脑性低钠血症、脑室管膜炎、脑积水、癫痫等。

3. 辅助检查

（1）脑脊液检查：是确诊本病的重要依据。表现为压力增高，外观浑浊或呈乳白色，白细胞数增多可达 1000×10^6/L 以上。分类以中性粒细胞为主：蛋白升高，糖和氯化物降低。

（2）血常规检查：外周血白细胞数明显增高，以中性粒细胞为主，占 80% 以上，但在感染严重时，可出现白细胞总数不增高。

（3）其他：血培养、头颅 CT 检查等。

4. 治疗要点　早期、联合应用抗生素进行病原学治疗是治疗本病的重要措施，此外还要坚持用药，对症处理及治疗并发症。

（1）病原治疗：选择对病原菌敏感、容易透过血脑屏障的抗生素，早期、足量、足疗程、联合静脉用药。目前常用头孢三代如头孢噻肟、头孢曲松及联合应用万古霉素等。流行性脑脊髓膜炎用药 7～10 天，肺炎链球菌脑膜炎疗程 10～14 天，金黄色葡萄球菌和革兰阴性杆菌脑膜炎应在 20 天以上，有并发症者适当延长。

（2）肾上腺皮质激素治疗：抑制炎性因子产生，降低血管通透性，减轻脑水肿，常连续应用地塞米松 2～3 天。

（3）对症治疗：维持水、电解质平衡；降低颅内压；降温，控制惊厥和感染性休克。

（4）处理并发症：硬膜下积液多时行穿刺放液，硬膜下积脓时根据病原菌注入相应抗生素；脑室管膜炎可做侧脑室控制性引流，并注入抗生素；脑性低钠血症需适当限制液体入量，逐渐补充钠盐。

5. 护理问题

（1）体温过高　与细菌感染有关。

（2）有受伤的危险　与惊厥有关。

（3）潜在并发症：颅内压增高。

6. 护理措施

（1）一般护理：①患儿应绝对卧床休息，床头抬高 30°；保持病室安静、空气新鲜，维持一定的温度、湿度。②鼓励患儿多饮水，当体温超过 38.5℃时，及时给予物理降温或药物降温。每 4 小时测体温 1 次并记录，观察热型。

（2）饮食护理：给予高热量、清淡、易消化的流质或半流质饮食，少量多餐，防止呕吐发生。必要时给予鼻饲或静脉输液，维持水电解质平衡。

（3）生活与安全护理：做好患儿洗漱、进食、大小便等生活护理，做好口腔护理及皮肤护理。呕吐频繁者要头偏向一侧，避免误吸。惊厥发生时要放置牙垫，防止舌咬伤。适当约束，以免坠床、受伤。

（4）病情观察、并发症的护理：①密切监测体温、脉搏、呼吸、血压及意识变化，如有变化，及时处理。②若患儿出现躁动不安、意识障碍、频繁呕吐、瞳孔改变、囟门张力增高等，提示有脑水肿、颅内压升高的可能。若呼吸节律不规则、瞳孔忽大忽小或两侧不等大、对光反射消失，血压升高及呼吸衰竭，应警惕脑疝的发生。出现以上情况时，应立即报告医生，并备好氧气、吸引器、呼吸机、脱水药、镇静药及呼吸兴奋药等急救设备和药物，遵医嘱给予急救处理，协助医生进行救治。

7. 健康教育

（1）利用一切可能的方式宣传化脓性脑膜炎的预防知识，指导家长在小儿**感染上呼吸道**及肠道疾病时**积极治疗**，并预防皮肤外伤及脐部感染。

（2）向患儿和家长介绍患儿的病情，给予关心和帮助，取得患儿及家长的信任，使其积极主动配合治疗和护理。

（3）对恢复期和有神经系统后遗症的患儿，应与家属一起制订有针对性的功能训练方法，促进康复。

（4）指导家长协助患儿洗漱、进食、大小便、洗澡等日常生活，及时清除大小便，保持臀部干燥，必要时在肩胛、臀部使用气垫，做好皮肤护理，预防压疮的发生。及时清除呕吐物，预防窒息，帮助患儿漱口，保持口腔清洁；做好心理指导，鼓励患儿和家长树立战胜疾病的信心。

十二、病毒性脑膜炎、脑炎

【复习指南】本部分内容有一定难度，历年必考，应作为重点复习。病毒性脑膜炎、脑炎的病因、临床表现、护理措施、健康指导应熟练掌握，护理问题、辅助检查应掌握。

病毒性脑膜炎和脑炎是由各种病毒引起的中枢神经系统感染性疾病。若炎症过程主要在脑膜则称为病毒性脑膜炎；若炎症过程主要累及大脑实质，则称为病毒性脑炎。本病一年四季均可发病，发病前多有上呼吸道及胃肠道感染史或昆虫叮咬史。

1. 病因、发病机制

（1）病因：80% 以上的病毒性脑膜炎、脑炎是由肠道病毒引起（如柯萨奇病毒、埃可病毒）。大多数患儿病程呈自限性。乙型脑炎、疱疹病毒性脑炎等病情凶险，病死率高，且易致后遗症。而肠道病毒引起的脑膜炎、脑炎病情轻，病死率低，一般不遗留后遗症。

（2）发病机制：病毒先经呼吸道、胃肠道或经昆虫叮咬侵入人体，在淋巴细胞内繁殖后经血循环到达全身各脏器，此时即有发热等全身症状。当病毒达到一定数量，通过血－脑屏障即可侵犯脑膜、脑实质及中枢神经系统。

2. 临床表现

（1）病毒性脑膜炎：发病前 1～3 周多有上呼吸道及胃肠道感染史，主要有发热、恶心、呕吐等临床表现，随之小儿可表现易激惹，烦躁不安，年长儿可表现头痛、颈背疼痛、畏光等，多无意识障碍，脑膜刺激征呈阳性。病程一般在 7～14 天。

（2）病毒性脑炎：患儿呈急性或亚急性起病，常有发热、头痛、呕吐等全身感染的前驱症状，随着病程进展，主要表现出脑实质损害和颅内压增高症状。意识障碍轻者出现表情淡漠、嗜睡，重者出现昏睡、昏迷、谵妄。颅内高压表现为头痛、呕吐、惊厥，婴儿前囟饱满、严重者可出现瞳孔不等大、呼吸不规律等脑疝症状甚至死亡。还可出现局限性神经系统体征，如多发性神经根炎、偏瘫、面瘫、吞咽困难、脑神经受损、小脑共济失调、不自主动作等。病程多数在 14～21 天，大多数患儿可完全恢复，少数严重者可有肢体瘫痪、癫痫、智力障碍等后遗症。

3. 辅助检查

（1）脑脊液检查：脑脊液压力增高，白细胞数大多在（10～500）$\times10^6$/L，早期以中性粒细胞为主，后期以淋巴细胞为主，蛋白质轻度增高，糖和氯化物一般在正常范围。

（2）病原学检查：脑脊液病毒培养及特异性抗体测试呈阳性，恢复期比急性期双份滴定度呈4倍增高有诊断价值。

（3）脑电图检查：患儿脑电图可有异常表现，也可正常。

4. 治疗要点

（1）对症治疗：采取物理或药物的方法给发热患儿降温，应用地西泮等药物镇静止惊，快速静脉滴注脱水药降低颅内压、改善脑微循环、抢救呼吸和循环衰竭等。

（2）抗病毒治疗：常选用利巴韦林、阿昔洛韦、干扰素等药物。

（3）支持治疗：要求患儿要卧床休息，合理营养，对营养状况不良者可给予静脉输注营养液，保持营养供给和水、电解质的平衡。输注营养脑细胞药物，促进脑功能恢复。

5. 护理问题

（1）体温过高　与病毒血症有关。

（2）营养失调：低于机体需要量　与摄入不足有关。

（3）潜在并发症：颅内压增高征　与颅内病毒感染有关。

6. 护理措施

（1）维持正常体温：每4小时监测体温1次、观察热型并记录到体温单上。体温高于38.5℃时给予物理降温或药物降温、静脉适量补液。

（2）环境与安全：保持病室安静，温度湿度适宜。去除影响患儿情绪的不良因素，创造良好环境。如患儿有幻觉，定向力障碍应采取适当的保护措施。

（3）保持呼吸道通畅：昏迷的患儿取平卧位，头偏向一侧，床头抬高30°，利于静脉回流，降低颅内压；每2小时翻身拍背1次，促进痰液排出，减少坠积性肺炎。给予氧气吸入，排痰不利时要**及时吸痰**，必要时通知麻醉师给予气管插管或气管切开。

（4）促进功能恢复：做好心理护理，增强患儿自我照顾能力和信心。卧床期间协助患儿洗漱、进食、大小便及个人卫生。保持瘫痪肢体于功能位，病情稳定后及早督促患儿进行肢体的被动或主动功能锻炼。活动时要加强防护，以防碰伤，锻炼要循序渐进，不可操之过急。在每次改变锻炼方式时要给予指导、帮助和鼓励。

（5）病情观察：密切观察意识、瞳孔、呼吸、血压、体温变化，当有瞳孔不等大和呼吸节律改变时高度警惕脑疝的发生，及时发现异常并通知医生处理。

7. 健康教育　向患儿家属介绍本病的病因和发病机制，告知家属和患儿当有呼吸道及消化道感染时要积极治疗，避免病情发展蔓延至脑膜甚至脑实质。告知患儿家属本病目前虽无特效治疗办法，但及时对症治疗可以减少后遗症和死亡的发生。当怀疑本病时，必须尽早到医院检查。平时家中要搞好环境卫生，尽量不去人多的公共场所，并加强体育锻炼，可能减少本病的发生。按时注射各种减毒病毒疫苗（麻疹、流行性腮腺炎、风疹等），可以预防病毒性脑膜炎、脑炎。对于留有肢体活动障碍、智力发育迟缓的患儿，要指导家长做好瘫痪**肢体的功能锻炼和智力训练**，并做好看护，保障安全。保证充足的营养，可**进食高热量、高蛋白、高维生素食物**。对留有癫痫的患儿和家长应指导其**规律用药**。做好心理护理，使患儿和家长树立战胜疾病的信心。指导出院患儿做好**定期随访**。

十三、小儿惊厥

【复习指南】本部分内容有一定难度，历年必考，应作为重点复习。小儿惊厥的病因、临床表现及护理措施应熟练掌握；健康教育、治疗要点应掌握。

惊厥俗称“抽风”，是指全身或局部肌群突发的不自主的强直性或阵挛性收缩，常伴意识障碍，多见于婴幼儿，是儿科常见的急症之一。主要是由于小儿大脑功能发育不完善，较弱的刺激也能在大脑引起强烈的兴奋与扩散，导致神经细胞异常放电，神经功能暂时紊乱。反复发作可引起脑组织缺氧性损害。表现为四肢和面部肌肉的阵发性抽动，常伴有眼球上翻、斜视或凝视，意识丧失。呈持续状态时不及时采取止痉措施，可危及生命。

1. 病因　引起小儿惊厥的原因尚不明确，有家族遗传倾向，但一般认为可分为感染性疾病因素和非感染性疾病因素。感染性疾病又分为各种病原菌引起的脑膜炎、脑炎等颅内感染和由各种急性感染造成的高热惊厥等颅外感染，其中高热惊厥最常见。非感染性疾病如**维生素D缺乏性手足搐搦症**、新生儿颅内出血、颅脑损伤、原发性癫痫、中毒、脱水，低钠血症，低钙血症、脑栓塞等。

2. 临床表现　典型表现为**突然意识丧失**、呼吸节律不整或暂停，**眼球固定或上翻**、凝视或斜视，全身或局部肌群**强直性或阵发性抽动。发作后清醒，但因疲倦而入睡。**有时伴有口吐白沫，发作时间可持续数秒至数分钟。若发作持续30分钟以上，或两次发作间歇期意识不能恢复者，称为惊厥持续状态。惊厥持续状态病情危重，多见于癫痫大发作、破伤风、严重颅内感染等，可导致脑缺氧、脑水肿甚至死亡。

热性惊厥多是由急性上呼吸道感染引起，主要发生在6个月至3岁小儿，起病急，发作时间不超过10分钟，可有短暂嗜睡，一次疾病过程中一般不连续发作，只要高热解除，惊厥即可缓解，惊厥停止后神志即可恢复正常。退热后7天做脑电图正常。多数热性惊厥的患儿随年龄增长而停止发作，部分患儿可发展为癫痫。

3. 治疗要点　控制惊厥、对症治疗、祛除病因、预防复发。

（1）控制惊厥：当惊厥发作时，应首先控制住惊厥，常用的药物有：①**地西泮，**为惊厥的**首选药**，其发挥作用快，较安全。但地西泮的作用短暂，过量抑制呼吸及可使血压降低，所以用药时不可静脉推注过快，并要注意观察呼吸及血压的变化。②苯巴比妥钠，是新生儿惊厥首选药物，但新生儿破伤风应首选地西泮。本药作用维持时间较长，也有呼吸抑制及降低血压的不良反应。③10%水合氯醛，保留灌肠。④苯妥英钠，地西泮治疗癫痫持续状态无效时使用。

（2）对症治疗：脑水肿者可静脉应用甘露醇、呋塞米或糖皮质激素减轻脑水肿，减低颅内压，高热者应给予物理方法或药物**迅速降温，**避免惊厥再次发生，必要时给予氧气吸入。注意监测生命体征变化，保持呼吸道通畅。

（3）病因治疗：针对引起惊厥不同的病因，治疗原发病，采取相应的治疗措施，从根本上预防惊厥的反复发作。

4. 护理问题

（1）有窒息的危险　与惊厥发作、意识丧失、咳嗽反射和呕吐反射减弱导致误吸有关。

（2）有受伤的危险　与惊厥有关。

（3）体温过高　与感染或惊厥持续状态有关。

（4）知识缺乏：家长缺乏与惊厥相关的急救、护理和预防知识。

5. 护理措施

（1）防止窒息：发作时应就地抢救，立即让患儿平卧，头偏向一侧，解开衣领，松解衣服，清除患儿口鼻腔分泌物、呕吐物等，发绀者给予氧气吸入。轻轻牵拉舌头，以免因意识丧失致舌后坠而出现呼吸梗阻或误吸，使气道保持通畅。急救时还可强刺激人中、合谷、内关等穴止惊。按医嘱给予止惊药物，观察并记录患儿用药后的反应。

（2）防止外伤：专人守护有可能发生惊厥的患儿，以防发作时受伤。惊厥发作时，及时移开周围可能伤害患儿的物品、家具。床边设置防护栏，对已出牙的患儿应将适当厚度的布类或用纱布包裹压舌板放在上、下牙齿之间（切勿强行扳开），以免抽搐发作时咬伤舌头。切忌强力按压或牵拉患儿肢体，以免骨折或脱臼。

（3）维持正常体温：患儿惊厥发作时，应禁饮食。等惊厥停止、神志清醒后根据病情可给予高热量、高维生素易消化的流质或半流质饮食，鼓励其多饮水。患儿盖被不宜过厚，要松解衣服或襁褓，以利散热；及时更换被汗液浸湿的衣服，避免着凉，保持皮肤清洁和干燥；体温超过38.5℃时应给予物理降温，如温水擦拭全身、冷盐水灌肠、放置冰袋、应用冰毯冰帽等；必要时按医嘱给予退热药静脉滴注或退热栓塞肛；每4小时测体温1次，物理降温后30分钟应复测并记录。按医嘱给予抗生素，治疗原发感染。

（4）密切观察病情变化：观察并记录患儿惊厥抽搐的模式。详细记录惊厥次数，体温、脉搏、呼吸、血压、意识及瞳孔等变化。观察发作前有无多汗、易惊、尖叫等症状；发作时状态、惊厥持续的时间、间隔时间；发作部位及发作后的精神状态；观察前囟有无隆起等。高热时及时采取物理降温或药物降温。保持环境安静，避免声、光、触动等刺激防止再次发作，按医嘱给止惊药，积极控制惊厥，避免惊厥时间过长造成脑缺氧脑水肿。若出现脑水肿早期症状应及时通知医生，并按医嘱给予脱水药应用。惊厥较重或时间较长者给予氧气吸入。

6. 健康教育　向家长讲解惊厥的病因和诱因，教给家长预防惊厥和惊厥发作时的处理措施。向家长解释单纯性热性惊厥不影响患儿的正常发育，其随着年龄的增长而消失，以消除家长的紧张心理。因热性惊厥患儿在今后发热时还可能发生，故应告诉家长避免感染、**及时控制体温**是预防惊厥的关键，教给家长在患儿发热时进行降温的方法。向家长演示惊厥发作时的急救措施，如可先按压人中、合谷等穴位止惊，再迅速送往医院救治。对惊厥发作时间过长的患儿应要求家长观察患儿有无智力低下、耳聋等神经系统后遗症，若有应及时给予康复治疗。对向复杂性热性惊厥患儿家长说明，患儿成年后有发展成为癫痫的可能，应坚持用药，不能随意停药，定期门诊复查。

第十七章　生命发展保健

一、计划生育

【复习指南】本部分内容有一定难度，历年必考，应作为重点复习。工具避孕方法；药物避孕及其他避孕方法；女性终止妊娠方法及护理应熟练掌握；女性绝育方法与护理应掌握。

1. 工具避孕方法　是利用器具阻止精子和卵子结合或通过改变宫腔内环境达到避孕目的的方法。常用器具如下。

（1）阴茎套：系由优质乳胶制成，筒径为35mm、33mm、31mm、29mm，作用是使射精时精液排在套内，阻止其进入阴道，达到避孕目的。使用前后应充气或灌水检查其有无破损。用时先将阴茎套前端小囊捏扁，以备储放精液，然后套在阴茎上。射精后，在阴茎未全软缩前，捏住套口，连同阴茎一起抽出，以防精液外流或阴茎套滑脱在阴道内。避孕可靠性在95%以上，如条件许可，每次使用新套更为可靠。使用阴茎套有预防艾滋病、滴虫性阴道炎等传染疾病的作用，故应用广泛。

（2）女用避孕套：是由聚氨酯特殊材料制成的柔软、透明且坚固耐磨的鞘状套，长度约为17cm，厚度为0.42～0.53mm，最大直径为7.8cm，在避孕的同时能极有效地防止性传染疾病（包括艾滋病）的传播。Ⅱ度子宫脱垂及女用避孕套过敏者不宜使用。

（3）宫内节育器（IUD）：种类很多，国内常用的有金属单环、麻花环、混合环、节育环、T形环等，但以金属单环为最多。不带药的节育器称惰性宫内节育器，如宫内节育器加上孕激素或铜，可提高避孕效果，称为带药或活性宫内节育器，是目前推崇的节育器械种类。

2. 药物避孕及其他避孕方法

（1）药物避孕种类：①短效口服避孕药；②长效口服避孕药；③长效避孕针；④速效避孕药；⑤缓释系统避孕药；⑥外用避孕药。

（2）其他避孕方法：

①紧急避孕：使用宫内节育器、服用紧急避孕药。

②自然避孕法：安全期避孕法。

③外用避孕药：阴道给药杀精或改变精子的功能，起到避孕作用。

④免疫避孕法：抗生育疫苗；导向药物避孕。

⑤黄体生成激素释放激素类似物避孕：外源性大剂量LHRHa。

3. 女性终止妊娠方法及护理　人工终止妊娠是避孕失败的补救措施，包括人工流产和引产，根据具体情况可行药物流产、吸宫术、钳刮术和引产术。

药物流产目前常用的药物是米非司酮，吸宫术主要适用于妊娠10周以内的早孕妇女。钳刮术主要适用于妊娠10～14周的早孕妇女。妊娠14～24周的孕妇可行引产术，临床常用依沙吖啶（利凡诺）引产。

（1）早期妊娠终止方法及护理：妊娠早期采用人工方法终止妊娠称为早期妊娠终止，亦称为人工流产，可分为手术流产和药物流产两种方式。

①手术流产的护理措施：a. 消除术者恐惧和疑虑心理，积极配合手术。b. 遵医嘱给予药物治疗。c. 术后在观察室休息1～2小时，注意观察腹痛及阴道流血情况。d. 嘱受术者保

持外阴清洁，1个月内禁止盆浴、性生活。e. 吸宫术后休息3周；钳刮术后休息4周；有腹痛或出血多者，应随时就诊。f. 指导避孕。g. 如有异常随时就诊。

②药物流产：适用于妊娠7周内者。目前米非司酮与前列腺素配伍为最佳方案。药物流产有产后出血时间过长和出血量多等不良反应。用药后应遵医嘱定时复查，若流产失败，宜及时终止；不全流产者，出血量多时需急诊刮宫。

（2）中期妊娠终止方法及护理

①依沙吖啶引产术前护理：a. 身心评估；b. 术前3日禁止性生活，每日冲洗阴道1次或上药。

②依沙吖啶引产术后护理：a. 用药后定时测量生命体征，严密观察并记录宫缩开始时间、宫缩持续时间、间隔时间、阴道流血等情况；b. 引产期间，孕妇应卧床休息，羊膜外给药者绝对卧床休息；c. 产后注意观察产后宫缩、感染体征、阴道流血及排尿功能的恢复情况；d. 产后即刻采取回奶措施；e. 术后6周内禁止性交及盆浴，提供避孕措施的指导；f. 观察尿色及尿量，警惕毒性及过敏反应的发生。

人工流产术常见的并发症有：出血；人工流产综合征；吸空；漏吸；不全流产；子宫损伤；吸刮过度；感染；宫腔和宫颈管粘连；羊水栓塞。

（3）女性终止妊娠的健康教育

①指导受术者术后宜进高蛋白、高热量、高维生素饮食。

②药物流产、吸宫术、钳刮术后，应休息2周，引产术后应休息1个月。

③嘱受术者保持会阴部清洁，勤换内衣裤，防止感染。1个月内禁止盆浴和性交。

④如出现明显腹痛、发热、阴道流血量多或持续流血超过10天，应及时就诊。

⑤引产术后需常规回奶，遵医嘱使用回奶药。

⑥鼓励术后适当活动。

⑦产后1个月到医院复查。

⑧指导避孕。

4. *女性绝育方法与护理*　绝育是用手术或药物的方法，达到永久性不孕的目的。非孕妇女绝育时间最好选择在月经干净后3～4天，人工流产或分娩后宜在48小时内施术。哺乳期或闭经妇女则应排除早孕后再行绝育术。

（1）一般护理措施

①消除术者恐惧和疑虑心理积极配合手术；

②术前测量生命体征。询问有无药物过敏史，备皮，术前嘱排空膀胱；

③术后嘱卧床4～6小时，6小时后督促排尿及下床活动，并应注意有无体温升高、伤口有无渗血、腹痛及内出血征象；

④保持切口清洁干燥，遵医嘱给予抗生素预防感染。

（2）健康教育：嘱受术者术后注意休息，术后5天拆线，1个月内全休并禁止性生活，1个月后到医院复查。

（3）**经腹输卵管结扎术**：腹式输卵管结扎术是当前国内外施行最为广泛的女性绝育方法。

①术前护理措施：a. 给予心理支持，解除思想顾虑；b. 执行医嘱；c. 备皮。

②术后护理措施：a. 妇女取平卧位，术后加强观察受术者血压、脉搏变化及腹部伤口情况；b. 如无异常，鼓励受术者于术后数小时下床活动；c. 督促受术者术后自解小便；d. 术

后休息3～4周；术后1个月内禁止性生活及盆浴。

（4）**经腹腔镜输卵管绝育术**：是指在腹腔镜直视下，采用热效应或机械手段使输卵管受阻，达到绝育的目的。

①术前护理措施：a. 给予心理支持，解除思想顾虑；b. 执行医嘱；c. 术前禁食6小时，术前晚上肥皂水灌肠；d. 术前自解小便，排空膀胱。

②术后护理措施：嘱受术者平卧，严密观察生命体征变化情况。

二、孕期保健

【复习指南】本部分内容有一定难度，历年必考，应作为重点复习。产科检查的频率、推算预产期、产科检查应熟练掌握；产前检查的健康教育、孕期营养、妊娠期常见症状的护理、胎儿宫内情况监护、胎盘功能检查、胎儿成熟度检查应掌握。

1. 产科检查的频率　产前检查从确认早孕开始，妊娠28周前每4周检查1次，妊娠28周后每2周1次，妊娠36周后每周检查1次，直至分娩。

2. 推算预产期

（1）计算方法：**末次月经**（LMP）第1天起，月份减3或加9，日期加7。如为阴历，月份仍减3或加9，但日期加15。

（2）实际分娩日期与推算的预产期可以相差1～2周。

（3）如孕妇记不清末次月经的日期，则可根据早孕反应出现的时间、胎动开始的时间及子宫高度等加以评估。

3. 产科检查

（1）腹部检查

①视诊：注意腹形及大小，腹部有无妊娠纹、手术瘢痕及水肿等。

②触诊：用手测宫底高度，用软尺测耻上子宫长度及腹围值。

用四步触诊法结合测量腹围，了解胎儿大小、胎先露及胎方位情况。

第1步：双手按子宫底部，测量宫底高度，估计胎儿大小与妊娠周数是否相符，分辨宫底处是胎体何部，胎头圆而硬，有浮球感；胎臀软而宽，不规则。

第2步：双手紧贴子宫两侧，一只手固定，另一只轻轻深按触摸，两手交替，仔细分辨胎背（平坦而硬）和胎儿肢体（高低不平、形似小结节），并确定胎背向前、侧方或向后。

第3步：右手四指并拢，拇指张开，握住其耻骨上方深处的先露部，进一步鉴别胎头或胎臀，并向左右摇动，以判断先露部是否已衔接。若先露部仍浮动，表示尚未入盆；若已衔接，则胎先露不能被推动。

第4步：两手深按于先露部两侧，再次核对胎先露部的诊断是否正确，并确定先露部入盆的程度。

③听诊：胎心在靠近胎背上方的孕妇腹壁听得最清楚。枕先露时，听诊部位在脐左（右）下方；臀先露时听诊部位在脐左（右）上方；横位在脐周围听取。

（2）骨盆测量：骨盆形状及大小是决定胎儿能否经阴道分娩的重要因素。

①骨盆外测量：主要测量以下几条径线。

髂棘间径：正常值为23～26cm。

髂嵴间径：正常值为25～28cm。

骶耻外径：正常值为18～20cm。测量后据点位于第5腰椎棘突下米氏菱形窝上角。

坐骨结节间径：正常值为8.5～9.5cm。

耻骨弓角度：正常值为90°，小于80°为不正常。此角度反映骨盆出口横径的宽度。

②骨盆内测量

对角径：正常值为12.5～13cm。

坐骨棘间径：正常值为10cm。

坐骨切迹：容纳3指为正常。

（3）阴道检查。

（4）肛诊。

（5）绘制妊娠图。

（6）实验室及其他检查。

4. 产前检查的健康教育

（1）加强营养，合理饮食。

（2）避免重体力劳动，不乱吃药及不接触有毒物质。

（3）保持心情舒畅，注意休息，保证每天睡眠8小时，左侧卧位为宜。

（4）定期产前检查。

（5）做好临产前准备。

5. 孕期营养

（1）热量：孕妇热能于妊娠中、晚期每日至少应增加0.84kJ（200kcal）。

（2）蛋白质：孕妇每日进食蛋白质900g。

（3）微量元素：铁（摄入量为每日25mg）、钙、碘。

（4）维生素

①维生素A：主要存在于动物性食物，如牛奶、肝等。若孕妇体内缺乏维生素A，胎儿有致畸（如唇裂、腭裂、小头畸形等）的可能。

②维生素D：鱼肝油含量最多，肝、蛋黄、鱼等含量也较多。若孕妇缺乏维生素D可致胎儿低血钙，影响胎儿骨骼发育。

③维生素B族：叶酸需在妊娠前3个月期间补充。孕早期叶酸缺乏，易发生胎儿神经管缺陷畸形。叶酸的主要来源是动物肝、酵母和绿色蔬菜，妊娠前3个月最好口服叶酸5mg，每日1次。

④维生素C：建议口服维生素C的RNI为100mg，多吃水果和新鲜蔬菜。

6. 妊娠期常见症状的护理

（1）恶心、呕吐：少量多餐，避免空腹状态。

（2）尿频、尿急：常发生于妊娠初3个月及末3个月，不必处理。

（3）白带增多：于妊娠初3个月及末3个月明显，保持外阴部清洁，但严禁阴道冲洗。

（4）水肿：经休息后可消退，属于正常。经休息后不消退者，应及时诊治。嘱孕妇采取左侧卧位。

（5）下肢、外阴静脉曲张：孕妇应避免两腿交叉或长时间站立、行走，并注意时常抬高患肢。

（6）便秘：多吃水果、蔬菜等含纤维素多的食物，未经医生允许不可随便使用大便软化药或轻泻药。

（7）腰背痛：指导孕妇穿低跟鞋。

（8）下肢痉挛：指导孕妇饮食中增加钙的摄入。

（9）仰卧位低血压综合征：嘱左侧卧位后症状可自行消失，不必紧张。

7. 胎儿宫内情况监护

（1）妊娠早期：行妇科检查确定子宫大小是否与妊娠周数相符；必要时行B超检查，最早在妊娠第5周时即可见到妊娠囊，多普勒超声法在妊娠第7周时方能探测到胎心音。

（2）妊娠中期：借助手测宫底高度或尺测耻上子宫长度及腹围，协助判断胎儿大小及是否与妊娠周数相符；行B超检查胎头情况。

（3）妊娠晚期

①定期做产前检查：手测宫底高度或尺测耻上子宫长度，测量腹围值，胎儿双顶径值；进行胎心率的监测。胎动计数，胎心监测，B超检查不仅能测得胎头双顶径值，且能判定胎位及胎盘位置、胎盘成熟度等。

②胎动计数：若胎动计数30次/12小时为正常，小于10次/12小时，提示胎儿缺氧。

③羊膜镜检查：利用羊膜镜透过完整胎膜，观察妊娠末期或分娩期羊水颜色。正常者见透明淡青色或乳白色及胎发、漂浮胎脂片。若混有胎粪者呈黄色、黄绿色甚至深绿色。

④胎儿心电图监测：临床上多采用经腹壁的外监护法，对母儿均无损伤，可在不同孕周多次监测。

⑤电子监测：胎儿监护仪在临床广泛应用，能连续观察并记录胎心率的动态变化。

8. 胎盘功能检查　胎盘功能检查能间接判断胎儿状态，是对胎儿进行孕期宫内监护。能早期发现隐性胎儿窘迫，有助于及时采取相应措施，使胎儿能在良好情况下生长发育，直至具有在宫外生活能力时娩出。

（1）测定孕妇尿中雌三醇（E_3）值：收集孕妇24小时尿用RIA法测定观察E_3，是了解胎盘功能状况的常用方法。妊娠晚期24小时尿$E_3>15mg$为正常值，10～15mg为警戒值，$<10mg$为危险值。或前次测定值在正常范围，此次测定值突然减少达50%以上，均提示胎盘功能减退。

（2）血和尿中hCG测定：孕早期hCG测定反映胎盘绒毛功能状况，对先兆流产、葡萄胎监护具有意义。对晚孕价值不大。

（3）测定孕妇血清胎盘泌乳素（HPL）：采用放射免疫法。HPL是胎盘滋养细胞分泌的一种蛋白激素，妊娠足月HPL值为4～11mg/L，妊娠晚期监测HPL，如值$<4mg/L$提示胎盘功能减退。HPL水平能较好地反映胎盘的分泌功能。和E_3、B超胎盘功能分级结合进行，准确性更高。

（4）B超监测。

9. 胎儿成熟度检查　受精后8周的人胚称胚胎，从第9周开始起称为胎儿。胎儿发育的大致特征如下。

（1）8周末：胚胎初具人形，超声显像可见早期心脏已形成且有搏动。

（2）12周末：胎儿外生殖器已发育，部分可辨别性别。

（3）16周末：从外生殖器可确定性别，部分孕妇自觉有胎动。

（4）20周末：临床上可听到胎心。

（5）24周末：各器官均已开始发育但不完善，皮下脂肪开始沉着。

（6）28周末：胎儿身长约35cm，体重1000g。可有呼吸运动，此期出生者易患特发性呼吸窘迫综合征，若加强护理，可以存活。

（7）32 周末：胎儿身长约 40cm，体重 1700g。面部毳毛已脱，加强护理，可以存活。

（8）36 周末：胎儿身长约 45cm，出生后能啼哭及吸吮，生活能力良好，此期出生者基本可以存活。

（9）40 周末：胎儿已成熟，身长约 50cm，体重约 3400g。男性睾丸已下降，女性大小阴唇发育良好。出生后哭声响亮，吸吮力强，能很好存活。

三、生长发育

【复习指南】本部分内容有一定难度，是历年必考，应作为重点复习。体重、身高、头围、胸围、牙、囟门、脊柱、运动功能、语言应熟练掌握；生长发育的规律、影响生长发育的因素、感觉、知觉、自我意识应掌握。

1. 生长发育的规律　婴儿期是第 1 个生长高峰；青春期出现第 2 个生长高峰。具有连续性和阶段性，各系统器官发育的不平衡性，如神经系统发育先快后慢，生殖发育系统较晚等。同时，生长发育遵循一定的顺序性或规律性（由上到下、由近到远、由粗到细、由低级到高级、由简单到复杂）。如小儿先会抬头，再会坐、立、行；先大运动发育、后精细动作发育；先会画直线，进而能画图、画人；先会看、听、感觉事物，认识事物，发展到记忆、思维、分析和判断。

2. 影响生长发育的因素　遗传和外界环境因素（影响小儿生长发育的两个最基本因素）、性别、孕母情况、生活环境、疾病和药物、胎儿在宫内的发育受孕母生活环境、营养、情绪、健康状况等各种因素的影响，如幼年甲状腺激素缺乏时，可导致智力低下，引起呆小症。

3. 体重　为各器官、组织和体液的总重量，是反映小儿体格生长，尤其是营养状况的重要指标（最易取得的敏感指标），也是临床计算给药量、输液量、热量的重要依据。

规律：非等速，年龄愈小，增长速度愈快，呈现两个生长高峰期（出生后第 1 年、青春期）。1 岁时小儿体重约为出生时的 3 倍（9kg），2 岁时体重约为出生时的 4 倍（12kg）。

新生儿：出生体重与胎龄、性别及宫内营养状况等有关，平均 3kg。体重计算公式：

（1）小于 6 月龄婴儿体重（kg）＝出生体重（kg）＋月龄 ×0.7。

（2）7～12 个月龄婴儿体重（kg）＝6＋月龄 ×0.25。

（3）2 岁至青春前期体重（kg）＝年龄 ×2＋8（或 7）。

4. 身高（长）　指从头顶至足底的全身长度，包括头部、脊柱和下肢的长度，是反映骨骼发育的重要指标。3 岁以下立位测量不易准确，应仰卧位测量，称为身长；3 岁以后立位测量，称为身高。

新生儿 50cm；1 岁 75cm；2～12 岁身长计算公式：身长（cm）＝年龄（岁）×7＋75。

5. 头围　眉弓上方、枕后结节绕头一周。

在 2 岁前最有价值。平均新生儿头围 33～34cm，6 个月时 44cm，1 岁 46cm，2 岁 48cm。意义：2 岁以内意义较大，过小及过大均为病理情况，应查明原因及时防治。头围过小：提示脑发育障碍、小头畸形等。头围过大：提示脑积水、佝偻病、大头畸形等。

6. 胸围　胸围的增长：①胸围指自乳头下缘经肩胛骨角下绕胸一周的长度，反映肺和胸廓的发育。②出生时约 32cm，1 岁时头围、胸围大致相等，以后胸围发育开始超过头围；1 岁至青春前期胸围超过头围的厘米数约等于儿童年龄（岁）减 1。

规律：年龄越小增长越快。

7. 牙

（1）2岁内乳牙数为月龄减4～6。

（2）恒牙的骨化从新生儿时开始；6岁萌出第1磨牙。

（3）6～12岁后乳牙按萌出顺序逐个脱落代之以恒牙。

（4）12岁左右出第2磨牙。

（5）18岁以后出第3磨牙（智齿），但有人终身不出，20～30岁时出齐。

8. 囟门

（1）前囟：出生时1.5～2cm，1～1.5岁闭合。

（2）后囟：6～8周闭合。临床意义：过早闭合或＞18个月未闭合均为异常。早闭或过小：脑发育不良、小头畸形。迟闭或过大：佝偻病、先天性甲减等。饱满：颅内压增高，脑积水、脑炎、脑肿瘤等。凹陷：极度消瘦或脱水。

9. 脊柱

（1）脊柱的增长反映脊椎骨的发育。出生后1岁以内增长最快。

（2）新生儿时脊柱仅轻微后凸，3个月能抬头时出现颈椎前凸（脊柱第1个弯曲），6个月会坐时出现胸椎后凸（脊柱第2个弯曲），1岁能行走时出现腰椎前凸（脊柱第3个弯曲）。

10. 感觉

（1）视觉

①新生儿：视觉最佳焦距15～20cm，视线和头可随物移动，能辨大小、形状、颜色；

②3～4个月：喜看手，头眼协调好；

③8～9个月：视深度觉发育；

④1.5岁：可区别形状；

⑤2岁：可区别垂直线和横线；

⑥5岁：可区别颜色；

⑦6岁：视深度觉充分发育。

（2）听觉

①新生儿：听力发育良好，能寻找声源，分辨音量、音调、音色语音和非语音；

②3～4个月：可转向声源（定向反应）；

③6个月：能区别父母声音；

④7～9个月：能区别语义；

⑤12个月：可听懂自己名字；

⑥2岁：能听懂简单吩咐；

⑦4岁：听觉发育完善；

⑧新生儿听力筛查：早期发现听力障碍的有效方法。

（3）味觉：4～5个月的婴儿对食物的微小改变已很敏感，为味觉发育关键期。婴儿早期的味觉体验可能影响以后的味觉。

（4）嗅觉

①出生时嗅觉中枢与末梢已发育成熟，闻到乳香会寻找乳头。在发育中学习分辨愉快与不愉快气味。

②3～4个月能区别愉快与不愉快气味。

③7～8个月开始分辨出芳香的气味。

（5）皮肤感觉：包括触觉、痛觉、温度觉和深感觉。①新生儿对痛不敏感；②新生儿温度觉较敏锐，对冷比热更敏感；③新生儿的眼、口周、口腔、舌尖、手掌和足底的触觉已非常敏感。

11. 知觉　是人对事物各种属性的综合反映。5个月：知伸手取物；8个月：知寻找物体；1岁：空间和时间知觉萌芽；3岁：辨上下；4岁：辨前后、早晚、今明昨天；5岁：辨左右、前后等。

12. 运动功能　运动功能发育以脑的发育为前提，涉及骨骼肌的一切活动。小儿动作发育遵循一定规律：由上至下或由头至尾；由近到远；由不协调到协调，由泛化到集中；由粗动作到精细动作；先有正向动作后有反向动作。

1个月俯卧位时试抬头；2个月垂直位时能抬头；3个月俯卧时试抬胸；4个月两手在眼前玩耍；5个月扶前臂可站直；6个月试独坐；7个月将玩具从一只手换到另一只手；8个月会爬；9个月扶栏杆能站立；10个月推车能走几步；11个月能独站片刻；15个月独自走；18个月能跑及倒着走；2岁并足跳；5岁跳绳（口诀：二抬四翻六会坐，七滚八爬周会走）。

13. 语言　语言代表儿童心理的全面发展。

（1）发音阶段：新生儿啼哭；3～4个月咿呀发音；7～8个月发唇音，无意识地发“papa、mama”；8～9个月模仿成人的口唇动作练习发音。

（2）语言理解阶段：在发音的过程中逐渐理解语言。6个月语言理解萌芽，开始理解名词（妈妈）；9个月理解动词（再见）；1岁理解关联词（代词、介词、冠词）和短语。

（3）表达语言阶段：18个月可重复别人的词，可指认自己身体的部位，会说15～20个字的简单话；2岁会简单句子，懂代名词“你、我”；10个月左右喊：“妈妈”“爸爸”；3岁说物品，短句和唱短歌谣；5岁说故事情节和背儿歌。

（4）语言发展过程中的问题：①乱语，1～2岁；②口吃，3～4岁；③自言自语，是小儿从外部语言向内部语言转化的过渡形式，7岁以后消失。

14. 自我意识　个人－社会能力的发育（口诀）：二笑；六认生；九月做再见；一岁示需要；二岁做游戏；三岁会穿衣。

四、小儿保健

【复习指南】本部分内容有一定难度，历年必考，应作为重点复习。小儿年龄阶段的划分及各期特点；主动免疫；接种疫苗的禁忌证、反应、处理应熟练掌握；不同年龄期小儿的保健特点、被动免疫、接种疫苗注意事项应掌握。

1. 小儿年龄阶段的划分及各期特点

（1）围生期：胎龄满28周（体重≥1000g）至出生后7天。

（2）胎儿期：受精卵形成至小儿出生。

（3）新生儿期：出生后脐带结扎开始到足28天。

（4）婴儿期：出生后脐带结扎至满1周岁，这个时期为小儿出生后生长发育最迅速的时期。

（5）幼儿期：1周岁后至满3周岁。

（6）学龄前期：3周岁后至6～7周岁。

（7）学龄期：从入小学起（6～7岁）至青春期（13～14岁）开始之前。

(8) 青春期（少年期）：一般女孩 11～12 岁开始到 17～18 岁，男孩从 13～14 岁开始至 18～20 岁。世界卫生组织规定年龄在 10～20 岁。青春期从第二性征出现至生殖功能基本发育成熟、身高停止增长的时期，月经初潮为青春期开始的重要标志。

2. 不同年龄期小儿的保健特点

(1) 新生儿期保健：①出生后 1 周是保健重点；②合理喂养：母乳是最佳食品；③保暖：温度保持在 22～24℃，湿度 55%～65%；④日常护理：衣着简单，纯棉质地，不宜包裹过紧，尿布宜为白色；⑤预防疾病和意外：感染、窒息等；⑥促进感知觉的发育。

(2) 婴儿期保健：①4～6 个月以内提倡母乳喂养，6 个月以上及时添加辅食；②侧卧位是最安全舒适的卧位；③常见意外事故有异物吸入、窒息、中毒等。

(3) 幼儿期保健：①18 个月出现生理性厌食；②18～24 个月开始自主控制肛门和尿道括约肌；③预防意外，如异物吸入、烫伤、跌伤、中毒、电击伤等；④常见心理问题有违拗、发脾气等。

(4) 学龄前期保健：①小儿自我概念开始形成，应加强早期教育，培养生活自理能力；②常见的心理行为问题有吮拇指和咬指甲、遗尿、攻击性行为和破坏性行为等。

(5) 学龄期保健：①合理营养；②培养良好习惯；③预防近视、脊柱侧弯等。

(6) 青春期保健：①充足营养；②健康生活方式；③性教育；④常见心理行为问题有自杀、出走等。

3. 主动免疫　是指给易感患者接种特异性抗原，刺激机体产生特异性抗体，从而产生相应的免疫能力。小儿计划免疫程序见表 17－1。

表 17－1　小儿计划免疫程序

出生时	卡介苗、乙肝疫苗
1 月龄	乙肝疫苗
2 月龄	脊髓灰质炎三型混合疫苗
3 月龄	脊髓灰质炎三型混合疫苗，百白破混合制剂
4 月龄	脊髓灰质炎三型混合疫苗，百白破混合制剂
5 月龄	百白破混合制剂
6 月龄	乙肝疫苗
8 月龄	麻疹减毒疫苗

4. 被动免疫　未接受主动免疫的易感者在接触传染源后，被给予相应的抗体，而立即获得免疫力。

5. 接种疫苗注意事项　接种后剩余药液应废弃，活疫苗应烧毁；接种活疫苗、菌苗时，只用 75% 乙醇消毒。护士在执行疫苗接种操作前，发现部分疫苗出现浑浊现象，应停止接种，报告医院相关部门处理。接种卡介苗的正确方法是在三角肌下缘皮内注射接种以预防结核病；新生儿接种乙型肝炎疫苗越早越好，要求在出生后 24 小时内接种，选择三角肌肌内注射接种。

6. 接种疫苗的禁忌证　2 个月以上婴儿接种卡介苗应做 PPD 试验，阴性者方可接种；脊髓灰质疫苗冷水服用，且服用后 1 小时内禁热饮；接种麻疹疫苗前 1 个月及接种后 2 周避免使用胎盘球蛋白、丙种球蛋白制剂。

7. 接种疫苗的反应及处理

(1) 一般反应

①局部反应：注射部位出现红、肿、热、痛，有时伴饮食减退、全身不适等。

②全身反应：24 小时内出现不同程度的体温升高。37.5℃以下弱反应，37.5～38.5℃中等反应，38.6℃以上强反应。潜伏期（5～7 天）后体温上升。头晕、恶心、呕吐、腹泻。处理：物理降温、局部热敷；若高热不退，及时就医。

(2) 异常反应：①超敏反应。过敏性休克（应用 1:1000 肾上腺素）、过敏性皮疹（应用抗组胺药）。②晕厥。③全身感染。

附一：小儿的营养与喂养

【复习指南】本部分内容有一定难度，历年常考，应作为重点复习。母乳喂养应熟练掌握；热量、营养素、人工喂养、添加辅食应掌握。

1. 热量及计算法

(1) 热量：由蛋白质、脂肪、糖类释放而来。蛋白质：16.8kJ/g（4kcal/g）；糖类：16.8kJ/g（4kcal/g）；脂肪：37.8kJ/g（9kcal/g）。小儿喂养中，若供给糖的比例过少，机体会氧化脂肪产能，机体可能出现酸中毒病理生理改变。

(2) 小儿每日所需总能量简单计算法：①6 个月以内婴儿，167～209kJ（40～50kcal）；②6 个月至 1 岁：63～84kJ（15～20kcal）；③1 岁以后儿童生长速度趋于平稳。能量的需要：基础代谢（1 岁以内 55kcal/kg，7 岁 44kcal/kg，12 岁 30kcal/kg），食物的热力作用，生长所需，排泄消耗。总能量：1 岁以内 110kcal/kg（460kJ/kg），每增加 3 岁减去 10kcal/kg。15 岁 60kcal/kg（1kcal≈4.2kJ）。

2. 营养素

(1) 宏量营养素：糖类（能量主要来源，所产生的能量应占总能量的 55%～65%），脂类（脂肪所产生的能量应占总能量的 45%），蛋白质（所产生的能量应占总能量的 8%～15%）。

(2) 微量营养素

①水：婴儿每日水量需 150ml/kg，以后每 3 年减少25ml/(kg·d)，至成人每日需 40～45ml/(kg·d)。

②维生素：脂溶性维生素有维生素 A、维生素 D、维生素 E、维生素 K；水溶性维生素有维生素 B 族、维生素 C。脂溶性维生素可储存于体内，易造成中毒。人体的微量元素有铁、铜、碘、氟。

③矿物质：适宜小儿吸收的钙、磷比例为 2:1。

④膳食纤维：软化大便、促进肠蠕动等。

3. 母乳喂养　乳汁的成分为蛋白质，以乳清蛋白为主，与酪蛋白比为 4:1。①初乳：产后 4～5 天以内的乳汁，内含脂肪少而以含有免疫球蛋白的蛋白质为主，其中乳铁蛋白是重要的非特异性防御因子，是增进小儿免疫功能的成分，初乳中的维生素、牛磺酸和矿物质的含量丰富；②过渡乳：6～10 天的乳汁，总量增多，脂肪含量高，蛋白质和矿物质逐渐减少；③成熟乳：11 天至 9 个月的乳汁，总量达到高峰每天可达 700～1000ml，但蛋白质更少；④晚乳：10 个月以后的乳汁。

(1) 方式：母乳喂养、部分母乳喂养及人工喂养 3 种。

（2）母乳喂养的优点

①母乳中含有适合婴儿消化且比例适宜的营养素，可减少营养性疾病发生的可能性，母乳中还具有多种免疫物质，可增加婴儿抗病能力；

②母乳新鲜无污染；

③母乳喂养可加快乳母产后子宫复原，减少再受孕机会；

④母乳喂养经济、方便、温度及泌乳速度适宜；

⑤母乳喂养可增进母子感情，有利于婴儿心理及身体健康；

⑥连续哺乳 6 个月以上还可以使乳母孕期储备的脂肪消耗，促使乳母体形恢复至孕前状态。

（3）哺乳禁忌：母亲感染 HIV，患有严重疾病如活动性肺结核、糖尿病、严重心脏病等应停止哺乳，但乙肝病毒携带者并非哺乳禁忌。

（4）母乳喂养的护理措施

①做好母乳喂养指导，将母乳的优点及母乳喂养的好处告诉产妇及家属；

②指导产妇注意个人卫生，喂奶前洗手，清洁乳头，教会产妇正确的喂奶姿势及婴儿正确的含接姿势；

③做好早吸吮、早接触、早开奶。将裸体新生儿俯卧在母体胸前，一方面尽早母婴接触，另一方面产后 30 分钟内开始哺乳；

④教会产妇处理母乳喂养过程中常见的问题，如乳头凹陷的纠正方法等；

⑤在母婴分离的情况下，指导产妇挤奶的手法，保持乳房的泌乳功能。

（5）断奶时机：随着婴儿的长大，母乳已不能满足生长发育的需要，同时小儿的消化吸收功能也逐渐成熟，对食物的种类，质和量的适应能力增强，因此从 6 个月开始引入半固体食物，并逐渐减少哺乳次数，断奶时采用渐进的方式，一般于 10～12 个月断奶，若遇夏季或婴儿体弱者可适当延迟，但最迟不宜超过 1 岁半。

4. 人工喂养　以配方奶或其他代乳品完全替代母乳喂养的方法，称为人工喂养。

（1）配方奶：以母乳的营养素含量及其组成为生产依据，对牛乳进行改造的奶制品。①早产儿奶粉：适合早产儿使用，早产儿奶粉要加脂肪酸，奶粉酷似母乳的才是最好的，以牛乳为基础的婴儿配方奶；②婴儿配方奶粉：以牛乳为基础，适用于一般的婴儿尤其是高适应的配方奶粉，让宝宝不上火、好吸收、营养好、睡得香；③脱敏奶粉：适合于蛋白质乳糖过敏的婴儿；④水解蛋白奶粉：适用于腹泻、过敏或短肠症候群的婴儿；⑤免疫奶粉：在奶粉中含有丰富的“免疫物质群”。

（2）牛乳：若无条件选用配方奶而采用牛乳喂养婴儿时，需要进行稀释、加糖、加热的改造。100ml 全牛奶 280. 33kJ（67kcal），8% 糖牛奶 100ml 供能约 418kJ（100kcal），婴儿的能量需要量为 418. 4kJ（100kcal）/（kg · d），故婴儿需要 8% 糖牛奶 100ml/（kg · d）。

（3）全脂奶粉：鲜牛奶经过加工处理后，制成干粉，使其中的酪蛋白变软、细，较新鲜牛乳易消化并减少过敏的可能性，且便于贮存。使用时按重量 1∶8（1 份奶粉加 8 份水），或按容量 1∶4（1 容积奶粉加 4 容积水）计算配成全脂奶。

（4）羊乳：与牛乳的营养价值接近，但其中酪蛋白的含量低于牛乳，乳凝块较细、软。脂肪的颗粒大小与人乳相似。

（5）人工喂养的注意事项：①选用适宜的奶嘴，奶嘴软硬度与奶嘴孔的大小应适宜；②测试乳液的温度，与体温相似；③避免空气吸入；④加强奶具卫生；⑤及时调整奶量。

(6) 母乳喂养与人工喂养对比

①母乳喂养：供给充足营养；易消化易吸收；极少出现过敏反应；富含丰富的活性免疫因子，可提供抗体；天然胆固醇，对婴儿大脑和神经发育必不可少。

②人工喂养：营养较单一；易导致婴儿腹泻或便秘；不少婴儿出现过敏反应；增加病菌入侵机会；胆固醇含量少或无。

5. 添加辅食

(1) 添加目的：①补充乳类营养素的不足，预防营养缺乏症；②促进小儿生长发育；③利于食物性状的转变，培养婴儿良好的饮食习惯。

(2) 添加时机：最佳开始时机为4～6个月。

(3) 添加信号：①生长缓慢，发育指标远低于标准值；②颈部肌肉发育完善，基本会坐；③对食物感兴趣；④会用小勺；⑤会顺利吞咽泥状食物。

(4) 添加方式：从少到多、从稀到稠、从粗到细、从一种到多种逐步过渡到固体食物。

添加辅食的顺序见表17－2。

表17－2 添加辅食的顺序

月龄	名称	目的
1～3个月	纯母乳喂养，按需哺乳；人工喂养者喂鱼肝油；菜汤、水果汁	以补充维生素A、维生素B、维生素C、维生素D和铁、钙、磷等
4～6个月	应补充蛋黄、菜泥、鱼泥；米糊、奶糕、稀粥等	以补充热量，锻炼小儿从流质过渡到半流质食物
7～9个月	烂面、全蛋、菜末、鱼泥等	补充营养，促进消化系统发育
10～12个月	稀饭、肝泥、瘦肉末（也可做成小丸子、小馄饨）、碎菜叶等	以补充足够的热量、蛋白质类等
1岁后	以饭食为主，饭、挂面、带馅食品、碎肉等	尽量让食物多样化，保证营养均衡；逐步断奶

附二：住院患儿的心理护理

【复习指南】本部分内容有一定难度，虽非历年必考，应作为重点复习。住院患儿的心理护理应掌握。

1. 住院患儿的心理反应

(1) **分离性焦虑**：指现实的或预期的与家庭、日常接触的人、事物分离时引起的情绪低落，甚至功能损伤。6个月以内的婴儿，如生理需要获得满足，一般比较平静，较少哭闹。6个月后婴儿开始认生，对母亲或抚育者的依恋性越来越强，对住院的主要反应是分离性焦虑。①反抗期：患儿哭闹、拒绝医护人员的照顾和安慰等；②失望期：沉默、沮丧、顺从，部分出现退化现象；③否认期：患儿克制自己适应环境。

(2) **失控感**：是一种对生活中和周围所发生的事情感到有一种无法控制的感觉。①婴儿期：失控不安的情绪；②幼儿及学龄前期：剧烈反抗，可出现退化行为；③学龄期：强烈恐惧感；④青春期：独立意识增强。

(3) 对疼痛和侵入性操作的恐惧。

（4）羞耻感和罪恶感。

2. 住院婴儿的心理护理

（1）心理特点：此期患儿已能通过简单的表情、姿势等逐渐学会对外部世界的控制，住院的诊疗活动，特别是侵入性的诊疗活动会使患儿有失控感，易导致患儿产生不信任感和不安全感。

（2）心理护理：鼓励父母陪护，应多注意婴儿感知觉、语言及动作的发育。婴儿需要母亲的爱抚，要多接触、微笑、说话、抚摸、搂抱、逗笑，呼唤乳名等，使之产生在母亲怀中的安全感。

3. 住院幼儿的心理护理

（1）心理特点：此期患儿正处于自主性发展的高峰，住院的规章制度和诊疗活动带来的失控感会使患儿感受强烈的挫折，患儿常有剧烈反抗，同时伴有剧烈的退化行为。

（2）心理护理：①向父母了解患儿情况，多与患儿沟通，鼓励谈论其喜欢的事情，注意倾听；②建议家长准备患儿喜欢的日常用品。保持患儿入院前的日常活动，满足独立行动的愿望。

4. 住院学龄前期小儿的心理护理

（1）心理特点：此期患儿正处于自主性发展的高峰，住院的规章制度和诊疗活动带来的失控感会使患儿感受强烈的挫折，患儿常有剧烈反抗，同时伴有剧烈的退化行为。

（2）心理护理：①给予积极心理支持，做好入院介绍；②组织讲故事、做游戏，以克服焦虑情绪；③治疗前进行解释，取得配合，如注射治疗时，利用其注意力易被转移的特点，减轻疼痛；④鼓励做力所能及的自理活动。

5. 住院学龄期小儿的心理护理

（1）心理特点：此期患儿已能较好地处理住院和诊疗活动导致的限制和挫折，但对死亡、残疾和失去同学朋友的恐惧会导致失控感。

（2）心理护理：①关心患者，多交谈，解释病因、病程、预后、特殊治疗检查项目，开导安心住院，积极接受治疗；②注意听取意见，尽量满足需求；③可坚持学校学习，与学校老师、同学联系。

6. 临终住院患儿的心理护理

根据病情，护士可鼓励父母循序渐进地、与年龄相适应地告知患儿实情，父母和护士应经常询问和聆听患儿的需求和想法，并针对患儿的心理状态进行支持。

五、青春期保健

【复习指南】本部分内容有一定难度，虽非历年必考，应作为重点复习。青春期保健的特点、青春期发育的常见问题、青春期保健应掌握。

1. 青春期的特点　青春期是个体由儿童过渡到成人的时期，是儿童生长发育的最后阶段，也是人的一生中决定体格、体质、心理和智力发育和发展的关键时期。

2. 青春期发育的常见问题

（1）体格及性器官发育迅速。

（2）心理与社会适应能力发展相对缓慢：①反抗性与依赖性；②闭锁性与开放性；③自满和自卑。

（3）神经内分泌调节不稳定。

3. 青春期的保健　青春期保健分3级，以加强一级预防为重点。

（1）一级预防：①培养良好的饮食习惯；②培养良好的生活方式和卫生习惯；③适当的体格锻炼和体力劳动；④普及月经生理和经期卫生知识；⑤进行性知识教育；⑥积极进行心理卫生和健康行为指导。

（2）二级预防：是通过定期体格检查，及早发现青春期少女常见疾病如痛经、青春期功血、原发性和继发性闭经及少女生殖系统肿瘤等，及时发现行为偏差，减少危险因素，预防和处理少女妊娠及性传播疾病。

（3）三级预防：包括对女性青春期疾病的治疗与康复。

六、妇女保健

【复习指南】本部分内容有一定难度，虽非历年必考，应作为重点复习。妇女保健应掌握。

妇女保健学是一门以维护和促进妇女健康为目的的科学。它以群体为服务和研究对象，以预防为主，密切结合临床。

1. 婚前保健　①婚前卫生指导；②婚前医学检查；③婚前卫生咨询。对于医学上认为“不宜结婚”“暂缓结婚”“不宜生育”或“建议采取医学措施，尊重受检双方意见”的服务对象，应耐心讲明科学道理，提出医学预防、治疗及采取措施的意见，进行重点咨询指导。

2. 围生期保健

（1）孕前期保健：孕前期保健的目的是选择最佳的受孕时机。内容包括选择适当的生育年龄、避免接触对妊娠有害的物质、预防遗传性疾病的传播，并做好充分的精神心理准备。

（2）孕期保健：孕期保健一般分为3个阶段。早孕期（孕12周内）保健、中孕期（孕13～27周）保健及晚孕期（孕28周至分娩）保健，孕期各阶段保健的主要内容有所侧重。

（3）妊娠期发现下列情形之一者，应提出终止妊娠的医学意见：胎儿患有严重遗传性疾病；胎儿有严重缺陷；因患严重疾病，继续妊娠可能危及孕妇生命安全或者严重危害孕妇健康。

3. 产时保健　产时保健要点可概括为“五防、一加强”。“五防”是防滞产、防感染、防产伤、防产后出血、防新生儿窒息；“一加强”是加强对高危妊娠的产时监护和产程处理。

4. 产褥期保健　产褥期是产妇恢复和新生儿开始独立生活的阶段，目的是防止产后出血、感染等并发症，促进产后生理功能恢复。产后访视应在产后3天内、产后14天和产后28天进行。

5. 哺乳期保健　哺乳期保健的中心任务是提高纯母乳喂养率；预防和处理哺乳期母亲常出现的问题；哺乳期内采取正确的避孕措施，最好采用工具避孕或产后3～6个月放置宫内节育器，不宜采用药物避孕。

6. 生育年龄妇女非孕期保健　生育期是妇女一生最重要的阶段，正常的心理和生理调节及合理的营养和医疗保健非常重要。

7. 围绝经期妇女保健　①建立健康的生活方式。②自我监测。③科学、合理、规范地应用HRT。④心理保健。⑤性保健。⑥绝经12个月内仍应避孕。带宫内节育器者，应于绝经1年后取出。

七、老年人保健

【复习指南】本部分内容有一定难度，虽非历年必考，应作为重点复习。老年保健应掌握。

1. 老年人的特点

（1）身体重要器官的生理功能退化。如脑的感觉系统老化、记忆力减退，肺的肺组织失去弹性，呼吸肌张力减小，易感染。心脏的血管系统老化，心脏肌肉失去弹性等。肾的膀胱容量变小，膀胱括约肌张力减小。

（2）生化代谢衰退。

（3）免疫功能低下。

（4）对环境变化的适应性减退。

（5）自我控制能力低下。

2. 老年人的日常保健

（1）保持心理健康：①积极参加社会活动；②广泛交友。

（2）合理饮食与营养：①平衡膳食；②饮食易于消化吸收；③食物温度适宜；④良好的饮食习惯。

（3）适量运动与安全：①选择适宜的活动强度、活动项目、活动时间；②安全的活动场所；③预防跌倒，如夜晚入睡时点亮地灯，保证夜间如厕安全。

（4）良好的生活方式：①室温保持在 18～25℃；②湿度保持在 50%～60%；③保持清洁卫生。

（5）安全合理用药

①了解相关病史和用药史。

②用药种类和剂量。a. 硝酸酯类：易出现耐药性及反跳现象。预防：保证每日 10 小时以上“无硝酸酯期”；与其他扩冠脉药物交替使用等。b. 抗高血压药物：从小剂量开始，缓慢降压，以最小有效量长期维持。c. 洋地黄类：如地高辛，易中毒。预防：从小剂量开始，必要时监测血药浓度。d. 抗心律失常药：易导致心率缓慢，应密切观察。e. 安眠药：遵医嘱使用。f. 抗生素：掌握适应证，避免滥用。

③密切观察用药反应。

④提高药物依从性。

⑤合理使用保健药。

（6）定期健康检查。

第十八章　中医基础知识

一、中医学的基本概念

【复习指南】本部分内容难度不大，历年常考。整体观念、辨证施护具体含义应熟练掌握。

中医护理学理论的基本特点是整体观念、辨证施护和防护结合。

1. 整体观念　是指人们对事物或现象的完整性、统一性和联系性的认识，是中医学基本特点之一。

（1）人体是一个有机的整体：人体以五脏为中心，通过经络的联络关系，将人体各脏腑、孔窍及皮毛、筋肉、骨骼等组织紧密地联结成一个有机的整体，并通过精、气、血、津液的作用，来完成人体的功能活动，形成人体内环境的统一性。

（2）人与自然环境的整体性：人生活在大自然中，昼夜阴阳的消长，一年四季的气候变化，不同地域的地理环境、居住条件、生活习惯等，都直接影响人的生理活动。

（3）人与社会环境的整体性：人是社会的组成部分，社会环境的变化会影响人体身心功能。

2. 辨证施护　**辨证施护**是中医护理学认识疾病和治疗疾病的基本原则，是中医护理学基本特点之一。通过在中医理论指导下的辨证论治，对疾病进行辨证施护，是中医护理的精髓部分，是对疾病的一种特殊的研究和处理方法，包括辨证论治和辨证施护两个过程。

（1）辨证：是认证识证的过程。辨证就是根据四诊所收集的资料，通过分析、综合，辨清疾病的病因、性质、部位，及邪正之间的关系，概括、判断为某种性质的证。论治：是根据辨证的结果，确定相应的治疗。辨证是决定治疗的前提和依据，论治是治疗的手段和方法。同一疾病因病机各异而表现治疗方法不同，不同的疾病在发展过程中出现性质相同的证型，在治疗疾病时就可以分别采取“**同病异治**”或“**异病同治**”的原则。

（2）辨证施护：施护是根据辨证的结果，确立相应的护理原则和方法。辨证与施护在护理疾病过程中具有相互联系、密不可分的关系，是理论和实践相结合的具体体现，是中医护理学的基本特点。

3. 防护结合　防护是指预防与护理，通过“治未病”思想阐述人体与自然环境相适应，增强机体功能，预防疾病发生并进行病后护理防治疾病再次复发，包括**未病先防**和**既病防变**两个方面。

二、中医基础理论

【复习指南】本部分内容难度较大，历年必考，应作为重点复习。阴阳、五行概念、五脏、六腑、气、血、津的概念与生理功能，六淫、七情的概念应熟练掌握，病因与病机应掌握。

1. **阴阳学说**

（1）阴阳的概念：阴阳是指对自然界相互关联的某些事物或现象对立双方属性的概括，是对自然界一切事物对立统一双方概括，并不局限于某一特定的事物。凡是**明亮的、温暖的、上升的、运动的、外在的、无形的**事物属阳，**晦暗的、寒冷的、下降的、静止的、内在**

的、有形的事物属阴。

（2）阴阳学说的基本内容

①阴阳对立制约：阴阳对立是指在一个统一体中的阴阳双方相互对立、相互斗争，这是自然界普遍存在的规律；阴阳制约是阴阳双方相互抑制。由于阴阳相互对立制约才使事物取得统一，维持相对平衡的状态，产生阴阳交替的变化。

②阴阳互根互用：是指阴阳双方具有相互依存、相互为用的关系。

③阴阳消长平衡：是指阴阳双方的数量、比例总是处于不断消减与增长的变化中。阴阳消长变化维持在一定范围内，是阴阳处在相对的动态平衡中，在人体表现为生命活动的正常状态，属于量变的过程。

④阴阳相互转化：是指阴阳双方在一定条件下向各自对立面转化，属于质变的过程。

（3）阴阳学说在中医护理学中的应用：阴阳学说奠定了中医学理论体系的基础，贯穿于中医护理学的各个领域。

①说明人体结构，概括机体功能：五脏为阴，六腑为阳；气为阳，血为阴；卫气为阳，营气为阴；人体的生理活动为阳，物质基础为阴。人体阴阳之间的消长平衡是维持生命活动的基本条件，生理功能以物质为基础，物质基础不断促进机体功能代谢，阴阳不能分离，分离人体的生命活动就停止。

②解释人体病理变化，指导疾病诊断：阴阳失调是疾病发生的基本原理之一。阴阳辨证是八纲辨证的总纲，表证、热证、实证属阳证；里证、寒证、虚证属阴证。通过辨证，判断临床证候的阴阳属性，判断病证的本质所在。

③确立防治原则，促进预防保健：调整阴阳，损其有余，补其不足，恢复阴阳平衡是疾病防治的基本原则。利用阴阳变化的特点，确立春夏养阳、秋冬养阴、冬病夏治，冬令进补的基本养护之法，指导日常用药和饮食护理。

2. 五行学说

（1）五行的概念：**五行是指金、木、火、水、土五类物质及其运动变化**。人们用五行来概括、归纳宇宙中所有事物和现象，用五行的生、克、乘、侮关系来解释和认识世界的方法，即为“**五行学说**”。

（2）五行学说的基本内容

①**五行相生**：是指五行之间存在着资生、助长的关系，次序为：木生火、火生土、土生金、金生水、水生木。

②**五行相克**：是指五行之间存在克制、制约关系，次序为：木克土、土克水、水克火、火克金、金克木。

③**五行相乘**：是指按相克次序的过度克制，即木乘土、土乘水、水乘火、火乘金、金乘木。

④**五行相侮**：是指与相克次序相反方向的反克，即木侮金、金侮火、火侮水、水侮土、土侮木。

（3）五行学说在中医学中的应用

①说明五脏之间的生理功能及相互关系：脏器五行归属为肝属木、心属火、脾属土、肺属金、肾属水。五脏之间的生理关系：肝生心即木生火，如肝藏血以济心，肝之疏泄以助心行血；心生脾即火生土，如心阳温煦脾土，助脾运化；脾生肺即土生金，如脾气运化，化气以充肺；肺生肾即金生水，如肺之精津下行以滋肾精，肺气肃降以助肾纳气；肾生肝即水生

木，如肾藏精以滋养肝血，肾阴资助肝阴以防肝阳上亢。肾制约心即水克火，如肾水上济于心，可以防止心火之亢烈；心制约肺即火克金，如心火之阳热，可以抑制肺气清肃太过；肺制约肝即金克木，如肺气清肃，可以抑制肝阳的上亢；肝制约脾即木克土，如肝气条达，可疏泄脾气之壅滞；脾制约肾即土克水，如脾气之运化水液，可防肾水泛滥。

②说明五脏病变的相互影响：如肾属水，肝属木，水能生木。临床常见的因肾精不足不能资助肝血而致的肝肾精血亏虚证，肾阴不足不能涵养肝木而致的肝阳上亢证等。

③指导疾病的诊断、治疗与护理：本脏所主之色、味、脉来诊断本脏之病和以他脏所主之色、味、脉来确定五脏相兼病变。如面见青色，喜食酸味，脉见弦象，可以诊断为肝病；面见赤色，口味苦，脉象洪，是心火亢盛之病。若脾虚病人，而面见青色，为木来乘土，是肝气犯脾；心脏病人，而面见黑色，为水来乘火，多见于肾水上凌于心等。

3. 藏象学说　是主要研究脏腑的生理、病理及相互关系的理论学说。

（1）五脏概念及其主要生理功能

①概念：五脏是指心、肝、脾、肺、肾。

②生理功能：心，主血脉，主神志，心开窍于舌，其华在面，心与小肠为表里；肺，主气，司呼吸，主宣发肃降，通调水道，主皮毛，开窍于鼻，肺与大肠相表里；脾，主运化，主升清，主统血，开窍于口，其华在唇，与胃相表里；肝，生疏泄，主藏血，开窍于目，其华在爪，肝与胆相表里；肾，主藏精，主生长发育与生殖，主水，主纳气，其华在发，开窍于耳及二阴，肾与膀胱相表里。

（2）六腑概念及主要生理功能

①概念：六腑是指胆、胃、小肠、大肠、膀胱、三焦。

②生理功能：胆，储存和排泄胆汁，胆主决断。胃，受纳腐熟水谷，胃以降为和。小肠，主受盛和化物，是泌别清浊，小肠主液；大肠，传化糟粕，大肠主津。膀胱，贮尿和排尿，依赖肾的气化功能。三焦，通行元气，总司气机和气化，为水液运行的道路。

③奇恒之腑：是指脑、髓、女子胞，无表里配合，也没有五行配属。

（3）脏与腑之间的关系：脏与腑之间是阴阳表里关系。

4. 气、血、津液

（1）**气**：是人体内活力很强运行不息的极精微物质，是构成人体和维持人体生命活动的基本物质之一。包括：元气、宗气、营气、卫气。气的主要生理功能有推动作用、温煦作用、防御作用、气化作用、固摄作用、营养作用。

（2）**血**：为循行于脉管中的富有营养的赤色液体，是构成人体和维持人体生命活动的基本物质之一，由营气和津液所组成，血液源于水谷精微，通过脾胃运化和吸收转化而来，并精血可以互生。主要的生理功能为营养作用、滋润的作用、养神作用。

（3）**津液**：是机体一切正常水液的总称。包括各脏腑组织器官的内在体液及其正常的分泌物，如胃液、肠液、涕、泪等，同气血一样，为人体和维持人体生命活动的基本物质之一，有赖于脾胃的运化功能而生成，主要的生理功能为滋润濡养机体、参与化生血液、运载全身之气、排泄代谢产物、调节阴阳平衡作用。

5. 病因与病机

（1）病因：是指导致人体产生疾病的原因。当致病因素侵袭人体时，正常生理活动遭到了破坏，脏腑、经络、阴阳气血失调造成疾病的发生。中医临床病因可分为：外感病因，**六淫**（风、寒、暑、湿、燥、火）、**疠气**；内伤病因，**七情**（喜、怒、忧、思、悲、恐、惊）、饮食失宜、劳逸过度；病理产物病因，痰饮、瘀血；其他病因：外伤、寄生虫、药邪、医过、先天因素等。中医学认识病因，主要是通过观察疾病的症状、体征等病态反映，进行分析归纳，推求病因，以病证的临床表现为依据，再将病因、病位及病理结合起来，为药物治疗提供依据即称之为“**辨证求因**”，这也是中医学确认病因的特殊标准和主要特点。

（2）**病机**：是研究疾病发生、发展和演变转归的机制。中医学认为，疾病的发生与机体正气和邪气有关，即“正气存内，邪不可干”“邪之所凑，其气必虚”，称为发病的机制，而人体疾病状态时病理变化规律包括邪正盛衰、阴阳失调、气血津液失常、内生五邪等。

三、中医的四诊

【复习指南】本部分内容难度较大，历年必考，应作为重点复习。望、闻、问、切的诊疗技术应熟练掌握，相关理论知识应掌握。

1. 望诊　是指医护人员通过视觉，对病人神、色、形态、五官、舌象等进行有目的的观察，借以了解健康状况，测知病情的方法。

（1）望神：神主要是指人的目光、面色、表情、神志、言语、体态等方面，通过观察来判断患病情况。具体类型为有神、无神、少神、假神。

（2）望色：通过观察面部与肌肤的颜色和光泽，以了解病情的诊察方法。望色以望面部气色为主，兼顾肌肤、口唇、爪甲等，包括常色（肤色）与病色（青、黄、赤、白、黑）。

（3）望形态：形指形体，态指姿态。望形态是通过观察病人的形体胖瘦强弱及动静姿态（患者的行、坐、卧、立），以诊断疾病。

（4）望头项五官：通过重点观察受检者头面、颈项及五官等局部变化，以测知内应脏腑病理变化的方法。

（5）望舌：主要是观察舌象的变化简称舌诊。舌象包括舌质和舌苔。五脏舌面分布为舌尖属心肺，舌边属肝胆，中部属脾胃，舌根属肾，正常舌象舌体柔软、活动自如，颜色淡红、润泽，舌苔均匀，薄白而干湿适中，简称“淡红舌，薄白苔”。

①望舌质：观察舌体有神无神、舌色变化。舌形的改变及舌体的动静姿态。

②望舌苔：观察舌苔颜色（白苔、黄苔、灰黑苔）、质地（厚薄、润燥、腻腐）。

（6）望皮肤：观察皮肤色泽、润燥、斑疹、疮疡等表现。

（7）望络脉：观察小儿示指络脉的形色变化以了解病情，适用于3岁以内的小儿。示指络脉的显现与分布，具体有风、气、命三关。示指的第一节部位为风关，即掌指关节横纹向远端至第二节横纹之间，第二节为气关，即第二节横纹至第三节横纹之间；第三为命关，即第三横纹至末端。诊络脉手法为：抱小儿向光，医生用左手握小儿示指，以右手大拇指用力适中从命关向气关、风关直推，推数次，络脉愈推愈明显，便于观察。正常络脉色泽浅红，红黄相兼，隐隐于风关之内，大多不浮露，甚至不明显，多是斜形、单枝、粗细适中。

（8）望排出物：观察患者排出物的形、色、质、量等变化，主要包括有痰涎、呕吐物、大便、小便等。

2. 闻诊　是指利用听觉和嗅觉来了解病人病况的诊断方法。

（1）闻声音：主要是用耳听取病人的语言、呼吸、咳嗽、呕吐、呃逆与嗳气、腹鸣等声音。

（2）嗅气味：主要是用鼻嗅呼吸、口腔、分泌物和排泄物的气味。

3. 问诊　是医护人员对病人或陪诊者进行询问，以了解病情的一种诊察方法，内容包括一般情况、主诉、现病史、既往史、个人生活史、家族史等。问现在症状内容较应详细，即问寒热、问汗、问疼痛、问饮食、问二便、问睡眠、问经带。

4. 切诊　是医护人员用手触摸患者身体的某些部位，了解疾病。切诊包括切脉诊和按诊。

（1）切脉：又称为脉诊，是中医独特的诊断方法，常用的脉诊部位是寸口，即切取腕部桡动脉搏动部位而得到动脉应指的形象，以此来辨别病证的部位、性质及正邪盛衰的一种诊断方法。寸口脉分为寸、关、尺三部分，以腕后高骨（桡骨茎突）内侧为关部，关前一指为寸部，关后一指为尺部，两手共六部脉，分别为左寸候心，左关候肝胆，左尺候肾，右关候脾胃，右尺候命门，寸关尺三部每部都有浮、中、沉三候，故称“三部九候”。正常脉象特点——息四五至（每分钟60～80次），不浮不沉，不大不小，从容和缓，柔和有力，节律一致。

（2）按诊：是指医护人员通过对患者身体进行触、摸、按、压、叩，以测知病变的诊断方法。包括按肌表、按手足、按脘腹、按腧穴。

四、中医辨证方法

【复习指南】本部分内容难度较大，历年常考。八纲辨证的内容及护理方法应熟练掌握。

八纲辨证与护理　阴、阳、表、里、寒、热、虚、实八者，称为“**八纲**”。在临床上，运用这8个纲进行对病证分析归纳，从而为施治提供依据的辨证方法，叫“**八纲辨证**”。中医运用阴阳表里辨病证部位和病势深浅；寒热辨病证性质；虚实辨邪正盛衰；阴阳则统摄六纲，为八纲之总纲。具体内容如下。

1. 表里辨证

（1）表证：指因六淫（即异常气候因素）等邪气侵犯人体皮毛、肌肤等浅表部位所表现的证候。临床表现以发热、恶寒（或恶风）、舌苔薄白、脉浮为主症，可兼见头痛、四肢关节酸痛、鼻塞流涕、咳嗽等，具有发病急、病程短、病位浅的特点，主要见于外感病的初期阶段。护理原则为辛散解表。

（2）里证：指病变部位在内、累及脏腑气血的一类证。里证的形成有3种情况：一是表证不解，病邪内传入里；二是外邪直接侵犯脏腑；三是因情志内伤，劳累过度，饮食不当引起脏腑气血的功能失调所致。里证临床表现因病因病机的不同而有差异。又可分为里寒证、里热证、里虚证和里实证。护理原则为和里。

（3）表证和里证的鉴别：发病及病程，新病、病程短者多属表证；久病、病程长者多属里证。病候特点，发热兼有恶寒者为表证；发热不恶寒，或但寒不热者多为里证。舌脉象，表证的舌象变化不大；里证的舌质及舌苔变化较大。脉浮者为病在表；脉沉者为病在里。

2. 寒热辨证

（1）寒证：因感受寒邪，或内伤久病，阳气亏虚，或过服生冷，阴寒内盛而引起的，临床特点寒冷为主的一类病证，表现为身寒肢冷，喜暖，小便清长，大便溏薄、手足厥冷，舌淡苔白，脉迟缓或沉细无力等。寒证包括表寒、里寒、虚寒、实寒等类型。护理原则为温以祛寒。

（2）热证：因热邪偏盛，或阴液亏耗而引起的，以火热为主要临床特点的一类病证。表现为面红目赤、喜凉、口渴、小便短赤、大便秘结、舌红苔黄，脉数。包括表热、里热、虚热、实热等类型。护理原则为清热泻火。

（3）寒证和热证鉴别：应综合分析全部症状和体征，不能只根据某一症状进行判断。主要根据寒热喜恶、口渴与否，大小便情况及舌象、脉象等进行辨别。

3. 虚实辨证

（1）虚证：指因人体正气不足而产生的各种虚弱证候的一类病证。具体可分为气虚、阳虚、血虚与阴虚 4 种类型。护理原则为补虚扶正。

（2）实证：指邪气过盛，正气未衰，邪正斗争激烈的一类病证。由于病因和所及脏腑的不同，实证临床表现多种多样。护理原则为泻实祛邪。

（3）虚证和实证的鉴别：通过患者的体质强弱、病程长短、精神状态、脉象等进行辨别。一般病程长、体质弱、精神萎靡、身倦乏力、痛处喜按、脉无力者为虚；病程短、体质强壮、精神兴奋、声高气粗、痛处拒按、脉有力者为实。

4. 阴阳辨证　临床中凡以抑制、沉静、寒冷、晦暗等为症候特征者，属于阴证；以兴奋、躁动、火热、光亮为症候特征者，属于阳证。与其他六纲一样，阴证和阳证可随机体抗病能力的变化而相互转化，阳证转为阴证常常表示病情恶化，阴证转为阳证表示病情趋于好转。

五、中医治病八法

【复习指南】本部分内容难度不大，历年常考。中医治病八法所指具体内容应熟练掌握。

中医治病八法

1. 汗法　通过发汗来逐邪外出的一种治疗方法，是八法之首，是驱邪的第一法，只要病邪在表，即可以使用汗法，故又称之为解表法。临床多用于感冒，也可治疗疹初起、疹点隐隐不透、疮疡初起、水肿等。汗法有辛温和辛凉的区分，主要是根据疾病和病人的体质进行施治。

2. 吐法　引导病邪或有害物质，使从口涌吐的方法。一般采用给病人服用催吐药或者使用刺激让病人呕吐，因对胃肠有一定损伤，用时要慎重，但对痰邪所致疑难症有特别的意义。

3. 下法　又称为泻下法，通过泻大小便，排除蓄积，攻逐停留于肠胃的病邪的一种治疗方法，应用具有润下、泻下、攻逐作用的药物，排出肠内的宿食、瘀结、瘀血、实热和水饮等，适用于邪气内结肠道的里实证，目前广泛用于各种急腹症，及一些急重症的治疗。

4. 和法　是一种被广泛应用的治疗方法，通过运用和解疏泄、调整脏腑气血功能，协调人体功能来进行疾病的治疗。适用于病邪处于半表半里，或者脏腑功能失调的病证。

5. 温法　即祛寒法。运用温热性质的方药，祛除寒邪，补益阳气的一种治疗大法。适用于里寒证。温法根据寒病发生的部位不同而分为三种，即温经散寒、温中祛寒和回阳救逆。

6. 清法　运用性质寒凉的方药，通过清热、泻火、凉血等作用治疗里热症的一种方法。

7. 消法　又称消散法或消导法，运用具有消食导滞、软坚散结、行气、化痰、化积等功效的药物，使留滞体内的实邪得以消导或消散的一种治疗方法。

8. 补法　又称补益法。运用具有补益作用的方药，以消除虚弱证候的一种治疗方法。一般是补充体内气血阴阳、脏腑的虚损。补法以补虚为主，还能起到扶正祛邪的作用。经常采用的补法为补气、补血、补阳、补阴，适用于虚证。

六、养生与治则

【复习指南】本部分内容难度不大，历年常考。养生方法与治则应熟练掌握，养生原则应掌握。

1. 养生　即保养生命，通过使用各种调摄保养方法，增强体质，提高人体对外界环境的适应能力与抗病能力，提高生存质量。中医养生学，是在中医理论指导下，研究人类的生命规律，寻找增强生命活力和预防疾病方法，同时探索衰老的机制，及延缓衰老、延年益寿的原则与方法的系统理论。

（1）养生的原则：顺应自然、形神兼养、惜精固本、综合调养、因人施养。

（2）养生的方法：饮食调养，要卫生、有节、均衡，可药膳保健；药物调养；情志调养，清静养神、移情易性；健身调养；因时调养。

2. 治则　是在中医基本整体观与辨证论治的基本理论指导下确定治疗疾病所遵循的总原则。包括**治病求本、扶正祛邪、调整阴阳、三因制宜**等内容。

（1）治病求本：是指在治疗疾病时，必须寻找疾病的原因，有针对性地对其根本原因进行治疗。急则治标，缓则治其本；如标病与本病并重时，采取标本同治原则。**正治**与**反治**：正治为逆治，是逆疾病证候而治的治疗原则。即寒者热之，热者寒之，虚则补之，实者泻之；反治为从治，是顺从疾病证候而治疗的原则，即寒因寒用，热因热用，塞因塞用，通因通用。

（2）扶正祛邪：疾病的过程就是正气与邪气斗争的过程。正邪消长盛衰的变化决定着疾病的发生、发展和转归。因此治疗疾病的根本目的是扶助正气，祛除邪气。有效地区别疾病的主次、缓急，或施以扶正，或祛邪，或先攻后补，或先补后攻，或攻补兼施。

（3）调整阴阳：是针对阴阳偏盛偏衰的变化，进行损其有余，补其不足，使阴阳恢复相对平衡的治疗原则。

（4）三因制宜：是指**因时制宜、因地制宜、因人制宜**。因气候变化、环境、个体的体质差异等，对疾病的发生、发展与转归均有一定影响。因此，疾病治疗过程中，遵循制宜的治疗原则。

七、中药

【复习指南】本部分内容难度不大，历年必考，应作为重点复习。中药的服药方法应熟练掌握，中药的性能应掌握。

1. 中药的性能　中药的性能是中药作用的基本性质和特征的高度概括，又称药性，药性理论是中药理论的核心。主要包括四气五味、升降浮沉、归经、毒性 4 个方面。

（1）四气五味

①四气：是指药物具有的寒、热、温、凉 4 种药性，也称四性。它从药物作用于机体所发生的反应概括出来的，是与所治疾病的寒热性质相对应的。

②五味：是指药物有酸、苦、甘、辛、咸 5 种不同的味道，其产生是通过人的感觉器官辨别出来的，它是药物真实味道的反映。五味的实际意义：一是提示药物的真实滋味；二是提示药物的基本特征。

（2）升降浮沉：是指药物对机体有向上、向下、向外、向内 4 种不同作用趋向性。

（3）归经：①归，指药物作用部位的归属；②经，指人体的脏腑经络，也就是指药物对于机体某经络或脏腑所起的特殊或主要治疗作用的性能。归经指明了药物治病的适用范围。

（4）毒性：是指药物对机体的损害性。为了确保用药的安全，必须认识中药的毒性，了解毒性反应产生的原因，掌握中药中毒的解救方法和预防措施。

2. 服药方法

（1）服药时间：一般中药宜在进食前、后2小时服用，每日2～3次。

①饭前：病位在下，如肝、肾疾病。

②饭后：病位在上，如眼病、咽喉病，对胃肠有刺激作用的药，毒性较大的药。饭前与饭后均指与进食时间间隔1小时。

③空腹：滋补药、润肠通便药、驱虫药。

④特定时间：泻下药宜睡前服，安神药宜在睡前30～60分钟，调经药宜在经前或行经期服用，涩精止遗药宜晚间服用，截疟药宜在发作前2小时服用，急性病不拘时间，频服。

（2）服药温度：指中药汤剂服用时，药液的温度要求。

①温服：一般汤剂均宜温服，减少药物对胃肠道的刺激；

②热服：发汗解表药、活血化瘀药，透疹药及寒证应热服药；

③冷服：止血、清热、解毒、祛暑药及热证时，宜冷服药。

（3）服药剂量：每日1剂，可分2～3次分服，每次200～250ml。病情急重，可每4小时服1次；发汗药、泻下药，如药力较强，服药应适可而止。一般以得汗、得下为度，以免汗、下太过，损伤下气。

（4）中药汤剂煎煮

①容器：砂锅为最常用容器，具有导热性能缓和，受热均匀，不易与中药成分发生化学反应。不锈钢锅、搪瓷锅、玻璃器皿也可采用，但禁用铁、锡、铜、铝等容器。

②用水：一般生活饮用水即可，煎药加水第一次应超过药面3～5cm为宜，第二次煎加水超药面2～3cm。

③煎药前浸泡药：应用冷水浸泡药物，时间30～60分钟为宜，夏季防止药物变质可缩短时间。

④煎药：一般药物先武火后文火，煎药时间以煮沸后开始计算，改用文火后，煎20～30分钟；二煎用文火，煎10～15分钟。

⑤取药：用纱布将药液过滤，每剂药总取汁250ml左右，儿童减半。

⑥特殊药物煎法

先煎：介壳类、矿石类药物，因质重而难煎出味（有效成分），故应打碎先煎。即先下煮沸后约10分钟，再下其他药，如牡蛎、磁石等。另外，含泥沙多的药物如灶心土、糯稻根等，亦宜先煎取汁，然后以其药汁代水煎其他药。对川乌、草乌、附子等有毒性的药物，宜先煎1小时左右后，再下其他药，可减低其毒性。

后下：凡气味芳香的药物，借其挥发油取效者，宜在一般药物即将煎好时下，煎4～5分钟即可，以防有效成分走散，如薄荷、沉香等。

包煎：以防止煎后药液浑浊及减少对消化道、咽喉的不良刺激，有些药物要用纱布袋将药包好，再放入砂锅内煮煎，如旋覆花、赤石脂等。

另煎：对某些贵重药，为了尽量保存其有效成分，以免同煎时被其他药物吸收，如人参应切成小片，放入加盖盅内，隔水炖1小时左右；又如贵重而又难于煎出气味的药物如羚羊角、犀角等，应切成小薄片另煎2小时左右，亦可用水磨汁或锉成细粉调服。

烊化：胶质、黏性大而易熔的药物，若同煎则易粘锅煮焦，且黏附它药，影响有效成分溶解。如阿胶、饴糖等，应在它药煎好后，置于去渣的药液中用文火煎至烊化或趁热搅拌，使之熔化即可。

冲服：散剂、丹剂、冲剂、自然汁等类药，需作冲服，如紫雪丹（散）、三七粉、竹沥油、感冒退热冲剂等。

泡服：含有挥发油、容易出味、用量又少的药物，如藏红花、番泻叶、胖大海等。除以上几种特殊的煎法外，还有加酒、醋、米粉、白蜜糖等煎煮的方法。如瓜蒌薤白，白酒汤中加白酒煎；又如驱虫剂、乌梅丸中加醋，甘草粉蜜汤中加米粉与白蜜，煎成薄粥状，温服，可提高疗效。

附：事物属性的五行归类表

见表18－1。

表18－1　事物属性的五行归类表

自然界							五行	人体					
五音	五味	五色	五化	五气	五方	五季		五脏	五腑	五官	五体	五志	五声
角	酸	青	生	风	东	春	木	肝	胆	目	筋	怒	呼
徵	苦	赤	长	暑	南	夏	火	心	小肠	舌	脉	喜	笑
宫	甘	黄	化	湿	中	长夏	土	脾	胃	口	肉	思	歌
商	辛	白	收	燥	西	秋	金	肺	大肠	鼻	皮	悲	哭
羽	咸	黑	藏	寒	北	冬	水	肾	膀胱	耳	骨	恐	呻

第十九章　护理管理

一、医院护理管理的组织原则

【复习指南】本部分内容有一定难度，历年必考，应作为重点复习。医院护理管理的组织原则应熟练掌握。

医院护理管理组织原则是设计护理组织的基本依据。主要包括如下。

1. 统一指挥原则　统一指挥是每一名护士只能接受一位上级的指挥和领导，才能保证行动目的明确、与组织目标一致，才能有组织凝聚力。统一指挥的原则在保证组织目标实现和组织绩效的提高过程中起到关键作用。

2. 分工与协作原则　每一个组织围绕组织目标存在的，目标是组织存在的前提和基础。为了保证组织目标的实现，组织成员必须明确分工、科学协作。由于护理工作是专业性非常强的工作，所以在分工的过程中一定要考虑员工的专业发展，做到人尽其才、才职相称。

3. 管理层级原则　管理层级是按照一定的标准、秩序和规范将管理中的组织和个人进行分级管理。规定不同层级的机构或成员职责、职位和分工。但为了保证管理的有效性，护理管理应进行扁平化管理，即层级不宜过多，管理宽度适当增加，这有利于政令通畅。

4. 管理幅度原则　管理幅度是指管理人员的管理范围，每一个层级的管理人员的隶属人员人数都应该是合理有限的，以 3～4 级为宜。

5. 责权一致原则　在岗位职责制定的过程中，应做好责、权、利一致，即责任明确，权力适度，利益合理。

6. 稳定性和适应性原则　管理结构相对稳定，才能保证组织工作的常态运行，但护理工作组织内部环境经常随着疾病谱和社会需求发生变化，需要进行随时调整，甚至组织变革，所以又要求护理组织弹性化、有适应性。所以护理工作组织要做到稳定性和适应性相协调、相统一。

7. 目标一致原则　各部门虽然有分工，但是目标要与护理组织的总体目标相一致，进行目标管理，保证总体目标实现。

二、管理的基本职能

【复习指南】本部分内容有一定难度，历年必考，应作为重点复习。管理的基本职能为考试重点，应熟练掌握；管理的对象应熟悉。

1. 管理的基本职能内容　管理职能是管理或管理者应承担的任务和发挥的作用，是管理活动的具体内容。

（1）计划职能：是管理活动的首要任务，主要包括确定组织目标和制定实现目标的途径，一般包括评估机会、建立目标、分析现状、拟定备选方案、甄选方案、制订计划、编制预算等环节。其主要要解决的问题是“5W1H”，即做什么（what），为什么做（why），谁来做（who），何时做（when）、何地做（where）、如何做（how）等问题。

（2）组织职能：组织工作主要包括组织结构的设置、组织部门化、组织职责和组织关系的确立、权力分配、人员配备和组织变革等。

（3）人力资源管理职能：人力资源管理是有效地利用人力资源实现组织目标的过程。护理人力资源管理的目标是人与人的科学匹配、人与岗位的有效匹配、贡献与工作报酬的合理匹配。护理人力资源管理的内容主要包括：①护理人力资源规划；②护理人员招聘；③护理人员培训；④护理人员绩效评价；⑤护理开发及职业生涯发展管理；⑥护理人员的薪酬管理及劳动保护。

（4）领导职能：是管理者通过影响力来影响下属，使下属积极工作，努力完成既定目标的过程。领导的对象是人，主要工具是影响力，影响力的来源包括职位影响力，即法定权利、奖赏权利、强制权利；个人权力，即专家权力、参照权力。**领导效能**是评价领导职能的标准，是领导者在实施领导活动过程中的能力体现，包括领导效率、领导效果、领导效益及在活动过程中组织环境的协调性、活跃性和可发展性。

（5）控制职能：是按照既定目标和标准，对组织活动进行衡量、监督、检查、评价和反馈，发现偏差，纠正偏差的过程。控制过程主要包括**前馈控制、过程控制和反馈控制**。控制职能是承上启下的管理职能，确保组织朝目标迈进，推动组织进入下一个管理循环。

2. 管理的对象　管理对象是管理的客体，是管理活动的对象。

（1）人力资源：人力资源是最重要的管理对象，因为人力资源有能动性，可以不断增值，也是管理活动的实施者。人力资源的管理强调以人为本，目的是人尽其才、事得其人、人事相宜。

（2）财力资源：财力管理的目的是通过科学应用财力资源，做到财尽其力，用有限的财力创造最大的财富。

（3）物力资源：物力资源管理的目的是对物力资源进行优化配置，做到物尽其用。

（4）时间资源：时间资源是无形的价值财富，管理者要善于管理和安排时间，做到在最短的时间内高质量完成更多的任务，创造更大的价值。

（5）信息资源：人类凭借着对信息资源的开发和利用来实现对各种资源的获取、分配和使用。所以在管理活动中，管理者应保持对信息的敏感性及反应性，以达到效益最大化。

（6）空间资源：空间资源是有限的，管理者研究和开发空间资源，可以弥补地球资源的不足，优化资源配置、提高资源的利用水平。拓展人类的发展空间。

（7）技术资源：技术是自然科学知识在生产过程中的应用，是直接生产力，对技术的开发和合理应用，是管理工作的重要任务。

三、临床护理工作的组织方式

【复习指南】本部分内容有一定难度，历年必考，应作为重点复习。我国护理行政管理体制、医院护理管理组织结构、护理工作模式、重症监护病房管理、急诊、手术室管理、护理人力资源配备应熟练掌握；护理管理岗位职责、门诊、普通病房的管理应掌握。

1. 我国护理行政管理体制　护理行政管理体制是医疗卫生组织系统中的重要组成部分，我国的护理管理体制是国家卫健委下设医政司护理处，是国家卫健委主管护理工作的职能机构，护理工作由一名副司长负责。各省（市）自治区卫生厅（局）均有一名厅（局）长分管护理工作。

2. 医院护理管理组织结构

（1）根据国家卫健委发布的《关于加强护理工作领导，理顺管理体制的意见》规定，根据医院的具体工作任务与功能，逐步建立完善的护理管理体制，基本实行**院长领导下的护理部主任负责制**。常见的护理组织结构包括：①在院长领导下设护理副院长、护理部主任、科护士长、护士长，实施垂直管理；②在主管护理的副院长领导下，设护理部主任、科护士长、护士长（有些地区的科护士长纳入护理部合署办公）；③床位不足300张的医院，设立总护士长、护士长二级管理体制。

（2）护理人力资源配备。

①配备原则：满足病人护理需求的原则；合理配置原则，根据学历、职称和实际工作能力进行调配；成本效率原则，在保证优质高效的基础上，减少人力资源不必要的浪费，保证经济效益；动态调整的原则，随着服务对象变化，专业发展和医院制度等方面的不断变革，人员编制方面也要适应发展的需要，不断进行动态调整；结构合理原则，护士长根据危重病人数量、手术数量、患者自理能力等，合理排班；个人岗位对应原则；

②护理人员配备基本标准：护理人员占卫生技术人员总数的50%及以上；三级综合性医院护士数与实际床位比不低于0.8∶1，病区护士数与实际床位比不低于0.6∶1；二级综合医院护士数与实际床位比不低于0.6∶1，病区护士数与实际床位比不低于0.4∶1；2012年原卫生部《关于实施医院护士岗位管理的指导意见》要求，重症监护室的护患比例达到（2.5～3）∶1，新生儿重症监护病房的护患比达到（1.5～1.8）∶1。

3. 科室护理组织工作

（1）门诊的管理：建立以岗位责任制为中心的规章制度，工作中严格执行无菌操作原则及消毒隔离制度，定期进行护理质量检查，做好预检分诊工作，利用候诊时间通过口头交流、图片、宣传报、视频等形式进行健康教育，为患者答疑解惑。

（2）急诊科的管理：急诊科需在科主任和护士长的带领下，成立急诊医疗服务体系（EMSS），主要承担3个方面的急救工作，包括院前急救、医院的急诊科急救、院内监护病房的救护，并负责组织参加大型抢救活动，并统计、汇报救援情况。

（3）普通病房的管理：病房管理的中心目标是为患者创造安静、整洁、舒适、安全的医疗环境，维护患者的生理、心理健康。病房工作应依据护理程序展开，加强院内感染控制管理，严格遵守无菌操作原则、严格执行查对制度。

（4）重症监护病房的管理：重症监护病房的护理人员管理更为严格，护士在上岗前必须参加监护技术培训，能够正确使用各种监护设备，掌握专科的理论和技能。病房设备管理也更加规范，所有设备不得外借，应做到"三固定"即定物、定量、定位；"三及时"即及时检查维修、及时清洁消毒、及时补充；"一专"即专人管理。

（5）手术室的管理：由于手术科室的工作特点，护理岗位分为洗手护士、巡回护士、器械护士，护士应在工作中严格遵守专业化的岗位职责制度，严格履行查对制度、消毒隔离制度、刷手制度、标本送检制度。加强药品、器械及物品的保管，严格交接班。

4. 护理工作模式

（1）个案护理：个案护理是一名当班护士负责一位患者的全部护理的工作，实施个性化护理的一种工作模式，适用于危重症患者、大手术术后患者、多器官功能衰竭患者、器官移植的患者。

（2）功能制护理：功能制护理是护理人员将护理活动按照功能进行分类，根据每位护士的工作能力等因素进行分工（一般可分为主班护士、治疗护士、药疗护士、生活护理护士和健康教育护士等），每位护士从事相对固定的护理活动，病房内所有的护理活动由各班护理人员共同协作完成。

（3）小组护理：小组护理是将护士和患者均分成小组，由一组护士负责一组患者的全部护理工作，每个小组由组长管理，组长负责制订护理计划和措施，指导小组成员完成护理计划。

(4) 责任制护理：责任制护理是由**责任护士**对患者从入院到出院的整个过程进行护理，每个责任护士负责病区内的一定数量的患者，为患者制订护理计划，并实施。

(5) 整体护理：是以责任制护理为基础的，其宗旨是以服务对象为中心。整体护理要求护士在护理服务过程中，要对患者的生理、心理、社会、人文等方面全方位地进行照护。整体护理工作模式的核心是根据患者的自身特点和个体需要，通过**护理程序**有针对性地解决患者的健康问题。

(6) 临床路径：是指医疗机构从控制医疗成本和减少延迟医疗入手，针对诊断明确、病情相对单纯、预期结果基本明确的患者，针对某一病种从入院到出院制订最佳的、有准确时间要求的、有严格工作顺序的整体诊疗照顾计划。

四、医院常用的护理质量标准

【复习指南】本部分内容有一定难度，历年必考，应作为重点复习。医院常用的护理质量标准应熟练掌握；护理质量标准体系结构、医院临床护理质量评价指标应掌握。

医院的管理环境重点在**规章制度建设**，规章制度是医院运行的根本保障。

1. 护理质量标准体系结构　包括**要素质量、环节质量、终末质量**。

(1) 要素质量：是指构成护理工作质量的基本要素，是提供护理工作的基础条件质量，包括护理技术操作要素质量标准、护理管理要素标准等，有护理质量评价标准和考核指标，建立质量可追溯机制。

(2) 环节质量：是护理工作活动过程质量，是各种要素在质量管理过程中所形成的各项工作质量、服务项目质量、工序质量。过程质量强调协调的医疗服务体系能保障提供连续的医疗服务。

(3) 终末质量：是患者所得到的最终护理效果的综合质量。质量指标体系一般包括差错发生率、压疮发生率、护理操作合格率、患者满意度调查、治愈率、死亡率、安全指标（并发症和病人安全）。

2. 医院常用的护理质量标准

(1) 护理技术操作质量标准：严格执行无菌操作原则及查对制度，正确、及时、安全、节力、省时。

(2) 护理部管理质量标准：①健全的领导体制及管理制度，管理目标明确；②健全的会议制度；③定期护理检查、进行质量控制；④科学、可行的护理人员培养计划；⑤开展护理教学和科研工作；⑥护理技术档案；⑦信息管理制度；⑧岗位职责明确，有考核标准并定期进行考核；⑨完备的疾病护理常规。

(3) 病房护理质量标准

①病房管理：工作有序；病室规范；病房环境安静、整洁、舒适；药柜加锁，贵重药品及毒麻药品专人管理；设备管理账务明确；有效预防医院感染；护理并发症发生率低；完善的健康教育制度；病室陪伴率符合医院标准。

②基础护理：掌握患者基本情况；病情观察全面及时；做好护理记录；专科护理到位；晨晚间护理符合规范；患者“**六洁**”（口腔、头发、皮肤、指甲、会阴、床单位整洁），“**四无**”（无压疮、无坠床、无烫伤、无交叉感染）。

③重症护理：急救物品齐全；抢救技术熟练；医嘱执行准确及时；监护，抢救护理记录及时、准确、完整。

④无菌技术及消毒隔离：无菌技术操作符合要求；无菌物品标有有效期，无过期物品，摆放有序；消毒物品方法正确；浸泡器械的消毒液浓度、更换时间及质量符合标准；治疗室、换药室、处置室定期消毒并做空气细菌培养；餐具、便盆用后消毒；医疗垃圾分类处理；建立预防院内感染的质检机构；传染病患者按种类隔离。

⑤岗位责任制健全。

⑥护士素质符合要求，道德素质、专业素质、职业素质符合要求。

(4) 门诊护理质量标准：①坚守岗位；②维持良好的候诊、就诊秩序；③做好分诊，传染病病人不漏诊；④诊室清洁整齐；⑤进行健康宣教；⑥工作主动性强，服务态度好。

(5) 手术室质量标准：①严格执行无菌操作规范，无菌手术感染率小于0.5%；②每月定期对手术室空气、手、物品进行细菌培养及监测；③对感染手术严格执行隔离制度；④三类切口感染有追踪登记制度。

(6) 供应室质量标准：①定期抽样做细菌培养；②无菌物品存放室、清洗包装间、高压灭菌消毒室定期做空气培养；③无菌、有菌物品分开放置；④物品种类齐全、适用；⑤急救物品齐全，储备充足；⑥物品灭菌达要求，无热原；⑦做好一次性物品发放；⑧物品下收下送。

(7) 护理文件书写的质量标准：①护理文件书写规范，病历统一归档；②护理记录书写客观、真实、及时、准确、完整；③执行医嘱时间准确，双人签名；④体温单绘制清晰，无遗漏。

(8) 临床护理的质量标准：①特级护理，24小时专人护理；制订并执行护理计划，严密观察病情；做好基础护理，患者无并发症；备齐急救物品。②一级护理，每15～30分钟巡视病房一次；制订并执行护理计划；做好基础护理；密切观察病情变化。

3. 医院临床护理质量评价指标

(1) 责任制度护理效果评价：责任制护理计划完成率＝已开展责任制护理病人数/应开展责任制护理病人×100%，要求为100%；护理计划合格率＝护理计划合格分数/护理计划抽查总分数×100%，要求达到80%；责任制护理开展率＝已开展责任制护理病房数/全院病房总数×100%，要求达到100%。责任制护理计划实施合格率＝护理计划实施合格数/抽查病人总数×100%。

(2) 急救物品完好率：急救物品完好率＝急救物品完好数/检查急救物品总数×100%，标准100%。

(3) 基础护理合格率：基础护理合格率＝基础护理合格人数/抽查基础护理人数×100，标准为90%～95%。

(4) 压疮发生率：压疮发生率＝发生压疮的人数/卧床生活不能自理的病人总数×100%，标准为0。

(5) 消毒隔离合格率：无菌物品灭菌合格率＝合格物品件数/被抽查的总件数×100%，95%。

(6) 护理差错发生率：护理差错发生率＝护理差错次数/治疗、处置总次数×100%，标准是：严重差错小于2例/年。

(7) 陪住率：陪住率＝陪住总人数/住院总人数×100%，市级医院小于5%，区县级医院小于8%。

（8）输液反应率：输液反应率＝输液反应次数/输液总次数×100%。

（9）输血反应率：输血反应率＝输血反应次数/输血总次数×100%。

五、医院护理质量缺陷及管理

【复习指南】本部分内容有一定难度，历年必考，应作为重点复习。护理质量缺陷护理、PDCA循环应熟练掌握；护理质量缺陷控制应掌握。

1. 护理质量缺陷的控制　①通过学习、培训等途径，不断提高护理人员的执业能力和技术水平；②加强护理人员的护理质量安全意识教育，树立以患者为中心，安全第一的思想观念；③增强护理人员的法律意识，避免由于法制意识薄弱造成护理质量缺陷；④建立健全护理质量控制体系，在自我监控的基础上，由质量控制管理委员会、质量控制小组、护士长等进行监控；⑤健全护理安全管理制度及突发事件应急预案，使护理安全工作标准化、规范化、制度化；⑥严格执行差错事故上报制度，不推卸责任，发现问题，查找原因，积极改进。

2. 运用**PDCA循环**的护理管理方法，持续改进护理质量　PDCA循环是一种标准化、程序化、科学化的质量管理方法，通过计划、执行、检查、处理等环节的循环过程实现，P（Plan），代表计划，根据质量检查结果，分析原因，针对主要原因，制订实施计划；D（Do），代表实施，按照预定的质量计划、目标、措施及分工要求付诸实际行动。C（Check），代表检查，检查预定目标的实施情况；A（Action），代表处理，对检查结果进行分析、评价和总结。仍然存在的问题在下一个管理循环中改进。

第二十章　护理法规

一、护士执业注册应具备的条件

【复习指南】本部分内容有一定难度，历年必考，应作为重点复习。护士执业注册的基本条件应熟练掌握。

按照《护士条例》的要求，进行护士执业注册应具备以下条件。

（1）具有完全民事行为能力。

（2）职业教育要求：①在高等院校或中等职业院校完成国务院教育主管部门和卫生主管部门规定的普通全日制3年以上的学习，并取得学历证书；②限于护理专业和助产专业；③在综合医院或教学医院护理临床实习8个月以上。

（3）通过护士执业资格考试。

（4）符合健康标准：①无精神疾病病史；②无双耳听力障碍及色盲、色弱；③无影响履行护理职责的疾病、残疾或功能障碍。

二、护士执业注册的相关规定

【复习指南】本部分内容有一定难度，历年必考，应作为重点复习。申请护士执业注册、变更执业地点应熟练掌握。延续护士执业注册、重新护士执业注册、注销护士执业注册应熟悉。

1. 护士执业注册相关规定

（1）延续护士执业注册：应于有效期满前30天提出延续申请。

（2）重新护士执业注册：当出现注册期满未延续注册的、受吊销《护士执业证书》处罚等情形时，失效或吊销满2年，需重新进行执业注册。

（3）注销护士执业注册：当出现以下一种情形时，护士执业注册将被注销：①逾期未申请或未通过延续执业注册的申请；②因身体健康原因，丧失行为能力；③护士死亡；④护士执业证书被依法吊销。

2. 申请护士执业注册　护士首次执业注册应当在通过护士执业资格考试之日起3年内提交以下材料，进行申报。注册通过有效期为5年。①执业注册申请表及本人身份证；②学历证书及护理专业临床实习证明；③护士执业资格考试成绩合格证明；④省、自治区、直辖市人民政府卫生行政部门指定的医疗机构出具的申请人6个月内健康体检证明；⑤医疗卫生机构拟聘任材料。逾期提出申请的，除本办法规定的申请护士执业注册材料外，还应当提交在省、自治区、直辖市人民政府卫生行政部门规定的教学、综合医院接受3个月临床护理培训并考核合格的证明。收到申请的卫生主管部门应当自收到申请之日起20个工作日内做出决定，对具备本条例规定条件的，准予注册，并发给护士执业证书；对不具备本条例规定条件的，不予注册，并书面说明理由。

3. 变更护士执业地点注册　执业地点发生变化时，应办理执业注册变更。护士提交护士变更注册申请审核表、《护士执业证书》，受理机关进行审查，在7个工作日内完成，注册期限为5年。

三、护士执业中的法律责任

【复习指南】本部分内容有一定难度，历年必考，应作为重点复习。护士执业法律责任应熟练掌握。

护士在执业过程中，违反法律规定的应承担法律责任。

（1）违反条例情形：①发现患者病情危重，未及时通知医生；②发现医嘱违反诊疗技术规范和法律、法规要求，未及时做出报告；③泄露患者隐私；④发生危及公共生命健康的突发事件，如自然灾害、公共卫生事件等，护士不听从指挥，不服从安排。

（2）处罚形式：①有县级以上地方人民政府卫生主管部门依据责任，责令整改，给予警告；②情节严重的，暂停其6个月以上1年以下执业活动；③限期无改正，情节恶劣，吊销护士执业证书；④护士在执业活动中造成医疗事故的，依照医疗事故处理的有关规定承担法律责任。

（3）护士被吊销执业证书的，自执业证书被吊销之日起2年内不得申请执业注册。

四、护士执业中医疗卫生机构的职责

【复习指南】本部分内容有一定难度，历年必考，应作为重点复习。医疗卫生机构执业法律责任应熟练掌握；护士执业中医疗卫生机构的职责应熟悉。

1. 护士执业中医疗卫生机构的职责

（1）按照卫生管理部门的规定配备护理人员。

（2）加强护士管理。

（3）保障护士合法权益。

2. 医疗卫生机构执业法律责任

（1）护士管理责任：当出现以下情形者，护士的配备达不到卫生主管部门的有关规定；存在未取得护士执业证书或未办理执业注册地点变更手续，执业注册超出有效的护士从事诊疗护理服务等情况，由卫生主管部门责令限期改正，给予警告；逾期不改正的，将会受到核减诊疗科目，或者暂停6个月至1年的执业活动处罚。

（2）护士执业保障责任：出现以下几种情况，医疗卫生机构将会受到有关法律、行政法规的处罚，对负有责任的主管人员依法处分。①医疗卫生机构有未执行国家有关工资、福利待遇等规定；②未按照国家有关规定为从业护士足额缴纳社会保险费用；③未采用有效的医疗保健措施和卫生防护措施，未按规定为护士提供防护用品；④对在艰苦地区工作的护士，或从事直接接触有毒有害物质的护士、有感染传染病危险的护士，未按国家规定发放津贴。

五、与护士临床工作相关的医疗法规

【复习指南】本部分内容有一定难度，历年必考，应作为重点复习。医疗事故处理条例、侵权责任法、献血法、传染病防治法、艾滋病防治条例、人体器官移植条例应熟练掌握。

1. 传染病防治法

（1）第三条：本法规定的传染病39种分为甲类、乙类和丙类。①甲类传染病：2种，是指鼠疫、霍乱；②乙类传染病：26种，是指传染性非典型肺炎、艾滋病、病毒性肝炎、脊髓灰质炎、人感染高致病性禽流感、麻疹、流行性出血热、狂犬病、流行性乙型脑炎、登革热、炭疽、细菌性和阿米巴性痢疾、肺结核、伤寒和副伤寒、流行性脑脊髓膜炎、百日咳、白喉、新生儿破伤风、猩红热、布氏菌病、淋病、梅毒、钩端螺旋体病、血吸虫病、疟疾、H_7N_9；③丙类传染病：11种，是指流行性感冒、流行性腮腺炎、风疹、急性出血性结膜炎、麻风病、流行性和地方性斑疹伤寒、黑热病、包虫病、丝虫病，除霍乱、细菌性和阿米巴性痢疾、伤寒和副伤寒以外的感染性腹泻、手足口病。上述规定以外的其他传染病，根据其暴发、流行情况和危害程度，需要列入乙类、丙类传染病的，由国务院卫生行政部门决定并予以公布。

(2) 第四条：对乙类传染病中传染性非典型肺炎、炭疽中的肺炭疽和人感染高致病性禽流感，采取甲类传染病的预防、控制措施（2013 年改为传染性非典型肺炎和炭疽中的肺炭疽两种乙类传染病按甲类管理）。其他乙类传染病和突发原因不明的传染病需要采取本法所称甲类传染病的预防、控制措施的，由国务院卫生行政部门及时报经国务院批准后予以公布、实施。

(3) 第五条：各级人民政府领导传染病防治工作。县级以上人民政府制定传染病防治规划并组织实施，建立健全传染病防治的疾病预防控制、医疗救治和监督管理体系。

(4) 第十二条：在中华人民共和国领域内的一切单位和个人，必须接受疾病预防控制机构、医疗机构有关传染病的调查、检验、采集样本、隔离治疗等预防、控制措施，如实提供有关情况。疾病预防控制机构、医疗机构不得泄露涉及个人隐私的有关信息、资料。

(5) 第十五条：国家实行有计划的预防接种制度。用于预防接种的疫苗必须符合国家质量标准。国家对儿童实行预防接种证制度。国家免疫规划项目的预防接种实行免费。医疗机构、疾病预防控制机构与儿童的监护人应当相互配合，保证儿童及时接受预防接种。具体办法由国务院制定。

(6) 第十六条：国家和社会应当关心、帮助传染病病人、病原携带者和疑似传染病病人，使其得到及时救治。任何单位和个人不得歧视传染病病人、病原携带者和疑似传染病病人。传染病病人、病原携带者和疑似传染病病人，在治愈前或者在排除传染病嫌疑前，不得从事法律、行政法规和国务院卫生行政部门规定禁止从事的易使该传染病扩散的工作。

(7) 第三十一条：任何单位和个人发现传染病病人或者疑似传染病病人时，应当及时向附近的疾病预防控制机构或者医疗机构报告。

(8) 第三十九条：①医疗机构发现甲类传染病时，应当及时采取下列措施：对病人、病原携带者，予以隔离治疗，隔离期限根据医学检查结果确定；对疑似病人，确诊前在指定场所单独隔离治疗；对医疗机构内的病人、病原携带者、疑似病人的密切接触者，在指定场所进行医学观察和采取其他必要的预防措施；拒绝隔离治疗或者隔离期未满擅自脱离隔离治疗的，可以由公安机关协助医疗机构采取强制隔离治疗措施。②医疗机构发现乙类或者丙类传染病病人，应当根据病情采取必要的治疗和控制传播措施。医疗机构对本单位内被传染病病原体污染的场所、物品及医疗废物，必须依照法律、法规的规定实施消毒和无害化处置。

(9) 第四十六条：患甲类传染病、炭疽死亡的，应当将尸体立即进行卫生处理，就近火化。患其他传染病死亡的，必要时，应当将尸体进行卫生处理后火化或者按照规定深埋。为了查找传染病病因，医疗机构在必要时可以按照国务院卫生行政部门的规定，对传染病病人尸体或者疑似传染病病人尸体进行解剖查验，并应当告知死者家属。

(10) 第五十二条：医疗机构应当对传染病病人或者疑似传染病病人提供医疗救护、现场救援和接诊治疗，书写病历记录及其他有关资料，并妥善保管。医疗机构应当实行传染病预检、分诊制度；对传染病病人、疑似传染病病人，应当引导至相对隔离的分诊点进行初诊。医疗机构不具备相应救治能力的，应当将患者及其病历记录复印件一并转至具备相应救治能力的医疗机构。具体办法由国务院卫生行政部门规定。

(11) 第六十九条：医疗机构违反本法规定，有下列情形之一的，由县级以上人民政府卫生行政部门责令改正，通报批评，给予警告；造成传染病传播、流行或者其他严重后果的，对负有责任的主管人员和其他直接责任人员，依法给予降级、撤职、开除的处分，并可以依法吊销有关责任人员的执业证书；构成犯罪的，依法追究刑事责任：①未按照规定承担本单位的传染病预防、控制工作、医院感染控制任务和责任区域内的传染病预防工作的；②未按照规定报告传染病疫情，或者隐瞒、谎报、缓报传染病疫情的；③发现传染病疫情时，未按照规定对传染病病人、疑似传染病病人提供医疗救护、现场救援、接诊、转诊的，或者拒绝接受转诊的；④未按照规定对本单位内被传染病病原体污染的场所、物品以及医疗废物实施消毒或者无害化处置的；⑤未按照规定对医疗器械进行消毒，或者对按照规定一次使用的医疗器具未予销毁，再次使用的；⑥在医疗救治过程中未按照规定保管医学记录资料的；⑦故意泄露传染病病人、病原携带者、疑似传染病病人、密切接触者涉及个人隐私的有关信息、资料的。

（12）第七十七条：单位和个人违反本法规定，导致传染病传播、流行，给他人人身、财产造成损害的，应当依法承担民事责任。

（13）第八十条：本法自2004年12月1日起施行。

2. 医疗事故处理条例

（1）概述：医疗事故是指在医疗机构，医务人员在医疗护理活动中，违反医疗卫生管理法律、行政法规、规章制度、诊疗护理规范及常规，造成患者人身伤害的事故。

护理质量缺陷是指护理活动中，出现服务、技术、管理等方面不符合质量标准的现象。根据严重程度可分为：护理投诉、护理差错、护理事故。

护理差错是指护理工作中，由于责任心不强、疏忽大意、违反医疗卫生法规、规章制度、诊疗规范等，造成对患者的不良影响，但未造成严重后果，未构成医疗事故的情形。

护理差错事故上报制度：①发生护理差错后，应立即报告护士长及科室相关领导，护士长在24小时内填写报表，上报护理部；②发生护理事故后，应立即报告护士长及科室领导，科室护士长应立即向护理部报告，护理部应立即报告给医务处及相关负责人；③发生差错和事故后，应保存好相关记录、检验报告及造成事故的可疑药品或器械，相关记录不得涂改，物品不能擅自销毁。

（2）医疗事故构成要素：医疗事故的构成至少包括以下几个要素。①主体是卫生行政部门批准或承认取得相应资格的各级各类经过考核的医疗机构或医务人员；②行为具有主观故意性及违法性；③过失造成人身损害。

（3）医疗事故分级：医疗事故根据患者人身损害的程度分为4级。①一级医疗事故：是指造成患者重度残疾，甚至死亡的，分为甲（死亡）、乙两等；②二级医疗事故：是指造成患者中度残疾、器官组织损伤或导致严重的功能障碍的；③三级医疗事故：是指造成患者轻度残疾、器官组织轻度损伤、导致一般功能障碍的；④四级医疗事故：是指造成患者明显人身损害或其他后果的。

（4）报告：医务人员发生医疗事故及过失行为如有争议应按照规定逐级上报，医疗服务质量监测部门负责人员立即调查、核实，将有关情况如实向本地医疗机构负责人报告，并向病人通报、解释。发生以下重大医疗过失行为的，医疗机构应当在12小时内上报所在地卫生行政部门。①导致患者死亡或者可能为二级以上的医疗事故；②导致3人以上人身损害后果；③国务院卫生行政部门和省、自治区、直辖市人民政府卫生行政部门规定的其他情形。

（5）证据封存：医疗机构应当按照国务院卫生行政部门规定的要求，书写并妥善保管病历资料。因抢救急危患者，未能及时书写病历的，有关医务人员应当在抢救结束后6小时内据实补记，并加以注明。严禁涂改、伪造、隐匿、销毁或者抢夺病历资料。发生医疗事故争议时，死亡病例讨论记录、疑难病例讨论记录、上级医师查房记录、会诊意见、病程记录应当在医患双方在场的情况下封存和启封。封存的病历资料可以是复印件，由医疗机构保管。疑似输液、输血、注射、药物等引起不良后果的，医患双方应当共同对现场实物进行封存和启封，封存的现场实物由医疗机构保管；需要检验的，应当由双方共同指定的、依法具有检验资格的检验机构进行检验；双方无法共同指定时，由卫生行政部门指定。疑似输血引起不良后果，需要对血液进行封存保留的，医疗机构应当通知提供该血液的采供血机构派员到场。患者死亡，医患双方当事人不能确定死因或者对死因有异议的，应当在患者死亡后48小时内进行尸检；具备尸体冻存条件的，可以延长至7日。尸检应当经死者近亲属同意并签字。

（6）医疗机构提交的有关医疗事故技术鉴定的材料：应当包括下列内容。①住院患者的病程记录、死亡病例讨论记录、疑难病例讨论记录、会诊意见、上级医师查房记录等病历资料原件；②住院患者的住院志、体温单、医嘱单、化验单（检验报告）、医学影像检查资料、特殊检查同意书、手术同意书、手术及麻醉记录单、病理资料、护理记录等病历资料原件；③抢救急危患者，在规定时间内补记的病历资料原件；④封存保留的输液、注射用物品和血液、药物等实物，或者依法具有检验资格的检验机构对这些物品、实物做出的检验报告。

（7）医疗事故技术鉴定：对于医疗事故的鉴定，卫生行政部门和医患双方共同委托负责医疗事故鉴定的各级医学会（委托鉴定的途径由司法委托、行政委托、共同委托）。医学会组织专家鉴定组，依照相应法律法规，运用医学、法医学等专业知识，综合分析病人的病情及个体差异，实事求是地做出鉴定结论。医疗事故的责任程度分为：完全责任、主要责任、次要责任和轻微责任。

（8）不属于医疗事故的情形：①因不可抵抗力造成的不良后果；②在紧急情况下为生命垂危的患者而采取的紧急医学措施造成的不良后果；③由于患者的特殊体质或病情特殊所发生的医疗意外；④因患者的因素造成的诊治延误或误诊等；⑤超出现有医学技术能力范围，而发生的不能控制、无法预料的不良后果；⑥无过错输血感染造成不良后果。

（9）赔偿处罚：发生医疗事故的医疗机构，由卫生行政部门根据医疗事故等级及情节给予警告；情节严重，责令停业整顿、吊销执业许可证等；对负有责任的主管人员及责任人依法追究刑事责任或行政处分，同时承担民事责任，提供一定经济补偿。

3. 医疗机构从业人员行为规范

（1）第二条：本规范适用于各级各类医疗机构内所有从业人员，包括：管理人员、医师、护士、药学技术人员、医技人员、其他人员（指除以上五类人员外，在医疗机构从业的其他人员，主要包括物资、总务、设备、科研、教学、信息、统计、财务、基本建设、后勤等部门工作人员）。

（2）第三条：医疗机构从业人员，既要遵守本文件所列基本行为规范，又要遵守与职业相对应的分类行为规范。

（3）第五条：遵纪守法，依法执业。自觉遵守国家法律法规，遵守医疗卫生行业规章和纪律，严格执行所在医疗机构各项制度规定。

（4）第六条：尊重患者，关爱生命。遵守医学伦理道德，尊重患者的知情同意权和隐私权，为患者保守医疗秘密和健康隐私，维护患者合法权益；尊重患者被救治的权利，不因种族、宗教、地域、贫富、地位、残疾、疾病等歧视患者。

（5）第七条：优质服务，医患和谐。言语文明，举止端庄，认真践行医疗服务承诺，加强与患者的交流与沟通，积极带头控烟，自觉维护行业形象。

（6）第八条：廉洁自律，恪守医德。弘扬高尚医德，严格自律，不索取和非法收受患者财物，不利用执业之便谋取不正当利益；不收受医疗器械、药品、试剂等生产、经营企业或人员以各种名义、形式给予的回扣、提成，不参加其安排、组织或支付费用的营业性娱乐活动；不骗取、套取基本医疗保障资金或为他人骗取、套取提供便利；不违规参与医疗广告宣传和药品医疗器械促销，不倒卖号源。

（7）第十七条：加强医疗、护理质量管理，建立健全医疗风险管理机制。

护士规范

①第二十八条：不断更新知识，提高专业技术能力和综合素质，尊重关心爱护患者，保护患者的隐私，注重沟通，体现人文关怀，维护患者的健康权益。

②第二十九条：严格落实各项规章制度，正确执行临床护理实践和护理技术规范，全面履行医学照顾、病情观察、协助诊疗、心理支持、健康教育和康复指导等护理职责，为患者提供安全优质的护理服务。

③第三十条：工作严谨、慎独，对执业行为负责。发现患者病情危急，应立即通知医师；在紧急情况下为抢救垂危患者生命，应及时实施必要的紧急救护。

④第三十一条：严格执行医嘱，发现医嘱违反法律、法规、规章或者临床诊疗技术规范，应及时与医师沟通或按规定报告。

⑤第三十二条：按照要求及时准确、完整规范书写病历，认真管理，不伪造、隐匿或违规涂改、销毁病历。

其他规范

①第四十八条：严格执行医疗废物处理规定，不随意丢弃、倾倒、堆放、使用、买卖医疗废物。

②第四十九条：严格执行信息安全和医疗数据保密制度，加强医院信息系统药品、高值耗材统计功能管理，不随意泄露、买卖医学信息。

③第五十六条：医疗机构从业人员违反本规范的，由所在单位视情节轻重，给予批评教育、通报批评、取消当年评优评职资格或低聘、缓聘、解职待聘、解聘。其中需要追究党纪、政纪责任的，由有关纪检监察部门按照党纪政纪案件的调查处理程序办理；需要给予行政处罚的，由有关卫生行政部门依法给予相应处罚；涉嫌犯罪的，移送司法机关依法处理。

附则

①第五十七条：本规范适用于经注册在村级医疗卫生机构从业的乡村医生。

②第五十八条：医疗机构内的实习人员、进修人员、签订劳动合同但尚未进行执业注册的人员和外包服务人员等，根据其在医疗机构内从事的工作性质和职业类别，参照相应人员分类执行本规范。

4. 侵权责任法　见“医疗损害责任”。

（1）第五十四条：患者在诊疗活动中受到损害，医疗机构及其医务人员有过错的，由医疗机构承担赔偿责任。

（2）第五十五条：医务人员在诊疗活动中应当向患者说明病情和医疗措施。需要实施手术、特殊检查、特殊治疗的，医务人员应当及时向患者说明医疗风险、替代医疗方案等情况，并取得其书面同意；不宜向患者说明的，应当向患者的近亲属说明，并取得其书面同意。医务人员未尽到前款义务，造成患者损害的，医疗机构应当承担赔偿责任。

（3）第五十六条：因抢救生命垂危的患者等紧急情况，不能取得患者或者其近亲属意见的，经医疗机构负责人或者授权的负责人批准，可以立即实施相应的医疗措施。

（4）第五十七条：医务人员在诊疗活动中未尽到与当时的医疗水平相应的诊疗义务，造成患者损害的，医疗机构应当承担赔偿责任。

（5）第五十八条：患者有损害，因下列情形之一的，推定医疗机构有过错：①违反法律、行政法规、规章及其他有关诊疗规范的规定；②隐匿或者拒绝提供与纠纷有关的病历资料；③伪造、篡改或者销毁病历资料。

（6）第五十九条：因药品、消毒药剂、医疗器械的缺陷，或者输入不合格的血液造成患者损害的，患者可以向生产者或者血液提供机构请求赔偿，也可以向医疗机构请求赔偿。患者向医疗机构请求赔偿的，医疗机构赔偿后，有权向负有责任的生产者或者血液提供机构追偿。

（7）第六十条：患者有损害，因下列情形之一的，医疗机构不承担赔偿责任。①患者或者其近亲属不配合医疗机构进行符合诊疗规范的诊疗；②医务人员在抢救生命垂危的患者等紧急情况下已经尽到合理诊疗义务；③限于当时的医疗水平难以诊疗。前款第一项情形中，医疗机构及其医务人员也有过错的，应当承担相应的赔偿责任。

（8）第六十一条：医疗机构及其医务人员应当按照规定填写并妥善保管住院志、医嘱单、检验报告、手术及麻醉记录、病理资料、护理记录、医疗费用等病历资料。患者要求查阅、复制前款规定的病历资料的，医疗机构应当提供。

（9）第六十二条：医疗机构及其医务人员应当对患者的隐私保密。泄露患者隐私或者未经患者同意公开其病历资料，造成患者损害的，应当承担侵权责任。

（10）第六十三条：医疗机构及其医务人员不得违反诊疗规范实施不必要的检查。

（11）第六十四条：医疗机构及其医务人员的合法权益受法律保护。干扰医疗秩序，妨害医务人员工作、生活的，应当依法承担法律责任。

5. 献血法

（1）第二条：国家实行无偿献血制度。国家提倡18周岁至55周岁的健康公民自愿献血。

（2）第三条：地方各级人民政府领导本行政区域内的献血工作，统一规划并负责组织、协调有关部门共同做好献血工作。

（3）第五条：各级人民政府采取措施广泛宣传献血的意义，普及献血的科学知识，开展预防和控制经血液途径传播疾病的教育。新闻媒介应当开展献血的社会公益性宣传。

（4）第六条：国家机关、军队、社会团体、企业事业组织、居民委员会、村民委员会，应当动员和组织本单位或者本居住区的适龄公民参加献血。对献血者，发给国务院卫生行政部门制作的无偿献血证书，有关单位可以给予适当补贴。

（5）第八条：血站是采集、提供临床用血的机构，是不以营利为目的的公益性组织。

（6）第九条：血站对献血者必须免费进行必要的健康检查；身体状况不符合献血条件的，血站应当向其说明情况，不得采集血液。献血者的身体健康条件由国务院卫生行政部门规定。血站对献血者每次采集血液量一般为200ml，最多不得超过400ml，两次采集间隔期不少于6个月。

（7）第十条：血站采集血液必须严格遵守有关操作规程和制度，采血必须由具有采血资格的医务人员进行，一次性采血器材用后必须销毁，确保献血者的身体健康。血站对采集的血液必须进行检测；未经检测或者检测不合格的血液，不得向医疗机构提供。

(8) 第十一条：无偿献血的血液必须用于临床，不得买卖。血站、医疗机构不得将无偿献血的血液出售给单采血浆站或者血液制品生产单位。

(9) 第十四条：无偿献血者临床需要用血时，免交前款规定的费用；无偿献血者的配偶和直系亲属临床需要用血时，可以按照省、自治区、直辖市人民政府的规定免交或者减交前款规定的费用。

(10) 第十五条：为保证应急用血，医疗机构可以临时采集血液，但应当依照本法规定，确保采血用血安全。

(11) 第十九条：血站违反有关操作规程和制度采集血液，由县级以上地方人民政府卫生行政部门责令改正；给献血者健康造成损害的，应当依法赔偿，对直接负责的主管人员和其他直接责任人员，依法给予行政处分；构成犯罪的，依法追究刑事责任。

(12) 第二十三条：卫生行政部门及其工作人员在献血、用血的监督管理工作中，玩忽职守，造成严重后果，构成犯罪的，依法追究刑事责任；尚不构成犯罪的，依法给予行政处分。

(13) 第二十四条：本法自1998年10月1日起施行。

6. 艾滋病防治条例

(1) 第二条：艾滋病防治工作坚持以预防为主、防治结合的方针，建立政府组织领导、部门各负其责、全社会共同参与的机制，加强宣传教育，采取行为干预和关怀救助等措施，实行综合防治。

(2) 第三条：任何单位和个人不得歧视艾滋病病毒感染者、艾滋病病人及其家属。艾滋病病毒感染者、艾滋病病人及其家属享有的婚姻、就业、就医、入学等合法权益受法律保护。

(3) 第二十三条：国家实行艾滋病自愿咨询和自愿检测制度。县级以上地方人民政府卫生主管部门指定的医疗卫生机构，应当按照国务院卫生主管部门会同国务院其他有关部门制定的艾滋病自愿咨询和检测办法，为自愿接受艾滋病咨询、检测的人员免费提供咨询和初筛检测。

(4) 第二十九条：省、自治区、直辖市人民政府确定的公共场所的经营者应当在公共场所内放置安全套或者设置安全套发售设施。

(5) 第三十条：公共场所的服务人员应当依照《公共场所卫生管理条例》的规定，定期进行相关健康检查，取得健康合格证明；经营者应当查验其健康合格证明，不得允许未取得健康合格证明的人员从事服务工作。

(6) 第三十五条：血站、单采血浆站应当对采集的人体血液、血浆进行艾滋病检测；不得向医疗机构和血液制品生产单位供应未经艾滋病检测或者艾滋病检测阳性的人体血液、血浆。

(7) 第三十六条：采集或者使用人体组织、器官、细胞、骨髓等的，应当进行艾滋病检测；未经艾滋病检测或者艾滋病检测阳性的，不得采集或者使用。但是，用于艾滋病防治科研、教学的除外。

(8) 第三十八条：艾滋病病毒感染者和艾滋病病人应当履行下列义务：①接受疾病预防控制机构或者出入境检验检疫机构的流行病学调查和指导；②将感染或者发病的事实及时告知与其有性关系者；③就医时，将感染或者发病的事实如实告知接诊医生；④采取必要的防护措施，防止感染他人。

(9) 第四十一条：医疗机构应当为艾滋病病毒感染者和艾滋病病人提供艾滋病防治咨

询、诊断和治疗服务。医疗机构不得因就诊的病人是艾滋病病毒感染者或者艾滋病病人，推诿或者拒绝对其其他疾病进行治疗。

（10）第四十二条：对确诊的艾滋病病毒感染者和艾滋病病人，医疗卫生机构的工作人员应当将其感染或者发病的事实告知本人；本人为无行为能力人或者限制行为能力人的，应当告知其监护人。

（11）第六十二条：艾滋病病毒感染者或者艾滋病病人故意传播艾滋病的，依法承担民事赔偿责任；构成犯罪的，依法追究刑事责任。

7. 人体器官移植条例

（1）第二条：在中华人民共和国境内从事人体器官移植，适用本条例；从事人体细胞和角膜、骨髓等人体组织移植，不适用本条例。本条例所称的人体器官移植，是指摘取人体器官捐献人具有特定功能的心脏、肺、肝、肾或者胰腺等器官的全部或者部分，将其植入接受人身体以代替其病损器官的过程。

（2）第三条：任何组织或者个人不得以任何形式买卖人体器官，不得从事与买卖人体器官有关的活动。

（3）第七条：人体器官捐献应当遵循自愿、无偿的原则。公民享有捐献或者不捐献其人体器官的权利；任何组织或者个人不得强迫、欺骗或者利诱他人捐献人体器官。

（4）第八条：捐献人体器官的公民应当具有完全民事行为能力。公民捐献其人体器官应当有书面形式的捐献意愿，对已经表示捐献其人体器官的意愿，有权予以撤销。公民生前表示不同意捐献其人体器官的，任何组织或者个人不得捐献、摘取该公民的人体器官；公民生前未表示不同意捐献其人体器官的，该公民死亡后，其配偶、成年子女、父母可以以书面形式共同表示同意捐献该公民人体器官的意愿。

（5）第九条：任何组织或者个人不得摘取未满 18 周岁公民的活体器官用于移植。

（6）第十条：活体器官的接受人限于活体器官捐献人的配偶、直系血亲或者三代以内旁系血亲，或者有证据证明与活体器官捐献人存在因帮扶等形成亲情关系的人员。

（7）第十七条：在摘取活体器官前或者尸体器官捐献人死亡前，负责人体器官移植的执业医师应当向所在医疗机构的人体器官移植技术临床应用与伦理委员会提出摘取人体器官审查申请。

（8）第十九条：从事人体器官移植的医疗机构及其医务人员摘取活体器官前，应当履行下列义务：①向活体器官捐献人说明器官摘取手术的风险、术后注意事项、可能发生的并发症及其预防措施等，并与活体器官捐献人签署知情同意书；②查验活体器官捐献人同意捐献其器官的书面意愿、活体器官捐献人与接受人存在本条例第十条规定关系的证明材料；③确认除摘取器官产生的直接后果外不会损害活体器官捐献人其他正常的生理功能。

（9）第二十条：摘取尸体器官，应当在依法判定尸体器官捐献人死亡后进行。从事人体器官移植的医务人员不得参与捐献人的死亡判定。

（10）第二十二条：申请人体器官移植手术患者的排序，应当符合医疗需要，遵循公平、公正和公开的原则。具体办法由国务院卫生主管部门制定。

（11）第二十三条：从事人体器官移植的医务人员应当对人体器官捐献人、接受人和申请人体器官移植手术的患者的个人资料保密。

（12）第三十二条：本条例自 2007 年 5 月 1 日起施行。

第二十一章　护理伦理

一、护士执业中的伦理具体原则

【复习指南】本部分内容有一定难度，历年必考，应作为重点复习。尊重原则、不伤害原则、有利原则、公正原则应熟练掌握。

护理伦理基本原则是在护士执业工作中指导护理人员与病人、与其他医务人员、与社会相互关系的基本出发点和指导原则。护理伦理基本原则是在社会主义道德原则下的护理领域中的具体应用和体现，在护理领域中处于首要地位，起主导作用。护理伦理基本原则是帮助护理人员在执业过程中进行护理评估、健康教育和治疗活动中应遵守的具体原则，包括尊重原则、不伤害原则、有利原则和公正原则。

1. 尊重原则　是指护士在执业过程中不仅尊重患者的人格尊严，同时也尊重患者的**自主权利**。

护士在执业中实行尊重原则时应注意以下内容：①尊重患者的人格权就是护士在执业过程中尊重和维护患者的**生命权、健康权、人格尊严权、隐私权、名誉权、荣誉权、人身自由权、姓名权、肖像权、遗体权**等。②最能代表尊重患者自主权利的方式是尊重患者的**知情同意权**。对于缺乏或丧失自主能力的病人，护理人员应当尊重家属、监护人的选择权利。

2. 不伤害原则　是指护士在为病人提供护理服务时，不使病人的身心受到伤害。不伤害原则的目的是强调和培养护士执业中的责任心、敬畏生命的严谨工作态度、慎独的职业意识和作风。一般诊治活动对患者造成的伤害主要有：①故意伤害与无意伤害；②可测伤害与不可测伤害；③可控伤害与不可控伤害；④责任伤害与非责任伤害。

护士在执业过程中实行不伤害原则时应注意以下内容：①重视病人权益，不为私利而做有损病人健康的事情，不滥用药物和诊疗护理手段；②努力学习科学知识，具备扎实过硬的基本理论和实践技能，避免由于业务不熟练而对病人造成伤害；③熟练进行风险评估，选择对病人最小损伤最大受益的护理方案并实施。

3. 有利原则　即行善原则，是指护士始终把病人健康利益置于首要位置，并将其作为选择护理行为的首要标准，多为病人做善事，做有利于病人健康利益的事。有利原则也是医护人员对病人直接或间接履行仁慈、善良和有利行为的要求。

护士在执业过程中实行有利原则时应注意以下内容：①做对病人有益的事。既要关心别人的客观利益，如恢复健康、节约费用减少资源浪费等；又要关心病人的主观利益，如病人的心理健康需求、社会支持系统需求等。②尽可能采取最佳护理方案，实施最佳护理措施，帮助患者减轻痛苦，促进健康。③防止可能发生的危害。在多种利害中权衡，慎重做伦理决策，避免因决策错误而给患者带来痛苦。④有利于病人不等于给社会和他人带来危害。

4. 公正原则　公正是指协调个人之间的关系。公正原则是指同样有护理需求的患者，应该得到同样的护理待遇。这和医疗上的公正意义相同。医疗上的公正是指每个社会成员都应具备平等享受卫生资源合理和公平分配的权利。公正包括两方面内容：①平等对待病人；②合理分配医疗资源。

护士在执业过程中实行公正原则时应注意以下内容：①公正地分配医疗资源；②在态度上公正地对待患者；③公正地处理各种护患纠纷。

二、护士的权利和义务

【复习指南】本部分内容有一定难度，历年必考，应作为重点复习。护士的权利和义务应熟练掌握。

1. 护士的权利　是指护士在护理执业过程中应该享有的权利和应获得的利益。护士在执业活动中既享有法律赋予的各种权利，也享有执业范围的道德权利。护士的权利与病人的权利是对立统一的，是维护病人权利所必需的。

（1）自主护理的权利：这是护士从事执业活动应当享有的**最基本权利**。护士在行使自主护理权利时，应考虑病人、病人家属、其他医务人员的意见和建议，参照相关医疗记录实行权利，所以，最终决定权仍由护士决定。

（2）特殊干预的权利：在特定情况下，为保证患者治疗及实施最佳护理，护士具有限制病人的自主权利。特殊权利使用的前提在尊重患者自主权利的基础上、在不损害病人的生命价值原则下。

当出现以下情况时，护士可以行使特殊干预权：①当病人在不理智的前提下拒绝治疗时；②对于特殊病人必须实行行为管制时；③为避免患者充分知情不利于治疗时；④保密会给社会及他人带来危害时。

（3）人格尊严和不受侵犯的权利：护士在执业过程中人格尊严和人身安全受法律保护，任何单位和个人不得侵犯。

（4）安全执业的权利：护士在执业过程中，享有获得与其从事行业相应的卫生防护、医疗保健的权利。对于直接接触有毒有害物品，或有传染性危险的护士，依法享有接受职业健康监护的权利。患有职业病的护士有获得赔偿的权利。

（5）学习、培训的权利：护士有参加学术团体、参加学术会议、从事行业科学研究和交流学习的权利；有按照相关法律法规获得专业技术职称和职务的权利。

（6）获得履行职责相关的权利：护士在执业过程中有向主管部门提出意见和建议的权利。同时护士也有获得患者疾病诊疗及护理过程的权利。

（7）获得表彰、奖励的权利：对于贡献突出的护士，具有获得表彰和奖励的权利。

（8）获得物质报酬的权利：即经济报酬。经济报酬包括基本工资、职务工资、职称工资、奖金、各种补助等。护士在执业过程中有获得物质报酬的权利，享有参加社会保险的权利。

2. 护士的义务

（1）遵章守法的义务：护士应在遵循国家法律法规及相关规章制度的基础上，依法从事执业活动。有向患者解释病情、诊疗经过的义务。有正确执行医嘱的义务。

（2）紧急救治患者的义务：在护士执业过程中，如患者发生危险或病情变化突然时，护士有义务通知医生并进行施救。

（3）保护患者隐私的义务：根据治疗及护理的需求，护士在执业过程中不可避免地接触到患者的隐私，护士有义务尊重和保护患者的隐私。在不损害他人利益的前提下，不得泄露患者的隐私。如用于教学、科研等活动时，务必取得患者本人或其监护人的知情同意权。

（4）积极参加公共卫生应急事件救护的义务：当发生突发公共卫生事件时，护士有义务配合医院及相关部门，奔赴一线并进行紧急救治。如不服从，则视情节严重程度予以相应处罚。

（5）安全保管病历资料，如实书写各种记录的义务。

（6）向患者告知与解释的义务。

三、患者的权利与义务

【复习指南】本部分内容难度不大，但历年常考，应作为重点复习。患者的权利和义务应熟练掌握。

1. 患者的权利　是指患者在医疗卫生服务中应该享有的基本权利和必须保障的利益。患者权利既包括**法定权利**，又包括**社会道德权利**。法律权利与医疗有关的有生命权、健康权、人格尊严权、隐私权、名誉权、荣誉权、人身自由权、姓名权、肖像权、遗体权等。因此，患者的权利既适合法律所赋予的内容，也包含作为患者角色后医护道德或伦理所赋予的内容。根据中国的国情患者的权利应包括如下。

（1）平等的医疗权：任何人患病后，不论其社会地位、教育程度、经济状况等有多大的差异，他们所享受的医疗、护理、保健和康复的权利应该是平等的，医护人员应为患者提供平等的医疗和护理服务。

（2）自主选择的权利：患者有权根据医疗条件或自己的经济条件选择医院、医护人员、医疗及护理方案。完全行为能力人应以本人意愿为准，当父母、配偶同患者意见不一致时，应尊重**患者本人意愿**。患者的自主权不得干预医生的独立处置权。

（3）知情同意的权利：患者有权从他的医生那里得到有关自己的诊断治疗和预后的最新信息，包括疾病的性质、严重程度、治疗和护理措施、预后等。对一些实验性治疗，患者有权知道其作用及可能产生的结果，并有权决定接受或拒绝。

接受治疗本身是患者的一种承诺，医生无须事事征求患者的意见。只有在接受对人体有重大伤害的治疗措施（如剖腹、开胸、开颅时）或采用有重大危险的治疗措施时（如剧毒药、麻醉药物）危险性大的检查措施（心包穿刺、肝穿、腰穿、造影等）及接受试验性治疗时，才需特别约定。当护士向患者如实介绍病情、医疗措施及医疗风险时，应当避免对患者产生不利后果，如两者产生矛盾时前者要让位于后者。

（4）隐私保密的权利：即私生活秘密权，包括一切与公共利益无关的个人信息，如个人的身体健康状况、生理缺陷、传染病、性病、家族性遗传病、恋爱婚姻家庭状况、个人日记、信札。对在患者治疗、护理过程中所涉及的患者个人隐私和生理缺陷等，患者有权要求医护人员为其保密。隐私保密不得以损害他人及社会安全为前提，当隐私保密可能会威胁到他人及公共卫生安全时，应及时向上级主管部门进行汇报。医护人员出于医疗服务的需要，可能会接触到患者的隐私，但保护患者隐私权不等于只要接触到患者的隐私就是侵犯隐私权。

（5）医疗监督的权利：患者有权监督医院对自己所实施的医疗护理工作，如果患者的正当要求没有得到满足或由于医护人员的过失造成患者身心的损害，患者有权向医院提出质问或依法提出上诉。

（6）医疗诉讼的权利：患者有因医疗事故所造成损害获得赔偿权利（包括请求鉴定权、请求调解权、诉讼权）。

（7）免除社会责任的权利：患者在患病后可以根据疾病的性质、病情发展的进程等要求免除或部分免除其在患病前的社会角色所承担的社会责任。

（8）被照顾与被探视的权利：被照顾权是指患者在医院期间享有护士、家人、亲戚朋友等照顾的权利。被探视权是指患者享有被家人、亲戚、朋友等探视的权利。医院在保障正常诊疗及护理的过程中，尊重患者的被照顾权和被探视权。

2. 患者的义务　患者的义务是指在医疗活动中，患者应履行的责任。患者在享有权利的同时，也应承担相应的义务，对自身健康和社会他人负责。义务与权利是相对应的，患者在享有权利的同时，也应履行下列义务。

（1）尊重医疗保健人员的义务：医护人员在工作中如果出现失误，患者及家属可以按正常途径提出或上诉，但决不允许出现患者打骂医护工作者、侵犯其人身安全的行为。

（2）配合医护人员的义务：有配合医疗机构和医务人员进行一切检查治疗的义务（遵守医嘱的义务）。患者生病后有义务及时寻求专业性帮助，并积极配合各种治疗和护理活动，如糖尿病患者应根据病情控制饮食等。疾病好转出院后也应按要求定时复诊，尽早恢复健康，减少疾病复发。如果患者不服从医护人员所提供的治疗护理计划，其后果将由患者本人承担。

（3）增进自身健康的义务：作为患者，有责任改变自己不良的生活习惯，发挥自身在预防疾病和增进健康中的能动作用，掌握自身健康的主动权。

（4）按时按数缴纳医疗费用的义务：这是医院正常医疗秩序得以维持的必要保证。

（5）自觉遵守医院规章制度的义务：遵守医院的规章制度是保证良好的治疗环境所必需的。

（6）支持医学科研和教育的义务：患者有义务用自己的实际行动支持医疗护理工作的发展。如新药、新技术的使用及死后捐献遗体或部分器官组织。

第二十二章　人际沟通

一、概述

【复习指南】本部分内容有一定难度，历年必考，应作为重点复习。人际沟通的影响因素应熟练掌握；人际沟通的相关概念应掌握。人际沟通的基本方式应作为重点复习，语言性沟通、非语言性沟通应熟练掌握。

（一）护理人际沟通的相关概念

1. **沟通**　是指社会生活中人与人之间运用语言符号和非语言符号进行的传递信息、交换意见、表达思想及情感，建立各种人际关系的过程。

2. **人际沟通**　指人与人之间借助语言和非语言行为，进行批次间传递信息、思想及情感的过程。

3. **人际沟通的意义**　①信息沟通；②心理保健；③自我认识；④建立及协调人际关系；⑤改变知识结构、态度及能力。

4. **人际沟通的特点**　①双向性；②双重性；③互动性；④情境性；⑤统一性；⑥整体性；⑦客观性。

（二）人际沟通的基本要素

包括触发体、信息发出者和信息接收者、信息、传递途径、反馈、人际变量和环境。

（三）人际沟通的基本方式及主要障碍

1. **人际沟通的基本方式**

（1）**语言性沟通**

①语言性沟通的概念：是指使用语言、文字或符号进行的沟通。

②语言性沟通的类型：包括书面语言、口头语言和类语言。类语言是指伴随沟通所产生的声音，包括语气、语调、语速、音质等。

③语言性沟通的技巧：a. 选择合适的容易理解的词语；b. 选择合适的语速，便于清晰阐明信息内容；c. 应用适当的语气、语调，产生利于沟通的效果；d. 运用清晰简明的语言便于理解；e. 适时使用幽默，营造和谐气氛，缓和人际关系；f. 选择适宜的沟通时间；g. 注意交谈的话题相关性，会使沟通更有效。

（2）**非语言性沟通**

①非语言性沟通的特点：a. 多渠道性；b. 多功能性：补强作用、重复作用、替代作用、驳斥作用、强调作用；c. 无意识性；d. 真实性；e. 情绪表现；f. 多种含义，对于同一种非语言行为，不同的情景，不同的人会有不同的理解；g. 文化差异性，不同文化背景和种族的人，对同一种非语言的表达和理解存在差异。

②非语言性沟通的表现形式

a. 环境安排：体现对沟通的重视程度。

b. **空间距离**：每个人都有一个心理上的个体空间，是个体为自己所划分的心理领地，一旦受到威胁和挑战，就会感觉非常不舒服。沟通的距离可分为：

亲密距离：是人际沟通中最小的间隔，最亲近的距离。一般为15cm左右。主要在极亲密的人之间或护士进行某些技术操作时应用。

个人距离：指2人在沟通时稍有分寸感，可以友好沟通的距离，一般为50cm左右，个人距离是护患交谈的最佳距离。

社会距离：指一种社交性的或礼节性等较为正式的关系距离，一般为1.2～3.7m。适用于传达公开的而非个人的信息。

公众距离：指一种大众性、群体性的沟通距离，一般距离大于3.7m，用于发表演讲和讲课。

c. **仪表**：显示一个人社会地位、身体健康状况、精神状态、职业、文化、自我概念及宗教信仰等信息。仪表可以影响沟通双方对彼此的感知、第一印象和接受程度。

d. **面部表情**：通过面部肌肉的协调运动来表达情感和对信息的反应，面部表情所传递的信息是能展现真实情感的，而且很少受文化背景等因素的影响，产生差异。

e. **目光**：通常发出的是希望交流的信号，是人际最传情的非语言表达。沟通中可以通过目光接触表达尊重，确认信息。最佳的目光交流是眼睛在同一水平线上。

f. **身体姿势**：手势和身体姿势体现态度和特定意义，体现一个人沟通时的态度，情绪和生理状态。

g. **触摸**：触摸可以传达关心、理解、安慰、支持等情感，可以起到良好的心理和精神安慰作用。但是应用触摸时，应考虑对方的文化、社会背景，有选择地谨慎使用。

2. **人际沟通的主要障碍**

①信息发出者障碍：a. 沟通动机缺乏；b. 信息量超载；c. 缺乏沟通技巧；d. 缺乏反馈意识；e. 编码不当。

②信息接收者障碍：a. 对信息不感兴趣；b. 心理障碍；c. 信息接收能力不够；d. 解码不当。

③传递途径障碍：在没有全面评估信息传递过程的情况下，选择错误的信息传递途径，导致沟通受阻。如患者视力障碍，却选择图像信息作为信息载体。

④环境干扰：沟通双方所处环境的温度、光线、噪声、安全性及私密性等不良，使信息接收者的接收能力、心理状态受到影响，因而对沟通效果造成影响。

3. 促进沟通的技巧　倾听、同理他人、自我暴露、沉默。

（1）**倾听**：是全神贯注地接收信息，对信息进行分类，整理，做出准确、全面的理解。

①**倾听的重要性**：a. 可以获得更多重要的信息；b. 可以避免误会；c. 可激发对方谈话的欲望；d. 可找到说服对方的关键；e. 可获得友谊和信任。

②**倾听的原则**：耳到（聆听）、眼到（观察）、心到（感受）、口到（询问）、手到（记录）。

③**倾听的技巧：参与、核实、反映**。

a. 参与：指把全部注意力放在对方身上，包括：准备花时间去交谈；保持合适的距离；保持放松、舒适的姿势；保持目光的交流；集中注意力；及时给予反馈和鼓励。

b. 核实：即核对个人的感受，接收和给予反馈。方法有复述、改述、澄清、总结。

c. 反映：展示对方所表达的信息以便对方确定其传递信息的准确性。

（2）**同理他人**：指肯定别人的情绪状态，给予理解和支持。

①**同理的定义**：侦察和确认对方的情绪状态，并给予适当的反应。

②**同理他人的过程**：a. 侦察和确认阶段：强调知觉技巧；b. 适当的反应阶段：强调良

好的沟通技巧。

（3）**自我暴露**

①**自我暴露的定义**：指在个体自愿的情况下，将纯属个人的、重要的、真实的内心所隐藏的一切向他人吐露的过程。在人际关系中，自我暴露是人与人之间感情建立和发展的重要途径之一。

②**一个人的自我包括**：开放的自我、盲目的自我、隐藏的自我、未知的自我。

（4）**沉默**：指在谈话中给信息发出者提供一个情感独处或认知反省的机会。

适当沉默的意义：①给对方时间考虑；②使对方感受到被聆听；③有时间组织深入的问题和材料；④有时间观察对方的非语言行为；⑤提供情感支持。

二、护理工作中的人际关系

【复习指南】本部分内容有一定难度，历年必考，应作为重点复习。人际沟通的影响因素应熟练掌握；人际沟通的相关概念应掌握。

1. 人际关系相关概念

（1）人际关系概念：人际关系是指在社会中人与人的关系，还包括人与人之间经济关系、政治关系和法律关系。

（2）护理人际关系：护理人员在工作过程中形成的多种网络人际关系的总和，是为了满足社会医疗护理需求，与服务对象、家属及医疗机构各部门建立的合作关系。

①建立良好的护理人际关系的意义：a. 有利于营造良好的健康服务氛围；b. 有利于陶冶护理人员的性情；c. 有利于提高护理工作质量和效率；d. 有利于促进护理学科的发展；e. 有利于贯穿以人为本的护理理念。

②护理人际关系的特征：a. 专业性；b. 时限性；c. 多面性；d. 复杂性；e. 协作性；f. 公众性。

2. 护患关系

（1）**护患关系的概念**：是在护理工作过程中，护士与患者之间在相互尊重并接受彼此文化差异的基础上，形成的一种工作性、专业性和帮助性的人际关系。

（2）**护患关系的特征**：①以治疗为目的的专业性帮助；②以服务对象为中心；③工作关系；④互动关系；⑤治疗关系；⑥多方位的人际关系；⑦短暂的人际关系。

（3）**护患关系的基本内容**：①技术性关系，是指护患双方在护理技术活动中建立起来的，以护士提供护理知识及技术的专业帮助为前提的工作关系；②**非技术性关系**，是指护患双方受社会、心理、经济、文化等多方面因素的影响，在护患交往过程中形成的道德关系、法律关系、利益关系、文化关系、价值关系等。

（4）**护患关系的基本模式**

①**主动－被动型**：是一种传统的、单向的关系，护理人员处于主导地位，患者处于被动接受地位，护患双方存在显著的心理差位。其特征基本是“护士为患者做什么”。适用于休克、昏迷等病情较重患者，及精神疾病和智力低下的患者。

②**指导－合作型**：是一种微弱单向的关系，护士仍处于主导地位，患者有一定的主动性，但以主动配合为前提，以执行护士的意志为基础，护患双方存在微弱的心理差位。其基本特征是“护士教会患者做什么”。适用于急危重症、重病初愈、手术及恢复期的患者。

③**共同参与型**：这是一种双向的关系，护患双方关系平等，病人在治疗康复过程中，具

有相当程度的主动性，患者积极主动地参与护理讨论，分享自身体验，在能力范围内独立完成部分护理操作。基本特征是“护士帮助患者自我恢复”。此模式中，护士协助患者进行自我护理，双方共同参与护理计划制订与实施，双方都具有主动性。此种模式适用于慢性病患者。

（5）**护患关系发展的基本过程**：分为观察熟悉期、合作信任期、终止评价期3个阶段。

（6）**护患关系常见问题**

①**护患关系冲突**：是护患双方在交往过程中发生障碍，在言行上表现为针锋相对。护患关系冲突的常见原因：a. 缺乏相互理解；b. 角色不同，所以权益有差异；c. 护患之间信息传递偏差；d. 责任冲突。

②**护患交往阻抗**：在护理活动中虽然护患双方都有积极交往的愿望，但是仍会产生对对方的抵抗心理，从而影响交往广度和深度。

（7）**促进护患关系的方法**：①建立相互信任关系，减少理解上的分歧；②提高业务能力，维护双方的权益；③及时沟通交流疾病信息，增强服务主动性；④注重护理安全理念，避免责任冲突；⑤提高职业素质，克服交往阻抗。

3. 护际关系　护士与护士之间的人际关系，是一种共同合作的工作关系。

建立良好护际关系的意义：①增强护理集体凝聚力；②促进护理人员自我完善；③调节护理人员的不良情绪；④提高工作质量与效率。

4. 医护关系　护理人员为了患者的健康与医生建立的工作性人际关系。

（1）**医护关系的影响因素**：①角色权利争议；②角色压力过重；③角色理解欠缺；④利益冲突。

（2）**促进医护关系的有效途径**：①相互尊重专业自主权；②相互理解，分工明确，真诚合作；③主动宣传护理工作特点，消除误会与偏见；④坚持执业原则，医护有争议时，耐心说明，适当解释。

三、护理工作中的礼仪要求

【复习指南】本部分内容有一定难度，历年必考，应作为重点复习。护士的仪表要求和仪态要求应熟练掌握；礼仪的概念及原则应掌握。

1. 礼仪的概念　是人际交往过程中得到的共同认可的行为规范和准则，表现为礼貌、礼节、仪表、仪式等。

2. 礼仪的基本原则　自律原则、敬人原则、宽容原则、遵守原则、平等原则、从俗原则、诚信原则、适度原则。

3. 护士的仪表要求　护理人员仪表应端庄、文雅、自然、大方。①仪容礼仪：护士应保持面部清洁、自然、清新，要求化淡妆；②服饰礼仪：整体要求为干净、整洁、配饰不宜过多，不能佩戴耳坠等。

四、角色理论

1. 角色　指个体在多层面、多方位的人际关系中的身份和地位。也是个体在某种特定场合下的权利、义务和行为准则。

2. 护士角色

（1）护理者：护士应用自己的专业知识和技能为患者提供健康照顾是护士的首要职责。

（2）决策者：护士运用护理专业的知识和技能，评估护理对象的健康状况，做出护理诊断，制订护理计划。

（3）计划者：在制订护理计划的过程中，护士必须运用自己扎实的专业知识和敏锐的观察与判断力，做出符合患者情况的整体性的护理计划。

（4）沟通者：护士在护理工作中必须与各种关系做好沟通。

（5）管理者及协调者：护士有责任对患者进行管理，并协调工作中的各种关系。

（6）促进康复者：护士应运用专业知识最大限度地帮助患者恢复健康。

（7）教育者及咨询者：护士必须应用自己的专业知识，根据患者的具体情况，为患者及家属实施健康教育或提供知识咨询。

（8）代言人及保护者：护士应为患者提供安全的环境，采取各种预防措施保护患者免受伤害和威胁；当患者没有能力表达自己的意图时，护士应为患者辩护。

（9）研究者和著作者：护士通过科研来发展护理新技术，改革护理服务方式，提高护理质量，推动护理事业的不断发展。同时将自己的科研成果写成论文或著作发表，利于专业知识交流。

（10）权威者：具有丰富的专业知识和技能，能自主实施各种护理功能的护士具有权威性。

3. 患者角色

（1）患者角色的内容：①患者可免除或减轻日常生活中的其他社会角色的责任及义务，程度取决于所患疾病的性质和严重程度；②患者不需要对其疾病状态承担责任；③患者应努力使自己康复，有接受治疗、恢复健康的义务；④患者有寻求有效的帮助，并在治疗过程中积极配合医疗护理的责任。

（2）患者角色异常的原因

①**角色行为缺如**：即患者没有进入患者角色。由于患者否认自己的患病事实。

②**角色行为冲突**：个体常常承担着多种社会角色，当个体患病后，需要从其他角色进入患者角色，患者一般认为患病是一种挫折，在转换过程中患者难以适应新角色。

③**角色行为减退**：已进入患者角色的个体，由于某种原因又出现对患者角色不够重视的表现，即为角色行为减退，影响疾病的治疗。

④**角色行为强化**：由于自信心减弱、依赖性加强，患者病情好转后，不愿回归原来的角色，表现为小病大养。

⑤**角色行为异常**：患者受病痛折磨，出现悲观、失望、抑郁、愤怒等不良情绪。

（3）护士在帮助患者角色适应中的作用：为了使患者尽快适应患者角色，积极配合医疗护理工作，促进早日康复，护士有责任在患者的角色适应中起指导作用。护士可以对患者的角色进行常规指导、随时指导、情感指导，帮助患者适应患者角色。